Medical Examination and Clinical Application

医学检验与临床应用

主编 马双林 侯敬侠 张秀丽 张文文

陈 丽 王立朋 焦光忠 郝 峰

中国海洋大学出版社

·青岛·

图书在版编目（CIP）数据

医学检验与临床应用 / 马双林等主编. —青岛：
中国海洋大学出版社，2023.3
ISBN 978-7-5670-3419-8

Ⅰ．①医… Ⅱ．①马… Ⅲ．①临床医学—医学检验
Ⅳ．①R446.1

中国国家版本馆CIP数据核字（2023）第043570号

出版发行	中国海洋大学出版社
社　　址	青岛市香港东路23号　　　　　　邮政编码　266071
出 版 人	刘文菁
网　　址	http://pub.ouc.edu.cn
电子信箱	369839221@qq.com
订购电话	0532-82032573（传真）
策划编辑	韩玉堂
责任编辑	韩玉堂　　　　　　　　　　　　电　　话　0532-85902349
印　　制	蓬莱利华印刷有限公司
版　　次	2023年3月第1版
印　　次	2023年3月第1次印刷
成品尺寸	185 mm×260 mm
印　　张	32
字　　数	810千
印　　数	1～1000
定　　价	189.00元

编　委　会

主　编　马双林　　侯敬侠　　张秀丽　　张文文
　　　　　陈　丽　　王立朋　　焦光忠　　郝　峰

副主编　李淑萍　　杨林林　　张群妹　　隋英华
　　　　　王红娟　　郭　红

编　委（按姓氏笔画排序）

马双林（山东省青州荣军医院）

王玉丽（天津医科大学总医院）

王立朋（山东省烟台市毓璜顶医院）

王红娟（新疆维吾尔自治区人民医院）

史　玮（江苏省溧阳市人民医院）

李淑萍（山东省济宁市兖州区人民医院）

杨林林（山东省烟台市芝罘医院）

张文文（山东省德州市临邑县人民医院）

张秀丽（山东省梁山县人民医院）

张群妹（新乡医学院第一附属医院）

陈　丽（山东省淄博市桓台县荆家镇卫生院）

郝　峰（山东省德州市庆云县人民医院）

侯敬侠（山东省枣庄市立医院）

郭　红（山东省肥城市人民医院）

曹延晖（山东省德州市临邑县人民医院）

隋英华（山东省烟台市桃村中心医院）

焦光忠（山东省烟台市毓璜顶医院）

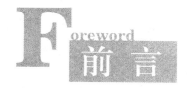

前言

近年来，由于应用化学、分子生物学、免疫技术、微电子技术、电子计算机技术及仪器分析等的进步，检验医学得到了快速发展，各种检测仪器、检验方法日新月异，让人应接不暇。长期的临床实践表明，检验不仅可用于疾病的诊断、鉴别诊断、疗效观察和预后监测，还为制订预防措施提供重要依据。如何运用医学基础理论、现代科学技术，及时准确地为临床提供各种实验数据，促进临床医学的发展，是摆在检验医学工作者面前的重要任务。因此，我们特邀请众多专家编写《医学检验与临床应用》一书，以帮助广大临床检验医师更好地利用现代医学检验技术。

本书以医学检验为主线，以理论指导临床为中心，以协助疾病诊断、治疗为目标，涵盖了尿液检验、粪便检验、分泌物与体液检验、微量元素检验等内容。每一部分都详细地介绍了相关检验技术、操作方法、参考范围、检验的临床意义、相关疾病的检验及临床诊断的内容。本书论述详尽，内容新颖，科学性与实用性强，适合广大医学检验工作者、临床医生、医学实验科研人员参考使用。

参与本书编写的编者均是临床一线的工作人员，他们以高度的责任感完成了相关的编写任务。但由于现代检验学理论及应用技术发展较快，行业标准不断规范，本书难免存在疏漏和不当之处，敬请各位读者提出宝贵意见。

《医学检验与临床应用》编委会

2022 年 12 月

C ontents 目 录

第一章　绪论 ……………………………………………………………………… （1）

　　第一节　临床医学检验基本概念 ………………………………………………… （1）

　　第二节　临床医学检验行业发展现状及趋势 …………………………………… （7）

第二章　临床常用检验技术 ……………………………………………………… （14）

　　第一节　电解质检测技术 ………………………………………………………… （14）

　　第二节　血气酸碱分析技术 ……………………………………………………… （18）

　　第三节　显微镜直接镜检技术 …………………………………………………… （24）

第三章　尿液检验 ………………………………………………………………… （33）

　　第一节　尿液的生成及主要成分 ………………………………………………… （33）

　　第二节　尿液一般检查的适应证 ………………………………………………… （34）

　　第三节　尿液标本的常规处理 …………………………………………………… （34）

　　第四节　尿液的理学检验 ………………………………………………………… （36）

　　第五节　尿液的化学检验 ………………………………………………………… （39）

　　第六节　尿液的沉渣检验 ………………………………………………………… （51）

第四章　粪便检验 ………………………………………………………………… （62）

　　第一节　粪便标本的常规处理 …………………………………………………… （62）

　　第二节　粪便的理学检验 ………………………………………………………… （63）

　　第三节　粪便的化学检验 ………………………………………………………… （65）

　　第四节　粪便的显微镜检验 ……………………………………………………… （69）

　　第五节　粪便的基因检验 ………………………………………………………… （73）

第五章　分泌物与体液检验 ……………………………………………………… （76）

　　第一节　脑脊液检验 ……………………………………………………………… （76）

第二节　痰液检验 ……………………………………………………………（81）

第三节　胃液检验 ……………………………………………………………（85）

第四节　前列腺液检验 ………………………………………………………（90）

第五节　阴道分泌物检验 ……………………………………………………（92）

第六节　浆膜腔液检验 ………………………………………………………（95）

第六章　微量元素检验 ……………………………………………………………（103）

第一节　主要微量元素代谢紊乱 ……………………………………………（103）

第二节　微量元素样品采集与检测方法 ……………………………………（113）

第三节　常见微量元素检测 …………………………………………………（115）

第七章　糖类及其代谢产物检验 …………………………………………………（118）

第一节　血糖测定 ……………………………………………………………（118）

第二节　口服葡萄糖耐量测定 ………………………………………………（120）

第三节　糖化血红蛋白测定 …………………………………………………（122）

第四节　血糖调节激素测定 …………………………………………………（124）

第五节　胰岛自身抗体测定 …………………………………………………（129）

第八章　酶类检验 …………………………………………………………………（132）

第一节　酶的测定方法 ………………………………………………………（132）

第二节　酶在临床诊断中的应用 ……………………………………………（134）

第三节　肝脏酶及同工酶检验 ………………………………………………（136）

第四节　胰腺酶及同工酶检验 ………………………………………………（147）

第五节　肌肉组织酶及同工酶检验 …………………………………………（150）

第九章　蛋白质检验 ………………………………………………………………（156）

第一节　血清总蛋白检验 ……………………………………………………（156）

第二节　血清黏蛋白检验 ……………………………………………………（159）

第三节　血清蛋白检验 ………………………………………………………（161）

第四节　血清前清蛋白检验 …………………………………………………（163）

第五节　血清肌红蛋白检验 …………………………………………………（164）

第六节　血清肌钙蛋白检验 …………………………………………………（166）

第七节　血清转铁蛋白检验 …………………………………………………（169）

第十章　血脂检验 …………………………………………………………………（172）

第一节　胆固醇检验 …………………………………………………………（172）

第二节　甘油三酯检验 ·· (178)

第三节　高密度脂蛋白检验 ·· (184)

第四节　低密度脂蛋白检验 ·· (188)

第十一章　红细胞检验 ·· (192)

第一节　红细胞形态学检验 ·· (192)

第二节　红细胞计数检测 ·· (199)

第三节　网织红细胞计数检测 ·· (202)

第四节　血细胞比容检验 ·· (206)

第五节　血红蛋白检测 ·· (208)

第六节　红细胞沉降率检测 ·· (214)

第七节　红细胞平均指数检测 ·· (217)

第十二章　白细胞检验 ·· (220)

第一节　白细胞形态学检验 ·· (220)

第二节　单核细胞计数检测 ·· (222)

第三节　淋巴细胞计数检测 ·· (223)

第四节　嗜酸性粒细胞计数检测 ·· (224)

第五节　嗜碱性粒细胞计数检测 ·· (226)

第十三章　血小板检验 ·· (227)

第一节　血小板计数检测 ·· (227)

第二节　血小板形态学检验 ·· (230)

第三节　血小板功能检验 ·· (230)

第四节　抗凝与纤溶系统检测 ·· (237)

第五节　凝血系统检验 ·· (244)

第十四章　输血检验 ··· (253)

第一节　常用血型 ·· (253)

第二节　供血者血液标本采集与处置 ·· (260)

第三节　受血者血液标本检查 ·· (261)

第四节　红细胞血型抗体筛检和鉴定 ·· (262)

第五节　交叉配血试验 ·· (263)

第六节　输血技术 ·· (265)

第七节　输血相关免疫检查 ·· (270)

第八节　输血反应与输血传播性疾病 ···（276）

第十五章　贫血检验 ···（278）

第一节　造血原料检验技术 ···（278）

第二节　红细胞膜病检验 ···（297）

第十六章　病毒学检验 ···（308）

第一节　轮状病毒 ··（308）

第二节　风疹病毒 ··（310）

第三节　乙型肝炎病毒 ··（311）

第四节　病毒核酸检测 ··（314）

第十七章　细菌学检验 ···（324）

第一节　细菌形态学检验 ···（324）

第二节　化脓性球菌检验 ···（327）

第三节　分枝杆菌属检验 ···（337）

第四节　厌氧性细菌检验 ···（339）

第五节　肠杆菌科检验 ··（348）

第六节　细菌核酸检测 ··（356）

第十八章　自身免疫性疾病与免疫检验 ······································（362）

第一节　自身免疫性疾病发生的相关因素 ·······································（362）

第二节　自身免疫性疾病的免疫损伤机制 ·······································（365）

第三节　常见的自身免疫性疾病 ··（366）

第四节　类风湿因子检测 ···（368）

第五节　抗线粒体抗体检测 ···（369）

第六节　抗 ENA 抗体检测 ···（370）

第七节　抗双链 DNA 抗体检测 ··（375）

第八节　单个补体成分检测 ···（376）

第九节　血清总补体活性检测 ···（379）

第十九章　心血管疾病检验 ···（381）

第一节　心肌缺血和早期损伤标志物检验 ·······································（381）

第二节　心肌损伤酶标志物检验 ··（387）

第三节　心脏特异性蛋白质检验 ··（389）

第二十章　内分泌疾病检验……………………………………………………………（395）

　　第一节　甲状腺功能减退症…………………………………………………………（395）

　　第二节　甲状腺功能亢进症…………………………………………………………（399）

　　第三节　甲状旁腺功能减退症………………………………………………………（407）

　　第四节　甲状旁腺功能亢进症………………………………………………………（410）

第二十一章　肾脏疾病检验……………………………………………………………（419）

　　第一节　肾脏疾病的临床生化表现…………………………………………………（419）

　　第二节　肾脏疾病生化检验指标的选择与应用……………………………………（425）

第二十二章　肝胆胰疾病检验…………………………………………………………（427）

　　第一节　概述…………………………………………………………………………（427）

　　第二节　胆红素和胆汁酸代谢检验…………………………………………………（428）

　　第三节　肝胆胰疾病相关的酶类检验………………………………………………（439）

　　第四节　肝脏纤维化标志物检验……………………………………………………（440）

　　第五节　肝脏摄取和排泄功能检验…………………………………………………（447）

第二十三章　胃肠疾病检验……………………………………………………………（449）

　　第一节　概述…………………………………………………………………………（449）

　　第二节　胃肠标志物检验……………………………………………………………（451）

第二十四章　生殖系统疾病检验………………………………………………………（463）

　　第一节　精液常规与精子特殊检验技术……………………………………………（463）

　　第二节　精子功能检验技术…………………………………………………………（465）

　　第三节　抗精子抗体检验技术………………………………………………………（476）

　　第四节　精液免疫抑制物质检验技术………………………………………………（480）

　　第五节　外阴阴道感染性疾病检验技术……………………………………………（483）

　　第六节　卵巢功能与生殖内分泌激素检验技术……………………………………（487）

　　第七节　早孕检验技术………………………………………………………………（493）

参考文献…………………………………………………………………………………（496）

第一章 绪 论

第一节 临床医学检验基本概念

一、临床医学

临床医学是研究疾病的病因、诊断、治疗和预后,提高临床治疗水平,促进人体健康的科学。"临床"即"亲临病床"之意,它根据患者的临床表现,从整体出发结合研究疾病的病因、发病机理和病理过程,进而确定诊断,通过预防和治疗以最大程度上减弱疾病、减轻患者痛苦、恢复患者健康、保护劳动力。临床医学是直接面对疾病、患者,对患者直接实施治疗的科学。

16 世纪文艺复兴时期,医学陈规被打破,产生了人体解剖学;17 世纪生理学建立;18 世纪病理解剖学建立;19 世纪,细胞学、细菌学获得长足发展。基础医学和临床医学逐渐成为两个独立学科,数学、生物学、物理学、化学等学科的巨大进步为现代临床医学的产生奠定了坚实基础。

(一)临床医学的发展历程

1.古代

早在史前时期,人类就开始积累治疗疾病的经验,形成了临床医学的雏形。

古代中国在漫长的历史中形成了独特的传统医学临床体系,即中医学。

古埃及的埃伯斯纸草书文本中记载了 205 种疾病,介绍了外科学的脓肿切开、浅表肿块切除、包皮环切等手术,内科学的发汗、吐、泄、利尿、灌肠等疗法。木乃伊的制作也涉及高超的外科学知识。古印度的阿输吠陀中记载了相当多的药物和治疗经验,首次将医学分为 8 科,《阇罗加集》和《妙闻集》分别是阿输吠陀医学的内科学和外科学名著。古希腊《希波克拉底文集》中记载了外科学关于骨折、脱臼、头部损伤的治疗方法。古罗马的盖伦在药物治疗方面也有成就。

在古代,基础医学与临床医学的区别并不明确,受客观条件的限制,大都以经验积累为主,缺乏科学、系统的整理。

2.近代

17 世纪,西登哈姆提出,"与医师最有直接关系的既非解剖学之实习,也非生理学之实验,乃是被疾病所苦之患者,故医师的任务首先要正确探明痛苦之本质,也就是应多观察患者的情况,然后再研究解剖、生理等知识,以导出疾病之解释和疗法。"西登哈姆的呼吁获得了人们的支持,医师开始回到患者身边,从事临床观察和研究。西登哈姆也被称为"临床医学之父"。

18世纪,临床教学兴起。莱顿大学在医院设立了临床教学专用病床。临床医学家布尔哈夫充分利用教学病床展开床边教学,开创了临床病理讨论会的先河。

这一时期逐渐形成了生物医学模式。这一模式将健康看作宿主、环境和病因三者的平衡。每一种疾病都能从器官、细胞、生物大分子上找到可测量的形态和/或化学变化,确定生物的和/或物理的病因,从而进行治疗。

3.现代

在第三次科技革命的影响下,20世纪医学先后发生了三次革命,产生了现代临床医学。

第一次革命发生在20世纪30至50年代,标志为磺胺类药物的发现、抗生素的发现和青霉素的大规模生产。

第二次革命发生在20世纪70年代,标志为电子计算机X线断层扫描机(CT)和磁共振检查(MRI)的发明与应用。

第三次革命发生在20世纪70年代后期,标志为利用遗传工程生产生物制品(如生长抑素、胰岛素、生长激素、干扰素,乙肝疫苗)。

伴随着药物学、治疗学、分子生物学、免疫学、医学遗传学、器官移植技术、传染病学、医学影像学等学科的发展,生物医学模式在20世纪70年代逐渐过渡到生物-心理-社会医学模式,从生物学、心理学和社会学三个因素综合地看待健康与疾病,从多个方面实施综合治疗。

现代临床医学已经形成了分科专业化、发展国际化、技术现代化、学科相互渗透交叉等鲜明特点,与社会医学、全科医学的关系日益紧密,成为人类与疾病抗争的最重要武器。

4.未来

作为与疾病直接对抗的科学,临床医学在未来将发挥更重要的作用,具体发展趋势有四个:应用分子生物学改造临床医学、临床医学与各种学科交叉融合、临床医学与预防医学相结合、老年医学成为临床医学的重要研究课题。

(二)基本观点与方法

1.临床诊断基本过程

(1)诊:对患者进行病史检查、体格检查和有选择地进行辅助检查,尽可能真实全面地搜集临床资料。

(2)断:对已经获得的资料进行综合分析,形成结论。

(3)验证诊断:用治疗或其他手段检验结论。

2.基本问题

(1)就医者是否为患者。

(2)疾病是器质性的还是功能性的。

(3)疾病的病因是否明确,是单个还是多个。

(4)疾病是否有并发症。

(5)疾病是急性的还是慢性的。

(6)是否有危及生命的症状与体征。

(7)患者的功能状况如何。

（8）疾病是良性的还是恶性的。

（9）辅助检查是否必要可行。

（10）检查结果与临床印象是否矛盾。

（11）治疗结果是否支持诊断。

3.基本形式

（1）病因诊断：根据致病原因所提出的诊断。

（2）病理解剖学诊断：研究疾病发生的原因和发病机制，研究疾病过程中患病机体的形态结构和功能代谢改变及疾病的转归，从而为疾病的诊断、治疗、预防提供必要的理论基础和实践依据。

病理解剖学诊断是对手术切下或尸体解剖取下之肿瘤标本，固定染色后，在显微镜下进行组织学检查，以诊断疾病，更多的是在活人身上。在治疗前，用钳取、切除或切取方法取得肿瘤组织，固定染色后，在显微镜下进行病理诊断。尽管各种影像学技术飞速发展，但是病理诊断仍然是肿瘤各种检查方法中最可靠的，病理诊断被喻为"金标准"，也是疾病的最终诊断。

（3）病理生理学诊断：根据病变的部位、范围、器官和组织以至细胞水平的病变性质所做的诊断。

（4）综合诊断：通过综合考虑有关诊断的全部要素，使系统的诊断能力达到最佳状态的设计和管理过程。这个过程包括确定设计、工程活动、测试性、可靠性、维修性、人机工程和保障性分析之间的接口。其目标是以最少的费用、最有效的检测，隔离系统及设备内已知和预期发生的所有故障，以满足系统任务要求。

（5）临时诊断：暂时难以诊断的可以进行印象性的临时诊断。

4.思维方法

（1）程序诊断法。

（2）归缩诊断法。

（3）目录诊断法。

（4）除外诊断法。

（三）方法与技术

1.采集病史

主要是问诊和查阅病历。

2.体格检查

主要是望诊、触诊、扣诊、闻诊、听诊。

3.必要的辅助检查

主要是实验室检查、影像学检查、内镜检查、病理检查。

二、医学检验

（一）医学检验定义

医学检验是运用现代物理化学方法、手段进行医学诊断的一门学科，主要研究如何通过实验室技术、医疗仪器设备为临床诊断、治疗提供依据。

（二）从医学检验到检验医学

中国医师协会副主任委员、北京天坛医院检验科主任康熙熊说，检验医学是随着医学的进步逐步形成、建立和发展起来的。

康熙雄说："检验医学大致经历了微生物时代、遗传时代、生化时代、免疫时代和现在的分子诊断时代，而检验医学的加速发展，则是从50年前相对完整的检验科的诞生开始的。"那时，"检验科"这个名字还不存在，而是叫"化验室"。当时的检验科业务很简单，主要是血、便、尿三大常规检查。

随着检验方法学的发展，"化验室"变成了"检验科"，检验业务从基础检查、临床检查、免疫检查、微生物检查，一直发展到如今的分子诊断。现在很多医院叫"检验中心"，是"检验科"的升级版。

康熙雄介绍，检验医学正在向分子量小、浓度低的检验及高通量检验方向发展，目标更多，内容也更多。"以后的检验工作肯定会越来越艰苦，进展也可能更缓慢。"

对于检验医学当下的热点，康熙雄分别从临床、技术和服务几方面进行了阐述。

在临床上，检验的热点是集中化和分散化。集中化是指，检验设备、流水线的发展提升了检验的产能，可以同时进行很多样本的检验操作。而急诊的即时检验需求、即时检验的出现让检验变得可以随时进行，更加分散。

高科技在检验上的应用是技术上的热点。基础医学发展到了组学阶段，把这些技术应用推广到检验上，是检验的热点。比如，质谱技术在细菌分类上的应用，大大提升了工作效率。

第三个热点是服务对象和需求范围的变化。之前检验只是针对患者，随着人们对自身健康关注的提升，对健康评价的需求越来越多，健康人也成为体检的重要人群。

第四个热点是以即时检验为介导的网上医疗和通过物流网、信息网、智能网结合在一起的移动穿戴式检测系统。

兰博医信总裁马云鹏认为，随着大量自动化仪器的出现及检验技术本身的发展，检验项目越来越多，基于患者的临床情况、病史或遗传因素"量身定做"检验项目也会越来越多。在此背景下，医学检验工作者不再是被告知要做哪些检验项目，而是要与临床医师有更多的沟通，建议其选择更能精准配合临床诊断的检验项目。这就是被动的医学检验转换成为主动的检验医学。

马云鹏认为，从国外的独立实验室发展历史和市场规模来看，国内的实验室也会向集约化方向发展，即检验业务从各个医院慢慢剥离出来，成为独立的医学检验公司，承担一个区域各型医疗机构的医疗检验业务。或许短期内并不一定有明显的改变，但这是一个发展趋势。

（三）检验信息化的发展

很多三级以上医院的检验都已经实现了全流程的信息化管理。首先是病房医师开具检验医嘱，护士在自己的电脑上看到医嘱后，用条码机把生成的条码打印出来，条码上会包含项目、试管类别、患者信息、送到什么科室等，条码打印出来后由护士贴在试管上（或由包管机自动操作）。然后去抽血，抽完血通过物流系统由管道传送到检验科。

检验科签收标本之后，分别分到各个组。比如生化组，就直接把大量标本混在一起放到生化流水线上，由机器自己完成离心。然后经过扫描条码，区分血清多少、有没有溶血等。如果是正常的标本，机械手会自动开盖进入不同的生化仪或免疫分析仪。

做完之后，数据会传到试验室信息系统里，工作人员经过审核判断确认数据准确后，就把数据传到病房，医师就能看到检验结果，整个流程全部结束。

（四）检验走向区域

近两年来，区域医疗发展迅猛，医联体更是成为政府明确倡导的方向，这给区域检验的发展带来了空前的机遇。

马云鹏说："乡镇医院做样本的收集能产生收益,而县医院中心实验室由于检验量的增加也会产生收益,患者则节省了路途奔波的时间和费用。总之,这是一个多方共赢的业务模式,所以才会成功。"

在荆永正看来,区域检验所带来的收益不止在经济层面,它对提高基层医疗机构的诊疗水平也有重要意义。

马云鹏介绍,目前区域检验有四种模式。最简单的是总院/分院模式,分院把样本拿过来给总院做,这是比较普遍的。其次有第三方实验室模式,做医院不能做的或者不愿做的检验项目,大部分以非常规项目为主,第三方实验室市场发展很快,但是市场规模还很小。还有分包模式,一个仪器厂商把几个医院的检验项目承包了,也就变成了一个区域模式。最后是上面提到的以县级医院为中心的区域检验模式,由于是在当前业务现状的延伸,实现起来困难最小,也是他最推崇的模式。

在芬兰,Mylab(兰博医信芬兰总部)与TYKSLAB的合作可谓区域检验项目的"样板工程",国内的区域检验可以进行借鉴。图尔库大学中心医院(TYKS)与Mylab的合作从20世纪80年代就开始了,它也是后者的第一家客户。大约有15年,双方的合作聚焦在提升TYKS的内部实验室运作上。

2004年,"西南芬兰医院区"联合该区域的几个城市,把所辖实验室联合起来成立了一个商业公司TYKSLAB,为该区域的医院提供医学检验服务。顺理成章地,Mylab与TYKS多年合作的经验结晶——区域检验信息系统模型——就用在了TYKSLAB里。

TYKSLAB首席化学专家Ari T.rm介绍,应用区域检验信息化系统后,患者可以选择区域内的任意一家合作医院进行采血。系统支持区域实验室各个工作阶段的自动化,只在少数几个阶段需要人力。在未来,TYKSLAB会使用基于云的信息系统,届时实验室将更加自动化,自动验证和测试结果的审批也会变得更容易,自动完成质量控制,只有明显偏离正常的结果才需要人工审查。

在移动方面,便携式无线打印机将被纳入系统,其他护理设备也可以连接到系统,因此,采血完全不受时间和地点的限制,实现移动化。

马云鹏认为,国内县级医院为中心的区域检验模式完全可以借鉴芬兰的区域检验经验,这种模式在芬兰这么多年的成功运营经验,让他对其在中国的推广落地充满了信心。

那么,在国内,区域检验发展的瓶颈是什么?马云鹏认为主要是标准问题。他说:"标准跟互联互通如果不解决的话,检验信息化的发展就会大打折扣。"尽管国内这几年在HL7的推广上做了很多工作,但是仍然任重道远。"我甚至认为国家有必要在这方面做强制性要求,否则信息孤岛、'烟囱'、资源浪费都会继续下去。"马云鹏说。

三、临床医学与检验医学的关系

(一)检验医学的涵盖内容和扩展更加广泛

现在,医院检验早已告别了手工操作时代,目前各种类型的自动化化学分析仪已经取代了以前的手工操作,而医院实验室从原来手工作坊式的工作模式,逐步发展成为具有良好组织和工作条件的现代化实验室。其技术含量得到大幅度的提升。

例如,在临床生物化学的检测技术方面,原先所用的化学检测方法逐步为灵敏度更高的酶耦联比色法所替代,同时引入酶耦联连续监测的免疫学方法。在试剂的应用上,也由原来的冻干试剂发展到液体双试剂,从而使临床标本的检测结果更具精确性和准确性。在临床免疫学方面,随着单克隆抗体的问世,标记免疫学的发展及各种光化学免疫分析方法的应用,也使得抗原抗体检测的灵敏度大大地提高。在临床微生物学检验方面,各种试剂的标准化、商品化,使得各种培养液的质量得到保证。尤其是在应用了核素^{14}C标记技术和特殊的CO_2感受器及利用荧光淬灭的原理来判断血培养的结果,并采用微生物数字分类鉴定和计算机专家分析系统进行结果分析,不仅使整修检测时间大大缩短,结果更加详细准确,而且整修流程更显得标准化。在血液和体液的检测方面,由于全自动多分类血球计数仪和凝血仪进入实验室,淘汰了凝血时间的手工测试,同时扩展了白细胞表面分子标记物的检测,从而使得弥散性血管内凝血诊断及临床抗凝疗法的监测更为可靠。白血病的分类从原来单纯性的形态学分类发展到目前及将来的染色体、遗传学、免疫学和分子生物学的综合分类,大大提高了白血病诊疗的准确性。

在这种情势之下,传统医学检验本身已经不能完全涵盖,因此给检验带来了巨大变化。而这正是检验医学产生并得以迅速发展的缘由。

(二)检验医学已发展成一门学科

随着医学检验的不断发展,其不仅与传统医学检验的差别越来越巨大,它区别于其他医学专业的特点也开始表露出来。

1.检验医学比其他医学专业更加强调整体协作

现在的检验医学,早已突破了过去以血、尿、便三大常规为主的检验。面对琳琅满目的诸多检验项目和越来越准确的检验要求,非常需要整体协同运作。仅就检测结果准确性要求而言,不仅涉及标本采集时间、部位、方法的确定,还包括对检验方法的选择,以尽量减少不同方法检测同一目标时的干扰、尽量减少不同试剂检测同一目标时的差异、尽量减少不同仪器检测同一目标时的差异、尽量减少个体操作间的差异、尽量减少不同实验室间的差异。如果这其中有一个环节出现失误,就会导致最终检测结果的不客观。

2.检验医学对新技术的应用比其他专业更为敏锐

以分子生物学技术为例,对于检验医学来讲,分子生物学使检验医学的工作范围得到了极大的拓展,不仅使检验可以从事后性判断向前瞻性转变,而且其应用范围也可以扩展到诊断、治疗效果的评价、预后的评估、预测个体发生疾病的趋向、流行病学、健康状态的评价、药敏靶点的选择。

3.自动化的融入使检验更为迅速

这一点对于治疗至关重要。在不久的将来,临床医学实验室将面临一个质的变化:首先是临床生物化学、免疫学、微生物学和血液学之间将不再存在一个明显的学科分界线,检测手段将更加自动化、一体化和智能化。大量的生物技术,如基因克隆技术、生物芯片技术、核酸杂交技术和生物传感技术及各种聚合酶链反应等技术的应用和引进,将使得临床实验室的科技水平更高、学术氛围更浓、人员素质更好。

(三)检验医学在现代医学中的作用

检验医学在现代医学中的作用愈发明显,它不仅与患者、医师息息相关,还跟整个医院的医疗水平密切相关。准确的检验指标不仅可以评价治疗效果,而且可以指导医师临床用药,这就为提高医院的整体医疗水平提供了相当的可能。例如,当败血症血培养阳性时,既可明确疾病的病原诊断,进一步的药敏试验又为患者的治疗提出明确的办法。这就避免了医师根据自己的用药

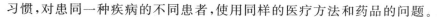

习惯,对患同一种疾病的不同患者,使用同样的医疗方法和药品的问题。

另外,它在疾病的预防中的作用也非常显著,这是因为疾病早期往往缺乏明显症状和体征,患者一般不加以注意,往往是通过实验室检查得到确诊,并接受及时的治疗。今天检验医学在现代医学中的角色已经悄然发生了变化,已经从医疗辅助角色转变为现代医疗中的重要组成部分。

(四)检验医学与临床医学紧密结合的重要性和必要性

检验医学与临床医学的关系密不可分,临床实验室工作的核心是检验质量问题,为此检验科负责人应主动与临床科室交流、沟通、对话、协作。

ISO 15189 文件的核心是医学实验室全面质量管理体系,强调医学检验的分析前、中、后全过程的管理。在分析后质控中,要求检验人员对所得结果进行合理解释,并收集临床科室(或患者)的反馈意见、接受合理建议、要求、改进检验科工作,或开展新业务,满足临床需求。在交流、对话中,检验科人员还可以宣传、讲解新技术新项目的临床意义,如何合理及有效地利用它帮助临床医师对疾病进行诊断。如厌氧菌培养,虽然不是新项目,但很多医院,甚至较大医院临床科对其使用并不够多,其中有对该项目回报结果未生长细菌时,医师则认为检验科技术欠佳。实际上很可能是厌氧菌感染而医师未申请做厌氧培养所致。

在医院的全面质量管理方案中,检验科负责人参加临床会诊、病例讨论等,有利于双方沟通和提高水平。而检验医师更应主动走出去,到临床科室查看患者或病例,对检验过程中的可疑结果,进行调查核实。

由检验医学的地位与作用,说明检验医学的任务绝不仅仅是被动地提供数据或结果。过去很长时期,检验科被定位为"辅助科室"。即检验科只能向临床医师提供所需求的检验结果,一旦检验科提供了未受指定的检验结果,就被认为"越位",这种片面、消极的、落后于时代的偏见应予以纠正。

检验医学是现代实验室科学技术与临床在高层次上的结合,是一门多学科交叉、相互渗透的新兴学科。目前正朝着高理论、高科技、高水平方向发展。由于检验科开展项目的增多,新技术的应用及方法学上的革命性变革,检验质量和水平显著提高,使越来越多的临床医师依靠检验信息综合分析,进行诊断、治疗和预后判断,故实验室的工作在临床诊疗工作中发挥着重要作用。总之,检验医学与临床医学必须紧密结合,互相渗透、沟通,相互学习,才能使以患者为中心的共同目标真正落实,才能更完美地实现检验医学与临床医学的共同发展。

(史　玮)

第二节　临床医学检验行业发展现状及趋势

一、我国医学检验的发展趋势

医学检验是现代科学实验技术与生物医学渗透结合,在我国近年内形成和迅速发展的一门多学科交叉的医学应用技术学科。它涉及临床医学、基础医学、医学物理学、化学、生物学、管理学、经济学、经营学等多学科内容。它的目标和任务是为疾病的诊断、疗效及病程的监测和预后判断提供准确、及时的实验数据和检测手段,并能结合临床提供咨询和对数据的综合分析与评价,使之转化为临床诊断信息。随着医学科学的飞速发展和高技术在医学领域的广泛应用,临床医学对该学科的依赖和需求日益增强。医学检验必然在未来的医疗工作中发挥越来越重要的作用,医学检验必须进一步得到发展。

(一)检验医学发展现状

1.检验人员结构和素质发生了变化

中华人民共和国成立以来,我国的医学检验教育同其他各项事业一样,也有很大发展。由20世纪50年代初期首先在中专卫生学校开设医学检验专业,培养初、中级医学检验人才,到1983年在高等医学院校首次设置医学检验专业本科教育,培养了大批高层次的医学检验人才,彻底改变了过去检验科以中专生为主的学历结构。近年来,高等医学检验教育在国内经历了创业、发展、壮大的历程,在学科定位、人才培养模式和培养目标等方面的框架已基本形成,围绕整个培养目标所构建的课程体系和实施的教学内容、教学方式等也有一些定式,现已形成培养目标明确,具有普通检验本专科、硕士和博士研究生(医学科学学位)、本硕连读七年制(医学专业学位)、成人检验本专科、高职检验本专科等层次齐全、形式多样的教育体系。在岗的检验人员也逐步通过成人教育达到了专科和本科学历,人员素质得到了普遍提高。

2.质量控制管理体系逐步趋于完善

我国的质控管理虽然起步较晚,但某些学科如临床生化已形成了较合理的质量控制体系,"全程质量管理"的概念近年来在检验界备受重视。分析前质控、分析中质控及分析后质控都有了一定的发展,保证了结果的准确性和可比性。

3.设备和技术得到发展

随着改革开放的深化,经济实力的增强及与国外技术交流和信息沟通加快,促进了检验仪器的大量引进和运用,使医学检验实现了自动化、微量化、标准化,结果更加快速、客观、准确,提高了工作效率。同时,随着新技术的发展和方法学的改进,新的检测项目不断增多,原来无法测定的项目得到了准确测定,以疾病为中心,以人体器官为中心的检验组合项目的综合运用,广范围、多角度地为临床提供了丰富的诊断信息。

(二)目前医学检验发展中存在的主要问题

我们还应该看到,我国现在的医学检验还没有达到相当先进的水平,与发达国家还有较大差距,还不能够完全适应未来医学的发展需要,存在的主要问题如下。

1.检验医学没形成完整的理论体系

近年来,我国医学检验领域的发展主要集中在"硬件"的建设上,对检验医学的理论研究重视不够,我国的医学检验目前在一定程度上还只能称为"实验医学检验学",尚未形成具有自己特色的新的理论体系,与其他学科的交流融合不够,人员科研意识淡薄,科研能力较低,阻碍了检验医学获得更大的发展,这个带有普遍性的问题应引起重视。

2.卫生资源没有合理利用

目前在各大、中型医院中,除了检验科之外,很多临床科室都设立了自己的小型化验室,造成机构设置重复,人员过多,检验队伍力量分散,不能形成应有的"合力"。这种现象带来了诸多弊端。

(1)在同一医院内重复配置人员设备,造成人力、物力资源的浪费。

(2)无法进行系统、科学的质量控制,难以保证检测结果的准确性和可靠性。

(3)从事各项目检验的专业人员由于力量分散,缺乏统一的管理,很难使其业务素质得到整体提高。

现代医学检验的发展使分工越来越细,各种新技术、新设备不断问世,任何一个单独的医院想要配置到所有最先进的设备,应用所有最先进的检测技术都是不现实的,可考虑在一个地区或一个范围内建立一个或几个"实验中心",在该范围内所有需要大型仪器设备测定的标本都送到该"实验中心"去检测分析,充分利用和共享卫生资源,使各卫生机构优势互补,这样,既可以集中资金和技术人员的分配,从设备上和技术上使其得到充分保证,使所配置的仪器和人员得到充分利用,又能让一些无力购买大型仪器设备的中、小型医院和私人医疗机构也能应用到先进的仪器和技术,同时也便于质控和统一管理。这方面的发展还需要政府部门的支持和指导。

3.质量控制工作不良

质量控制是保证检验质量最重要的关键之一,没有质量的检验不仅不能对临床诊断和治疗提供可靠信息依据,甚至还会造成误导,给患者带来痛苦和损失。随着自动化分析仪的普及,不少实验室对质控的意识逐步淡化了,认为有了自动化仪器和进口试剂盒,仪器做出的结果是"准确"的,无须进行质量控制了,这是一种十分错误的观点;另一种倾向是重视室间质控不重视室内质控,因为室间质控成绩的优劣关系到实验室的声誉,甚至经济利益,殊不知室内质控是室间质控的基础,一个没有严密室内质控的实验室是不可能获得优良室间质控成绩的,串连、抄袭其他实验室室间质控的结果,反映了检验人员对自己的测定结果的准确度心中无数。实际上,室间质评结果并不反映一个实验室的真实水平,因此,必须重视室内质评,通过将室间质评改为现场抽查,并抽查室内质控计划和原始记录,考核操作者对质量控制的基本知识等措施,逐步淡化室间质评,把质量管理提高到一个新的层次。

4.人员素质存在问题

尽管我国医学检验教育发展已经历了几十年的漫长时间,而且目前我国已有数十所高等医学院校开设了高层次的医学检验专业教育,并且从20世纪80年代中期开始每年都为社会输送了大批高级医学检验人才。但是,由于医学检验高等教育起步较晚,现在我国从事医学检验工作的主体仍是仅受过中专教育者,或相当一部分人甚至未受过任何专门教育。在我国占人口大多数的农村地区的基层乡镇医院中,高级医学检验人才严重缺乏,制约着医学检验技术的发展和应用,影响临床医疗工作的质量。医学教育必须为社会输送更多更好的各类高层次人才,以满足人民群众日益增长的卫生服务需求。

(三)医学检验发展的趋势

人类迈入21世纪的同时,也迎来了崭新的知识经济时代。与传统的农业、工业经济形式不同,知识经济是强调知识作为创造社会财富诸要素中的最基本的生产要素,以知识资源的占有、配置、生产、分配、消费为重要因素的新经济形式。知识经济的来临,为我们提供了重要的发展机遇。医学检验必须随着时代的进步,加以提高和发展。

1.加强信息化和科学化

发展信息技术是21世纪发展趋向,集成电路、光导纤维、电子计算机、人工智能及国内、国际的互联网络将实现实验室之间,实验室与临床、医院、图书馆之间,市内、国内、国际的信息交流。远程多媒体教育,远程实验室诊断系统会得到广泛的利用。因此,在临床检验领域,建立以收集加工信息,实现信息共享为目的的信息系统已是必然趋势。

实验室的产品就是信息,未来的检验医学将向信息检验医学发展,因此,以及时可靠的信息技术、信息的综合分析,实现完善的信息服务将是我们面临的主要任务。表现在实验室将采用更多的自动化方式执行和传递结果,通过计算机网络、国际互联网实现实验室与临床,实验室间,市、省乃至国际的信息交流,资源共享。促进行业间的交流与合作,实现室间质评电子化,包括网上报表发送,网上质评结果回报,历次质评结果查询等,每个患者的各项检验结果也可被收集、索引,存入数据卡由患者随身携带或存入联网的保健机构的特定数据库内,便于系统随访和患者了解自己的健康状况。检验人员不再仅仅从事分析工作,而要将实验数据有效地转化为更高层次的临床信息,提供临床咨询服务。实验室信息管理系统的应用,将使实验室管理步入科学化、系统化和法制化的轨道。显然,检验信息系统的建立,对推动我国检验医学的发展有着重大的意义。

2.建立临床病理科

临床病理科是一组分支学科的总称,它相当于目前我国的检验科和病理科,人员配置上包括临床病理医师和技师,必须为具有高等医学院校本科学历并经过几年专业学习或进修,通过资格考试后才能具备临床病理医师资格。医学检验不应局限于检验技术,应有两翼,左翼的技师,要求具备扎实的实验理论基础和高超的技术水平,主要负责检验结果真实性和可靠性的保证;右翼的医师要有扎实的医学理论和实践经验,能正确地对各种检验结果做出合理和恰当的解释,同时为临床提供咨询服务,帮助临床医师将这些数据正确地应用于诊断治疗和预防工作中去。临床病理科医师与病区医师在查房、会诊时应经常交流,以及时了解和解决存在的问题,互相协调和配合。如讨论实验室如何更好地为患者服务,病区医师与护士应如何配合实验室工作等。为了更好地解释检验结果的临床意义,本科医师会要求技师提供可靠的检验结果,随时观察各项检验的质量。如患者很可能为细菌感染,但培养结果是阴性,本科医师应与细菌技师共同讨论培养阴性的可能原因,设法改进细菌分离培养技术,以便提高检出率。异常检验报告单需经本科医师审阅后方可发出,可在微机中调出既往的检验结果做比较,去病区观察该患者,或与病区医师讨论后再签发报告单,这不仅能防止差错,还有利于做出可靠的疾病诊断。

3.向自动化和集中化发展

目前国内医院检验科各类自动化分析仪器一般都是单机的自动化,国外检验仪器发展的趋势是将几台相关的自动化仪器串联起来,构成流水作业形成大规模的全实验室自动化,即标本采集后由传送带或机器人送到检验科,通过条形码分类,自动送到各检测仪器分析,结果经仪器的接口送到本科的电脑(储存)并进入全院的电脑网络,提供给临床科室。随着计算机技术和现代检验学的发展,临床及科研部门对临床实验室的要求进一步提高,许多以往依靠人工进行检验的项目逐渐被自动化仪器代替,无论检验的速度或检验项目的数量均比以往大大提高,如果仍然采用人工方法进行检验结果的登记、计算、报告,就不能适应实验室的正常运作,解决的途径是采用电脑技术特别是电脑网络技术。同时,由于芯片技术、干化学测定技术的发展,各种微型便携式分析仪器也会不断增多,给长期随访患者和家庭使用带来极大方便。

4.提高检验人才素质

未来的检验医学向着自动化信息化发展,应根据社会和检验医学发展的需要,培养适应新时代的高素质检验人才。立足专业需要,转变教育模式。现代医学检验,靠的是先进的技术和仪器设备,检验人员不仅要熟练利用自动化仪器提供可靠的实验数据,更重要的是能对实验结果做出相应的分析解释,正确有效地将实验资源转化为更高层次的临床信息。因此,培养现代检验人才,必须改变现有的基础教育观为大基础教育观,培养基础扎实而宽广的检验人才。增加基础医学和临床医学知识的学习,改变医学检验教育模式,可采取与临床医学专业前期趋同后期分化的模式,其目的是使检验人才不但要精通检验操作,而且要会对实验结果进行分析,明白什么样的疾病需要做什么项目的检验,可能会出现什么样的结果及各种检验结果的临床意义。这样检验人员才可能成为为医学提供"侦察信息"的"高级参谋",而不单纯是会出检验结果的"高级机器"。加强或增设生物医学工程、计算机语言及应用专业英语、现代检验仪器的应用及实验室管理等知识培训,特别应加强人文社会科学的教学力度,拓宽专业口径,改变现有专业口径过于狭窄、知识面过于狭窄的人才培养模式,以增强检验人员的创新能力和适应能力,从根本上促进检验医学的发展,适应现代化检验发展和挑战。

二、我国第三方医学检验行业发展现状及市场规模

(一)行业介绍

第三方医学检验业务,主要由独立医学实验室提供。独立医学实验室是指在卫生行政部门许可下,具有独立法人资格,独立于医疗机构之外、从事医学检验或病理诊断服务,能独立承担相应医疗责任的医疗机构。独立医学实验室利用其成本控制、专业化等优势为各类医疗机构提供医学检验及病理诊断服务。近年来,部分大型独立医学实验室亦大力扩展常规医学检验业务以外的实验室相关业务。

独立医学实验室产生于医疗服务的专业化分工并主要专注医学检验服务。早期的医学检验业务均由医院的检验科及病理科完成,随着社会经济和检验技术的不断发展,检验服务需求不断上升、检验项目日益增多,医院作为医学检验业务的唯一实现主体已无法满足检验及诊断业务发展的实际情况。于是医学检验业务成为医疗服务领域专业化分工的先行者,行业分工演化为医院专注于诊疗服务,独立医学实验室将原本属于医院检验科、病理科的检验业务外包进行集中检验,具有显著的规模效应,通过规模化经营、专业化分工提升了检验效率及检验水平。

相对于其他医疗机构,促进了第三方医学检验及病理诊断机构进一步发展的特征如下。

1.通过集约化经营控制成本

第三方医学检验机构通过为各类医疗机构提供医学检验外包服务,将原本分散于各医疗机构完成的同类检验集中完成,同时通过上游试剂与设备的集中采购提高了议价权从而降低采购价格实现了医学检验的规模效应。与同类医疗机构检验科相比,通过集约化经营有效控制了试剂成本及单次检验成本。第三方医学检验机构一般与检验设备及检验试剂生产商建立直接的合作关系,通过集中采购检验试剂、检验设备,可以有效降低采购成本。

随着医学研究的不断深入,医学检验技术发展越来越快,检验项目种类非常多,部分测试的检验频度较低,如在医院开展需要耗费较多的资源,且检验结果不易控制。另外一些中小医疗机构即使开展某些项目检验,如果标本数量较少,管理不规范则可能产生一定的医疗风险。第三方医学检验机构满足了医疗机构规范化管理和降低整体医疗成本的需求,通过将同类检验标本汇总进行集中检验,有效降低了单次检验成本,在提高检验效率的同时也避免了资源重复投资而产生的浪费。

2.通过专业化提升检验水平

第三方医学检验机构实现了医学检验领域的专业化分工。为保证检验结果的准确性与权威性,该类机构常配备专业的医学检验人员、病理诊断医师及各类先进的实验室技术平台,可应对常规性及高端复杂性检验,可检验项目种类远超于各类医疗机构检验科。

作为技术驱动型行业,我国第三方医学检验行业的竞争不断推动行业的规范化、标准化发

展,技术水平持续提高甚至已与国际水平接轨。近年来,我国大型第三方医学检验机构逐步实行连锁化、标准化管理,检验仪器集中采购、人员统一培训,因而可为临床医师、患者提供更具可靠性、一致性和及时性的检验结果。部分机构亦通过严格的质量体系认可,如 ISO 17025、ISO 15189 国际质量体系认可、美国病理学家协会 CAP 认可等,其检验报告可被境外多个国家和地区承认。检验结果的可靠性、及时性亦可有效地节约检验成本,避免重复检验。

(二)发展现状

1.国外发展情况

第三方医学检验主要从美国兴起,美国主要有 3 类提供医学检验的实验室,即独立医学实验室;医院内部实验室,如检验科、病理科;诊所附设实验室,即医师在自己诊所附设的小型实验室,通常用于完成某些专项检查,如宫颈涂片、血常规等。

美国商业化运营的医学检验实验室起源于医院内部实验室,通过承接外来医院的项目,为医院增加额外收入。20 世纪 60—80 年代,美国的医疗总支出增长迅速,财政负担加重。为了减轻医疗支出的负担,20 世纪 80 年代开始,美国政府和商业医疗保险机构就先后开始修改医疗保险的政策,试图控制医疗支出,他们采取的措施增大了医院控制成本的压力,促使医院将更多的检验项目外包给运营成本更低的独立医学实验室。

由于独立医学实验室可以使标本进行集中检验,大大节省费用,而且可以提高诊断效率和质量,降低诊断的错误发生率,是当前发达国家的医学检验服务行业发展的重要方向之一,大多数的私人医师和诊所都把标本送到独立医学实验室进行检验。

美国临床检验行业目前规模约 750 亿美元,独立医学实验室约占 35% 的市场份额。美国独立医学实验室呈寡头垄断竞争格局,Quest 和 Labcorp 是市场主要的竞争者,2014—2016 年度,Quest 年营业收入分别为 74.35 亿美元、74.93 亿美元和 75.15 亿美元,Labcorp 年营业收入分别为 60.12 亿美元、86.80 亿美元和 96.42 亿美元。

在欧洲、日本等成熟市场,独立医学实验室已经是成熟产业。据研究统计,目前欧洲、日本独立医学实验室的市场份额占医学检验市场的份额分别为 50% 和 67%。

2.国内发展现状

我国的第三方医学检验行业发展较成熟市场仍有一定差距,主要原因是公立医院占我国的医疗服务市场的主导地位,公立医院非营利性的业务性质和体制因素使其运营较为封闭,其医学检验及病理诊断业务一般均由院内检验科、病理科完成。公立医院的检验科、病理科由此成为我国医学检验市场的主体。

第三方医学检验在我国的发展可追溯至 20 世纪 80 年代中期,彼时有机构涉足检验业务的社会化服务。以后又陆续有一些不同形式的检验业务服务中心、部分医院的对外开放实验室等,但均未成规模。至 21 世纪初,我国第三方医学检验行业开始了高速发展。

其后,受益于政策扶持、行业不断开放,我国第三方医学检验行业已逐渐发展壮大,现已成为医疗服务领域不可忽视的力量。

(三)市场规模

2015 年全国公立医院的检查收入已达 2 235.38 亿元,2009 至 2015 年的年均复合增长率为 18.43%。据研究机构测算,2013 年国内第三方医学检验机构营业收入规模总计约为 60 亿元,考虑到国内医学检验收入主要来自公立医院检验科、病理科,估计国内第三方医学检验市场占医学检验市场的份额为 3%。2015 年国内第三方医学检验机构营业收入规模总计约为 100 亿元,占医学检验市场的份额为 5%,第三方医学检验市场规模增长迅速。

我国的第三方医学检验行业正处在发展初期,虽然其承担的医学检验及病理诊断外包占比较 2010 年的 1% 有所上升,但和美国 35% 的比重相比差距仍较大。另外,从检验项目看,目前我国的三级甲等医院一般能提供 300～500 种检验项目,大型的独立医学实验室可以提供 2 000 余种检验项目,然而,美国的独立医学实验室可提供多达 4 000 余项检验项目。因此,从美国独立医学实验室的发展路径推算,我国第三方医学检验行业正处于高速发展期,潜在市场空间巨大。

(四)行业技术水平及技术特点

医学检验是现代科学实验技术与生物医学渗透结合的产物,具备技术驱动、研发驱动、人才密集、多学科交叉的特点,属技术含量较高的医学技术应用学科。

随着医学模式的转变,医学检验已由从临床医疗辅助性学科,发展成为现代医学领域中一门独立的技术应用学科。医学检验方法学经历了百余年的发展,灵敏度和特异性大幅提高,同时应用范围迅速扩大。生化检验、免疫学检验、微生物检验等中的部分检验项目已实现了全自动或半自动化,为临床诊断提供了及时、准确的判断依据。分子生物学的不断发展,还可以为临床疾病的早期诊断、早期治疗提供更丰富、更直接的信息,从而推动临床医学和预防医学的发展。医学检验技术的不断成熟,拓展了医学检验的深度和广度,使临床医学对该学科的依赖和需求日益增强。

检验技术按临床应用频率及应用范围划分,可分为常规检验和高端检验两类。常规检验应用范围较广,无论在大型三甲医院还是基层医疗机构均有广泛的应用;高端检验更偏重于个性化设计,多需要结合多种检验技术手段,对检验设备、试剂和检验人员的经验、操作技术水平都提出了较高的要求。在医学检验技术发展较为成熟的美国市场,常规检验项目的竞争已经非常激烈,因此高端检验项目的增长已成为成熟医学检验市场发展的驱动力之一。

(五)医学检验技术应用分类

目前国内通常所讲的医学检验业务实际上是包括了医学检验与病理诊断两大类。

医学检验技术主要利用微生物学、生物化学、免疫学、分子生物学等学科检验技术对血液、体液、分泌物、组织、毛发等机体成分及附属物进行检测,为临床医师提供客观的检验结果。临床医师需根据患者的临床表现、结合检验结果确定临床诊断并给予患者治疗。然而与医学检验技术不同的是,病理诊断主要是利用一定的制片方法,对机体器官、组织或者细胞中的病理改变进行病理形态学的分析,分析结果需由病理医师根据切片成像做出主观判断,对病理医师的临床诊断能力提出了较高要求。

(王红娟)

第二章 临床常用检验技术

第一节 电解质检测技术

一、电解质检测技术的发展概况

临床实验室电解质检测范围主要是钾、钠、氯、钙、磷、镁等离子,个别时候也需要检测铜、锌等微量元素。更多人接受的说法是电解质就是指钾、钠、氯和碳酸氢根这些在体液中含量大且对电解质紊乱及酸碱平衡失调起决定作用的离子。

最早是化学法:钾钠比浊法、钠比色法。除钾、钠外,常规检测多采用化学法,如测氯的硫氰酸汞比色法,测钙的甲基百里芬蓝络合剂(MTB)、邻甲酚酞络合剂(OCPC)、偶氮砷等。化学法也在发展,如冠醚化合物比色测定钾、钠。

原子吸收分光光度法是 20 世纪 50 年代发展起来的技术,在临床实验室曾被广泛应用于金属阳离子的检测。其原理是被测物质在火焰原子化器中热解离为原子蒸气,即基态原子蒸气,由该物质阴极灯发射的特征光谱线被基态原子蒸气吸收,光吸收量与该物质的浓度成正比。本方法准确度、精密度极高,常作为 K、Na、Ca、Mg、Cu、Zn 等的决定性方法或参考方法。但因仪器复杂,技术要求高,做常规试验有困难。

同位素稀释质谱法在 20 世纪 60 年代以后才开始在临床上应用,它是在样品中加入已知量被测物质的同位素,分离后通过质谱仪检测这两种物质的比率计算出其浓度。由于仪器复杂,技术要求更高,一般只用于某些参考实验室,作为检测 Cl、Ca、Mg 等物质的决定性方法。

火焰原子发射光谱法(FAES)简称火焰光度法,自 20 世纪 60 年代出现以来,至今仍在普遍应用。这是钾、钠测定的参考方法,其原理是溶液经汽化后在火焰中获得电子生成基态原子 K、Na,基态原子在火焰中继续吸收能量生成激发态原子 K^+ 和 Na^+。激发态原子瞬间衰变成基态原子,同时发射出特征性光谱,其光谱强度与 K、Na 浓度成正比。钾发射光谱在 766 nm,钠在 589 nm。火焰光度法又分非内标法和内标法两种。后者是以锂或铯作为内标,类似于分光光度法的双波长比色,由于被测物质与参比物质的比例不变,故可避免因空气压力和燃料压力发生变化时引起的检测误差。锂的发射光谱为 671 nm，而铯为 852 nm。

电量分析法，即恒电流库仑法，用于氯的测定。本法是在恒定电流下，以银丝为阳极产生的 Ag^+，与标本中的 Cl^- 生成不溶性 AgCl 沉淀，当达到滴定终点时，溶液中出现游离的 Ag^+ 而使电流增大。根据电化学原理，每消耗 96487C 的电量，从阳极放出 1 mol 的 Ag^+，因此在恒定电流下，电极通电时间与产生 Ag^+ 的摩尔数成正比，亦即与标本中 Cl^- 浓度成正比。实际测定无须测量电流大小，只需与标准液比较即可换算出标本的 Cl^- 浓度。此法高度精密、准确而又不受光学干扰，是美国国家标准局(NBS)指定的参考方法。

离子选择电极(ISE)是 20 世纪 70 年代发展起来的技术，至今仍在发展，新的电极不断出现。这是一类化学传感器，其电位与溶液中给定的离子活度的对数呈线性关系。核心在于其敏感膜，如缬氨霉素中性载体膜对 K^+ 有专一性，对 K^+ 的响应速度比 Na^+ 快 1 000 倍；而硅酸锂铝玻璃膜对 Na^+ 的响应速度比 K^+ 快 300 倍，具有高度的选择性。现可检测大部分电解质的离子，如 K^+、Na^+、Cl^-、Ca^{2+} 等。离子选择电极法又分直接法和间接法。前者是指血清不经稀释直接由电极测量，后者是血清经一定离子强度缓冲液稀释后由电极测量。但两者测定的都是溶液中的离子活度。间接 ISE 法测定的结果与 FAES 相同。

酶法是 20 世纪 80 年代末发展起来的新技术，它是精心设计的一个酶联反应系统，被测离子作为其中的激活剂或成分，反应速度与被测离子浓度成正比。如 Cl^- 的酶学方法测定原理，是无活性 α-淀粉酶[加入高浓度的乙二胺四乙酸(EDTA)络合 Ca^{2+} 使酶失活]在 Cl^- 作用下恢复活性，酶活力大小与 Cl^- 浓度在一定范围内成正比，通过测定淀粉酶活力而计算出 Cl^- 浓度。使用酶法测定离子，特异性、精密度、准确度均好，可以在自动生化分析仪上进行，但因对技术要求较高、成本高、试剂有效期短等因素，使其推广应用有一定困难。

二、电解质分析仪的主要型号

无机磷、镁一般采用化学法在全自动生化分析仪上检测，不在本文叙述范围，通常我们所说的电解质分析仪检测的离子为 K^+、Na^+、Cl^-，部分还可检测 Ca^{2+}。

目前检测电解质的仪器很多，主要分为以下几种。

(一)火焰光度计

火焰光度计通常由雾化燃烧系统、气路系统、光学系统、信号处理系统、点火装置、光控装置等部分组成。工作原理如下：雾化器将样品变成雾状，然后经混合器、燃烧嘴送入火焰中。样品中的碱金属元素受火焰能量激发，便发出自身特有的光谱。利用光学系统将待测元素的光谱分离出来，由光电检测器转换成电信号，经放大、处理后在显示装置上显示出测量结果。早期的仪器采用直接测定法；20 世纪 80 年代以后生产的机型多采用内标准法，即以锂或铯作为内标准。

现在国内主要应用的机型有：国产的 HG3、HG4、6400 型等；美国康宁公司的 480 型；日本分光医疗的 FLAME-30C 型；丹麦的 FLM3 型等。这些仪器都具有结构紧凑、操作简单、灵敏度高、样品耗量少等优点，一般都有电子打火装置、火焰监视装置和先进的信号处理系统，技术上比较成熟。更先进的型号具备自动进样、自动稀释、微机控制和处理等功能。

(二)离子选择电极

离子选择电极可自成体系组成电解质分析仪，或作为血气分析仪、自动生化分析仪的配套组件，其中前者又称离子计。两者都是利用离子选择电极测定样品溶液中的离子含量。与其他方法相比,它具有设备简单、操作方便、灵敏度和选择性高、成本低,以及快速、准确、重复性好等优点,特别是它可以做到微量测定,并且可以连续自动测定,因而在现代临床实验室中,基本取代火焰光度计等成为电解质检测的主要仪器。不过,离子计取代火焰光度计,并不是因为后者方法落后,更重要的是出于实验室的安全性考虑,而且离子选择电极还可以安装在大型生化分析仪上进行联合检测。离子计的关键部件是检测电极,当今生产检测电极的厂家为数不多,如CIBA-CORNING、AVL 等,各种仪器多使用电极制造。前面提到离子选择电极法有两种,即直接法和间接法,但工作原理都是一样的。①直接法:常与血气分析仪配套,或组成专用电解质分析仪,典型的有 AVL995 型、NOVA SP12 型等。②间接法:多数装备在大、中型自动生化分析仪上,典型的有 BECKMAN-COULTER 的 CX7、ABBOT 的 AEROSET。部分生化分析仪如HITACHI 的 7170A 则作为选件,由用户决定是否安装。

(三)自动生化分析仪

20 世纪 80 年代以来,任选分立式自动生化分析仪日趋成熟,精密度、准确度相当高,形成几大系列,如 HITACHI 的 717 系列、BECKMAN-COULTER 的 CX 系列、OLYMPUS 的 U 系列等。而近几年推出的产品速度更高、功能更强,如 HITACHI 的 7600 系列、BECKMAN-COULTER 的LX、ABBOT 的 AEROSET、BAYER 的 ADVIA1650 等。此外,还有许多小型自动生化分析仪,如法国的猎豹等,功能很强,性能也不俗。而酶法、冠醚比色法等方法的发展,使没有配备离子选择电极的自动生化分析仪检测电解质成为现实。

三、电解质分析技术的临床应用

体液平衡是内环境稳定的重要因素,主要是由水、电解质、酸碱平衡决定的。水和电解质的代谢不是独立的,往往继发于其他生理过程紊乱,即水和电解质的正常调节机制被疾病过程打乱,或在疾病过程中水和电解质的丢失或增加超过了调节机制的限度。值得注意的是,临床观察电解质紊乱,还得分别从影响其代谢及其平衡失调后代谢变化的多方面进行检查,如肾功能指标、血浆醛固酮及肾素水平、酸碱平衡指标及尿酸碱度和电解质浓度,以便综合分析紊乱的原因及对机体代谢失调的影响程度。

(一)钠异常的临床意义

1.低钠血症

(1)胃肠道失钠:幽门梗阻,呕吐,腹泻,胃肠道、胆道、胰腺手术后造瘘、引流等都可因丢失大量消化液而发生缺钠。

(2)尿钠排出增多:见于严重肾盂肾炎、肾小管严重损害、肾上腺皮质功能不全、糖尿病、应用利尿剂治疗等。

(3)皮肤失钠:大量出汗时,如只补充水分而不补充钠;大面积烧伤、创伤,体液及钠从创口大量丢失,亦可引起低血钠。

2.高钠血症

(1)肾上腺皮质功能亢进:如库欣综合征、原发性醛固酮增多症,由于皮质激素的排钾保钠作用,使肾小管对钠的重吸收增加,出现高血钠。

(2)严重脱水:体内水分丢失比钠丢失多时发生高渗性脱水。

(3)中枢性尿崩症:抗利尿激素(ADH)分泌量减少,尿量大增,如供水不足,血钠升高。

（二）钾异常的临床意义

1.血清钾增高

肾上腺皮质功能减退症、急性或慢性肾衰竭、休克、组织挤压伤、重度溶血、口服或注射含钾液过多等。

2.血清钾降低

严重腹泻、呕吐、肾上腺皮质功能亢进、服用利尿剂、应用胰岛素、钡盐与棉籽油中毒。家族性周期性麻痹发作时血清钾下降，可低至2.5 mmol/L左右，但在发作间歇期血清钾正常。大剂量注射青霉素钠盐时，肾小管会大量失钾。

（三）氯异常的临床意义

1.血清氯化物增高

常见于高钠血症、失水大于失盐、氯化物相对浓度增高；高血氯性代谢性酸中毒；过量注射生理盐水等。

2.血清氯化物减低

临床上低氯血症常见。原因有氯化钠的异常丢失或摄入减少，如严重呕吐、腹泻、胃液、胰液或胆汁大量丢失，长期限制氯化钠的摄入，艾迪生病，抗利尿激素分泌增多的稀释性低钠、低氯血症。

四、电解质分析技术的应用展望

近年来电解质检测技术日趋成熟，但研究基本集中在ISE法和酶法。从目前的趋势看，ISE法仍是各专业厂商的重点发展对象，不断有新电极问世，其技术特点如下。

（一）传统电极的改良及微型化

传统电极指的是玻璃膜电极、离子交换液膜电极、中性载体（液膜）电极、晶膜电极等。经过几十年的改进，产品已非常成熟，特别是 K^+、Na^+、Cl^- 电极，一般寿命可达半年以上，测试样品1.5万以上，并且对样品的需求量很小，仅需数十微升，有些间接 ISE 法仅需 15 μL 就能同时检测 K^+、Na^+、Cl^- 三种离子。于传统电极而言，最重要的是延长使用寿命，减少保养步骤甚至做到"免保养"。有的电极，将各电极封装在一起，如 ABBOT 的 Aeroset 采用的复合式电解质电极晶片技术（ICT）。

（二）非传统电极的发展

非传统电极与传统电极的区别在于其原理、结构或者电极本身不同，主要有离子敏感场效应管（ISFET）、生物敏感场效应管（BSFET）、涂丝电极（CWE）、涂膜电极（CME）、聚合物基质电极（PVC 膜电极）、微电极、薄膜电极（TFE）等。这些电极各有特性，如敏感场效应管具有完全固态、结构小型化、仿生等特点；聚合物基质电极简单易制、寿命长；微电极尽管与传统电极作用机制相同，但高度微型化，其敏感元件部分直径可小至 0.5 μm，能很容易插入生物体甚至细胞膜测定其中的离子浓度；而薄膜电极则是由多层电极材料叠合成的薄膜式电极，全固态，干式操作、干式保存。

目前已有部分产品推向市场，以美国 i-STAT 公司的手掌式血气＋电解质分析仪为例，大致能够了解电解质检测技术的最新进展及发展趋势。该仪器使用微流体和生物传感器芯片技术设计的微型传感器，与定标液一起封装在一次性试剂片中，在测试过程中，分析仪自动按试剂片的前方，使一个倒钩插入定标袋中，定标液就流入测量传感器阵列；当定标完成后，分析仪再按一下试剂片的气囊,将定标液推入贮液池,然后将血液样本送入测量传感器阵列。测试完成后,所有的血液和定标液都贮存在试剂片里,可做安全的生物处理。这种独特的技术使仪器做到手掌式大小,真正实现自动定标、免维护、便携,可以通过 IR 红外传输装置将结果传送至打印机或中心数据处理器中保存。这种一次性试剂片有不同规格,每种规格测试的项目不同,可以根据需要选择。标本需要量少,仅需全血 2~3 滴,非常适合各种监护室(尤其是新生儿监护室)、手术室及急诊室的床边测试,很有发展前景。

其他检测方法也在继续发展,如化学方法的采取冠醚结合后比色测定、酶法测定等,并有相应的产品问世。

(杨林林)

第二节　血气酸碱分析技术

一、血气酸碱分析技术发展概况

该技术最早可追溯到 Henderson(1908)和 Hassel Balch(1916)关于碳酸离解的研究。有人在临床上应用化学方法对血气酸碱进行分析,即 Van Slyke-Neill 法、Scholander-Roughton 法、Riley 法,但这些化学分析方法操作麻烦,测定时间长,准确性差,已基本被淘汰。

20 世纪 50 年代中期,丹麦哥本哈根传染病院检验科主任 Astrup 与 Radiometer 公司的工程师合作研制出酸碱平衡仪,其后血气分析仪发展非常迅速,其发展过程大致分三个阶段。

第一阶段:血液 pH 平衡仪。采用毛细管 pH 电极,分别测量样品及样品与两种含不同浓度 CO_2 气体平衡后的 pH,通过计算或查诺模图得到 PCO_2、SB、BE、BB 等四个参数。代表性产品为 Radiometer 公司的 AME-1 型酸碱平衡仪。

第二阶段:酸碱血气分析仪。1956 年 Clark 发明覆膜极谱电极,1957 年 Siggard Anderson 等改进毛细管 pH 电极,1967 年 Severinghous 研制出测量 PCO_2 的气敏电极,奠定了目前所有血气分析仪传感器的基础。随后,采用电极直接测定血液中 pH、PCO_2、PO_2 的仪器大量涌现,经查表或用特殊计算尺除可获得 SB、BE、BB 外,还可换算出 AB、TCO_2、SBE、SaO_2 等。

第三阶段:全自动酸碱血气分析仪。20 世纪 70 年代以来计算机技术的发展,微机和集成电路制造技术的提高,使血气分析仪向自动化和智能化方向迈进,仪器可自动校正、自动进样、自动清洗、自动计算并发报告、自动检测故障和报警,甚至可提供临床诊断参考意见。

由于近年来电极没有突破性进展,虽然出现了点状电极和溶液标定等新技术,但因其寿命短、稳定性欠佳而影响了应用,不过血气分析仪产品在系列化、功能提高、增加电解质测量等方面还是取得很大进步。

值得一提的是,在过去的几年里,"接近患者"或"床边检测"观念激发了临床医疗服务机构的极大兴趣,相应的血气电解质分析仪应运而生。这些设备快速提供符合检验标准的结果,有效、可靠和精确,卓有成效地促进了临床医疗服务工作。

二、血气酸碱分析仪的工作原理、基本结构与主要机型

(一)血气酸碱分析仪的工作原理与基本结构

测量管的管壁上开有 4 个孔,孔里面插有 pH、PCO_2 和 PO_2 三支测量电极和一支参比电极。待测样品在管路系统的抽吸下,入样品室的测量管,同时被四个电极所感测。电极产生对应于 pH、PCO_2 和 PO_2 的电信号。这些电信号分别经放大、处理后送到微处理机,微处理机再进行显示和打印。测量系统的所有部件包括温度控制、管道系统动作等均由微机或计算机芯片控制。

血气分析仪虽然种类、型号很多,但基本结构可分电极、管路和电路三大部分。实际上,血气分析仪的发展与分析电极的发展进步息息相关,新的生物传感器技术的发明和改进带动了血气分析仪的发展。因此,了解分析电极的原理和基本结构对更好地使用血气分析仪有帮助。下面简单介绍 pH 电极、PCO_2 电极、PO_2 电极的基本结构。

1.电极的基本结构

(1)pH 电极与 pH 计类似,但精度较高,由玻璃电极和参比电极组成。参比电极为汞电极或 Ag/AgCl 电极。玻璃电极的毛细管由钠玻璃或锂玻璃吹制而成,与内电极 Ag/AgCl 一起被封装在充满磷酸盐氯化钾缓冲液的铅玻璃电极支持管中。整个电极与测量室均保持恒温 37 ℃。当样品进入测量室时,玻璃电极和参比电极形成一个原电池,其电极电位仅随样品 pH 的变化而变化。

(2)PCO_2 电极是一种气敏电极。玻璃电极和参比电极被封装在充满碳酸氢钠、蒸馏水和氯化钠的外电极壳里。前端为半透膜(CO_2 膜),多用聚四氟乙烯、硅橡胶或聚乙烯等材料。远端具有一薄层对 pH 敏感的玻璃膜,电极内溶液是含有 KCl 的磷酸盐缓冲液,其中浸有 Ag/AgCl 电极。参比电极也是 Ag/AgCl 电极,通常为环状,位于玻璃电极管的近侧端。玻璃电极膜与其有机玻璃外端的 CO_2 膜之间放一片尼龙网,使两者之间保证有一层碳酸氢钠溶液间隔。CO_2 膜将测量室的血液与玻璃电极及外面的碳酸氢钠溶液分隔开,它可以让血中的 CO_2 和 O_2 通过,但不让 H^+ 和其他离子进入膜内。测量室体积可小至 $50 \sim 70$ μL,现代仪器中与 PO_2 电极共用。整个电极与测量室均控制恒温37 ℃。当血液中的 CO_2 透过 CO_2 膜引起玻璃电极外碳酸氢钠溶液的 pH 改变时,根据 Henderson-Hassebalch 方程式,可知 pH 改变为 PCO_2 的负对数函数。所以,测得 pH 后,只要接一反对数放大电路,便可求出样品的 PCO_2。

(3)PO_2 电极是一种 Clark 极化电极,O_2 半透膜为聚丙烯、聚乙烯或聚四氟乙烯。由铂阴极与 Ag/AgCl 阳极组成,铂丝封装在玻璃柱中,暴露的一端为阴极,Ag/AgCl 电极围绕玻璃柱近侧端,将此玻璃柱装在一有机玻璃套内,套的远端覆盖着 O_2 膜,套内充满磷酸盐氯化钾缓冲液。玻璃柱远端磨砂,使铂阴极与 O_2 膜间保持一薄层缓冲液。膜外为测量室。电极与测量室保持恒温37 ℃。血液中的 O_2 借膜内外的 PO_2 梯度而进入电极,铂阴极和 Ag/AgCl 阳极间加有稳定的极化电压($0.6 \sim 0.8$ V,一般选 0.65 V),使 O_2 在阴极表面被还原,产生电流。其电流大小决定于渗透到阴极表面的 O_2 的多少,后者又决定于膜外的 PO_2。

无论是哪种电极,它们对温度都非常敏感。为了保证电极的转换精度,温度的变化应控制在 ± 0.1 ℃。各种血气分析仪的恒温器结构不尽相同,恒温介质和恒温精度也不一样。恒温介质有水、空气、金属块等,其中水介质以循环泵、空气、风扇、金属块、加热片来保证各处温度均衡,以热敏电阻做感温元件,通过控制电路精细调节温度。

2.体表 PO_2 与 PCO_2 测定原理

(1)经皮 PO_2(PtO_2)测定用极谱法的 Clark 电极测量。通过皮肤加温装置,使皮肤组织的毛细血管充分动脉化,变化角质与颗粒层的气体通透性,在皮肤表面测定推算动脉血的气体分压。结果比动脉 O_2 低,原因是皮肤组织和电极本身需要消耗 O_2。

(2)经皮 PCO_2($PtCO_2$)测定电极是 Stowe-Severinghaus 型传感元件。同样也是通过皮肤加温装置来测定向皮肤表面弥散的 CO_2 分压。结果一般比动脉 CO_2 高,原因是皮肤组织产生 CO_2、循环有障碍组织内有 CO_2 蓄积、CO_2 解离曲线因温度上升而向下方移位等因素比因温度升高造成测量结果偏低的作用更大。

(3)结膜电极($PcjO_2$,$PcjCO_2$)微小的 Clark 电极装在眼睑结膜进行监测,毛细血管在眼睑结膜数层细胞的表浅结膜上皮下走行,不用加温就能测定上皮表面气体。$PcjO_2$ 能反映脑的 O_2 分压状况。

当前,绝大多数仪器可自动吸样,从而减少手工加样造成的误差,也不必过于考虑样品体积。现在大家的注意力集中在怎样才能不再需要采集血标本的技术上,如使用无损伤仪器测 PO_2 和 PCO_2。经皮测定血气,在低血压、灌注问题(如在休克、水肿、感染、烧伤及药物)不理想的电极放置、血气标本吸取方面问题(如患者焦虑),以及出生不足 24 h 的婴儿等情况下可能与离体仪器测定的相关性不够理想。但不管怎样,减少患者痛苦、能获得连续的动态信息还是相当吸引人的。

为了把局部血流对测定的影响减至最小,血管扩张是必要的。由于每个人对血管扩张药物如尼古丁和咖啡因等的反应不同,很难将其作为常规方法使用,因此加热扩散几乎是目前唯一使用的方法。通常加热的温度为 42 ℃~45 ℃,高于 45 ℃的温度偶尔可能造成Ⅱ度烫伤。实际测定时,每 4 h 应将电极移开 1 次,一方面可以避免烫伤,另一方面仪器存在一定的漂移,需要校正以减小误差扩大。

(二)血气酸碱分析仪应用的主要机型

1.ABL 系列

丹麦 Radiometer 公司制造的血气分析仪,在 20 世纪 70 年代独领风骚,随后才有其他厂家的产品。该系列血气分析仪在国内使用广泛,其中 ABL3 是国内使用较多的型号,可认为是代表性产品。近年该公司推出的 ABL4 和 ABL500 系列带有电解质(钾、钠、氯、钙)测定功能。

2.AVL 系列

瑞士 AVL 公司从 20 世纪 60 年代起就开始研制生产血气分析仪,多年来形成自己的系列产品,其中有 939 型、995 型等,以及 90 年代初推出 COMPACT 型。代表性产品为 995 型,有以下特点:①样品用量少,仅需 25~40 μL;②试剂消耗量少,电极、试剂等消耗品均可互换,电极寿命长;③管路系统较简单,进样口和转换盘系统可与测量室分开,维修、保养方便。

3.CIBA-CORNING 系列

美国汽巴-康宁公司在 1973 年推出第一台自动血气分析仪。早期产品有 165、168、170、175、178 等型号。近年来生产的 200 系列,包括 238、278、280、288 等型号。该公司现被 BAYER 公司收购,最新的型号是 800 系列血气分析系统。

4.IL 系列

美国实验仪器公司是世界上生产血气分析仪的主要厂家,早期产品有 413、613、813 等手工操作仪器。20 世纪70 年代末开始研制的 IL-1300 系列血气分析仪,因设计灵活,性能良好、可靠而广受欢迎。BG3 实际上也属于 IL-1300 系列。该公司推出的新型血气分析仪有 BGE145、BGE1400 等,性能上的改进主要是增加了电解质测定,这是大多数血气分析仪的发展趋势。

IL-1300 系列血气分析仪特点如下。

(1)固体恒温装置:IL-1300 系列以金属块为电极的恒温介质,没有运动部件(空气恒温需风扇循环,水恒温需搅拌或循环),结构紧凑,升温快。同时片式加热器和比例积分(PI)温控电路确保较好的恒温精度(0.1 ℃)。

(2)微型切换阀:特殊设计的微型切换阀在测量管道的中间,在校正时将 pH 测量电极(pH、Ref)和气体电极(PCO₂、PO₂)分成两个通道,同时用 pH 标准缓冲液和标准气体分别校正。这使管路系统大大简化,减少了许多泵阀等控制部件,易于维护检修。

(3)测量结果可溯源至国家标准:IL-1300 系列采用的两种 pH 缓冲液和两种标准混合气均符合标准法规定,可逐级由上一级计量部门检定。经此校正,pH 电极和气体电极的结果具有溯源性,即测定结果符合标准传递。

(4)人造血质控液:IL 公司生产的人造血质控液(abe)在理化和生物特性上与血液样品非常接近,通过三种水平(偏酸、中性、偏碱)的 ABC 可以更好地检测仪器的测量系统,甚至可反映出样品污染、冲洗效果对测量的影响。

5.NOVA 系列

NOVA 系列血气分析仪是美国 NOVA BIOMEDICAL 公司的产品,该公司 1981 年在中国登记注册为美中互利公司。从 20 世纪 70 年代以来该公司积极开发急诊分析仪系列产品,就血气分析仪而论,有 SPPI-12 等型号,多数型号还能随机组合葡萄糖、乳酸、尿素氮、钾、钠、氯、钙等项目,可在一台仪器上利用全血测定所有急诊生化项目。

其代表产品为 NOVA SP-5,仪器特点如下。

(1)管道系统:以一个旋转泵提供动力,可同时完成正反两个方向的吸液和充液动作;用止流阀和试剂分隔器代替传统的液体电磁阀;所有管路暴露在外,等等。不仅大大降低了故障率,还容易查明故障原因和维修。

(2)测量单元采用微型离子选择电极,各种电极均应用表面接触技术,拆卸方便,节约样品,并且这些电极安装在特制的有机玻璃流动槽上,可直接观察整个测试过程中的气体-液体交替的流动过程;采用特殊设计的自动恒温测量单元。

(3)血细胞比容(Hct)测定电极:在 S 形通道内设有两个电极作为 Hct 的测定电极,同时还可作为空气探测器电极。它是根据红细胞和离子都能阻碍电流通过,其阻值大小与红细胞的百分比减去由离子浓度所得到的阻值成正比,从而达到测定 Hct 的目的。电极内有温度调节热敏电阻,使样品通过该电极时,能迅速达到 37 ℃并恒定,以减小测定误差。

(4)仪器校正:由仪器本身根据运行状态自动进行校正,间隔时间可设置。

6.DH 系列

DH 系列由南京分析仪器厂研制。其技术性能基本与 ABL 系列相近。该厂的最新型号为 DH-1332 型,具有强大的数据处理功能,可将指定患者的多次报告进行动态图分析;尤其是其特有的专家诊断系统,可在每次测定后的测试报告上标出测量结果的酸碱平衡区域图,并根据国际通用的临床应用分析得到参考诊断意见。这样,临床医师可不用再对测量数据进行分析,从而可以迅速、有效地进行治疗。

7.医疗点检测用的仪器

医疗点检测(Point-of-care Testing,POCT)或床边检测用的仪器,以便携、小型化为特点。这类仪器分两类:一为手提式、便携的单一用途电极仪器,提供各种检测用途的便携式电极,包括I-STAT型(I-STAT公司)和IRMA型(Diametrics 公司,St.Paul,MN)仪器。二为手提式、含有所有必需电极的液体试剂包的仪器,包括 GEM 系列分析仪(Mallinckrodt Medical 公司)和NOVA系列分析仪(NOVA Biomedical公司)。这类利用便携式微电极的仪器能检测电解质、PCO_2、PO_2、pH、葡萄糖、尿素氮和 Hct,仅用少量的未稀释全血样品即可,能为临床提供有效、可靠、精密、准确的结果。其最明显的优点是能快速地从少量的全血中提供生化试验结果。

三、血气酸碱分析技术的临床应用

血液酸碱度的相对恒定是机体进行正常生理活动的基本条件之一。正常人血液中的 pH 极为稳定,其变化范围很小,即使在疾病过程中,也始终维持在 pH 7.35～7.45。这是因为机体有一整套调节酸碱平衡的机制,通过体液中的缓冲体系及肺、肾等脏器的调节作用来保证体内酸碱度保持相对平衡。疾病严重时,机体内产生或丢失的酸碱超过机体调节能力,或机体酸碱调节机制出现障碍时,容易发生酸碱平衡失调。酸碱平衡紊乱是临床常见的一种症状,各种疾病均有可能出现。

(一)低氧血症

可分为动脉低氧血症与静脉低氧血症,这里只讨论前者。

(1)呼吸中枢功能减退:特发性肺泡通气不足综合征、脑炎、脑出血、脑外伤、甲状腺功能减退、CO_2 麻醉、麻醉和镇静药过量或中毒。

(2)神经肌肉疾病:颈椎损伤、急性感染性多发性神经根综合征、多发性硬化症、脊髓灰质炎、重症肌无力、肌萎缩、药物及毒物中毒。

(3)胸廓及横膈疾病。

(4)通气血流比例失调。

(5)肺内分流。

(6)弥散障碍。

(二)低二氧化碳血症

(1)中枢神经系统疾病。

(2)某些肺部疾病:间质性肺纤维化或肺炎、肺梗死,以及呼吸困难综合征、哮喘、左心衰竭时肺部淤血、肺水肿等。

(3)代谢性酸中毒。

(4)特发性过度通气综合征。

(5)高热。

(6)机械过度通气。

(7)其他,如甲亢、严重贫血、肝昏迷、水杨酸盐中毒、缺氧、疼痛刺激等。

(三)高二氧化碳血症

(1)上呼吸道阻塞:气管异物、喉头痉挛或水肿、溺水窒息通气受阻、羊水或其他分泌物堵塞气管、肿瘤压迫等。

(2)肺部疾病:慢性阻塞性肺疾病、广泛肺结核、大面积肺不张、严重哮喘发作、肺泡肺水肿等。

（3）胸廓、胸膜疾病：严重胸部畸形、胸廓成形术、张力性气胸、大量液气胸等。

（4）神经肌肉疾病：脊髓灰质炎、感染性多发性神经根炎、重症肌无力、进行性肌萎缩等。

（5）呼吸中枢抑制：应用呼吸抑制剂如麻醉剂、止痛剂，中枢神经系统缺血、损伤，特别是脑干伤等病变。

（6）原因不明的高 CO_2 血症：心脏功能不全引起的呼吸衰竭、原发性肺泡通气不足等。

（7）代谢性碱中毒。

（8）呼吸机使用不当。

（四）代谢性酸中毒

（1）分解性代谢亢进（高热、感染、休克等）酮症酸中毒、乳酸性酸中毒。

（2）急慢性肾衰竭、肾小管性酸中毒、高钾饮食。

（3）服用氯化铵、水杨酸盐、磷酸盐等酸性药物过多。

（4）重度腹泻、肠吸引术、肠胆胰瘘、大面积灼伤、大量血浆渗出。

（五）代谢性碱中毒

（1）易引起 Cl^- 反应的代谢性碱中毒（尿 $Cl^- < 10$ mmol/L），包括挛缩性代谢性碱中毒，如长期呕吐或鼻胃吸引、幽门或上十二指肠梗阻、长期或滥用利尿剂及绒毛腺瘤等所引起、超二氧化碳后（Posthypercapnic）状态、囊性纤维化（系统性 Cl^- 重吸收无效）。

（2）Cl^- 恒定性的代谢性碱中毒，包括盐皮质醇过量，如原发性高醛固酮血症（肾上腺瘤或罕见的肾上腺癌）、双侧肾上腺增生、继发性高醛固酮血症、高血压性蛋白原酶性高醛固酮血症、先天性肾上腺增生等；糖皮质醇过量，如原发性肾上腺瘤（Cushing's 综合征）、垂体瘤分泌 ACTH（Cushing's 症）、外源性可的松治疗等；Bartter's 综合征。

（3）外源性代谢性碱中毒，包括医源性的，如含碳酸盐性的静脉补液，大量输血（枸橼酸钠过量），透析患者使用抗酸剂和阳离子交换树脂，用大剂量的青霉素等，乳类综合征。

四、血气酸碱分析技术应用展望

经过 50 年的发展，血气分析仪已经非常成熟，能满足精确、快速、微量的要求，并且已达到较高的自动化程度。从发展趋势来看，大体上有以下几方面。

（1）发展系列产品，满足不同级别医疗单位的要求，大量采用通用部件，如电极、测量室、电路板、控制软件，生产厂家只需对某一部件或某项功能进行小的改进就可以推出新的型号。如 IL 的 1300 系列。也有的厂家采用积木式结构，将不同的部件组合起来成为不同型号。如 NOVA SP 系列。同一系列的产品功能不同，价格有时相去甚远。因此，用户应根据本单位的实际情况选择合适的型号，不能盲目追求新的型号，造成不必要的浪费。

（2）功能不断增强，这些功能的拓展是与计算机技术的发展分不开的，主要体现在两个方面。①自动化程度越来越高，向智能化方向发展当今的血气分析仪都能自动校正、自动测量、自动清洗、自动计算并输出打印，有的可以自动进样。多数具备自动监测功能（包括电极监测、故障报警等）。有些仪器在设定时间内无标本测定时会自动转入节省方式运行。②数据处理功能加强，除存储大量的检查报告外，还可将某一患者的多次结果做出动态图进行连续监测。专家诊断系统已在部分仪器上采用，避免了误诊，特别是对于血气分析技术不熟悉的临床医师。通过数据发送，使联网的计算机迅速获取检查报告。

（3）增加检验项目，形成"急诊室系统"。具备电解质检测功能的血气分析仪是今后发展的主流，临床医师可以通过一次检查掌握全面的数据。此外，葡萄糖、尿素氮、肌酐、乳酸、Hct、血氧含量测定也在发展，有的已装备仪器。

（4）免保养技术的广泛使用。目前的血气分析仪基本上采用敏感玻璃膜电极，由于测量室结构复杂，电极需要大量日常维护工作。据估计，电检故障约占仪器总故障的80%左右。采用块状电极，在寿命期内基本不用维护，成为"免维护"或准确说来是"少维护"电极，这是今后血气电极发展的主流。更新的技术是点状电极，即在一块印刷电路板上的一个个金属点上，滴上电极液并覆盖不同的电极膜而形成电极，由沟槽状测量管通道相连，插入仪器后与仪器的管道、电路相接成为完整的检测系统。这是真正意义上的"免维护"电极，有广阔的发展前景。

（5）为实现小型化，便携式的目的，有几种发展趋势：①密闭含气标准液将被广泛使用，从而摆脱笨重的钢瓶，仪器可以真正做到小型化，能随时在床边、手术室进行检查。②把测量室、管路系统高度集成，构成一次性使用的测量块，测量后，测量块即作废，免除了排液、清洗等烦琐的工作，简化了机械结构，减小了仪器体积。③彻底抛弃电极法测量原理，采用光电法测量，使其成为真正免维护保养、操作简便可靠的仪器。即发光二极管发出的光经透镜和激发滤光片后，照射到半透半反镜上，反射光再经一个透镜照射到测量小室的传感片上，根据测量参数不同（如 pH 大小不同），激发出来的光强度也不同，发射光经透镜及发射滤光片，到达光电二极管，完成光信号到电信号的转换。由于这一改革采用了光电法测量，无须外部试剂（只需测量块即可），大大降低了对外部工作环境的要求，同时也使操作变得简单易行。如 AVL 公司生产的 AVL OPTI，采用后两种技术，总重量仅为 5 kg，可以在任何情况和环境下运送，提高了仪器的便携性，使其成为面向医师、护士，而不是面向工程技术人员和实验技术人员的免维护仪器。该仪器十分适于在各种紧急情况下快速、准确地对患者进行检查，指导医师进行治疗。

（6）非损伤性检查：血气分析仪已经做到经皮测定血液 PO_2、PCO_2，尽管结果与动脉血的结果有一定差异，但基本能满足病情监测的需要。从理论上说，测定 pH 实行非损伤性检查是不可能的。现在研究的方向是如何在微小损伤的情况下，用毛细管电极插入血管来测定血液 pH，甚至进行连续监测。由于不会造成出血，患者没有什么痛苦，适合危重患者特别是血气酸碱平衡紊乱患者的诊断抢救。

（王玉丽）

第三节　显微镜直接镜检技术

一、显微镜分类及基本原理

光学显微镜利用玻璃透视镜使光线偏转和聚焦，并形成放大的物像。光学显微镜的最大分辨率为0.2 μm。明视野、暗视野、相差及荧光显微镜检验是微生物实验室最常使用的显微镜技术。

明视野显微镜通常用于对标本或菌株固定和染色后再观察。单染色和鉴别染色均能提高样品的反差，也可有选择地对细菌的一些特殊结构，如荚膜、芽孢、鞭毛等进行染色观察。通常物镜放大倍数最大至×100,标准目镜是×10,也可配备×15。

相差显微镜能将样品的不同部位折射率和细胞密度之间的微小差异转变成人眼能察觉的光强变化,特别适合对活细胞进行直接观察。

暗视野显微技术是将一个中空的光束在样品上聚焦,只有被样品反射或折射光线才能进入物镜形成物像,使在明亮物像周围形成黑色背景。光学显微镜因使用混合波长的光源,物像景深相对较大,故未聚焦细胞的物像模糊、背景嘈杂,清晰度不够。

荧光显微镜所用汞蒸气弧光灯或其他光源(如 LED 光源),透过滤色片产生特定波长紫外线或蓝紫光,照射用荧光染料标记的微生物,观察在显微镜中形成物像。

电子显微镜包括透射电子显微镜和扫描电子显微镜,透射电子显微镜比光学显微镜分辨率高1 000 倍,有效放大倍数超过×10^5。很多电镜分辨距离都在 0.5 nm 以内两个点,适合研究致病微生物的形态学和精细结构。

聚焦显微镜形成的物像具有非常高的分辨率和清晰度。通过激光束在样品的某一个平面扫描,检测器收集样品上每一点的激发光,可形成一个平面的光学物像。

二、不同显微镜检查技术的应用

(一)不染色标本的显微镜检查

1.湿片检验白细胞和微生物

标本中出现白细胞(WBC)是提示侵袭性感染的指征之一。湿片检验是快速、有效、低成本评价 WBC 和检测微生物的方法,如酵母菌、弯曲菌和阴道滴虫,对门诊患者来说可快速得到结果。湿片检验方法的敏感性通常约在 60%,因检验人员的经验而异。注意,WBC 吞噬菌体现象提示发生感染。

(1)粪便标本的湿片检验:病原微生物侵入肠黏膜引起感染的指征是粪便中出现白细胞,如感染志贺菌、侵袭性大肠埃希菌和耶尔森菌。此外,溃疡性肠炎、克罗恩病(肉芽肿性肠炎)、阿米巴痢疾、难辨梭菌毒素引起的抗菌药物性肠炎等粪便中也会出现白细胞。而产志贺样毒素大肠埃希菌引起的感染与白细胞无关,是这种感染的代表性特征,因此,用抗菌药物治疗并不合适。由于粪便标本中出现白细胞的情况不确定,胃肠炎患者检出白细胞的敏感性是 50%~60%,难辨梭菌性肠炎可低至 14%,粪便标本湿片检查不能作为筛查试验,但可用于评价患者状况的手段之一。对于门诊患者来说,如用培养方法确诊胃肠炎通常需几天时间,因此,以及时、快速评估对患者很有意义,用显微镜对粪便标本镜检,×400 放大就可观察到白细胞。

有研究表明,粪便中的白细胞>5 个/高倍镜视野的敏感性在 63.2%,特异性为 84.3%。若粪便中无白细胞但有红细胞,应送培养,一定要做 E.coliO157 培养或志贺毒素检测。

(2)尿标本湿片检查:在膀胱炎、肾小球肾炎和导尿管相关感染尿标本中可出现白细胞,报告白细胞(脓尿)有利于诊断感染。用细胞计数仪对白细胞计数,对疾病诊断具较高敏感性。尿湿片还可观察到有动力的滴虫,但比阴道湿片或培养方法敏感性低。大于 5 个 WBC/高倍镜视野可考虑膀胱炎,预测导尿管相关感染特异性达 90%,菌落计数>10^5 cfu/mL,但敏感率仅 37%。用计数仪法检测大于 10 个WBC/μL,预测婴幼儿膀胱炎敏感性为 84%,特异性 90%。

(3)阴道标本湿片检验:诊断生殖道感染的指标之一是出现白细胞,包括盆腔感染、宫颈沙眼衣原体感染或淋病奈瑟菌感染。阴道分泌物湿片检查包括白细胞、黏附着细菌的特殊鳞状上皮细胞,即"线索细胞"、酵母菌和阴道滴虫,有利于快速诊断细菌性阴道病、酵母菌性阴道炎和滴虫性阴道炎,检出大量白细胞可能与阴道滴虫感染相关。

细菌性阴道病是一种以阴道微生物菌群产生变化为临床特征的疾病,阴道微生物菌群中的优势菌从乳酸杆菌属变成阴道加德纳菌、普雷沃菌属、动弯杆菌属和人支原体。检出阴道标本中 WBC 不如检测线索细胞、酵母菌和阴道滴虫,后者比检测 WBC 更重要。对于检出阴道滴虫的标本,通常可见大量白细胞。出芽的念珠菌或假菌丝与念珠菌性阴道炎相关,线索细胞与细菌性阴道病相关。

2.KOH 湿片标本显微镜检查

KOH 湿片是不染色标本镜检最常用的方法,可快速观察组织、体液中出现的真菌,如皮肤指甲、活检标本和痰等。

将 1 滴 KOH 滴于玻片中央,将研磨后的组织、脓性材料或刮片与 KOH 混匀,盖上盖玻片,在室温消化 10 min,轻微加热 KOH 玻片,以消化标本中的蛋白质;轻压盖玻片使组织分散。先在低倍镜下观察,再用×40 高倍镜,当出现真菌特征,继续寻找有分枝的假菌丝和横隔、发芽的酵母菌细胞。

3.KOH-DMSO 法湿片

二甲基亚砜(dimethyl sulfoxide,DMSO),无色液体,重要的极性非质子溶剂,它可与许多有机溶剂及水互溶,具有极易渗透皮肤的特殊性质。在 KOH 中加入 DMSO(60%DMSO 水溶液中加入 20 g KOH 补水至100 mL),至完全溶解。储存在密封深色容器中,工作液用滴瓶。标本操作同 KOH 法,但无须加热。

4.KOH-DMSO-Ink 法湿片

在 KOH-DMSO 中加入等量的蓝黑墨水后混匀。蓝色可强化视野背景的反差,特别是皮肤刮屑标本检出糠秕马拉色菌时非常有用。试剂贮存同 KOH-DMSO。

5.印度墨汁荚膜染色

印度墨汁荚膜染色是一种负染技术,微生物与印度墨汁或染料苯胺黑混合后在玻片上涂成薄层,由于墨汁的碳颗粒或染料均不能进入细菌或其荚膜,因而细胞周围在蓝黑色的背景中呈现出一个发亮的区域,光环界限清晰,围绕着每个荚膜细胞,其大小取决于荚膜和细胞自身大小。用于观察有荚膜的酵母样真菌,也用于检测肺炎链球菌、肺炎克雷伯杆菌荚膜。

印度墨汁荚膜染色方法:在一片干净的玻片上滴 1 滴印度墨汁,并在上面滴加 1 滴生理盐水,再在玻片上加 1 滴脑脊液(CSF)沉淀,上面加盖玻片,在盖玻片一侧用×40 物镜观察,在墨汁浓淡适合的视野观察。当有出芽的酵母样细胞周围有清晰的光环,提示有荚膜,确保焦距处于清晰状态。注意不能使用污染了细菌或真菌芽孢的墨汁。

阳性结果为在脑脊液离心沉淀中发现带荚膜的酵母菌,提示有新型隐球菌感染,但需对此酵母菌同时进行培养、鉴定或抗原检测试验确认;而阴性结果则看不到光环。勿将白细胞和新型隐球菌相混淆,虽然白细胞可排斥碳颗粒,但白细胞周围的光环模糊、不规则;而新型隐球菌的墨汁染色,可见清晰的光环和出芽细胞,并可见一些内部结构。

注意:①墨汁染色敏感性比抗原检查低,临床疑似时要重复检查;②治疗后菌体减少,荚膜变薄。

6.暗视野显微镜检验技术

暗视野显微镜检可用于鉴定某些特定的病原微生物,如特别活泼的霍乱弧菌的动力观察、有特定形状的梅毒螺旋体等。

（1）暗视野镜检初筛霍乱弧菌。①动力观察：使用暗视野镜检观察动力，筛查霍乱弧菌时，在暗视野显微镜下观察留取15 min内的新鲜腹泻粪便标本，霍乱弧菌运动活泼，呈穿梭状或流星状为动力阳性，可初步可疑是弧菌属细菌。②血清制动试验：分别用霍乱弧菌的O1群和O139群凝集血清做血清制动试验，如果穿梭状运动消失，则可疑O1群或O139群霍乱弧菌。③确认霍乱弧菌：经6 h碱性胨水培养基增菌后，转种庆大霉素选择培养基，并对生长菌落进行生理生化鉴定，再用O1群和O139群诊断血清凝集菌落进行确认。如果菌量过少、低温、标本留取时间过长，可引起穿梭样动力假阴性，因此，暗视野显微镜观察动力只是初步筛查试验，最终还需用培养方法确认。

（2）暗视野检查梅毒螺旋体：暗视野显微镜用于观察溃疡处或早期梅毒皮损愈合前的抽吸物，是否有可见动力的梅毒螺旋体，若见菌体细长，两端尖锐，呈弹簧状螺旋，折光率强，并可沿纵轴旋转，伴有轻度前后运动的密螺旋体，结合临床症状，即可初步判断为梅毒螺旋体。

标本采集：在抗菌药物使用前，用无菌生理盐水清洁溃疡表面，用吸水纸吸干；轻轻去除所有硬外皮；用针头或手术刀片轻刮表面直到有分泌物渗出，用无菌生理盐水拭子擦去皮肤表面带血渗出物；轻压溃疡基底部位，用玻片轻轻接触溃疡基底部位的清亮渗出物；若没有渗出物，在溃疡部位加一滴生理盐水，或在溃疡部位基底部插入注射针头抽吸，再用注射器吸一滴生理盐水，将标本滴在玻片上；立即盖上盖玻片，在暗视野显微镜下观察。

暗视野显微镜观察：用×40物镜观察标本中的螺旋体，将可疑目标置于视野中央，换油镜继续观察；检验完的玻片丢弃在利器盒内，按相关生物安全要求处理。

结果解释：梅毒螺旋体围绕纵轴有旋转运动，也可前后运动，弯曲状，弯曲或扭动旋转，动力很强。如果形态特征和动力都符合梅毒螺旋体，报告"观察到像梅毒螺旋体的密螺旋体。"当未见到密螺旋体，报告"未观察到像梅毒螺旋体的密螺旋体"。

注意：标本一定要立即检测动力（在20 min内），为了更敏感，最多可用3个玻片收集标本做暗视野显微镜观察，排除梅毒螺旋体。若不能立即用暗视野显微镜观察，可将空气干燥的玻片送到专业实验室，可用特异的荧光抗体检测密螺旋体，或购买商品化试剂盒检测。

7.相差显微镜检验技术

相差显微镜能将样品的不同部位折射率和细胞密度之间的微小差异转变成人眼能察觉的光强变化，特别适合对活细胞进行直接观察。用于观察细菌组分如肉毒梭菌的内生孢子，广泛用于真核细胞的研究。

（二）染色标本的显微镜检查

1.单染

仅用一种染料进行的染色，操作简单，易于使用。固定后染色，水冲晾干。常用亚甲蓝、结晶紫、石炭酸复红等碱性染料。

（1）甲基蓝：甲基蓝是经典的用于观察白喉棒状杆菌的异染颗粒，也用于抗酸染色的复染步骤。

（2）乳酸酚棉蓝：乳酸酚棉蓝用于细胞壁染色，对于一些重要的临床致病性真菌，可用玻片法培养后进行染色，观察生长形态。

2.鉴别染色

临床微生物室最常使用的鉴别染色方法有革兰染色、抗酸染色等，特殊结构染色有芽孢染色、鞭毛染色和荚膜染色等。

(三)革兰染色

1.革兰染色方法

由丹麦医师 Christian Gram 在 1884 年建立的革兰染色已成为细菌学检验中应用最广泛的染色方法。用碱性染料结晶紫对细菌进行初染,再用卢戈碘液进行媒染,以提高染料和细胞间的相互作用;经 95% 乙醇冲洗脱色,再用石炭酸复红或 0.8% 基础复红复染,革兰阳性菌未能脱色仍呈紫色,而革兰阴性菌经脱色和复染变为红色。

基于形态学的基本的细菌鉴定分为:革兰阳性球菌、链球菌、杆菌,革兰阴性球菌、杆菌、弯曲菌、螺杆菌等。革兰染色结果解释包括染色特征、细胞大小、形状和排列。这些特征影响因素有很多,如培养的菌龄、培养基、培养气体环境、染色方法和相关抑制物。因此,Hucher 改良法和 Kopeloff 改良法革兰染色所用时间和染色时间有所不同,适用范围也不同,可根据推荐用途而选用不同的染色方法。

Hucker 改良法的试剂更稳定,对细菌的鉴别性能更好,推荐用于普通细菌学革兰染色。Kopeloff 改良法能更好地观察和区分厌氧菌,可改善用 Hucker 法易过度脱色和染色过淡的情况。推荐用于厌氧菌和阴道分泌物涂片诊断细菌性阴道病。

2.临床标本的革兰染色

(1)一般要求:直接涂片的临床标本主要有伤口、眼部溃疡、无菌体液、组织和特殊的分泌物。应拒收抽吸物、排泄物和痰等用拭子采集的标本,粪便、咽拭子标本和血直接革兰染色涂片的价值很小,因此,不建议对粪便、口腔拭子和尿标本常规进行革兰染色。导管尖标本不做涂片。

(2)不同来源的临床标本革兰染色的处理方法不同。标本涂片应在Ⅱ级生物安全柜中进行;涂片所用玻片事先应在 95% 乙醇容器中浸泡(每天更换),使用前用镊子夹着玻片在火焰上过一下,放置片刻再涂片。

常见临床标本革兰染色处理。①无菌部位标本处理:活检组织涂片时在无菌平皿内用手术刀切成小块,用无菌镊子夹住标本块在玻片上涂抹;取适量软组织置于两个玻片之间做推片,使标本薄厚分布均匀,自然风干后固定、染色;无菌体液、脑脊液需用细胞离心机,将细胞与细菌分层甩片,提高染色的敏感性,可减少离心和检查时间,尽早发报告。为了确保诊断的准确性,对于无菌体液,特别是危急值标本如脑脊液标本,应做两张涂片。血培养阳性标本直接涂片革兰染色作为危急值报告,以便尽早提供临床用药调整依据。脓性分泌物涂片时应滴加少量无菌生理盐水,保证标本在玻片上稀薄均匀便于染色和检查。②有正常菌群的标本处理:拭子标本在玻片上小心滚动,避免影响标本中细胞核细菌的排列。若培养和涂片只有一个拭子,则将拭子放入少量盐水或肉汤中涡旋振荡,在试管壁挤压拭子,用悬液接种培养基,用拭子涂片。尿标本涂片勿离心,混匀后用加样器取 10 μL 尿液点至玻片上,不要涂开,使其干燥。固体粪便标本在加盖玻片前先用一滴盐水乳化。③固定:革兰染色结果解释同样可用于临床标本,但还要考虑额外的因素,包括宿主细胞类型和吞噬细胞。标本涂片后经自然干燥,常用热固定,即将玻片在文火上迅速过 3 次。加热固定只可保存细胞的整体结构,而化学固定能保存细胞的内部结构。因此,标本涂片后最好用甲醇固定,可防止红细胞裂解,避免损坏所有宿主细胞,且涂片背景干净。推荐对所有临床标本用甲醛固定,特别是尿标本,防止被水冲掉。

(3)显微镜检查:显微镜检查时,先用低倍镜寻找感染相关细胞,需检查 20～40 个视野;挑选具有感染、化脓的代表性视野,或含鳞状上皮细胞的污染标本的视野,并计算白细胞或鳞状上皮细胞平均数;中性粒细胞缺乏症患者很难找到白细胞,但有可能找到坏死、炎症细胞碎片和黏液的视野。再换油镜观察细菌数量。

当革兰染色结果显示同一形态的细菌既有革兰阳性又有革兰阴性时,有如下可能:涂片薄厚不均匀、脱色不彻底、脱色过度、有菌龄过长的细菌、细胞壁损坏或存在天然革兰染色不确定的特殊细菌。95%乙醇脱色时间为 30 s;丙酮-乙醇(体积比为 3∶7,棕色瓶室温保存,有效期 1 年)脱色时间 1～5 s,脱色效果一致性好;丙酮(试剂纯)脱色时间最短,对含大量宿主细胞的标本脱色效果好。使用革兰染色仪染色的实验室应按照厂家操作说明书进行,注意条件优化,使涂片染色结果达到满意效果。

当视野为革兰阴性背景下,出现既不是结晶紫颜色,也不是复染颜色的不着色菌体,可能是胞内细菌,提示临床标本中存在真菌或分枝杆菌属细菌。正常无菌部位标本出现某种微生物,提示存在这种微生物引起的感染。

无菌体液、脑脊液需用细胞离心机将细胞与细菌分层甩片,可提高革兰染色的敏感性,减少离心和检查时间,尽早发报告。血培养阳性标本直接涂片革兰染色,发危急值报告,尽早提供临床用药调整依据。当形态判断对细菌鉴定方法的判别非常重要时(如链球菌和革兰阳性杆菌),用液体培养物涂片则更好。

痰和气管吸出物标本涂片的临床意义:痰涂片可通过观察宿主细胞判断标本是否合格,标本中含少量白细胞、每个低倍镜视野大于 10 个鳞状上皮细胞,提示标本被上呼吸道分泌物污染,标本不能用于培养;每个低倍镜视野小于 10 个鳞状上皮细胞,大于 25 个白细胞、存在肺泡巨噬细胞和柱状上皮细胞,则提示是适宜培养的深部痰标本。对于免疫抑制患者或粒细胞缺乏患者,即使未见白细胞,但无鳞状上皮细胞,仍提示可疑感染,可培养。白细胞内发现细菌,提示活动性感染。涂片方法提高了培养方法的特异性及敏感性。

支气管肺泡灌洗液(BAL)涂片的临床意义:对于细胞离心后制作的 BAL 标本涂片革兰染色,检测敏感度为 10^5 个细胞/毫升或 10^4 个细胞/毫升,若每个油镜视野可见 1 个或多个细菌,报告革兰染色形态及白细胞结果,提示此细菌与活动性肺炎相关。

泌尿生殖道拭子或分泌物:宫颈拭子或男性泌尿道脓性分泌物,于白细胞内找到革兰阴性双球菌,表示活动性感染,可诊断淋病。

诊断细菌性阴道病(BV):用无菌拭子从后穹隆部位采集阴道分泌物涂片,用 Kopeloff's 改良革兰染色法及 0.1%基础复红复染。育龄女性和绝经后做雌激素补充治疗的女性阴道分泌物涂片革兰染色评分,分别判断 3 种形态细菌数量(无至 4＋)并得到相应分值,将 3 个计分相加得到的分值,越低表示乳酸杆菌的量多,越高说明加德纳菌的量多。

(4)质控:对每个标本接种巧克力平皿,培养 48 h,在平皿的 3 区和 4 区划线部位确定乳酸杆菌(触酶阴性,平板上呈绿色)与加德纳菌(非溶血,触酶阴性,小革兰染色不定小杆菌)的相对数量;乳酸杆菌呈优势(0～3 分),加德纳菌呈优势(7～10 分)。勿用选择培养基或鉴别培养基检测两种细菌的相关量。

(5)结果判断:培养乳酸杆菌 3＋～4＋相当于涂片评分 0～3 分;培养加德纳菌 3＋～4＋相当于涂片评分 7～10 分。报告:白细胞和红细胞;线索细胞;酵母菌;通常致病菌的形态,如细胞内 G^- 双球菌与奈瑟菌相关。并包括表中 0～3 分报告:"形态类型为正常阴道菌群";4～6 分报告:"混合形态类型为过渡的正常阴道菌群";7～10 分报告:"混合形态类型为细菌性阴道病"。

尿路感染:尿标本革兰染色法特异性好,但敏感性低,经细胞离心机甩片,1 个菌体/油镜视野相当于 10^5 菌落形成单位(cfu/mL)。

用蜡笔在玻片中央画个圈,取混匀、未经离心的10 μL尿液点至圈中;不要涂开,空气中自然干燥。

(四)抗酸染色方法

由于分枝杆菌的细胞壁上有大量脂质(分枝菌酸),因此传统的革兰染色不能穿透分枝杆菌的细胞壁。临床标本抗酸染色主要有两类方法,石炭酸复红染色(有 Kinyoun 法和 Ziehl-Neelsen 法)和荧光染色(如金胺 O 或金胺罗丹明)。对培养物进行抗酸染色主要采用石炭酸复红染色,对临床标本推荐用荧光染色,可在低倍物镜下观察结果,提高检验的敏感度和速度,可在相对低的物镜下观察结果。抗酸染色是检测分枝杆菌最快的方法,但其敏感性和特异性较低,不能替代分枝杆菌培养方法。

1.标本处理

因为标本中或培养物中可能存在结核分枝杆菌,所以抗酸染色标本的涂片应在Ⅱ级生物安全柜中进行。

建议对临床标本浓缩后再涂片做抗酸染色,与不浓缩标本相比,可提高检验的敏感度。

临床常规送检抗酸染色标本有痰、支气管灌洗液和肺泡灌洗液、无菌体液和组织。痰是临床最常见送检抗酸染色的标本。呼吸道分泌物中的分枝杆菌在肺内经过夜积累,晨痰中的分枝杆菌含量最多,通常连续3 d送检抗酸染色标本;支气管灌洗液、肺泡灌洗液和胸腔积液等无菌体液标本需离心浓缩再涂片染色。

可用5%次氯酸钠处理标本15 min,再将标本加入带螺旋盖的无菌离心管,需使用有安全装置的离心机离心,离心后用沉淀物涂片。涂片剩余标本临时保存在冰箱,以备标本染色失败或结果可疑时再涂片。涂片后的玻片在生物安全柜中风干,并用电加热器固定65 ℃~75 ℃至少2 h后再染色。

2.石炭酸复红染色法

Ziehl-Neelsen 抗酸染色方法是初染剂碱性复红和酚的混合液一起加热染色,在涂标本部位覆盖2 cm×3 cm的滤纸,滴加石炭酸复红浸染,置电子加热架上加热染色5 min,有助于碱性复红进入细胞,并可防止因加热产生结晶,当染液快干时补充滴加,不要重新加热;用镊子去掉滤纸,水冲玻片;再用3%酸-乙醇脱色2 min;水冲后玻片尽量少带水;亚甲蓝复染后呈蓝色,酸性乙醇对抗酸性菌不易脱色而保持红色,非抗酸性细菌可被酸性乙醇脱色。抗酸染色方法可用于筛查引起结核病和麻风病的致病性分枝杆菌。由于加热固定和染色不一定能杀死分枝杆菌,操作时应戴手套,玻片的最终处理方法是应投入利器盒并按生物安全要求进行。

Kinyoun 抗酸染色法可用于确认培养物的抗酸性,要求使用新的干净玻片染色。用石炭酸复红浸染玻片,染色2~5 min,水冲洗;用3%酸-乙醇冲淋玻片,直到没有更多的颜色洗脱下来;水冲洗后去掉玻片上多余的水,用亚甲蓝复染20~30 s。水冲洗后晾干,勿用滤纸吸干;×1 000油镜观察。

注意抗酸染色阳性时,不一定是结核分枝杆菌,也可能是非结核分枝杆菌。

3.荧光染色法

临床标本抗酸染色推荐用荧光染色方法,初染液用金胺 O 或金胺 O 罗丹明试剂初染15 min;水冲后去除多余的水分;用0.5%酸-乙醇脱色2 min;水冲后去除多余的水分;复染用高锰酸钾或吖啶橙试剂2 min,用高锰酸钾复染时应严格计时,复染时间过长可减弱抗酸菌的荧光。抗酸杆菌呈黄色或橘色,易识别,可增加抗酸杆菌的检出敏感性。

用石炭酸复红染色后用油镜观察的阳性玻片标本,经二甲苯脱油后,可直接进行荧光染色,以确认阳性结果。应保留抗酸染色阳性的涂片1年。

4.抗酸染色方法结果观察及报告解释

荧光染色涂片可在×25或×40物镜下筛查,Kinyoun(石炭酸复红)染色涂片用×100物镜观察。分枝杆菌长1~10 μm,为典型的细杆菌。然而,菌体形态可呈弯曲或曲线形、球杆菌甚至丝状,也可呈珠状或带状。

5.抗酸染色的敏感性及特异性

抗酸染色方法不够敏感,敏感率在22%~81%,检测限仅在5 000~10 000个杆菌/毫升痰,因此,阴性结果不能排除结核病;抗酸染色是非特异性方法,慢生长分枝杆菌(不只是结核分枝杆菌)具持续抗酸性。

6.改良Hanks抗酸染色

分枝杆菌以外的微生物也有不同程度的抗酸性,包括诺卡菌、马红球菌、军团菌、隐球菌属的包囊和环孢菌属。

改良的Hanks抗酸染色法用于检测部分抗酸细菌,如诺卡菌属。石炭酸复红与Kinyoun试剂相同,脱色剂为1% H_2SO_4,复染剂为2.5%亚甲蓝溶于95%乙醇中。Kinyoun石炭酸复红初染5 min,倾掉多余试剂,用50%乙醇冲洗玻片后,立即用水冲;用1% H_2SO_4脱色,水冲;复染亚甲蓝1 min。抗酸细菌保持石炭酸复红颜色,呈红色,背景是蓝色。部分抗酸细菌还需经生化试验做进一步鉴别。

(五)吖啶橙染色

1.吖啶橙染色原理

吖啶橙是与细菌和其他细胞核酸结合的一种荧光染料,在UV灯下,吖啶橙染色的RNA和单链DNA呈橙色;双链DNA显示绿色。当缓冲液pH在3.5~4.0,可将吖啶橙染色的细菌与细胞相区别,细菌和真菌都染成亮橘色,人类上皮细胞核炎症细胞及残渣背景染成淡绿色至黄色。有活性的白细胞染成黄色、橘色或红色,依据产RNA的活性水平和数量,活性越高,荧光颜色越深。红细胞无色或呈淡绿色。

2.吖啶橙染色的临床意义

吖啶橙染色可用于帮助检测革兰染色看不到的微生物,常受到大量宿主细胞残渣的干扰。平皿上有菌落生长,但染色未见(如支原体);仪器报告阳性的血培养瓶转种,但涂片革兰染色未见有菌时;肉汤目测浑浊但革兰染色未见有菌时;临床标本(尿、CSF、体液),当可见白细胞但未见微生物或培养物时,医师会对疑难诊断提出额外检查要求。

3.吖啶橙染色步骤

吖啶橙染液应于15 ℃~30 ℃避光保存。由于吖啶橙是致癌剂,可通过皮肤吸收,故染色时应戴手套;涂片方法和革兰染色涂片方法相同,要求涂平薄且均匀,空气中干燥,用纯甲醇试剂覆盖玻片,去除多余甲醇后,空气中干燥;用吖啶橙覆盖玻片染色2 min,去掉多余染色剂并水冲,空气干燥;无须盖玻片,用荧光显微镜×40物镜和×1 000油镜观察,寻找区分细菌和真菌形态。

4.吖啶橙染色结果报告

根据所见微生物形态报告染色阴性或阳性结果,重新对照革兰染色结果、对比微生物形态。如果革兰染色中未见,报告"用吖啶橙染色所见培养(或标本)的细菌阳性;革兰染色未见此细菌"。如果从血培养阳性转种培养物涂片,用吖啶橙染色阳性,根据最可能的细菌形态报告。如果直接标本涂片染色阴性,报告"吖啶橙染色未见细菌"。

5.吖啶橙染色结果解释

如果用未浓缩标本,每个油镜视野出现1个或多个细菌大约相当于菌落计数在 10^5 cfu/mL 或以上。

(六)芽孢染色

Schaeffer-Fulton 方法中,将有芽孢的细菌涂片,空气中干燥;将玻片在火焰上固定,滴加孔雀绿试剂后加热玻片,有利于染料透入内生孢子;水冲洗去除细胞内残留染料,再用番红复染,最好的结果是在桃红色至红色细胞中出现绿色芽孢。油镜下观察,芽孢的形态报告:圆形或卵圆形,芽孢位置报告:中央、末端或次末端;芽孢大小报告:菌体细胞是否膨大。

(七)鞭毛染色

细菌鞭毛是纤细丝状运动细胞器,直径为 $10\sim30$ nm,只能用电子显微镜直接看到。用光学显微镜观察鞭毛必须用媒染剂如单宁酸、明矾钾处理,使鞭毛变粗,再用副品红或碱性复红染色。用于观察鞭毛的有无或分布、非发酵菌分类等。鞭毛的位置有单端鞭毛或双端鞭毛、周生鞭毛,鞭毛数量有单鞭毛、双鞭毛、多鞭毛。

(八)Giemsa 染色

吉姆萨(Giemsa)染色法用于检测细胞内结构,用于检验骨髓组织标本和白细胞中的可疑荚膜组织胞浆菌。

骨髓片标本涂片要薄,在一个干净玻片的一端点1滴标本,用另一张玻片的一端接触标本推片,空气中干燥。在纯甲醇试剂中固定 1 min,取出并空气中干燥,用蒸馏水 1∶10 稀释的 Giemsa 染液浸染玻片 5 min;水冲并空气中自然干燥,勿用滤纸吸干。

标本中坏死细胞可见粉色细胞质,而正常细胞的细胞质呈浅蓝色至淡紫色;吞噬的酵母菌细胞染色从淡蓝至深蓝,且每个都有清楚的光环围绕,在多形核白细胞(polymorphonuclear,PMN)和单核细胞内寻找紫色的有荚膜酵母形态的荚膜组织胞质菌。

(九)免疫荧光染色

嗜肺军团菌可引起军团病,可通过对下呼吸道标本进行免疫荧光染色来检测。此技术使用特异性抗体结合标本中的特异性军团菌抗原,抗原-抗体复合物通过附着的荧光染料可被检测。有两种方法用于免疫荧光染色,直接荧光抗体(direct fluorescent antibody,DFA)和非直接荧光抗体试验(indirect fluorescent antibody test,IFAT),但这些试验对军团菌感染来说预测价值均很低。

镜检是诊断人肺孢子菌(Pneumocystis jiroveci,PCP)的主要工具,因 PCP 在普通的培养基上不生长,理想的标本类型是支气管肺泡灌洗液(bronchoalveolar lavage fluid,BAL)、诱导痰或肺组织。

(马双林)

第三章 尿液检验

第一节 尿液的生成及主要成分

一、尿液的生成

尿液由肾生成,通过输尿管、膀胱及尿道排出体外。肾单位是肾泌尿活动的基本功能单位。肾单位包括肾小体与肾小管两部分,肾单位与集合管共同完成泌尿功能。当体内血液流经肾小球毛细血管时,其中的细胞、大分子蛋白质和脂类等胶体被截留,其余成分则经半透膜滤过,进入肾小囊腔形成原尿。原尿通过肾小管时,约大部分水分、电解质、葡萄糖、氨基酸、乳酸及肌酸、部分硫酸盐、尿酸等物质又重新被吸收回血;肾小管也分泌一些物质加入尿中;肾小管滤过的原尿经过曲小管和集合管的重吸收和排泌、浓缩与稀释作用成为终尿排出体外。因此尿液的生成,包括肾小球滤过、肾小管的重吸收和排泌三个过程。

在感染、代谢异常、肾血管病变、变态反应性疾病、毒素或药物刺激情况下,泌尿道的病理产物或血液中的异常成分,可随尿排出。尿液的性状和组成,可反映机体的代谢情况。

二、尿液的主要成分

正常尿含水分 96%～97%,固体物 3%～4%,正常成人每天由尿中排出总固体约 60 g,其中无机盐约 25 g,有机物约 35 g。无机盐中约一半是钠和氯离子;有机物中主要是尿素(每天可排出约 30 g),其次是少量的糖类、蛋白质、酶、性激素和抗体以及种类繁多的代谢产物。

(马双林)

第二节 尿液一般检查的适应证

一、用于对泌尿系统疾病的诊断与疗效观察

泌尿系统的炎症、结石、肿瘤、血管病变及肾移植术后发生排异反应时,各种病变产物直接进入尿中,引起尿液成分变化,因此尿液分析是泌尿系统诊断与疗效观察的首选项目。

二、用于对其他系统疾病的诊断

尿液来自血液,其成分又与机体代谢有密切关系,任何系统疾病的病变影响血液成分改变时,均能引起尿液成分的变化。如糖尿病时进行尿糖检查、急性胰腺炎时进行尿淀粉酶检查、急性黄疸型病毒性肝炎时做尿液胆色素检查等,均有助于上述疾病的诊断。

三、用于安全用药的监测

指某些药物如庆大霉素、卡那霉素、多黏菌素 B 与磺胺类药等常可引起肾损害,用药前及用药过程中须观察尿液的变化,以确保用药安全。

四、对人体健康状态的评估

用于预防普查,如对人群进行尿液分析,筛查有无肾、肝、胆疾病和糖尿病等,以达到早期诊断及预防疾病的目的。

（马双林）

第三节 尿液标本的常规处理

一、尿液标本采集

为保证尿液检查结果的准确性,必须正确留取标本:①避免阴道分泌物、月经血、粪便等污染;②无干扰化学物质(如表面活性剂、消毒剂)混入;③尿标本收集后及时送检及检查(2 h 内),以免发生细菌繁殖、蛋白变性、细胞溶解等;④尿标本采集后应避免强光照射,以免尿胆原等物质因光照分解或氧化而减少。

二、尿标本的种类

(一)晨尿

晨尿即清晨起床后的第 1 次尿标本,未经浓缩和酸化的标本,血细胞、上皮细胞及管型等有形成分相对集中且保存得较好,适用于可疑或已知泌尿系统疾病的形态观察及早期妊娠试验等。

但由于晨尿在膀胱内停留时间过长易发生变化,门诊患者携带不方便已采用清晨第 2 次尿标本来取代晨尿。

(二)随机尿(随意 1 次尿)

留取任何时间的尿液,适用于门诊、急诊患者。本法留取方便,但易受饮食、运动、用药等影响,可致使低浓度或病理临界浓度的物质和有形成分漏检,也可能出现饮食性糖尿或药物如维生素 C 等的干扰。

(三)餐后尿

通常于午餐后 2 h 收集患者尿液,此标本对病理性糖尿和蛋白尿的检出更为敏感,因餐后增加了负载,使已降低阈值的肾不能承受。此外,由于餐后肝分泌旺盛,促进尿胆原的肠肝循环,而餐后机体出现的"减潮"状态也有利于尿胆原的排出。因此,餐后尿适用于尿糖、尿蛋白、尿胆原等检查。

(四)3 h 尿

收集上午 3 h 尿液,测定尿液有形成分,如白细胞排出率等。

(五)12 h 尿

晚 8 时排空膀胱并弃去此次的尿液后,留取次日晨 8 时夜尿,作为 12 h 尿有形成分计数,如 Addis计数。

(六)24 h 尿

尿液中的一些溶质(肌酐、总蛋白质、糖、尿素、电解质及激素等)在一天的不同时间内其排泄浓度不同,为了准确定量,必须收集 24 h 尿液。于第 1 天晨 8 时排空膀胱弃去此次尿液,再收集至次日晨 8 时全部尿液,用于化学成分的定量。

(七)其他

包括中段尿、导尿、耻骨上膀胱穿刺尿等。

三、尿液标本的保存

(一)冷藏于 4 ℃

尿液置 4 ℃冰箱中冷藏可防止一般细菌生长及维持较恒定的弱酸性。但有些标本冷藏后,由于磷酸盐及尿酸盐析出与沉淀,妨碍对有形成分的观察。

(二)加入化学防腐剂

大多数防腐剂的作用是抑制细菌生长和维持酸性,常用的有以下几种。

1.甲醛(福尔马林 400 g/L)

每升尿中加入 5 mL(或按 1 滴/30 mL 尿液比例加入),用于尿管型、细胞防腐,适用于 Addis 计数。注意甲醛为还原性物质可致班氏尿糖定性检查出现假阳性。当甲醛过量时可与尿素产生沉淀物,干扰显微镜检查。

2.甲苯

每升尿中加入 5 mL,用于尿糖、尿蛋白等定量检查。

3.麝香草酚

每升尿中小于 1 g,既能抑制细菌生长,又能较好地保存尿中有形成分,可用于化学成分检查及防腐,但如过量可使尿蛋白定性试验(加热乙酸法)出现假阳性,还能干扰尿胆色素的检出。

4.浓盐酸

每升尿中加入 10 mL,用于尿中 17-酮、17-羟类固醇、儿茶酚胺、Ca^{2+}、肾上腺素、去甲肾上腺素、香草扁桃酸(VMA)等的测定。

5.冰乙酸

每升尿中加入 10 mL,用于尿中醛固酮的测定。每升尿中加入 25 mL,可用于 5-羟色胺的测定。

6.碳酸钠

每升尿中加入 10 g,用于尿中卟啉的测定。

(马双林)

第四节　尿液的理学检验

一、尿量

尿量主要取决于肾小球的滤过率、肾小管重吸收和浓缩与稀释功能。此外,尿量变化还与外界因素如每天饮水量、食物种类、周围环境(气温、湿度)、排汗量、年龄、精神因素、活动量等相关。正常成人 24 h 内排尿为 1～1.5 L/24 h。

24 h 尿量＞2.5 L 为多尿,可由饮水过多,特别是饮用咖啡、茶或者失眠及使用利尿药、静脉输液过多引起。病理性多尿常因肾小管重吸收和浓缩功能减退,如尿崩症、糖尿病、肾功能不全、慢性肾盂肾炎等引起。

24 h 尿量＜0.4 L 为少尿,可因机体缺水或出汗。病理性少尿主要见于脱水、血液浓缩、急性肾小球肾炎、各种慢性肾衰竭、肾移植术后急性排异反应、休克、心功能不全、尿路结石、损伤、肿瘤、尿路先天畸形等。

尿量不增多而仅排尿次数增加为尿频。见于膀胱炎、前列腺炎、尿道炎、肾盂肾炎、体质性神经衰弱、泌尿生殖系统处于激惹状态、磷酸盐尿症、碳酸盐尿症等。

二、外观

尿液外观包括颜色及透明度。正常人新鲜的尿液呈淡黄至橘黄色透明,影响尿液颜色的主要物质为尿色素、尿胆原、尿胆素及卟啉等。此外,尿色还受酸碱度、摄入食物或药物的影响。

浑浊度可分为清晰、雾状、云雾状浑浊、明显浑浊几个等级。浑浊的程度根据尿中含混悬物质种类及量而定。正常尿浑浊的主要原因是因含有结晶和上皮细胞所致。病理性浑浊可因尿中含有白细胞、红细胞及细菌所致。放置过久而有轻度浑浊可因尿液酸碱度变化,尿内黏蛋白、核蛋白析出所致。淋巴管破裂产生的乳糜尿也可引起浑浊。在流行性出血热低血压期,尿中可出现蛋白、红细胞、上皮细胞等混合的凝固物,称"膜状物"。常见的外观改变有以下几种。

(一)血尿

尿内含有一定量的红细胞时称为血尿。由于出血量的不同可呈淡红色云雾状,淡洗肉水样或鲜血样,甚至混有凝血块。每升尿内含血量超过 1 mL 可出现淡红色,称为肉眼血尿。主要见于各种原因所致的泌尿系统出血,如肾结石或泌尿系统结石,肾结核、肾肿瘤及某些菌株所致的泌尿系统感染等。洗肉水样外观常见于急性肾小球肾炎。血尿还可由出血性疾病引起,见于血友病和特发性血小板减少性紫癜。镜下血尿指尿液外观变化不明显,而离心沉淀后进行镜检时能看到超过正常数量的红细胞者称镜下血尿。

(二)血红蛋白尿

当发生血管内溶血,血浆中血红蛋白含量增高,超过肝珠蛋白所能结合的量时,未结合的游离血红蛋白便可通过肾小球滤膜而形成血红蛋白尿。在酸性尿中血红蛋白可氧化成为正铁血红蛋白而呈棕色,如含量甚多则呈棕黑色酱油样外观。隐血试验呈强阳性反应,但离心沉淀后上清液颜色不变,镜检时不见红细胞或偶见溶解红细胞之碎屑,可与血尿相区别。卟啉尿症患者,尿液呈红葡萄酒色,碱性尿液中如存在酚红、番茄汁、芦荟等物质,酸性尿液中如存在氨基比林、磺胺等药物也可有不同程度的红色。血红蛋白尿见于蚕豆病、血型不合的输血反应、严重烧伤及阵发性睡眠性血红蛋白尿症等。

(三)胆红素尿

当尿中含有大量的结合胆红素,外观呈深黄色,振荡后泡沫亦呈黄色,若在空气中久置可因胆红素被氧化为胆绿素而使尿液外观呈棕绿色。胆红素见于阻塞性黄疸和肝细胞性黄疸。服用呋喃唑酮、核黄素后尿液亦可呈黄色,但胆红素定性阴性。服用大剂量熊胆粉、牛黄类药物时尿液可呈深黄色。

(四)乳糜尿

外观呈不同程度的乳白色,严重者似乳汁。因淋巴循环受阻,从肠道吸收的乳糜液未能经淋巴管引流入血而逆流进入肾,致使肾盂、输尿管处的淋巴管破裂,淋巴液进入尿液中所致。其主要成分为脂肪微粒及卵磷脂、胆固醇、少许纤维蛋白原和清蛋白等。乳糜尿多见于丝虫病,少数可由结核、肿瘤、腹部创伤或手术引起。乳糜尿离心沉淀后外观不变,沉渣中可见少量红细胞和淋巴细胞,丝虫病者偶可于沉渣中查出微丝蚴。乳糜尿需与脓尿或结晶尿等浑浊尿相鉴别,后二者经离心后上清转为澄清,而镜检可见多数的白细胞或盐类结晶,结晶尿加热加酸后浑浊消失。为确诊乳糜尿还可于尿中加少量乙醚振荡提取,因尿中脂性成分溶于乙醚而使水层浑浊程度比原尿减轻。

(五)脓尿

尿液中含有大量白细胞而使外观呈不同程度的黄色浑浊或含脓丝状悬浮物。见于泌尿系统感染及前列腺炎、精囊炎,脓尿蛋白定性常为阳性,镜检可见大量脓细胞。还可通过尿三杯试验初步了解炎症部位,协助临床鉴别诊断。

(六)盐类结晶尿

外观呈白色或淡粉红色颗粒状浑浊,尤其是在气温寒冷时常很快析出沉淀物。这类浑浊尿可通过在试管中加热、加乙酸进行鉴别。尿酸盐加热后浑浊消失,磷酸盐、碳酸盐则浑浊增加,但加乙酸后二者均变清,碳酸盐尿同时产生气泡。

除肉眼观察颜色与浊度外,还可以通过三杯试验进一步对病理尿的来源进行初步定位。尿三杯试验是在一次排尿中,人为地把尿液分成三段排出,分别盛于3个容器内,第1杯及第3杯每杯约10 mL,其余大部分排于第2杯中。分别观察各杯尿的颜色、浑浊度、并做显微镜检查。多用于男性泌尿生殖系统疾病定位的初步诊断(表3-1)。

表 3-1　尿三杯试验外观鉴别结果及诊断

第 1 杯	第 2 杯	第 3 杯	初步诊断
有弥散脓液	清晰	清晰	急性尿道炎,且多在前尿道
有脓丝	清晰	清晰	亚急性或慢性尿道炎
有弥散脓液	有弥散脓液	有弥散脓液	尿道以上部位的泌尿系统感染
清晰	清晰	有弥散脓液	前列腺炎、精囊炎、后尿道炎、三角区炎症、膀胱颈部炎症
有脓丝	清晰	有弥散脓液	尿道炎、前列腺炎、精囊炎

尿三杯试验还可鉴别泌尿道出血部位。

1.全程血尿(3 杯尿液均有血液)

血液多来自膀胱颈以上部位。

2.终末血尿(即第 3 杯有血液)

病变多在膀胱三角区、颈部或后尿道(但膀胱肿瘤患者大量出血时,也可见全程血尿)。

3.初期血尿(即第 1 杯有血液)

病变多在尿道或膀胱颈。

三、气味

正常新鲜尿液的气味来自尿内的挥发性酸,尿液久置后,因尿素分解而出现氨臭味。如新排出的尿液即有氨味提示有慢性膀胱炎及慢性尿潴留。糖尿病酮症时,尿液呈烂苹果样气味。此外还有药物和食物,特别是进食蒜、葱、咖喱等,尿液可出现特殊气味。

四、比重

尿比密是指在 4 ℃时尿液与同体积纯水重量之比。尿比密高低随尿中水分、盐类及有机物含量而异,在病理情况下还受尿蛋白、尿糖及细胞成分等影响。如无水代谢失调、尿比密测定可粗略反映肾小管的浓缩稀释功能。

(一)参考值

晨尿或通常饮食条件下:1.015～1.025。

随机尿:1.003～1.035(浮标法)。

(二)临床意义

1.高比密尿

高比重尿可见于高热、脱水、心功能不全、周围循环衰竭等尿少时,也可见于尿中含葡萄糖和碘造影剂时。

2.低比密尿

低比重尿可见于慢性肾小球肾炎、肾功能不全、肾盂肾炎、尿崩症、高血压等。慢性肾功能不全者,由于肾单位数目大量减少,尤其伴有远端肾单位浓缩功能障碍时,经常排出比密近于 1.010(与肾小球滤液比密接近)的尿称为等渗尿。

五、血清(浆)和尿渗量的测定

渗量代表溶液中一种或多种溶质中具有渗透活性微粒的总数量,而与微粒的大小、种类及性质无关。只要溶液的渗量相同,都具有相同的渗透压。测定尿渗量可了解尿内全部溶质的微粒总数量,可反映尿内溶质和水的相对排泄速度,以判断肾的浓缩稀释功能。

(一)参考值

血清平均为 290 mOsm/kg H_2O,范围为 280~300 mOsm/kg H_2O。成人尿液 24 h 内为 400~1 400 mOsm/kg H_2O,常见数值为 600~1 000 mOsm/kg H_2O。尿/血清比值应大于 3。

(二)临床意义

(1)血清<280 mOsm/kg H_2O 时为低渗性脱水,>300 mOsm/kg H_2O 时为高渗性脱水。

(2)禁饮 12 h,尿渗量<800 mOsm/kg H_2O 表示肾浓缩功能不全。

(3)急性肾小管功能障碍时,尿渗量降低,尿/血清渗量比值≤1。由于尿渗量仅受溶质微粒数量的影响而改变,很少受蛋白质及葡萄糖等大分子影响。

六、自由水清除率测定

自由水清除率是指单位时间内(每小时或每分钟)尿中排出的游离水量。它可通过血清渗量、尿渗量及单位时间尿量求得。

(一)参考值

−25~−100 mL/h 或−0.4~−1.7 mL/min。

(二)临床意义

(1)自由水清除率为正值代表尿液被稀释,反之为负值时代表尿液被浓缩,其负值越大代表肾浓缩功能越佳。

(2)尿/血清渗量比值常因少尿而影响结果。

(3)急性肾衰竭早期,自由水清除率趋于零值,而且先于临床症状出现之前 2~3 d,常作为判断急性肾衰竭早期诊断指标。在治疗期间,自由水清除率呈现负值,大小还可反映肾功能恢复程度。

(4)可用于观察严重创伤、大手术后低血压、少尿或休克患者肾髓质功能损害的指标。

(5)肾移植时有助于早期发现急性排异反应,此时可近于零。

(6)用于鉴别非少尿性肾功能不全和肾外性氮质血症,后者往往正常。

(马双林)

第五节 尿液的化学检验

一、尿液蛋白质检查

正常人的肾小球滤液中存在小分子量的蛋白质,在通过近曲小管时绝大部分又被重吸收,因此终尿中的蛋白质含量仅为 30~130 mg/24 h。随机 1 次尿中蛋白质为 0~80 mg/L。尿蛋白定性试验为阴性反应。当尿液中蛋白质超过正常范围时称为蛋白尿。当尿蛋白超过 150 mg/24 h 或超过 100 mg/L 时,蛋白定性试验可阳性。正常时分子量 7 万以上的蛋白质不能通过肾小球滤过膜,而分子量 1 万至 3 万的低分子蛋白质虽大多可通过滤过膜,但又为近曲小管重吸收。由肾小管细胞分泌的蛋白如 Tamm-Horsfall 蛋白(T-H 蛋白)、sIgA 等以及下尿路分泌的黏液蛋白可进入尿中。尿蛋白质 2/3 来自血浆蛋白,其中清蛋白约占 40%,其余为小分子量的酶如溶菌酶等、肽类、激素等。可按蛋白质的分子量大小分成 3 组。①高分子量蛋白质:分子量大于 9 万,含量极微,包括由肾髓襻升支及远曲小管上皮细胞分泌的 T-H 糖蛋白及分泌型 IgG 等;②中分子量蛋白质:分子量 4 万至 9 万,是以清蛋白为主的血浆蛋白,可占尿蛋白总数的 1/2~2/3;③低分子量蛋白质:分子量小于 4 万,绝大多数已在肾小管重吸收,因此尿中含量极少,如免疫球蛋白 Fc 片段,游离轻链、α_1 微球蛋白、β_2 微球蛋白等。

蛋白尿形成的机制有以下几点。

(一)肾小球性蛋白尿

肾小球因受炎症、毒素等的损害,引起肾小球毛细血管壁通透性增加,滤出较多的血浆蛋白,超过了肾小管重吸收能力所形成的蛋白尿,称为肾小球性蛋白尿。其机制除因肾小球滤过膜的物理性空间构型改变导致"孔径"增大外,还与肾小球滤过膜的各层特别是足突细胞层的唾液酸减少或消失,以致静电屏障作用减弱有关。

(二)肾小管性蛋白尿

由于炎症或中毒引起近曲小管对低分子量蛋白质的重吸收功能减退而出现以低分子量蛋白质为主的蛋白尿,称为肾小管性蛋白尿。尿中以 β_2 微球蛋白、溶菌酶等增多为主,清蛋白正常或轻度增多。单纯性肾小管性蛋白尿,尿蛋白含量较低,一般低于 1 g/24 h。常见于肾盂肾炎、间质性肾炎、肾小管性酸中毒、重金属(汞、镉、铋)中毒,应用庆大霉素、多黏菌素 B 及肾移植术后等。

(三)混合性蛋白尿

肾脏病变如同时累及肾小球及肾小管,产生的蛋白尿称混合性蛋白尿。在尿蛋白电泳的图谱中显示低分子量的 β_2-微球蛋白(β_2-MG)及中分子量的清蛋白同时增多,而大分子量的蛋白质较少。

(四)溢出性蛋白尿

血液循环中出现大量低分子量(分子量小于 4.5 万)的蛋白质如本周蛋白。血浆肌红蛋白(分子量为 1.4 万)增多超过肾小管重吸收的极限于尿中大量出现时称为肌红蛋白尿,也属于溢出性蛋白尿,见于骨骼肌严重创伤及大面积心肌梗死。

(五)偶然性蛋白尿

当尿中混有多量血、脓、黏液等成分而导致蛋白定性试验阳性时称为偶然性蛋白尿。主要见于泌尿道的炎症、药物、出血及在尿中混入阴道分泌物、男性精液等,一般并不伴有肾本身的损害。

(六)生理性蛋白尿或无症状性蛋白尿

由于各种体外环境因素对机体的影响而导致的尿蛋白含量增多,可分为功能性蛋白尿及直立性蛋白尿。

功能性蛋白尿:机体在剧烈运动、发热、低温刺激、精神紧张、交感神经兴奋等所致的暂时性、轻度的蛋白尿。形成机制可能与上述原因造成肾血管痉挛或充血而使肾小球毛细血管壁的通透性增加所致。当诱发因素消失后,尿蛋白也迅速消失。生理性尿蛋白定性一般不超过(+),定量小于 0.5 g/24 h,多见于青少年期。

体位性蛋白尿:又称直立性蛋白尿,由于直立体位或腰部前突时引起的蛋白尿。其特点为卧床时尿蛋白定性为阴性,起床活动若干时间后即可出现蛋白尿,尿蛋白定性可达(++)甚至(+++),而平卧后又转成阴性,常见于青少年,可随年龄增长而消失。其机制可能与直立时前突的脊柱压迫肾静脉,或直立时肾的位置向下移动,使肾静脉扭曲而致肾脏处于淤血状态,与淋巴、血流受阻有关。

1.参考值

尿蛋白定性试验:阴性。尿蛋白定量试验:<0.1 g/L 或≤0.15 g/24 h(考马斯亮蓝法)。

2.临床意义

因器质性变,尿内持续性地出现蛋白,尿蛋白含量的多少,可作为判断病情的参考,但蛋白量的多少不能反映肾脏病变的程度和预后。

(1)急性肾小球肾炎:多数由链球菌感染后引起的免疫反应。持续性蛋白尿为其特征。蛋白定性检查常为(+)~(++)、定量检查大都不超过 3 g/24 h,但也有超过 10 g/24 h 者。一般于病后 2~3 周蛋白定性转为少量或微量,2~3 个月后多消失,也可呈间歇性阳性。成人患者消失较慢,若蛋白长期不消退,应疑及体内有感染灶或转为慢性的趋势。

(2)急进性肾小球肾炎:起病急、进展快。如未能有效控制,大多在半年至 1 年内死于尿毒症,以少尿、甚至无尿、蛋白尿、血尿和管型尿为特征。

(3)隐匿性肾小球肾炎:临床常无明显症状,但有持续性轻度的蛋白尿。蛋白定性检查多为(±)~(+),定量检查常在 0.2 g/24 h 左右,一般不超过 1 g/24 h,可称为"无症状性蛋白尿"。在呼吸系统感染或过劳后,蛋白可有明显增多,过后可恢复到原有水平。

(4)慢性肾小球肾炎:病变累及肾小球和肾小管,多属于混合性蛋白尿。慢性肾炎普通型,尿蛋白定性检查常为(+)~(+++),定量检查多在 3.5 g/24 h 左右;肾病型则以大量蛋白尿为特征,定性检查为(++)~(++++),定量检查为(3.5~5.0)g/24 h 或以上,但晚期,由于肾小球大部毁坏,蛋白排出量反而减少。

(5)肾病综合征:是由多种原因引起的一组临床症候群,包括慢性肾炎肾病型、类脂性肾病、膜性肾小球肾炎、狼疮性肾炎肾病型、糖尿病型肾病综合征和一些原因不明确的肾病综合征等。临床表现以水肿、大量蛋白尿、低蛋白血症、高脂血症为特征,尿蛋白含量较高,且易起泡沫,定性试验多为(+++)~(++++),定量试验常为 3.5~10 g/24 h,最多达 20 g/24 h 者。

(6)肾盂肾炎:为泌尿系统最常见的感染性疾病,临床上分为急性和慢性两期。急性期尿液的改变为脓尿,尿蛋白多为(±)~(++)。每天排出量不超过 1 g。如出现大量蛋白尿应考虑有否肾炎、肾病综合征或肾结核并发感染的可能性。慢性期尿蛋白可呈间歇性阳性,常为(+)~(++),并可见混合细胞群和白细胞管型。

(7)肾内毒性物质引起的损害:由金属盐类如汞、镉、铀、铬、砷和铋等或有机溶剂如甲醇、甲苯、四氯化碳等,以及抗菌药类如磺胺、新霉素、卡那霉素、庆大霉素、多黏菌素 B、甲氧苯青霉素等,引起的肾小管上皮细胞肿胀、退行性变和坏死等改变,故又称坏死性肾病。这种损害是因肾小管对低分子蛋白质重吸收障碍而形成的轻度或中等量尿蛋白,一般不超过 1.5 g/24 h,并有明显的管型尿。

(8)系统性红斑狼疮的肾脏损害:本病在组织学上显示有肾脏病变者高达 90%~100%,但以肾脏病而发病者仅为 3%～5%。其病理改变以肾小球毛细血管丛为主,有免疫复合物沉淀和基底膜增厚。轻度损害型尿蛋白常在(＋)～(＋＋),定量检查为 0.5～1.0 g/24 h。肾病综合征型则尿蛋白大量增多。

(9)肾移植:肾移植后,因缺血而造成的肾小管功能损害,有明显的蛋白尿,可持续数周,当循环改善后尿蛋白减少或消失,如再度出现蛋白尿或尿蛋白含量较前增加,并伴有尿沉渣的改变,常提示有排异反应发生。

(10)妊娠和妊娠中毒症:正常孕妇尿中蛋白可轻微增加,属于生理性蛋白尿。此与肾小球滤过率和有效肾血流量较妊娠前增加 30%～50% 以及妊娠所致的直立性蛋白尿(约占 20%)有关。妊娠中毒症则因肾小球的小动脉痉挛,血管腔变窄,肾血流量减少,组织缺氧使其通透性增加,血浆蛋白从肾小球漏出之故。尿蛋白多为(＋)～(＋＋),病情严重时可增至(＋＋＋)～(＋＋＋＋),如定量超过 5 g/24 h,提示为重度妊娠中毒症。

二、本周蛋白尿检查

本周蛋白是免疫球蛋白的轻链单体或二聚体,属于不完全抗体球蛋白,分为 K 型和 X 型,其分子量分别为 22 000 和 44 000,蛋白电泳时可在 α_2 至 γ 球蛋白区带间的某个部位出现 M 区带,多位于 γ 区带及 β-γ 区。易从肾脏排出称轻链尿。可通过肾小球滤过膜滤出,若其量超过近曲小管所能吸收的极限,则从尿中排出,在尿中排出率多于清蛋白。肾小管对本周蛋白具有重吸收及异化作用,通过肾排泄时,可抑制肾小管对其他蛋白成分的重吸收,并可损害近曲、远曲小管,因而导致肾功能障碍及形成蛋白尿,同时有清蛋白及其他蛋白成分排出。本周蛋白在加热至 40 ℃～60 ℃时可发生凝固,温度升至 90 ℃～100 ℃时可再溶解,故又称凝溶蛋白。

(一)原理

尿内本周蛋白在加热 40 ℃～60 ℃时,出现凝固沉淀,继续加热至 90 ℃～100 ℃时又可再溶解,故利用此凝溶特性可将此蛋白与其他蛋白区分。

(二)参考值

尿本周蛋白定性试验:阴性(加热凝固法或甲苯磺酸法)。

(三)临床意义

1.多发性骨髓瘤

多发性骨髓瘤是浆细胞恶性增生所致的肿瘤性疾病,其异常浆细胞(骨髓瘤细胞),在制作免疫球蛋白的过程中,产生过多的轻链且在未与重链装配前即从细胞内分泌排出,经血液循环由肾脏排至尿中,有 35%～65% 的病例尿本周蛋白呈阳性反应,但每天排出量有很大差别,可从 1 g 至数十克,最高达 90 g 者,有时定性试验呈间歇阳性,故一次检验阴性不能排除本病。

2.华氏巨球蛋白血症

华氏巨球蛋白血症属浆细胞恶性增殖性疾病,血清内 IgM 显著增高为本病的重要特征,约有 20% 的患者尿内可出现本周蛋白。

3.其他疾病

如淀粉样变性、恶性淋巴瘤、慢性淋巴细胞性白血病、转移瘤、慢性肾炎、肾盂肾炎、肾癌等患者尿中也偶见本周蛋白,可能与尿中存在免疫球蛋白碎片有关。

三、尿液血红蛋白、肌红蛋白及其代谢产物的检查

(一)血红蛋白尿的检查

当血管内有大量红细胞破坏,血浆中游离血红蛋白超过 1.5 g/L(正常情况下肝珠蛋白最大结合力为 1.5 g/L 血浆)时,血红蛋白随尿排出,尿中血红蛋白检查阳性,称血红蛋白尿。血红蛋白尿的特点,外观呈脓茶色或透明的酱油色,镜检时无红细胞,但隐血呈阳性反应。

1.原理

血红蛋白中的亚铁血红素有类似过氧化物酶活性,能催化过氧化氢释放出新生态的氧,氧化受体氨基比林使之呈色,借以识别血红蛋白的存在。

2.参考值

正常人尿中血红蛋白定性试验:阴性(氨基比林法)。

3.临床意义

(1)阳性可见于各种引起血管内溶血的疾病,如葡萄糖-6-磷酸脱氢酶缺乏在食蚕豆或使用药物伯氨喹、磺胺、菲那西丁时引起的溶血。

(2)血型不合输血引起的急性溶血,广泛性烧伤、恶性疟疾、某些传染病(猩红热、伤寒、丹毒)、毒蕈中毒、毒蛇咬伤等大都有变性的血红蛋白出现。

(3)遗传性或继发性溶血性贫血,如阵发性寒冷性血红蛋白尿症、行军性血红蛋白尿症及阵发性睡眠性血红蛋白尿症。

(4)自身免疫性溶血性贫血、系统性红斑狼疮等。

(二)肌红蛋白尿的检查

肌红蛋白是横纹肌、心肌细胞内的一种含亚铁血红素的蛋白质,其结构及特性与血红蛋白相似,但仅有一条肽链,分子量为 1.6 万~1.75 万。当肌肉组织受损伤时,肌红蛋白可大量释放到细胞外入血流,因分子量小,可由肾排出。尿中肌红蛋白检查阳性,称肌红蛋白尿。

1.原理

肌红蛋白和血红蛋白一样,分子中含有血红素基团,具有过氧化物酶活性,能用邻甲苯胺或氨基比林与过氧化氢呈色来鉴定,肌红蛋白在 80% 饱和硫酸铵浓度下溶解,而血红蛋白和其他蛋白质则发生沉淀,可资区别。

2.参考值

肌红蛋白定性反应:阴性(硫酸铵法)。肌红蛋白定量试验:<4 mg/L(酶联免疫吸附法)。

3.临床意义

(1)阵发性肌红蛋白尿:肌肉疼痛性痉挛发作 72 h 后出现肌红蛋白尿。

(2)行军性肌红蛋白尿:非习惯性过度运动。

(3)创伤:挤压综合征、子弹伤、烧伤、电击伤、手术创伤。

(4)原发性肌疾病:肌肉萎缩、皮肌炎及多发性肌炎、肌肉营养不良等。

(5)组织局部缺血性肌红蛋白尿:心肌梗死早期、动脉梗死。

(6)代谢性肌红蛋白尿:乙醇中毒、砷化氢、一氧化碳中毒、巴比妥中毒、肌糖原积累等。

(三)含铁血黄素尿的检查

含铁血黄素尿为尿中含有暗黄色不稳定的铁蛋白聚合体,是含铁的棕色色素。血管内溶血时肾在清除游离血红蛋白过程中,血红蛋白大部分随尿排出,产生血红蛋白尿。其中的一部分血

红蛋白被肾小管上皮细胞重吸收,并在细胞内分解成含铁血黄素,当这些细胞脱落至尿中时,可用铁染色法检出,细胞解体时,则含铁血黄素颗粒释放于尿中,也可用普鲁士蓝反应予以鉴别。

1.原理

含铁血黄素中的高铁离子,在酸性环境下与亚铁氰化物作用,产生蓝色的亚铁氰化铁,又称普鲁士蓝反应。

2.参考值

含铁血黄素定性试验:阴性(普鲁士蓝法)。

3.临床意义

尿含铁血黄素检查,对诊断慢性血管内溶血有一定价值,主要见于阵发性睡眠性血红蛋白尿症、行军性肌红蛋白尿、自身免疫溶血性贫血、严重肌肉疾病等。但急性溶血初期,血红蛋白检查阳性,因血红蛋白尚未被肾上皮细胞摄取,未形成含铁血黄素,本试验可呈阴性。

(四)尿中卟啉及其衍生物检查

卟啉是血红素生物合成的中间体,为构成动物血红蛋白、肌红蛋白、过氧化氢酶、细胞色素等的重要成分。是由4个吡咯环连接而成的环状化合物。血红素的合成过程十分复杂,其基本原料是琥珀酰辅酶A和甘氨酸,B族维生素也参与作用。正常人血和尿中含有少量的卟啉类化合物。卟啉病是一种先天性或获得性卟啉代谢紊乱的疾病,其产物大量由尿和粪便排出,并出现皮肤、内脏、精神和神经症状。

1.卟啉定性检查

(1)原理:尿中卟啉类化合物(金属卟啉、粪卟啉、原卟啉)在酸性条件下用乙酸乙酯提取,经紫外线照射下显红色荧光。

(2)参考值:尿卟啉定性试验阴性(Haining法)。

2.卟胆原定性检查

(1)原理:尿中卟胆原是血红素合成的前身物质,它与对二甲氨基苯甲醛在酸性溶液中作用,生成红色缩合物。尿胆原及吲哚类化合物亦可与试剂作用,形成红色。但前者可用氯仿将红色提取,后者可用正丁醇将红色抽提除去,残留的尿液如仍呈红色,提示有卟胆原。

(2)参考值:尿卟胆原定性试验阴性(Watson-Schwartz法)。

(3)临床意义:卟啉病引起卟啉代谢紊乱,导致其合成异常和卟啉及其前身物 δ-氨基-γ-酮戊酸及卟胆原的排泄异常,在这种异常代谢过程中产生的尿卟啉、粪卟啉大量排出。临床应用:①肝性卟啉病呈阳性;②鉴别急性间歇性卟啉病。因患者出现腹疼、胃肠道症状、精神症状等,易与急性阑尾炎、肠梗阻、神经精神疾病混淆,检查卟胆原可作为鉴别诊断参考。

四、尿糖检查

临床上出现在尿液中的糖类,主要是葡萄糖,偶见乳糖尿、戊糖尿、半乳糖尿等。正常人尿液中可有微量葡萄糖,每天尿内排出<2.8 mmol/24 h,用定性方法检查为阴性。糖定性试验呈阳性的尿液称为糖尿,尿糖形成的原因为:当血中葡萄糖浓度大于8.8 mmol/L时,肾小球滤过的葡萄糖量超过肾小管重吸收能力("肾糖阈")即可出现糖尿。

尿中出现葡萄糖取决于三个因素:①动脉血中葡萄糖浓度;②每分钟流经肾小球中的血浆量;③近端肾小管上皮细胞重吸收葡萄糖的能力即肾糖阈。肾糖阈可随肾小球滤过率和肾小管葡萄糖重吸收率的变化而改变。当肾小球滤过率减低时可导致"肾糖阈"提高,而肾小管重吸收减少时则可引起肾糖阈降低。葡萄糖尿除因血糖浓度过高引起外,也可因肾小管重吸收能力降低引起,后者血糖可正常。

(一)参考值

尿糖定性试验:阴性(葡萄糖氧化酶试带法)。尿糖定量试验:<2.8 mmol/24 h (<0.5 g/24 h),浓度为0.1~0.8 mmol/L。

(二)临床意义

1.血糖增高性糖尿

(1)饮食性糖尿:因短时间摄入大量糖类(大于200 g)而引起。确诊须检查清晨空腹的尿液。

(2)持续性糖尿:清晨空腹尿中呈持续阳性,常见于因胰岛素绝对或相对不足所致糖尿病,此时空腹血糖水平常已超过肾阈,24 h尿中排糖近于100 g或更多,每天尿糖总量与病情轻重相平行。如并发肾小球动脉硬化症,则肾小球滤过率减少,肾糖阈升高,此时血糖虽已超常,尿糖亦呈阴性,进食后2 h由于负载增加则可见血糖升高,尿糖阳性,对于此型糖尿病患者,不仅需要检查空腹血糖及尿糖定量,还需进一步进行糖耐量试验。

(3)其他疾病血糖增高性糖尿见于:①甲状腺功能亢进,由于肠壁的血流加速和糖的吸收增快,因而在饭后血糖增高而出现糖尿;②肢端肥大症,可因生长激素分泌旺盛而致血糖升高,出现糖尿;③嗜铬细胞瘤,可因肾上腺素及去甲肾上腺素大量分泌,致使磷酸化酶活性增强,促使肝糖原降解为葡萄糖,引起血糖升高而出现糖尿;④库欣综合征,因皮质醇分泌增多,使糖原异生旺盛,抑制己糖磷酸激酶和对抗胰岛素作用,因而出现糖尿。

(4)一过性糖尿:又称应激性糖尿,见于颅脑外伤、脑血管意外、情绪激动等情况下,脑血糖中枢受到刺激,导致肾上腺素、胰高血糖素大量释放,因而可出现暂时性高血糖和糖尿。

2.血糖正常性糖尿

肾性糖尿属血糖正常性糖尿,因近曲小管对葡萄糖的重吸收功能低下所致。其中先天性者为家族性肾性糖尿,见于范可尼综合征,患者出现糖尿而空腹血糖、糖耐量试验均正常;新生儿糖尿是因肾小管功能还不完善;后天获得性肾性糖尿可见于慢性肾炎和肾病综合征时。妊娠后期及哺乳期妇女,出现糖尿可能与肾小球滤过率增加有关。

3.尿中其他糖类

尿中除葡萄糖外还可出现乳糖、半乳糖、果糖、戊糖等,除受进食种类不同影响外,可能与遗传代谢紊乱有关。

(1)乳糖尿:有生理性和病理性两种,前者出现在妊娠末期或产后2~5 d,后者见于消化不良的患儿尿中,当乳糖摄取量在100 g以上时因缺乏乳糖酶1,则发生乳糖尿。

(2)半乳糖尿:先天性半乳糖血症是一种常染色体隐性遗传性疾病。由于缺乏半乳糖-1-磷酸尿苷转化酶或半乳糖激酶,不能将食物内半乳糖转化为葡萄糖所致,患儿可出现肝大、肝功损害、生长发育停滞、智力减退、哺乳后不安、拒食、呕吐、腹泻、肾小管功能障碍等。此外,还可查出氨基酸尿(精、丝、甘氨酸等)。由半乳糖激酶缺乏所致白内障患者也可出现半乳糖尿。

(3)果糖尿:正常人尿液中偶见果糖,摄取大量果糖后尿中可出现暂时性果糖阳性。在肝脏功能障碍时,肝脏对果糖的利用下降,导致血中果糖升高而出现果糖尿。

(4)戊糖尿:尿液中出现的主要是L-阿拉伯糖和L-木糖。在食用枣、李子、樱桃及其他果汁等含戊糖多的食品后,一过性地出现在尿液中,后天性戊糖增多症,是因为缺乏从L-木酮糖向木糖醇的转移酶,尿中每天排出木酮糖4~5 g。

五、尿酮体检查

酮体是乙酰乙酸、β-羟丁酸及丙酮的总称,为体内脂肪酸代谢的中间产物。正常人血中丙酮浓度较低,为 $2.0\sim4.0$ mg/L,其中乙酰乙酸、β-羟丁酸、丙酮分别约占 20%、78%、2%。一般检查方法为阴性。在饥饿,各种原因引起糖代谢发生障碍、脂肪分解增加及糖尿病酸中毒时,因产生酮体速度大于组织利用速度,可出现酮血症,继而产生酮尿。

(一)原理
尿中丙酮和乙酰乙酸在碱性溶液中与硝普钠作用产生紫红色化合物。

(二)参考值
尿酮体定性试验:阴性(Rothera 法)。

(三)临床意义
1.糖尿病酮症酸中毒

由于糖利用减少、分解脂肪产生酮体增加而引起酮症,尿内酮体呈强阳性反应。当肾功能严重损伤而肾阈值增高时,尿酮体可减少,甚至完全消失。

2.非糖尿病性酮症

如感染性疾病发热期、严重腹泻、呕吐、饥饿、禁食过久、全身麻醉后等均可出现酮尿。妊娠妇女常因妊娠反应,呕吐、进食少,以致体脂降解代谢明显增多,发生酮病而致酮尿。

3.中毒

如氯仿、乙醚麻醉后、磷中毒等。

4.服用双胍类降糖药

如苯乙双胍等,由于药物有抑制细胞呼吸的作用,可出现血糖降低,但酮尿阳性的现象。

六、脂肪尿和乳糜尿检查

尿液中混有脂肪小滴时称为脂肪尿。尿中含有淋巴液、外观呈乳糜状称乳糜尿。由呈胶体状的乳糜微粒和蛋白质组成,其形成原因是经肠道吸收的脂肪皂化后成乳糜液,由于种种原因致淋巴引流不畅而未能进入血液循环,以至逆流在泌尿系统淋巴管中时,可致淋巴管内压力升高、曲张破裂、乳糜液流入尿中呈乳汁样。乳糜尿中混有血液,则称乳糜血尿。乳糜尿中主要含卵磷脂、胆固醇、脂酸盐及少量纤维蛋白原、清蛋白等。如合并泌尿道感染,则可出现乳糜脓尿。

(一)原理
乳糜由脂肪微粒组成,较大的脂粒在镜下呈球形,用苏丹Ⅲ染成红色者为乳糜阳性。过小的脂粒,不易在镜下观察,可利用其溶解乙醚的特性,加乙醚后使乳白色浑浊尿变清,即为乳糜阳性。

(二)参考值
乳糜定性试验:阴性。

(三)临床意义
1.淋巴管阻塞

淋巴管阻塞常见于丝虫病,乳糜尿是慢性期丝虫病的主要临床表现之一。这是由丝虫在淋巴系统中,引起炎症反复发作,大量纤维组织增生,使腹部淋巴管或胸导管广泛阻塞所致。

2.过度疲劳、妊娠及分娩后等因素

诱发出现间歇性乳糜尿,偶尔也见少数病例呈持续阳性。

3.其他

先天性淋巴管畸形、腹内结核、肿瘤、胸腹部创伤、手术伤、糖尿病、高脂血症、肾盂肾炎、棘球蚴病、疟疾等也可引起乳糜尿。

七、尿液胆色素检查

尿中胆色素包括胆红素、尿胆原及尿胆素。由于送检多为新鲜尿,尿胆原尚未氧化成尿胆素,故临床多查尿胆红素及尿胆原。

(一)胆红素检查

胆红素是血红蛋白分解代谢的中间产物,是胆汁中的主要成分,可分为未经肝处理的未结合胆红素和经肝与葡萄糖醛酸结合形成的结合胆红素。未结合胆红素不溶于水,在血中与蛋白质结合不能通过肾小球滤膜。结合胆红素分子量小,溶解度高,可通过肾小球滤膜,由尿中排出。由于正常人血中结合胆红素含量很低(小于 4 μmol/L),滤过量极少,因此尿中检不出胆红素,如血中结合胆红素增加可通过肾小球滤膜使尿中结合胆红素增加,尿胆红素试验阳性反应。

1.原理

尿液中的胆红素与重氮试剂作用,生成红色的偶氮化合物。红色的深浅大体能反应胆红素含量的多少。

2.参考值

胆红素试验:阴性(试带法)。

(二)尿胆原检查

1.原理

尿胆原在酸性溶液中与对二甲氨基苯甲醛作用,生成樱红色化合物。

2.参考值

尿胆原定性试验:正常人为弱阳性,其稀释度在 1：20 以下(改良 Ehrlich 法)。

(三)尿胆素检查

1.原理

在无胆红素的尿液中,加入碘液,使尿中尿胆原氧化成尿胆素,当与试剂中的锌离子作用,形成带绿色荧光的尿胆素-锌复合物。

2.参考值

尿胆素定性试验:阴性(Schilesinger 法)。

3.临床意义

临床上根据黄疸产生的机制可区分为溶血性黄疸、肝细胞性和阻塞性黄疸三型。尿三胆检验在诊断鉴别三型黄疸上有重要意义。

(1)溶血性黄疸:见于体内大量溶血时,如溶血性贫血、疟疾、大面积烧伤等。由于红细胞破坏时未结合胆红素增加,使血中含量增高,未结合胆红素不能通过肾,尿中胆红素检查为阴性。未结合胆红素增加,导致肝细胞代偿性产生更多的结合胆红素。当将其排入肠道后转变为粪胆原的量亦增多,尿胆原的形成也增加,而肝脏重新利用尿胆原的能力有限(肝功能也可能同时受损),所以尿胆原的含量也增加可呈阳性或强阳性。

（2）肝细胞性黄疸：肝细胞损伤时其对胆红素的摄取、结合、排除功能均可能发生障碍。由于肝细胞坏死、肝细胞肿胀、毛细胆管受压，而在肿胀与坏死的肝细胞间弥散经血窦使胆红素进入血液循环，导致血中结合胆红素升高，因其可溶于水并经肾排出，使尿胆红素试验呈阳性。但由于肝细胞处理未结合胆红素及尿胆原的能力下降，故血中未结合胆红素及尿胆原均可增加，此外经肠道吸收的粪胆原也因肝细胞受损不能将其转变为胆红素，而以尿胆原形式由尿中排出，因此在肝细胞黄疸时尿中胆红素与尿胆原均呈明显阳性，而粪便中尿胆原则往往减少。在急性病毒性肝炎时，尿胆红素阳性可早于临床黄疸。其他原因引起的肝细胞黄疸，如药物、毒物引起的中毒性肝炎也出现类似结果。

（3）阻塞性黄疸：胆汁淤积使肝胆管内压增高，导致毛细胆管破裂，结合胆红素不能排入肠道而逆流入血由尿中排出，尿胆红素检查呈阳性。由于胆汁排入肠道受阻，故尿胆原、粪胆原均显著减少。可见于各种原因引起的肝内外完全或不完全梗阻，如胆石症、胆管癌、胰头癌、原发性胆汁性肝硬化等。

八、尿液氨基酸检查

尿中有一种或数种氨基酸增多称为氨基酸尿。随着对遗传病的认识，氨基酸尿的检查已受到重视。由于血浆氨基酸的肾阈较高，正常尿中只能出现少量氨基酸。即使被肾小球滤出，也很易被肾小管重吸收。尿中氨基酸分为游离和结合二型，其中游离型排出量约为 1.1 g/24 h，结合型约为 2 g/24 h。结合型是氨基酸在体内转化的产物如甘氨酸与苯甲酸结合生成马尿酸；N-乙酰谷氨酸与苯甲酸结合生成苯乙酰谷氨酸。正常尿中氨基酸含量与血浆中明显不同，尿中氨基酸以甘氨酸、组氨酸、赖氨酸、丝氨酸及氨基乙磺酸为主。排泄量在年龄组上有较大差异，某些氨基酸儿童的排出量高于成人，可能由于儿童肾小管发育未成熟，重吸收减少之故。但成人的β-氨基异丁酸、甘氨酸、门冬氨酸等又明显高于儿童。尿氨基酸除与年龄有关外，也因饮食、遗传和生理变化而有明显差别，如妊娠期尿中组氨酸、苏氨酸可明显增加。检查尿中氨基酸及其代谢产物，可作为遗传性疾病氨基酸异常的筛选试验。血中氨基酸浓度增加，可溢出在尿中，见于某些先天性疾病。如因肾受毒物或药物的损伤，肾小管重吸收障碍，肾阈值降低，所致肾型氨基酸尿时，患者血中氨基酸浓度则不高。

（一）胱氨酸尿检查

胱氨酸尿是先天性代谢病，主要原因是肾小管对胱氨酸、赖氨酸、精氨酸和鸟氨酸的重吸收障碍导致尿中这些氨基酸排出量增加。由于胱氨酸难溶解，易达到饱和，易析出而形成结晶，反复发生结石，尿路梗阻合并尿路感染；严重者可形成肾盂积水、梗阻性肾病，最后导致肾衰竭。

1.原理

胱氨酸经氰化钠作用后，与亚硝基氰化钠产生紫红色反应。

2.参考值

胱氨酸定性试验：阴性或弱阳性。胱氨酸定量试验：正常尿中胱氨酸、半胱氨酸为 83～830 μmol（10～100 mg）/24 h 尿（硝普钠法）。

3.临床意义

定性如呈明显阳性为病理变化，见于胱氨酸尿症。

（二）酪氨酸尿检查

酪氨酸代谢病是一种罕见的遗传性疾病。由于缺乏对羟基苯丙酮酸氧化酶和酪氨酸转氨酶,尿中对羟基苯丙酮酸和酪氨酸显著增加,临床表现为结节性肝硬化、腹部膨大、脾大、多发性肾小管功能障碍等。

1.原理

酪氨酸与硝酸亚汞和硝酸汞反应生成一种红色沉淀物。

2.参考值

尿酪氨酸定性试验:阴性(亚硝基苯酚法)。

3.临床意义

临床见于急性磷、氯仿或四氯化碳中毒,急性重型肝炎或肝硬化、白血病、糖尿病性昏迷或伤寒等。

(三)苯丙酮尿检查

苯丙酮尿症是由于患者肝脏中缺乏苯丙氨酸羟化酶,使苯丙氨酸不能氧化成酪氨酸,只能变成苯丙酮酸。大量苯丙氨酸和苯丙酮酸累积在血液和脑脊液中,并随尿液排出。

1.原理

尿液中的苯丙酮酸在酸性条件下,与三氯化铁作用,生成蓝绿色。

2.参考值

尿液苯丙酮酸定性试验:阴性(三氯化铁法)。

3.临床意义

苯丙酮酸尿见于先天性苯丙酮酸尿症。大量的苯丙酮酸在体内蓄积,对患者的神经系统造成损害并影响体内色素的代谢。此病多在小儿中发现,患者的智力发育不全,皮肤和毛发颜色较淡。

(四)尿黑酸检查

尿黑酸是一种罕见的常染色体隐性遗传病,本病是由于患者体内缺乏使黑酸转化为乙酰乙酸的尿黑酸氧化酶,而使酪氨酸和苯丙氨酸代谢终止在尿黑酸阶段。尿黑酸由尿排出后,暴露在空气中逐渐氧化成黑色素。其早期临床症状为尿呈黑色,皮肤色素沉着,在儿童期和青年期往往被忽视,但在中老年期常发生脊柱和大关节炎等严重情况。

1.原理

尿液中的尿黑酸与硝酸银作用,遇上氨产生黑色沉淀,借以识别尿黑酸的存在。

2.参考值

尿黑酸定性试验:阴性(硝酸银法)。

3.临床意义

黑酸尿在婴儿期易观察,因其尿布上常有黑色污斑。患者一般无临床症状,至老年时可产生褐黄病(即双颊、鼻、巩膜及耳郭呈灰黑色或褐色),是尿黑酸长期在组织中储积所致。

(五)Hartnup病的检查

Hartnup病是一种先天性常染色体隐性遗传病。由于烟酰胺缺乏,患者常表现为糙皮病性皮疹及小脑共济失调。这是由于肾小管对色氨酸重吸收发生障碍所致。可用薄层法予以确证,在层析图上可见10种以上的氨基酸。

1.原理

2,4-二硝基苯肼与尿中存在的 α-酮酸(由异常出现的单氨基单羧基中性氨基酸经代谢所致)作用生成一种白色沉淀物。

2.参考值

Hartnup 病的检查:阴性(2,4-二硝基苯肼法)。

3.临床意义

当发生先天性或获得性代谢缺陷时,尿中一种或数种氨基酸量比正常增多,称为氨基酸尿。

(1)肾性氨基酸尿:这是由于肾小管对某些氨基酸的重吸收发生障碍所致。非特异性:Fanconi 综合征(多发性肾近曲小管功能不全)、胱氨酸病、Wilson 病(进行性肝豆状核变性)、半乳糖血症。特异性:胱氨酸尿、甘氨酸尿。

(2)溢出性氨基酸尿:由于氨基酸中间代谢的缺陷,导致血浆中某些氨基酸水平的升高,超过正常肾小管重吸收能力,使氨基酸溢入尿中。非特异性:肝病、早产儿和新生儿、巨幼细胞性贫血、铅中毒、肌肉营养不良、Wilson 病及白血病等。遗传性或先天性:槭糖尿病、Hartnup 病(遗传性烟酰胺缺乏)、苯丙酮尿。

(3)由氨基酸衍生物的异常排泄所致:黑酸尿、草酸盐沉积症、苯丙酮尿及吡哆醇缺乏。

九、尿酸碱度检查

尿液酸碱度即尿的 pH,可反映肾脏调节体液酸碱平衡的能力。尿液 pH 主要由肾小管泌 H^+,分泌可滴定酸、铵的形成、重碳酸盐的重吸收等因素决定,其中最重要的是酸性磷酸盐及碱性磷酸盐的相对含量,如前者多于后者,尿呈酸性反应,反之呈中性或碱性反应。尿 pH 受饮食种类影响很大,如进食蛋白质较多,则由尿排出的磷酸盐及硫酸盐增多,尿 pH 较低;而进食蔬菜多时尿 pH 常大于 6。当每次进食后,由于胃黏膜要分泌多量盐酸以助消化,为保证有足够的 H^+ 和 Cl^- 进入消化液,则尿液泌 H^+ 减少和 Cl^- 的重吸收增加,而使尿 pH 呈一过性增高,称之为碱潮。其他如运动、饥饿、出汗等生理活动,夜间入睡后呼吸变慢,体内酸性代谢产物均可使尿 pH 降低。药物、不同疾病等多种因素也影响尿液 pH。

(一)原理

甲基红和溴麝香草酚蓝指示剂适当配合可反映 pH4.5~9.0 的变异范围。

(二)参考值

尿的 pH:正常人在普通膳食条件下尿液 pH 为 4.6~8.0(平均 6.0)(试带法)。

(三)临床意义

1.尿 pH 降低

酸中毒、慢性肾小球肾炎、痛风、糖尿病等排酸增加;呼吸性酸中毒,因 CO_2 潴留等,尿多呈酸性。

2.尿 pH 升高

频繁呕吐丢失胃酸、服用重碳酸盐、尿路感染、换氧过度及丢失 CO_2 过多的呼吸性碱中毒,尿呈碱性。

3.尿液 pH 一般与细胞外液 pH 变化平行

但应注意,低钾血症性碱中毒时,由于肾小管分泌 H^+ 增加,尿酸性增强,反之,高钾性酸中毒时,排 K^+ 增加,肾小管分泌 H^+ 减少,可呈碱性尿;变形杆菌性尿路感染时,由于尿素分解成氨,呈碱性尿;肾小管性酸中毒时,因肾小管形成 H^+、排出 H^+ 及 H^+-Na^+ 交换能力下降,尽管体内为明显酸中毒,但尿 pH 呈相对偏碱性。

十、尿路感染的过筛检查

尿路感染的频度仅次于呼吸道感染,其中有 70%～80% 因无症状而忽略不治,成为导致发展成肾病的一个原因。无症状性尿路感染的发生率很高,18% 的妇女有潜在性尿路感染。

(一)氯化三苯四氮唑还原试验

此法是利蒙在 1962 年提出的一种尿路感染诊断试验。当尿中细菌在每毫升10^5 个时,本试验为阳性,肾盂肾炎的阳性率为 68%～94%。

原理:无色的氯化三苯四氮唑,可被大肠埃希菌等代谢产物还原成三苯甲腙,呈桃红色至红色沉淀。

(二)尿内亚硝酸盐试验

本试验又称 Griess 试验。当尿路感染的细菌有还原硝酸盐为亚硝酸盐的能力时,本试验呈阳性反应。大肠埃希菌属、枸橼酸杆菌属、变形杆菌属、假单胞菌属等皆有还原能力,肾盂肾炎的阳性率可达 69%～80%。

原理:大肠埃希菌等革兰阴性杆菌,能还原尿液中的硝酸盐为亚硝酸盐,使试剂中的对氨基苯磺酸重氮化,成为对重氮苯磺酸。对氨基苯磺酸再与 α-萘胺结合成 N-α-萘胺偶氮苯磺酸,呈现红色。

十一、泌尿系统结石检查

泌尿系统结石是指在泌尿系统内因尿液浓缩沉淀形成颗粒或成块样聚集物,包括肾结石、输尿管结石、膀胱结石和尿路结石,为常见病,好发于青壮年,近年来发病率有上升趋势。尿结石病因较复杂,近年报道的原因有以下几个。①原因不明、机制不清的尿结石称为原发性尿石;②微小细菌引起的尿石:近年由芬兰科学家证明形成肾结石的原因是由自身能够形成矿物外壳的微小细菌;③代谢性尿石:是由体内或肾内代谢紊乱而引起,如甲状腺功能亢进、特发性尿钙症引起尿钙增高、痛风的尿酸排泄增加、肾小管酸中毒时磷酸盐大量增加等,其形成结石多为尿酸盐、碳酸盐、胱氨酸、黄嘌呤结石;④继发性或感染性结石:主要为泌尿系统细菌感染,特别是能分解尿素的细菌如变形杆菌将尿素分解为游离氨使尿液碱化,促使磷酸盐、碳酸盐以菌团或脓块为核心而形成结石。此外,结石的形成与种族(黑人发病少)、遗传(胱氨酸结石有遗传趋势)、性别、年龄、地理环境、饮食习惯、营养状况以及尿路本身疾病如尿路狭窄、前列腺增生等均有关系。

结石的成分主要有 6 种,按所占比例高低依次为草酸盐、磷酸盐、尿酸盐、碳酸盐、胱氨酸及黄嘌呤。多数结石混合两种或两种以上成分。因晶体占结石重量常超过 60%,因此临床常以晶体成分命名。

（马双林）

第六节　尿液的沉渣检验

尿沉渣检验是用显微镜对尿沉淀物进行检查,识别尿液中细胞、管型、结晶、细菌、寄生虫等各种病理成分,辅助对泌尿系统疾病做出诊断、定位、鉴别诊断及预后判断的重要试验项目。

一、尿细胞成分检查

(一)红细胞

正常人尿沉渣镜检红细胞为 0～3/HP。若红细胞＞3/HP 以上，尿液外观无血色者，称为镜下血尿，应考虑为异常。

新鲜尿中红细胞形态对鉴别肾小球源性和非肾小球源性血尿有重要价值，因此除注意红细胞数量外还要注意其形态，正常红细胞直径为 7.5 μm。异常红细胞：小红细胞直径＜6 μm；大细胞直径＞9 μm；巨红细胞＞10 μm。用显微镜观察，可将尿中红细胞分成四种。

1.均一形红细胞

红细胞外形及大小正常，以正常红细胞为主，在少数情况下也可见到丢失血红蛋白的影细胞或外形轻微改变的棘细胞，整个尿沉渣中不存在两种以上的类型。一般通称为 O 型细胞。

2.多变形红细胞

红细胞大小不等，外形呈两种以上的多形性变化，常见以下形态：胞质从胞膜向外突出呈相对致密小泡，胞膜破裂，部分胞质丢失；胞质呈颗粒状，沿细胞膜内侧间断沉着；细胞的一侧向外展，类似葫芦状或发芽的酵母状；胞质内有散在的相对致密物，成细颗粒状；胞质向四周集中形似炸面包圈样以及破碎的红细胞等，称为Ⅰ型。

3.变形红细胞

变形红细胞多为皱缩红细胞，主要为膜皱缩、血红蛋白浓缩，呈高色素性，体积变小，胞膜可见棘状突起，棘突之间看不到膜间隔，有时呈桑葚状、星状、多角形，是在皱缩基础上产生的，称为Ⅱ型。

4.小形红细胞

直径在 6 μm 以下，细胞膜完整，血红蛋白浓缩，呈高色素性。体积变小，细胞大小基本一致称为Ⅲ型。

肾小球源性血尿多为Ⅰ、Ⅱ、Ⅲ型红细胞形态，通过显微镜诊断，与肾活检的诊断符合率可达96.7％。非肾小球疾病血尿，则多为均一性血尿，与肾活检诊断符合率达 92.6％。

肾小球性血尿红细胞形态学变化的机制目前认为可能是由于红细胞通过有病理改变的肾小球滤膜时，受到了挤压损伤；以后在通过各段肾小管的过程中又受到不同的 pH 和不断变化着的渗透压的影响；加上介质的张力，各种代谢产物（脂肪酸、溶血、卵磷脂、胆酸等）的作用，造成红细胞的大小、形态和血红蛋白含量等变化。而非肾小球性血尿主要是肾小球以下部位和泌尿通路上毛细血管破裂的出血，不存在通过肾小球滤膜所造成的挤压损伤，因而红细胞形态正常。来自肾小管的红细胞虽可受 pH 及渗透压变化的作用，但因时间短暂，变化轻微，多呈均一性血尿。

临床意义：正常人特别是青少年在剧烈运动、急行军、冷水浴、久站或重体力劳动后可出现暂时性镜下血尿，这种一过性血尿属生理性变化范围。女性患者应注意月经污染问题，需通过动态观察加以区别。引起血尿的疾病很多，可归纳为三类原因。

(1)泌尿系统自身疾病：泌尿系统各部位的炎症、肿瘤、结核、结石、创伤、肾移植排异、先天性畸形等均可引起不同程度的血尿，如急、慢性肾小球肾炎、肾盂肾炎、肾结石等都是引起血尿的常见原因。

(2)全身其他系统疾病：主要见于各种原因引起的出血性疾病，如特发性血小板减少性紫癜、血友病、DIC、再生障碍性贫血和白血病合并有血小板减少时，某些免疫性疾病如系统性红斑狼

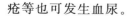

疮等也可发生血尿。

（3）泌尿系统附近器官的疾病：如前列腺炎、精囊炎、盆腔炎等患者尿中也偶尔见到红细胞。

（二）白细胞、脓细胞、闪光细胞

正常人尿沉渣镜检白细胞<5/HP,若白细胞超过 5/HP 即为增多,称为镜下脓尿。白细胞系指无明显退变的完整细胞,尿中以中性粒细胞较多见,也可见到淋巴细胞及单核细胞。其细胞质清晰整齐,加 1%醋酸处理后细胞核可见到。中性粒细胞常分散存在。脓细胞系指在炎症过程中被破坏或死亡的中性粒细胞,外形不规则,细胞质内充满颗粒,细胞核不清,易聚集成团,细胞界限不明显,此种细胞称为脓细胞。急性肾小球肾炎时,尿内白细胞可轻度增多。若发现多量白细胞,表示泌尿系统感染如肾盂肾炎、膀胱炎、尿道炎及肾结核等。肾移植手术后 1 周内尿中可出现较多的中性粒细胞,随后可逐渐减少而恢复正常。成年女性生殖系统有炎症时,常有阴道分泌物混入尿内。除有成团脓细胞外,并伴有多量扁平上皮细胞及一些细长的大肠埃希菌。闪光细胞是一种在炎症感染过程中,发生脂肪变性的多形核白细胞,其胞质中充满了活动的闪光颗粒,这种颗粒用 Sternheimer-Malbin 法染色时结晶紫不着色而闪闪发光,故称为闪光细胞,有时胞质内可有空泡。

临床意义有以下几点。

（1）泌尿系统有炎症时均可见到尿中白细胞增多,尤其在细菌感染时多见,如急、慢性肾盂肾炎,膀胱炎,尿道炎,前列腺炎,肾结核等。

（2）女性阴道炎或宫颈炎、附件炎时可因分泌物进入尿中,而见白细胞增多,常伴大量扁平上皮细胞。

（3）肾移植后如发生排异反应,尿中可出现大量淋巴及单核细胞。

（4）肾盂肾炎活动期或慢性肾盂肾炎的急性发作期可见闪光细胞,膀胱炎、前列腺炎、阴道炎时也偶尔可见到。

（5）尿液白细胞中单核细胞数增多,可见于药物性急性间质性肾炎及新月形肾小球肾炎,急性肾小管坏死时单核细胞减少或消失。

（6）尿中出现大量嗜酸性粒细胞时称为嗜酸性粒细胞尿,见于某些急性间质性肾炎患者,药物所致变态反应,在尿道炎等泌尿系统其他部位的非特异性炎症时,也可出现嗜酸性粒细胞。

（三）混合细胞群

混合细胞群是一种泌尿系统上尿路感染后多种细胞黏附聚集成团的细胞群体,在上尿路感染过程中特殊条件下多种细胞的组合,多为淋巴细胞、浆细胞、移行上皮细胞及单核细胞紧密黏附聚集在一起,经姬瑞染色各类细胞形态完整。荧光染色各类细胞出现较强的橘黄色荧光,机械振荡不易解离,我们命名为混合细胞群（MCG）。这种混合细胞群多出现在上尿路感染的尿液中,尤其在慢性肾盂肾炎患者的尿中,阳性检出率达 99.8%。

（四）巨噬细胞

巨噬细胞比白细胞大、卵圆形、圆形或不规则形,有一个较大不明显的核,核常为卵圆形偏于一侧,胞质内有较多的颗粒和吞噬物,常有空泡。在泌尿道急性炎症时出现,如急性肾盂肾炎、膀胱炎、尿道炎等,并伴有脓细胞,其出现的多少,决定于炎症的程度。

（五）上皮细胞

由于新陈代谢或炎症等原因,泌尿生殖道的上皮细胞脱落后可混入尿中排出,从组织学上讲有来自肾小管的立方上皮,有来自肾、肾盂、输尿管、膀胱和部分尿道的移行上皮,也有来自尿道中段的假复层柱状上皮以及尿道口和阴道的复层鳞状上皮,其形态特点及组织来源如下。

1.小圆上皮细胞

来自肾小管立方上皮或移行上皮深层,在正常尿液中不出现,此类细胞形态特点:较白细胞略大,呈圆形或多边形,内含一个大而明显的核,核膜清楚,胞质中可见脂肪滴及小空泡。因来自肾小管,故亦称肾小管上皮细胞或肾细胞。肾小管上皮细胞,分曲管上皮与集合管上皮,二者在形态上有不同,曲管上皮为肾单位中代谢旺盛的细胞,肾小管损伤时,最早出现于尿液中,其特征为曲管上皮胞体(20～60 μm),含大量线粒体,呈现多数粗颗粒,结构疏松如网状,核偏心易识别。集合管上皮胞体小,8～12 μm,核致密呈团块,着色深,单个居中央,界膜清楚。浆内有细颗粒。这种细胞在尿液中出现,常表示肾小管有病变,急性肾小球肾炎时最多见。成堆出现,表示肾小管有坏死性病变。细胞内有时充满脂肪颗粒,此时称为脂肪颗粒细胞或称复粒细胞。当肾脏慢性充血、梗死或血红蛋白沉着时,肾小管细胞内含有棕色颗粒,亦即含铁血黄素颗粒也可称为复粒细胞,此种颗粒呈普鲁士蓝反应阳性。肾移植后1周内,尿中可发现较多的肾小管上皮细胞,随后可逐渐减少而恢复正常。当发生排异反应时,尿液中可再度出现成片的肾上皮细胞,并可见到上皮细胞管型。

2.变性肾上皮细胞

这类细胞常见在肾上皮细胞内充满粗颗粒或脂肪滴的圆形细胞,胞体较大,核清楚称脂肪颗粒变性细胞。苏丹Ⅲ染色后胞质中充满橙红色脂肪晶体和脂肪滴,姬瑞染色后胞质中充满不着色似空泡样脂肪滴。这种细胞多出现于肾病综合征、肾炎型肾病综合征及某些慢性肾脏疾病。

3.尿液肾小管上皮细胞计数

参考值:正常人尿液<0。肾小管轻度损伤曲管上皮细胞>1 个/HP;肾小管中度损伤曲管上皮细胞>5 个/HP;肾小管严重损伤曲管上皮细胞>10 个/HP;肾小管急性坏死曲管上皮细胞>20 个/HP。

临床意义:正常人尿液一般见不到肾上皮,肾小管上皮的脱落,其数量与肾小管的损伤程度有关。在感染、炎症、肿瘤、肾移植或药物中毒累及肾实质时,都会导致肾小管上皮细胞的脱落。

4.移行上皮细胞

正常时少见,来自肾盂、输尿管、近膀胱段及尿道等处的移行上皮组织脱落而来。此类细胞由于部位的不同和脱落时器官的缩张状态的差异,其大小和形态有很大的差别。

(1)表层移行上皮细胞:在器官充盈时脱落,胞体大,为正常白细胞4～5 倍,多呈不规则的圆形,核较小常居中央,有人称此为大圆形上皮细胞。如在器官收缩时脱落,形成细胞体积较小,为正常白细胞的2～3 倍,多呈圆形,自膀胱上皮表层及阴道上皮外底层皆为此类形态的细胞。这类细胞可偶见于正常尿液中,膀胱炎时可成片脱落。

(2)中层移行上皮细胞:体积大小不一,呈梨形、纺锤形,又称尾形上皮细胞,核稍大,呈圆形或椭圆形。多来自肾盂,也称肾盂上皮细胞,有时也可来自输尿管及膀胱颈部,此类细胞在正常尿液中不易见到,在肾盂、输尿管及膀胱颈部炎症时,可成片地脱落。

(3)底层移行上皮细胞:体积较小,反光性强,因与肾小管上皮细胞相似,有人称此细胞也为小圆上皮细胞,为输尿管、膀胱、尿道上皮深层的细胞。此细胞核较小,但整个胞体又较肾上皮细胞为大,以此加以区别。

5.复层鳞状上皮

复层鳞状上皮又称扁平上皮细胞,来自尿道口和阴道上皮表层,细胞扁平而大,似鱼鳞样,不规则,细胞核较小呈圆形或卵圆形。成年女性尿液中易见,少量出现无临床意义,尿道炎时可大量出现,常见片状脱落且伴有较多的白细胞。

6.多核巨细胞及人巨细胞病毒包涵体

多核巨细胞及人巨细胞病毒包涵体直径为 $20\sim25~\mu m$,呈多角形、椭圆形,有数个椭圆形的核,可见嗜酸性包涵体。一般认为是由尿道而来的移行上皮细胞。多见于麻疹、水痘、腮腺炎、流行性出血热等病毒性感染者的尿中。巨细胞病毒是一种疱疹病毒,含双股 DNA,可通过输血、器官移植等造成感染,婴儿可经胎盘、乳汁等感染,尿中可见含此病毒包涵体的上皮细胞。

二、尿管型检查

管型是蛋白质在肾小管、集合管中凝固而成的圆柱形蛋白聚体。原尿中少量的清蛋白和由肾小管分泌的 Tamm-Horsfall 黏蛋白(TH 黏蛋白)是构成管型的基质。1962 年 Mcqueen 用免疫方法证实透明管型是由 TH 黏蛋白和少量清蛋白为主的血浆蛋白沉淀而构成管型的基质。TH 黏蛋白是在肾单位髓襻的上行支及远端的肾小管所分泌,仅见于尿中。正常人分泌很少(每天 40 mg)。在病理情况下,因肾小球病变,血浆蛋白滤出增多或肾小管重吸收蛋白质的功能减退等原因,使肾小管内的蛋白质增高,肾小管有使尿液浓缩(水分吸收)酸化(酸性物增加)能力及软骨素硫酸酯的存在,蛋白质在肾小管腔内凝聚、沉淀,形成管型。

(一)透明管型

透明管型主要由 TH 蛋白构成,也有清蛋白及氯化钠参与。健康人参考值为(0~1)/HP。为半透明、圆柱形,大小、长短很不一致,通常两端平行、钝圆、平直或略弯曲,甚至扭曲。在弱光下易见。正常人在剧烈运动后或老年人的尿液中可少量出现。发热、麻醉、心功能不全、肾受到刺激后尿中也可出现。一般无临床意义,如持续多量出现于尿液中,同时可见异常粗大的透明管型和红细胞及肾小管上皮细胞有剥落现象,说明肾有严重损害。见于急、慢性肾小球肾炎、肾病、肾盂肾炎、肾淤血、恶性高血压、肾动脉硬化等。此管型在碱性尿液中或稀释时,可溶解消失。

近年来有人将透明管型分单纯性和复合性两种,前者不含颗粒和细胞,后者可含少量颗粒和细胞(如红细胞、白细胞和肾上皮细胞)以及脂肪体等,但其量应低于管型总体的一半。复合性透明管型的临床意义较单纯性透明管型为大。透明红细胞管型是肾出血的主要标志,透明白细胞管型是肾炎症的重要标志,透明脂肪管型是肾病综合征的特有标志。

(二)颗粒管型

管型基质内含有颗粒,其量超过 1/3 面积时称为颗粒管型,是因肾实质性病变之变性细胞的分解产物或由血浆蛋白及其他物质直接聚集于 TH 蛋白管型基质中形成的。可分为粗颗粒管型和细颗粒管型两种。开始是多数颗粒大而粗,由于在肾停留时间较长,粗颗粒碎化为细颗粒。

1.粗颗粒管型

在管型基质中含有多数粗大而浓密的颗粒,外形较宽、易吸收色素呈淡黄褐色。近来也有人认为粗颗粒管型是由白细胞变性而成,因粗颗粒过氧化物酶染色一般为阳性;而细颗粒管型是由上皮细胞衍化而成,因粒细胞脂酶染色阳性而过氧化物酶染色一般为阴性。多见于慢性肾小球肾炎、肾病综合征、肾动脉硬化、药物中毒损伤肾小管及肾移植术发生急性排异反应时。

2.细颗粒管型

在管型基质内含有较多细小而稀疏的颗粒,多见于慢性肾小球肾炎、急性肾小球肾炎后期,偶尔也出现于剧烈运动后,发热及脱水正常人尿液中。如数量增多,提示肾实质损伤及肾单位内淤滞的可能。

（三）细胞管型

管型基质内含有多量细胞，其数量超过管型体积的 1/3 时，称细胞管型。这类管型的出现，常表示肾病变在急性期。

1.红细胞管型

管型基质内含有较多的红细胞，通常细胞多已残损，此种管型是由于肾小球或肾小管出血，或血液流入肾小管所致。常见于急性肾小球肾炎、慢性肾小球肾炎急性发作期、急性肾小管坏死、肾出血、肾移植后急性排异反应、肾梗死、肾静脉血栓形成等。

2.白细胞管型

管型基质内充满白细胞，由退化变性坏死的白细胞聚集而成，过氧化物酶染色呈阳性，此种管型表示肾中有中性粒细胞的渗出和间质性炎症。常见于急性肾盂肾炎、间质性肾炎、多发性动脉炎、红斑狼疮肾炎、急性肾小球肾炎、肾病综合征等。

3.肾上皮细胞管型

管型基质内含有多数肾小管上皮细胞。此细胞大小不一，并呈瓦片状排列。此种管型出现，多为肾小管病变，表示肾小管上皮细胞有脱落性病变。脂酶染色呈阳性，过氧化物酶染色呈阴性。常见于急性肾小管坏死、急性肾小球肾炎、间质性肾炎、肾病综合征、子痫、重金属、化学物质、药物中毒、肾移植后排异反应及肾淀粉样变性等。

4.混合细胞管型

管型基质内含有白细胞、红细胞、肾上皮细胞和颗粒等，称为混合型管型。此管型出现表示肾小球肾炎反复发作，出血和缺血性肾坏死，常见于肾小球肾炎、肾病综合征进行期、结节性动脉周围炎、狼疮性肾炎及恶性高血压，在肾移植后急性排异反应时，可见到肾小管上皮细胞与淋巴细胞的混合管型。

5.血小板管型

管型基质内含有血小板，称为血小板管型。由于在高倍镜下难以鉴别，需用 4.4% 清蛋白液洗渣，以 4.0% 甲醛液固定涂片后瑞-吉姆萨染色液染色。此管型是当弥散性血管内凝血（DIC）发生时，大量血小板在促使管型形成的因素下，组成血小板管型，随尿液排出。对确诊 DIC 有重要临床意义，尤其在早期更有价值。

（四）变形管型

包括脂肪管型、蜡样管型及血红蛋白管型。

1.脂肪管型

管型基质内含有多量脂肪滴称脂肪管型。脂肪滴大小不等，圆形、折光性强，可用脂肪染色鉴别。此脂肪滴为肾上皮细胞脂肪变性的产物。见于类脂性肾病、肾病综合征、慢性肾炎急性发作型、中毒性肾病等。常为病情严重的指征。

2.蜡样管型

蜡样管型常呈浅灰色或淡黄色，折光性强、质地厚、外形宽大，易断裂，边缘常有缺口，有时呈扭曲状。常与肾小管炎症有关，其形成与肾单位慢性损害、阻塞、长期少尿、无尿、透明管型、颗粒管型或细胞管型长期滞留于肾小管中演变而来，是细胞崩解的最后产物；也可由发生淀粉样变性的上皮细胞溶解后形成，见于慢性肾小球肾炎晚期、肾功能不全及肾淀粉样变性时；亦可在肾小管炎症和变性、肾移植慢性排异反应时见到。

3.血红蛋白管型

管型基质中含有破裂的红细胞及血红蛋白,多为褐色呈不整形,常见于急性出血性肾炎、血红蛋白尿、骨折及溶血反应引起的肝胆系统疾病等患者的尿液中,肾出血、肾移植术后产生排异反应时,罕见于血管内溶血患者。

(五)肾功能不全管型

该管型又称宽幅管型或肾衰竭管型。其宽度可为一般管型的 2～6 倍,也有较长者,形似蜡样管型但较薄,是由损坏的肾小管上皮细胞碎屑在明显扩大的集合管内凝聚而成,或因尿液长期淤积使肾小管扩张,形成粗大管型,可见于肾功能不全患者尿中。急性肾功能不全者在多尿早期这类管型可大量出现,随着肾功能的改善而逐渐减少消失。在异型输血后由溶血反应导致急性肾衰竭时,尿中可见褐色宽大的血红蛋白管型。挤压伤或大面积烧伤后急性肾功能不全时,尿中可见带色素的肌红蛋白管型。在慢性肾功能不全,此管型出现时,提示预后不良。

(六)微生物管型

常见的包括细菌管型和真菌管型。

1.细菌管型

管型的透明基质中含大量细菌。在普通光镜下呈颗粒管型状,此管型出现提示肾有感染,多见于肾脓毒性疾病。

2.真菌管型

管型的透明基质中含大量真菌孢子及菌丝。需经染色后形态易辨认。此管型可见于累及肾的真菌感染,对早期诊断原发性及播散性真菌感染和抗真菌药物的药效监测有重要意义。

(七)结晶管型

管型透明基质中含尿酸盐或草酸盐等结晶。1930 年 Fuller Albright 首先描述甲状旁腺功能亢进患者的尿中可有结晶管型。常见于代谢性疾病、中毒或药物所致的肾小管内结晶沉淀伴急性肾衰竭,还可见于隐匿性肾小球肾炎、肾病综合征等。

(八)难以分类管型(不规则管型)

外形似长方形透明管型样物体,边缘呈锯齿样凸起,凸起间隔距离规律似木梳,极少数还可见到未衍变完全的细胞及上皮,免疫荧光染色后,形态清晰。多见于尿路感染或肾受到刺激时,有时也可在肾小球肾炎患者的尿液沉渣中发现。

(九)易被认为管型的物质

1.黏液丝

形为长线条状,边缘不清,末端尖细卷曲。正常尿中可见,尤其妇女尿中可多量存在,如大量存在时表示尿道受刺激或有炎症反应。

2.类圆柱体

外形似透明管型,尾端尖细,有一条尖细螺旋状尾巴。可能是肾小管分泌的物体,其凝固性发生改变,而未能形成形态完整的管型。常和透明管型同时存在,多见于肾血液循环障碍或肾受到刺激时,偶见于急性肾炎患者尿中。

3.假管型

黏液状纤维状物黏附于非晶形尿酸盐或磷酸盐圆柱形物体上,形态似颗粒管型,但两端不圆、粗细不均、边缘不整齐,若加温或加酸可立即消失。

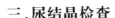
三、尿结晶检查

尿中出现结晶称晶体尿。尿液中是否析出结晶,取决于这些物质在尿液中的溶解度、浓度、pH、温度及胶体状况等因素。当种种促进与抑制结晶析出的因子和使尿液过饱和状态维持稳定动态平衡的因素失衡时,则可见结晶析出。尿结晶可分成代谢性的盐类结晶,多来自饮食,一般无临床意义。但要经常出现在尿液中伴有较多的新鲜红细胞,应考虑有结石的可能;另一种为病理性的结晶如亮氨酸、酪氨酸、胱氨酸、胆红素和药物结晶等,具有一定的临床意义。

(一)酸性尿液中结晶

1.尿酸结晶

尿酸为机体核蛋白中嘌呤代谢的终末产物,常以尿酸、尿酸钙、尿酸铵、尿酸钠的盐类形式随尿排出体外。其形态光镜下可见呈黄色或暗棕红色的菱形、三棱形、长方形、斜方形、蔷薇花瓣形的结晶体,可溶于氢氧化钠溶液。正常情况下如多食含高嘌呤的动物内脏可使尿中尿酸增加。在急性痛风症、小儿急性发热、慢性间质性肾炎、白血病时,因细胞核大量分解,也可排出大量尿酸盐。如伴有红细胞出现时,提示有膀胱或肾结石的可能,或肾小管对尿酸的重吸收发生障碍等。

2.草酸钙结晶

草酸是植物性食物中的有害成分,正常情况下与钙结合,形成草酸钙经尿液排出体外。其形态为哑铃形、无色方形、闪烁发光的八面体,有两条对角线互相交叉等。可溶于盐酸但不溶于乙酸内,属正常代谢成分,如草酸盐排出增多,患者有尿路刺激症状或有肾绞痛合并血尿,应考虑尿路结石症的可能性。

3.硫酸钙结晶

硫酸钙结晶的形状为无色针状或晶体状,呈放射状排列,无临床意义。

4.马尿酸结晶

马尿酸结晶的形状为无色针状、斜方柱状或三棱状,在尿沉渣中常有色泽。为人类和草食动物尿液中的正常成分,是由苯甲酸与甘氨酸结合而成,一般无临床意义。

5.亮氨酸和酪氨酸结晶

尿中出现亮氨酸和酪氨酸结晶为蛋白分解产物,亮氨酸结晶为淡黄色小球形油滴状,折光性强,并有辐射及同心纹,溶于乙酸不溶于盐酸。酪氨酸结晶为略带黑色的细针状结晶,常成束成团,可溶于氢氧化铵而不溶于乙酸。正常尿液中很少出现这两种结晶。可见于急性磷、氯仿、四氯化碳中毒、急性重型肝炎、肝硬化、糖尿病性昏迷、白血病或伤寒的尿液中。

6.胱氨酸结晶

胱氨酸结晶为无色六角形片状,折光性很强,系蛋白质分解产物。可溶于盐酸不溶于乙酸,迅速溶解于氨水中。正常尿中少见,在先天性氨基酸代谢异常,如胱氨酸病时,可大量出现有形成结石的可能性。

7.胆红素结晶

胆红素结晶为黄红色成束的小针状或小片状结晶,可溶于氢氧化钠溶液中,遇硝酸可显绿色,见于阻塞性黄疸、急性重型肝炎、肝硬化、肝癌、急性磷中毒等。有时在白细胞及上皮细胞内可见到此种结晶。

8.胆固醇结晶

胆固醇结晶的形状为无色缺角的方形薄片状,大小不一,单个或叠层,浮于尿液表面,可溶于乙醚、氯仿及酒精。见于乳糜尿内、肾淀粉样变、肾盂肾炎、膀胱炎、脓尿等。

(二)碱性尿液中结晶

1.磷酸盐类结晶

磷酸盐类一部分来自食物一部分来自含磷的有机化合物(磷蛋白类、核蛋白类),在组织分解时生成,属正常代谢产物。包括无定形磷酸盐、磷酸镁铵、磷酸钙等。其形状为无色透明闪光,呈屋顶形或棱柱形,有时呈羊齿草叶形,可溶于乙酸。如长期在尿液中见到大量磷酸钙结晶,则应与临床资料结合考虑甲状旁腺功能亢进、肾小管性酸中毒,或因长期卧床骨质脱钙等。如患者长期出现磷酸盐结晶,应考虑有磷酸盐结石的可能。有些草酸钙与磷酸钙的混合结石,与碱性尿易析出磷酸盐结晶及尿中黏蛋白变化因素有关。感染引起结石,尿中常出现磷酸镁铵结晶。

2.碳酸钙结晶

碳酸钙结晶的形状为无色哑铃状或小针状,也可呈无晶形颗粒状沉淀。正常尿内少见,可溶于乙酸并产生气泡,无临床意义。

3.尿酸铵结晶

尿酸铵结晶为黄褐色不透明的刺球形或树根形结晶,是尿酸和游离铵结合的产物,又称重尿酸铵结晶。见于腐败分解的尿中,无临床意义。若在新鲜尿液中出现此种结晶,表示膀胱有细菌感染。

4.尿酸钙结晶

尿酸钙结晶的形状为球形,周围附有突起或呈菱形。可溶于乙酸及盐酸,多见于新生儿尿液或碱性尿液中,无临床意义。

(三)药物结晶

随着化学治疗的发展,尿中可见药物结晶日益增多。

1.放射造影剂

使用放射造影剂患者如合并静脉损伤时,可在尿中发现束状、球状、多形性结晶。可溶于氢氧化钠,不溶于乙醚、氯仿。尿的比密可明显升高(>1.050)。

2.磺胺类药物结晶

磺胺类药物的溶解度小,在体内乙酰化率较高,服用后可在泌尿道内以结晶形式排出。如在新鲜尿内出现大量结晶体伴有红细胞时,有发生泌尿道结石和导致尿闭的可能。应即时停药予以积极处理。在出现结晶体的同时除伴有红细胞外可见到管型,表示有肾损害,应立即停药,大量饮水,服用碱性药物使尿液碱化。现仅将2000年中国药典记载的允许使用的几种磺胺药物的结晶形态介绍如下。

(1)磺胺嘧啶(SD):其结晶形状为棕黄、不对称的麦秆束状或球状,内部结构呈紧密的辐射状,可溶于丙酮。

(2)磺胺甲基异噁唑:结晶形状为无色透明、长方形的六面体结晶,似厚玻璃块,边缘有折光阴影,散在或集束成"+""X"形排列,可溶于丙酮。

(3)磺胺多辛:因在体内乙酰化率较低,不易在酸性尿中析出结晶。

3.解热镇痛药

退热药如阿司匹林、磺基水杨酸也可在尿中出现双折射性斜方形或放射状结晶。由于新药日益增多,也有一些可能在尿中出现结晶如诺氟沙星等,应识别其性质及来源。

四、其他有机沉淀物

(一)寄生虫

尿液检查可发现丝虫微丝蚴、血吸虫卵、刚地弓形虫滋养体、溶组织阿米巴滋养体、并殖吸虫幼虫、蛔虫(成虫、幼虫)、棘颚口线虫幼虫、蛲虫(成虫、幼虫)、肾膨结线虫(卵、成虫)、裂头蚴、棘头蚴、某蝇类幼虫及螨。常在妇女尿中见到阴道毛滴虫,有时男性尿中也可见到。

(二)细菌

在新鲜尿液中发现多量细菌,表示泌尿道有感染。在陈旧性尿液中出现细菌或真菌时应考虑容器不洁及尿排出时间过久又未加防腐剂,致细菌大量繁殖所致,无临床意义。

(三)脂肪细胞

尿液中混有脂肪小滴时称为脂肪尿,脂肪小滴在显微镜下可见大小不一圆形小油滴,用苏丹Ⅲ染成橙红色者为脂肪细胞。用瑞氏染色脂肪不着色呈空泡样。脂肪细胞出现常见于糖尿病高脂血症、类脂性肾病综合征、脂蛋白肾病、肾盂肾炎、腹内结核、肿瘤、棘球蚴病、疟疾、长骨骨折骨髓脂肪栓塞及先天性淋巴管畸形等。

五、尿液沉渣计数

尿液沉渣计数是尿液中有机有形沉淀物计数,计算在一定时间内尿液各种有机有形成分的数量,借以了解肾损伤情况。正常人尿液也含有少数的透明管型、红细胞及白细胞等有形成分。在肾疾病时,其数量可有不同程度的增加,增加的幅度与肾损伤程度相关,因此,通过定量计数尿中的有机有形成分,为肾疾病的诊断提供依据。

(一)12 h 尿沉渣计数(Addis 计数)

Addis 计数是测定夜间 12 h 浓缩尿液中的红细胞、白细胞及管型的数量。为防止沉淀物的变性需加入一定量防腐剂,患者在晚 8 时,排尿弃去,取以后 12 h 内全部尿液,特别是至次晨 8 时,必须将尿液全部排空。

1.参考值

红细胞:<500 000/12 h;白细胞及肾上皮细胞:<1 000 000/12 h;透明管型:<5 000/12 h。

2.临床意义

(1)肾炎患者可轻度增加或显著增加。

(2)肾盂肾炎患者尿液中的白细胞显著增高,尿路感染和前列腺炎等患者的尿中白细胞也明显增高。

(二)1 h 细胞排泄率检查

准确留取 3 h 全部尿液,将沉渣中红细胞、白细胞分别计数,再换算成 1 h 的排泄率。检查时患者可照常生活,不限制饮食,但不给利尿药及过量饮水。

1.参考值

男性:红细胞 < 30 000/h;白细胞 < 70 000/h。女性:红细胞 < 40 000/h;白细胞

$<140\ 000/\mathrm{h}$。

2.临床意义

(1)肾炎患者红细胞排泄率明显增高。

(2)肾盂肾炎患者白细胞排泄率增高,可达 40 万/小时。

(马双林)

第四章 粪便检验

第一节 粪便标本的常规处理

粪便标本的采取直接影响结果的准确性,通常采用自然排出的粪便,标本采集时注意事项如下:

(1)粪便检验应取新鲜的标本,盛器应洁净,不得混有尿液,不可有消毒剂及污水,以免破坏有形成分,使病原菌死亡和污染腐生性原虫。

(2)采集标本时应用干净的竹签选取含有黏液、脓血等病变成分的粪便;外观无异常的粪便须从表面、深处及粪端多处取材,其量至少为指头大小。

(3)标本采集后应于1h内检查完毕,否则可因消化酶等影响导致有形成分破坏分解。

(4)查痢疾阿米巴滋养体时应于排便后立即检查。从脓血和稀软部分取材。寒冷季节标本传送及检查时均需保温。

(5)检查日本血吸虫卵时应取黏液、脓血部分、孵化毛蚴时至少留取30g粪便,且须尽快处理。

(6)检查蛲虫卵须用透明薄膜拭子于晚12时或清晨排便前自肛门周围皱裂处拭取并立即镜检。

(7)找寄生虫虫体及作虫卵计数时应采集24h粪便,前者应从全部粪便中仔细搜查或过筛,然后鉴别其种属;后者应混匀后检查。

(8)做化学法隐血试验时,应于前3d禁食肉类及含动物血食物并禁服铁剂及维生素。

(9)做粪胆原定量时,应连续收集3d的粪便,每天将粪便和匀秤重后取出20g送检。

(10)做细菌学检查的粪便标本应采集于灭菌有盖的容器内立即送检。

(11)无粪便排出而又必须检查时,可经肛门指诊或采便管拭取标本。灌肠或服油类泻剂的粪便常因过稀且混浊有油滴等而不适于做检查标本。

(12)粪便检验后应将纸类或塑料标本盒投入焚化炉中烧毁。搪瓷容器应泡于消毒液中(如过氧乙酸、煤酚皂液或新洁尔灭等)24 h,弃消毒液后,流水冲洗干净备用。所用载玻片上需用5%煤酚皂液浸泡消毒。

(侯敬侠)

第二节 粪便的理学检验

一、量

正常成人大多每天排便一次,其量为 100～300 g,随食物种类、食量及消化器官的功能状态而异。摄取细粮及肉食为主者,粪便细腻而量少;进食粗粮特别是多量蔬菜后,因纤维素多致粪便量增加。当胃、肠、胰腺有炎症或功能紊乱时,因炎性渗出,肠蠕动亢进,消化吸收不良,可使粪便量增加。

二、外观

粪便的外观包括颜色与性状。正常成人的粪便为黄褐色成形便,质软;婴儿粪便可呈黄色或金黄色糊状。久置后,粪便的胆色素被氧化可致颜色加深。病理情况下可见如下改变。

(一)黏液便

正常粪便中的少量黏液,因与粪便均匀混合不易察觉,若有肉眼可见的黏液,说明其量增多。小肠炎时增多的黏液均匀地混于粪便之中;如为大肠炎,由于粪便已逐渐成形,黏液不易与粪便混合;来自直肠的黏液则附着于粪便的表面。单纯黏液便黏液无透明、稍黏稠,脓性黏液则呈黄白色不透明,见于各类肠炎、细菌性痢疾、阿米巴痢疾、急性血吸虫病。

(二)溏便

便呈粥状且内容粗糙,见于消化不良、慢性胃炎、胃窦潴留。

(三)胨状便

肠易激综合征患者常于腹部绞痛后排出黏胨状、膜状或纽带状物,某些慢性菌痢疾病患者也可排出类似的粪便。

(四)脓性及脓血便

脓性及脓血便说明肠道下段有病变。常见于痢疾、溃疡性结肠炎、局限性肠炎、结肠或直肠癌。脓或血多少取决于炎症的类型及其程度,在阿米巴痢疾以血为主,血中带脓,呈暗红色稀果酱样,此时要注意与食入大量咖啡、巧克力后的酱色粪便相鉴别。细菌性痢疾则以黏液及脓为主,脓中带血。

(五)鲜血便

直肠息肉、结肠癌、肛裂及痔疮等均都可见鲜红色血便。痔疮时常在排便之后有鲜血滴落,而其他疾病多见鲜血附着于粪便的表面。过多地食用西瓜、番茄、红辣椒等红色食品,粪便亦可呈鲜血色,但很易与以上鲜血便鉴别。

(六)柏油样黑便

上消化道出血时,红细胞被胃肠液消化破坏,释放出血红蛋白并进一步降解为血红素、卟啉和铁等产物,在肠道细菌的作用下铁与肠内产生的硫化物结合成硫化铁,并刺激小肠分泌过多的黏液。上消化道出血为 50～75 mL 时,可出现柏油样便,粪便呈褐色或黑色,质软,富有光泽,宛如柏油。如见柏油样便,且持续 2～3 d,说明出血量至少为 500 mL。当上消化道持续大出血时,排便次数可增多,而且稀薄,因而血量多,血红素不能完全与硫化物结合,加之血液在肠腔内推进快,粪便可由柏油样转为暗红色。服用活性炭、铁剂等之后也可排黑色便。但无光泽且隐血试验阴性。

(七)稀糊状或稀汁样便

稀糊状或稀汁样便常因肠蠕动亢进或分泌物增多所致,见于各种感染或非感染性腹泻,尤其是急性胃肠炎。小儿肠炎时肠蠕动加速,粪便很快通过肠道,以致胆绿素来不及转变为粪便胆素而呈绿色稀糊样便。遇大量黄绿色的稀汁样便并含有膜状物时应考虑到伪膜性肠炎;艾滋病伴发肠道隐孢子虫感染时也可排出大量稀汁样便。副溶血性弧菌食物中毒可排洗肉水样便,出血性小肠炎可见红豆汤样便。

(八)米泔样便

米泔样便呈淘米水样,内含黏液片块,量大,见于重症霍乱、副霍乱患者。

(九)白陶土样便

由于各种原因引起的胆管梗阻,进入肠内的胆汁减少或缺失,以致无粪便胆素产生,使粪便呈灰白色,主要见于梗阻性黄疸。钡餐造影术后可因排出钡剂使粪便呈黄白色。

(十)干结便

常由习惯性便秘,粪便在结肠内停留过久,水分过度吸收而排出羊粪便样的硬球或粪便球积成的硬条状粪便。于老年排便无力时多见。

(十一)细条状便

排便形状改变,排出细条或扁片状粪便,说明直肠狭窄,常提示有直肠肿物存在。

(十二)乳凝块

婴儿粪便中见有黄白色乳凝块,亦可能见蛋花样便,提示脂肪或酪蛋白消化不完全,常见于消化不良、婴儿腹泻。

三、气味

正常粪便有臭味,主要因细菌作用的产物如吲哚、粪臭素、硫醇、硫化氢等引起的。

肉食者臭味重,素食者臭味轻,粪便恶臭且呈碱性反应时,乃因未消化的蛋白质发生腐败所致;患者患慢性肠炎、胰腺疾病、消化道大出血,结肠或直肠癌溃烂时,粪便亦有腐败恶臭味。阿米巴性肠炎粪便呈鱼腥臭味,如脂肪及糖类消化或吸收不良时,由于脂肪酸分解及糖的发酵而使粪便呈酸臭味。

四、酸碱反应

正常人的粪便为中性、弱酸性或弱碱性。食肉多者呈碱性,高度腐败时为强碱性,食糖类及脂肪多时呈酸性,异常发酵时为强酸性。细菌性痢疾、血吸虫病粪便常呈碱性;阿米巴痢疾粪便常呈酸性。

五、病毒

目前研究最多的是轮状病毒和甲型肝炎病毒的检验。有研究报告指出轮状病毒是我国婴幼儿秋冬季节流行性腹泻的主要致病病原,由于这种腹泻没有特征性的病变指标,从大便中检出轮状病毒就是重要的诊断依据。而粪便中甲肝病毒的检出则是该患者具有传染性的可靠依据。由于病毒体积微小、生命形式不完善,这使得普通显微镜和无生命培养基在病毒检验中无用武之地。可用的检验方法:血清学方法、电镜观察与分离培养(用动物接种、组织培养、细胞培养等)等。临床上往往采用免疫学方法进行快速诊断,且准确性和灵敏度都较高。电子显微镜或分离培养的方法比较费时、费事,往往在研究中采用。

六、寄生虫

在目视检查和显微镜检查中,已经有大部分寄生虫感染能被检出。蛔虫、蛲虫、带绦虫等较大虫体或其片段肉眼即可分辨,钩虫虫体须将粪便冲洗过方可看到。但是,由于虫卵和虫体在粪便中的分布高度不均一,使得目视检查和普通的涂片镜检结果重复性很差。在高度怀疑寄生虫感染的病例,应采用集卵法以及虫卵孵化实验等以提高检出率和重复性。服驱虫剂后应查找有无虫体,驱绦虫后应仔细寻找其头节。

七、结石

粪便中可见到胆石、胰石、粪石等,最重要且最多见的是胆石。常见于应用排石药物或碎石术之后,较大者肉眼可见到,较小者需用铜筛淘洗粪便后仔细查找才能见到。

(侯敬侠)

第三节　粪便的化学检验

一、隐血试验

隐血是指消化道出血量很少,肉眼不见血色,而且少量红细胞又被消化分解致显微镜下也无从发现的出血状况而言。隐血试验对胃癌和大肠癌等消化道肿瘤持续的消化道出血可能是其早期出现的唯一特征,且大便隐血检查属无创检查,试验方便、费用低廉,适合进行长期观察,因而大便隐血试验目前仍旧是消化道疾病早期发现的较好试验。

(一)方法学评价

隐血试验(occult blood test,OBT)目前主要采用化学法。如邻联甲苯胺法、还原酚酞法、联苯胺法、氨基比林法、无色孔雀绿法、愈创木酯法等。其实验设计原理基于血红蛋白中的含铁血红素部分有催化过氧化物分解的作用,能催化试剂中的过氧化氢,分解释放新生态氧,氧化上述色原物质而呈色。呈色的深浅反映了血红蛋白多少,亦即出血量的大小。经上试验方法虽然原理相同,但在实际应用中却由于粪便的成分差别很大,各实验室具体操作细节如粪便取材多少、试剂配方、观察时间等不同,而使结果存在较大差异。多数文献应用稀释的血红蛋白液对这些方法灵敏度的研究表明,邻联甲苯胺法、还原酚酞法最灵敏,可检测 $0.2\sim1.0$ mg/L 的血红蛋白,只要消化道有 $1\sim5$ mL 的出血就可检出。还原酚酞法由于试剂极不稳定,放置可自发氧化变红而被摒弃。高度灵敏的邻联甲苯胺法常容易出现假阳性结果,中度灵敏的试验包括联苯胺法、无色孔雀绿法,可检出 $1\sim5$ mg/L 的血红蛋白,消化道有 $5\sim10$ mL 出血即为阳性。联苯胺法由于有致癌作用而无色孔雀绿法在未加入异喹啉时灵敏度差,需 20 mg/L 血红蛋白,试剂配制和来源均不如拉米洞方法方便。愈创木酯法灵敏度差,需 $6\sim10$ mL/L 血红蛋白才能检出,此时消化道出血可达 20 mL 但假阳性很少,如此法为阳性,基本可确诊消化道出血。目前国内外生产应用四甲基联苯胺和愈创木酯为显色基质的隐血试带,使隐血试验更为方便。

以上各种隐血试验化学法虽简单易行,但均基于血红蛋白中的血红素可促使双氧水分解释放新生态氧,使色原物质氧化这一原理,方法上缺乏特异准确性。此外,化学试剂不稳定,久置后可使反应减弱。外源性动物性食物如含有血红蛋白、肌红蛋白,其血红素的作用均可使试验呈阳性,大量生食蔬菜中含有活性的植物过氧化物酶也可催化双氧水分解,出现假阳性反应,所以除愈创木酯法外均要求素食 3 d,为此有人提出将粪便用水做 1:3 稀释加热煮沸再加冰乙酸和乙醚提取血红蛋白测定可排除干扰。此法虽然可靠,但不适用于常规工作。另外,血液如在肠道停留过久,血红蛋白被细菌降解,血红素不复存在,则会出现与病情不符的阴性结果,患者服用大量维生素 C 或其他具有还原作用的药物,在实验中可使过氧化物还原,不能再氧化色原物质,亦可使隐血试验呈假阴性。除上述干扰隐血试验外亦可由于检验人员取材部位不同,标本反应时间不同,检验员对显色判断不同,故在不同方法的试验中,还可产生误差等,致使目前国内外尚无统一公认的推荐的方法,更谈不到实验的标准化。

为解决传统隐血试验的特异性问题及鉴别消化道出血部位,人们探索了一些新的隐血试验方法,如同位素铬(^{51}Cr)法等同位素法和各种免疫学方法。

1.同位素方法

(1)铬(^{51}Cr)法测定大便隐血量。①原理:^{51}Cr-红细胞经静脉注射后,正常不进入消化道,消化道出血时则进入并不被吸收,随大便排出;将大便中的放射性与每毫升血液中放射性比较计算可求出胃肠道出血量。②方法:静脉注射 ^{51}Cr-RBC 7.4 MBq 后,收集 72 h 大便,称重测放射性,并在开始时和收集大便结束时抽静脉血测每毫升放射性计数。按公式计算结果:72 h 出血量(mL)=大便总放射性/每毫升血放射性。

(2)锝标记红细胞法定位诊断胃肠道出血。①原理:当胃肠道出血时,锝标记红细胞或胶体随血液进入胃肠道;②方法:静脉注射显像剂后以 $2\sim5$ min 一帧的速度连续显像 $0.5\sim1.0$ h,必要时延迟显像;③临床应用:适用于活动性胃肠道出血的诊断和大致定位。急性活动出血用锝标胶体显像,间歇出血者用锝标 RBC 显像。诊断准确率在 80% 左右,能够探测出血率高于每分钟 0.1 mL 的消化道出血。

尽管同位素方法的灵敏度和特异性无可非议,甚至还可以对出血点进行准确定位,但临床很难接受将一种应用放射性同位素的、操作复杂的、需要特殊仪器的方法普遍用来进行一个没有特异性的指标的检验。

2.免疫学方法

免疫学方法以其特异性和灵敏度而广受临床检验的欢迎,如免疫单扩法、免疫电泳、酶联免疫吸附试验、免疫斑点法、乳胶免疫化学凝聚法、放射免疫扩散法、反向间接血凝法、胶体金标记夹心免疫检验法等。此类试验所用抗体分为两大类,一种为抗人血红蛋白抗体,另一种为抗人红细胞基质抗体。免疫学方法具有很好的灵敏度,一般血红蛋白为 0.2 mg/L,0.03 mg/g 粪便就可得到阳性结果,且有很高的特异性,各种动物血血红蛋白在 500 mg/L、辣根过氧化物酶在 2 000 mg/L 时不会出现干扰,因而不需控制饮食。据赫索格和卡梅隆等研究,正常人 24 h 胃肠道生理性失血量为 0.6 mL,若每天多于 2 mL,则属于病理性出血。由于免疫学方法的高度敏感性,又由于有正常的生理性失血,如此高的灵敏度,要在某些正常人特别是服用刺激肠道药物后可造成假阳性。但免疫学法隐血试验主要检测下消化道的优点,目前被认为是对大肠癌普查最适用的试验。免疫学法隐血试验主要检测下消化道出血,有 40%～50% 的上消化道出血不能检出。原因:①血红蛋白或红细胞经过消化酶降解或消化殆尽已不具有原来免疫原性;②过量大出血而致反应体系中抗原过剩出现前带现象;③患者血红蛋白的抗原与单克隆抗体不配。因此,有时外观为柏油样便而免疫法检查却呈阴性或弱阳性,此需将原已稀释的粪便再稀释 50～100 倍重做或用化学法复检。近年来某些实验室还采用卟啉荧光法血红蛋白定量试验,用紫草酸试剂使血红素变为卟啉进行荧光检测,这样除可测粪便未降解的血红蛋白外,还可测血红素衍化物卟啉,从而克服了化学法和免疫法受血红蛋白降解影响的缺点,可对上、下消化道出血同样敏感,但外源性血红素、卟啉类物质具有干扰性,且方法较复杂,故不易推广使用。此外,免疫学的方法也从检测血红蛋白与人红细胞基质扩展到测定粪便中其他随出血而出现的带有良好的抗原性而又不易迅速降解的蛋白质,如清蛋白、转铁蛋白等,灵敏度达 2 mg/L。

为了使免疫学方法在检测粪便潜血时尽可能简便,以适应大规模大肠癌普查的需要和临床快速报告的要求,有的公司已经推出单克隆抗体一步法试验,如美国万华普曼生物工程有限公司。他们所采用的粪便潜血免疫一步法是一种快速简便、无嗅无味的三明治夹心免疫检验法。具有特异性强、高灵敏度(0.03 mgHb/g 粪)、检验快速(1～5 min)、操作简单(一步检验)、试剂易保存(室温)和结果简单易读的优点,在诊断和治疗引起肠胃道出血的疾病有重要意义。特别是消化道癌肿患者 87% 大便隐血为阳性。

3.其他方法

近年来,某些实验室还采用卟啉荧光法血红蛋白定量试验,用紫草酸试剂使血红素变为卟啉进行荧光检测,这样除可测粪便未降解的血红蛋白外,可对上、下消化道出血同样敏感,但外源性血红素、卟啉类物质具有干扰性,且方法较复杂,故不易推广使用。

(二)临床意义

粪便隐血检查对消化道出血的诊断有重要价值。消化性溃疡、药物致胃黏膜损伤(如服用吲哚美辛、糖皮质激素等)、肠结核、克罗恩病、溃疡性结肠炎、结肠息肉、钩虫病及胃癌、结肠癌等消化道肿瘤时,粪便隐血试验均常为阳性,故须结合临床其他资料进行鉴别诊断。在消化性溃疡时,阳性率为 40%～70%,呈间断性阳性。消化性溃疡治疗后当粪便外观正常时,隐血试验阳性仍可持续 5～7 d,此后如出血完全停止,隐血试验即可转阴。消化道癌症时,阳性率可达 95%,呈持续性阳性,故粪便隐血试验常作为消化道恶性肿瘤诊断的一个筛选指标。尤其对中老年人早期发现消化道恶性肿瘤有重要价值。此外,在流行性出血热患者的粪便中隐血试验也有 84% 的阳性率,可作为该病的重要佐证。

二、粪胆色素检查

正常粪便中无胆红素而有粪胆原及粪胆素。粪胆色素检查包括胆红素、粪胆原、粪胆素检查。

(一)粪胆红素检查

婴儿因正常肠道菌群尚未建立或成人因腹泻致肠蠕动加速,使胆红素来不及被肠道菌还原时,粪便可呈金黄色或深黄色,胆红素定性试验为阳性,如部分被氧化成胆绿素。为快速检测粪便中的胆红素可用 Harrison 法,如呈绿蓝色为阳性。

(二)粪胆原定性或定量

粪便中的粪胆原在溶血性黄疸时,由于大量胆红素排入肠道被细菌还原而明显增加;梗阻性黄疸时由于排向肠道的胆汁少而粪便胆原明显减少;肝细胞性黄疸时粪胆原则可增加也可减少,视肝内梗阻情况而定。粪便胆原定性或定量对于黄疸类型的鉴别具有一定价值。无论定性或定量均采用 Ehrlich 方法,生成红色化合物,正常人每 100 g 粪便中胆原量为 75～350 mg。低于或高于参考值可助诊为梗阻性或溶血性黄疸。

(三)粪胆素检查

粪便胆素是由粪便胆原在肠道中停留被进一步氧化而成,粪便由于粪胆素的存在而呈棕黄色,当胆管结石、肿瘤而致完全阻塞时,粪便中因无胆色素而呈白陶土色。可用氯化汞试剂联合检测胆红素及粪便胆素,如粪便悬液呈砖红色表示粪胆素阳性,如显绿色则表示有胆红素被氧化为胆绿素,如不变色,表示无胆汁入肠道。

三、消化吸收功能试验

消化吸收功能试验是一组用以检查消化道功能状态的试验。近年来由于采用了各种放射性核素技术而取得了很大进展,这组试验包括脂肪消化吸收试验,蛋白质消化吸收试验和糖类消化吸收试验等,但操作技术复杂,不便常规使用。因此更要强调在粪便一般镜检中观察脂肪小滴,以此作为胰腺功能不全的一种筛选指标。

此外,还可做脂肪定量测定,即在普通膳食情况下,每人每 24 h 粪便中的总脂肪为 2～5 g(以测定的总脂肪酸计量)或为干粪便的 7.3％～27.6％。粪便脂质主要来源是食物,小部分系来源于胃肠道分泌、细胞脱落和细菌的代谢产物。在疾病情况下,由于脂肪的消化或吸收能力减退,粪便中的总脂量可以大为增加,若 24 h 粪便中总脂量超过 6 g 时,称为脂肪泻。慢性胰腺炎、胰腺癌、胰腺纤维囊性变等胰腺疾病,梗阻性黄疸,胆汁分泌不足的肝胆疾病,小肠病变如肠性脂质营养不良病,蛋白丧失性肠病时均可引起脂肪泻。

脂肪定量可协助诊断以上疾病。常用的方法有称量法和滴定法。称量法是将粪便标本经盐酸处理后,使结合脂肪酸变为游离的脂肪酸,再用乙醚萃取中性脂肪及游离脂肪酸,经蒸发除去乙醚后在分析天平上精确称其重量。滴定法原理是将粪便中脂肪与氢氧化钾溶液一起煮沸皂化,冷却后加入过量的盐酸使脂皂变为脂酸,再以石英钟油醚提取脂酸,取一份提取液蒸干,其残渣以中性乙醇溶解,以氢氧化钠滴定,计算总脂肪酸含量。

利用脂肪定量也可计算脂肪吸收率,以估计消化吸收功能。具体做法是在测定前 2～3 d 给予脂肪含量为 100 g 的标准膳食,自测定日起,仍继续给予标准膳食连续 3 d,每天收集 24 h 晨粪便做总脂测定。

脂肪吸收率(％)=(膳食总脂量-粪便总脂量)/膳食总脂量×100％。

正常人每天摄入脂肪 100 g,其吸收率在 95％以上,脂肪泻时吸收明显减低。

目前检测有无胰蛋白缺乏的试验有 X 线胶消化法。由于该法准确度和精密性都很差,而很少应用。

(侯敬侠)

第四节　粪便的显微镜检验

粪便直接涂片显微镜检查是临床常规检验项目。可以从中发现病理成分,如各种细胞、寄生虫卵、真菌、细菌、原虫等,并可通过观察各种食物残渣以了解消化吸收功能。为此,必须熟悉这些成分的形态。

一般采用生理盐水涂片法,以竹签取含黏液脓血的部分,若为成形便则取自粪便表面,混悬于载有一滴生理盐水的载玻片上,涂成薄片,厚度以能透视纸上字迹为度,加盖玻片,先用低倍镜观察全片有无虫卵、原虫包囊、寄生虫幼虫及血细胞等,再用高倍镜详细检查病理成分的形态及结构。

一、细胞

(一)白细胞

正常粪便中不见或偶见,多在带黏液的标本中见到,主要是中性分叶核粒细胞。肠炎一般少于15/HP,分散存在。具体数量多少与炎症轻重及部位有关。小肠炎症时白细胞数量不多,均匀混于粪便内,且因细胞部分被消化而不易辨认。结肠炎症如细菌性痢疾时,可见大量白细胞或成堆出现的脓细胞,亦可见到吞有异物的吞噬细胞。在肠易激综合征、肠道寄生虫病(尤其是钩虫病及阿米巴痢疾)时,粪便涂片还可见较多的嗜酸性粒细胞,可伴有夏科-莱登结晶。

(二)红细胞

正常粪便中无红细胞。肠道下段炎症或出血时可出现,如痢疾、溃疡性结肠炎、结肠癌、直肠息肉、急性吸虫病等。粪便中新鲜红细胞为草黄色、稍有折光性的圆盘状。细菌性痢疾红细胞少于白细胞,多分散存在且形态正常;阿米巴痢疾者红细胞多于白细胞,多成堆存在并有残碎现象。

(三)巨噬细胞

巨噬细胞为一种吞噬较大异物的单核细胞,在细菌性痢疾和直肠炎症时均可见到。其胞体较中性粒细胞为大,或为其3倍或更大,呈圆形、卵圆形或不规则形,胞核为1～2个,大小不等,常偏于一侧。无伪足伸出者,内外质界限不清。常含有吞噬的颗粒及细胞碎屑,有时可见含有红细胞、白细胞、细菌等,此类细胞多有不同程度的退化变性现象。若其胞质有缓慢伸缩时,应特别注意与溶组织内阿米巴滋养体区别。

(四)肠黏膜上皮细胞

整个小肠、大肠黏膜的上皮细胞均为柱状上皮,只有直肠齿状线处由复层立方上皮未角化的复层鳞状上皮所被覆。生理情况下,少量脱落的柱状上皮多已被破坏,故正常粪便中见不到。结肠炎症时上皮细胞增多,呈卵圆形或短柱形状,两端钝圆,细胞较厚,结构模糊,夹杂于白细胞之间,伪膜性肠炎的肠黏膜小块中可见到成片存在的上皮细胞,其黏液胨状分泌物中亦可大量存在。

(五)肿瘤细胞

取乙状结肠癌、直肠癌患者的血性粪便及时涂片染色,可能见到成堆的具异形性的癌细胞。

在进行细胞镜检时,至少要观察10个高倍镜视野,然后就所见对各类细胞的多少给予描述,报告方式见表 4-1。

表 4-1　粪便涂片镜检时细胞成分的报告方式

10 个高倍视野(HP)中某种细胞所见情况	报告方式(某种细胞数/HP)
10 个高倍视野中只看到 1 个	偶见
10 个高倍视野中有时不见,最多在一个视野见到 2～3 个	0～3
10 个高倍视野中每视野最少见 5 个,多则 10 个	5～10
10 个高倍视野中每视野都在 10 个以上	多数
10 个高倍视野中细胞均匀分布满视野,难以计数	满视野

二、食物残渣

正常粪便中的食物残渣均系已充分消化后的无定形细小颗粒,可偶见淀粉颗粒和脂肪小滴等未经充分消化的食物残渣,常见有以下几种。

(一)淀粉颗粒

一般为具有同心性纹或不规则放射线纹的大小不等的圆形、椭圆形或棱角状颗粒,无色,具有一定折光性。滴加碘液后呈黑蓝色,若部分水解为糊精者则呈棕红色,腹泻者的粪便中常易见到,在慢性胰腺炎、胰腺功能不全、碳水化合物消化不良时可在粪便中大量出现,并常伴有较多的脂肪小滴和肌肉纤维。

(二)脂肪

粪便中的脂肪有中性脂肪、游离脂肪酸和结合脂肪酸三种形式,中性脂肪亦即脂肪小滴,呈大小不一、圆形折光强的小球状。用苏丹Ⅲ染色后呈朱红色或橘色。大量存在时,提示胰腺功能不全,因缺乏脂肪酶而使脂肪水解不全所致,见于急、慢性胰腺炎,胰头癌,吸收不良综合征,小儿腹泻等。游离脂肪酸为片状、针束状结晶,加热溶化,片状者苏丹Ⅲ染为橘黄色,而针状者染色,其增多表示脂肪吸收障碍,可见于阻塞性黄疸,肠道中缺乏胆汁时,结合脂肪酸是脂肪酸与钙、镁等结合形成不溶性物质,呈黄色不规则块状或片状,加热不溶解,不被苏丹Ⅲ染色。

正常人食物中的脂肪经胰脂肪酶消化分解后大多被吸收,粪便中很少见到。如镜检脂肪小滴>6 个/高倍视野,视为脂肪排泄增多,如大量出现称为脂肪泻,常见于腹泻患者。此外,食物中脂肪过多,胆汁分泌失调,胰腺功能障碍也可见到,尤其在慢性胰腺炎患者排出有特征性的粪便:量多,呈泡沫状,灰白色,有恶臭,镜检有较多的脂肪小滴。

(三)肌纤维

日常食用的肉类主要是动物的横纹肌,经蛋白酶消化分解后多消失。大量肉食后可见到少量肌纤维,但在一张盖片范围内(18 mm×18 mm)不应超过 10 个,为淡黄色条状、片状、带纤维的横纹,如加入伊红可染红色。在肠蠕动亢进、腹泻或蛋白质消化不良时可增多,当胰腺外分泌功能减退时,不但肌肉纤维增多,且其纵横纹均易见,甚至可见到细胞核,这是胰腺功能严重不全的佐证。

(四)胶原纤维和弹性纤维

胶原纤维和弹性纤维为无色或微黄色束状边缘不清晰的线条状物,正常粪便中很少见到。有胃部疾病而缺乏胃蛋白酶时可较多出现。加入 30% 醋酸后,胶原纤维膨胀呈胶状而弹性纤维的丝状形态更为清晰。

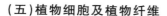

（五）植物细胞及植物纤维

正常粪便中仅可见少量的形态多样化。植物细胞可呈圆形、长圆形、多角形、花边形等，无色或淡黄色、双层细胞壁，细胞内有多数叶绿体，须注意与虫卵鉴别。植物纤维为螺旋形或网格状结构。植物毛为细长、有强折光、一端呈尖形的管状物，中心有贯通两端的管腔。肠蠕动亢进、腹泻时此类成分增多，严重者肉眼即可观察到粪便中的若干植物纤维成分。

三、结晶

在正常粪便中，可见到少量磷酸盐、牙齿酸钙、碳酸钙结晶，均无病理意义。夏科-莱登结晶为无色透明的菱形结晶。两端尖长，大小不等，折光性强，常在阿米巴痢疾、钩虫病及过敏性肠炎粪便中出现，同时可见到嗜酸性粒细胞。血晶为棕黄色斜方形结晶，见于胃肠道出血后的粪便内。不溶于氢氧化钾溶液，遇硝酸呈蓝色。

四、细菌

（一）正常菌群与菌群失调

正常菌群与菌群失调粪便中细菌极多，占干重 1/3，多属正常菌群。在健康婴儿粪便中主要有双歧杆菌、拟杆菌、肠杆菌、肠球菌、少量芽孢菌（如梭状菌属）、葡萄球菌等。成人粪便中以大肠埃希菌、厌氧菌和肠球菌为主要菌群，约占 80%；产气杆菌、变形杆菌、铜绿假单胞菌等多为过路菌，不超过 10%。此外，尚可有少量芽孢菌和酵母菌。正常人粪便中菌量和菌谱处于相对稳定状态，保持着细菌与宿主间的生态平衡。若正常菌群突然消化或比例失调，临床上称为肠道菌群失调症。其确证方法需通过培养及有关细菌学鉴定。但亦可做粪便涂片，行革兰染色后油浸镜观察以初步判断。正常粪便中球菌和杆菌的比例大致为 1∶10。长期使用广谱抗生素、免疫抑制剂及慢性消耗性疾病患者，粪便中球/杆菌比值变大，若比值显著增大，革兰阴性杆菌严重减少，甚至消失，而葡萄球菌或真菌等明显增多，常提示有肠道菌群紊乱或发生二重感染，此种类型菌群失调症称伪膜性肠炎，此时粪便多呈稀汁样，量很大，涂片革兰染色常见培养证明为金黄色溶血性葡萄球菌，其次为假丝酵母菌。由厌氧性难辨梭状芽孢杆菌引起的伪膜性肠炎近年来日渐增多，应予以重视。

（二）霍乱弧菌初筛

霍乱在我国《急性传染病管理条例》中列为甲类，其发病急，病程进展快，因此要求快速、准确报告。霍乱弧菌肠毒素具有极强的致病力，作用于小肠黏膜引起的肠液大量分泌，导致严重水、电解质平衡紊乱而死亡。用粪便悬滴检查和涂片染色有助于初筛此菌。取米泔样粪便生理盐水悬滴检查可见呈鱼群穿梭样运动活泼的弧菌，改用霍乱弧菌抗血清悬滴检查，即做制动试验时呈阳性反应弧菌不再运动。粪便黏液部分涂片革兰染色及稀释苯酚品红染色后，油浸镜观察若见到革兰阴性红色鱼群样排列，呈现逗点状或香蕉样形态的弧菌，则需及时报告和进行培养与鉴定。

（三）其他致病菌分离培养

目前已认识到的能从粪便中发现的病原微生物达数十种之多，如沙门氏菌属、志贺氏菌属、酵母菌以及致病性大肠埃希菌和绿脓杆菌等。要从大便标本的大量菌群中分离这几十种致病菌，检验科一般采用选择性培养基如 SS 琼脂、GN 增菌液、麦康凯琼脂等。但是目前没有一种能用于所有致病菌的选择培养基（事实上很难或不可能做到），因此临床上往往采用多种选择性培养基联用以提高检出率。

五、肠道真菌

(一)普通酵母菌

普通酵母菌是一种环境中常见的真菌,可随环境污染而进入肠道,也可见于服用酵母片后。胞体小,常呈椭圆形,两端略尖,微有折光性,不见其核,如繁殖可见侧芽,常见于夏季已发酵的粪便中。其形态有时与微小阿米巴包囊或红细胞相混合但加入稀醋酸后不消失,而红细胞则被溶解。在菌群失调症患者,尚需与白色假丝酵母菌相区别,后者须见到假菌丝与厚膜孢子方可诊断,否则只能报告酵母菌。

(二)人体酵母菌

人体酵母菌为一种寄生于人体中的真菌,亦称人体酿母菌。呈圆形或卵圆形,直径 $5\sim15~\mu m$,大小不一。内含一个大而透明的圆形体,称为液泡。此菌幼稚期液泡很小,分散于胞质之中,成熟时液泡聚合成一个大球体,占细胞的大部分。在液泡周围的狭小的胞质带内有数颗反光性强的小点。此菌有时易与原虫包囊,特别是人芽囊原虫和白细胞相混淆,可用蒸馏水代替生理盐水进行涂片,此时人体酵母菌迅速破坏消失而原虫包囊及白细胞则不被破坏。亦可用碘染色,液泡部分不着色,胞质内可见 $1\sim2$ 核,此菌一般无临床意义。大量出现时可致轻微腹泻。

(三)假丝酵母菌

过去也译作念珠菌。正常粪便中极少见,如见到首先应排除由容器污染或粪便在室温放置过久引起的污染,病理粪便中出现的假丝酵母菌以白色假丝酵母菌最为多见,常见于长期使用广谱抗生素、激素、免疫抑制剂和放、化疗之后。粪便中可见卵圆形、薄壁、折光性强、可生芽的酵母样菌,革兰染色阳性,可见分支状假菌丝和厚壁孢子。

六、寄生虫卵

从粪便中检查寄生虫卵,是诊断肠道寄生虫感染的最常用的化验指标。粪便中常见的寄生虫卵有蛔虫卵、钩虫卵、鞭虫卵、蛲虫卵、华支睾吸虫卵、血吸虫卵、姜片虫卵、带绦虫卵等。寄生虫卵的检验一般用生理盐水涂片法,除华支睾吸虫需用高倍镜辨认外,其他均可经低倍镜检出。在识别寄生虫卵时应注意虫卵大小、色泽、形态,卵壳的厚薄、内部结构特点,认真观察予以鉴别,观察 10 个低倍视野,以低倍镜所见虫卵的最低数和最高数报告。为了提高寄生虫卵的检出阳性率,还可采用离心沉淀法,静置沉淀集卵法,通过去除粪渣,洗涤沉淀后涂片镜检,此种集卵法适用于检出各种虫卵,也可采用饱和盐水浮聚法,此法适用于检查钩虫卵、蛔虫卵及鞭虫卵。

七、肠寄生原虫

肠寄生原虫包括阿米巴原虫、隐孢子虫、鞭毛虫、纤毛虫和人芽囊原虫。

(一)肠道阿米巴

肠道阿米巴包括溶组织内阿米巴、脆弱双核阿米巴和结肠内阿米巴等。检查阿米巴时可直接用生理盐水涂片查滋养体,用碘染色法查包囊。溶组织内阿米巴性痢疾患者粪便中可见大滋养体;带虫者和慢性间歇型阿米巴痢疾粪便中常见小滋养体、包囊前期及包囊,应注意与结肠内阿米巴鉴别。脆弱双核阿米巴通常寄生在人体结肠黏膜腺窝里,只有滋养体,尚未发现包囊,具有一定的致病力,可引起腹泻,易与白细胞混淆,应注意鉴别。结肠内阿米巴寄生在大肠腔,为无致病性共生阿米巴,对人感染较溶组织阿米巴普遍,无论滋养或包囊均需与后者区分。

(二)隐孢子虫

隐孢子虫属肠道完全寄生性原虫。主要寄生于小肠上皮细胞的微绒毛中。目前至少存在着大型种和小型种两种不同形态的种别,在人体和多种动物体内寄生的均属小型种,即微小隐孢子虫。自 1982 年为获得性免疫缺陷综合征的重要病原。已列为艾滋病重要检测项目之一。人体感染隐孢子虫其临床表现因机体免疫状况而异,在免疫功能健全的人主要为胃肠炎症状,呕吐、腹痛、腹泻,病程 1~2 周可自愈;在免疫功能缺陷或 AIDS 患者则有发热、嗳气、呕吐,持续性腹泻,排稀汁样大便,每天多达 70 多次,排水量每天达 12~17 L,导致严重脱水、电解质紊乱和营养不良而死亡。隐孢子虫病的诊断主要靠从粪便中查该虫卵囊。由于卵囊直径仅为 4.5~5.5 μm,且透明反光,不易识别,需用比密 1.20 蔗糖水浓集法于 600 倍放大条件下始可看到,换用 1 000~1 500 倍放大,易于看到内部结构(有 4 个弯曲密迭的子孢子及一个圆形的球状残体)。吉姆萨染色卵囊呈淡蓝色,伴有红色颗粒状内含物。用相差显微镜观察时效果更佳。

(三)鞭毛虫和纤毛虫

人体常见的鞭毛虫及纤毛虫有蓝氏贾第鞭毛虫、迈氏唇鞭毛虫、人肠毛滴虫、肠内滴虫、中华内滴虫和结肠小袋纤毛虫等。蓝氏贾第鞭毛虫寄生在小肠内(主要在十二指肠),可引起慢性腹泻;如寄生在胆囊,可致胆囊炎。结肠小袋纤毛虫寄生于结肠内,多呈无症状带虫状态。当滋养体浸入肠壁可引起阿米巴样痢疾。人肠毛滴虫一般认为列致病性,迈氏唇鞭毛虫及中华肠内滴虫较少见,一般不致病,除人肠毛滴虫仅见到滋养体外,其他鞭毛虫、纤毛虫都可见到滋养体与包囊。在粪便直接涂片观察时要注意它们的活动情况,并以鞭毛、波动膜、口隙、细胞核等作为鉴别的依据,必要时可在涂片尚未完全干燥时用瑞特染色或碘液、铁苏木精染色进行形态学鉴别。

(四)人芽囊原虫

人芽囊原虫于 1912 年由 Brumpt 首先命名,其后分类位置一直很乱。1967 年以前曾被误认为酵母菌、鞭毛虫的包囊等。目前认为人芽囊原虫是寄生在高等灵长类动物和人体消化道内的原虫。可引起腹泻。其形态多样,有空泡型、颗粒型、阿米巴型和复分裂型虫体,只有阿米巴型为致病性虫体。

(侯敬侠)

第五节 粪便的基因检验

一、粪便基因筛检的分子生物学基础

分子生物学研究表明,肿瘤的产生是多能干细胞向正常细胞增殖、分化的过程中,受环境因素和遗传因素的影响,相关基因发生改变的结果。肿瘤细胞的基因与基因表达与正常细胞有显著区别,因此如能检出这种基因改变就能为肿瘤的诊断和预防提供条件。肿瘤不是单基因疾病,肿瘤的发生发展是肿瘤相关基因的多阶段积累的改变过程,涉及多种癌基因激活和多种抑癌基因失活。如能在早期检出基因突变信息,就可以获得细胞癌变的信号,从而对肿瘤的早期诊断和预防带来积极意义。

目前认为一种肿瘤的产生需要 4～5 个相关癌基因的改变；与大肠癌相关的癌基因主要有 *ras*、*c-myc*、*c-erb*2 等，与大肠癌相关的抑癌基因主要有 *APC/MCC*、*DCC*、*p*53 及 *RB* 等。在大肠癌形成过程中，*ras*、*c-myc* 癌基因和 *APC*、*MCC* 抑癌基因的改变是早期事件。*Ras* 基因改变主要发生在 12、13 或 16 密码子，大约 50% 的大肠癌和 50% 的大肠腺癌（直径＞1 cm）发现有 *ras* 基因突变。等位基因的丢失最常见于 17p 染色体等位基因的缺失。虽然这种缺失在大肠腺瘤的各个时期都很少见到，但有人发现 17p 等位基因丢失与腺瘤向癌转变有关。17p 染色体等位基因丢失的常见部位为 *p*53 基因，*K-ras*、*p*53 基因是人类癌症最常见的突变基因，两者的检出对大肠癌的诊断很有帮助。包含 *APC* 基因和 *MCC* 基因的 5q 等位基因的缺失占散发性大肠癌的 35%。这些基因的特异性改变可成为诊断肿瘤的标记。

人们很早就发现，结肠黏膜上皮不断脱落入肠腔随粪便排出，其更新周期约为每小时 1%，整个大肠黏膜 3～4 d 即可重新更换一次，而生长旺盛的肿瘤组织更新更快。虽然这些黏膜细胞脱落后很快从粪便中排出，但由于粪便物质的存在，用脱落细胞学手段难以发现异常细胞。要进行细胞学分析，只有从直肠、结肠的灌洗液中才能得到比较干净的细胞，这无疑又增加了方法的难度和患者的痛苦。然而，应用分子生物学技术检测粪便中的相关基因突变，则不受粪便其他物质的影响，且可以批量筛查，可望成为大肠癌的筛选和早期诊断的一种敏感而有效的方法。

二、粪便基因突变检测方法

有学者于 1992 年首次阐述可以从大肠癌粪便脱落细胞检出 *K-ras* 基因突变，但他所采用的方法比较复杂，因而不能用于常规例行诊断。目前检测粪便基因突变的方法主要有以下几种：①免疫组织化学检测（IHC）；②印迹杂交；③DNA 直接测序；④PCR 产物单链 DNA 泳动变位技术和错配 PCR 技术。传统的印迹杂交和 DNA 直接测序，虽然可准确地确定突变的类型及部位，但操作复杂、技术要求高、时间长、费用较高，不适用于临床筛检基因突变。目前多采用的是免疫组织化学法检测癌相关基因产物，如检测 p53 蛋白、*ras* 基因的 p21 蛋白及 *c-myc* 的 p62 蛋白。虽然该技术简单，但有相当一部分基因改变检测不到，且运用不同的抗体需要不同的解释标准，临床意义也不同。用 IHC 检测 p53 蛋白和用 PCR-SSCP 检测 *p*53 基因突变发现，IHC 对大肠癌的 p53 蛋白检测率为 23%，而 PCR-SSCP 分析技术检出 *p*53 基因突变率为 39%，两者的符合率为 68%，不符合率为 32%，说明 p53 蛋白积累不能代表有 *p*53 基因突变，反之亦然。有研究者认为 p53 蛋白免疫组化阳性并不一定是突变的 *p*53 积累，还可能是稳定的野生型 p53 蛋白在起作用。因为当正常细胞的 DNA 受损害时，野生型 p53 蛋白也会过量表达。在其他种类的癌组织中也发现 p53 蛋白增加并没有相应的 *p*53 基因突变。

PCR 及其相关技术的迅速发展也为快速、简便、灵敏地筛选突变基因带来了可能。其中 PCR 产物的单链 DNA 泳动变位技术（mobility shifls）在诊断基因突变方面有满意的敏感性（90%～100%）并能筛选大量样本。该技术包括变性梯度凝胶电泳（DGGE）、温度梯度凝胶电泳（TGGE）、限制性片段多态性分析（RFCP）、单链构象多态性分析（SSCP），其中，DGGE 和 TGGE 法价格昂贵，其临床应用受限制。

目前，PCR-SSCP 是最受重视的分析技术，该技术利用相同长度的单链 DNA 在非变性的凝胶电泳中不同迁移位置仅取决于单链二级空间构象——碱基排列结构，从而将突变基因片断与正常基因片断区分开来。优点：①操作简单，不需要特殊仪器，技术容易掌握；②实验周期短，最快可在 24 h 内得到检测结果，并不受 PCR 扩增差错的影响；③不仅可检查出单碱基置换，还可检出数个碱基插入或缺失;④可采用放射性同位素标记,使其更容易在临床上推广使用。日本学者于1996年开始对粪便标本中的 $p53$ 基因进行 PCR-SSCP 分析,结果发现在 11 例有 $p53$ 基因突变的手术标本中有 7 例在粪便中查出 $p53$ 基因突变;在 5 例潜血试验阳性的患者中有 3 例粪便标本检出 $p53$ 基因突变,故认为利用 PCR-SSCP 对粪便肿瘤脱落细胞的基因突变进行分析可在临床推广应用。但该技术易产生假阳性,为其不足之处。这可能是由于在扩增的片断中,大部分为正常的基因片段,突变的基因片段较少,因此在电泳泳动变位上显示不佳。为了确定PCR-SSCP检测的敏感性,将肿瘤细胞混以正常细胞,浓度依次由 0%～90% 递增,然后进行PCR-SSCP 分析,结果发现当采用放射性标记时肿瘤细胞浓度须达 5%,PCR-SSCP 分析才能检出 $p53$ 基因突变,而当用非放射性标记时肿瘤细胞浓度必须达到 10%～15% 才能显示出阳性结果。

在大肠癌患者粪便中,特别是早期癌患者的粪便中,正常的 DNA 片断常超出异常 DNA 片段100～1 000 倍,使用 SSCP 分析时肿瘤相关基因的泳动变位不清楚。

近年有人用特异等位基因 PCR 扩增(ASA)可以解决这一难题。其主要原理是当特异性引物与模板之间出现错配(mismatch),特别是 3' 末端碱基与模板之间出现错配时,由于 TagDNA 聚合酶缺乏 3'-5' 核酸外切酶活性,因此对错误配对的碱基不能进行修改,故该引物的 PCR 扩增速率将急剧下降甚至扩增中断。有人设计出一个能与突变的基因片段正常配对而与正常片段错误配对的引物,主要是在 3' 末端的碱基进行修改。该方法的优点是敏感性、特异性很高,可以从10 000 个正常和不正常细胞中检出一个突变细胞。此外,该技术不需要限制性酶消化及与特异性等位基因相结合的寡核苷酸,也不需要对 PCR 产物进行测序分析。由该原理还可产生其他方法,如 misnatched PCR/ARMS、mutent enriched PCR。该技术对单基因疾病如遗传病效果好,但肿瘤涉及到多基因改变,并且每个基因有多种突变,例如 p53 突变种类达 350 种,因此目前该技术主要应用于对 K-ras 基因突变的检测。因为 K-ras 基因的突变几乎总是发生于三个密码中的一个,所以设计检出 K-ras 基因的敏感试验比设计检出其他肿瘤相关基因改变要简单得多。德国学者于1996年采用突变体富集 PCR 技术检测粪便中 K-ras 基因的 12、13 密码子的基因改变,16 例大肠癌手术标本经用 PCR-SSCP 分析后证实无 K-ras 突变的患者粪便中,经突变体富集 PCR 技术检测有 2 例 K-ras 突变,通过对手术标本再次做 PCR-SSCP 分析检测发现,确有 1 例手术标本中有 K-ras 突变。该作者认为该技术具有简便、灵敏性、特异性高等优点,临床上可用于检测粪便中的 K-ras 突变,有助于大肠癌的早期诊断。

除在粪便中检出基因突变以期早期诊断大肠癌外,人们还开始在尿液、胰液、痰液、支气管肺泡灌洗液、CSF 等排泄物、分泌物中查找相关基因突变,以便能早期诊断相关部位癌症。相信随着技术的改进,应用分子生物学技术检测肿瘤特异性基因将成为诊断肿瘤的重要方法。

(侯敬侠)

第五章 分泌物与体液检验

第一节 脑脊液检验

一、颜色检查

（一）适应证

用于中枢神经系统疾病的辅助诊断、鉴别诊断和监测。

（二）参考区间

无色、透明的液体。

（三）临床意义

病理状态下脑脊液颜色可能发生变化，不同颜色常反映一定的疾病。但是脑脊液颜色正常不能排除神经系统疾病。脑脊液可有如下颜色改变。

1.红色

因出血引起，主要见于穿刺损伤、蛛网膜下腔或脑室出血。前者在留取 3 管标本时，第 1 管为血性，以后 2 管颜色逐渐变浅，离心后红细胞全部沉至管底，上清液则无色透明。如为蛛网膜下腔或脑室出血，3 管均呈血性，离心后上清液为淡红色或黄色。

2.黄色

常因脑脊液中含有变性血红蛋白、胆红素或蛋白量异常增高引起，见于蛛网膜下腔出血，进入脑脊液中的红细胞溶解、血红蛋白破坏，释放氧合血红蛋白而呈现黄变；血清中胆红素超过 256 μmol/L 或脑脊液中胆红素超过 8.6 μmol/L 时，可使脑脊液黄染；椎管阻塞（如髓外肿瘤）、多神经炎和脑膜炎时，由于脑脊液中蛋白质含量升高（>1.5 g/L）而呈黄变症。

3.乳白色

因白细胞增多所致，常见于各种化脓性菌引起的化脓性脑膜炎。

4.微绿色

见于铜绿假单胞菌、肺炎链球菌、甲型链球菌引起的脑膜炎等。

5.褐色或黑色

见于脑膜黑色素瘤等。

二、透明度检查

(一)适应证

用于中枢神经系统疾病的辅助诊断、鉴别诊断和监测。

(二)参考区间

正常脑脊液清晰透明。

(三)临床意义

病毒性脑膜炎、流行性乙型脑膜炎、中枢神经系统梅毒等由于脑脊液中细胞数仅轻度增加，脑脊液仍清晰透明或微浊；结核性脑膜炎时细胞数中度增加，呈毛玻璃样浑浊；化脓性脑膜炎时，脑脊液中细胞数极度增加，呈乳白色浑浊。

三、凝块或薄膜检查

(一)适应证

用于中枢神经系统疾病的辅助诊断、鉴别诊断和监测。

(二)参考区间

放置 24 h 后不形成薄膜及凝块。

(三)临床意义

当有炎症渗出时，因纤维蛋白原及细胞数增加，可使脑脊液形成薄膜及凝块。急性化脓性脑膜炎时，脑脊液静置 1～2 h 即可出现凝块或沉淀物；结核性脑膜炎的脑脊液静置 12～24 h 后，可见液面有纤细的薄膜形成，取此膜涂片检查结核分枝杆菌阳性率极高。蛛网膜下腔阻塞时，由于阻塞远端脑脊液蛋白质含量常高达 15 g/L，使脑脊液呈黄色胶冻状。

四、蛋白质测定

(一)适应证

用于中枢神经系统疾病的辅助诊断、鉴别诊断和监测。

(二)参考区间

1.潘迪试验

阴性或弱阳性。

2.定量测定

腰椎穿刺：0.20～0.45 g/L；小脑延髓池穿刺：0.10～0.25 g/L；脑室穿刺：0.05～0.15 g/L。

(三)临床意义

在生理状态下，由于血-脑屏障的作用，脑脊液中蛋白含量甚微，不到血浆蛋白含量的 1%，主要为清蛋白。病理情况下脑脊液中蛋白质含量增加，通过对脑脊液中蛋白质的测定，有助于对神经系统疾病的诊断。

蛋白含量增高见于脑膜炎（化脓性脑膜炎时显著增加，结核性脑膜炎时中度增加，病毒性脑膜炎时轻度增加）、出血（蛛网膜下腔出血和脑出血等）、内分泌或代谢性疾病（糖尿病性神经病变，甲状腺及甲状旁腺功能减退，尿毒症及脱水等）、药物中毒（乙醇、吩噻嗪、苯妥英钠中毒等）、脑部肿瘤或椎管内梗阻(脊髓肿瘤、蛛网膜下腔粘连等)、鞘内免疫球蛋白合成增加伴血-脑屏障通透性增加(如格林-巴利综合征、胶原血管疾病、慢性炎症性脱髓鞘性多发性神经根病等)。

五、葡萄糖测定

(一)适应证

用于中枢神经系统疾病的辅助诊断、鉴别诊断和监测。

(二)参考区间

成年人:2.8~4.5 mmol/L;儿童:3.1~4.4 mmol/L;婴儿:3.9~5.0 mmol/L。

(三)临床意义

脑脊液中葡萄糖主要来自血糖,其含量约为血糖的60%,它受血糖浓度、血-脑屏障通透性及脑脊液中糖酵解速度的影响。较理想的脑脊液中糖检测应在禁食4 h后做腰穿检查。

1.降低

见于化脓性脑膜炎、结核性脑膜炎、脑膜的肿瘤(如脑膜白血病)、结节病、梅毒性脑膜炎、风湿性脑膜炎、症状性低血糖等。

2.增高

见于病毒性神经系统感染、脑出血、下丘脑损害、糖尿病等。

六、氯化物测定

(一)适应证

用于中枢神经系统疾病的辅助诊断、鉴别诊断和监测。

(二)参考区间

成人:120~130 mmol/L;儿童:111~123 mmol/L;婴儿:110~122 mmol/L。

(三)临床意义

由于正常脑脊液中的蛋白质含量较少,为了维持脑脊液和血液渗透的平衡,脑脊液中氯化物的含量较血浆高20%左右。病理情况下脑脊液中氯化物含量可发生变化。

1.降低

见于结核性脑膜炎(脑脊液中氯化物明显减少,可降至102 mmol/L以下)、化脓性脑膜炎(减少不如结核性脑膜炎明显,多为102~116 mmol/L)、非中枢系统疾病(如大量呕吐、腹泻、脱水等造成血氯降低时,脑脊液中氯化物亦可减少)。

2.增高

见于慢性肾功能不全、肾炎、尿毒症、呼吸性碱中毒等。

七、蛋白电泳

(一)适应证

用于中枢神经系统疾病的辅助诊断、鉴别诊断和监测。

(二)参考区间

前清蛋白:0.02~0.07(2%~7%);清蛋白:0.56~0.76(56%~76%);α_1-球蛋白:0.02~0.07(2%~7%);α_2-球蛋白:0.04~0.12(4%~12%);β-球蛋白:0.08~0.18(8%~18%);γ-球蛋白:0.03~0.12(3%~12%)。

（三）临床意义

1.前清蛋白增加

见于脑积水、脑萎缩及中枢神经系统变性疾病。

2.清蛋白增加

见于脑血管病变、椎管阻塞及脑肿瘤等。

3.α_1-球蛋白和 α_2-球蛋白增加

见于急性化脓性脑膜炎、结核性脑膜炎急性期、脊髓灰质炎等。

4.β-球蛋白增加

见于动脉硬化、脑血栓等脂肪代谢障碍性疾病;若同时伴有 α_1-球蛋白明显减少或消失,多见于中枢神经系统退行性病变,如小脑萎缩或脊髓变性等。

5.γ-球蛋白增加

见于脱髓鞘病,尤其是多发性硬化症。寡克隆蛋白带大多见于多发性硬化症、亚急性硬化性全脑炎、病毒性脑炎等。

八、谷氨酰胺定量测定

（一）适应证

用于中枢神经系统疾病的辅助诊断、鉴别诊断和监测。

（二）参考区间

谷氨酰胺定量测定（LDH）参考区间为 0.40～0.96 mmol/L。

（三）临床意义

增高见于肝硬化晚期,进入肝昏迷期时可高达 3.4 mmol/L,出血性脑膜炎患者呈轻度增高。

九、乳酸脱氢酶测定

（一）适应证

用于中枢神经系统疾病的辅助诊断、鉴别诊断和监测。

（二）参考区间

成年人乳酸脱氢酶参考区间为 3～40 U/L。

（三）临床意义

LDH 活性增高见于细菌性脑膜炎、脑血管病、脑瘤及脱髓鞘病等有脑组织坏死时。

十、细胞总数检查

（一）适应证

用于中枢神经系统疾病的辅助诊断、鉴别诊断和监测。

（二）参考区间

成年人:$(0\sim8)\times10^6/L$;儿童:$(0\sim15)\times10^6/L$;新生儿:$(0\sim30)\times10^6/L$。

（三）临床意义

正常脑脊液中无红细胞,仅有少量白细胞,当穿刺损伤引起血性脑脊液时,白细胞计数须经校正后才有价值。

1.细胞数明显增高（＞200×10^6/L）

见于化脓性脑膜炎、流行性脑脊髓膜炎。

2.细胞数中度增高（＜200×10^6/L）

见于结核性脑膜炎。

3.细胞数正常或轻度增高

见于浆液性脑膜炎、流行性脑炎（病毒性脑炎）、脑水肿等。

十一、白细胞计数

(一)适应证

用于中枢神经系统疾病的辅助诊断、鉴别诊断和监测。

(二)参考区间

成年人：（0～8）×10^6/L；儿童：（0～15）×10^6/L；新生儿：（0～30）×10^6/L。

(三)临床意义

1.各种脑膜炎、脑炎

化脓性脑膜炎细胞数显著增加，白细胞总数常在（1 000～20 000）×10^6/L，以中性粒细胞为主；结核性和真菌性脑膜炎时亦增高，但多不超过500×10^6/L，早期以中性粒细胞为主，后期以淋巴细胞为主；病毒性脑膜炎细胞数仅轻度增加，一般不超过100×10^6/L，以淋巴细胞为主，其中流行性乙型脑炎的早期以中性粒细胞为主。

2.脑出血或蛛网膜下腔出血

亦见白细胞增多，但其来源于血液。对于血性脑脊液，白细胞计数须经校正后才有价值。

3.中枢神经系统肿瘤性疾病

细胞数可正常或稍高，以淋巴细胞为主，脑脊液中找到白血病细胞，可诊断为脑膜白血病。

4.脑寄生虫病或过敏性疾病

脑脊液中细胞数可升高，以嗜酸性粒细胞增高为主。脑脊液离心沉淀镜检可发现血吸虫卵、阿米巴原虫、弓形体、旋毛虫的幼虫等。

十二、细胞分类计数

(一)适应证

用于中枢神经系统疾病的辅助诊断、鉴别诊断和监测。

(二)参考区间

红细胞：无或少量；淋巴及单核细胞：少量；间皮细胞：偶见；其他细胞：无。

(三)临床意义

(1)红细胞增多：见于脑出血、蛛网膜下腔出血、脑血栓、硬膜下血肿等。

(2)淋巴细胞增多：见于结核性脑膜炎、真菌性脑膜炎、病毒性脑膜炎、乙型脑炎后期、脊髓灰质炎、脑肿瘤、脑出血、多发性神经炎等。

(3)中性粒细胞增多：见于化脓性脑膜炎、流行性脑脊髓膜炎、流行性脑炎、脑出血、脑脓肿、结核性脑膜炎早期。

(4)嗜酸性粒细胞增多：见于寄生虫性脑病等。

(5)单核细胞增多：见于浆液性脑膜炎。

（6）吞噬细胞：见于麻痹性痴呆、脑膜炎。

（7）肿瘤细胞：见于脑、脊髓肿瘤。

（8）白血病细胞：见于中枢神经系统白血病。

十三、肿瘤细胞检查

（一）适应证

用于中枢神经系统肿瘤性疾病的辅助诊断、鉴别诊断和监测。

（二）参考区间

肿瘤细胞检查参考区间为阴性。

（三）临床意义

脑脊液中发现肿瘤细胞，对诊断中枢神经系统肿瘤或转移性肿瘤有重要临床价值。

十四、细菌及真菌检查

（一）适应证

用于中枢神经系统疾病的辅助诊断、鉴别诊断和监测。

（二）参考区间

细菌及真菌检查参考区间为阴性。

（三）临床意义

脑脊液中有细菌，可引起细菌性脑膜炎。如急性化脓性脑膜炎常由脑膜炎奈瑟菌、肺炎链球菌、溶血性链球菌、葡萄球菌等引起；病程较慢的脑膜炎常由结核分枝杆菌、新型隐球菌等引起。

十五、寄生虫检查

（一）适应证

用于中枢神经系统寄生虫疾病的辅助诊断、鉴别诊断和监测。

（二）参考区间

寄生虫检查参考区间为阴性。

（三）临床意义

脑脊液中若发现血吸虫卵或肺吸虫卵等，可诊断为脑型血吸虫病或脑型肺吸虫病等。

（郝　峰）

第二节　痰液检验

一、量测定

（一）适应证

用于呼吸系统疾病的辅助诊断和监测。

（二）参考区间

无痰或仅有少量泡沫痰。

（三）临床意义

当呼吸道有病变时痰量增多,见于慢性支气管炎、支气管扩张、肺脓肿、肺结核等。在疾病过程中如痰量逐渐减少,表示病情好转;反之,则表示病情有所发展。痰量突然增加并呈脓性,见于肺脓肿或脓胸破入支气管腔。

二、颜色检查

（一）适应证

用于呼吸系统疾病的辅助诊断和监测。

（二）参考区间

无色或灰白色。

（三）临床意义

病理情况下痰色改变如下。

1.红色或棕红色

系痰液中含有血液或血红蛋白。血性痰见于肺癌、肺结核、支气管扩张等;粉红色泡沫样痰见于急性肺水肿;铁锈色痰是由于血红蛋白变性所致,见于大叶性肺炎、肺梗死等。

2.黄色或黄绿色

黄痰见于呼吸道化脓性感染,如化脓性支气管炎、金黄色葡萄球菌肺炎、支气管扩张、肺脓肿及肺结核等。黄绿色见于铜绿假单胞菌感染或干酪性肺炎时。

3.棕褐色

见于阿米巴肺脓肿及慢性充血性心力衰竭肺淤血时。

4.灰色、黑色

见于矿工及长期吸烟者。

三、黏稠度检查

（一）适应证

用于呼吸系统疾病的辅助诊断和监测。

（二）参考区间

无色或灰白色黏液痰。

（三）临床意义

1.黏液性痰

黏稠外观呈灰白色,见于支气管炎、支气管哮喘和早期肺炎等。

2.浆液性痰

稀薄而有泡沫,是肺水肿的特征,或因血浆由毛细血管渗入肺泡内致痰液略带淡红色,见于肺淤血。

3.脓性痰

将痰液静置,分为三层,上层为泡沫和黏液,中层为浆液,下层为脓细胞及坏死组织。见于呼吸系统化脓性感染,如支气管扩张、肺脓肿及脓胸向肺组织溃破等。

4.血性痰

痰中混有血丝或血块。如咳出纯粹的血液或血块称为咯血,外观多为鲜红色泡沫状,陈旧性痰呈暗红色凝块。血性痰常提示肺组织有破坏或肺内血管高度充血,见于肺结核、支气管扩张、肺癌、肺吸虫病等。

四、气味检查

(一)适应证
用于呼吸系统疾病的辅助诊断和监测。

(二)参考区间
无特殊气味。

(三)临床意义
血性痰可带有血腥气味,见于各种原因所致的呼吸道出血。肺脓肿、支气管扩张合并厌氧菌感染时痰液有恶臭,晚期肺癌的痰液有特殊臭味。

五、异物检查

(一)适应证
用于呼吸系统疾病的辅助诊断和监测。

(二)参考区间
异物检查无参考区间。

(三)临床意义
痰中可见的异物主要如下所示。

(1)支气管管型:见于支气管炎、纤维蛋白性支气管炎、大叶性肺炎等。

(2)干酪样小块:见于肺结核、肺坏疽等。

(3)硫黄样颗粒:见于放线菌感染。

(4)虫卵或滋养体:可见相应的寄生虫感染。

六、结石检查

(一)适应证
用于呼吸系统疾病的辅助诊断和监测。

(二)参考区间
结石检查正常人为阴性。

(三)临床意义
阳性:见于肺石。肺石为淡黄色或白色的碳酸钙或磷酸钙结石小块,表面不规则,呈丘状凸起。可能为肺结核干酪样物质的钙化产生,亦可由侵入肺内的异物钙化而成。

七、白细胞检查

(一)适应证
用于呼吸系统疾病的辅助诊断和监测。

（二）参考区间

白细胞检查正常值为 0～5/HP。

（三）临床意义

(1)中性粒细胞增多：见于呼吸系统有细菌感染时,常成堆存在。

(2)淋巴细胞增多：见于肺结核时。

(3)嗜酸性粒细胞增多：见于支气管哮喘、过敏性支气管炎、肺吸虫病时。

八、红细胞检查

（一）适应证

用于呼吸系统疾病的辅助诊断和监测。

（二）参考区间

红细胞检查无参考区间。

（三）临床意义

红细胞增多：见于支气管扩张、肺癌及肺结核时。

九、上皮细胞检查

（一）适应证

用于呼吸系统疾病的辅助诊断和监测。

（二）参考区间

偶见。

（三）临床意义

急性喉炎、咽炎和支气管黏膜发炎时可有大量上皮细胞混入痰液；当肺组织遭到严重破坏时还可出现肺泡上皮细胞。

十、肿瘤细胞检查

（一）适应证

用于呼吸系统恶性肿瘤的诊断、鉴别诊断和监测。

（二）参考区间

肿瘤细胞检查无参考区间。

（三）临床意义

肺癌及其他肺部转移性肿瘤时可检出肿瘤细胞。

十一、吞噬细胞检查

（一）适应证

用于呼吸系统疾病的辅助诊断和监测。

（二）参考区间

吞噬细胞检查无参考区间。

（三）临床意义

吞噬细胞增多可见于肺炎、肺梗死及肺出血等。

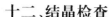

十二、结晶检查

(一)适应证

用于呼吸系统疾病的辅助诊断和监测。

(二)参考区间

结晶检查无参考区间。

(三)临床意义

1.夏科-莱登结晶

见于支气管哮喘、肺吸虫病时。

2.胆固醇结晶

见于肺结核、肺脓肿、肺部肿瘤时。

十三、病原体检查

(一)适应证

用于呼吸系统感染性疾病的辅助诊断和监测。

(二)参考区间

病原体检查无参考区间。

(三)临床意义

相应病原体感染时,可在显微镜下观察到相应病原体,如金黄色葡萄球菌、链球菌、放线菌、结核分枝杆菌、寄生虫等。

（郝　峰）

第三节　胃液检验

一、量测定

(一)适应证

用于胃、十二指肠等疾病的辅助诊断、鉴别诊断和监测。

(二)参考区间

正常空腹 12 h 后胃液残余量约为 50 mL。

(三)临床意义

1.增多

胃液量大于 100 mL,多见于十二指肠溃疡、卓-艾综合征、胃蠕动功能减退及幽门梗阻。

2.减少

胃液量少于 10 mL,主要见于胃蠕动功能亢进、萎缩性胃炎等。

二、颜色检查

(一)适应证
用于胃、十二指肠等疾病的辅助诊断、鉴别诊断和监测。

(二)参考区间
无色透明液体。

(三)临床意义
胃液如有大量黏液,则呈浑浊灰白色。如有鲜红血丝,多系抽胃液时伤及胃黏膜所致。病理性出血时,血液与胃液均匀混合,且多因胃酸作用及出血量多少而呈深浅不同的棕褐色,可见于胃炎、胃溃疡、胃癌等。咖啡残渣样外观提示胃内有大量陈旧性出血,常见于胃癌,可用隐血试验证实。插管时引起恶心呕吐、幽门闭锁不全、十二指肠狭窄等均可引起胆汁逆流。胃液混有新鲜胆汁呈现黄色,放置后则变为绿色。

三、黏液检查

(一)适应证
用于胃、十二指肠等疾病的辅助诊断、鉴别诊断和监测。

(二)参考区间
正常胃液含有少量分布均匀的黏液。

(三)临床意义
黏液增多提示胃可能有炎症。

四、食物残渣检查

(一)适应证
用于胃、十二指肠等疾病的辅助诊断、鉴别诊断和监测。

(二)参考区间
无食物残渣及微粒。

(三)临床意义
空腹胃液中出现食物残渣及微粒,提示胃蠕动功能不足,如胃下垂、幽门梗阻、胃扩张等。

五、酸碱度测定

(一)适应证
用于胃、十二指肠等疾病的辅助诊断、鉴别诊断和监测。

(二)参考区间
pH 为 $0.9 \sim 1.8$。

(三)临床意义
胃液 pH $3.5 \sim 7.0$ 时,见于萎缩性胃炎、胃癌、继发性缺铁性贫血、胃扩张、甲状腺功能亢进等。pH 大于 7 时,见于十二指肠壶腹部溃疡、胃泌素瘤、幽门梗阻、慢性胆囊炎、十二指肠液反流等。

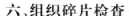

六、组织碎片检查

(一)适应证

用于胃、十二指肠等疾病的辅助诊断、鉴别诊断和监测。

(二)参考区间

组织碎片检查正常人为阴性。

(三)临床意义

胃癌、胃溃疡患者胃液中可见多少不等的组织碎片。

七、胃酸分泌量测定

(一)适应证

用于胃、十二指肠等疾病的辅助诊断、鉴别诊断和监测。

(二)参考区间

(1)基础胃酸排泌量(BAO):(3.9±2.0)mmol/h,很少超过 5 mmol/h。

(2)最大胃酸分泌量(MAO):3～23 mmol/L,女性略低。

(3)高峰胃酸分泌量(PAO):(20.6±8.4)mmol/h。

(4)BAO/MAO 比值:0.2。

(三)临床意义

1.胃酸分泌增加

胃酸分泌增加见于十二指肠溃疡。高酸是十二指肠溃疡的临床特征,其 BAO 与 MAO 多明显增高。BAO 超过40 mmol/h时对十二指肠溃疡有诊断意义。胃泌素瘤或称卓-艾综合征以BAO 升高为特征,可以高达10～100 mmol/h 或更高,MAO 一般比 BAO 高出 40%～60%。胃已经接近于最大的被刺激状态。BAO/MAO 比值大于 0.6 是胃泌素瘤病理表现之一。此外,在诊断胃泌素瘤时还应测定血中胃泌素浓度。

2.胃酸分泌减少

胃酸分泌减少与胃黏膜受损害的程度及范围有关。胃炎时 MAO 轻度降低,萎缩性胃炎时可明显下降,严重者可无酸,部分胃溃疡患者胃酸分泌也可降低。胃癌时胃酸分泌减少或缺如,但胃酸测定对鉴别良性溃疡或胃癌意义不大。胃酸减少还可见于恶性贫血。

八、乳酸测定

(一)适应证

用于胃、十二指肠等疾病的辅助诊断、鉴别诊断和监测。

(二)参考区间

乳酸测定参考区间为<5 g/L。

(三)临床意义

增高见于胃癌、幽门梗阻、萎缩性胃炎、慢性胃炎、慢性胃扩张等。

九、隐血试验

(一)适应证

用于胃、十二指肠等疾病的辅助诊断、鉴别诊断和监测。

（二）参考区间

隐血试验参考区间为阴性。

（三）临床意义

胃炎、胃溃疡、胃癌时可因不同程度的出血而使隐血试验呈阳性。

十、胆汁检查

（一）适应证

用于胃、十二指肠等疾病的辅助诊断、鉴别诊断和监测。

（二）参考区间

胆汁检查参考区间为阴性。

（三）临床意义

阳性：见于幽门闭锁不全、十二指肠乳头以下梗阻等。

十一、尿素检查

（一）适应证

用于胃幽门螺杆菌感染的辅助诊断、鉴别诊断和监测。

（二）参考区间

尿素检查参考区间为>1 mmol/L。

（三）临床意义

幽门螺杆菌是人胃内唯一产生大量尿素酶的细菌。利用尿素酶可以分解尿素的原理，测定胃液中尿素浓度可以判断是否感染幽门螺杆菌。感染幽门螺杆菌的患者胃液中尿素浓度明显降低。如胃液中尿素浓度低于1 mmol/L提示有感染，尿素浓度为"0"时可以确诊。

十二、红细胞检查

（一）适应证

用于胃、十二指肠等疾病的辅助诊断、鉴别诊断和监测。

（二）参考区间

红细胞检查参考区间为阴性。

（三）临床意义

出现大量红细胞时，提示胃部可能有溃疡、恶性肿瘤等。

十三、白细胞检查

（一）适应证

用于胃、十二指肠等疾病的辅助诊断、鉴别诊断和监测。

（二）参考区间

少量（100～1 000 个/μL），即（100～1 000 个）×10^6/L，多属中性粒细胞。

（三）临床意义

胃液白细胞增加>1 000 个/μL［（100～1 000 个）×10^6/L］时多属病理现象，见于胃黏膜各种炎症时。鼻咽部分泌物和痰液混入时可见成堆白细胞,同时还可见柱状上皮细胞,无临床意义。胃酸高时细胞质被消化只剩裸核,低酸或无酸时其白细胞形态完整。

十四、上皮细胞检查

(一)适应证

用于胃、十二指肠等疾病的辅助诊断、鉴别诊断和监测。

(二)参考区间

可见少量鳞状上皮细胞,不见或偶见柱状上皮细胞。

(三)临床意义

胃中鳞状上皮细胞来自口腔、咽喉、食管黏膜,无临床意义。柱状上皮细胞来自胃黏膜,胃炎时增多。胃酸高时上皮细胞仅见裸核。

十五、肿瘤细胞检查

(一)适应证

用于胃恶性肿瘤的诊断、鉴别诊断和监测。

(二)参考区间

肿瘤细胞检查参考区间为阴性。

(三)临床意义

镜检时如发现有成堆的大小不均、形态不规则、核大、多核的细胞时,应该高度怀疑是癌细胞,需做染色等进一步检查。

十六、细菌检查

(一)适应证

用于胃、十二指肠等疾病的辅助诊断、鉴别诊断和监测。

(二)参考区间

细菌检查参考区间为阴性。

(三)临床意义

胃液有高酸性不利于细菌生长,正常胃液中检不出确定的菌群。胃液中能培养出的细菌,通常反映是吞咽的唾液或鼻咽分泌物中的细菌,无临床意义。在低酸、有食物滞留时可出现一些有意义的细菌,如八叠球菌可见于消化性溃疡及幽门梗阻时;博-奥杆菌可见于胃酸缺乏合并幽门梗阻时,对胃癌诊断有一定的参考价值;抗酸杆菌多见于肺结核患者;化脓性球菌培养阳性,若同时伴有胃黏膜柱状上皮细胞增多时,提示胃黏膜有化脓性感染;若伴有胆道上皮细胞则可能有胆道炎症。

（郝　　峰）

第四节 前列腺液检验

一、量测定

(一)适应证

用于前列腺疾病的辅助诊断。

(二)参考区间

数滴至 1 mL。

(三)临床意义

减少见于前列腺炎。多次按摩无前列腺液排出,提示前列腺分泌功能严重不足,见于前列腺的炎性纤维化和某些功能低下。

二、外观检查

(一)适应证

用于前列腺疾病的辅助诊断。

(二)参考区间

稀薄、不透明、乳白色液体。

(三)临床意义

(1)黄色浑浊,呈脓性或脓血性,见于严重的化脓性前列腺炎。

(2)血性,见于精囊炎、前列腺炎、前列腺结核、结石和肿瘤等,也可为按摩前列腺用力过重所致。

三、酸碱度测定

(一)适应证

用于前列腺疾病的辅助诊断。

(二)参考区间

弱酸性,pH 6.3～6.5。

(三)临床意义

增高见于 50 岁以上者或混入较多精囊液时。

四、红细胞检查

(一)适应证

用于前列腺疾病的辅助诊断。

(二)参考区间

偶见(<5/HP)。

（三）临床意义

增多见于前列腺结核、结石和恶性肿瘤等，也可为按摩前列腺用力过重所致。

五、白细胞检查

（一）适应证

用于前列腺疾病的辅助诊断。

（二）参考区间

$<10/HP$，散在。

（三）临床意义

增多见于前列腺炎。若 $WBC>10/HP$，成簇分布，即可诊断为前列腺炎。

六、磷脂酰胆碱小体检查

（一）适应证

用于前列腺疾病的辅助诊断。

（二）参考区间

数量较多，分布均匀。

（三）临床意义

前列腺炎时磷脂酰胆碱小体减少，分布不均，有成簇分布现象；严重者磷脂酰胆碱小体可消失。

七、前列腺颗粒细胞检查

（一）适应证

用于前列腺疾病的辅助诊断。

（二）参考区间

$<1/HP$。

（三）临床意义

增多见于老年人或前列腺炎。

八、淀粉样小体检查

（一）适应证

用于前列腺疾病的辅助诊断。

（二）参考区间

少量。

（三）临床意义

前列腺液中的淀粉样小体随年龄增长递增，一般无临床意义。

（郝　峰）

<h1 style="text-align:center">第五节　阴道分泌物检验</h1>

一、外观检查

(一)适应证

用于女性生殖系统疾病的辅助诊断、鉴别诊断。

(二)参考区间

白色、糊状,无气味;近排卵期:清澈透明,稀薄似蛋清,量多;排卵期2~3 d后:浑浊黏稠,量减少;经前:量增加;妊娠期:量较多。

(三)临床意义

阴道分泌物是女性生殖系统分泌的液体,又称为白带。

1.黄色脓性

见于滴虫性阴道炎、化脓性细菌感染、慢性子宫颈炎、老年性阴道炎、子宫内膜炎和阴道内有异物等。

2.红色血性

见于肿瘤、息肉、子宫黏膜下肌瘤、老年性阴道炎、严重的慢性子宫颈炎和子宫内节育器产生的不良反应等。

3.豆腐渣样

见于真菌性阴道炎。

4.黄色水样

见于子宫黏膜下肌瘤、子宫颈癌、子宫癌和输卵管癌等。

5.大量、无色透明

见于卵巢颗粒细胞瘤或女性激素分泌功能异常。

6.脓血样白带

为阿米巴性阴道炎的特征。

二、pH 测定

(一)适应证

用于女性生殖系统疾病的辅助诊断、鉴别诊断。

(二)参考区间

3.8~4.5。

(三)临床意义

增高见于以下情况。①阴道炎:病原生物消耗糖原,阴道杆菌酵解糖原减少所致;②幼女和绝经期女性:由于缺乏雌激素,阴道上皮变薄,且上皮细胞不含糖原,以及阴道内无阴道杆菌所致。

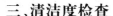

三、清洁度检查

(一)适应证

(1)用于女性生殖系统疾病的辅助诊断、鉴别诊断。

(2)用于雌激素水平的判断。

(二)参考区间

Ⅰ~Ⅱ度。

(三)临床意义

阴道清洁度是阴道炎症和生育期女性卵巢性激素分泌功能的判断指标。

当卵巢功能低下,雌激素水平降低时,阴道上皮细胞增生较差,阴道分泌物中的阴道杆菌减少,易感染杂菌,使阴道清洁度分度增高。当阴道分泌物清洁度为Ⅳ、Ⅲ度,且有大量病原生物,如细菌、真菌或寄生虫时,见于各种原因的阴道炎。

四、阴道毛滴虫检查

(一)适应证

(1)用于女性生殖系统疾病的辅助诊断、鉴别诊断。

(2)用于性传播疾病的诊断和监测。

(二)参考区间

阴性。

(三)临床意义

阳性见于滴虫性阴道炎。

五、真菌检查

(一)适应证

(1)用于女性生殖系统疾病的辅助诊断、鉴别诊断。

(2)用于性传播疾病的诊断和监测。

(二)参考区间

阴性。

(三)临床意义

阳性见于真菌性阴道炎。真菌性阴道炎的阴道分泌物呈凝乳状或"豆腐渣"样。

六、加德纳菌检查

(一)适应证

(1)用于女性生殖系统疾病的辅助诊断、鉴别诊断。

(2)用于性传播疾病的诊断和监测。

(二)参考区间

阴性。

(三)临床意义

阳性见于由阴道加德纳菌(GV)和某些厌氧菌共同引起的细菌性阴道病。除引起阴道病外,尚可引起早产、产褥感染、新生儿败血症、绒毛膜羊膜炎、产后败血症和脓毒血症等。寻找阴道分泌物中的线索细胞,是诊断加德纳菌性阴道病的重要指标。

七、淋病奈瑟菌检查

(一)适应证

(1)用于女性生殖系统疾病的辅助诊断、鉴别诊断。

(2)用于性传播疾病的诊断和监测。

(二)参考区间

阴性。

(三)临床意义

阳性:见于淋病患者。

八、衣原体检查

(一)适应证

(1)用于女性生殖系统疾病的辅助诊断、鉴别诊断。

(2)用于性传播疾病的诊断和监测。

(二)参考区间

阴性。

(三)临床意义

阳性见于沙眼衣原体感染引起的急性阴道炎和子宫颈炎。

九、病毒检查

(一)适应证

(1)用于女性生殖系统疾病的辅助诊断、鉴别诊断。

(2)用于性传播疾病的诊断和监测。

(二)参考区间

阴性。

(三)临床意义

阳性见于由单纯疱疹病毒(HSV)、人巨细胞病毒(HCMV)、人乳头状瘤病毒(HPV)引起的生殖道感染。

十、梅毒螺旋体检查

(一)适应证

(1)用于女性生殖系统疾病的辅助诊断、鉴别诊断。

(2)用于性传播疾病的诊断和监测。

(二)参考区间

阴性。

(三)临床意义

阳性见于梅毒螺旋体感染所致的梅毒。可引起胎儿死亡或流产。

十一、阴道分泌物五联试验

（一）适应证

用于阴道炎性疾病的辅助诊断、鉴别诊断。

（二）参考区间

干化学酶法 pH 为 3.8～4.5。过氧化氢：阴性。白细胞酯酶：阴性。唾液酸苷酶：阴性。脯氨酸氨基肽酶：阴性。乙酰氨基葡萄糖苷酶：阴性。

（三）临床意义

1.pH

pH＞4.5，提示细菌性阴道炎；pH＞5，提示滴虫性阴道炎；pH 4.0～4.6，提示真菌性阴道炎。

2.过氧化氢

阴性：表示乳酸杆菌多；阳性：提示阴道环境处于病理或亚健康状态。

3.白细胞酯酶

阳性：表示白细胞多于 15/HP，提示有阴道炎。

4.唾液酸苷酶

阳性：提示为细菌性阴道炎。

5.脯氨酸氨基肽酶

阳性：提示为细菌性阴道炎。

6.乙酰氨基葡萄糖苷酶

阳性：若同时 pH≥4.8，提示滴虫感染；若同时 pH≤4.6，提示真菌感染。

（郝　峰）

第六节　浆膜腔液检验

人体的浆膜腔主要有胸膜腔、腹膜腔、心包腔等。胸膜腔是由覆盖于左、右肺表面，胸壁内表面、膈上面及纵隔侧面的浆膜，在肺根处互相延续，在两肺周围分别形成两个完全封闭的腔，腔内仅含有 20 mL 以下的浆液，可减少呼吸时的摩擦。腹膜腔是由覆盖于腹盆壁和腹盆腔器官表面的浆膜，即薄而光滑、由单层扁平上皮和结缔组织构成的腹膜，壁腹膜与脏腹膜互相延续移行，形成一个不规则潜在性的囊状间隙，内有小于 50 mL 的液体。心包腔由纤维性心包和浆膜性心包形成的锥形囊。浆膜性心包分壁、脏两层，壁层紧贴纤维性心包的内面；脏层衬于心肌层的表面。壁、脏两层在出入心脏大血管的根部相移形成的窄隙称心包腔，内含 10～30 mL 浆液，起润滑作用，减少心脏在搏动时的摩擦。它们腔内的浆液不是固定不变的，而是产生与吸收处于动态平衡。在病理情况下可产生较多的液体，称浆膜腔积液。根据积液的性质可分为炎症性渗出液和非炎症性漏出液两大类，区分积液的性质对疾病的诊断和治疗有重要意义。

一、浆膜腔液穿刺的适应证

（1）诊断性穿刺，抽液检查明确病原学诊断以及了解其性质和病因者。

(2)渗出性胸膜炎积液过久不吸收,或发热持续不退,或为减轻大量积液所致的压迫,导致呼吸循环障碍者。

(3)结核性胸膜炎化学疗法后中毒症状减轻仍有较多积液者。

(4)肺炎后胸膜炎胸腔积液较多者。

(5)外伤性血、气胸。

(6)肝硬化等疾病所致大量腹水引起严重胸闷、气促者,可适量放液,缓解症状。

(7)腹腔内注射药物治疗者。

(8)拟行腹水回输者。

(9)心包炎伴大量积液出现心包填塞症状者。

二、标本采集

浆膜腔积液标本由临床医师在无菌条件下,对各积液部位行穿刺采集。送检标本最好留取中段液体于消毒容器内,常规及细胞学检查约留取 2 mL,生化检验留 2 mL,厌氧菌培养留 1 mL。如查结核杆菌则约需 10 mL。为防止出现凝块、细胞变性、细菌破坏自溶等,除应即时送检外,常规及细胞学检查宜用1/60标本量的 100 g/L EDTA-Na$_2$ 抗凝,并立即离心浓集细胞,否则应在标本内加入乙醇至 10% 的浓度,置冰箱保存。生化检查标本宜用肝素抗凝。另留 1 管不加任何抗凝剂用以观察有无凝固现象。

三、一般性状检查

(一)量

1.参考值

胸腔液<20 mL。

腹腔液<50 mL。

心包腔液<30 mL。

2.临床意义

增多:常见于结核性胸膜炎、肺炎、肺癌、结核性腹膜炎、肝硬化、恶性肿瘤、结核性心包炎、风湿性心包炎、化脓性心包炎等。

(二)颜色

1.红色

可能为结核菌感染、肿瘤、出血性疾病、内脏损伤及穿刺损伤所致。棕色见于阿米巴脓肿。

2.黄色脓样

见于葡萄球菌性肺炎、阑尾炎等化脓性感染。由大量细胞和细菌存在所致。

3.乳白色

为胸导管淋巴管阻塞,如丝虫病、肿瘤等。

4.绿色

见于铜绿假单胞菌引起的胸、腹膜炎。

(三)凝块

(1)漏出液中含纤维蛋白原少,一般不易凝固。

(2)渗出液含纤维蛋白原较多并有大量细胞和组织裂解产物,故可自凝并有凝块出现。

（四）比密（SC）

漏出液多在 1.015 以下。

渗出液多在 1.018 以上。

（五）气味

正常无特殊气味。粪臭味：多见于大肠杆菌感染。恶臭味：常由厌氧菌感染导致积脓引起。

四、化学检查

（一）pH

漏出液 pH＞7.4；渗出液一般偏低。

化脓性感染时积液 pH＜7.0，同时伴有葡萄糖含量降低。pH 降低还可见于类风湿病、结核、恶性肿瘤、红斑狼疮性胸膜炎。胸腔积液 pH 在 6 以下，对诊断食管破裂有参考价值。在恶性胸腔积液时，如积液的 pH 低于 7.3，则患者的存活期较短。

（二）黏蛋白

1.原理

浆膜黏蛋白是一种酸性糖蛋白，等电点在 pH3～5 之间，因此在稀乙酸溶液中产生白色雾状沉淀。

2.参考值

阴性。

3.临床意义

渗出液呈阳性反应，漏出液为阴性。但漏出液吸收浓缩、体腔瘘经穿刺或人工气胸后亦可呈阳性反应。

（三）蛋白质定量

漏出液蛋白质总量多在 25 g/L 以下，渗出液蛋白质总量多在 30 g/L 以上。蛋白质如在 25～30 g/L，则难判明其性质。

（四）葡萄糖定量

漏出液中葡萄糖含量与血糖近似，渗出液中葡萄糖可被某些细菌分解而减少。如化脓性胸膜炎时，积液中葡萄糖含量明显减少，常＜1.12 mmol/L；结核性胸膜炎时，约半数病例葡萄糖含量＜3.3 mmol/L；癌性胸腔积液中葡萄糖含量多与血糖相似，仅 10％者减少，但癌细胞广泛浸润胸膜时，积液中糖量可减少，常为 1.68～3.3 mmol/L。

可利用腹水葡萄糖/血清葡萄糖比值来诊断结核性腹膜炎，结核性腹膜炎者比值小于 0.96，非结核性者比值大于 0.96，两者具有显著性差异。

（五）乳酸

浆膜腔积液中乳酸含量测定有助于细菌性感染与非细菌性感染的鉴别诊断，当乳酸高达 6 mmol/L 以上时，应高度提示有细菌感染，尤其在应用抗生素治疗后的胸腔积液，一般细菌检查又为阴性时更有价值。类风湿病、充血性心力衰竭及恶性肿瘤引起的积液中乳酸含量也可见轻度升高。

（六）脂类

胆固醇、三酰甘油、脂蛋白电泳测定对鉴定真性与假性乳糜积液有价值，详见表 5-1。

表 5-1　真性与假性乳糜积液的鉴别

	真性乳糜积液	假性乳糜积液
外观	乳糜样	乳糜样
乙醚试验	变清	变化不大
脂肪含量	>4%	<2%
脂蛋白电泳	明显乳糜微粒区带	乳糜微粒区带不明显或缺如
胆固醇	<血清胆固醇结果	>血清胆固醇结果
三酰甘油	>血清三酰甘油	<血清三酰甘油
蛋白质	>30 g/L	<30 g/L
显微镜检查	有大量脂肪球,苏丹Ⅲ染色阳性	小量脂肪滴,较多脂肪变性细胞,可见胆固醇结晶
细菌培养	无菌生长	可有细菌生长
病因	胸导管损伤或梗阻引起	各种原因引起的慢性渗出液

(七)铁蛋白

癌性积液中铁蛋白(Ft)多大于 600 μg/L,结核性时也可升高,因此铁蛋白对癌性和结核性鉴别缺乏特异性。如果与溶菌酶一起测定则有价值,癌性腹水铁蛋白明显升高,腹水 Ft/血清 Ft 比值>1,而溶菌酶含量不高;结核性两者均升高,溶菌酶升高极为明显。

五、酶学及免疫学检查

(一)酶学

1.乳酸脱氢酶(lactate dehydrogenase,LDH)

渗出液中 LDH 以化脓性感染积液活性最高,均值可达正常血清的 30 倍,其次为癌性积液,结核性积液略高于正常血清。炎症或充血性心功能不全胸腔积液时,LDH 活性可和血清活性相似。癌性胸腔积液 LDH 活性则约为患者自身血清 LDH 活性的 3.5 倍,而良性积液约为其自身血清 LDH 活性的 2.5 倍,有助于鉴别诊断。Light 曾提出浆膜腔积液中 LDH>200 U/L,积液 LDH/血清 LDH 比值>0.6 可作为渗出液的指标。

2.溶菌酶(lysozyme,LZm)

(1)参考值:胸腔积液、腹水含量 0～5 mg/L。胸腔积液/血清<1。

(2)临床意义:对鉴别诊断恶性与结核性胸腔积液有重要意义,94%结核性积液 LZm 含量超过 30 mg/L,P-LZm/S-LZm(胸腔积液 LZm/血清 LZm)比值>1 明显高于癌性积液、结缔组织病。同时测定胸腔积液中 LZm 和 LDH 时,结核性两者均升高,心力衰竭引起的漏出液两者均低,癌性胸腔积液时 LZm 低而 LDH 活性高,此种分离现象是癌性胸腔积液的特点。

3.淀粉酶(amylase,AMY)

(1)原理:淀粉经 α-淀粉酶催化水解,生成葡萄糖、麦芽糖及糊精,在底物浓度已知且过量的条件下,反应后加入碘液与未被水解的淀粉结合成蓝色复合物。其蓝色的深浅与未经酶促水解反应的空白管比较,从而推算出水解的淀粉量,计算 AMY 活力单位。

(2)临床意义:原发或继发肺腺癌患者,胸腔积液中 AMY 活性显著增高,多高于 300 U/L。各型胰腺炎或胰腺癌患者腹水 AMY 活性均可增高,可达正常血清的 3 倍,且比血清酶活性的持续时间长。食管破裂引起的胸腔积液 AMY 也升高,对食管破裂早期诊断也很有价值。

4.碱性磷酸酶(alkaline phosphatase,ALP)

大多数小肠扭转穿孔患者腹腔液中 ALP 活性升高,约为血清 ALP 的 2 倍,发病 2～3 h 即升高,并随病情进展而增加。浆膜表面癌时,癌细胞可释放 ALP,所以胸腔积液 ALP/血清 ALP 比值大于 1,而其他癌性胸腔积液比值则小于 1。

5.腺苷脱氨酶(adenosine deaminase,ADA)

腺苷脱氨酶是一种核苷氨基水解酶,它广泛存在于全身组织、各种细胞和体液中,在核酸代谢中起重要作用。

(1)原理:利用酶催化腺苷生成次黄嘌呤核苷和氨,氨在碱性溶液中与次氯酸钠及酚形成深蓝色的靛酚蓝,氨浓度与靛酚蓝的形成量相平行。

(2)临床意义:在结核性积液中 ADA 活性升高显著,大于 40 U/L 应考虑为结核性,对结核性胸腔积液诊断的特异性达 99%,优于结核菌素试验、细菌学和活组织检查等方法。当经抗结核药物治疗有效时,其胸腔积液、腹水 ADA 下降,因此可作为抗结核治疗时疗效观察指标。恶性肿瘤、风湿、狼疮性积液亦可升高,漏出液 ADA 活性低。

6.血管紧张素转化酶-Ⅰ(angiotesin-Ⅰ coverting enzyme,ACE)

ACE 为二肽羧基肽水解酶(EC3,4,15,1),分子量约 140 kDa,生化反应:pH8.3,氯化物—离子激活;血管紧张素Ⅰ-血管紧张素Ⅱ+组氨酸—亮氨酸。当病理因子损害肺毛细血管内皮细胞时 ACE 外溢,单核巨噬细胞系在特定环境中也可能有分泌 ACE 的功能。

(1)原理:天然苷合成底物解离成二肽的组氨酸(HL),在碱性条件下 O-苯二甲酸醛反应生成荧光物。酸化后,产物在 360 nm 处激发,495 nm 处测定。

(2)临床意义:胸腔积液中 ACE>30 U/L,胸腔积液 ACE/血清 ACE 比值>1,可提示为结核性,若<25 U/L,比值<1 则可能为癌性胸腔积液。

(二)免疫学

1.免疫球蛋白

胸腔积液、腹水 IgG/血清 IgG、胸腔积液、腹水 IgA/血清 IgA 的比值和这两个比值的平均值测定,对鉴别渗出液和漏出液有重要意义。以后者最为理想,若以 2 个比值的均数>0.5 诊断渗出液(阳性),<0.5 诊断为漏出液(阴性),则此法无假阳性,而假阴性率仅为 4.08%。这是因为免疫球蛋白是大分子,一般不易漏出血管外,而在渗出液(血管通透性增高而形成)中则增高。另外,其增高也可能与局部免疫反应有一定关系。

2.C-反应性蛋白(CRP)

CRP 为急性时相反应蛋白,可用于漏出液及渗出液的鉴别诊断。CRP<10 mg/L 为漏出液,CRP>10 mg/L 为渗出液。其敏感性、特异性在 80% 左右。

3.纤维结合蛋白(FN)

FN 对癌性腹水的诊断价值较大,癌性腹水 FN 为(173.9±65.9)mg/L,非癌性腹水为(13.4±6.8)mg/L,腹水 FN>75 mg/L 可高度怀疑癌性腹水,因为肿瘤细胞可合成和分泌 FN。

4.β_2-微球蛋白

结核性积液中 β_2-微球蛋白的含量较高,对鉴别结核性和非结核性积液有一定的价值。风湿性和淋巴瘤引起的胸腔积液中,含量也升高,尤以后者最为显著。恶性肿瘤和系统性红斑狼疮等,其 β_2-微球蛋白的含量均明显低于结核病、风湿病和淋巴瘤。

5.癌胚抗原(CEA)

当积液中 CEA>20 μg/L,积液 CEA/血清 CEA 比值>1 时,应高度怀疑为癌性积液。有强调胸腔积液 CEA/血清 CEA 比值>4.3 是恶性病变的一个指标。

6.癌抗原125(CA125)

腹水中 CA125 升高,>1 000 U/mL 常作为卵巢癌转移的指标,其敏感性为 85%,特异性可达 95%。

六、显微镜检查

(一)细胞计数

细胞计数同脑脊液,应把全部有核细胞(包括间皮细胞)都计入。

临床意义:漏出液中细胞数常不超过 100×10^6/L,如果超过 500×10^6/L,多为渗出液。化脓性渗出液细胞数常高于 $1~000\times10^6$/L,结核性与癌性积液中通常超过 200×10^6/L。

(二)白细胞分类(LD)

浆液沉淀物涂片经瑞氏染色后进行分类。漏出液中细胞较少,以淋巴细胞及间皮细胞为主。渗出液则细胞较多,因病因不同,出现多种细胞。各种细胞增多的临床意义如下。

1.中性分叶核粒细胞(N)

常见于化脓性渗出液,细胞总数也常超过 $1~000\times10^6$/L。在结核性浆膜腔炎早期的渗出液中,也可见以中性粒细胞增多为主。

2.淋巴细胞(L)

主要是慢性炎症,如结核、梅毒、肿瘤或结缔组织病所致渗出液,有条件可同时测定胸腔积液及外周血中 T 淋巴细胞,如胸腔积液中 T 淋巴细胞增多,外周血中 T 淋巴细胞减少,且两者之比大于 1 时,可提示为肿瘤、结核、结缔组织病等特异性胸(腹)水。慢性淋巴细胞白血病、乳糜胸腔积液淋巴细胞亦增多。若胸腔积液中见到多量浆细胞样淋巴细胞可能是增殖型骨髓瘤。

3.嗜酸性粒细胞(E)

常见于变态反应和寄生虫病所致的渗出液。多次反复穿刺刺激、人工气胸、手术后积液、结核性渗出液的吸收期、系统性红斑狼疮、充血性心力衰竭、肺梗死、霍奇金病、间皮瘤等,积液中嗜酸性粒细胞亦增高。

(三)红细胞计数(RBC)

因穿刺时往往都有损伤,所以任何积液中均可能有少量红细胞。大量红细胞出现可见于出血性渗出液、恶性肿瘤、肺栓塞、结核病等。

(四)胆固醇结晶

可见于陈旧性胸腔积液中脂肪变性及胆固醇性胸膜炎的胸腔积液中,浆膜腔出血后可见到含铁血黄素颗粒。

(五)寄生虫

可将乳糜样浆膜腔积液离心沉淀后,将沉淀物倒在玻片上检查有无微丝蚴。包虫病患者胸腔积液可以查出棘球蚴的头节和小钩。阿米巴的积液中可以找到阿米巴滋养体。

七、细胞学检查

(一)间皮细胞

在良性病变的积液中,常见间皮细胞成团脱落,细胞团由数个至数十个细胞组成。呈单层扁平,铺鹅卵石样疏松排列。细胞间可见空隙,这可能与间皮细胞表面的微绒毛或小泡等超微结构有关。细胞核的形态、大小较为一致。退变细胞呈印戒状,易误诊为癌细胞。

间皮细胞增多表示浆膜受到刺激或受损,如心脏移植、心脏瓣膜置换术、结核病并发积脓、风湿性及慢性恶性积液中。

(二)组织细胞

组织细胞胞浆染色较淡,有时呈泡沫状;核较间皮细胞的核略小,典型者呈肾形,核膜较不明显;有时细胞内含有被吞噬的异物颗粒;脂肪颗粒、脂肪染色为阳性;用中性红绿做活体染色时为阳性,而间皮细胞和癌细胞为阴性。在炎症情况下,大量出现中性粒细胞时,常伴随组织细胞出现。

(三)浆细胞

在慢性炎症和肿瘤时,涂片中可见浆细胞。

(四)红斑狼疮细胞(LEC)

系统性红斑狼疮可引起胸膜腔积液,常为渗出液,涂片偶可找到红斑狼疮细胞。

(五)肿瘤细胞

肿瘤细胞检查主要靠形态学观察,对诊断的敏感性与准确性还不够。近年人们发现不同的生物细胞内不同的成分对某些荧光物有选择性的摄取和结合。采用一定波长的光线进行辐照后可产生不同的荧光反应,利用这一特性临床上可用来分辨体液内正常细胞和肿瘤细胞以提高阳性检出率。有研究发现血卟啉荧光法(HOF)具有高灵敏度和准确性,方法简易,最适合于体液肿瘤细胞检查。其原理当给予血卟啉类物质,正常细胞与肿瘤细胞均摄取,前者排泄快,而后者排泄慢,加之肿瘤细胞本身缺乏产生卟啉以致需要大量摄取外源性卟啉。浆膜腔积液中的肿瘤细胞的主要来源有以下方面。

积液中98%以上癌细胞是转移性的,原发性恶性间皮瘤较少见。当内脏恶性肿瘤侵及浆膜淋巴管、毛细血管或引起循环障碍,或直接浸润浆膜,或合并感染而引起浆膜炎症时,积液中脱落的癌细胞较少或无癌细胞;当肿瘤穿破器官浆膜表面,直接暴露于浆膜腔并广泛种植时,积液内会出现大量癌细胞。

肿瘤性胸腔积液最常见的是原发性肺癌,尤以周围型肺癌易侵犯胸膜,其次是乳腺癌和肺的转移性癌。来自纵隔淋巴结的恶性肿瘤及原发性恶性间皮瘤等较少见。

腹水肿瘤细胞,常见于胃癌、大肠癌及卵巢癌。其次是肝癌、胆囊癌及胆管癌。子宫体癌、原发性恶性间皮瘤、肝转移性癌及腹腔淋巴结的淋巴肉瘤则较少见。心包腔积液常由于中央型肺癌累及心包膜。心包膜恶性间皮瘤较少见。纤维肉瘤、横纹肌肉瘤、平滑肌肉瘤、骨肉瘤及恶性黑色素瘤等广泛播散至浆膜均可引起积液,但极为罕见。浆膜腔积液中检出肿瘤细胞,是诊断原发性或转移性肿瘤的重要依据。

八、细菌学检查

怀疑为渗出液,则应经无菌操作离心沉淀标本,取沉淀物做细菌培养及涂片染色、油镜仔细检查。

(一)漏出液

一般均无细菌,不必要检查。

(二)渗出液

1.细菌

常见细菌有脆弱类杆菌属、链球菌、大肠埃希菌、粪肠球菌、铜绿假单胞菌、放线菌、厌氧菌和炭疽芽胞杆菌等。

2.抗酸杆菌

多见于结核性胸膜炎、肺结核、肠结核、结核性腹膜炎、结核性心包炎(表5-2)。

表 5-2　漏出液与渗出液的鉴别

	漏出液	渗出液
病因	非炎症	炎症、肿瘤
外观	淡黄	不定,可为黄色、血色、脓样、乳糜样
透明度	透明、偶见微混	多为浑浊
比密	<1.015	>1.018
凝固	不凝	常自凝
黏蛋白试验	阴性	阳性
pH	>7.4	<6.8
蛋白质定量	<25 g/L	>30 g/L
积液总蛋白/血清总蛋白	<0.5	>0.5
葡萄糖	>3.3 mmol/L	可变化,常<3.3 mmol/L
LDH	<200 U/L	>200 U/L
积液 LDH/血清 LDH	<0.6	>0.6
细胞总数	常小于 $100×10^6$/L	常大于 $500×10^6$/L
白细胞分类	以淋巴细胞及间皮细胞为主	根据不同病因而异,一般炎症急性期以中性粒细胞为主,慢性期以淋巴细胞为主
癌细胞	未找到	可找到癌细胞或异常染色体
细菌	未找到	可找到病原菌
常见疾病	充血性心力衰竭、肝硬化和肾炎伴低蛋白血症	细菌感染、原发性或转移性肿瘤、急性胰腺炎等

(侯敬侠)

第六章　微量元素检验

第一节　主要微量元素代谢紊乱

一、铁代谢紊乱

(一)铁的代谢

铁(iron,Fe)在体内分布很广,几乎所有组织都含有铁。铁在人体内可分为两类:一类是功能铁,系指体内具有重要生理功能的铁,包括血红蛋白(占 67.58%)、肌红蛋白(约 3%)、少量含铁酶及运铁蛋白中所含的铁;另一类是贮存铁,贮存铁又分为铁蛋白和含铁血黄素,铁蛋白的铁是可以被立即动用的贮存铁,而含铁血黄素是不能立即被动用的贮存铁。铁以肝、脾组织含量最高,其次肺组织。

人体内含铁量为 3~5 g。在整个消化道均可吸收铁,但主要部位在十二指肠及空肠上段。Fe^{2+} 较 Fe^{3+} 易吸收,食物中的铁多为 Fe^{3+},所以必须经过消化道将 Fe^{3+} 还原成 Fe^{2+} 才能充分吸收。吸收的 Fe^{2+} 在肠黏膜上皮细胞内重新氧化为 Fe^{3+},并与脱铁蛋白结合,形成储存形式的铁蛋白。运铁蛋白(transferrin,Tf)是一种在肝内生成的 β_1-球蛋白,分子量为 86 000,在血流里起运载铁的作用。运铁蛋白可将铁运送至骨髓用于血红蛋白合成,或运送至网状内皮细胞储存起来,或运送至各种细胞供含铁酶合成等,或运往需铁的组织中。影响铁吸收的因素很多,胃酸和胆汁都具有促进铁吸收的作用。

正常人排铁量很少,一般每天排泄 0.5~1.0 mg,主要通过肾脏、粪便和汗腺排泄。另外,女性月经期、哺乳期也将丢失部分铁。

(二)铁的生物学作用

1.合成血红蛋白

红细胞功能是输送氧,每个红细胞约含 2.8 亿个血红蛋白分子,每个血红蛋白分子又含 4 个铁原子,血红蛋白中的铁约占体内总铁量的 2/3,这些亚铁血红素中的铁原子,是携带和输送氧的重要成分。铁缺乏会影响血红蛋白的合成而致贫血。

2.合成肌红蛋白

每个肌红蛋白含一个亚铁血红素,肌红蛋白内的铁约占体内总铁量的 3%。肌红蛋白是肌肉贮存氧的地方,当肌肉运动时,它可以提供或补充血液输氧的不足,供肌肉收缩。

3.构成人体必需的酶

铁参与细胞色素酶、过氧化氢酶、过氧化物酶等的合成,并激活琥珀酸脱氢酶、黄嘌呤氧化酶等活性,它是细胞代谢不可缺少的物质。

4.铁参与能量代谢

研究表明,机体内能量的释放与细胞线粒体聚集铁的数量多少有关,线粒体聚集铁越多,释放的能量也就越多。

5.铁与免疫功能

实验表明缺铁将造成机体免疫机制受损、白细胞功能障碍、淋巴细胞功能受损、抗体产生受抑制等,容易导致感染。

(三)铁缺乏与中毒

1.铁缺乏症与缺铁性贫血

缺铁是指机体铁量低于正常。根据缺铁的程度可分三个阶段:第一阶段为铁减少期(iron depletion,ID),属于缺铁的最早期,此期贮存铁减少,血清铁蛋白浓度下降;第二阶段为红细胞生成缺铁期(iron deficiency erythropoiesis,IDE),又称无贫血缺铁期(iron deficiency without anemia),此期除血清铁蛋白下降外,血清铁也下降,总铁结合力增高(运铁蛋白饱和度下降);第三阶段为缺铁性贫血期(iron deficiency anemia,IDA),此期除以上指标异常外,血红蛋白和红细胞比积(hematocrit)下降,出现不同程度低色素性贫血。

缺铁性贫血是指体内可用来制造血红蛋白的贮存铁已被用尽,机体铁缺乏,红细胞生成受到障碍时发生的贫血。引起缺铁性贫血的原因:铁的需要量增加而摄入不足,可见于生长快速的婴儿、青少年及月经期、妊娠期和哺乳期的妇女。铁吸收不良,可见胃次全切除术后、长期严重腹泻、胃游离盐酸缺乏等。失血,可见于消化道出血、妇女月经量过多、慢性血管内溶血等。缺铁性贫血,一般最常见的症状有面色苍白、倦怠乏力、心悸和心率加快、眼花耳鸣、体力活动后气促等。应加强妇幼保健,指导婴儿喂养,对较大儿童应纠正偏食,重视月经过多,对早产儿、孪生儿、胃肠切除、妊娠期妇女及反复献血者应预防性口服铁剂。最常用的制剂为硫酸亚铁。

2.铁中毒

铁中毒可分为急性铁中毒和慢性铁中毒:急性铁中毒见于过量误服亚铁盐类,食用铁器煮的食物如山里红,静脉注射铁剂过量等。成人比较少见,常见于儿童;慢性铁中毒也称继发性血色病。可见于长期过量服用或注射铁剂,摄入含铁量高的特殊食品,慢性酒精中毒铁的吸收增加,原发性血色病,小肠吸收过多的铁,肠外输入过多的铁,通常由多次大量输血引起等。急性铁中毒,可出现少尿、肾衰竭、肝脏损害、中枢神经系统和心血管系统中毒等表现;慢性铁中毒,儿童主要见于重型地中海贫血和反复输血引起的含铁血黄素沉着症。慢性铁中毒进展缓慢,多在中年期才出现原发性血色病,其临床表现可有不同程度的各脏器受损的表现,如肝脏肿大、心脏疾病、胰腺病变、垂体功能低下等。预防铁中毒应提高对铁中毒的危害性认识,防止误服外形美观的糖衣或糖浆铁剂,不可认为铁剂是"补药"而超过规定剂量服用。对于因某些疾病需反复大量输血,或肝硬化引起的慢性铁中毒,则应着眼于原发疾病的防治。

二、碘代谢紊乱

(一)碘的代谢

正常人体内含碘(iodine,I)为20~25 mg。碘主要从食物中摄入,食物中的无机碘溶于水形成碘离子,以消化道吸收为主,经门静脉进入体循环,吸收后的碘有70%~80%被摄入甲状腺细胞内贮存、利用,其余分布于血浆、肾上腺、皮肤、肌肉、卵巢和胸腺等处。碘的排泄主要通过肾脏,每天碘的排出量约相当于肠道吸收的量,占总排泄量的85%,其他由汗腺、乳腺、唾液腺和胃腺分泌等排出。

(二)碘的生物学作用

碘通过甲状腺素促进蛋白质的合成,活化多种酶,调节能量代谢。甲状腺功能亢进时,甲状腺素素合成和释放过多,基础代谢率增高,反映了碘的利用增加;而甲状腺功能减退时,甲状腺素合成和释放过少,基础代谢率降低。这两种情况都反映了碘及甲状腺代谢紊乱而导致的疾病。甲状腺素能提高中枢神经系统的兴奋性,维持中枢神经系统结构,加速生长发育,保持正常的机体新陈代谢,加速各种物质的氧化过程,促进糖的吸收与利用,对脂肪的分解氧化、胆固醇的转化和排泄都起促进作用。所以碘是通过甲状腺素而发挥其生理作用的,甲状腺素具有的生物学作用都与碘有关。

(三)碘缺乏与中毒

1.碘缺乏与地方病

碘缺乏病是指由于长期碘摄入不足所引起的一类疾病。由于这些病具有地区性特点,故称为地方性甲状腺肿和地方性克汀病。

(1)地方性甲状腺肿:地方性甲状腺肿一般指碘缺乏所致甲状腺肿,是以甲状腺代谢性肿大,不伴有明显甲状腺功能改变为特征,可见于包括新生儿在内的各年龄人群。地方性甲状腺肿的主要原因是缺碘,凡是能坚持碘盐预防的病区,该病基本上能得到控制。轻者为可触及或肉眼可见的颈部甲状腺部位局部稍肿大,质软,边界不是很清楚,多为对称性弥漫性肿大。重者腺体巨大,腺体内常同时存在结节状改变,有些则以结节为主。世界大多数国家包括我国在内,都采取食盐加碘的方法,预防甲状腺肿。对早期患者可采用口服碘剂,对结节性甲状腺肿可采用碘注射液,注射引甲状腺局部。

(2)地方性克汀病:地方性克汀病是全身性疾病,碘缺乏是引起克汀病发病的根本原因,其临床表现是生长发育迟缓、身材矮小、智力低下、聋哑、神经系统障碍及甲状腺功能低下。对地方性克汀病可采用碘盐、口服碘剂及碘化油肌内注射等方法进行防治。

2.碘过量与高碘性甲状腺肿

碘过量通常发生于摄入含碘量高的食物,以及在治疗甲状腺肿等疾病中使用过量的碘剂等情况。常见的有高碘性甲状腺肿,碘性甲状腺功能亢进等。

(1)高碘性甲状腺肿:与碘缺乏病相反,在一些平原地区,由于碘离子富集,出现高碘区,过量无机碘在甲状腺内抑制激素合成,以致引起甲状腺滤泡胶质潴留,引起高碘性甲状腺肿。高碘性甲状腺肿随着摄碘量的增加,甲状腺肿大率上升。两性均可发病,女性多于男性。其预防是除去高碘来源,对饮水型病区可改用含碘正常饮水,对进食高碘海产品过多的地区可发展蔬菜生产,从而减少过量碘的摄入。

(2)碘性甲状腺功能亢进:此病为碘诱发的甲状腺功能亢进,是由于长期大量摄碘所致,可发生在用碘治疗的甲状腺肿大患者中,也可见于高碘性甲状腺患者。临床表现多汗、乏力、手颤抖、性情急躁、心悸、食欲亢进、体重下降、怕热等。一般无明显凸眼。其防治采用减少碘摄入量,可自行缓解。

三、锌代谢紊乱

(一)锌的代谢

正常成年人体内含锌(zinc,Zn)总量为 2～3 g。锌主要在十二指肠和空肠通过主动运转机制被吸收,锌进入毛细血管后由血浆运输至肝及全身,分布于人体各组织器官内,以视网膜、胰腺及前列腺含锌较高,锌主要由粪便、尿、汗、乳汁及头发排泄。失血也是丢失锌的重要途径。

(二)锌的生物学作用

1.锌可作为多种酶的功能成分或激活剂

锌是机体中 200 多种酶的组成部分,人体内重要的含锌酶有碳酸酐酶、胰羧肽酶、RNA 聚合酶、DNA 聚合酶、醛脱氢酶、苹果酸脱氢酶、胸腺嘧啶核苷激酶、谷氨酸脱氢酶、乳酸脱氢酶、碱性磷酸酶、亮氨酸氨肽酶及丙酮酸氧化酶等。它们在蛋白质、脂肪、糖和核酸代谢以及组织呼吸中都起重要作用。

2.促进机体生长发育

锌是调节基因表达的必需组成部分,因此,缺锌后创伤的组织愈合困难,性器官发育不全或减退,生长发育不良,儿童将出现缺锌性侏儒症。

3.促进维生素 A 的正常代谢和生理功能

锌参与维生素 A 还原酶和视黄醇结合蛋白的合成,促进视黄醛的合成和变构,维持血浆维生素 A 的正常浓度,促进肝脏中维生素 A 的动员,对维持人体正常适应有重要的作用。

4.参与免疫功能过程

人和动物缺锌时,可显著降低 T 细胞功能,引起细胞介导免疫改变,使免疫力降低。动物缺锌体重减轻,胸腺、脾脏萎缩。

(三)锌缺乏与中毒

1.锌缺乏症

缺锌常见食物含锌量低,吸收障碍,不良的饮食习惯,锌丢失增加(如失血、灼伤),锌需要量增加(如妊娠、哺乳、生长期)等,其临床表现食欲减退、消化功能减退、免疫力降低、厌食、异食癖(嗜土)、生长发育迟缓、性发育障碍、毛发枯黄等。临床可见营养性侏儒症,原发性男性不育症等。

其防治可采用饮食及锌剂治疗,一般来说,动物性食物含锌较丰富,饮食需多吃瘦肉、禽蛋、猪肝、鱼类等。锌剂如硫酸锌、葡萄糖酸锌等。

2.锌中毒

锌中毒可能发生于大量口服、外用锌制剂,长期使用锌剂治疗,以及空气、水源、食品被锌污染等,临床表现腹痛、呕吐、腹泻、厌食、昏睡、倦怠、消化道出血等症状。其防治需定期检查血锌和发锌,采取缺多少补多少的治疗原则,血锌和发锌高时,可用金属络合剂,按疗程适量进行锌治疗。

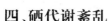

四、硒代谢紊乱

(一)硒的代谢

人体内硒(selenium,Se)的含量为 14～21 mg。硒主要在十二指肠吸收,吸收入血后硒主要与 α-球蛋白或 β-球蛋白结合,小部分与极低密度脂蛋白结合而运输。硒可以分布到所有的软组织,以肝、胰腺、肾和脾含量较多。硒主要从尿排出,部分经胆汁由粪便排出,少量也可通过汗、肺和乳汁排泄。

(二)硒的生物学作用

1.硒是谷胱甘肽过氧化物酶(GSH-P$_X$)的重要组成成分

每分子该酶可与 4 个硒原子结合,催化的反应为:

$$2GSH + H_2O_2 \xrightarrow{\text{GSH-P}_X} GSSG + 2H_2O$$

GSH-P$_X$ 催化 2 分子 GSH 氧化生成 GSSG,利用 H$_2$O$_2$ 使有毒的过氧化物还原成相对无毒的羟化物,从而保护所有的生物膜不被氧化所降解。因此,硒在分解过多的 H$_2$O$_2$,保护细胞膜,减少过氧化物起到重要的作用。

2.参与辅酶 A 和辅酶 Q 的合成

在机体代谢、三羧酸循环及呼吸链电子传递过程中发挥重要作用。

3.保护视器官的健全功能

虹膜及晶状体含硒丰富,含有硒的 GSH-P$_X$ 和维生素 E 可使视网膜上的氧化损伤降低,糖尿病患者的失明可通过补充硒得到改善,亚硒酸钠可使一种神经性的视觉丧失得到改善。

4.硒和金属是体内抵抗有毒物质的保护剂

硒和金属有很强的亲和力,是一种天然的对抗重金属的解毒剂,其机制是无机硒与金属相结合,形成金属-硒-蛋白质复合物从而降低有毒元素的危害,它对汞、镉、铅、砷都有解毒作用。

5.增强机体免疫力

硒能促进淋巴细胞产生抗体,增强机体对疾病的抵抗力。

6.保护心血管和心肌

硒参与保护细胞膜的稳定性及正常通透性,消除自由基的毒害作用,抑制脂质的过氧化反应,从而保护心肌的正常结构和功能,降低心血管病的发病率,防止冠心病及心肌梗死。

7.调节维生素 A、C、E、K 的代谢

硒能调节维生素 A、C、E、K 的吸收与消耗,并能与维生素 E 起协同作用,加强维生素 E 抗氧化作用。

8.对肿瘤的影响

在体外其硒浓度>1.0 mg/L 时可通过抑制细胞增生、DNA 复制及蛋白质合成而直接影响肿瘤细胞的生长。硒可干扰致癌物的代谢。动物致癌试验中,观察到硒对皮肤癌、乳癌、肺癌、结肠癌、肝癌等有显著的抑制作用。

(三)硒缺乏与中毒

1.硒缺乏

硒缺乏已被证实是发生克山病的重要原因,克山病是一种以心肌坏死为主的地方病,其临床表现为心力衰竭或心源性休克、心律失常、心功能失代偿。克山病发病快,症状重,患者往往因抢救不及时而死亡。口服亚硒酸钠,症状会神奇般地消失,甚至痊愈,可见硒对克山病的发病有明显效果。

此外,缺硒与大骨节病有关。大骨节患者表现为骨关节粗大、身材矮小、劳动力丧失。其防治用硒及维生素 E 治疗有效。

2.硒中毒

硒摄入过多可致中毒。急性硒中毒其临床表现头晕、头痛、无力、恶心、汗液有蒜臭味、脱发和指甲脱落、寒战、高热、手指震颤等。长期接触小剂量硒化物,一般 2～3 年出现为慢性硒中毒。

五、铜代谢紊乱

(一)铜的代谢

正常人体内含铜(cuprum,Cu)量为 80～100 mg。铜经消化道吸收,主要吸收部位是十二指肠和小肠上段。铜被吸收进入血液,铜离子与血浆中清蛋白疏松结合,形成铜-氨基酸-清蛋白络合物进入肝脏,该络合物中的部分铜离子与肝脏生成的 α_2-球蛋白结合,形成铜蓝蛋白,铜蓝蛋白再从肝脏进入血液和各处组织,铜蓝蛋白是运输铜的基本载体。人体内以肝、脑、心及肾脏含铜浓度最高。其次为脾、肺和肠。肌肉和骨骼等含铜量较低。铜经胆汁、肠壁、尿液和皮肤排泄。

(二)铜的生物学作用

1.维护正常的造血机能及铁的代谢

铜能促进幼稚红细胞的成熟,使成熟红细胞从骨髓释放进入血液循环,铜蓝蛋白能促进血红素和血红蛋白的合成。铜能促进铁的吸收和运输,铜蓝蛋白可催化二价铁氧化成三价铁,对生成运铁蛋白有重要作用。

2.构成超氧化物歧化酶、赖氨酰氧化酶等多种酶类

铜是 CuZn-SOD(铜锌-超氧化物歧化酶)催化活性所必需的成分,它们催化超氧离子成为氧和过氧化氢,从而保护活细胞免受毒性很强的超氧离子的毒害,是保护需氧生物细胞赖以生存的必需酶。铜参与赖氨酸氧化酶的组成,赖氨酸氧化酶影响胶原组织的正常交联,从而形成弹性蛋白及胶原纤维中共价交联结构,维持组织的弹性和结缔组织的正常功能。另外,铜参与 30 多种酶的组成和活化,构成体内许多含铜的酶如酪氨酸氧化酶,以及含铜的生物活性蛋白如铜蓝蛋白、肝铜蛋白等。

(三)铜缺乏与中毒

1.铜缺乏症

铜缺乏症主要原因:①处于生长阶段,需要量大而供给量相对不足;②长期腹泻和营养不良;③伴有小肠吸收不良的病变;④肾病综合征,尿内蛋白含量增加,铜丢失过多;⑤长期使用螯合剂。

临床表现:①贫血,因为铜影响铁的吸收、运送、利用及细胞色素系与血红蛋白的合成;②骨骼发育障碍,缺铜骨质中胶原纤维合成受损,胶原蛋白及弹力蛋白形成不良;③生长发育停滞;④肝、脾大等。防治可用硫酸铜溶液或葡萄糖酸铜。

2.铜中毒

金属铜属微毒类,铜化合物属低毒和中等毒类。

(1)急性铜中毒:饮用与铜容器或铜管道长时间接触的酸性饮料,误服铜盐等,均可引起急性铜中毒,出现恶心、呕吐、上腹部痛、腹泻、眩晕、金属味等,重者出现高血压、昏迷、心悸,更甚者可

因休克、肝肾损害而致死亡。其防治应脱离接触,用1%亚铁氰化钾洗胃,后服牛乳、蛋清保护胃黏膜。用盐类泻剂排除肠道内积存的铜化合物。

(2)慢性铜中毒:长期食用铜量超过正常供给量的10倍以上,可能会出现慢性铜中毒,表现胃肠道症状。长期接触铜尘者可有呼吸道及眼结膜刺激,可发生鼻咽黏膜充血、鼻中隔溃疡、结膜炎和眼睑水肿等,同时有胃肠道症状。铜可致接触性和致敏性皮肤病变,出现皮肤发红、水肿、溃疡和焦痂等。其防治可用络合剂(如依地酸二钠钙)使之解毒排泄。

六、铬代谢紊乱

(一)铬的代谢

人体内含铬(chromium,Cr)量约为60 mg。铬经口、呼吸道、皮肤及肠道吸收,入血后与运铁蛋白结合运至肝脏及全身。铬广泛分布于所有组织,其中以肌肉、肺、肾、肝脏和胰腺的含量较高。组织中铬含量是血铬含量的10~100倍,因此有人认为血铬一般不能作为人体铬营养状态的指标。铬的排泄,主要由尿中排出,少量从胆汁和小肠经粪便排出,微量通过皮肤丢失。

(二)铬的生物学作用

1.促进胰岛素的作用及调节血糖

胰岛素是糖代谢的核心物质。胰岛素发挥调节作用,必须有铬参加,其作用是含铬的葡萄糖耐量因子促进在细胞膜的巯基(—SH)和胰岛素分子A链的两个二硫键(—S—S—)之间形成一个稳定的桥,协助胰岛素发挥作用。血清铬减少时,胰岛素内铬也减少,糖耐量受损,严重时出现尿糖。补充铬可加速血糖的运转,使之转变为糖原或脂肪贮存备用,从而调节血糖。

2.降低血浆胆固醇

铬能增加胆固醇的分解和排泄。缺铬可使脂肪代谢紊乱,出现高胆固醇血症,因而容易诱发动脉硬化和冠心病。

3.促进蛋白质代谢和生长发育

铬与机体中核蛋白、蛋氨酸、丝氨酸等结合,对蛋白质代谢起到重要作用。在DNA和RNA的结合部位发现有大量的铬,说明铬在核酸的代谢或结构中发挥作用。试验证明,缺铬生长发育迟缓。另外,铬对血红蛋白的合成及造血过程,具有良好的促进作用。

(三)铬缺乏与中毒

1.铬缺乏症

铬缺乏主要是摄入不足或消耗过多,其临床表现主要是高血糖、高脂血症等与胰岛素缺乏相类似的症状,引起葡萄糖耐量降低,生长停滞,动脉粥样硬化和冠心病等,其防治为适当补充含铬量高的食物,如动物肝脏、粗粮、粗面粉、牛肉等。

2.铬中毒

铬经口、呼吸道及皮肤等吸收后,大部分分布在肝、肺、肾三个脏器,若过量摄入铬,可发生肝、肺、肾功能障碍,出现恶心、呕吐、腹泻、吞咽困难,甚至休克。接触铬化物将有皮肤损害,出现丘疹或湿疹,有瘙痒感。另外,铬可引起上呼吸道炎症和黏膜溃疡。其防治为皮肤受到污染时,应及时用清水冲洗。误服者应立即洗胃,用牛奶或蛋清保护食管和胃黏膜等。

七、锰代谢紊乱

(一)锰的代谢

正常成人体内含锰(manganese,Mn)为 12～20 mg。锰主要在小肠吸收,吸收入血的锰与血浆 β-球蛋白结合为转锰素分布到全身,以骨骼、肝、脑、肾、胰、垂体含锰较多,小部分进入红细胞形成锰卟啉,迅速运至富含线粒体的细胞中,约有 2/3 储存于线粒体内。锰的排泄主要由肠道、胆汁、尿液排泄。

(二)锰的生物学作用

1.锰是多种酶的组成成分及激活剂

锰是脯氨酸酶、精氨酸酶、超氧化物歧化酶、丙酮酸羧化酶等的组成成分,锰参与碱性磷酸酶、脱羧酶、氧化酶、醛缩酶等的激活,它不仅参与脂类和糖的代谢,还与蛋白质的生物合成密切相关。

2.促进生长发育

锰不但参与蛋白质的合成,还参与遗传信息和性腺的分泌,缺锰可发生输精管退行性变、精子减少、性欲减退以致不育,锰是硫酸软骨素合成酶的必需辅助因子,依赖锰的聚合酶和半乳糖转移酶是黏多糖合成时所必需的,缺锰时硫酸软骨素代谢及黏多糖合成将受到影响,软骨生长障碍,出现骨骼畸形,生长发育停滞,智力下降。

此外,锰与造血功能密切相关,还发现锰是过氧化物酶的组成成分,因此锰与衰老密切相关。

(三)锰缺乏与中毒

1.锰缺乏病

(1)侏儒症:成人男性身高不满 130 cm,女性不满 110 cm 的可诊断为侏儒症。侏儒症与内分泌功能异常有关,内分泌功能又受多种微量元素的影响,锰是硫酸软骨素合成酶的必需辅助因子,与硫酸软骨素代谢、黏多糖合成、结缔组织韧性、硬度及钙磷代谢密切相关。缺锰软骨生长障碍,生长发育停滞引起侏儒症。

(2)贫血:贫血除与微量元素铁、铜相关外,还与锰的缺乏有关,锰在线粒体内含量较高,而血红素的合成与线粒体有密切的关系。锰有刺激红细胞生成素和促进造血的作用。据报道贫血患者血锰减少,锰与贫血密切相关。另外,锰与肿瘤的发生相关。

2.锰中毒

(1)非职业性中毒:口服高锰酸钾,轻者可引起恶心、呕吐、胃部疼痛、口腔烧灼感。重者可呈现口唇黏膜肿胀糜烂、血便、剧烈腹痛、休克而死亡。

(2)职业性中毒:锰矿的开采和冶炼,生产干电池、油漆、电焊条和陶瓷等,工人均可接触大量的锰烟和锰尘,长期接触,可导致职业性锰中毒。其临床表现为头晕、头痛、恶心、嗜睡、记忆力降低、性功能减退、易兴奋、肌张力增强、四肢僵直、语言含糊不清、震颤、共济失调等,早期以自主神经功能紊乱和神经衰弱综合征为主,继而出现锥体外系神经受损的症状。

八、钴代谢紊乱

(一)钴的代谢

正常成人体内含钴(cobalt,Co)约为 1.5 mg,钴主要由消化道和呼吸道吸收,某些金属离子能影响钴的吸收,如铁在十二指肠的转运过程与钴相似,所以这两种金属存在着吸收竞争。钴通过小肠进入血浆后由三种运钴蛋白（transcobalamin Ⅰ、Ⅱ、Ⅲ）结合后运至肝脏及全身,通常以肝、肾和骨骼中钴的含量较高,钴主要通过尿液排泄,少量通过肠道、汗腺、头发等途径排泄。

（二）钴的生物学作用

钴是维生素 B_{12} 的组成成分。维生素 B_{12} 是水溶性维生素,它是一种含钴的配合物,体内的钴主要以维生素 B_{12} 的形式发挥作用。维生素 B_{12} 在人体内参与造血,促进红细胞的正常成熟;参与脱氧胸腺嘧啶核苷酸的合成;参与体内一碳单位的代谢。

（三）钴缺乏与中毒

1.钴缺乏

人体钴缺乏时,将影响维生素 B_{12} 的形成,若维生素 B_{12} 缺乏,可使骨髓细胞的 DNA 合成时间延长,从而引起巨幼红细胞贫血。另外,维生素 B_{12} 缺乏可引起口腔及舌溃疡、炎症、急性白血病、骨髓疾病等。

2.钴中毒

多为治疗贫血时引起钴中毒,其临床表现为食欲缺乏、呕吐、腹泻等,其防治可采用高渗葡萄糖解毒,保肝、利尿。

九、有害微量元素

人类健康问题与有害微量元素之间的关系,随着逐年增加对有害微量元素的利用而受到重视。危害人体健康的有害微量元素多来自食物和饮水,但由于工业界的大量使用或开采金属、合金等而暴露在环境中,也造成不少因职业和环境而引起的疾病。

（一）铅

铅（lead,Pb）是一种具有神经毒性的重金属元素,其理想血浓度为零,主要经呼吸道、消化道和皮肤吸收,入血后随血流分布到全身各器官和组织。铅的排泄大部分经肾脏由尿排出,小部分通过胆汁分泌排入肠腔,然后随大便排出,微量由乳汁、汗、唾液、头发及指甲脱落排出体外。

铅在人体内无任何生理功能,由于全球性工业和交通的迅猛发展,随之带来了铅对环境的污染,危害着人类的健康。空气中的铅污染主要来自两个方面:工业烟尘污染和含铅汽油燃烧后排出的废气。工业烟尘污染因铅尘及烟雾污染空气和水会使许多领域如农业、交通、国防等产生不同程度的铅污染。例如,铅尘污染的水排入农田,由此使铅污染进入了食物链,对人体健康存在着潜在的影响。汽油是以四乙基铅作为稳定剂和助燃剂,经燃烧后在大气中将转变为无机铅化合物,如果是来自汽车尾气,其部分沉降于道路两旁数公里区域的土壤和作物上,部分悬浮在大气中。此外,油漆、涂料、报纸、水管、玩具、铅笔、煤、蓄电池等都含有铅,由于空气和水的污染,粮食、水果和蔬菜等都不同程度地被污染,铅每时每刻都威胁着人类健康。

目前认为铅中毒机制中最重要的是卟啉代谢紊乱,使血红蛋白的合成受到障碍。铅还可致血管痉挛,又可直接作用于成熟红细胞,而引起溶血。还可使大脑皮层兴奋和抑制的正常功能紊乱,引起一系列的神经系统症状。

由于铅对机体的毒性作用涉及多个系统和器官,且缺乏特异性,所以临床表现复杂,如易激惹、惊厥、反复腹痛、反复呕吐、小细胞低色素性贫血、氨基尿、糖尿等,主要累及神经、血液、造血、消化、泌尿和心血管系统。

（二）汞

汞（mercury,Hg）俗称水银,是银白色液态金属。过量的汞和汞化合物摄入体内,都可能对人体造成伤害,因此认为汞是有害微量元素。金属汞及其化合物主要以蒸气和粉尘形式经呼吸道侵入机体,还可经消化道、皮肤侵入。汞以脑、肾含量最高,其次是肺、肝脏、甲状腺、睾丸等。汞的排泄主要经肾脏由尿排出,尿汞的排出量与接触汞的浓度和时间有关。粪便是汞排出的又一重要途径,汞还能由肺呼出,汗液、乳汁、唾液也可排出少量汞,毛发中的汞可以随毛发的脱落而脱离机体。

汞是自然界广泛存在的元素之一,主要以硫化汞的形式存在于岩石中,岩石风化后可氧化为金属汞和离子汞。金属汞在常温下能蒸发,且蒸气可随气流移动,吸附在桌面、地面、工作服等处。如果将含汞工业的废渣、废气随意排放,还会造成大气、土壤和水源的污染。污染环境的汞,特别是在水体中的汞,在厌氧微生物的作用下,形成甲基汞(Met-Hg)。金属汞中毒多见于职业性中毒;有机汞中毒常见于环境污染;而无机汞中毒常因误用和误服所致。

汞对机体的作用,主要是由于汞离子与巯基(—SH)的结合,汞与酶的巯基结合后,使酶的活性丧失,影响细胞的正常代谢出现中毒症状。

汞中毒临床表现为头晕、头痛、多汗、易兴奋、精神障碍、乏力、口腔炎、牙齿松动等,主要是累及肾脏、心血管和神经系统。

(三)镉

镉(cadmium,Cd)是有毒元素,在自然界中主要存在于锌、铜和铝矿内,其中以锌矿石含量最高,镉的主要吸收途径为呼吸道及消化道,也可经皮肤吸收,分布于全身各个器官,主要分布在肾、肝、骨组织中。镉的排泄主要由粪便排出,其次经肾脏由尿排出,少量可随胆汁排出。

镉主要来自被污染的环境,其污染源是植物和土壤,植物的根部对镉有特殊的吸收和富集作用。另外,食品污染和吸烟也会增加人体对镉的吸收。

镉化合物可抑制肝细胞线粒体氧化磷酸化过程,对各种氨基酸脱羧酶、过氧化酶、组氨酸酶、脱氢酶等均有抑制作用,从而使组织代谢发生障碍。镉还可直接损伤组织细胞和血管,引起水肿、炎症和组织损伤。

镉中毒临床表现为口干、口内金属味、咽痛、乏力、呼吸困难、蛋白尿、骨变形、肝坏死等,主要累及肺、肾、嗅觉、骨骼、睾丸、肝脏等。镉的致癌、致畸胎和致突变的作用已被学者关注。"痛痛病"是因摄食被镉污染的水源而引起的一种慢性镉中毒,首先发现于日本,其特点:①肾小管再吸收障碍;②骨软化症;③消化道吸收不良。

(四)铝

铝(aluminium,Al)是一种对人体有害的神经毒微量元素,主要由胃肠道吸收入血后,结合在转铁蛋白上运输,以结缔组织、淋巴结、肾上腺、甲状旁腺中含铝量较高。铝的排泄主要经肾由尿排出,部分可由粪便和胆汁排出。

铝在地壳中含量丰富,用途极广,人们长期与之为友而不知其害。人体摄铝增加主要来自铝餐具、炊具、铝尘、食物、饮料、铝制剂等,铝的毒性可导致机体许多脏器受损,临床主要表现为高铝血症、消化道症状、铝贫血、铝骨病(aluminum related bone disease,ABD)、铝脑病等。

(五)砷

砷(arsenic,As)本身毒性并不大,但其化合物如三氧化二砷(As_2O_3,俗称砒霜)毒性甚大。砷及其化合物经呼吸道、消化道和皮肤吸收,吸收入血后主要与血红蛋白结合,随血液分布到全身组织和器官,主要分布在肾、肝、胃、脾、肌肉等处。砷的排泄主要通过肾脏随尿排出,小部分经毛发、指甲生长、皮肤脱落、排汗、胆汁等途径排泄。

砷广泛分布于环境中,人体吸收的砷可来自饮水、燃煤的污染、饮食海产品、生产环境的空气污染、烟草(烟草生长过程中能富集土壤中砷)、含砷化妆品等。

砷对细胞中的巯基(—SH)有很大的亲和力,入侵到机体的砷可与参与机体代谢的许多含巯基的酶结合,特别易与丙酮酸氧化酶的巯基结合,使酶的活性丧失,丙酮酸不能进一步氧化,影响细胞的正常代谢。

砷中毒临床表现为咳嗽、头晕、头痛、恶心、呕吐、腹泻、肝区痛、皮肤损伤等,砷的毒性可以减弱酶的正常功能,损害细胞染色体,造成神经系统、肝、脾、肾、心肌的脂肪变性和坏死,还可以引起皮肤黑变病、皮肤癌等。

（陈　丽）

第二节　微量元素样品采集与检测方法

微量元素的检测是研究微量元素在疾病的发生、发展过程中与疾病的相互关系。现已证实,许多疾病与各种微量元素的代谢密切相关,如缺铁性贫血、地方性甲状腺肿、肝豆状核变性等。因此准确地检测人体内各种微量元素的水平,对于疾病的诊断、治疗和预防,具有极其重要的意义。微量元素检测的对象是人,但人体中如铁、碘、锌、硒、铜、铬、锰、钴等人体必需微量元素和一些非必需的元素如铅、汞、镉、铝、砷等含量都比较低,而且取样困难、样品量少,实际工作中还要求在短时间内对试样得出准确结果,因此,针对微量元素的检测特点,应是快速、准确、灵敏。此外,测定微量元素时要特别注意样品的采集和保存,避免标本的污染,一旦因操作不慎,将会导致结果出现严重的误差。

一、样品的采集、保存和预处理

人体样品主要包括血液、尿液、毛发、指甲、胃液、唾液、精液、胆汁、汗液、脑脊液、乳汁及肝、肾、肺、脾、肠、脑、心、肌肉等脏器组织,样品的采集一般应遵循三大原则:针对性、适时性、代表性。

(一)血液样品的采集和保存

血样是微量元素检测中最常用的样品,血液样品可以按需要选择全血、血浆、血清、白细胞、血小板、红细胞等。血液样品的采集一般在清晨受检查者空腹,取毛细血管血或静脉血。采血量由检测元素含量及方法而定。盛血样的试管必须用去离子水清洗、干燥处理,严格按要求制备全血、血浆、血清、红细胞、白细胞或血小板等,最好立即检测。若需放置,要在 4 ℃冰箱中冷藏,在 -80 ℃～-20 ℃超低温冷冻可保存较长时间。

(二)尿液样品的采集和保存

尿液是肾脏的排泄液,它可以反映体内微量元素的代谢和排泄状况,是临床上除血液外用得较多的样品,正常成年人一天排尿 1 000～1 500 mL,尿液的采集分 24 h 尿和部分尿(如晨尿、白日尿等)。尿放置时,会逐渐产生沉淀和臭味,所以盛尿的容器必须是吸附性能差的密闭容器,而且需放阴凉处,或在尿中加入苯甲酸防腐剂,将尿液加热使沉淀溶解后取样。

（三）发样的采集和保存

头发是由蛋白质聚合而成，头发中微量元素是组织中蓄积或析出机体的微量元素的指示器。采集发样时，应用不锈钢的剪刀取距头皮 2 mm 以上 1 cm 长的头发作样品，一般取 0.4～1.0 g 为宜，具体采集数量由测量元素和方法而定。由于头发表面往往有灰尘、油脂等影响样品的有效性，所以必须将发样洗净后，置于 60 ℃烘箱中烘干，干燥后保存。注意同一检测中要采用同一洗涤条件和方法，保证结果的可比性。

（四）唾液的采集和保存

唾液是人体的分泌液之一，唾液中的微量元素是摄入机体中的微量元素在吸收后经代谢被排泄的体内微量元素。成人唾液的一天分泌量是 1.0～1.5 L。唾液分混合液和腮腺液。混合唾液采集前，受检者需将口腔洗干净，然后按检测元素及方法的要求，收集所需量的唾液在试管中。腮腺液需用专门器械从人耳下取样，这种唾液无污染、成分稳定，但具有一定的损伤性。一般唾液采样应在受检者身体条件恒定时，早晨空腹进行。

此外，指甲也是微量元素检测常用样品之一，它是组织中蓄积或析出体内的一部分微量元素，通常每周采集 1 次，采集 1 个月收集的混合样品，将污垢洗净，干燥保存。还有脏器样品（如肝、肾、心、肺、眼、脑等）、牙齿等都是微量元素检测的样品。

另外，样品的预处理是微量元素分析过程中质量控制的重要环节之一。其目的是为了将试样转化成适于分离和测定的物理状态和化学状态，使样品便于分析，除去对分析有干扰的物质。一般临床样品微量元素的检测中常用的预处理方法有稀释法、高温灰化法、低温灰化法、高压消化法、常压消化法、燃烧法、水解法及微波消解法等。

二、检测方法

随着对微量元素检测的要求精密度、准确度、灵敏度的不断提高，检测方法越来越多，日趋完善。目前，国内常用的微量元素检测方法有中子活化分析法、原子吸收光谱法、紫外可见吸收光谱法、电感耦合等离子体发射光谱法、离子选择性电极法、伏安法、荧光分析法等。

（一）中子活化分析法

中子活化分析法是放射化学分析法之一，它是利用热中子辐射，使待测元素原子发生核反应，产生放射性核素，检测其放射性强度而进行定量分析的方法，是进行元素含量分析的一种最灵敏的方法，因使用中子作为照射源故称中子活化分析法。该方法试样用量少、干扰小，可对同一样品中多种元素进行测定，但因中子源放射性强，成本高，故不易推广。

（二）原子吸收光谱法

原子吸收光谱法，又称原子吸收分光亮度法，根据样品中待测元素原子化的方法不同，分为火焰原子吸收光谱法、化学原子吸收光谱法和石墨炉原子吸收光谱法。它是基于待测元素，从光源发射的特征辐射，被蒸气中待测元素的基态原子吸收，然后根据待测元素浓度与吸收辐射的原子数成正比的关系，求得样品中被测元素的含量，原子吸收光谱法简便、灵敏、准确，是临床微量元素检测中最常用的方法。

（三）紫外可见吸收光谱法

紫外可见吸收光谱法又称紫外可见分光亮度法。它是基于待测元素与某些试剂在一定条件下形成化合物，该化合物对紫外、可见光具有选择性地吸收而进行定量分析的一种吸收光谱法。该法操作简便，易于推广，它也是临床微量元素检测中常用的方法。

(四)电感耦合等离子体发射光谱法

电感耦合等离子体发射光谱法(ICP-AES),是利用电感耦合等离子作为激发能源,使处于基态的待测元素原子从外界能源获得能量,跃过到激发态,激发态原子将多余能量以光的形式释放出来返回基态,从而产生特征光谱而进行定量分析的一种方法。该法灵敏、准确快速、干扰小,而且可以多种元素同时测定,是临床微量元素检测的常用方法。但由于仪器价格昂贵、结构复杂,所以普及较慢。

此外,还有离子选择电极法、伏安法、荧光分析法等,它们都是临床微量元素检测中常用的方法。

(陈　丽)

第三节　常见微量元素检测

一、血清铁和总铁结合力测定

(一)生理与生物化学

铁是人体必需的微量元素。体质量 70 kg 的人体含铁化合物中铁的总量约为 3 270 mg,占体重的0.047‰。其中 67.58% 分布于血红蛋白中(铁作为血红蛋白分子的辅基与蛋白结合,参与铁的运输),骨髓和肌红蛋白中各存在 2.59% 和 4.15%,贮存铁约占 25.37%。铁在体内分布很广,主要通过肾脏、粪便和汗腺排泄。血清中铁的总量很低,成年男性为 11~30 μmol/L,成年女性为9~27 μmol/L。这些存在于血清中的非血红素铁均以 Fe^{3+} 形式与运铁蛋白结合。所以在测定血清铁含量时,需首先使 Fe^{3+} 与运铁蛋白分离。

(二)亚铁嗪比色法测定血清铁和总铁结合力

血清铁的测定尚缺少权威性方法。原子吸收法仪器设备复杂,费用昂贵,且没有分光亮度法可靠性好,很少被实验室用来做血清铁的常规分析。比色法仍然是测定血清铁的主要方法。

1.原理

血清中的铁与运铁蛋白结合成复合物,在酸性介质中铁从复合物中解离出来,被还原剂还原成二价铁,再与亚铁嗪直接作用生成紫红色复合物,与同样处理的铁标准液比较,即可求得血清铁含量。总铁结合力(total iron-binding capacity, TIBC)是指血清中运铁蛋白能与铁结合的总量。将过量铁标准液加到血清中,使之与未带铁的运铁蛋白结合,多余的铁被轻质碳酸镁粉吸附除去,然后测定血清中总铁含量,即为总铁结合力。

2.参考范围

血清铁:成年男性:11~30 μmol/L(600~1 700 μg/L);成年女性:9~27 μmol/L(500~1 500 μg/L)。

血清总铁结合力:成年男性:50~77 μmol/L(2 800~4 300 μg/L);成年女性:54~77 μmol/L(3 000~4 300 μg/L)。

3.评价

线性在 140 μmol/L 以下线性良好,符合 Beer 定律。批内精密度(n=20),测定范围 18.45~

19.2 μmol/L,x:17.92 μmol/L,s:0.31 μmol/L,CV:3.01%。血清总铁结合力(TIBC),x:61.51 μmol/L,s:2.15 μmol/L,CV:3.5%。批间 CV:2.56%。回收试验回收率98.3%~100%。干扰试验:Hb>250 mg/L 时结果偏高 1%~5%。胆红素 102.6~171 μmol/L 时结果升高 1.9%~2.8%。甘油三酯 5.65 μmol/L 时结果升高 5.6%。铜 31.4 μmol/L 时结果升高 0.33 μmol/L,在生理条件下铜与铜蓝蛋白结合,故对铁的测定基本无干扰。

二、血清锌测定

(一)生理与生物化学

锌是人体主要的微量元素之一,成人体内含锌为 2~3 g。锌是许多金属酶的辅助因子,至少 90 多种的金属酶有了锌才能发挥其正常生理功能。锌进入毛细血管后由血浆运输至肝及全身,分布于人体各组织器官内,以视网膜、胰腺及前列腺含锌较高,在头发中锌的含量较稳定,锌主要通过粪便、尿、汗及乳汁等排泄。

(二)吡啶偶氮酚比色法测定血清锌

血清锌的主要测定方法有原子吸收分光亮度法、中子活化法和吡啶偶氮酚比色法。下面介绍吡啶偶氮酚比色法测定血清锌。

1.原理

血清中的高价铁及铜离子被维生素 C 还原成低价,两者均能同氰化物生成复合物而被掩蔽。锌也和氰化物结合,但水合氯醛能选择性地释放锌,使锌与 2-[(5-溴-2-吡啶)-偶氮]-5-二乙基氨基苯酚(5-Br-PADAP)反应生成红色复合物,与同样处理的标准品比较,求得血清锌含量。

2.参考范围

成人血清锌:9.0~20.7 μmol/L(590~1350 μg/L)。

3.评价

批内 CV 3.05%~3.08%,批间 CV 2.97%~3.12%。

三、血清铜测定

(一)生理与生物化学

铜是人体的必需微量元素之一,正常人体内含铜为 80~100 mg,其中 95% 铜与肝脏生成的 α_2-球蛋白结合,形成铜蓝蛋白,铜蓝蛋白是运输铜的基本载体。铜蓝蛋白属 α_2-糖蛋白,同时具有氧化酶的活性,成人每天铜摄取量为 2~5 mg,主要吸收部位在十二指肠,随胆汁、尿液和皮肤排泄。

(二)双环己酮草酰二腙比色法测定血清铜

临床血清铜的测定方法主要有原子吸收分光亮度法和比色法。此处仅介绍双环己酮草酰二腙比色法。

1.原理

加稀盐酸于血清中,使血清中与蛋白质结合的铜游离出来,再用三氯醋酸沉淀蛋白质,滤液中的铜离子与双环己酮草酰二腙反应,生成稳定的蓝色化合物,与同样处理的标准液比较,即可求得血清铜含量。

2.参考范围

成年男性:10.99~21.98 μmol/L(700~1 400 μg/L);成年女性:12.56~23.55 μmol/L

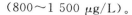

（800～1 500 μg/L）。

3.评价

本法线性范围可达 62.8 μmol/L。双环己酮草酰二腙与铜反应生成的有色络合物,在水溶液中的摩尔吸光系数为 16 000 L/(mol·cm)。本法显色稳定,显色后在 4 ℃～20 ℃ 可稳定 1 h。特异性高。

四、血清铅测定

(一)测定方法概述

目前用于测定血铅含量的方法主要有石墨炉原子吸收法、等离子发射光谱法、阳极溶出伏安法、火焰原子吸收光谱法等。

1.石墨炉原子吸收法

此法是目前国际公认的检测血铅的标准方法。其相对回收率为 98.8%±1.0%。最低检测限 0.3 μg/L,变异系数 3.7%～5.0%。灵敏度较高。

2.等离子发射光谱法

干扰小,可精确测定血铅含量。但此法成本高,不适合做日常分析。

3.阳极溶出伏安法

美国各类血铅分析仪检测范围为 10～1 000 μg/L,灵敏度较高,线性范围较宽。该方法,对环境要求较低,但受铊的干扰。

4.火焰原子吸收光谱法

检测限一般大于 500 μg/L,因样品采集和处理过程中受污染的概率大,低值质控样品缺乏,且血铅浓度高于 500 μg/L 的很少,所以此方法已基本被石墨炉原子吸收法所取代。

(二)石墨炉原子吸收光谱法测定血清铅

1.原理

血样用 Triton X-100 作基体改进剂,溶血后用硝酸处理,用石墨炉原子吸收光谱法在 283.3 nm 波长下测定铅的含量。

2.参考范围

成人血铅 < 100 μg/L。

3.评价

回收率 95.1%～103.2%,精密度 CV = 3.7%～5.0%。血中三倍治疗量的 EDTA 及三倍于正常值的 NaCl、Ca^{2+}、K^+、Mg^{2+} 对测定无影响。在测定过程中,灰化温度、干燥和时间的选择很重要,要防止样品飞溅,因石墨管的阻值不同,更换石墨管需重作校正曲线。

综上所述微量元素系指占人体总重量 1/10 000 以下,每人每天需要量在 100 mg 以下的元素,其在体内含量甚微,但它是构成生命和维持生命的重要物质。微量元素的代谢、生物学作用,相互拮抗,保持着动态平衡。微量元素的缺乏和中毒都可以引起疾病,甚至死亡。因此,微量元素的检测尤为重要,同时要特别注意样品的采集、保存和处理。人体内微量元素的失衡将影响身体健康,检测结果的准确性对于临床诊断和治疗均具有十分重要的意义。

（陈　丽）

第七章 糖类及其代谢产物检验

第一节 血糖测定

一、概念

血糖是指血清(或血浆)中的葡萄糖含量,通常以 mmol/L(mg/dL)计。血糖检测是诊断糖尿病(diabetes mellitus,DM)的主要方法和依据,空腹血糖浓度反映胰岛 β 细胞分泌胰岛素的能力。部分患者尤其是疑有 T_2DM 患者,如果空腹血糖不高,应测定餐后 2 h 血糖或行口服葡萄糖耐量试验(OGTT)。

二、方法

血糖测定分为空腹血糖与餐后血糖,空腹血糖测定要求隔夜空腹(至少 8 h 未进食任何糖类,饮水除外),餐后血糖指从第一口进餐开始计算时间到 2 h 准时抽血测定血糖值。

三、正常参考值

(一)空腹血糖
葡萄糖氧化酶法 3.9~6.1 mmol/L,邻甲苯胺法 3.9~6.4 mmol/L。

(二)餐后血糖
餐后血糖<7.8 mmol/L。

四、注意事项

(一)取样时间及取样部位
测静脉血糖一般从肘静脉取血,止血带压迫时间不宜过长,应在几秒钟内抽出血液,以免血糖数值不准。若用血浆或全血,将血样品放入含有枸橼酸钠及氟化钠混合物的试管中,以防止血液凝固及红细胞内葡萄糖的分解。血标本最好立即测定,若要过夜,需将血浆样品冰冻。毛细血管血糖测定一般从耳垂、手指或足趾由针刺取血。毛细血管血的成分与动脉血相近,其血糖含量在清晨空腹时与静脉血基本相符;而在进食碳水化合物后 2 h 内比静脉血高,因此时组织正在利用餐后升高的血糖。正常人口服葡萄糖 100 g 后,毛细血管血和静脉血葡萄糖含量的差值为 0.4～3.4 mmol/L(8～61 mg/dL),平均 1.33 mmol/L(24 mg/dL)。在服糖 3 h 后一般两者差别很小,但也有报道空腹时两者的差别也很大[范围 0～1.1 mmol/L(0～20 mg/dL)]。

(二)全血与血浆糖、血清糖

因葡萄糖只能溶于水,红细胞内含水量比血浆少,因此红细胞内的葡萄糖含量比血浆要低。而且红细胞又占据一定的容积,故全血糖含量受血细胞比容的影响。血细胞比容下降 10%,血糖值增加 0.17～0.22 mmol/L(3～4 mg/dL);相反,如血细胞比容增高,测得的结果相反。若采用血浆则没有这种影响。用全血糖折算成血浆糖时,可将全血血糖数值增加 15%(注意不是 15 mg/dL)。血浆与血清糖数值相等,但血浆比血清稳定。如用枸橼酸钠及氟化钠抗凝,则离心后血浆含有除血细胞以外的全部物质。当血浆通过自动分析仪时,纤维蛋白容易沉淀使管道阻塞。若用血清不会出现此种现象。在收集血清时,全血的凝固和血凝块收缩需 2～3 h,在此期间有 1.7～2.2 mmol/L(30～40 mg/L)的血糖降解而损失。为避免这种损失,取血后应迅速冰冻。最好在 30 min 内(最多不超过 1 h)离心取出血清。若用肝素或 EDTA 抗凝,血浆也要迅速离心,以减少糖的自然降解所产生的误差。

(三)引起血糖变化的药物

引起血糖升高的药物主要有 TRH、ACTH、GH、甲状腺激素、糖皮质激素、儿茶酚胺、可乐定、可的松、咖啡因、氯噻酮、二氯甲嗪、呋塞米、依他尼酸、噻嗪类利尿药、吲哚美辛、胰高血糖素、生长抑素、异烟肼、口服避孕药、酚妥拉明、三环抗抑郁药、苯妥英钠等。引起血糖下降的药物主要有胰岛素、IGF-1、Amylin、双胍类、胰岛素促泌剂、格列酮类、α-糖苷酶抑制剂、乙醇、单胺氧化酶抑制剂、甲巯咪唑、保泰松、对氨基水杨酸类、丙磺舒、普萘洛尔、磺胺类等。

五、临床评估

空腹血糖高于 6.1 mmol/L,称为高血糖,餐后 2 h 血糖高于 7.8 mmol/L,也可以称为高血糖。高血糖不是一种疾病的诊断,只是一种血糖监测结果的判定,血糖监测是一时性的结果,高血糖不完全等于糖尿病。

(一)血糖升高的原因

(1)肝炎、肝硬化等各种肝脏疾病引起肝糖原储备减少时,可出现餐后血糖一过性升高。如积极治疗肝脏疾病,血糖便可恢复正常。

(2)应激状态下的急性感染、创伤、脑血管意外、烧伤、心肌梗死、剧烈疼痛等,使血糖升高。当应激状态消除后血糖会降至正常。

(3)饥饿时和慢性疾病患者体力下降时,可引起糖耐量减低,使血糖升高。积极治疗慢性疾病,改善体质可使血糖恢复正常。

(4)一些内分泌性疾病如肢端肥大症、皮质醇增多症、甲状腺功能亢进症等,可引起继发性血糖升高。原发病得到有效控制后,血糖可逐渐降至正常。

(5)服用某些药物,如泼尼松、地塞米松等会引起高血糖。

(6)当空腹血糖≥7.0 mmol/L 和/或餐后 2 h 血糖≥11.1 mmol/L,并排除上述原因导致的血糖升高,即可考虑糖尿病的诊断。

（二）血糖降低

1.生理性或暂时性低血糖

运动后和饥饿时、妊娠、哺乳期、注射胰岛素后和服降糖药后,血糖会降低。

2.病理性低血糖

（1）胰岛素分泌过多,如胰岛β细胞瘤。

（2）升高血糖激素分泌减少,如垂体功能减退、肾上腺功能减退和甲状腺功能减退。

（3）血糖来源减少,肝糖原贮存不足,如长期营养不良、肝炎、肝坏死、肝癌、糖原累积病等。

（侯敬侠）

第二节　口服葡萄糖耐量测定

口服葡萄糖耐量测定即口服葡萄糖耐量试验（ oral glucose tolerance test,OGTT）,是在口服一定量葡萄糖后 2 h 内做系列血糖测定,可用于评价个体的血糖调节能力,判断有无糖代谢异常,是诊断糖尿病的指标之一,有助于早期发现空腹血糖轻度增高但未达到糖尿病诊断标准的糖耐量异常患者。

一、原理

正常人在服用一定量葡萄糖后,血液葡萄糖浓度升高（一般不超过 8.9 mmol/L 或 160 mg/dL）,刺激胰岛素分泌增多,使血液葡萄糖浓度短时间内恢复至空腹水平,此现象称为耐糖现象。若因内分泌失调等因素引起糖代谢异常时,口服一定量葡萄糖后,血液葡萄糖浓度可急剧升高或升高不明显,而且短时间内不能恢复至空腹血葡萄糖浓度水平,称为糖耐量异常。

二、操作

WHO 推荐的标准化 OGTT 如下。

（1）试验前 3 d,受试者每天食物中含糖量不低于 150 g,且维持正常活动,停用影响试验的药物（如胰岛素）。

（2）空腹 10～16 h 后,坐位抽取静脉血,测定血葡萄糖浓度（称空腹血浆葡萄糖,FPG）。

（3）将 75 g 无水葡萄糖（或 82.5 g 含 1 分子水的葡萄糖）溶于 250～300 mL 水中,5 min 之内饮完。妊娠妇女用量为 100 g；儿童按 1.75 g/kg 体质量计算口服葡萄糖用量,总量不超过 75 g。

（4）服糖后,每隔 30 min 取血 1 次,测定血浆葡萄糖浓度共 4 次,历时 2 h（必要时可延长血标本的收集时间,可长达服糖后 6 h）。其中,2 h 血浆葡萄糖浓度（2 HPG）是临床诊断的关键。

（5）根据各次测得的血葡萄糖浓度与对应时间作图,绘制糖耐量曲线。

三、参考区间

成人（酶法）:FPG＜6.1 mmol/L；服糖后 0.5～1 h 血糖升高达峰值,但＜11.1 mmol/L；2 h PG＜7.8 mmol/L。

四、结果计算

(一)正常糖耐量

FPG<6.1 mmol/L,且 2 HPG<7.8 mmol/L。

(二)空腹血糖受损(IFG)

FPG≥6.1 mmol/L,但<7.0 mmol/L,2 HPG<7.8 mmol/L。

(三)糖耐量减低(IGT)

FPG<7.0 mmol/L,同时 2 HPG≥7.8 mmol/L,但<11.1 mmol/L。

(四)糖尿病(DM)

FPG≥7.0 mmol/L,且 2 HPG≥11.1 mmol/L。

五、注意事项

(一)试验前准备

整个试验过程中不可吸烟、喝咖啡、喝茶或进食。

(二)影响因素

对于糖尿病的诊断,OGTT 比空腹血糖测定更灵敏,但易受样本采集时间、身高、体质量、年龄、妊娠和精神紧张等多因素影响,重复性较差,除第一次 OGTT 结果明显异常外,一般需多次测定。

(三)临床应用

临床上大多数糖尿病患者会出现空腹血糖增高,且血糖测定步骤简单,准确性较高,因此首先推荐空腹血糖测定用于糖尿病的诊断。但我国流行病学研究结果提示仅查空腹血糖,糖尿病的漏诊率较高(40%),所以建议只要是已达到糖调节受损(IGR)的人群,即空腹血糖受损(IFG)或糖耐量受损(IGT)的患者均应行 OGTT 检查,以降低糖尿病的漏诊率。但 OGTT 检查不能用于监测血糖控制的效果。

(四)静脉葡萄糖耐量试验

对于不能承受大剂量口服葡萄糖、胃切除后及其他可致口服葡萄糖吸收不良的患者,为排除葡萄糖吸收因素的影响,可按 WHO 的方法进行静脉葡萄糖耐量试验。

六、临床意义

(1)OGTT 是诊断糖尿病的指标之一,其中 FPG 和 2 HPG 是诊断的主要依据。糖尿病患者 FPG 往往超过正常,服糖后血糖更高,恢复至空腹血糖水平的时间延长。

(2)有无法解释的肾病、神经病变或视网膜病变,其随机血糖<7.8 mmol/L,可用 OGTT 了解糖代谢状况。

(3)其他内分泌疾病如垂体功能亢进症、甲状腺功能亢进、肾上腺皮质功能亢进等均可导致糖耐量异常,且各有不同的特征性 OGTT 试验曲线。

(4)急性肝炎患者服用葡萄糖后在 0.5～1.5 h 血糖会急剧增高,可超过正常。

（侯敬侠）

第三节　糖化血红蛋白测定

一、概念

糖化血红蛋白(glycosylated hemoglobin,GHb)是血红蛋白 A 组分的某些特殊分子部位和葡萄糖经过缓慢而不可逆的非酶促反应结合而形成的。被糖化的血红蛋白部分称为 HbA_1，HbA_1 由 HbA_{1a}、HbA_{1b} 和 HbA_{1c} 组成。前两部分代表其他己糖和 Hb 互相作用的产物，HbA_{1c} 是结合葡萄糖的 HbA_1。它与血糖浓度成正比，由于红细胞在血循环中的寿命约为 120 d，如果血糖的水平波动不大，则 3 个月内的平均血糖和 HbA_{1c} 的水平有很好的相关性，其代表了测定前 2～3 个月的血糖平均水平。

二、方法

EDTA 试管，静脉取血送检。

三、正常参考值

HbA_{1c}:4%～6%。

四、注意事项

(1)如果糖尿病患者经常监测血糖都显示控制较好，而糖化血红蛋白偏高，则需考虑是否平时监测血糖不够全面(如只测空腹血糖而忽略了餐后血糖)，或者可能血糖仪测出的数值不够准确(如机器老化，试纸受潮、过期等)。

(2)由于糖化血红蛋白是反映血糖的平均值，如果糖尿病患者血糖波动较大，经常发生低血糖，继而又发生高血糖，其糖化血红蛋白完全有可能维持在正常范围。在这种情况下，它的数值就不能反映真正的血糖变化了。同时，糖化血红蛋白还受红细胞的影响，在合并影响红细胞质和量的疾病(如肾脏疾病、溶血性贫血等)时，所测得的糖化血红蛋白也不能反映真正的血糖水平。

(3)当空腹血糖超过患者糖化血红蛋白对应的预测值时，则显示近期血糖控制不好，可能与采血时紧张、劳累、晚餐进食过多、治疗不当、急性并发症等有关，需要调整治疗方案。

(4)同时还应该注意各种贫血、出血性疾病或用普萘洛尔、吗啡、氢氯噻嗪等药物可使糖化血红蛋白下降，而用大剂量阿司匹林、维生素 D 及肾功能不全、甲亢者可使其增高。

(5)检测的方法是影响 HbA_{1c} 的重要因素之一，目前使用最多的是 NGSP 标化方法。另外，HbA_{1c} 存在种族差异。

(6)在我国糖化血红蛋白不推荐作为诊断糖尿病的依据，也不能取代糖耐量试验，可作为糖尿病的普查和健康检查的项目。

(7)血糖控制未达到目标或治疗方案调整后，应每 3 个月检查一次糖化血红蛋白。血糖控制达到目标后也应每年至少检查两次糖化血红蛋白。

(8)进餐不影响糖化血红蛋白测定，故可以在任意时间抽血。血中浓度在取血后保持相对稳定,在室温下放置 3～14 d 也不会明显影响测定结果(静脉血糖浓度随血样留置时间延长而逐渐下降)。

五、临床评估

HbA$_{1c}$代表近 2～3 个月内的血糖平均水平,与血糖值相平行,血糖越高,HbA$_{1c}$就越高。HbA$_{1c}$在糖尿病监测中的意义如下。

(一)HbA$_{1c}$是 DM 患者血糖总体控制情况的指标

HbA$_{1c}$的测定目的在于消除血糖波动对病情控制观察的影响,因而对血糖波动较大的 T$_1$DM 患者,测定 HbA$_{1c}$是一个有价值的血糖控制指标。HbA$_{1c}$是目前评价血糖控制的金指标,其结果为 4%～6%:血糖控制正常;6%～7%:血糖控制比较理想;7%～8%:血糖控制一般;8%～9%:控制不理想,需加强血糖控制,多注意饮食结构及运动,并在医师指导下调整治疗方案;>9%:血糖控制很差,是慢性并发症发生发展的危险因素,可能引发糖尿病性肾病、动脉硬化、白内障等并发症,并有可能出现酮症酸中毒等急性并发症。

由于糖尿病患者 HbA$_{1c}$水平与平均血糖的控制相关,国际糖尿病联合会(IDF)建议大多数糖尿病患者将 HbA$_{1c}$控制在 6.5%以下,而美国糖尿病协会(ADA)的推荐标准则是 7.0%以下。医疗人员在制定 HbA$_{1c}$控制目标时,必须考虑患者个人的健康状况、低血糖风险、特殊健康风险等具体情况。例如,对于青少年和儿童 1 型糖尿病患者,HbA$_{1c}$的控制目标和成人有所不同,因为这部分人群血糖多变不易控制,而且在发育中的大脑比成年人的大脑更容易受到低血糖的损害,所以血糖控制不宜过分严格,美国糖尿病协会(ADA)给出的建议可参考表 7-1。

表 7-1 不同年龄段青少年儿童控制目标

年龄	糖化血红蛋白(HbA$_{1c}$)控制目标
<6 岁	7.5%～8.5%
6～12 岁	<8.0%
13～19 岁	<7.5%

(二)有助于对糖尿病慢性并发症的认识

HbA$_{1c}$升高,是心肌梗死、脑卒中死亡的一个高危因素。在男性患者中,糖化血红蛋白每增加 1%,病死率的相对危险性增加 24%,女性患者增加 28%。一旦 HbA$_{1c}$超过 7%,发生心脑血管疾病的危险性就增加 50%以上。反之,随着 HbA$_{1c}$水平的降低,越接近正常值,糖尿病的并发症降低越明显。英国前瞻性糖尿病研究(United Kingdom Prospective Diabetes Study,UKPDS)证实:HbA$_{1c}$每下降 1%,糖尿病相关的病死率降低 21%;心肌梗死发生率下降 14%;脑卒中发生率下降 12%;微血管病变发生率下降 37%;白内障摘除术下降 19%;周围血管疾病导致的截肢或病死率下降 43%;心力衰竭发生率下降 16%。因此,HbA$_{1c}$对糖尿病患者来说是一项非常重要的监测指标,它的高低直接决定将来各种严重影响糖尿病患者生活质量的慢性并发症的发生和发展。

(三)指导对控制血糖的治疗方案的调整

根据 HbA$_{1c}$可推算出平均血糖的水平,可预测出近期血糖控制的好坏。

HbA$_{1c}$与估计的平均血糖水平的对应关系可由以下的近似公式得出。

估计的平均血糖（mg/dL）＝28.7×糖化血红蛋白－46.7；估计的平均血糖（mmol/L）＝1.59×糖化血红蛋白－2.59。HbA_{1c}＜7.3％时，餐后血糖对 HbA_{1c} 的水平影响较大；当在7.3％～8.4％时，空腹和餐后血糖对 HbA_{1c} 的功效差不多；当＞8.5％时此空腹血糖所扮演的角色更重要。因此，HbA_{1c} 在 7％～8％ 要更多干预餐后血糖，减少低血糖反应；＞8％者要兼顾空腹和餐后血糖。因此，HbA_{1c} 可以更好地全面判断病情，指导治疗。

（四）区别应激性血糖增高和糖尿病

在心、脑血管急症时，由于应激反应可使血糖增高，HbA_{1c} 检测正常。若 HbA_{1c} 增高预示患者存在糖尿病。

（五）在妊娠糖尿病中的检测意义

妊娠糖尿病（gestational diabetesm ellitus，GDM）仅测定血糖是不够的，一定要监测糖化血红蛋白，并使其保持在 8％ 以下。如此可避免巨大胎儿、死胎和畸形胎儿的发生。

（六）用于 DM 的诊断

2009 年美国糖尿病协会（ADA）、欧洲糖尿病研究协会（EASD）和国际糖尿病联盟（IDF）共同组成的国际专家委员会一致同意推荐使用 HbA_{1c} 检测用于非妊娠期人群糖尿病的诊断，建议采用 HbA_{1c}≥6.5％作为诊断 2 型糖尿病的切点，将在≥6.0％和≤6.5％范围内个体定义为"高危的亚糖尿病状态"，并推荐：当 HbA_{1c}≥6.5％时可诊断糖尿病，需重复检测以证实诊断；症状典型的个体血糖水平＞11.1 mmol/L 时无须进行确证试验；国内有学者研究指出 HbA_{1c} 的诊断切点选择在 6.3％ 可能更符合中国人的体质，这有待于我们进一步研究确认。

（七）HbA_{1c} 是筛查糖尿病的重要指标

HbA_{1c} 除了可以用来诊断糖尿病外，它还可以用来筛查糖尿病。索德克等把筛查糖尿病的 HbA_{1c} 的切点定为 6.0％，敏感性在 63％～67％，特异性在 97％～98％。布尔等制订的切点分别是正常≤6.0％，糖尿病≥7.0％，糖尿病前期为 6.1％～6.9％，启动其他检查为≥5.8％。

（侯敬侠）

第四节　血糖调节激素测定

调节血糖的激素主要有胰岛素、胰高血糖素、肾上腺皮质激素、生长激素、甲状腺激素等，本节仅介绍胰岛素、胰高血糖素和胰岛素抵抗的检测及临床意义。

一、胰岛素原、胰岛素和 C-肽测定

（一）生理和生物化学

胰岛素是第一个被纯化的蛋白类激素，是放射免疫法检测到的第一种物质，是重组 DNA 技术应用的第一个实践案例。人胰岛素分子量 5 808 Da，包含 51 个氨基酸。人胰岛素由 A、B 两条链组成，两条链之间以两个二硫键连接，A 链本身含有第三个二硫键。人胰岛素与很多哺乳动物胰岛素具有相似的免疫学和生物学特性，在人重组胰岛素广泛应用以前，长期在临床治疗中使用牛和猪源胰岛素。

胰岛 β 细胞粗面内质网的核糖体首先合成 100 个氨基酸组成的前胰岛素，很快被酶切去信

号肽,生成 86 个氨基酸的胰岛素原,其生物活性只有胰岛素生物活性的 1/10,储存于高尔基体的分泌颗粒中,最后在蛋白水解酶的作用下水解成 51 个氨基酸的胰岛素和无生物活性的 31 个氨基酸的 C-肽。正常人的胰岛素释放呈脉冲式,基础分泌量约 1 U/h,每天总量约40 U。健康人摄入葡萄糖后,胰岛素呈双时相脉冲式分泌,葡萄糖入血后的 1～2 min 是第一时相,储存胰岛素快速释放,在 10 min 内结束,第二时相可持续 60 到 100 min,直到血糖水平回到正常,为胰岛素合成和持续释放时相。胰岛素主要在肝脏摄取并降解,半衰期 5～10 min。

正常情况下在外周循环中无法检测到前胰岛素。仅有少量胰岛素原(胰岛素的 3%)和中间剪切体入血,因肝脏清除胰岛素原率仅是清除胰岛素的 1/4,胰岛素原的半衰期是胰岛素的 2～3 倍,空腹时循环胰岛素原是胰岛素浓度的 10%～15%。C-肽对于维持胰岛素正常结构必需,半衰期长(35 min),空腹时循环 C-肽是胰岛素浓度的 5～10 倍。肝脏不代谢 C-肽,C-肽在肾脏中降解并从循环中清除,具有较稳定的尿液清除率。

(二)胰岛素原测定

1.测定方法

胰岛素原准确检测存在一些困难,包括:在血中浓度低,不易获得抗体,很多抗血清与胰岛素、C-肽有交叉反应,同时胰岛素原转化中间体也会干扰检测结果,目前还不具备纯胰岛素原检测的方法。目前已经将生物合成的胰岛素原应用于制备单克隆抗体,将能提供可靠的胰岛素原标准品和检测方法。

2.临床意义

高浓度胰岛素原见于良性或恶性胰岛 β 细胞瘤,同时胰岛素、C-肽血清水平升高或不升高,伴低血糖症。也有少见疾病如胰岛素转换障碍引起的家族性高胰岛素原。测量胰岛素原有助于判断胰岛素原类似物对胰岛素检测的干扰程度。在部分 2 型糖尿病患者血清中检测到高胰岛素原及其类似物水平,并且与心血管危险因子关联。在慢性肾功能不全、肝硬化、甲状腺功能亢进患者血清中也可能检测到高胰岛素原及其类似物水平。

(三)胰岛素测定

1.标本采集与保存

所有测定方法均可采用血清标本,血浆标本(EDTA 和肝素抗凝)可用于一些免疫分析法。由于红细胞中存在胰岛素降解酶,故可致胰岛素含量降低,使用夹心免疫技术可观察到异嗜性抗体或类风湿因子可引起胰岛素假性升高。胰岛素测定的血清标本应在取血后 5 h 内分离,分离血清中的胰岛素在室温下可稳定 12 h,在 4 ℃可稳定 1 周,在−10 ℃可稳定 1 个月。

2.检测方法

虽然胰岛素测定历史已经有几十年,目前仍然没有高度精确和可靠的方法。目前有很多胰岛素检测商业试剂盒,包括 RIA、ELISA、化学发光免疫法等,其基本原理是免疫分析法,检测免疫反应性胰岛素。除了胰岛素,与胰岛素有共同抗原表位的物质如胰岛素原、胰岛素原转换中间产物、糖基化及二聚体化的胰岛素衍生物等都可能被检测到。胰岛素抗血清与胰岛素原有交叉反应,但不与 C-肽反应。对于健康人体来说,胰岛素检测的特异性不是问题,因健康人血清中低浓度的胰岛素原不会影响胰岛素测量结果。但在某些情况,如糖尿病、胰岛细胞瘤患者,胰岛素原以较高浓度存在,会使胰岛素检测结果偏高,而胰岛素原的活性很低,会得到不准确的具有活性的胰岛素检测结果。

3.胰岛素检测的标准化

ADA 曾经评估 9 个生产商的 12 种不同试剂,结果显示方法内变异达到 3.7%～39%,方法间变异达到 12%～66%,平均变异 24%。一般的胰岛素参考测量程序不能够达到优化方法间变异、使检测结果一致的目的。最近,ADA 胰岛素测量标准工作组与美国糖尿病消化病肾病研究所、CDC、欧洲糖尿病研究协会联合,建立以同位素稀释液相色谱-串联质谱法(isotopedilution liquid chromatography-tandom mass spectrometry,IDMS)为参考方法的溯源链,以标准化胰岛素检测。标准化、同质化胰岛素检测对于临床诊疗具有实际意义。

4.参考区间

因方法的批间差异大,目前情况下实验室应建立自己的参考区间,以 SI 单位(pmol/L)报告结果。过夜空腹后,正常健康无肥胖人群的胰岛素范围是 12～150 pmol/L(3～25 μU/mL)。部分特异性较好、减少胰岛素原干扰的方法得到的空腹胰岛素水平是小于 60 pmol/L(9 μU/mL)。在肥胖人群,胰岛素水平偏高,非糖尿病患者群及运动员胰岛素水平偏低。

5.临床意义

胰岛素是降低血糖的主要激素,胰岛素测定可用于空腹低血糖症患者的评估,也是 2 型糖尿病患者治疗方案选择的参考指标,如果胰岛素水平低,选择胰岛素治疗的可能性增加。另外,胰岛素测定是多囊卵巢综合征的评估指标,因为这种疾病的患者常伴胰岛素抵抗及碳水化合物代谢异常。虽然有研究者建议在 OGTT 检测的同时测定胰岛素,作为糖尿病的早期诊断指标之一,目前 ADA 所建议的糖尿病诊断指标并不包括胰岛素测定。

(1)胰岛素增高:常见于非胰岛素依赖型糖尿病(2 型糖尿病),此类患者常较肥胖,其早期与中期均有高胰岛素血症;胰岛 β 细胞瘤、胰岛素自身免疫综合征、脑垂体功能减退、甲状腺功能减退、Addison 病也有异常增高。此外,怀孕妇女、应激状态下如外伤、电击与烧伤等患者胰岛素的水平也较高。

(2)胰岛素降低:常见于胰岛素依赖型糖尿病(1 型糖尿病)及晚期非胰岛素依赖型糖尿病(2 型糖尿病);胰腺炎、胰腺外伤、β 细胞功能遗传性缺陷病的患者及服用噻嗪类药、β 受体阻滞剂者常见血胰岛素降低。

(四)C-肽测定

1.标本采集与保存

采用血清标本。如果血清标本不能立即测定,须保存于 -20 ℃,并避免反复冻融。标本溶血可影响胰岛素,而不影响 C-肽(C-P)的测定。标本贮存的时间越短越好。测定 C-肽的血清加入抑肽酶,-20 ℃贮存3 个月对测定结果无明显影响。

C-肽抗体不能识别胰岛素原,但当血中存在大量胰岛素原时(如胰岛细胞瘤或血浆胰岛素抗体结合大量胰岛素原)也会影响 C-肽的测定,使结果偏高。这时测定 C-肽须将血清样品先经 25%～30%的聚乙二醇(PEG)或葡萄珠结合胰岛素抗体处理,除去胰岛素原后再行测定。

2.测定方法

C-肽检测的基本原理是免疫分析法,包括放射免疫分析(RIA)、酶免疫测定(ELISA)、化学发光免疫分析(CLIA)和电化学发光免疫分析(ECLIA)等。不同方法间变异较大,其原因包括不同的抗血清、与胰岛素原的交叉反应不同、不同的 C-肽校准品等。比较 15 个实验室 9 种不同的 C-肽常规检测方法,批内、批间变异高达 10%及 18%,美国 CDC 成立了 C-肽检测标准化工作组。

3.参考区间

健康人群空腹血清C-肽水平为0.25～0.6 nmol/L(0.78～1.89 μg/L),葡萄糖或胰高血糖素刺激后,血清C-肽水平为0.9～1.87 nmol/L(2.73～5.64 μg/L),是刺激前的3～5倍。尿C-肽的参考范围为0.4±0.2 nmol/L(74±26 μg/L)。

4.临床意义

C-肽测定比胰岛素测定有更多优点,因其肝脏代谢可以忽略,外周血C-肽浓度与胰岛素相比是更好的β细胞功能指示项目,C-肽检测不受外源性胰岛素的干扰,与胰岛素抗体无交叉反应,而这些都会影响胰岛素检测结果。

(1)评估空腹低血糖:对于某些β细胞瘤患者,特别是胰岛素间歇分泌过多时,胰岛素水平可以正常,但C-肽水平升高。当注射外源性胰岛素导致低血糖时,胰岛素浓度升高,C-肽水平降低,因C-肽检测方法不识别外源性胰岛素,且外源性胰岛素可抑制β细胞功能。

(2)评估胰岛素分泌能力和速率:检测基础或刺激后的C-肽浓度,但在常规糖尿病监测中作用不大。

(3)用于监测胰腺手术效果:在胰腺切除后应该检测不到C-肽,在胰腺或胰岛细胞成功移植后,C-肽浓度应该升高。

(五)胰岛素和C-肽释放试验

1.胰岛素释放试验

主要用于了解胰岛β细胞的功能状态,协助判断糖尿病类型并决定治疗方案。

(1)方法:口服葡萄糖75 g分别在空腹及服葡萄糖开始后30 min、60 min、120 min、180 min采血测定血糖和胰岛素水平。可与OGTT同时进行。

(2)参考区间:通常为空腹3～25 mU/L,服糖后分泌高峰在30～60 min,峰值比空腹升高4～6倍,峰值应<130 mU/L,120 min<100 mU/L,180 min后基本恢复到空腹水平。

(3)临床意义:①空腹胰岛素>25 mU/L,服糖后2～3 h仍持续高水平(往往>100 mU/L),提示可能存在胰岛素抵抗。②糖尿病患者胰岛素释放高峰往往后延,1型糖尿病患者胰岛素分泌能力降低,分泌曲线呈低平;空腹血浆胰岛素浓度很低,一般<3 mU/L(正常为3～25 mU/L),甚至测不出;血及24 h尿中C-肽均很低,常不能测出。③2型糖尿病患者视胰岛素缺乏或抵抗的类型不同,患者空腹胰岛素水平正常或高于正常,刺激后曲线上升迟缓,高峰在2 h或3 h,多数在2 h达到高峰,其峰值明显高于正常值,提示胰岛素分泌相对不足。

2.C-肽释放试验

是反映自身胰岛素分泌能力的一个良好指标,有助于鉴别1型和2型糖尿病患者。

(1)实验方法:同胰岛素释放试验。可与OGTT同时进行。

(2)参考区间:正常人空腹血浆C-肽值为0.8～4.0 μg/L,餐后1～2 h增加4～5倍,3 h后基本恢复到空腹水平。

(3)临床意义:C-肽释放试验与胰岛素释放试验的临床意义相同。

C-肽测定常用于糖尿病的分型,它与胰岛素测定的意义是一样的。1型糖尿病由于胰岛β细胞大量破坏,C-肽水平低,对血糖刺激基本无反应,整个曲线低平;2型糖尿病C-肽水平正常或高于正常;服糖后高峰延迟或呈高反应。

C-肽测定还用于指导胰岛素用药的治疗,可协助确定患者是否继续使用胰岛素还是只需口服降糖药或饮食治疗。糖尿病患者胰岛素水平相对或绝对不足的原因比较复杂,所以以胰岛素水平既可表现为高,也可表现为低。前者用胰岛素治疗无效,后者不用胰岛素则加速糖尿病并发症的出现。若患者接受过胰岛素治疗 6 周后则可产生胰岛素抗体,这时测定胰岛素常不能反映患者体内胰岛素的真实水平。

C-肽可用于低血糖的诊断与鉴别诊断,特别是医源性胰岛素引起的低血糖。

由于胰岛 β 细胞在分泌胰岛素的同时也等分子地释放 C-肽,C-肽与外源性胰岛素无抗原交叉,且生成量不受外源性胰岛素影响,很少被肝脏代谢,因此 C-肽测定可以更好地反映 β 细胞生成和分泌胰岛素的能力。

二、胰高血糖素测定

常采用竞争 RIA 法测定胰高血糖素,校正值由厂商提供,其根据是 WHO 胰高血糖素国际标准(69/194)。空腹时血浆胰高血糖素浓度范围为 50～100 ng/L。胰腺 α 细胞瘤患者外周血中的胰高血糖素极度升高,浓度最高可达正常参考值上限的 500 倍,并常伴有体质量减轻、(表皮)松解坏死型游走性红斑、糖尿病、口腔炎、腹泻等症状。低胰高血糖素血症见于慢性胰腺炎、长期使用磺酰脲类治疗。

三、胰岛素抵抗的检测

(一)生理与生物化学

胰岛素抵抗(insulin resistance,IR)又称胰岛素不敏感,是胰岛素对外周组织,主要是肝脏、肌肉、脂肪的作用减弱。20 世纪 30 年代开始使用动物胰岛素制剂治疗糖尿病不久,就已经发现有些患者对胰岛素敏感,有些不敏感,并通过同一患者注射和不注射胰岛素 OGTT 血糖下面积之差,不同患者存在较大差异证明了胰岛素抵抗的存在。20 世纪50 年代末胰岛素的放射免疫分析法建立后,胰岛素抵抗的检测有了突破性进展。目前胰岛素抵抗的检测方法多适用于科研检测。

(二)测定方法

1.血胰岛素浓度测定

当存在 IR 时,组织利用血糖减低致高血糖趋向,高血糖又刺激胰岛 β 细胞分泌更多的胰岛素以使血糖恢复正常或不能使血糖恢复正常,表现为高胰岛素血症伴正常血糖或高血糖。可空腹采血或常规口服糖耐量试验,同时查血糖和胰岛素,当空腹或餐后胰岛素峰值大于正常人均值＋2SD时可诊断为高胰岛素血症。由于个体间基础及餐后胰岛素存在较大差异,不同胰岛素检测方法也存在较大差异,各实验室应设置自己的参考区间,应选择中年、非肥胖的健康人,也可作不同年龄组的参考区间,例数在 30～50 人。未检出高胰岛素水平,也不能排除 IR 的存在,高胰岛素血症是 IR 的参考指标。

2.胰岛素作用指数

由于血糖与胰岛素相互作用,有研究者提出以空腹血糖与空腹胰岛素之间的关系作为判断IR 的参数。

3.葡萄糖耐量加胰岛素释放试验

用 OGTT 加胰岛素释放试验的 G 曲线下面积与 I 曲线下面积之比作为 IR 的比较参数,又称闭环模型。

4.胰岛素抑制试验

是开环模型方法的一种,其原理是用药物抑制受试者葡萄糖刺激的 β 细胞分泌胰岛素(β 细胞致盲),然后给受试者输注葡萄糖及胰岛素,调整输速,达到血糖稳态及血胰岛素稳态,达到稳态时的血糖浓度和血胰岛素浓度之比值,可作为胰岛素敏感度的参考指标。

5.葡萄糖钳夹试验(GCT)

开环模型方法的一种,是目前测定胰岛素抵抗的"金标准"。空腹时,血糖浓度相对稳定,机体葡萄糖的生成主要来自肝葡萄糖输出,与葡萄糖的利用是相等的。此时如果输注一定量的胰岛素,造成高胰岛素血症,会增加葡萄糖利用,同时抑制肝糖输出,血糖将降低,但如果同时输注葡萄糖可以使血糖得到补充,使肝糖输出与葡萄糖利用达到平衡,并可调节葡萄糖输速使血糖达到预先设计的靶水平。在输注的胰岛素也达稳态的情况下,此时葡萄糖的输注速度应等于其清除率,这个清除率可以作为胰岛素敏感性的参考指标。

6.最小模型法测定胰岛素敏感度

静脉注射一个剂量的葡萄糖,接下来频繁地检查血糖和血胰岛素约 30 个样本,根据葡萄糖与胰岛素浓度的动力学关系求得胰岛素敏感度指数,又称频繁采血的静脉葡萄糖耐量试验。

(侯敬侠)

第五节　胰岛自身抗体测定

大多数 1 型糖尿病患者的胰岛 β 细胞因自身免疫攻击而损伤和缺失,被称为免疫介导糖尿病,不同胰岛自身抗体不断被发现,给 1 型糖尿病的诊断及预期提供更多检测指标。目前可以常规检测的胰岛自身抗体包括抗胰岛细胞抗体(autoantibody to islet cell cytoplasm,ICA)、抗胰岛素抗体(insulin autoantibodies,IAA)、谷氨酸脱羧酶抗体(autoantibody to the 65-kDa isoform of glutamic acid decarboxylase,GAD65A)、胰岛素瘤抗原 2 蛋白抗体(autoantibody to 2 insulinoma antigen 2 proteins,IA-2A/IA-2βA)、抗锌运载体 8 变异体 3 抗体(autoantibody to 3 variants of zinc transporter 8,ZnT8A)。

一、检测原理及方法

(一)抗胰岛素抗体测定

IAA 目前可以使用放射性核素法检测,加入过量的放射标记胰岛素,计算胰岛素放射性配体结合率的变化。当特异性抗体结合大于 99 百分位数或超过健康人平均值 2～3SD 时,结果报告为阳性。每个实验室需检测 100～200 个健康个体得到胰岛素自身抗体结合率。对于 IAA 检测需注意的是在胰岛素治疗后人体会产生胰岛素抗体,即便使用人源性胰岛素治疗。从美国糖尿病自身抗体检测标准化计划(Diabetes Autoantibody Standardization Program,DASP)得到的数据显示,IAA 检测的实验室间不精密度较大。

(二)谷氨酸脱羧酶抗体测定

GAD65A、IA-2A 可通过标准放射结合试验检测,使用 35S 标记的重组人源 GAD65 或 IA-2A(体外转录产生,掺入 ^{35}S 或 ^{3}H 标记氨基酸)。商业化的 GAD65A、IA-2A 试剂盒为放射免疫法,分别使用[125]I标记GAD65及IA-2。另外,目前也有商业化的非放射标记GAD65A、IA-2A检测试剂盒。WHO建立了GAD65A、IA-2A检测标准,要求使用国际单位报告结果。Cutoff值应该从检测100～200个健康人样本得到,其结果超过99百分位数者报为阳性。DASP进行了全球多家实验室间的比对,在美国糖尿病免疫协会的支持下,CDC组织了能力验证计划。GAD65A、IA-2A商业检测试剂盒也参加DASP计划,说明GAD65A、IA-2A可能趋向于标准化。

(三)抗胰岛细胞抗体测定

ICAs可以使用人胰腺冷冻切片间接免疫荧光法,检测免疫球蛋白与胰岛结合的程度,其结果可与美国生物标准及质量控制研究所提供的WHO标准血清检测结果比较,结果以JDF单位表示。两次检测≥10JDF或一次检测≥20JDF患1型糖尿病风险显著增加。这种方法使用不便且很难标准化,检测ICA的实验室数量明显减少,且不再纳入DASP计划。

二、临床意义

(一)在糖尿病筛查与诊断中的意义

85%～90%的1型糖尿病患者在检测到空腹高血糖症时已经检测到胰岛细胞自身抗体。自身免疫在高血糖症及糖尿病继发症状出现数月到数年以前就已经存在。1型糖尿病发病数年后,一些自身抗体浓度降低到最低检测限以下,但GAD65A常保持增高。1型糖尿病患者患其他自身免疫性疾病的风险性也明显高于正常人,如乳糜泻、毒性弥漫性甲状腺肿病、甲状腺炎、原发性慢性肾上腺皮质功能减退症、恶性贫血,仅少数1型糖尿病患者没有发现明显病因及自身免疫证据。

新诊断1型糖尿病患者中15%有一级亲属具有1型糖尿病病史。1型糖尿病患者亲属的发病为5%,是正常人群的15倍。对于1型糖尿病患者亲属进行胰岛自身抗体筛查有助于找到高风险者。但是,约1%的健康个体也具有胰岛自身抗体,但对于1型糖尿病为低风险。1型糖尿病的患病率为0.3%,单一种胰岛自身抗体的阳性预测值将很低。多种胰岛自身抗体的存在伴随大于90%的1型糖尿病患病风险率,但是没有任何治疗干预措施能够阻止糖尿病的发生,所以虽然1型糖尿病患者体内检测到了数种胰岛自身抗体,它们多用于临床研究,并未能够用于糖尿病患者的诊疗管理。在建立针对儿童的高性价比筛查策略、建立有效预防及干预治疗措施以延缓糖尿病发生之前,胰岛自身抗体的检测不能被推荐在研究以外的范围广泛使用。

对于确定具有HLA-DR和/或HLADQB1链的儿童,一般不会患1型糖尿病,但仍可能有胰岛自身抗体升高,这时胰岛自身抗体已经失去了预期作用,不能再作为预防试验。少数具有2型糖尿病症状的成人同样可检测到胰岛自身抗体,特别是GAD65A,预示着胰岛素依赖性,这种情况被称为潜在成人自身免疫糖尿病(latent autoimmune diabetes of adulthood,LADA)或1.5型糖尿病(type 1.5 diabetes),或慢性进展性1型糖尿病(slowly progressive IDDM)。虽然GAD65A阳性糖尿病患者比阴性患者更快进展到胰岛素依赖状态,很多抗体阴性的2型糖尿病患者纵然较慢,也随病程延长进展到胰岛素依赖状态,部分患者表现出胰岛成分的T细胞反应性。胰岛自身抗体检测对于2型糖尿病患者用途有限,临床医师一般根据血糖控制水平制定胰岛素治疗方案。

(二)在糖尿病监测中的意义

对于胰岛自身抗体阳性个体,目前并没有可接受的有效治疗措施能在糖尿病确诊后延长胰岛细胞存活及避免糖尿病发生。因此,目前重复检测胰岛自身抗体以监测胰岛细胞自身免疫情况没有临床意义。对于胰岛或胰腺移植个体,存在或缺乏胰岛自身抗体可以澄清移植失败是由于自身免疫性疾病复发还是由于排斥反应。如果部分胰腺从同卵双生个体或其他 HLA 相同同胞移植,胰岛自身抗体检测有助于免疫抑制剂治疗措施的制定,以阻止糖尿病复发,但目前只停留于理论上,尚无具体治疗措施确定下来。

总之,胰岛细胞自身抗体检测可能对于以下情况有利:定义糖尿病亚型,这类患者的初始诊断是 2 型糖尿病,但有 1 型糖尿病的胰岛细胞自身抗体标志,且进展到胰岛素依赖;筛查拟捐献部分肾脏或胰腺的非糖尿病家族成员;筛查妊娠糖尿病患者是否具有进展至 1 型糖尿病的风险;糖尿病确诊后,鉴别 1 型、2 型糖尿病患儿,以制定胰岛素治疗措施,如可能是 2 型糖尿病的患儿给予口服降糖药,胰岛细胞自身抗体阳性的患儿立即给予胰岛素治疗。目前,检测胰岛细胞自身抗体对监测病情仍无临床实际意义,多在研究方案中出现。

三、临床检测建议

美国临床生物化学学会(National Academy of Clinical Biochemistry,NACB)建议:①胰岛细胞自身抗体检测推荐用于筛选希望捐献部分胰腺给 1 型糖尿病终末期患者的非糖尿病家庭成员;②胰岛自身抗体检测不推荐用于糖尿病诊断,标准化的胰岛细胞自身抗体试验可用于成人糖尿病患者分类、出生后 HLA 分型 1 型糖尿病遗传高风险儿童预后研究;③目前不推荐在 2 型糖尿病患者中进行胰岛自身抗体筛查,但标准化的胰岛自身抗体检测技术可用于研究 2 型糖尿病患者再次治疗失败的可能机制;④目前不推荐在 1 型糖尿病患者亲属及正常人群中筛查胰岛自身抗体,标准化的胰岛自身抗体检测技术仅用于预后临床研究;⑤在具有质量控制系统的、经认证的实验室检测胰岛细胞自身抗体,并且参加能力验证活动。

(侯敬侠)

第八章 酶类检验

第一节 酶的测定方法

目前临床上酶活性的测定绝大多数仍为针对反应物的特征建立检测方法,并以其测定酶催化反应速度,由此推算酶含量。酶活性测定根据对反应物(底物或产物)特性监测的方法不同可分为量气法、分光光度法、荧光法、放射性核素法、电极法等。而依测定酶反应速度方法的不同则分为定时法、连续监测法和平衡法。由于该法根据酶促反应中底物的减少量或产物的生成量来计算酶活性浓度的高低,因此又称为"酶的催化活性浓度"或简称为"酶活性浓度"测定法。此外,临床亦常应用免疫学方法进行酶质量的测定。

一、酶促反应物特性测定的方法

在酶促反应中,针对反应物(底物或产物)特性不同可建立相应的检测方法,以监测反应物浓度的变化,确定反应的速度。这些监测方法包括量气法、分光光度法、荧光法、放射性核素法、电极法和其他的方法。其中分光光度法为最常用的方法。

二、酶活性浓度测定法

测定酶的催化活性浓度,即通过测酶反应速度计量活性的方法,为临床最常用的方法,具有迅速、灵敏、成本低等特点。根据酶促反应进程,进行酶活性浓度测定的方法包括定时法、连续监测法和平衡法。

三、酶质量测定

酶浓度严格来说是指酶分子的质量浓度,常用酶蛋白浓度来表示。人体体液中大多数酶的含量在 $\mu g/L$ 水平,甚至更低,因此酶活性浓度的测定是目前主要测定方法。但 20 世纪 70 年代以后,随着免疫学技术的发展,酶的定量分析技术中出现了许多利用酶的抗原性,通过抗原抗体反应直接测定酶蛋白质量的新方法。与经典的测定酶活性方法比较,这些免疫化学测定法不仅

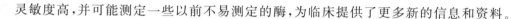

灵敏度高,并可能测定一些以前不易测定的酶,为临床提供了更多新的信息和资料。

四、酶促反应的影响因素

测定酶活性浓度方法所选择的测定条件应是酶促反应的"最适条件",即指在所选择温度下能使酶促反应的催化活性达到最大。主要与下述一些因素有关。

(1)底物、辅因子、活化剂、缓冲液和变构剂种类和浓度。

(2)指示酶和辅助酶的种类和浓度。

(3)反应混合液的 pH 和离子强度。

(4)其他可变因素,如已知抑制剂的去除。

在某些情况下,为了使最终测定系统达到最大的测定重复性,可考虑对最适条件进行适当修改。

五、酶活性浓度测定的干扰因素

临床测定酶活性浓度标本多是体液,其中除被测定酶外,还存在着其他各种酶和其他物质,因此在实测反应中可能出现一些副反应或旁路反应,这些都会对测定反应产生干扰。干扰因素包括以下几项。

(一)其他酶和物质的干扰

反应体系各成分除可能引起被测定酶反应外,有可能引起其他酶的反应而干扰测定。

(二)酶的污染

因试剂用酶多从动物组织或细菌中提取,易污染其他酶,如不设法除去将引起测定误差。

(三)非酶反应

有些底物不稳定,没有酶的作用亦会自行反应。

(四)分析容器的污染

如分析容器或管道污染而混杂有其他一些物质,可能影响酶的活性。

(五)沉淀形成

使用分光光度法测定酶活性时,如有沉淀形成或组织匀浆中颗粒的下沉都会引起吸光度变化。

六、影响酶活性测定的分析前因素

(一)溶血

部分酶在红细胞膜或红细胞内的浓度远高于细胞外,如乳酸脱氢酶、苹果酸脱氢酶、己糖激酶等,少量血细胞的破坏就可能引起血清中酶明显升高。

(二)抗凝剂

草酸盐、柠檬酸盐和 EDTA 等抗凝剂为金属螯合剂,可抑制需 Ca^{2+} 的淀粉酶(AMY),也可抑制需 Mg^{2+} 的 CK 和 5'-核苷酸酶(5'-NT);草酸盐既可与丙酮酸或乳酸发生竞争性抑制,又能与 LDH 及 NADH 或 NAD+ 形成复合物,从而抑制催化的还原或氧化反应。柠檬酸盐、草酸盐对 CP、ChE 均有抑制作用;EDTA 还能抑制 ALP;氟化物也可抑制 ChE。故用上述抗凝剂分离之血浆一般不宜做酶活性测定。肝素是黏多糖,对 ALT、AST、CK、LDH 和酸性磷酸酶(ACP)无影响,适于急诊时迅速分离血浆进行测定,但可使 γ-GT 升高,使 AMY 降低,需加注意。

（三）标本储存温度

血清清蛋白对酶蛋白有稳定作用，如无细菌污染，某些酶（如 AST、γ-GT 和 ALP 等）存在于清蛋白中可在室温保存 1～3 d，而活性受影响不大。有些酶极不稳定，如血清前列腺 ACP，在 37 ℃放置 1 h，活性可下降 50%。大部分酶在低温中可稳定较长时间，标本如在离体后不能及时测定，应及时分离血清或血浆并置冰箱冷藏。

（张秀丽）

第二节　酶在临床诊断中的应用

通过检测血清或血浆酶可提示：是否存在组织器官的损伤；引起组织器官损伤的原因；组织器官损伤的程度；细胞损伤的严重性（可修复或不可修复）；诊断潜在的疾病；器官疾病的鉴别诊断（器官内细胞损伤的定位）。从其中可得到的诊断信息包括：样本中酶活性的水平；酶形式（谱）的变化（同一时间内血清中所有的酶活性）；评价酶之间酶活性的比值；监测酶活性；同工酶的检测。酶活性的水平与随时间变化的多种原因有关，为了解释酶活性升高的原因，有必要回答下列问题：酶的升高是否由于器官释放酶的增加，例如组织是否损伤？血流中消除酶的清除机制有无损害，例如是否有肾衰或肝硬化？是否存在酶与血清成分的结合，例如是否有巨酶的存在？酶活性升高是否由于酶的合成增加，例如是否有酶的诱导。检测血清或血浆酶主要的临床应用如下。

一、确定病变的部位（器官定位）

组织或器官的损伤定位可通过下列酶的检测进行分析：组织特异性酶的检测；同工酶的分析；与症状相适应的酶形式的评价；组织特异性酶；这些酶仅在特定组织中出现，或在特定组织内有非常高的活性。这些酶释放入血增加，表明特定组织损害（表 8-1）。

表 8-1　酶与重要器官的特异性

特异性酶	器官	提示
AMY	胰腺，唾液腺	急性胰腺炎
ALT（GPT）	肝脏	肝实质疾病
AST（GOT）	肝脏	心肌梗死，肝实质病变，骨骼肌病
ALP	肝脏，骨骼，肠，胎盘	骨骼疾病，肝胆疾病
CK	骨骼肌，心脏，平滑肌	心肌梗死，肌肉疾病
ChE	肝脏	有机磷中毒，肝实质损伤
GLD	肝脏	严重的肝实质损害
CCT	肝脏	肝胆疾病，酒精中毒
LDH	肝，心，骨骼肌，红细胞，血小板，淋巴结	肝实质病变，心肌梗死，溶血，红细胞无效生成，淋巴结
酯酶	胰腺	急性胰腺炎

（一）同工酶

每一组织的同工酶是由基因决定的。通过同工酶的分析，可以明确酶增高来源的组织。

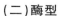

(二)酶型

酶活性的比率可以提供临床的诊断信息。在酶型中最基本的酶是 ALT 和 AST,有意义的判断标准是酶的比率,90％以上酶的增加都是在肝脏、心肌、骨骼肌和红细胞等重要组织中。通过分析 CK/AST 和 LDH/AST 的比率可了解酶来源于哪一个组织。

二、确定病理过程的阶段

酶释放到血液中和从血液中清除的机制具有典型时间曲线的动态变化规律。这种时间曲线与酶活性时间曲线特征相吻合。这些酶活性时间曲线为临床提供了诊断时间窗口,疾病存在时预期酶活性增高,也可用于评估临床疾病的阶段。如果病变器官是已知的,疾病急性期酶活性通常比慢性期高。在急性器质性病变时,用半衰期短和半衰期长的酶之间的比率可预测疾病的阶段。酶半衰期的不同改变了血清中器官特异性酶谱。因此,为评价疾病处于什么阶段提供了重要信息。如在急性肝炎,半衰期较长的 ALT 与相对半衰期较短的 AST 相比,假定 AST/ALT 之比是下降的,则为肝炎炎症消退的信号。

三、确定细胞损伤的严重性

以线粒体与细胞质的酶活性比率表示,细胞轻度损伤后,细胞质酶释放,如 ALT,细胞质中的 AST。严重损伤后细胞坏死导致线粒体酶释放入血液中,如线粒体中的 AST 和谷氨酸脱氢酶(GLD)。肝脏病变时,AST/ALT 和(AST＋ALT)/GLD 的比率用于估量细胞损伤。严重的细胞损伤在血清中的酶型与在组织中的酶型是相同的。

四、确定细胞损伤程度

酶活性水平和活性时间曲线下面积与组织损害的范围相关。酶大量增加表明组织大量损伤,如肝脏、骨骼肌。

五、确定疾病的诊断

患者伴有急性临床症状,且酶的来源不明,可为疾病的诊断提供重要的信息。例如,伴有胸痛或腹痛的患者检测 CK、AST、ALT、酯酶等,疼痛 12 h 后 CK 正常就可在很大程度上排除心脏疾病,ALT 正常可除外肝病,酯酶正常可排除胰腺炎。

六、同一器官疾病的鉴别诊断

血清酶水平仅源于同一器官内某特殊结构或组织,该器官所有细胞内产生的酶活性大致相同,如在肝脏疾病中,GGT、ALT 或 GLD 的活性与氨基转移酶有关,这些酶比率可运用于下列急性肝脏病变。GGT/AST 鉴别急性酒精中毒肝炎(＞6)和急性病毒肝炎(＜1)。(AST＋ALT)/GLD 区分急性肝灌注紊乱(＜10),急性右心衰和急性病毒肝炎(＞50)。AST/ALT 鉴别新近的梗阻性黄疸(＜1)和慢性活动性肝炎(＞1)。

七、外科手术

主要涉及与肌肉有关的酶,其次是与肝脏有关的酶。在无并发症的手术后,酶活性一般在 24～36 h 后达到高峰,酶活性的水平和升高持续的时间与手术的性质和范围有关。在无并发症的情况下,一般手术后 1 周内酶恢复正常。

八、重点监护患者的酶水平

危急患者,如伴脓毒血症、其他严重感染、手术或外伤后、严重胃肠并发症、伴心脏收缩力衰竭的心脏病、持续休克状态或血液病,检测到血清中与肝相关的酶和/或与胰腺相关的酶的变化都可得出继发性肝功能紊乱的结论,尽管没有原发性肝或胰腺病变。

九、脑癫痫时的酶变化

癫痫大发作常伴有 CK 的升高,CK 可超过参考范围上限 50～100 倍。CK 在 1～3 d 内达到高峰,4 d 至 2 周后恢复正常。在自发性癫痫大发作时 CK 的升高最小,酒精戒除时癫痫大发作 CK 升高的水平较高,在癫痫持续发作时 CK 升高的水平最为显著。AST、LDH 和 ALT 也有升高但没有 CK 这样的过程。

(张秀丽)

第三节　肝脏酶及同工酶检验

肝脏是人体内最大的实质性腺体,具有重要而复杂的功能。它具有肝动脉和门静脉双重血液供应,且由肝静脉和胆道系统出肝,加上丰富的血窦及精巧的肝小叶结构,尤其是肝细胞中富含线粒体、内质网、核蛋白体和大量酶类,因而能完成复杂多样的代谢功能。肝细胞的胞质中含有三羧酸循环、糖酵解、磷酸戊糖通路、氨基酸激活、脂肪酸和胆固醇合成的多种酶类,当肝脏发生病变时,必然会造成这些酶合成异常或从受损的肝细胞中释放增多,导致血清中酶活力的改变。目前临床应用较多的肝脏酶及其同工酶:①反映肝细胞损伤的 ALT、AST、GLD 和 ChE 等。②反映胆道梗阻的 ALP、GGT 和 5'-核苷酸酶。③反映肝纤维化、肝硬化的 MAO、ADA 等。下面分别介绍这几种临床常用肝脏酶及其同工酶。

一、氨基转移酶及其同工酶

氨基转移酶是氨基酸代谢的重要催化剂,机体内存在着大约 60 种氨基转移酶,ALT 和 AST 是其中最重要的两种,也是临床上测定频率最多的酶。磷酸吡哆醛(维生素 B_6)为其辅基,不含磷酸吡哆醛的酶蛋白称为脱辅基酶蛋白,它丧失了催化活性。转氨酶从组织细胞释放到血液的过程中,一部分脱去辅基,所以测定时如果试剂成分中加入磷酸吡哆醛,所测结果明显高于无磷酸吡哆醛者。

(一)丙氨酸氨基转移酶

丙氨酸氨基转移酶(alanine aminotransferase,ALT)催化 L-丙氨酸与 α-酮戊二酸之间的氨基转移,生成丙酮酸和 L-谷氨酸,在人体内反应向右进行,丙酮酸进入三羧酸循环被利用,谷氨酸被脱氨为尿素循环提供氨源。ALT 在各组织的含量由高到低为肝脏＞肾脏＞心脏＞骨骼肌＞胰腺。健康情况下,血清中此酶活力很低。当这些组织病变、细胞坏死或通透性增强时,细胞内的酶即释放入血,使之不同程度地增高。

1.测定方法

ALT 的测定方法主要有手工分析的改良赖氏法以及用于自动生化分析仪的连续监测法。改良赖氏法曾经作为经典方法在 1990 年之前得到了广泛应用,但该方法属于定时法,测定的并非酶促反应的"零级反应期",所测结果并非代表酶的真正活性,并且影响因素颇多,操作繁琐,自从自动生化分析仪在临床上普及以来,该方法逐渐被连续监测法取代了。但由于某些基层医院实验室还在应用,因此在此作一简单介绍。

(1)改良赖氏法:血清中的 ALT 催化基质中 L-丙氨酸和 α-酮戊二酸生成丙酮酸和 L-谷氨酸。丙酮酸与 2,4-二硝基苯肼作用生成苯腙,在碱性条件下显红棕色。

$$L\text{-丙氨酸} + α\text{-酮戊二酸} \xrightleftharpoons{ALT} 丙酮酸 + L\text{-谷氨酸}$$

$$丙酮酸 + 2,4\text{-二硝基苯肼} \xrightarrow{碱性条件下} 2,4\text{-二硝基苯腙}(红棕色,\lambda = 505\ nm)$$

(2)连续监测法:为目前 IFCC 推荐的参考方法。

$$L\text{-丙氨酸} + α\text{-酮戊二酸} \xrightleftharpoons{AST} 草酰乙酸 + L\text{-谷氨酸}$$

$$草酰乙酸 + NADH + H^+ \xrightleftharpoons{MDH} L\text{-苹果酸} + NAD^+$$

上述偶联反应中,NADH 的氧化速率与标本中 ALT 活性成正比,可在 340 nm 波长处监测吸光度下降速率,计算出 ALT 的活力单位。

2.参考区间

改良赖氏法:5~25 卡门单位(卡门单位定义:1 mL 血清,反应液总体积 3 mL,波长 340 nm,光径 1 cm,25 ℃,1 min 内生成的丙酮酸,使 NADH 氧化成 NAD^+ 而引起吸光度每下降 0.001 为一个卡门单位)。

连续监测法:5~40 U/L(国际单位)。

3.临床意义

ALT 主要用于肝病的诊断。①急性肝炎增高明显,一般升高至正常浓度的 5~50 倍。80% 患者 ALT 升高 3~4 d 后可降至正常,如果持续不降,提示转化为迁延性肝炎。②黄疸性肝炎 ALT 升高比胆红素早 20~30 d。③活动性肝硬化、慢性肝炎、中毒性肝炎(乙醇)、甲亢、吸毒均可见 ALT 不同程度地升高。梗阻性黄疸、充血性心力衰竭、心肌炎、心肌梗死、肌病、白血病等 ALT 增高 5 倍左右。④肝病早期 ALT 高于 AST,如果 AST>ALT,提示预后不良。⑤重症肝炎时大面积肝细胞坏死,血中 ALT 逐渐下降,而胆红素却进行性升高,出现所谓"胆酶分离"现象,常为肝坏死的征兆。⑥异烟肼、利福平、氯丙嗪、地吧唑等药物会损害肝细胞,造成 ALT 增高。

4.评价

ALT 为肝细胞损伤最敏感的指标之一,且血清 ALT 的增高程度同临床病情轻重相平行。检测 ALT 对于隐性感染及潜伏期肝炎患者的发现有重要意义,故为健康查体、疾病筛查等必然检测项目。缺点是对肝病诊断的特异性还不够理想。

(二)门冬氨酸氨基转移酶

门冬氨酸氨基转移酶(aspartate aminotransferase,AST)催化 L-门冬氨酸和 α-酮戊二酸之间的氨基转移,生成草酰乙酸和 L-谷氨酸,谷氨酸经脱氨供尿素循环和 α-酮戊二酸的再生。AST 在各组织的含量由高到低为心脏>肝脏>骨骼肌>肾脏>胰腺。健康人血清中此酶活力很低。AST 有两种受不同基因控制的同工酶 ASTs 和 ASTm,它们分别存在于细胞质和线粒体中,并且 ASTm 占 70% 左右。细胞轻度损伤时 AST,升高显著,而严重损伤时,则 AST_m 大量出现于血清中。正常血清所含 AST 的同工酶主要为 AST_s,但在病理状态下,如细胞坏死,则血清中以 AST_m 为主。血清 AST 活性升高,多来自心肌或肝脏损伤;肾脏或胰腺细胞损伤时,也可出现很高的 AST 活性。

1.测定方法

测定方法与 ALT 相同,AST 的测定方法主要有手工分析的改良赖氏法以及用于自动生化分析仪的连续监测法。

(1)改良赖氏法:血清中的 AST 催化基质中的 L-天冬氨酸和 α-酮戊二酸,生成草酰乙酸和谷氨酸,草酰乙酸脱羧生成丙酮酸,丙酮酸与 2,4-二硝基苯肼作用生成苯腙,在碱性条件下显红棕色。

$$L\text{-门冬氨酸}+α\text{-酮戊二酸}\xrightleftharpoons{AST}\text{草酰乙酸}+L\text{-谷氨酸}$$

草酰乙酸脱羧生成丙酮酸

$$\text{丙酮酸}+2,4\text{-二硝基苯肼}\xrightarrow{\text{碱性条件下}}2,4\text{-二硝基苯腙(红棕色},λ=505\ nm)$$

(2)连续监测法:为目前 IFCC 推荐的参考方法。

$$L\text{-门冬氨酸}+α\text{-酮戊二酸}\xrightleftharpoons{AST}\text{草酰乙酸}+L\text{-谷氨酸}$$

$$\text{草酰乙酸}+NADH+H^+\xrightleftharpoons{MDH}L\text{-苹果酸}+NAD^+$$

上述偶联反应中,NADH 的氧化速率与标本中 AST 活性成正比,可在 340 nm 波长处监测吸光度下降速率,计算出 AST 的活力单位。

2.参考区间

改良赖氏法:8~28 卡门单位。

连续监测法:5~40 U/L。

3.临床意义

AST 主要用于心、肝受损的诊断和疗效观察。①心肌梗死发病 6 h 后开始升高,48~60 h 达到峰值,一般高 4~6 倍,4~5 d 降至正常,如不降说明再次出现心肌梗死或病情恶化。②急性心肌炎患者 AST 中度增高,慢性心肌炎可正常。③心力衰竭伴有肝出血时,AST、ALT 均明显升高。④对于肝病来说,其意义基本与 ALT 相似,但一般 ALT>AST,如 AST 显著高于 ALT,提示后果严重。⑤急性黄疸性肝炎、肝细胞性黄疸可高达正常 10 倍左右,梗阻性黄疸可高 5 倍左右。

4.评价

AST 组织特异性不如 ALT,对肝病的诊断特异性及灵敏度均不如 ALT,但对于疾病的预后判断、疗效观察等优于 ALT。AST/ALT 对急、慢性肝炎的诊断、鉴别诊断以及判断转归较有价值。急性肝炎,AST/ALT<1.0;肝硬化时,AST/ALT≥2.0;肝癌时,AST/ALT≥3.0。

由于 AST 在心肌梗死时升高比 CK 晚,恢复又比 LDH 早,所以对心肌梗死的诊断价值不大,已有学者建议将 AST 从传统的心肌酶谱中去除。

二、γ-谷氨酰基转移酶及其同工酶

γ-谷氨酰基转移酶(gamma-glutamyltransferase,GGT)曾称为 γ-谷氨酰基转肽酶,是含巯基的线粒体酶,催化谷氨酰残基从谷胱甘肽(GSH)或其他肽链上转移至其他氨基酸或肽链上,γ-谷氨酰基的供体是 GSH,受体是 L-氨基酸。GGT 的主要生理功能是催化 GSH 的分解,调节 GSH 的含量,参与氨基酸的吸收、转移和利用。人体各组织均含有 GGT,组织分布以肾脏含量最多,其次为前列腺、胰、肝、脾、肠、脑等。红细胞中几乎没有 GGT,溶血对其测定影响不大。GGT 以分泌和吸收能力强的细胞膜最为丰富,如远端肾小管、胆管上皮细胞、肝毛细胆管、胰腺细胞和小肠刷状缘细胞等。胆汁、尿液及胸腔积液中均含有此酶。健康人血清 GGT 活力很低,主要为肝源性的,并由肝清除,经胆道排出。此酶底物特异性不高,可作用于多种含谷氨酰基的化合物。GGT 是一种诱导酶,乙醇及多种药物如巴比妥类药物、苯妥英钠、解热镇痛类的对乙酰氨基酚、含雌激素的避孕药等都可诱导肝细胞线粒体,导致血清 GGT 增高。

用醋酸纤维素薄膜电泳可分离出四种同工酶:GGT_1、GGT_2、GGT_3 和 GGT_4。正常人往往只见 GGT_2 和 GGT_3。重症肝胆疾病和肝癌时常有 GGT_1 出现,乙醇性肝坏死、胆总管结石及胰腺炎时常见 GGT_2 增加。GGT_4 与胆红素增高关系密切。

(一)测定方法

GGT 测定方法有数种,主要在于所用底物、缓冲液和 pH 的不同,如重氮反应比色法、对硝基苯胺比色法等,目前国内多采用连续监测法。

1.对硝基苯胺比色法

基质中 γ-谷氨酰对硝基苯胺在 GGT 的催化作用下,将谷氨酰基转移到受体双甘肽分子上,形成 γ-谷氨酰基双甘肽,同时释放出的对硝基苯胺在 405～420 nm 处有强吸收,对硝基苯胺的生成量与 GGT 的活力成正比。

2.连续监测法

IFCC 推荐的参考方法是以 L-γ-谷氨酰-3-羧基对硝基苯胺为底物,甘氨酰甘氨酸(双甘肽)作为 γ-谷氨酰基的受体,在 pH 为 7.7 的条件下,GGT 催化底物生成 γ-谷氨酰双甘肽和黄色的 2-硝基-5-氨基苯甲酸,在 410 nm 波长处直接连续监测,吸光度的增高速率与 GGT 活性成正比关系。

$$\text{L-γ-谷氨酰-3-羧基对硝基苯胺} + \text{双甘肽} \xrightarrow{GGT} \text{谷氨酰双甘肽} + \text{2-硝基-5-氨基苯甲酸}$$

(二)参考区间

对硝基苯胺比色法:10～40 U/L(国际单位)。

连续监测法:健康成年男性为 11～50 U/L;健康成年女性为 7～32 U/L(国际单位)。

(三)临床意义

血清 GGT 主要来源于肝胆系统,诊断肝胆疾病的敏感性很高。当肝胆肿瘤时,压迫胆管,胆汁排出受阻,肝细胞内 GGT 容量增多;癌细胞逆分化作用使 GGT 含量增多;癌细胞变性解体释放 GGT,而使血清 GGT 活力显著升高。胆汁中 GGT 含量是血清的 10 倍,当胆道梗阻时,胆汁逆流可使血 GGT 含量升高;逆流的胆汁成分及酒精和药物可诱导细胞微粒体 GGT 的合成增强;胆汁中的胆盐及酒精可溶解于与膜结合的 GGT 中;肝炎时坏死细胞邻近的肝细胞合成 GGT 增强;细菌感染后,在其生长繁殖中产生 GGT,同时使组织细胞肿胀、变性、解体、细胞内 GGT 释放。以上这些情况均可引起血清 GGT 活力不同程度的升高。

(1)急性肝炎时中度增高,持续时间比 ALT 长,GGT 如持续为高水平,说明转为迁延性肝炎或慢性肝炎。

（2）GGT 在反映慢性肝细胞损伤及病变活动时较 ALT 敏感，慢性肝炎 ALT 即使正常，如 GGT 持续不降，在排除胆道疾病情况下，提示病变仍在活动。

（3）各种梗阻性黄疸（肿瘤、胆石症、胆道炎症、肝外梗阻等）均显著增高，可达正常上限的 5～30 倍。

（4）原发性肝癌患者，血清 GGT 显著升高，阳性率为 75%～100%；继发性肝癌 GGT 增高的阳性率为 50%～77%。肝癌术后 GGT 如再次升高，说明复发。亦可协助判断恶性肿瘤有无肝转移。因此，GGT 活力的高低是肝癌疗效观察的敏感指标。

（5）如果 ALP 升高，而 GGT 正常，常可排除肝胆疾病。

（6）酗酒者 GGT 增高程度与饮酒量呈正相关。

（四）评价

GGT 是肝胆病中阳性率最高的酶之一，与 ALT、CHE 同时测定诊断肝病灵敏度高达 99%。但是，如果 GGT 作为肝癌标志物，其诊断的灵敏度虽高，但特异性较差。

三、碱性磷酸酶及其同工酶

碱性磷酸酶（alkaline phosphatase，ALP）是一种含锌的糖蛋白，底物特异性较低，在碱性环境中（最适 pH 为 10.0 左右）能水解多种磷酸单酯化合物，且其相对分子质量随不同组织来源而不同。Mg^{2+}、Mn^{2+} 为 ALP 的激活剂，EDTA、草酸盐、磷酸盐、硼酸盐和氰化物对 ALP 有抑制作用。脂肪餐后和溶血标本均会干扰 ALP 的检测，使结果偏高。标本久置，ALP 会逐渐增高，升高可达 5%～10%。人体各组织 ALP 及其同工酶可分三大类，即胎盘 ALP，肠 ALP，肝、骨、肾 ALP 及其同工酶。病理情况下还可出现肝 ALP 和胆汁 ALP 等"高分子 ALP"，以及一些与肿瘤有关的变异 ALP 等。

（一）测定方法

1.金氏比色法

在碱性条件下 ALP 分解磷酸苯二钠，生成苯酚和磷酸氢钠。苯酚与 4-氨基安替比林作用，经铁氰化钾氧化生成红色醌的衍生物。红色的深浅与 ALP 活力成正比。

$$磷酸苯二钠 + H_2O \xrightarrow{ALP} 苯酚 + 磷酸氢钠$$

$$苯酚 + 4\text{-}氨基安替比林 + 铁氰化钾 \rightarrow 醌类化合物（红色，\lambda = 510 \text{ nm}）$$

2.连续监测法

连续监测法为目前广泛应用的测定方法。ALP 在 pH 为 10.0 的条件下，以磷酸对硝基苯酚（4-NPP）为底物，2-氨基-2-甲基-1,3-丙醇（AMP）或二乙醇胺（DEA）为磷酸酰基的受体物质，增进酶促反应速率。4-NPP 在碱性溶液中为无色，在 ALP 催化下，4-NPP 分裂出磷酸酰基，生成游离的对硝基苯酚（4-NP）。4-NP 在碱性溶液中变成醌式结构，呈现较深的黄色。在波长 405 nm 处监测吸光度增高速率，计算 ALP 活性单位。

（二）参考区间

（1）金氏比色法：成人 3～13 金氏单位；儿童 5～28 金氏单位。

（2）金氏单位定义：100 mL 血清，37 ℃，与底物作用 15 min，产生 1 mg 酚为 1 金氏单位。

连续监测法：所用单位为国际单位。

女性：1～12 岁，小于 500 U/L；15 岁以上，40～150 U/L。

男性:1～12岁,小于 500 U/L;12～15 岁,小于 750 U/L;25 岁以上,40～150 U/L。

(三)临床意义

组织分布广泛,含量由高到低为肝＞肾＞胎盘＞小肠＞骨骼。因为血清中 ALP 主要来自于肝脏和骨骼,故主要用于肝、胆、骨病的诊断。

(1)变形性骨病可增高 30～50 倍;佝偻病、软骨病 ALP 升高而血钙、血磷降低。

(2)甲状旁腺功能亢进时,ALP 往往增高,甲状旁腺功能减退则 ALP 降低多见。

(3)急性肝炎增高 2～5 倍,慢性肝炎正常或略高,肝硬化时 ALP 变化不一,肝癌时,ALP 多数升高。

(4)黄疸鉴别:梗阻性黄疸时,ALP、BIL 平行增高。溶血性黄疸时,ALP 多正常。肝细胞性黄疸时,以 BIL 升高为主,ALP 升高或正常。

(5)腹腔恶性肿瘤伴随 ALP 升高时应高度怀疑骨或肝转移。

(6)妊娠、消化道溃疡、营养不良、重金属中毒、甲亢、维生素 D 缺乏症等,ALP 均有不同程度的升高。

(7)甲状腺功能减退症、低镁血症、恶性贫血、维生素 C 缺乏症等,ALP 多降低。

四、5'-核苷酸酶

5'-核苷酸酶(5'nucleotidase,5'-NT)是一种对底物特异性不高的水解酶,可作用于多种核苷酸。锰离子为其激活剂,镍离子为其抑制剂。此酶广泛存在于人体组织,如肝、胆、肠、脑、心、胰等,定位于细胞膜上。在肝内,此酶主要存在胆小管和窦状隙膜内。5'-NT 从胆道清除,与肝病患者肝脏的损害相关,因此在肝炎、胆道梗阻时可见血清 5'-NT 的增高,而肝癌时显著增高。

(一)测定方法

5'-NT 活性测定的常用底物为 AMP。AMP 是一种有机磷酸酯,同样会受到血清中 ALP 的水解,因此测定时必须采用一种方法校正 ALP 的干扰。反应式如下:

$$AMP + H_2O \xrightarrow{5'-NT} 腺苷 + Pi$$

$$腺苷 + H_2O \xrightarrow{ADA} 次黄苷 + NH_3$$

$$NH_3 + \alpha\text{-}酮戊二酸 + NADH + H^+ \xrightarrow{GLD} 谷氨酸 + NAD^+$$

在 340 nm 波长处监测 NADH 吸光度的下降速率,计算 5'-NT 活性。

(二)参考区间

健康成年人血清 5'-NT 活力为 0～11 U/L。

(三)临床意义

5'-NT 测定主要用于肝胆系统疾病的诊断和骨骼疾病的鉴别诊断。血清 5'-NT 活性升高主要见于肝胆系统疾病,如阻塞性黄疸、原发及继发性肝癌、肝炎等,其活性变化几乎与 ALP 相平行。但骨骼系统疾病,如肿瘤转移、畸形性骨炎、佝偻病、甲状旁腺功能亢进等,通常 ALP 活性升高,而 5'-NT 正常。因此 ALP 和 5'-NT 同时测定有助于肝胆和骨骼系统疾病的鉴别诊断。

(四)评价

5'-NT 可作为原发或继发性肝癌的一种肿瘤标志物。在肝肿瘤病变时,5'-NT 是一项比较灵敏的指标,常在病变早期即可明显升高,其变化往往早于肝功能、肝扫描或其他有关肝病变的阳性发现。

五、胆碱酯酶

胆碱酯酶(cholinesterase,ChE)是一组催化酰基胆碱水解的酶类,底物特异性不强,根据对乙酰胆碱和丁酰胆碱水解专一性不同,可分为两类。一类是乙酰胆碱酯酶(AChE),又称真胆碱酯酶、红细胞胆碱酯酶、胆碱酯酶Ⅰ,主要分布于红细胞、交感神经节、骨骼肌运动终板、肺、脾和脑灰质中。细胞内定位于细胞膜及微粒体和线粒体上,主要生理功能是水解乙酰胆碱。另一类是酰基胆碱酰基水解酶(PChE),又称拟(假)胆碱酯酶、丁酰胆碱酯酶、血清胆碱酯酶(SChE)或胆碱酯酶Ⅱ,由肝脏合成,主要分布于肝、胰、心、脑白质及血浆中,其生理功能尚未明了。两类胆碱酯酶有相同的作用底物,但对底物的专一性和亲和力不同。AChE对乙酰胆碱的催化活力高。PChE对丁酰胆碱的催化活力高。过量的乙酰胆碱对AChE有强烈的抑制作用,而对PChE无影响。与胆碱结构类似的新斯的明、毒扁豆碱、吗啡、枸橼酸盐和氟化物是PChE的竞争性抑制剂。有机磷、有机氯毒剂是这两类胆碱酯酶的强烈抑制剂。

临床上测定ChE主要用于有机磷中毒的诊断和疗效观察,肝脏疾病的辅助诊断,检查先天性遗传变异体。羊水ChE测定可用于检查胎儿神经管缺陷等。

(一)测定方法

目前测定ChE活性的方法大都采用酰基(如丙酰基、丁酰基)硫代胆碱的碘盐作为底物,在酶水解反应中生成硫代胆碱,后者用色源性二硫化合物试剂,如DTNB(Ellman试剂)或4,4'-二硫双吡啶显色,进行比色法或连续监测法测定。

1.连续监测法

PChE催化丁酰硫代胆碱水解,产生丁酸和硫代胆碱;硫代胆碱与无色的5,5'-二硫代-2-硝基苯甲酸反应,形成黄色的5-巯基-2-硝基苯甲酸(5-MNBA)。在410 nm处测定吸光度,每分钟吸光度变化率与PChE活力成正比。

$$丁酰硫代胆碱 + H_2O \xrightarrow{ChE} 硫代胆碱 + 丁酸$$
$$硫代胆碱 + 5,5'-二硫代-2-硝基苯甲酸 \longrightarrow 5-巯基-2-硝基苯甲酸(黄色)$$

2.比色法

血清中胆碱酯酶催化乙酰胆碱水解生成胆碱和乙酸。未被水解的剩余乙酰胆碱与碱性羟胺作用,生成乙酰羟胺。乙酰羟胺在酸性溶液中与三氯化铁形成棕色复合物。用比色法测定,计算剩余乙酰胆碱含量,从而推算出胆碱酯酶活力。

(二)参考区间

1.连续监测法

5 000~12 000 U/L(此法采用国际单位)。

2.比色法

130~310 U(单位定义:1 mL血清中ChE在37 ℃水浴与底物作用1 h。每水解1 μmol的乙酰胆碱所需的酶量为1个酶活力单位)。

(三)临床意义

与其他酶活力增高反映病理改变的情况相反,血清胆碱酯酶测定的临床意义在于酶活力降低。

(1)全血AChE 80%来自于红细胞,20%来自于血清。测定ChE主要用于农药(有机磷、有机氯)中°的诊断及疗效观察。急性有机磷中毒其活力降低40%～90%,与中毒程度呈正相关,如果治疗有效,7 d内可恢复正常,但亦有"反跳现象"。

(2)血清ChE因主要来自于肝脏,所以可用于肝功能的检查,反映肝实质细胞受损的情况,其临床意义基本同白蛋白(Alb)类似,但比Alb变化得早、快、敏感。①急性肝炎、中毒性肝炎、活动性肝硬化一般降低50%～70%;而慢性持续性肝炎可降低或正常,慢性活动型肝炎50%是降低的;肝病病情越差,ChE活力越低,持续降低无回升迹象者多预后不良。②良性梗阻性黄疸多正常,恶性梗阻性黄疸多降低。③肝、胆疾病。④有机磷、有机氯中毒,各种严重的全身性疾病、严重的感染性疾病显著降低。⑤羊水中ChE为5～70 U/L,主要为PChE,其中AChE活性甚微。神经管缺陷胎儿的羊水AChE明显增高,同时测定羊水AFP,对神经管缺损诊断的准确率为99.4%。⑥ChE增高常见于脂肪肝、甲亢、糖尿病、肾病综合征等。

(四)评价

用连续监测法测定ChE时,虽然乙酰、丙酰、丁酰硫代胆碱的碘盐均可作为底物,但最好用丙酰,因为PChE对乙酰胆碱亲和力小;用丁酰作底物时空白比丙酰高而酶活力低。

六、谷氨酸脱氢酶

谷氨酸脱氢酶(glutamate dehydrogenase,GLD)是一种主要存在于细胞线粒体基质中的变构酶,由6个相同的亚基聚合而成,每个亚基的相对分子质量为56 000。ATP与GTP是此酶的变构抑制剂,而ADP和GDP是其变构激活剂。因此,当体内的能量不足时能加速氨基酸的氧化,对机体的能量代谢起重要的调节作用。它属于一种不需氧脱氢酶,在其作用下,L-谷氨酸氧化脱氨生成α-酮戊二酸和氨。GLD是唯一既能利用NAD^+又能利用$NADP^+$接受还原当量的酶。

GLD广泛存在于肝、肾、脑组织中,心肌和骨骼肌中GLD的活性很弱。肝内GLD的特异活性是其他器官如肾、脑、肺的10倍左右,比骨骼肌内多80倍,因此血清GLD升高主要源于肝脏。GLD作为线粒体酶,是实质细胞坏死的指标。结合转氨酶,其活性是一种测定实质细胞坏死的方法,可判断肝细胞坏死的程度。在肝病诊断中,其意义在于此酶在小叶中心部位的浓度是门静脉周部位的1.8倍。肝窦状隙供给路线的末端是缺氧的高危地带,如果血流受阻,也是细胞损伤最先发生的部位。由于胆酸可导致肝细胞损伤,梗阻性黄疸时患者血清GLD也会增高。

(一)测定方法

GLD测定方法主要有比色法和分光光度法。比色法是以谷氨酸为底物,经GLD催化生成α-酮戊二酸,该产物与重氮化磺酸或与2,4-二硝基苯肼生成脎。分光光度法是利用其逆向反应,以α-酮戊二酸为底物,在340 nm波长测定NADH的氧化速率,即单位时间内吸光度的下降值。后者灵敏度、特异性、准确性优于比色法。

$$NH_3 + \text{α-酮戊二酸} + NADH + H^+ \xrightarrow{\text{GLD}} \text{谷氨酸} + NAD^+ + H_2O$$

NADH被氧化成NAD^+的速率与GLD的活力成正比。

(二)参考区间

成年男子为0～8 U/L;成年女子为0～7 U/L。

(三)临床意义

虽然GLD是一个肝特异酶,但作为肝胆疾病的筛选实验并不合适,因为它的诊断灵敏度只有 47％。GLD 连同转氨酶一起测定对肝病的鉴别诊断价值较大,这是由于 GLD 单独位于线粒体内,不像 ALT 主要位于细胞质,而 AST 位于细胞质和线粒体内。GLD 不会在一般性的肝脏炎症性疾病例如慢性病毒性肝炎时释放。在一些主要是肝细胞坏死的肝病中,大量的 GLD 释放是值得注意的现象,例如缺氧性肝病或中毒性肝损伤。

相对 ALT 而言,GLD 的另一鉴别诊断价值在于,它主要位于肝小叶中心的肝细胞内,当 GLD 显著增高时,提示肝小叶中心部位发生病变。连同转氨酶,GLD 具有鉴别诊断的重要性,评价标准是(ALT＋AST)/GLD 的值(表 8-2)。

表 8-2 (ALT＋AST)/GLD 的值及其鉴别诊断意义

(ALT＋AST)/GLD	评价
<20	阻塞性黄疸,胆汁性肝硬化,转移性肝病,急性肝缺氧性损伤
20～50	慢性肝病急性发作,胆汁淤积性肝病
>50	急性病毒性肝炎(也是胆汁淤积的一种形式),急性酒精性肝炎

GLD 显著增高通常是细胞严重受损的标志。根据一项研究表明,引起 GLD 活性超过正常上限 25 倍之多的最常见疾病有急性右心衰竭、长期的脓毒及中毒性循环衰竭、阻塞性黄疸、严重的呼吸衰竭和肺栓塞引起的肺源性心脏病等。

(四)评价

在肝病患者中,GLD 升高者几乎都伴有转氨酶的升高,而转氨酶升高者并不一定伴有 GLD 的升高。因此用 GLD 反映肝细胞损伤程度优于转氨酶,是一项比线粒体型 AST 更易检测的指标。

七、血清单胺氧化酶

单胺氧化酶(monoamine oxidase,MAO)是含 Cu^{2+}、Fe^{2+} 和磷脂的结合酶,主要作用于-CH_2-NH_2 基团,可催化多种单胺类化合物氧化脱氨生成相应的醛、氨和过氧化氢,后者继续分解为氧和水。人体内 MAO 分布广泛。按辅酶的不同可分成两类:一类以 FAD 为辅酶,主要存在于肝、肾和胃等组织细胞的线粒体上,对伯、仲、叔胺均能氧化;另一类以磷酸吡哆醛为辅酶,主要存在于结缔组织,属细胞外酶。血清中 MAO 与结缔组织中的 MAO 相似。结缔组织 MAO 参与胶原纤维最后成熟阶段的架桥过程,与组织的纤维化密切相关。而肝纤维化是肝硬化形成过程中的主要病理变化之一。因此 MAO 测定对肝硬化等疾病的诊断和预后判断具有重要价值。MAO 电泳可分成三条区带,从阴极到阳极分别为 MAO-Ⅰ、MAO-Ⅱ和 MAO-Ⅲ。

(一)测定方法

1.连续监测法

根据 MAO 催化反应的产物 NH_3 建立的谷氨酸脱氢酶偶联速率法。

$$C_6H_5\text{-}CH_2\text{-}NH_2 + H_2O \xrightarrow{MAO} C_6H_5CHO + H_2O_2 + NH_3$$

$$NH_3 + \alpha\text{-酮戊二酸} + NADH + H^+ \xrightarrow{GLD} 谷氨酸 + NAD^+ + H_2O$$

在 340 nm 波长处监测 NADH 吸光度的下降速率,计算 MAO 活性。

2.醛苯腙法

根据 MAO 催化反应的产物醛建立的醛苯腙显色法。

$$C_6H_5\text{-}CH_2\text{-}NH_2+H_2O+O_2 \xrightarrow{MAO} C_6H_5CHO+H_2O_2+NH_3$$

（二）参考区间

（1）连续监测法：健康人血清 MAO<10 U/L（国际单位）。

（2）醛苯腙法：健康人血清 MAO<36 U/mL（单位定义：在 37 ℃，1 mL 血清中 MAO 每小时催化底物产生 1 nmol 苯醛为 1 U）。

（三）临床意义

（1）肝硬化时，结缔组织释放 MAO 增多；暴发型重症肝炎、肝细胞坏死、线粒体上 MAO 释放入血而使血清中 MAO 明显升高。

（2）慢性肝炎、亚急性肝炎、糖尿病合并脂肪肝、甲状腺功能亢进症或肢端肥大症患者，纤维组织代谢增强，而使血清 MAO 不同程度地升高。多数肝癌、胆汁性肝硬化、血吸虫性肝硬化患者血清 MAO 活性正常。

（3）烧伤、尿酸血症，应用 MAO 抑制剂后可见血清 MAO 活性降低。

（四）评价

MAO 测定用于推测肝纤维化的程度并非特异性指标，因为肝外疾病如糖尿病合并脂肪肝、甲状腺功能亢进症、肢端肥大症、进行性硬皮病、老年性动脉硬化等，均可见血清 MAO 活力增高。

八、腺苷脱氨酶

腺苷脱氨酶（adenosine deaminase，ADA）的系统名为腺苷氨基水解酶。主要催化腺苷和脱氧腺苷生成次黄嘌呤核苷和氨，是腺苷酸分解代谢的重要酶系之一。ADA 广泛分布于全身各组织，以小肠黏膜和脾中的酶活力最高，肝、肾、骨、骨骼肌次之。血中淋巴细胞中的 ADA 活力高于红细胞，ADA 在细胞内定位于细胞浆，血清中 ADA 是由不同组织来源的同工酶共同组成的，其底物相对特异性及活化能亦不同于组织 ADA，血清 ADA 的最适 pH 为 5.5～6.5，组织 ADA 为 6.5～8.5。红细胞中 ADA 活力明显高于血浆，故溶血标本产生正干扰。

（一）测定方法

ADA 测定的方法较多，有定氨比色法、分光光度法、酶偶联速率法、氨电极法、荧光测定法和同位素计量法等。后三者因需特殊仪器和试剂而不易推广。酶偶联速率法为目前广泛使用的方法。

1.酶偶联速率法

根据 ADA 催化反应的产物 NH$_3$ 建立的谷氨酸脱氢酶偶联速率法。

$$腺嘌呤核苷+H_2O \xrightarrow{ADA} 次黄嘌呤核苷+NH_3$$

$$NH_3+EF\alpha\text{-}酮戊二酸+NADH+H^+ \xrightarrow{GLD} 谷氨酸+NAD^++H_2O$$

在 340 nm 波长处监测 NADH 吸光度的下降速率，计算 ADA 活力。

2.定氨比色法

根据 ADA 催化反应的产物 NH$_3$ 建立的波氏显色法。此法干扰因素多，反应时间长，操作繁琐，不适合自动化分析，目前很少使用。

（二）参考区间

健康成年人 ADA 活力<19.6 U/L。

(三)临床意义

1.血清 ADA 活力升高

见于各种肝胆疾病,其中以肝硬化时 ADA 升高阳性率(70%～89%)最高,幅度(2～2.6 倍)大。原发性肝癌伴肝硬化时 ADA 升高的阳性率为 60%～100%,而不伴肝硬化者为 16%。急性肝炎时阳性率为 56%～85%,慢性活动性肝炎阳性率为 65%～79%,而慢性迁延性肝炎患者血清 ADA 活力基本正常。胆囊炎、胆结石、胰腺癌等疾病时,多数患者 ADA 正常。

有人报道在伤寒发病的一周内,ADA 即可升高,达参考上限的 4～6 倍,较肥达氏反应敏感,阳性率高,升高持续时间长。

其他疾病如传染性单核细胞增多症、粟粒性肺结核、风湿热、溶血性贫血、白血病及部分肿瘤患者血清 ADA 可不同程度地升高。

2.胸腔积液 ADA 活力升高

结核性胸膜炎患者胸腔积液中 ADA 活力明显高于癌性和非炎症性胸腔积液中的 ADA 酶活力,而且胸腔积液 ADA 与血清 ADA 的比值大于 1,同时测定血清和胸腔积液的 ADA 酶活力及其比值,是诊断和鉴别胸腔积液性质的有效方法。

3.脑脊液 ADA 活力升高

结核性脑膜炎时脑脊液中 ADA 活力明显高于病毒性脑炎、脑肿瘤和中枢神经系统白血病,其他一些中枢神经系统疾病时如化脓性脑膜炎、脑出血、脑梗死、脑外伤等 ADA 也可升高,但以结核性脑膜炎升高最为显著。

九、肝胆酶谱测定的临床意义综合分析

肝脏是机体最主要的生物合成和解毒器官,肝病包括原发性实质细胞损害、梗阻性疾病及二者的并发病。在肝实质性病变中,检测血清酶的活力变化是反映肝细胞损伤的敏感指标,也是最常用的试验,除 ALT 和 AST 外,反映肝细胞损伤的酶还有异柠檬酸脱氢酶(ICD)、谷氨酸脱氢酶(GLD)、醇脱氢酶(ADH)、山梨醇脱氢酶(SDH)和精氨酸代琥珀酸裂解酶(ASAL)等。这些酶主要存在于肝的细胞液中。为组织专一酶,它在肝胆疾病诊断的特异性方面超过 ALT 和 AST,但在阳性率和灵敏度方面多数不如 ALT 和 AST。故目前临床广为使用的仍多为 ALT 和 AST。

ALT 等酶位于细胞液,易从细胞内释出,故有早期诊断价值;有些酶如 AST_m 等为线粒体酶和膜结合酶,酶的活力高低可反映细胞损伤的程度;有些酶或同工酶有组织特异性,酶活性的改变,提示相应脏器的病变存在。通过这些酶的测定和其他肝功能试验组合,可辅助临床对各种肝病及病程做出诊断和鉴别诊断。临床上对肝病的诊断有多种肝功能实验组合,常见的是 ALT、AST、ALP、GGT、总蛋白(TP)、清蛋白(ALB)和胆红素测定,在病变的早期可以观察到酶活力变化谱型的特征,随着病变的持续、肝细胞坏死增加,所有的酶谱逐渐趋向相似。观察疾病各个阶段酶活力的变化可以对疾病的发展变化及疗效预后做出正确的判断。

急性肝炎时,早期 AST 和 ALT 均明显升高,因肝 AST 含量大于 ALT 的 3 倍,但因 70%～80% 的 AST 位于线粒体上,故 ALT 高于 AST,AST/ALT<1。如 AST 特别是 AST_m 持续升高,提示肝损害严重,预后不良。ALP 和 GGT 呈轻度和中度升高,升幅高低与胆汁淤积相关。GGT 是肝炎病程中最后恢复的酶学指标,若 GGT 显著升高,且持续不降则提示向慢性肝炎发展。LDH 总活力升高,主要是 LDH_5 明显升高,LDH_4 不升高,LDH_5/LDH_4>1,是急性肝炎的

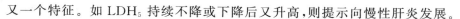

又一个特征。如 LDH$_5$ 持续不降或下降后又升高,则提示向慢性肝炎发展。

黄疸型急性病毒性肝炎 ALT 在发病早期即迅速升高,可达参考区间上限的 50 倍以上,阳性率 100%,且发生于临床症状和黄疸出现之前,其总胆红素和直接胆红素可轻度或中度升高,其中直接胆红素占总胆红素的比例随病情的变化而改变。胆汁淤积病时总胆红素呈中度和高度升高,其中多以直接胆红素升高为主。同时 ALT 和 AST 一般仅轻度升高。

酒精性肝炎 ALT 和 AST 活力可低于急性肝炎,但高于其他肝病。酒精对肝细胞线粒体有特殊的损害作用,追踪测定 AT 及 AST,可判断肝细胞线粒体损伤的范围和类型。酒精可引起胆汁淤积,对肝合成 GGT 有诱导作用,还可损害富含 GGT 的微粒体,致使大量 GGT 释放入血,使血中 GGT 显著升高,监测 GGT 的活力变化也是观察酒精性肝损害的良好指标。

慢性肝炎各项酶活力的变化与其活动程度有关,一般将 ALT、AST 小于参考区间上限 3 倍时定为轻度活动,在 3～10 倍为中度活动,大于 10 倍为重度活动。多数病例 AST/ALT≤1。慢性肝炎活动期 ADA 和 GGT 均可升高,随病情好转而下降。如 GGT 持续升高,提示病情恶化,若同时伴有 MAO 活力升高,则提示已肝硬化。如有 LDH 活力明显升高时,应考虑并发原发性肝癌的可能。

肝硬化时 AST 和 ALT 可正常或轻度升高,AST/ALT>1。AST 和 ALT 升高的幅度反映肝细胞坏死的情况,ALP 和 GGT 升高提示为肝硬化活动期或有胆汁淤积。MAO 升高,反映胶原纤维合成增加。如 GGT 和 ADA 显著升高,常提示有癌变的可能。

原发性肝癌时 AST 和 ALT 可正常或轻度升高,AST/ALT>1。原发性肝癌和肝内胆汁淤积时,ALP 总活力升高,其中以 ALP$_2$ 为主,ALP$_1$ 甚微;而继发性肝癌和肝外阻塞性黄疸时,ALP$_1$ 阳性率很高,常伴有 ALP$_2$ 的增高。此点有助于鉴别诊断。原发性和继发性肝癌时 5'-NT 明显升高,而 GGT 常呈中度和高度升高,其活力的高低与病灶多少、范围大小、进展情况密切相关。有学者研究发现,同时测定 GGT、ALP 和 ALT 的活力,求出(GGT+ALP)/ALT 的值,发现原发性和继发性肝癌的值均大于 2,而良性的肝、胆、胰疾病的值均小于 1。此点有确切的鉴别价值。但是无论是 5'-NT 还是 GGT,若把它作为独立的肝癌标志物的话,则其特异性并不高。如果联合检测甲胎蛋白(AFP)或 α-L-岩藻糖苷酶(AFU),则其诊断的特异性高达 99% 以上。

(张秀丽)

第四节　胰腺酶及同工酶检验

胰腺泡分泌多种消化酶,正常情况下这些酶经胰管分泌至十二指肠,而在病理情况下则逸入血中,造成血清中这些外分泌酶的活力升高。反映胰腺病变的酶有 α-淀粉酶及同工酶、脂肪酶、胰蛋白酶、胰凝乳蛋白酶及弹性蛋白酶-1 等。其中 α-淀粉酶及脂肪酶临床上应用最多。

一、淀粉酶及其同工酶

淀粉酶(amylase,AMY)全称 1,4-α-D-葡聚糖-4-葡聚糖水解酶,分 α、β 两类,β-淀粉酶存在于植物和微生物中,人体内只含有 α-淀粉酶。其作用主要催化食物中的多糖化合物如淀粉、糖原等的消化,它可随机作用于多糖化合物内部 α-1,4 葡萄糖苷键,产生一系列不同的产物:糊精、麦芽四糖、麦芽三糖、麦芽糖和葡萄糖。α-淀粉酶相对分子质量为 40 000~50 000,可透过肾小球滤过膜随尿液排出。胰腺含 AMY 最多,由胰泡细胞合成后通过胰管分泌入小肠,唾液腺也分泌大量 AMY 入口腔帮助消化多糖化合物。此外,AMY 还见于卵巢、肺、睾丸、横纹肌和脂肪组织中,而肝中很少或缺如。AMY 的最适 pH 为6.5~7.5,卤素和其他阴离子对其有激活作用($Cl^- > Br^- > NO_3^- > I^-$)。AMY 生物半衰期很短,约为 2 h,所以病变时血清 AMY 增高持续时间较短,尿液 AMY 活性浓度常高于血清 AMY。

AMY 的测定不可用草酸盐、枸橼酸盐、EDTA 等抗凝血浆,因为 AMY 为需 Ca^{2+} 的金属酶,这些抗凝剂可络合 Ca^{2+} 而对其有抑制作用,但急诊测定用肝素抗凝尚可。

人体中 AMY 主要有两种同工酶:胰型 AMY(P-AMY)和唾液型 AMY(S-AMY)。两者用醋酸纤维素薄膜电泳进一步分成 P_1、P_2、P_3、S_1、S_2、S_3 等同工酶亚型;如果用聚丙烯酰胺凝胶电泳的方法又可将 AMY 分为 7 条区带,其中 1、2、4、6 四条区带属于 P-AMY,3、5、7 三条区带属于 S-AMY。第 1 与第 3 为两条主要区带,分别相当于 P_2 和 S_1。此外,血清中有时可出现巨淀粉酶,有学者认为该种形式的淀粉酶是由 S-AMY 与 IgG 或 IgA 等聚合而成的,电泳时位于 γ-球蛋白区带。由于巨淀粉酶不能通过肾小球滤过膜,导致巨淀粉酶血症患者的血淀粉酶升高,而尿淀粉酶正常。此种情况可见于健康人(发生率为0~1%)、酒精中毒、糖尿病、恶性肿瘤和各种自身免疫性疾病。此时应与病理性 AMY 升高相区别。

(一)测定方法

测定 AMY 的方法已超过 200 多种,这些方法大致可分为六大类:黏度测定法、比浊法、碘量法、糖化法、染料释放法和荧光法。其中黏度测定法和比浊法因精密度差、底物不稳定已被弃用。碘量法中的一种半定量法(温氏法)也早已被淘汰。碘量法中的碘比色法因底物难以标准化、反应不呈零级反应等缺点而被认为非理想方法,但因其简单、快速、灵敏和价廉而在国内应用较广。糖化法易受内源性葡萄糖的干扰,荧光法需特殊仪器,染料释放法中的染料淀粉法需离心分离,这几种方法均被认为非理想方法。染料释放法中的另一类以染料与可溶性限定底物结合的方法,近年来得到不断的发展,主要表现为人工合成的底物分子结构明确,稳定性好,有望成为推荐方法。

1.碘比色法

样本中 AMY 催化淀粉水解,生成葡萄糖、麦芽糖和糊精,剩余的淀粉与碘结合成蓝色复合物,颜色的深浅与酶活力成反比。

2.对-硝基苯麦芽七糖法

对-硝基苯麦芽七糖在 AMY 的催化下水解生成对-硝基苯麦芽三糖、对-硝基苯麦芽四糖、麦芽三糖和麦芽四糖。前者在 α-葡萄糖苷酶的作用下,继续水解为对-硝基苯酚(4NP)和葡萄糖(G),对-硝基苯酚在 405 nm 处有最大吸收,吸光度的增高速率与样本中 AMY 活力成正比。

$$4NP\text{-}G_7 + H_2O \xrightarrow{\text{AMY}} 4NP\text{-}G_{4.3.2} + G_{5.4.3}$$

$$4NP\text{-}G_7 + H_2O \xrightarrow{\text{葡萄糖苷酶}} 4NP\text{-}G_4 + G + 4NP$$

(二)参考区间

(1)碘比色法:血清为 800~1 800 U/L;尿液为 1 000~12 000 U/L。单位定义:100 mL 样本中的 AMY 在 37 ℃,15 min 水解 5 mg 淀粉所需的酶量,为 1 单位。

(2)对-硝基苯麦芽七糖法:血清 AMY≤220 U/L;尿液 AMY≤1 200 U/L。

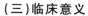

(三)临床意义

长期以来,AMY 主要用于急性胰腺炎的诊断。

(1)急性胰腺炎发病后 2～3 h 开始升高,12～24 h 达峰值。如急腹症发病后 12 h 左右 AMY 仍正常,则急性胰腺炎的可能性不大。尿中 AMY 出现晚(12～24 h 开始升高)但持续时间长,如果急性胰腺炎发病超过 24 h 以上,应测定尿中 AMY,血、尿 AMY 可以表现出不同步的情况。

(2)慢性胰腺炎 AMY 一般正常,因此 AMY 正常不可排除慢性胰腺炎。

(3)腮腺炎、肾衰竭、尿毒症、胰腺癌、十二指肠溃疡、肠穿孔、急性胆囊炎等疾病均可引起血清 AMY 不同程度的升高。

(4)术后患者行腹腔穿刺液、引流液的 AMY 检测,可判断是否有胰漏。

(四)评价

急性胰腺炎时,AMY 的升高程度与病情轻重不成正相关,病情轻者可能很高。病情重者如暴发性胰腺炎腺泡组织严重破坏,AMY 生成减少,其测定结果可能不高。对于就医较晚(发病 1～2 d 后)的患者或急性胰腺炎的后期,只测定血清 AMY 可能造成漏诊,因此要求结合尿液 AMY 的测定来明确诊断。此外,当肾功能严重障碍时,血清 AMY 升高,而尿液 AMY 正常或降低。

二、脂肪酶

脂肪酶(lipase,LPS)是一组特异性较低的脂肪水解酶类,属于外分泌酶,主要来源于胰腺,其次为胃和小肠,能水解多种含长链脂肪酸的甘油酯。LPS 应和另一组特异性很低的酯酶相区别,酯酶作用于能溶于水的含短链脂肪酸的酯类;而 LPS 仅作用于酯和水界面的脂肪,只有当底物呈乳剂状态时 LPS 才发挥作用。巯基化合物、胆汁酸、Ca^{2+} 及辅脂肪酶等是 LPS 的激活剂,而重金属、丝氨酸为其抑制剂。

(一)测定方法

迄今测定 LPS 的方法可分为三类:①测定产物游离脂肪酸的有滴定法、比色法、分光光度法、荧光法和 pH 电极法等。②测定底物的有比浊法、扩散法等。③LPS 的质量测定,如双抗体夹心免疫分析法、乳胶凝集法等。目前我国临床实验室主要应用分光光度法、比浊法或滴定法。

1.比浊法

甘油三酯与水制成的乳胶,因其胶束对入射光的吸收及散射而具有乳浊性状。胶束中的甘油三酯在 LPS 的作用下水解,使胶束分裂,浊度或光散射因而降低。降低的速率与 LPS 活力成正比。

2.酶偶联法

1,2-甘油二酯在 LPS 作用下水解为 2-单酸甘油酯和脂肪酸;2-单酸甘油酯在单酸甘油酯脂肪酶作用下进一步水解为甘油和脂肪酸;产生的甘油在 ATP 和甘油激酶的参与下被磷酸化,生成 3-磷酸甘油和 ADP;3-磷酸甘油在磷酸甘油氧化酶作用下产生磷酸二羟丙酮和 H_2O_2;H_2O_2 在过氧化物酶作用下同4-氨基安替比林和 TOOS(N-乙酰-N-磺酸丙基苯胺)反应产生红色的醌类化合物。在 546 nm 波长处比色测定,计算出 LPS 的活性单位。

$$1,2\text{-甘油二酯}+H_2O \xrightarrow{\text{LPS}} 2\text{-单酸甘油酯}+\text{脂肪酸}$$

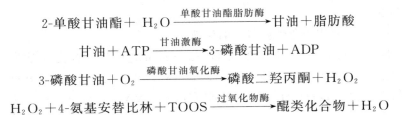

$$2\text{-单酸甘油酯}+H_2O \xrightarrow{\text{单酸甘油酯脂肪酶}} \text{甘油}+\text{脂肪酸}$$

$$\text{甘油}+ATP \xrightarrow{\text{甘油激酶}} 3\text{-磷酸甘油}+ADP$$

$$3\text{-磷酸甘油}+O_2 \xrightarrow{\text{磷酸甘油氧化酶}} \text{磷酸二羟丙酮}+H_2O_2$$

$$H_2O_2+4\text{-氨基安替比林}+TOOS \xrightarrow{\text{过氧化物酶}} \text{醌类化合物}+H_2O$$

3.色原底物法

1,2-邻-二月桂基-消旋-甘油-3-戊二酸-(6-甲基试卤灵)酯作底物,在碱性环境并有胆酸和辅脂肪酶参与下,被 LPS 水解生成 1,2-邻-二月桂基-消旋-甘油和一个不稳定的中间体戊二酸(6-甲基试卤灵)酯;戊二酸酯在碱性条件下继续水解,产生戊二酸和甲基试卤灵。后者显示红色,颜色强度与 LPS 活力成正比。

(二)参考区间

比浊法:呈正偏态分布,最低为 0 U,单侧 95%上限为 7.9 U。该单位定义:100 mL 血清,在 37 ℃水浴中,作用于底物 10 min,能水解 1 μmol 底物者为 1 个脂肪酶活力单位。

酶偶联法:健康成人参考区间为 1～54 U/L。

色原底物法:健康成人参考区间为 13～63 U/L。

(三)临床意义

胰腺是 LPS 最主要的来源。血清 LPS 增高常见于急性胰腺炎及胰腺癌,偶见于慢性胰腺炎。

正常人血清 LPS 含量极少,但在急性胰腺炎时,2～12 h 血清 LPS 显著升高,24 h 达峰值,可达正常上限的 10 倍,甚至 50～60 倍,至 48～72 h 可能恢复正常,但随后又可持续升高 8～15 d。由于 LPS 与 AMY 相比在急性胰腺炎时升高的时间早、上升幅度大,持续时间长,故其诊断价值大于 AMY。临床观察发现,凡 AMY 增高的急性胰腺炎病例,其 LPS 均增高;而 LPS 增高的病例,其 AMY 一部分是正常的。腮腺炎的病例,其血清 AMY 多升高,而 LPS 多正常。此外,慢性胰腺炎、乙醇性胰腺炎、胰腺癌、胆总管结石或癌、肠梗阻等亦可见 LPS 不同程度的增高。

(四)评价

血清 LPS 对急性胰腺炎的诊断有很大帮助。临床研究证实,其灵敏度为 80%～100%,特异性为 84%～96%。而 AMY 的灵敏度为 73%～79%,特异性为 82%～84%。其灵敏度和特异性均优于 AMY。

(张秀丽)

第五节 肌肉组织酶及同工酶检验

肌肉组织主要是由肌细胞构成的,可分为平滑肌、骨骼肌和心肌三种类型。肌细胞中富含各种酶类,参与并维持肌肉组织的物质代谢、能量传递、神经传导等各种功能。当肌肉组织病变时,多种酶释放入血,造成血清中酶活力的增高。临床上根据这些酶病理改变的特点、规律而对疾病

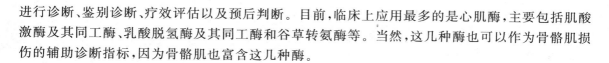

进行诊断、鉴别诊断、疗效评估以及预后判断。目前,临床上应用最多的是心肌酶,主要包括肌酸激酶及其同工酶、乳酸脱氢酶及其同工酶和谷草转氨酶等。当然,这几种酶也可以作为骨骼肌损伤的辅助诊断指标,因为骨骼肌也富含这几种酶。

一、肌酸激酶及其同工酶

肌酸激酶(creatine kinase,CK)广泛分布于组织细胞的胞浆和线粒体,催化肌酸和 ATP 或磷酸肌酸和 ADP 之间的磷酸转移的可逆反应,此反应在 pH 为中性的条件下,逆向反应约为正向反应的 6 倍,即以 ATP 的生成为主,所产生的磷酸肌酸含高能磷酸键,为肌肉收缩时能量的直接来源。CK 在三种肌组织和脑组织中含量最高,它是由两种不同亚基(M 和 B)组成的二聚体,正常人体组织细胞常含三种同工酶,按电泳速率快慢顺序分别为 CK-BB(CK$_1$)、CK-MB(CK$_2$)和 CK-MM(CK$_3$),这三种同工酶分别主要存在于脑、心肌和骨骼肌的细胞质中。另外,在细胞线粒体内还存在另一种同工酶,即线粒体 CK (CK-Mt),也称 CK$_4$。CK-MB 由于大量存在于心肌组织中,其他组织器官含量很少,所以其器官专一性比总 CK 好得多,是目前诊断 AMI 的一个极其可靠的生化指标,特异性可达 95% 以上。

同大多数激酶一样,Mg^{2+} 为 CK 的辅基,需二硫键维持酶的分子结构。测定酶活性时试剂中必须加入巯基化合物,N-乙酰半胱氨酸(NAC)是 CK 目前最常用的激活剂。

(一)测定方法

CK 的测定方法有比色法、紫外分光光度法和荧光法等。由于以磷酸肌酸为底物的逆向反应速率快,约为正向反应速率的 6 倍,所以采用逆向反应进行测定较为普及。如肌酸显色法和酶偶联法,其中以后者最为常用,有两种工具酶及指示酶参与反应。IFCC 推荐测定 CK 的参考方法为酶偶联法,也是目前临床实验室广泛使用的方法。

$$磷酸肌酸 + ADP \xrightarrow{CK} 肌酸 + ATP$$

$$ATP + 葡萄糖 \xrightarrow{HK} ADP + 6\text{-}磷酸葡萄糖$$

$$6\text{-}磷酸葡萄糖 + NADP^+ \xrightarrow{G\text{-}6\text{-}PD} 6\text{-}磷酸葡萄糖酸盐 + NADPH + H^+$$

利用酶偶联反应连续监测 NADP$^+$ 还原生成 NADPH,后者引起 340 nm 吸光度的增高。在 340 nm 波长下测定 NADPH 的生成速率,可计算出 CK 的活性浓度。

(二)参考区间

性别不同,参考区间有差别。37 ℃,健康成年男性,CK 为 38~174 U/L;健康成年女性,CK 为 26~140 U/L。

(三)临床意义

CK 主要分布于骨骼肌,其次是心肌、大脑。CK 主要用于早期诊断 AMI 和判断溶栓治疗的疗效及预后,特别是在心电图无 Q 波型 AMI 时,需借助心肌酶的异常来诊断和鉴别。另外,还可用于肌病、心脑血管病的诊断和疗效观察。

(1)AMI 后 3~8 h 增高,10~24 h 达峰值(4~16 倍为正常上限),3~4 d 恢复正常(治疗有效后),否则提示再次心肌梗死或病情加重。

(2)肺梗死一般正常(据此可鉴别诊断心肌梗死)。

(3)假性肥大性肌营养不良一般高 5 倍,最高可达 60 倍,其他肌营养不良略高。多肌炎可高 20 倍;进行性肌萎缩 CK 显著增高,但萎缩后多正常。

（4）脑血管意外 2～3 d 增高，1～2 周降至正常，否则预后不良。

（5）各种手术，剧烈运动，反复打针、输液，跌打损伤均可导致 CK 不同程度升高。

（四）评价

CK 及其同工酶作为心肌损伤标志物，既有其优点，也有其缺点。

优点：①CK 是快速、经济、有效、应用最广的心肌损伤标记物；②其浓度和 AMI 梗死面积有一定的相关，可大致判断梗死范围；③能检测心肌再梗死；④能用于判断心肌再灌注。

缺点：①特异性差，难以和骨骼肌损伤相鉴别；②在 AMI 发作 6 h 前和 36 h 后灵敏度较低；③对心肌微小损伤不敏感。

临床常规测定 CK 同工酶多用电泳和免疫抑制法，但二法均会受溶血和巨 CK 的干扰，免疫抑制法还会受到 CK-BB 的干扰。因此，现推荐用免疫化学方法直接测定 CK-MB 质量可不受溶血和巨 CK 的干扰。

近年来，国内实验室多采用免疫抑制法测定 CK-MB 质量，其原理为首先用抗 M 亚基的抗血清同 CK-MM 及 CK-MB 中的 M 亚基形成抗原-抗体复合物，从而抑制 M 亚基的活性，然后单独测定 B 亚基的活性，测定原理同 CK 的测定。由于血-脑屏障的存在，正常人血清中几乎无 CK-BB，故将 B 亚基的活性单位乘以 2 即可大致代表 CK-MB 的活性。此法简单快速，缺点是特异性差，如患者血清中存在 CK-BB 或者 CK 异常时，就会出现假阳性结果，甚至出现 CK-MB 比总 CK 还高的结果，此时应该用电泳法进行核实。

CK 同工酶亚型（CK-MM 亚型和 CK-MB 亚型）测定多用琼脂糖凝胶高压电泳和等电聚焦电泳等方法，可将 CK-MM 分离为 CK-MM$_1$、CK-MM$_2$ 和 CK-MM$_3$ 三种亚型。将 CK-MB 分离为 CK-MB$_1$ 和 CK-MB$_2$ 两种亚型。CK-MM 亚型测定对早期 AMI 的检出更为敏感，一般以 CK-MM$_3$/CK-MM$_1$>1.0 作为诊断 AMI 的标准，但必须排除急性骨骼肌损伤。AMI 发病 2～4 h CK-MM$_3$/CK-MMI 即开始升高，8～12 h 达峰值。CK-MB$_2$ 亚型在 AMI 早期诊断和判断有无再灌注上有很高的灵敏度和特异性。一般以 CK-MB$_2$>1.9 U/L 或 CK-MB$_2$/CK-MB$_1$>1.5 作为 AMI 的诊断标准。

二、乳酸脱氢酶及同工酶

乳酸脱氢酶（lactate dehydrogenase，LDH）是一种含锌的糖酵解酶，催化的反应是无氧糖酵解的最终反应。除 L-乳酸外，LDH 还能催化各种相关的 α-羟酸和 α-酮酸。它是由两种不同亚基（M 和 H）组成的四聚体，形成 5 种同工酶，根据其在电场中泳动的速率不同依次称为 LDH$_1$（H$_4$）、LDH$_2$（H$_3$M）、LDH$_3$（H$_2$M$_2$）、LDH$_4$（HM$_3$）、LDH$_5$（M$_4$）。其中 LDH$_1$ 和 LDH$_2$ 在心肌、肾和红细胞中含量最多。LDH$_5$ 和 LDH$_4$ 主要存在于骨骼肌和肝脏中。脾、胰、肺富含 LDH$_3$。血清中 LDH 各同工酶含量的规律如下：正常成年人为 LDH$_2$>LDH$_1$>LDH$_3$>LDH$_4$>LDH$_5$，AMI 患者为 LDH$_1$>LDH$_2$>LDH$_3$>LDH$_4$>LDH$_5$，而肝病患者多以 LDH$_5$ 增高为主。图 8-1 所示为乳酸脱氢酶同工酶在不同疾病时的变化规律。

（一）测定方法

（1）比色测定法：LDH 以 NAD$^+$ 作为氢的受体，催化乳酸脱氢生成丙酮酸，丙酮酸与 2,4-二硝基苯肼作用生成苯腙，在碱性条件下显红棕色。

$$\text{L-乳酸} + \text{NAD}^+ \xrightleftharpoons{\text{LDH}} \text{丙酮酸} + \text{NADH} + \text{H}^+$$

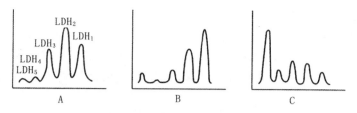

图 8-1 乳酸脱氢酶同工酶在不同疾病时的变化规律
A.正常；B.急性心梗；C.急性肝炎

$$丙酮酸＋2,4\text{-}二硝基苯肼 \xrightarrow{\text{碱性条件下}} 2,4\text{-}二硝基苯腙(红棕色,\lambda＝505)$$

（2）连续监测法：目前国际临床化学和实验室医学联盟（IFCC）推荐的参考方法。

$$L\text{-}乳酸＋NAD^+ \underset{PH7.4\sim7.8}{\overset{PH8.8\sim9.8}{\rightleftharpoons}} 丙酮酸＋NADH＋H^+$$

因反应在不同 pH 条件下可逆，所以将 LDH 的测定方法分为 LDH(L→p)法（由乳酸生成丙酮酸）和 LDH(p→L)法（由丙酮酸生成乳酸），两者底物不同，测定结果差异很大，正常参考范围也不同。目前国内用得较多的是 LDH(p→L)法。测定的是产物 NADH 在 340 nm 处吸光度的增高速率，其变化速率同 LDH 活力成正比。

（3）LDH 同工酶测定：LDH 同工酶分离和定量的方法有电泳法、层析法和免疫抑制法等。目前以琼脂糖电泳法最为常用。电泳后可用比色法和荧光法测定每种同工酶的相对含量。

LDH 各种同工酶的一级结构和等电点不同，在一定电泳条件下，它会在支持介质上分离。然后利用酶的催化反应进行显色。以乳酸钠为底物，LDH 催化乳酸脱氢生成丙酮酸，同时使 NAD^+ 还原为 NADH。吩嗪二甲酯硫酸盐（PMS）将 NADH 的氢传递给氯化碘代硝基四氮唑蓝，使其还原为紫红色的甲䐶。有 LDH 活性的区带显紫红色，且颜色的深浅与酶活性成正比，利用光密度仪或扫描仪可求出各同工酶的相对含量。

（二）参考区间

（1）比色法：195～437 金氏单位（金氏单位定义：100 mL 血清，37 ℃作用 15 min 产生1 μmol 丙酮酸为一个金氏单位）。

（2）连续监测法：114～240 IU/L。

（三）临床意义

LD 广泛存在于各组织细胞的胞质中，主要用于心肌梗死、肝病、骨骼肌、恶性肿瘤的诊断和疗效观察。①AMI 时，8～18 h 后开始增高，2～6 d 达峰值，7～12 d 降至正常（治疗有效后）。②进行性肌营养不良显著增高。③心肌炎（病毒性、细菌性）、胸腹膜炎、胆道疾病均可见增高。④急性肝炎升高明显，慢性肝炎、肝硬化可正常。⑤各种白血病一般增高，卵巢癌增高显著，肝转移癌增高 10 倍左右。⑥缺铁性贫血一般是增高的，而其他贫血多正常。⑦肾病略高。⑧可用于鉴别胸腔积液和腹水的性质。胸腔积液 LD/血清LD＞0.6、腹水 LDH/血清 LDH＞0.4 为渗出液，反之为漏出液。

（四）评价

（1）传统的心肌酶谱中还有 α-羟丁酸脱氢酶（HBDH），其实它并不是人体组织中一种独立存在的酶。而是用 α-羟丁酸作底物测得的 LDH 之亚基的活性。因 H 亚基可催化 α-羟丁酸脱 H，故称 α-羟丁酸脱氢酶。因所采用的底物不同，HBDH 活力并不等于以乳酸为底物时 LDH₁

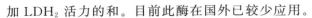

加 LDH_2 活力的和。目前此酶在国外已较少应用。

（2）LDH 和 HBDH 一度曾作为心肌酶谱中的血清酶在我国临床实验室被广泛应用,由于大多数器官的病变和损伤均可引起血清 LDH 升高,所以它对疾病诊断的特异性较差。有学者认为,LDH 同工酶 LDH_1 诊断特异性仅次于 CK-MB,只要测定这两种同工酶,不需做其他酶学检查就可诊断心肌梗死。

三、心肌酶谱测定的临床意义

肌酸激酶（CK）、肌酸激酶同工酶（CK-MB）、谷草转氨酶（AST）、乳酸脱氢酶（LDH）及 α-羟丁酸脱氢酶（HBDH）等酶共同构成了心肌酶谱,临床上主要用于急性心肌梗死（AMI）和其他心脏疾病的诊断与鉴别诊断,当出现急性心肌梗死时,在心脏缺血及坏死过程中,由于细胞肿胀,多种酶体蛋白质及其分解产物大量释放入血,血中有关酶的活力变化可反映心肌坏死的演变过程。基础医学研究提示,在心肌局部缺血 $4\sim6$ h 时,心肌细胞即开始坏死,从而明确了心肌梗死的治疗的有效时间,即在临床症状发生 $4\sim6$ h 内重建冠脉血运,可挽救部分缺血心肌。对早期心肌梗死的患者进行静脉溶栓已成为常规的治疗手段,但其前提是早期诊断。目前一般实验室开展的 CK、CK-MB 等检测项目,要在梗死发生 $3\sim8$ h 才能出现有诊断意义的改变,相对而言出现太晚,灵敏度不尽人意。为此,近年来人们对心肌梗死的早期诊断做了大量研究,一些较敏感的检测项目推出,如肌红蛋白（Mb）、肌钙蛋白 I、肌钙蛋白 T、肌球蛋白轻链、CK-MM 及 CK-MB 亚型的测定,可明显提高心肌梗死早期诊断的灵敏度,目前这些检验项目逐渐得到普及。

心肌梗死时,由于心肌缺血,离子泵功能障碍,首先从心肌中释放出的是 K^+ 和磷酸根等无机离子,在 1 h 左右达高峰,以后迅速下降,继而是一些小分子物质,如缺氧后的代谢产物乳酸,腺嘌呤核苷等,它们在 $2\sim3$ h 达高峰后也很快下降。肌红蛋白约在心肌梗死后 2 h 开始升高,$6\sim9$ h 即达高峰,而酶蛋白等大分子物质即在 $3\sim8$ h 后才进入血液,并逐渐增至高峰。因此,血清中酶活力的增高通常有一个延缓期,即从发生心肌梗死到可以测出酶的活力变化开始的时间。其长短取决于梗死区面积的大小,酶从受损心肌释出的速度以及酶在血液中释放和破坏的程度等因素。CK-MB 的延缓期较短,为 $3\sim8$ h,CK 为 $4\sim8$ h,AST 为 $4\sim10$ h,LDH 及 HBDH 为 $6\sim12$ h,各种酶均在一定时间后达峰值,上升较快的酶其维持增高的时间较短,上升较慢的酶维持增高的时间较长。

在上述心肌酶谱中,以 CK 及 CK-MB 的脏器特异性较高。但一些非心肌梗死疾病,如肌肉疾病、中毒性休克、脑血管意外、急性酒精或一氧化碳中毒等疾病也可有 CK 及 CK-MB 的升高,其中除肌肉疾病酶活力升幅较高外,其他多为轻度升高,特别是 CK-MB 占总 CK 的百分比多低于 10%,而心肌梗死时,CK 总活力及 CK-MB 为中度和高度升高,CK-MB 占 CK 总活力的百分比多大于 10%（CK-MB 占总 CK 的百分比因方法不同而差别很大）。肌红蛋白的红肌（如腓肠肌）含有相当量的 CK-MB,在骨骼肌疾病时,CK 的同工酶谱可能发生变化,趋向胚胎型,使 CK-BB 型和 CK-MB 型相对增多,所以多发性肌炎等多数患者可有血清 CK 及 CK-MB 的明显升高,CK-MB 占总 CK 的百分比可达 20%,但在临床上心肌梗死与骨骼肌疾病并不难鉴别,骨骼肌疾病时 CK 的升高幅度与心电图异常改变无关。只有在缺乏临床症状的亚临床型骨骼肌疾病患者有心肌梗死发作时,才会对诊断带来一定困难。同时测定 CK 和 AST 的比值有助于肌肉疾病和心肌梗死的鉴别诊断。骨骼肌中 CK 较心肌高 4 倍,而 AST 较心肌低约 1 倍,所以在骨骼肌疾病时,血清 CK/AST 较高,而心肌梗死时则较低。

心肌梗死以外的心脏疾病,如心肌炎、心包炎、心绞痛、持续性心律不齐和充血性心力衰竭等,有时也可有 CK、CK-MB 等血清酶的轻度升高,但其阳性率及升幅均较低。其升高机制可能是因为心肌细胞膜通透性增加,而不一定伴有心肌坏死。在上述非心肌梗死的心脏疾病中以急性病毒性或风湿性心肌炎较为多见,患者血清酶变化的特点是 CK、AST 和 LDH 几乎同时升降,其升幅较心肌梗死小,而心肌梗死时,首先是 CK-MB 和 CK 升高,AST 和 LDH 活力落后于 CK 且下降也迟。此点可资鉴别。

心肌梗死时,患者血清 AST 呈轻度和中度升高,而 ALT 可正常或轻度升高,AST/ALT 明显增大。同时测定 AST 的同工酶 ASTm 对推测心肌梗死的预后有一定的意义,其活力变化与心肌梗死并发心力衰竭的发生率和死亡率呈正比关系。

LD 同工酶中以 LDH_1 在心肌中含量最高,当心肌梗死时释放出大量 LDH_1,其量超过 LDH_2,从而使 LDH_1/LDH_2 升高。健康人 LDH_1/LDH_2 为 0.48～0.74,而心肌梗死时 95% 的病例 $LDH_1/LDH_2>1$,经心电图确诊的病例,$LDH_1/LDH_2>0.76$,阳性率为 100%,特异性为 90.5%。除恶性贫血和肾梗死外,其他疾病的 LDH 同工酶谱明显与心肌梗死不同,可用于鉴别诊断。如临床上肺梗死易与心肌梗死混淆,但肺梗死以 LDH_3 增高为主,其 LDH_1/LDH_2 <0.76,且 CK-MB 一般不升高,如心肌梗死兼有 LDH_1 和 LDH_5 上升,多提示心源性休克或心力衰竭而引起继发性肝损害,是预后不良的指征。恶性贫血和肾梗死可通过临床症状和其他检查加以鉴别。

（张秀丽）

155

第九章 蛋白质检验

第一节 血清总蛋白检验

一、双缩脲常规法

(一)原理

凡分子中含有两个氨基甲酰基(-CONH$_2$)的化合物都能与碱性铜溶液作用,形成紫色复合物,这种反应称双缩脲反应。蛋白质分子中有许多肽键都能起此反应,而且各种血浆蛋白显色程度基本相同,因此,在严格控制条件下,双缩脲反应可作为血浆蛋白总量测定的理想方法,从测定的吸光度值计算出蛋白含量。

(二)试剂

1. 6 mol/L 氢氧化钠

溶解 240 g 优质纯氢氧化钠于新鲜制备的蒸馏水或刚煮沸冷却的去离子水中,稀释至 1 L,置聚乙烯瓶内盖紧保存。

2. 双缩脲试剂

称取未风化没有丢失结晶水的硫酸铜(CuSO$_4$·5H$_2$O)3 g,溶于 500 mL 新鲜制备的蒸馏水或刚煮沸冷却的去离子水中,加酒石酸钾钠 9 g,碘化钾 5 g,待完全溶解后,加入 6 mol/L 氢氧化钠 100 mL,并用蒸馏水稀释至 1 L。置聚乙烯瓶内盖紧保存。

3. 双缩脲空白试剂

溶解酒石酸钾钠 9 g,碘化钾 5 g,于新鲜制备的蒸馏水中。加 6 mol/L 氢氧化钠 100 mL,再加蒸馏水稀释至 1 L。

4. 蛋白标准液

收集混合血清,用凯氏定氮法测定蛋白含量,亦可用定值参考血清或清蛋白标准血清。

(三)操作

见表 9-1。

表 9-1　血清总蛋白测定(mL)

加入物	测定管	标准管	空白管
待测血清	0.1	—	—
蛋白标准	—	0.1	—
蒸馏水	—	—	0.1
双缩脲试剂	5.0	5.0	5.0

混匀,置 25 ℃水浴中 30 min(或 37 ℃ 10 min),在波长 540 nm 处,以空白调零,读取各管的吸光度。

高脂血症、高胆红素血症及溶血标本,应做"标本空白管",即血清 0.1 mL 加双缩脲空白试剂 5 mL,以测定管吸光度减去标本空白管吸光度为测定管的标准吸光度。

$$血清总蛋白(g/L) = \frac{测定管(或校正)吸光度}{标准管吸光度} \times 标准蛋白液浓度(g/L)$$

(四)参考值

健康成人走动后血清总蛋白浓度为 64～83 g/L,静卧时血清总蛋白浓度为 60～78 g/L。

(五)附注

(1)血清蛋白质的含量一般用 g/L 表示,因为各种蛋白质的分子量不同,不能用 mol/L 表示。

(2)酚酞、溴磺肽钠在碱性溶液中呈色,影响双缩脲测定的结果,右旋糖酐可使测定管浑浊影响结果,理论上这些干扰均可用相应的标本空白管来消除,但如标本空白管吸光度太高,可影响结果准确度。

(3)含脂类极多的血清,呈色后浑浊不清,可用乙醚 3 mL 抽提后再进行比色。

二、双缩脲比吸光度法

(一)原理

按照 Doumas 方法所规定的配方配制双缩脲试剂、在控制反应条件和校准分光光度计的情况下,双缩脲反应的呈色强度是稳定的,可以根据蛋白质双缩脲复合物的比吸光度,直接计算血清总蛋白质浓度。

(二)试剂

同双缩脲法。

(三)操作

(1)取试管 2 支,标明"测定管"及"试剂空白管",各管准确加入双缩脲试剂 5.0 mL。

(2)于"测定管"中准确加 100 μL 血清,于"试剂空白管"中加蒸馏水 100 μL。

(3)另取第 3 支试管做"标本空白"管,加入双缩脲空白试剂 5.0 mL 及血清 100 μL。

(4)各管立即充分混匀后,置(25±1)℃水浴中保温 30 min。

(5)用经过校准的高级分光光度计,在波长 540 nm、比色杯光径 1.0 cm 处读取各管吸光度。读"测定管"及"试剂空白管"吸光度时,用蒸馏水调零点。读"标本空白管"吸光度时,用双缩脲空白试剂调零点。

(四)计算

校正吸光度(Ac)＝A_t－(A_r＋A_s)式中,A_t 为测定管吸光度;A_r 为试剂空白管吸光度;A_s 为标本空白管吸光度。

如测定所用的分光光度计波长准确,带宽≤2 nm、比色杯光径准确为 1.0 cm 时,血清总蛋白含量可以根据比吸光度直接计算:

$$血清总蛋白(g/L)=\frac{Ac}{0.298}\times\frac{5.1}{0.1}=\frac{Ac}{0.298}\times 51$$

式中 0.298 为蛋白质双缩脲复合物的比吸光系数,是指按 Doumas 双缩脲试剂的标准配方,在上述规定的测定条件下,双缩脲反应溶液中蛋白质浓度为 1.0 g/L 时的吸光度。

检查比色杯的实际光径可按下述方法进行。

(1)每升含(NH_4)$_2$Co(SO_4)$_2$ · 6H_2O 43 g 的水溶液,在比色杯光径 1.0 cm、波长 510 nm 处,吸光度应为 0.556。

(2)每升含重铬酸钾 0.050 g 的水溶液(溶液中含数滴浓硫酸)在比色杯光径 1.0 cm、波长 350 nm 处,吸光度应为 0.535。

(3)如测出的吸光度与上述不符,表示比色杯光径并非 1.0 cm,计算结果时需进行校正。校正系数 $F＝A_s/A_m$,A_s 为钴盐的吸光度(0.556)或重铬酸钾的吸光度(0.535),A_m 为实测的吸光度。F 可取两个校正系数的均值,用下式计算蛋白的含量:

$$血清总蛋白(g/L)=\frac{Ac}{0.298}\times 51\times F$$

三、临床意义

(一)血清总蛋白浓度增高

(1)血清中水分减少,而使总蛋白浓度相对增高。凡体内水分排出大于水分的摄入时,均可引起血液浓缩,尤其是急性失水时(如呕吐、腹泻、高热等)变化更为显著,血清总蛋白浓度有时可达 100～150 g/L。又如休克时,由于毛细血管通透性的变化,血液也可发生浓缩。慢性肾上腺皮质功能减退患者,由于钠的丢失而致继发性水分丢失,血浆也可出现浓缩现象。

(2)血清蛋白合成增加,大多数发生在多发性骨髓瘤患者,此时主要是球蛋白增加,其量可超过 50 g/L,总蛋白可超过 100 g/L。

(二)血清总蛋白浓度降低

(1)合成障碍,主要为肝功能障碍。肝脏是合成蛋白质的唯一场所,肝功能严重损害时,蛋白质的合成减少,以清蛋白的下降最为显著。

(2)蛋白质丢失:如严重灼伤时,大量血浆渗出;或大出血时,大量血液的丢失;肾病综合征时,尿液中长期丢失蛋白质;溃疡性结肠炎可从粪便中长期丢失一定量的蛋白质,这些可使血清总蛋白浓度降低。

(张秀丽)

第二节　血清黏蛋白检验

血清黏蛋白占血清总蛋白量的 $1\%\sim2\%$，是体内一种黏多糖与蛋白质分子结合成的耐热复合蛋白质，属于体内糖蛋白的一种，电泳时与 α 球蛋白一起泳动，主要存在于 α_1 和 α_2 球蛋白部分。其黏多糖往往是由氨基葡萄糖、氨基半乳糖、甘露糖、岩藻糖及涎酸等组成。黏蛋白成分复杂，分类和命名尚未一致。Meyer 将糖与蛋白质的复合物以氨基己糖的含量进行分类，氨基己糖含量 $>4\%$ 的称黏蛋白，$<4\%$ 的称糖蛋白。

黏蛋白不易发生热变性，也不易被通常的蛋白沉淀剂（如高氯酸、磺基水杨酸等）沉淀，但可被磷钨酸沉淀。临床检验中利用此特性将它与其他蛋白质分离后，再用蛋白试剂或糖试剂进行测定。目前测定黏蛋白的方法很多，其结果有以氨基己糖、己糖、酪氨酸及蛋白质四种类型的表示方法，无论以何种方式表示结果，均需说明所采用的方法及参考值。

一、原理

以 0.6 mmol/L 过氯酸沉淀血清中蛋白质时，黏蛋白不被沉淀，而存留在滤液中，再加磷钨酸使黏蛋白沉淀，然后以酚试剂沉淀其中蛋白质的含量。

二、试剂

（1）154 mmol/L 氯化钠溶液。

（2）1.8 mmol/L 过氯酸：取含量为 $70\%\sim72\%$ 过氯酸 28 mL，加蒸馏水稀释至 200 mL，并标定之。

（3）17.74 mmol/L 磷钨酸溶液：称取磷钨酸 5 g 溶于 2 mmol/L 盐酸中，并加至 100 mL。

（4）酚试剂：于 1 500 mL 球形烧瓶中加入钨酸钠（$Na_2MoO_4 \cdot 2H_2O$）25 g，水 700 mL，浓磷酸 50 mL，浓盐酸 100 mL，缓缓回流蒸馏 10 h。取下冷凝管，加硫酸锂 75 g，蒸馏水 50 mL，并加溴水 2～3 滴，再煮沸 15 min，以除去多余的溴，冷却后稀释至 1 000 mL，制成的酚试剂应为鲜亮黄色，置棕色瓶保存，用前取出一部分，以等量蒸馏水稀释之。

（5）1.88 mmol/L 碳酸钠溶液。

（6）标准酪氨酸溶液（0.05 mg/mL）：精确称取酪氨酸 5 mg，以 0.1 mol/L 盐酸溶解并稀释至 100 mL。

三、操作

血清 0.5 mL，加 154 mmol/L 氯化钠 4.5 mL，混匀，滴加 1.8 mol/L 过氯酸溶液 2.5 mL，静止 10 min，用定量滤纸过滤或离心。取滤液 2.5 mL，加 17.74 mmol/L 磷钨酸 0.5 mL 混匀，静止 10 min，以 3 000 r/min，离心 10 min。倾去上清液并沥干，再加磷钨酸溶液 2 mL 悬浮沉淀物，同法离心后弃去上清液，沥干，取沉淀物备用。按表 9-2 测定。

表 9-2　血清黏蛋白测定(mL)

加入物	测定管	标准管	空白管
蒸馏水	1.75*	1.5	1.75
酪氨酸标准液	—	0.25	—
碳酸钠溶液	0.5	0.5	0.5
酚试剂	0.25	0.25	0.25

注：* 为溶解蛋白沉淀物。

混匀，放置 37 ℃ 水浴 15 min，取出，用分光光度计 650 nm，比色杯光径 1.0 cm，以空白调零，读取各管吸光度。

四、计算

(一)血清黏蛋白[以蛋白计(g/L)]

$$血清黏蛋白(g/L) = \frac{测定管吸光度}{标准管吸光度} \times 0.0125 \times \frac{7.5}{2.5} \times \frac{1\,000}{0.5} \times \frac{23.8}{1\,000} = \frac{测定管吸光度}{标准管吸光度} \times 1.785$$

式中 23.8 为酪氨酸转换成黏蛋白的系数。

(二)血清黏蛋白[以酪氨酸计(mg/L)]

$$血清黏蛋白(mg/L) = \frac{测定管吸光度}{标准管吸光度} \times 0.0125 \times \frac{7.5}{2.5} \times \frac{1\,000}{0.5} = \frac{测定管吸光度}{标准管吸光度} \times 75$$

五、参考值

(1)以蛋白计为 0.75～0.87 g/L。

(2)以酪氨酸计为 31.5～56.7 mg/L。

六、附注

(1)黏蛋白是一种糖蛋白，其蛋白质分子中酪氨酸含量为 4.2%，因此两种报告方式可互相换算。

(2)加过氯酸沉淀蛋白后，需放置 10 min 后进行过滤。加磷钨酸后，也需放置 10 min 后再离心。弃去上清液时，须细心操作，不能使沉淀丢失否则结果偏低。

七、临床意义

血清黏蛋白增高常见于肿瘤(尤其是女性生殖器肿瘤)、结核、肺炎、系统性红斑狼疮、风湿热、风湿性关节炎等。血清黏蛋白减少常见于广泛性肝实质性病变。血清黏蛋白的连续测定对于同一病例的病程转归(病变的扩大或缩小、肿瘤有无转移、肿瘤手术切除或其他治疗效果)的判断有一定的参考价值。

(张秀丽)

第三节 血清蛋白检验

一、原理

在 pH 为 4.2 的缓冲液中,清蛋白分子带正电荷,与带负电荷的溴甲酚绿(BCG)生成蓝绿色复合物,在波长 628 nm 处有吸收峰。复合物的吸光度与清蛋白浓度成正比,与同样处理的清蛋白标准比较,可求得血清中清蛋白的浓度。

二、试剂

(1)BCG 试剂:向约 950 mL 蒸馏水中加入 0.105 g BCG(或 0.108 g BCG 钠盐),8.85 g 琥珀酸,0.100 g 叠氮钠和 4 mL Brij-35(聚氧化乙烯月桂醚,300 g/L)。待完全溶解后,用 6 mol/L 氢氧化钠溶液调节至 pH 为 4.15～4.25。最后,用蒸馏水加至 1 L。贮存于聚乙烯塑料瓶中,密塞。该试剂置室温中至少可稳定 6 个月。

BCG 试剂配成后,分光光度计波长 628 nm,蒸馏水调节零点,测定 BCG 试剂的吸光度,应在 0.150 A 左右。

(2)BCG 空白试剂:除不加入 BCG 外,其余成分和配制程序完全同 BCG 试剂的配制方法。

(3)40 g/L 清蛋白标准液,也可用定值参考血清作为清蛋白标准,均需置冰箱保存。以上试剂建议应用批准文号的优质商品试剂盒。

三、操作

按表 9-3 进行操作。

表 9-3 血清蛋白测定操作步骤(mL)

加入物	测定管	标准管	空白管
待测血清	0.02	—	—
清蛋白标准液	—	0.02	—
蒸馏水	—	—	0.02
BCG 试剂	5.0	5.0	5.0

分光光度计波长 628 nm,用空白管调零,然后逐管定量地加入 BCG 试剂,并立即混匀。每份血清标本或标准液与 BCG 试剂混合后(30±3)秒,读取吸光度。

如遇脂血标本,可加做标本空白管:血清 0.02 mL,加入 BCG 空白试剂 5.0 mL,分光光度计波长 628 nm,用 BCG 空白试剂调节零点,读取标本空白管吸光度,用测定管吸光度减去标本空白管吸光度后的净吸光度,计算血清蛋白浓度。

四、计算

$$血清蛋白(g/L) = \frac{测定管吸光度}{标准管吸光度} \times 清蛋白标准液的浓度(g/L)$$

目前,生化自动分析仪同时测定血清总蛋白(双缩脲法)和清蛋白(BCG 法),并自动计算出球蛋白浓度和白/球蛋白比值。

五、参考值

4～14 岁儿童,血清蛋白浓度为 38～54 g/L,健康成人血清蛋白浓度为 34～48 g/L。

清蛋白/球蛋白(A/G)＝(1.5～2.5)∶1。

六、附注

(1)BCG 染料结合法测定血清蛋白,用什么蛋白质作标准是一个复杂的问题。实验证明,BCG 不但与清蛋白呈色,而且与血清中多种蛋白成分呈色,其中以 α_1 球蛋白、转铁蛋白、触珠蛋白更为显著,但其反应速度较清蛋白稍慢。实际上,当血清与 BCG 混合时,"慢反应"已经发生,不过试验证明,"慢反应"持续 1 h 才完成。因此,有人主张用定值参考血清作为标准比较理想。BCG 与血清混合后,在 30 s 读取吸光度,可明显减少非特异性结合反应。

(2)当 60 g/L 清蛋白标准液与 BCG 结合后,比色杯光径 1.0 cm,在 628 nm 测定的吸光度应为 0.811±0.035,如达不到比值,表示灵敏度较差。

(3)此法测定正常血清标本的批间变异系数为 6.3％左右。

(4)试剂中的聚氧化乙烯月桂醚也可用其他表面活性剂代替,如吐温-20 等,用量为 2 mL/L。

七、临床意义

(1)血清蛋白在肝脏合成。血清蛋白浓度增高常见于严重失水,血浆浓缩,此时并非蛋白绝对量增多。临床上,尚未发现单纯清蛋白浓度增高的疾病,而以清蛋白浓度降低为多见。

(2)清蛋白浓度降低与总蛋白浓度降低的原因相同。但有时总蛋白浓度接近正常,而清蛋白浓度降低,同时又伴有球蛋白浓度增高。急性清蛋白浓度降低主要由于急性大量出血或严重灼伤时血浆大量丢失。慢性清蛋白浓度降低主要由于肝脏合成清蛋白功能障碍、腹水形成时清蛋白的丢失和肾病时尿液中的丢失,严重时清蛋白浓度可低于 10 g/L。清蛋白浓度低于 20 g/L 时,由于胶体渗透压的下降,常可见到水肿等现象。

(3)妊娠,尤其是妊娠晚期,由于体内对蛋白质需要量增加,又同时伴有血浆容量增高,血清蛋白可明显下降,但分娩后可迅速恢复正常。

(4)球蛋白浓度增高。临床上常以 γ 球蛋白增高为主。球蛋白增高的原因,除水分丢失的间接原因外,主要有下列因素。①炎症反应:如结核病,疟疾,黑热病,血吸虫病,麻风病等;②自身免疫性疾病:如播散性红斑狼疮、硬皮病、风湿热、类风湿性关节炎、肝硬化等;③骨髓瘤和淋巴瘤:此时 γ 球蛋白可增至50 g/L。

(5)球蛋白浓度降低主要是合成减少。正常婴儿出生后至 3 岁内,由于肝脏和免疫系统尚未发育完全,球蛋白浓度较低,此属于生理性低球蛋白血症。肾上腺皮质激素和其他免疫抑制剂有抑制免疫功能的作用,会导致球蛋白合成减少。

(张秀丽)

第四节　血清前清蛋白检验

前清蛋白(PA)分子量为 54 000,由肝细胞合成,PA 除了作为组织修补的材料外,可视为一种运载蛋白,它可结合 T_4 与 T_3,而对 T_3 的亲和力更大。PA 还可与视黄醇结合蛋白形成复合物,具有运载维生素 A 的作用。在电泳分离时,PA 常显示在清蛋白的前方,其半衰期很短,约 12 h。因此,测定其在血浆中的浓度对于了解蛋白质的营养状况、肝脏功能,比清蛋白和转铁蛋白具有更高的灵敏度。

测定血清前清蛋白大都用免疫化学技术,常用的方法有免疫扩散法、散射比浊法和透射比浊法。其中免疫扩散法简单、方便,不需特殊设备,适合所有单位使用,但精密度和准确性均较差。散射比浊法灵敏度较高,但需要专用免疫分析仪(如特种蛋白分析仪)和配套的试剂盒。透射比浊法的灵敏度可满足常规工作的要求,且可在 340 nm 波长的任何生化分析仪上进行,适用性较广。

一、方法

透射比浊法。

二、原理

血清中的 PA 与抗 PA 抗体在液相中反应生成抗原抗体复合物,使反应液呈现浊度。当一定量抗体存在时,浊度与血清中 PA(抗原)的含量呈正比。利用散射比浊或透射比浊技术,与同样处理的 PA 标准比较,求得样品中的 PA 含量。

三、试剂

(1)抗 PA 抗体血清工作液。

(2)PA 标准血清(冻干品)根据说明书指定的量,加蒸馏水复溶。以上试剂均需置 2 ℃～8 ℃冰箱保存,在有效期内使用。

四、操作

(1)手工、半自动生化分析仪按表 9-4 进行操作。混匀,置 37 ℃保温 10 min,波长340 nm,以空白管调零,读取各管吸光度。

(2)如用全自动生化分析仪测定,必须按照仪器说明书设定参数和操作程序进行测定(表 9-4)。

表 9-4　血清 PA 测定操作程序

加入物	测定管	标准管	空白管
待检血清(μL)	20	—	—
PA 标准液(μL)	—	20	—

续表

加入物	测定管	标准管	空白管
生理盐水(μL)	—	—	20
PA 抗体工作液(mL)	1.0	1.0	1.0

五、计算

$$血清 PA(mg/L) = \frac{测定管吸光度}{标准管吸光度} \times PA 标准液浓度(mg/L)$$

六、参考值

健康成人血清 PA 浓度为 250～400 mg/L,儿童约为成人水平的一半,青春期则急剧增加达成人水平。散射比浊法结果稍低,为 160～350 mg/L。也可根据本单位条件建立本实验室的参考值。

七、临床意义

(一)血清前清蛋白浓度降低

(1)血清前清蛋白是一种负急性时相反应蛋白,在炎症和恶性疾病时其血清水平下降。据报告,手术创伤后 24 h 即可见血清前清蛋白水平下降,2～3 d 时达高峰,其下降可持续 1 周。

(2)前清蛋白在肝脏合成,各类肝炎、肝硬化致肝功能损害时,由于合成减少,血清前清蛋白水平降低,是肝功能障碍的一个敏感指标,对肝病的早期诊断有一定的价值。

(3)前清蛋白和视黄醇结合蛋白可作为蛋白质营养状况的指征。由于它们的半衰期短,对蛋白摄入量的改变很敏感,一旦体内出现营养不良,血清前清蛋白即迅速下降,严重营养不良时可完全缺如。其他营养素的状况也影响血清前清蛋白浓度,如缺锌时前清蛋白可降低,短期补锌后,其值即升高。

(4)蛋白消耗性疾病或肾病时,血清前清蛋白浓度下降。

(5)妊娠或高雌激素血症时,血清前清蛋白浓度也下降。

(二)血清前清蛋白浓度增高

血清前清蛋白浓度增高可见于霍奇金淋巴瘤。肾病综合征患者在蛋白食物充足时血清前清蛋白可轻度升高。

(张秀丽)

第五节　血清肌红蛋白检验

血清肌红蛋白(Mb)存在于心肌与其他肌肉组织中,其分子量为 17500,血清肌红蛋白是急性心肌梗死(AMI)患者最早升高的标志物之一。血清肌红蛋白测定方法有很多,由于分光光度法、电泳法及层析法不能测定低于微克水平的 Mb,现已不使用。免疫化学法较灵敏,但抗血清必须是对 Mb 特异的。放射免疫试验灵敏度高,对流免疫电泳是一种定性方法,且灵敏度较低,不适宜检测心肌梗死。乳胶凝集试验是个半定量试验,是用肉眼判断终点,具有一定的主观性,而且一些含有高浓度类风湿因子的血清会产生干扰。放射免疫试验灵敏度高、特异性强,但因使用放射性核素,现已少用。乳胶增强透射比浊法灵敏度高、特异性好、测定速度快,适用于各型生化自动分析仪,现已在临床上普遍采用。

一、原理

Mb 致敏乳胶颗粒是大小均一的聚苯丙烯乳胶颗粒悬液,颗粒表面包被有兔抗人 Mb 抗体。样本中的 Mb 与乳胶颗粒表面的抗体结合后,使相邻的乳胶颗粒彼此交联,发生凝集反应产生浊度。该浊度与样本中的 Mb 浓度呈正比,在 570 nm 处测定吸光度,可计算样本中 Mb 的浓度。

二、试剂

(1)试剂 I:甘氨酸缓冲液(pH 为 9.0),NaN_3 1.0 g/L。
(2)试剂 II:致敏乳胶悬液,兔抗人 Mb IgG 致敏乳胶颗粒,NaN_3 1.0 g/L。
(3)Mb 校准品。

三、操作

(一)测定条件
温度:37 ℃。波长:570 nm。比色杯光径:1.0 cm。反应时间:5 min。

(二)进行操作
按表 9-5 进行操作。

表 9-5 血清 Mb 测定(μL)

类型	测定管	标准管	空白管
试剂 I	200	200	200
待检血清	20	—	—
Mb 校准品	—	20	—
蒸馏水	—	—	20
	混匀,保温 5 min,以空白管调零,测得各管吸光度为 A_1		
试剂 II	150	150	150
	混匀,保温 5 min,以空白管调零,测得各管吸光度为 A_2		

四、参考值

(1)健康成年人肌红蛋白<70 μL/L。
(2)建议各实验室根据自己的条件,建立本地的参考值。

五、附注

(1)本法适用于各种类型的半自动、全自动生化分析仪,严格按照仪器说明书设定参数进行操作。

（2）本法试剂应避光，于 2 ℃～8 ℃可保存 12 个月，－20 ℃可保存更长时间，但不宜反复冻融。

六、临床意义

（1）血清肌红蛋白是早期诊断 AMI 的敏感指标，在 AMI 发作后 1～2 h，在患者血清中的浓度即迅速增加。6～9 h 几乎所有的 AMI 患者 Mb 都升高。Mb 在血液中清除的速度很快，在发病 24 h 内可恢复到正常，所以连续检测血清中的 Mb 对评价患者在治疗期间是否有心肌梗死再次发生具有很重要的意义。患者在发作后第 1 d 内血清肌红蛋白即可返回到基线浓度，当有再梗死时，则又迅速上升，形成"多峰"现象，可以反映局部缺血心肌周期性自发的冠状动脉再梗死和再灌注。

（2）心脏外科手术患者血清肌红蛋白升高，可以作为判断心肌损伤程度及愈合情况的一个重要客观指标。

（3）在临床肌病研究中发现假性肥大型肌营养不良患者血清肌红蛋白也升高。

（张秀丽）

第六节　血清肌钙蛋白检验

肌钙蛋白是肌肉收缩的调节蛋白，由三个结构不同的亚基组成，即肌钙蛋白 T（TnT），肌钙蛋白 I（TnI）和肌钙蛋白 C（TnC），它附在收缩的横纹肌细微组织上，TnI 是一种结构蛋白，它与肌动蛋白及原肌球蛋白互相作用。TnI 与肌动球蛋白在静止状态时相结合，抑制肌动球蛋白的ATP 酶（ATPase）活性。TnC 有四个能结合钙离子的结合点，当它与细胞内的钙离子结合时，能导致整个肌钙蛋白构造上的变化。肌钙蛋白放松了肌动球蛋白，让肌动球蛋白与肌浆球蛋白互起作用，而造成肌肉收缩。肌钙蛋白具有的三种同分异构体，其中两种同分异构体是骨骼肌所特有的，一种同分异构体是心肌所特有的，这三种肌钙蛋白的同分异构体存在着结构上的差异。心肌中的 T 和 I 亚基结构不同于其他肌肉组织，心肌肌钙蛋白 T、I（cTnT、cTnI）由于分子量小，分别为 37 000 和 24 000，所以发病后血中浓度迅速升高。

应用免疫层析与酶免技术可进行快速检测与定量测定，具有快速、灵敏、特异的特点。但对于单个标本检查有不便之处。乳胶增强透射比浊法，目前已有试剂盒供应，可在各型自动生化分析仪上使用，通用性强，已在临床上使用，不同型号的生化分析仪应严格按照说明书设定参数进行操作。

一、心肌肌钙蛋白 T、I 的快速检测

（一）原理

应用免疫层析方法测定样品中的特异抗原（cTnT、cTnI）。测试时滴加血清样品于样品槽，样品通过毛细管效应沿试纸膜运动，如果样品中含有特异抗原，试验部位就出现色带，在对照区域内应该有另一颜色条带作为实验对照。

(二)试剂

(1)cTnT 免疫层析试纸条。

(2)cTnI 免疫层析试纸条。

(三)操作

(1)将包装纸打开,标记上样品编号。

(2)加 5～6 滴血清样品到样品槽中。

(3)在 10～15 min 内观察色带出现情况。

(四)结果判断

(1)阳性:在试验区和对照区均有色带出现。

(2)阴性:仅在对照区有色带出现。

(3)无效:试验区和对照区都没有色带出现。

(五)附注

(1)试纸条只能用 1 次,重复使有无效。

(2)试纸条试验区和对照区均不出现色带,取另一试纸条重复检测仍无结果,则表示试纸条失效。

(3)免疫层析技术测定 cTnT、cTnI 适合床边快速试验,但只是定性或半定量,要真正了解病情严重程度及治疗措施的选择还需定量测定。

二、心肌肌钙蛋白 T 的 ELISA 法测定

(一)原理

生物素与亲和素作用下的双抗体夹心 ELISA,用链霉亲和素-生物素化的抗 TnT 单克隆抗体作包被物,依次于样品中 TnT 抗原和酶标 TnT 单克隆的抗体反应,然后加入底物色原。酶催化底物显色,由系列 TnT 标准制定的校正曲线,定量测定 cTnT 含量。

(二)试剂

(1)生物素-亲和素 cTnT 单克隆抗体包被板。

(2)孵育缓冲液。

(3)浓缩洗涤液。

(4)酶标结合物。

(5)cTnT 标准品。

(6)底物色原:ABTS。

(三)操作

(1)在包被板中分别加入标准血清、对照血清和患者标本于相应的孔内各 50 μL。

(2)每孔各加孵育缓冲液 50 μL,并轻轻混匀。

(3)室温下孵育 60 min 后洗涤 3 次,10 min 内完成。在吸水纸上用力拍打微孔,以除去残留水滴。

(4)每孔各加入酶结合物 100 μL,轻轻混匀。

(5)倒空微孔板中的孵育液,用洗涤液将微孔洗 3 次,在吸光纸上用力拍打微孔,以除去残留水滴。

(6)将 200 μL 色原底物溶液加入相应的孔中,避光直射,轻轻混匀,静置 30 min。

(7)用酶标仪在 10 min 内,于 405 nm 和 630 nm 双波长下测定吸光度值(OD 值)。

(四)计算

(1)计算每一标准品、对照血清和患者标本的平均 OD 值。

(2)以标准品 OD 值对 cTnT 浓度绘制校正曲线。

(3)根据校正曲线计算未知样品中 cTnT 浓度。

(五)附注

(1)cTnT 待测标本最好用血清,不要用抗凝血浆,因为抗凝剂如肝素、EDTA 等对 cTnT 有影响。

(2)由于 cTnT 是心肌细胞损伤释放出来的指标,所以尽量避免标本溶血,如果标本溶血很可能造成检测结果增高。

(3)配制好孵育液不要冷冻保存,应放在 2 ℃~8 ℃ 冷藏。

(4)实验前应注意试剂有无失效,比如底物色原液如变质,其颜色加深。

(5)为了提高 cTnT 检测的可靠性,应注意加样及其他操作过程,比色最好选用双波长。

(六)参考值

<0.1 μg/L。

三、心肌肌钙蛋白 I 的 ELISA 法测定

(一)原理

双抗体夹心 ELISA 法。先将抗 cTnI 单抗包被于微孔板上,加入标准品,患者血清和孵育缓冲液,如果血清中有 cTnI,则将与孔中的抗体结合,然后将孔中剩余的样品洗去,加入辣根过氧化物酶标记的 cTnI 抗体,让酶联抗体与孔中的 cTnI 结合。这样,cTnI 分子就被固相抗体和酶联抗体夹在中间。孵育和洗涤之后,酶反应显色,吸光度 OD 值与血清 cTnI 浓度成正比。

(二)试剂

(1)抗 cTnI 抗体包被板。

(2)孵育缓冲液。

(3)浓缩洗液。

(4)抗体和酶结合物。

(5)cTnI 标准品。

(6)显色剂 A、显色剂 B。

(7)2 mol/L(2N) HCl 终止剂。

(三)操作

(1)将 50 μL 标准品、对照血清和患者标本加入相应孔内。

(2)将 50 μL 孵育液加入相应的孔中,轻轻混合 30 s,此步混合是关键。

(3)将微孔板放在室温孵育 30 min。

(4)倒空微孔中的孵育混合液,用洗液将微孔洗 5 次,在吸水纸上用力拍打,以除去残留水滴。

(5)将 100 μL 酶结合物加入相应的孔中,轻摇混匀。

(6)将微孔板放在室温孵育 30 min。

(7)倒空微孔中的孵育液,用洗液将微孔洗 5 次,在吸水纸上用力拍打微孔,以除去残留

水滴。

（8）将 20 μLTMB 底物溶液加入相应的孔中，轻轻混合 5 s，在室温避光条件下静置 20 min。

（9）每孔加入 50 μL 2 mol/L HCl，终止反应，轻轻混合 5～30 s 以保证蓝色转变成黄色。

（10）用酶标仪在 10 min 内，于 450 nm 波长下测定吸光度 OD 值。

（四）计算

（1）计算每一对标准品，对照血清和患者标本的平均 OD 值。

（2）在坐标纸上绘制吸光度（OD）与 cTnI 浓度的校正曲线（查看试剂盒内说明书注明的实际 cTnI 浓度）。

（3）根据校正曲线计算未知样品中 cTnI 浓度。

（五）附注

（1）一套试剂盒最多可做 4 次检测。

（2）本试剂盒可用于检测血清样品，但不能使用出现肉眼可见的溶血、脂血或浑浊的血清标本。

（3）利用血清标本，应在采集标本后 6 h 内进行检测，也可将血清冷冻保存于 −20 ℃ 或更低温度，这样至少可保存 3 个月，应注意切勿进行反复冻融。

（4）将浓缩的洗液稀释后备用，稀释的洗液可在 4 ℃ 下贮存两周。

（5）在孵育缓冲液中稀释具有预期浓度的心肌肌钙蛋白 I 的血清进行检测。

（6）用 10 个孔建立标准品的校准曲线。

（7）全部试剂包括启封的微孔都必须在使用前恢复至室温，未使用的试剂必须贮存于 4 ℃。

（六）参考值

1.5～3.1 μg/L。

（七）临床意义

（1）急性心肌梗死（AMI），发病后血中浓度很快增高，cTnT 和 cTnI 3～6 h 超过参考值上限值，cTnT 10～24 h 达峰值，10～15 d 恢复正常。cTnI 14～20 h 达峰值，5～7 d 恢复正常。据报道 cTnT 在诊断 AMI 时比 CK-MB 更为灵敏，但有报到在肾脏疾病患者血样中发现 cTnT，所以特异性较差。而 cTnI 在诊断 AMI 中更为灵敏，且在肾病及其他疾病患者血液中未发现 cTnI，所以 cTnI 是心脏受损的特异性标志物，可用于评价不稳定心绞痛。另外，cTnI 水平升高可预示有较高的短期死亡危险性，连续监测 cTnI 有助于判断血栓溶解和心肌再灌注。由于 cTnT 和 cTnI 消失慢，所以，可作为心肌梗死后期标志物。

（2）cTnT 和 cTnI 可作为心脏手术中的心肌梗死症状出现的指示物，当患者接受动脉搭桥手术时，若 cTnT 和 cTnI 含量增加，表明出现心肌梗死，而此时 CK-MB 含量并无变化。

（张秀丽）

第七节　血清转铁蛋白检验

血清转铁蛋白（Tf）是一种重要的 β_1-球蛋白，分子量为 77 000，含 6% 糖类的化合物，具有运输铁的功能，每个分子的转铁蛋白可运载 2 个铁原子，每毫克转铁蛋白能结合 1.25 μg 的铁。

一、免疫散射比浊法

(一)原理

以聚乙烯二醇(PEG)与兔抗人 Tf 血清结合后,再与待测血清中的 Tf 发生特异性抗原抗体反应。所形成极细的乳白色抗原抗体复合物颗粒,悬浮于溶液中,利用散射比浊原理,与标准浓度管相比较,求得未知血清中 Tf 含量。

(二)试剂

(1)4%PEG 盐水溶液:称取 PEG 40 g,NaCl 9 g,溶于去离子水 1 000 mL 中,调 pH 至 4.5。

(2)工作抗血清溶液:用 4%PEG 盐水溶液稀释商品化抗血清。一般以 1:60 稀释,可根据抗血清效价而定。配制后静置 30 min,经直径 450 nm 微孔膜过滤。

(3)Tf 标准液(52.5 mg/L):取商品标化 Tf(42 g/L)液 1 μL,用生理盐水稀释至 800 μL(可根据商品化 Tf 的浓度酌情稀释)。

(三)操作

待测血清用生理盐水稀释 100 倍,以表 9-6 操作。

表 9-6 Tf 比浊法操作步骤

加入物(mL)	稀释空白管	抗体空白管	标准管	测定管
工作抗血清	—	2.0	2.0	2.0
4%PEG 盐水溶液	2.0	—	—	—
Tf 标准液	—	—	0.04	—
1:100 待测血清	—	—	—	0.04
生理盐水	0.04	0.04	—	—

混匀,置室温 30 min,激发光和散射光均为 450 nm,以稀释空白校正荧光度为零,分别读取各管荧光读数。

(四)计算

$$血清转铁蛋白(mg/L)=\frac{测定管读数-抗体空白管读数}{标准管读数-抗体空白管读数}\times52.5\times100$$

(五)参考值

2~4 g/L。

(六)附注

(1)本法用血量少,可用外周血测定,标本溶血、黄疸、脂血无干扰。

(2)形成浊度后 0.5~1.0 h 内读取荧光读数,否则会影响结果。

(3)在 20 g/L 内线性良好,回收率为 92%~102%。

二、血清总铁结合力计算

(一)原理

能与 100 mL 血清中全部转铁蛋白结合的最大铁量称为总铁结合力,可间接反映体内转铁蛋白情况。

（二）参考值

血清铁:14.3～26.9 μmol/L。

总铁结合力:男性,44.6～69.3 μmol/L;女性,35.5～76.8 μmol/L。

（三）临床意义

蛋白丢失性疾病如肾病综合征,随血清蛋白的下降血清转铁蛋白也下降(可降至0.4 g/L),严重肝病(如肝硬化)可显著下降。严重缺铁性贫血时血清转铁蛋白明显升高,提示血清铁缺乏。

（张秀丽）

第十章 血脂检验

第一节 胆固醇检验

一、概述

(一)生化特性及病理生理

胆固醇(CHO)是人体的主要固醇,是非饱和固醇,基本结构为环戊烷多氢体(甾体)。正常人体含胆固醇量约为 2 g/kg 体质量,外源性 CHO(约占 1/3)来自食物经小肠吸收,内源性 CHO(约占 2/3)由自体细胞合成。人体胆固醇除来自食物以外,90％的内源性胆固醇在肝内由乙酰辅酶 A 合成,且受食物中胆固醇多少的制约。CHO 是身体组织细胞的基本成分,除特殊情况外(如先天性 β 脂蛋白缺乏症等),人体不会缺乏 CHO。除脑组织外,所有组织都能合成 CHO。在正常情况下,机体的 CHO 几乎全部由肝脏和远端小肠合成,因此临床和预防医学较少重视研究低胆固醇血症。一般情况下,血清 CHO 降低临床表现常不明显,但长期低 CHO 也是不正常的,能影响生理功能,如记忆力和反应能力降低等。

胆固醇的生理功能:主要用于合成细胞膜、类固醇激素和胆汁酸。

血浆胆固醇主要存在于低密度脂蛋白(LDL)中,其次存在于高密度脂蛋白(HDL)和极低密度脂蛋白(VLDL)中,而乳糜微粒(CM)中含量最少。胆固醇主要是以两种脂蛋白形式(LDL 和 HDL)进行转运的,它们在脂类疾病发病机制中作用相反。

个体内胆固醇平均变异系数(CV)为 8％。总胆固醇浓度提供一个基值,它提示是否应该进一步进行脂蛋白代谢的实验室检查。一般认为在胆固醇水平<4.1 mmol/L(160 mg/dL)时冠心病不太常见;同时将 5.2 mmol/L(200 mg/dL)作为阈值,超过该值时冠心病发生的危险性首先适度地增加,当胆固醇水平高于 5.4 mmol/L(250 mg/dL)时其危险性将大大增加。Framingham 的研究结果表明,与冠心病危险性相关的总胆固醇浓度其个体预测值则较低。总胆固醇浓度只有在极值范围内才有预测意义,即<4.1 mmol/L(160 mg/dL)和>8.3 mmol/L(320 mg/dL)。临床对高胆固醇血症极为重视,将其视为发生动脉粥样硬化最重要的原因和危险因素之一。

（二）总胆固醇检测

1.测定方法

采用胆固醇氧化酶——过氧化物酶耦联的 CHOD-PAP 法。

（1）检测原理：胆固醇酯被胆固醇酯酶分解成游离胆固醇和脂肪酸。游离胆固醇在胆固醇氧化酶的辅助下消耗氧，然后被氧化，导致 H_2O_2 增加。应用 Trinder 反应，即由酚和 4-氨基安替比林形成的过氧化物酶的催化剂形式的红色染料，通过比色反应检验胆固醇浓度。

（2）稳定性：血浆或血清样本在 4 ℃时可保存 4 d。长期保存应置于—20 ℃。

2.参考范围

我国"血脂异常防治对策专题组"1997 年提出的《血脂异常防治建议》规定：

理想范围<5.2 mmol/L，边缘性增高 5.23~5.69 mmol/L，增高>5.72 mmol/L。

美国胆固醇教育计划（NCEP）成人治疗组（ATP）1994 年提出的医学决定水平：①理想范围<5.1 mmol/L；②边缘性增高：5.2~6.2 mmol/L；③增高：>6.21 mmol/L。

据欧洲动脉粥样硬化协会的建议，血浆 CHO>5.2 mmol/L 时与冠心病发生的危险性增高具有相关性。CHO 越高，这种危险增加的越大，它还可因其他危险因素如抽烟、高血压等而增强。

3.检查指征

以下疾病应检测血清胆固醇：①动脉粥样硬化危险性的早期确诊；②使用降脂药治疗后的监测反应；③高脂蛋白血症的分型和诊断。

二、血清胆固醇异常常见原因

见表 10-1。

表 10-1　胆固醇增高与减低的常见原因

增高	减低
原发性	原发性
家族性高胆固醇血症［低密度脂蛋	无 β 脂蛋白血症
白受体（LDL-R）缺陷］	低 β 脂蛋白血症
混合性高脂蛋白血症	α 脂蛋白缺乏症
家族性Ⅲ型高脂蛋白血症	家族性卵磷脂-胆固醇酯酰基转移酶（LCAT）缺乏病
继发性	继发性
内分泌疾病	严重肝脏疾病
甲状腺功能减退	急性重型肝炎
糖尿病（尤其昏迷时）	肝硬化
库欣综合征	内分泌疾病
肝脏疾病	甲状腺功能亢进
阻塞性黄疸	艾迪生病
肝癌	严重营养不良
肾脏疾病	吸收不良综合征

续表

增高	减低
肾病综合征	严重贫血
慢性肾炎肾病期	白血病
类脂性肾病	癌症晚期
药物性	
应用固醇类制剂	

三、临床思路

见图 10-1。

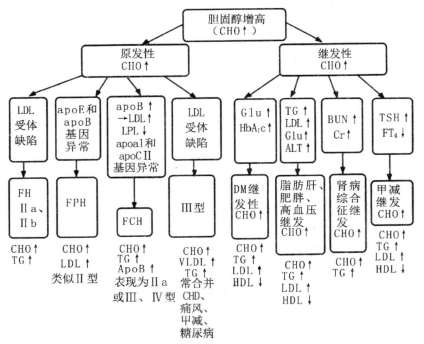

图 10-1　血清胆固醇分析临床思路图

(一)除外非疾病因素

血清 CHO 水平受年龄、家族、民族、性别、遗传、饮食、工作性质、劳动方式、精神因素、饮酒、吸烟和职业的影响。

1.性别和年龄

血浆胆固醇水平,男性较女性高,两性的 CHO 水平都随年龄增加而上升,但 70 岁后下降,中青年女性低于男性。女性在绝经后 CHO 可升高,这与妇女绝经后雌激素减少有关。美国妇女绝经后,血浆 CHO 可增高大约 0.52 mmol/L(20 mg/dL)。

2.妊娠

女性妊娠中、后期可见生理性升高,产后恢复原有水平。

3.体质量

有研究提示:血浆 CHO 增高可因体质量增加所致,并且证明肥胖是血浆 CHO 升高的一个重要因素。一般认为体质量增加,可使人体血浆 CHO 升高 0.65 mmol/L(25 mg/dL)。

4.运动

体力劳动较脑力劳动为低。血浆 CHO 高的人可通过体力劳动使其下降。

5.种族

白种人较黄种人高。正常水平较高的人群往往有家族倾向。

6.饮食

临界 CHO 升高的一个主要原因是较高的饱和脂肪酸的饮食摄入,一般认为,饱和脂肪酸摄入量占总热卡的 14%,可使血浆 CHO 增高大约 0.52 mmol/L(20 mg/dL),其中多数为 LDL-C。但是 CHO 含量不像 TG 易受短期食物中脂肪含量的影响而上升,一般讲,短期食用高胆固醇食物对血中 CHO 水平影响不大,但长期高 CHO、高饱和脂肪酸和高热量饮食习惯可使血浆 CHO上升。素食者低于非素食者。

7.药物

应用某些药物可使血清胆固醇水平升高,如环孢霉素、糖皮质激素、苯妥英钠、阿司匹林、某些口服避孕药、β 受体阻滞剂等。

8.血液的采集

静脉压迫 3 min 可以使胆固醇值升高 10%。在受试者站立体位测得的值相对于卧位也出现了相似的增加。在进行血浆检测时推荐使用肝素或 EDTA 作为抗凝剂。

9.干扰因素

血红素 >2 g/L 和胆红素 718.2 μmol/L(42 mg/dL)时,会干扰全酶终点法测定。抗坏血酸和 α-甲基多巴等类还原剂会引起胆固醇值假性降低,因为它们能和过氧化氢反应,阻断显色反应(即阻断偶联终点比色反应过程)。

(二)血清胆固醇病理性增高

临界高胆固醇血症的原因:除了其基础值偏高外,主要是饮食因素即高胆固醇和高饱和脂肪酸摄入以及热量过多引起的超重,其次包括年龄效应和女性的更年期影响。

轻度高胆固醇血症原因:轻度高胆固醇血症是指血浆胆固醇浓度为 6.21~7.49 mmol/L(240~289 mg/dL),大多数轻度高胆固醇血症,可能是由于上述临界高胆固醇血症的原因所致,同时合并有基因的异常。已知有几种异常原因能引起轻度高胆固醇血症:①LDL-C 清除低下和 LDL-C 输出增高;②LDL-C 颗粒富含胆固醇酯,这种情况会伴有 LDL-C 与 apoB 比值(LDL-C/apoB)增高。

重度高胆固醇血症原因:重度高胆固醇血症原因是指 CHO>7.51 mmol/L(290 mg/dL)。许多重度高胆固醇血症是由于基因异常所致,绝大多数情况下,重度高胆固醇血症是下列多种因素共同所致:①LDL-C 分解代谢减低,LDL-C 产生增加;②LDL-apoB 代谢缺陷,LDL-C 颗粒富含胆固醇酯;③上述引起临界高胆固醇血症的原因。大多数重度高胆固醇血症很可能是多基因缺陷与环境因素相互作用所致。

1.成人胆固醇增高与冠心病

血清胆固醇的水平和发生心血管疾病危险性间的关系,在年轻男性和老年女性有相关性,女性出现冠心病的临床表现和由冠心病导致死亡的年龄一般比男性晚 15 年。因此,区分未绝经和已绝经的妇女尤为重要。对成人高脂血症的筛选是针对心血管危险因素的常规检查程序的一部分。

2.儿童期胆固醇增高与冠心病

成人血清胆固醇水平升高和冠心病死亡率增加间的密切关系已经明确,儿童时期还不确定,因为儿童期胆固醇增高不会维持到成人期,相反,儿童期的低水平到成人期以后可能变为较高的水平。

儿童期的研究有助于识别和治疗那些很有可能发展成为高脂血症和冠心病高危因素的人群。欧洲动脉粥样硬化协会提出了以下建议来识别儿童的脂质紊乱。

以下情况需测定血清胆固醇水平:①父母或近亲中有人 60 岁以前就患有心血管疾病的儿童和青少年;②父母中的一方有高胆固醇血症,胆固醇水平>7.8 mmol/L(300 mg/dL)的家族史的儿童,胆固醇水平>5.2 mmol/L(200 mg/dL),年龄在 2 和 19 岁之间的儿童和青少年则考虑为高水平且将来需要复查。

3.高胆固醇血症病理状态

高胆固醇血症有原发性与继发性两类。原发性见于家族性高胆固醇血症、多基因家族性高胆固醇血症、家族性 apoB 缺陷症、混合性高脂蛋白血症等基因遗传性疾病。继发性见于如动脉粥样硬化、冠心病、糖尿病、肾病综合征、甲状腺功能减退和阻塞性黄疸等疾病在病理改变过程中引发脂质代谢紊乱时所形成的异常脂蛋白血症。

(1)家族性高胆固醇血症:原发性高胆固醇血症主要见于家族性高胆固醇血症(FH)。家族性高胆固醇血症是单基因常染色体显性遗传性疾病,由于 LDL-C 受体先天缺陷造成体内 LDL-C 清除延缓而引起血浆胆固醇水平升高,患者常有肌腱黄色瘤。在心肌梗死存活的患者中占 5%。家族性高胆固醇血症患者发生动脉粥样硬化的危险性与其血浆胆固醇水平升高的程度和时间有着密切关系。

家族性高胆固醇血症的临床特征可分为四方面:高胆固醇血症、黄色瘤及角膜环、早发的动脉粥样硬化和阳性家族史。①血浆胆固醇增高:高胆固醇血症是该病最突出的血液表现,即在婴幼儿时期即已明显。杂合子患者血浆胆固醇水平为正常人的 2～3 倍,多超过 7.76 mmol/L(300 mg/dL);纯合子患者为正常人的 4～6 倍,多超过 15.5 mmol/L(600 mg/dL)。血浆 TG 多正常,少数可有轻度升高。因此患者多属Ⅱa 型高脂蛋白血症,少数可为Ⅱb 型高脂蛋白血症。②黄色瘤和角膜环:黄色瘤是家族性高胆固醇血症常见而又重要的体征。依其好发部位、形态特征可分为腱黄瘤、扁平黄瘤和结节性黄瘤。其中以腱黄瘤对本病的诊断意义最大。杂合子型患者黄色瘤多在 30 岁以后出现,纯合子型患者常在出生后前 4 年出现,有的出生时就有黄色瘤。角膜环合并黄色瘤常明显提示本病的存在。③早发的动脉粥样硬化:由于血浆胆固醇异常升高,患者易早发动脉粥样硬化。杂合子型患者冠心病平均发病年龄提前 10 岁以上,纯合子型患者多在 30 岁前死于冠心病,文献报告曾有年仅 18 个月幼儿患心肌梗死的报告。④阳性家族史:家族性高胆固醇血症是单基因常染色体显性遗传性疾病。因此杂合子患者的父母至少有一个是该病的患者,而家族性高胆固醇血症仅占高胆固醇血症的大约 1/20,并且不是所有的病例均有特征性的黄色瘤,故家系分析对该病的诊断是十分重要和必不可少的,对年轻的杂合子患者的诊断尤其是如此。

(2)多基因家族性高胆固醇血症:在临床上这类高胆固醇血症相对来说较为常见,其患病率可能是家族性高胆固醇血症的 3 倍。

该病是由多种基因异常所致,研究提示可能相关的异常基因包括 apoE 和 apoB。更为重要的是这些异常基因与环境因素相互作用,引起血浆胆固醇(CHO)升高。环境因素中以饮食的影响最明显,经常进食高饱和脂肪酸、高 CHO 和高热量饮食者是血浆 CHO 升高的主要原因。由于是多基因缺陷所致,其遗传方式也较为复杂,有关的基因缺陷尚不清楚。这类患者的 apoE 基因型多为 E4 杂合子或 E4 纯合子。其主要的代谢缺陷是 LDL-C 过度产生或 LDL-C 降解障碍。多基因家族性高胆固醇血症的临床表现类似于 Ⅱ 型高脂蛋白血症,主要表现为血浆胆固醇水平轻度升高,偶可中度升高。患者常无黄色瘤。

诊断:在家族调查中,发现有两名或两名以上的成员血浆胆固醇水平升高,而家庭成员中均无黄色瘤。

(3)家族性混合型高脂蛋白血症(FCH):为常染色体遗传,在 60 岁以下患有冠心病者中,这种类型的血脂异常最常见(占 11.3%),在一般人群中 FCH 的发生率为 1%~2%。另有研究表明,在 40 岁以上原因不明的缺血性脑卒中患者中,FCH 为最多见的血脂异常类型。

有关 FCH 的发病机制尚不十分清楚,目前认为可能与以下几方面有关:①apoB 产生过多,因而 VLDL 的合成是增加的,这可能是 FCH 的主要发病机制之一;②小而密颗粒的 LDL-C 增加,LDL-C 颗粒中含 apoB 相对较多,因而产生小颗粒致密的 LDL-C,这种 LDL-C 颗粒的大小是与空腹血浆 TG 浓度呈负相关,而与 HDL-C 水平呈正相关;③酯酶活性异常和脂质交换障碍,脂蛋白酯酶(LPL)是脂蛋白代谢过程中一个关键酶,LPL 活性下降引起血浆 VLDL 清除延迟,导致餐后高脂血症;④apoAⅠ和 apoCⅢ基因异常;⑤脂肪细胞脂解障碍。

临床表现与诊断:FCH 的血脂异常特点是血浆 CHO 和 TG 均有升高,其生化异常类似于 Ⅱb 型高脂蛋白血症,临床上 FCH 患者很少见到各种类型的黄色瘤,但合并有早发性冠心病者却相当常见。FCH 的临床和生化特征及提示诊断要点如下:①第一代亲属中有多种类型高脂蛋白血症的患者;②早发性冠心病的阳性家族史;③血浆 TG、CHO 和 apoB 水平升高;④第一代亲属中无黄色瘤检出;⑤家族成员中 20 岁以下者无高脂血症患者;⑥表现为 Ⅱa、Ⅱb、Ⅳ 或 Ⅴ 型高脂蛋白血症;⑦LDL-C/apoB 比例降低。一般认为,只要存在第①、②和③点就足以诊断 FCH。

4.继发性高胆固醇血症

(1)血浆胆固醇增高与动脉粥样硬化:CHO 高者发生动脉硬化、冠心病的频率高,但冠心病患者并非都有 CHO 增高。高血压与动脉粥样硬化是两种不同、又可互为因果、相互促进的疾病,高血压病时,血浆 CHO 不一定升高,升高可能伴有动脉粥样硬化。因此,高胆固醇作为诊断指标来说,它不够特异,也不够敏感,只能作为一种危险因素。因此,血浆 CHO 测定最常用做动脉粥样硬化的预防、发病估计、疗效观察的参考指标。

(2)血浆胆固醇增高与糖尿病:胰岛素的生理功能是多方面的,它可以促进脂蛋白酯酶(LPL)的活性,抑制激素敏感脂肪酶的活性,此外,它还能促进肝脏极低密度脂蛋白胆固醇(VLDL)的合成与分泌,促进 LDL-C 受体介导的 LDL-C 降解等。由于胰岛素可通过多种方式和途径影响和调节脂质和脂蛋白代谢,据统计大约 40% 的糖尿病患者并发有异常脂蛋白血症,其中 80% 左右表现为高甘油三酯血症即 Ⅳ 型高脂蛋白血症。患者血脂的主要改变是 TG、CHO 和 LDL-C 的升高及 HDL-C 的降低,WHO 分型多为 Ⅳ 型,也可为 Ⅱb 型,少数还可表现为 Ⅰ 或 Ⅴ 型。流行病学调查研究发现,糖尿病伴有继发性异常脂蛋白血症的患者比不并发的患者冠心病的发病率高 3 倍,因此有效地防治糖尿病并发异常脂蛋白血症是降低糖尿病并发冠心病的关键之一。值得注意的是,并非发生于糖尿病患者的异常脂蛋白血症均是继发性的,其中一部分可能是糖尿病并发原发性异常脂蛋白血症。单纯的血脂化验很难完成对两者的鉴别,主要的鉴别还是观察对糖尿病治疗的反应。

(3)血浆胆固醇增高与甲状腺功能减退:甲状腺素对脂类代谢的影响是多方面的,它既能促进脂类的合成,又能促进脂质的降解,但综合效果是对分解的作用强于对合成的作用。该病患者的血脂改变主要表现为 TG、CHO 和 LDL-C 水平的提高。血脂变化的严重程度主要与甲状腺素的缺乏程度平行,而不依赖于这种缺乏的病理原因。甲状腺素能激活胆固醇合成的限速酶——HMG-CoA 还原酶,也可促进 LDL 受体介导的 LDL-C 的降解,还能促进肝脏胆固醇向胆汁酸的转化。这些作用的综合是降解和转化强于合成,故甲亢患者多表现为 CHO 和 LDL-C 降低,而甲状腺功能减退者表现为二者升高。

(4)血浆胆固醇增高与肾病综合征:肾病综合征患者血脂的主要改变为胆固醇和甘油三酯(TG)显著升高。血浆胆固醇与血浆清蛋白的浓度呈负相关。如果蛋白尿被纠正,肾病的高脂蛋白血症是可逆的。肾病综合征并发脂蛋白异常的机制尚不完全清楚,多数学者认为是由于肝脏在增加清蛋白合成的同时,也刺激了脂蛋白尤其是 VLDL 的合成。VLDL 是富含 TG 的脂蛋白,它又是 LDL-C 的前体,另一可能原因是 VLDL 和 LDL-C 降解减慢。由于 VLDL 和 LDL-C 合成增加,降解减慢,故表现为 CHO 和 TG 的明显升高。

(5)血浆胆固醇增高与肝脏疾病:肝脏是机体 LDL-C 受体最丰富的器官,也是机体合成胆固醇最主要的场所,它还能将胆固醇转化为胆汁酸。由于肝脏在脂质和脂蛋白的代谢中发挥有多方面的重要作用,因此许多肝病并发有异常脂蛋白血症。

(三)血浆胆固醇病理性降低

低胆固醇血症较高胆固醇血症为少,低胆固醇血症也有原发与继发,前者如家族性 α 和 β 脂蛋白缺乏症,后者如消耗性疾病、恶性肿瘤的晚期、甲状腺功能亢进、消化和吸收不良、严重肝损伤、巨幼红细胞性贫血等。低胆固醇血症易发生脑出血,可能易患癌症(未证实)。雌激素、甲状腺激素、钙通道阻滞剂等药物使血浆胆固醇降低。此外,女性月经期可降低。

(陈　丽)

第二节　甘油三酯检验

一、概述

(一)生化特征及病理生理

和胆固醇一样,由于甘油三酯(TG)低溶解度,它们和载脂蛋白结合在血浆中运送。富含甘油三酯的脂蛋白是乳糜微粒(来源于饮食的外源性甘油三酯)和极低密度脂蛋白(内源性甘油三酯)。

血浆 TG 来源有二:一为外源性 TG,来自食物;二是内源性 TG,是在肝脏和脂肪等组织中合成。主要途径有:①摄入的高热量食物中的葡萄糖代谢提供多余的甘油和脂肪酸,身体将其以脂肪形式贮存;②外源性 TG 超过机体能量需要,过剩的甘油和脂肪酸在组织(主要是脂肪组织)中再酯化为甘油三酯。肝脏合成 TG 的能力最强,但不能贮存脂肪,合成的 TG 与 apoB-100、

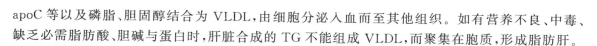

apoC 等以及磷脂、胆固醇结合为 VLDL,由细胞分泌入血而至其他组织。如有营养不良、中毒、缺乏必需脂肪酸、胆碱与蛋白时,肝脏合成的 TG 不能组成 VLDL,而聚集在胞质,形成脂肪肝。

甘油三酯是一种冠心病危险因素,当 TG 升高时,应该给予饮食控制或药物治疗。另一方面,TG 具有促血栓形成作用和抑制纤维蛋白溶解系统,TG 的促凝作用使体内血液凝固性增加与冠心病(CHD)的发生有一定的关系,TG 可能通过影响血液凝固性而成为 CHD 的危险因素。

血浆 TG 升高一般没有 CHO 升高那么重要,对于 TG 是否是 CHD 的危险因子还有不同意见,TG 浓度和 HDL-C 浓度关系呈负相关。其显著增加(11.3 mmol/L)时易发生间歇性腹痛,皮肤脂质沉积和胰腺炎。大多数 TG 增高是由饮食引起。许多器官的疾病如肝病、肾脏病变、甲状腺功能减退、胰腺炎可并发继发性高甘油三酯血症。

(二)甘油三酯的检测

1.测定方法

TG 测定方法主要分化学法和酶法两大类,目前酶法测定为推荐方法。

TG 酶法的测定原理:TG 的测定首先用酯酶将 TG 水解为脂肪酸和甘油,再用甘油激酶催化甘油磷酸化为甘油-3-磷酸,后者可耦联甘油磷酸氧化酶-过氧化物酶的 GPO-PAP 比色法或丙酮酸激酶-乳酸脱氢酶的动力学紫外测定法检测。

稳定性:血清置密闭瓶内 4 ℃~8 ℃可贮存一周,如加入抗生素和叠氮钠混合物保存,可存放 1~2 周,−20 ℃可稳定数月。脂血症血清浑浊时可用生理盐水稀释后测定。

2.参考范围

正常人 TG 水平受生活条件的影响,个体间 TG 水平差异比 CHO 大,呈明显正偏态分布。我国关于《血脂异常防治建议》中提出:理想范围≤1.7 mmol/L(150 mg/dL);边缘增高 1.7~2.25 mmol/L(150~200 mg/dL);增高 2.26~5.64 mmol/L(200~499 mg/dL);很高 ≥5.65 mmol/L(500 mg/dL)。

3.检查指征

(1)早期识别动脉粥样硬化的危险性和高脂蛋白血症的分类。

(2)对使用降脂药物治疗的监测。

二、引起 TG 病理性异常的常见疾病

(一)引起 TG 病理性增高的常见疾病

(1)饮食性:高脂肪高热量饮食、低脂肪高糖饮食、饮酒等。

(2)代谢异常:糖尿病、肥胖症、动脉粥样硬化、痛风等。

(3)家族性高甘油三酯血症。

(4)内分泌疾病:甲状腺功能减退症、Cushing 综合征、肢端肥大症等。

(5)肝胆道疾病:梗阻性黄疸、脂肪肝、Zieve 综合征。

(6)胰腺疾病:急性、慢性胰腺炎。

(7)肾疾病:肾病综合征。

(8)药物影响:ACTH、可的松、睾酮、利尿剂等。

(二)引起 TG 病理性降低的常见疾病

(1)内分泌疾病:甲状腺功能亢进症、艾迪生病、垂体功能减退症。

(2)肝胆道疾病:重症肝实质性损害(肝硬化等)。

（3）肠疾病：吸收不良综合征。

（4）恶病质：晚期肿瘤、晚期肝硬化、慢性心功能不全终末期。

（5）先天性β-脂蛋白缺乏症。

三、临床思路

见图 10-2。

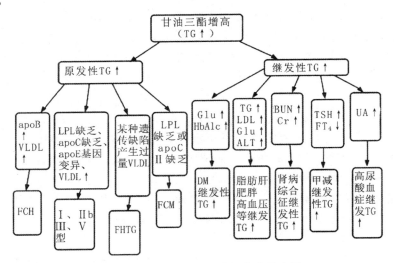

图 10-2　血清甘油三酯分析临床思路图

（一）非疾病因素

健康人群 TG 水平受生活习惯、饮食条件、年龄等影响，TG 水平在个体内和个体间的波动均较大。

1.营养因素

许多营养因素均可引起血浆甘油三酯水平升高，大量摄入单糖亦可引起血浆甘油三酯水平升高，这可能与伴发的胰岛素抵抗有关；也可能是由于单糖可改变 VLDL 的结构，从而影响其清除速度。因我国人群的饮食脂肪量较西方国家为低，所以血清 TG 水平较欧美为低，与日本较接近。饭后血浆 TG 升高，并以 CM 的形式存在，可使血浆浑浊，甚至呈乳糜样，称为饮食性脂血。因此，TG 测定标本必须在空腹12～16 h后静脉采集。进食高脂肪后，外源性 TG 可明显上升，一般在餐后 2～4 h 达高峰，8 h 后基本恢复至空腹水平，有的甚至在 2～3 d 后仍有影响；进高糖和高热量饮食，因其可转化为 TG，也可使 TG 升高，故在检查时要排除饮食的干扰，一定要空腹采集标本。较久不进食者也可因体脂被动员而使内源性 TG 上升。

2.年龄与性别

儿童 TG 水平低于成人。30 岁以后，TG 可随年龄增长稍有上升。成年男性稍高于女性，60 岁以后可有下降，更年期后女性高于男性。

3.血液的采集

静脉压迫时间过长和将带有血凝块的血清保存时间太长都会造成 TG 升高。

4.干扰因素

血红蛋白＞120 g/L 时会刺激甘油三酯增高。抗坏血酸＞30 mg/L 和胆红素＞342 μmol/L

(20 mg/dL)时会引起甘油三酯假性降低,因为它们能和过氧化氢反应,阻断显色反应。

5.药物

某些药物会导致某些个体的异常脂蛋白血症。如果怀疑有这些影响,应考虑暂时停止使用相关药物并且要监测它对脂类的作用。常见有β受体阻滞剂、利尿药、糖皮质激素及口服避孕药等可对异常脂蛋白血症形成影响。

6.酒精

过度饮酒是造成高甘油三酯血症的最常见的原因之一,常伴酒精性脂肪肝,均呈现Ⅳ型和Ⅴ型高脂蛋白血症,有时还并发胰腺炎和暴发性黄色瘤。在少数病例发生高脂血症的同时还伴发黄疸和溶血性贫血。即使是适度持续饮酒也会导致甘油三酯有明显升高,高甘油三酯血症的影响在Ⅳ型出现前最明显,且由于同时摄入了饮食中脂肪而进一步加重。肝脏中的乙醇代谢抑制了脂肪酸的氧化,还导致了甘油三酯合成中游离脂肪酸的有效利用。特异的病征是脂质和GGT同时升高。戒酒会造成甘油三酯快速下降。

7.生活方式

习惯于静坐的人血浆甘油三酯浓度比坚持体育锻炼者要高。无论是长期或短期体育锻炼均可降低血浆甘油三酯水平。锻炼尚可增高脂蛋白酯酶活性,升高 HDL 水平特别是 HDL2 的水平,并降低肝酯酶活性。长期坚持锻炼,还可使外源性甘油三酯从血浆中清除增加。

8.吸烟

吸烟可增加血浆甘油三酯水平。流行病学研究证实,与正常平均值相比较,吸烟可使血浆甘油三酯水平升高9.1%。然而戒烟后多数人有暂时性体质量增加,这可能与脂肪组织中脂蛋白酯酶活性短暂上升有关,此时应注意控制体质量,以防体质量增加而造成甘油三酯浓度的升高。

(二)血清 TG 病理性增高

血浆中乳糜微粒(CM)的甘油三酯含量在 90%～95%,极低密度脂蛋白(VLDL)中甘油三酯含量也在 60%～65%,因而这两类脂蛋白统称为富含甘油三酯的脂蛋白。血浆甘油三酯浓度升高实际上是反映了 CM 和/或 VLDL 浓度升高。凡引起血浆中 CM 和/或 VLDL 升高的原因均可导致高甘油三酯血症。病理性因素所致的 TG 升高称为病理性高脂血症。通常将血脂 TG 高于2.2 mmol/L(200 mg/dL)称为高脂血症,我国关于《血脂异常防治建议》中提出,TG 升高是指 TG 大于 1.65 mmol/L。研究证实,富含 TG 的脂蛋白系 CHD 独立的危险因素,TG 增高表明患者存在代谢综合征,需进行治疗。

高甘油三酯血症有原发性和继发性两类,前者多有遗传因素,包括家族性高甘油三酯血症与家族性混合型高脂蛋白血症等。继发性见于肾病综合征、甲状腺功能减退、失控的糖尿病。但往往不易分辨原发或继发。高血压、脑血管病、冠心病、糖尿病、肥胖与高脂蛋白血症等往往有家族性聚集现象。例如,糖尿病患者胰岛素抵抗和糖代谢异常,可继发 TG(或同时有胆固醇)升高,但也可能同时有糖尿病和高 TG 两种遗传因素。

1.原发性高甘油三酯血症

通常将高脂蛋白血症分为Ⅰ、Ⅱa、Ⅱb、Ⅲ、Ⅳ、Ⅴ六型,除Ⅱa 型外,都有高 TG 血症。原发性高脂蛋白血症Ⅰ和Ⅲ型,TG 明显升高;原发性高脂蛋白血症Ⅳ和Ⅴ型,TG 中度升高。这些患者多有遗传因素。

(1)Ⅰ型高脂蛋白血症:是极为罕见的高乳糜微粒(CM)血症,为常染色体隐性遗传。正常人禁食12 h后,血浆中已几乎检测不到 CM。但是,当有脂蛋白酯酶和/或 apoCⅡ缺陷时,将引起富含甘油三酯的脂蛋白分解代谢障碍,且主要以 CM 代谢为主,造成空腹血浆中出现 CM。

病因:①脂蛋白酯酶(LPL)缺乏,影响了外源性 TG 的分解代谢,血浆 TG 水平通常在 11.3 mmol/L(1 000 mg/dL)以上;由于绝大多数的 TG 都存在于 CM 中,因而血浆 VLDL 水平可正常或稍有增高,但是 LDL-C 和 HDL-C 水平是低下的;CM 中所含 CHO 很少,所以血浆 CHO 并不升高或偏低。②apoCⅡ缺乏,apoCⅡ是 LPL 的激活剂,LPL 在 TG 的分解代谢中起重要作用,需要 apoCⅡ的同时存在。

临床特征:外源性脂蛋白代谢障碍,血浆中 CM 浓度显著升高。乳糜微粒(CM)血症患者常诉有腹痛发作,多在进食高脂或饱餐后发生。严重的高乳糜微粒(CM)血症时常伴有急性胰腺炎的反复发作。

(2)Ⅱb 型高脂蛋白血症:此型同时有 CHO 和 TG 增高,即混合型高脂蛋白血症。

(3)Ⅲ型高脂蛋白血症:亦称为家族性异常 β 脂蛋白血症,是由于 apoE 的基因变异,apoE 分型多为 E2/E2 纯合子,造成含 apoE 的脂蛋白如 CM、VLDL 和 LDL-C 与受体结合障碍,因而引起这些脂蛋白在血浆中聚积,使血浆 TG 和 CHO 水平明显升高,但无乳糜微粒血症。

(4)Ⅳ型高脂蛋白血症:此型只有 TG 增高,反映 VLDL 增高。但是 VLDL 很高时也会有 CHO 轻度升高,所以Ⅳ型与Ⅱb 型有时难以区分,主要是根据 LDL-C 水平做出判断。家族性高 TG 血症属于Ⅳ型。

(5)Ⅴ型高脂蛋白血症:与Ⅰ型高脂蛋白血症相比较,TG 和 CHO 均升高,但以 TG 增高为主,Ⅰ型高脂蛋白血症患者的空腹血浆中乳糜微粒升高的同时伴有 VLDL 浓度升高。鉴别Ⅰ型和Ⅴ型高脂蛋白血症很困难,最大的区别是Ⅴ型高脂蛋白血症发生年龄较晚,且伴有糖耐量异常。此型可发生在原有的家族性高 TG 血症或混合型高脂血症的基础上,继发因素有糖尿病、妊娠、肾病综合征、巨球蛋白血症等,易于引发胰腺炎。

(6)家族性高甘油三酯血症(FHTG):该病是常染色体显性遗传。原发性高甘油三酯血症是因过量产生 VLDL 引起。

原因:由于某种独特遗传缺陷,干扰体内 TG 的代谢。

临床表现:①FHTG 易发生出血性胰腺炎,这与血浆中乳糜微粒浓度有直接的关系,推测是由于乳糜微粒栓子急性阻塞了胰腺的微血管的血流所致。②FHTG 患者常同时合并有肥胖、高尿酸血症和糖耐量异常。③高 TG,若血浆甘油三酯浓度达到 11.3 mmol/L(1 000 mg/dL)或更高时,常可发现脾大,伴有巨噬细胞和肝细胞中脂肪堆积。④严重的高甘油三酯血症患者,空腹血浆中亦可存在乳糜微粒血症,而血浆 TG 浓度可达 56 mmol/L(5 000 mg/dL);中度高甘油三酯血症患者合并糖尿病时,常引起血浆中 VLDL 明显增加,并会出现空腹乳糜微粒血症;轻到中度高甘油三酯血症患者常无特别的症状和体征。⑤在躯干和四肢近端的皮肤可出现疹状黄色瘤。

(7)家族性混合型高脂血症:这是一种最常见的高脂血症类型,主要表现为血浆胆固醇和甘油三酯浓度同时升高,其家族成员中常有多种不同的高脂蛋白血症表型存在。该症的主要生化特征是血浆 apoB 水平异常升高。

(8)HDL 缺乏综合征:见于一组疾病,如鱼眼病、apoAⅠ缺乏或 Tangier 病。大多数受累患者中,血浆甘油三酯仅轻度升高[2.26～4.52 mmol/L(200～400 mg/dL)],而血浆 HDL-C 浓度则显著降低。患者都有不同程度的角膜浑浊,其他临床表现包括黄色瘤(apoAⅠ缺乏症)、肾功能不全、贫血、肝脾大、神经病变。

(9)家族性脂质异常性高血压:这是近年来提出的一个新的综合病症,主要表现为过早发生家族性高血压、高血压伴富含甘油三酯的脂蛋白代谢异常。

(10)家族性脂蛋白酯酶缺乏病:家族性 LPL 缺乏病是一种较罕见的常染色体隐性遗传性疾病。儿童期间发病,显著的特征为空腹血存在明显的乳糜微粒,TG 极度升高,表现为 I 型高脂蛋白血症。临床特点为经常的腹痛和反复的胰腺炎发作,皮疹性黄色瘤及肝脾大等。特异性检查显示肝素后血 LPL 活性极度降低,不足正常人的 10%,而 apoCⅡ 正常。

2.基因异常所致血浆 TG 水平升高

(1)CM 和 VLDL 装配的基因异常:人类血浆 apoB 包括两种,即 $apoB_{48}$ 和 $apoB_{100}$,这两种 apoB 异构蛋白是通过 apoB mRNA 的单一剪接机制合成。$apoB_{100}$ 通过肝脏以 VLDL 形式分泌,而 $apoB_{48}$ 则在肠道中合成,并以 CM 的形式分泌。由于 apoB 在剪接过程中有基因缺陷,造成 CM 和 VLDL 的装配异常,由此而引起这两种脂蛋白的代谢异常,引起高 TG 血症。

(2)脂蛋白酯酶和 apoCⅡ 基因异常:血浆 CM 和 VLDL 中的甘油三酯有效的水解需要脂蛋白酯酶(LPL)和它的复合因子 apoCⅡ 参与。脂蛋白酯酶和 apoCⅡ 的基因缺陷将导致甘油三酯水解障碍,因而引起严重的高甘油三酯血症。部分 apoCⅡ 缺陷的患者可通过分析肝素化后脂蛋白酯酶活性来证实。

(3)apoE 基因异常:apoE 基因异常,可使含有 apoE 的脂蛋白代谢障碍,这主要是指 CM 和 VLDL。CM 的残粒是通过 apoE 与 LDL 受体相关蛋白结合而进行分解代谢,而 VLDL 则是通过 apoE 与 LDL 受体结合而进行代谢。apoE 基因有三个常见的等位基因即 E2、E3 和 E4。apoE2 是一种少见的变异,由于 E2 与上述两种受体的结合力都差,因而造成 CM 和 VLDL 残粒的分解代谢障碍。所以 apoE2 等位基因携带者血浆中 CM 和 VLDL 残粒浓度增加,因而常有高甘油三酯血症。

3.继发性高甘油三酯血症

许多代谢性疾病,某些疾病状态、激素和药物等都可引起高甘油三酯血症,这种情况一般称为继发性高甘油三酯血症。继发性高 TG 血症见于肾病综合征、甲状腺功能减退、失控的糖尿病、饥饿等。

(1)高甘油三酯血症与糖尿病:糖尿病患者胰岛素抵抗和糖代谢异常,可继发 TG(或同时有胆固醇)升高,这主要决定于血糖控制情况。由于病程及胰岛素缺乏程度不同,有较多的研究观察到高 TG 血症与胰岛素抵抗(IR)综合征之间存在非常密切的关系。青少年的 1 型糖尿病、重度胰岛素缺乏常伴有显著的高 TG 血症,这是由于胰岛素不足和来自脂肪组织的脂肪酸增加引起脂蛋白酯酶(LPL)缺乏,使 CM 在血浆中聚积的结果。这促进了 TG 的合成。HDL-C 通常降低,LDL-C 升高。胰岛素治疗后很快回复到正常水平。在 2 型糖尿病患者(T_2DM)的高胰岛素血症常引起内源性胰岛素过度分泌以补偿原有的胰岛素抵抗,大多数胰岛素抵抗综合征患者合并 TG 水平升高。同样部分高 TG 血症患者同时有肥胖及血浆胰岛素水平升高,更重要的是,胰岛素抵抗综合征也可引起 LDL-C 结构异常,若与高 TG 血症同时存在时,具有很强的致动脉粥样硬化作用。2 型糖尿病时 TG 和 VLDL(50%～100%)会出现中度增高,特别在肥胖患者尤为明显,可能是由于 VLDL 和 $apoB_{100}$ 合成得多,血浆 LDL-C 水平通常正常,但 LDL-C 富含甘油三酯。HDL-C 通常会减少且富含甘油三酯。

(2)高甘油三酯血症与冠心病:冠心病患者血浆 TG 偏高者比一般人群多见,但这种患者 LDL-C 偏高与 HDL-C 偏低也多见,一般认为单独的高甘油三酯血症不是冠心病的独立危险因素,只有伴以高胆固醇、高 LDL-C、低 HDL-C 等情况时,才有意义。

(3)高甘油三酯血症与肥胖:在肥胖患者中,由于肝脏过量合成 apoB,因而使 VLDL 的产生明显增加。此外,肥胖常与其他代谢性疾病共存,如肥胖常伴有高甘油三酯血症,葡萄糖耐量受损,胰岛素抵抗和血管疾病,这些和 2 型糖尿病类似。腹部肥胖者比臀部肥胖者 TG 升高更为明显。

(4)高甘油三酯血症与肾脏疾病:高脂血症是肾病综合征主要临床特征之一。肾脏疾病时的血脂异常发生机制,主要是因 VLDL 和 LDL-C 合成增加,但也有人认为可能与这些脂蛋白分解代谢减慢有关。低清蛋白血症的其他原因也会产生相同的结果。中度病例通常会出现低水平的高胆固醇血症(Ⅱa 型),严重病例会出现高甘油三酯血症(Ⅱb 型)。如果蛋白尿被纠正,肾病的高脂蛋白血症是可逆的。

高脂蛋白血症在慢性肾衰包括血液透析中常见,但和肾病综合征不同的是,它以高甘油三酯血症为主。其原因是脂肪分解障碍,推测可能是由于尿毒症患者血浆中的脂蛋白酯酶被一种仍然未知的因子所抑制,血液透析后患者会表现出 CM 浓度升高和 HDL-C 水平下降。接受过慢性流动腹膜透析(CAPD)治疗的患者也常出现高脂蛋白血症。肾移植以后接受血液透析更容易出现 LDL-C 和 VLDL 的升高。此时免疫抑制药物起主要作用。

(5)高甘油三酯血症与甲状腺功能减退症:此症常合并有血浆 TG 浓度升高,这主要是因为肝脏甘油三酯酶减少而使 VLDL 清除延缓所致。

(6)高甘油三酯血症与高尿酸血症:大约有 80% 的痛风患者有高 TG 血症,反之,高 TG 血症患者也有高尿酸血症。这种关系也受环境因素影响,如过量摄入单糖、大量饮酒和使用噻嗪类药物。

(7)异型蛋白血症:这种情况可见于系统性红斑狼疮或多发性骨髓瘤的患者,由于异型蛋白抑制血浆中 CM 和 VLDL 的清除,因而引起高甘油三酯血症。

4.TG 的病理性降低

低 TG 血症是指 TG 低于 0.55 mmol/L(50 mg/dL)。见于遗传性原发性无或低 β 脂蛋白血症;继发性 TG 降低常见于代谢异常、吸收不良综合征、慢性消耗、严重肝病、甲状腺功能亢进、恶性肿瘤晚期和肝素应用等。

(陈　丽)

第三节　高密度脂蛋白检验

一、概述

(一)生化特征和病理生理

高密度脂蛋白胆固醇(HDL-C)是血清中颗粒最小、密度最大的一组脂蛋白。HDL-C 的主要蛋白质是 apoA I。血清总胆固醇中大约有 25% 是以 HDL-C 的形式运送的。

HDL-C 的合成有三条途径:①直接由肝和小肠合成,由小肠合成分泌的 HDL-C 颗粒中主要含 apoA I,而肝脏合成分泌的 HDL-C 颗粒则主要含 apoE;②由富含甘油三酯脂蛋白、乳糜微粒和 VLDL 发生脂溶分解时衍生而来;③周围淋巴中亦存在磷脂双层结构,可能是细胞膜分解衍生而来。

HDL-C 生理功能:HDL-C 是把外周组织过剩的胆固醇重新运回肝脏,或者将其转移到其他脂蛋白,如乳糜微粒、VLDL 残粒上,然后这些物质又被肝摄取,进行代谢,因此称为胆固醇的逆向转运。在肝内,胆固醇或者是直接分泌入胆汁,变成胆汁酸,或者在合成脂蛋白时又被利用。HDL-C 可以促进和加速胆固醇从细胞和血管壁的清除以及将它们运送到肝脏。因此,它们的功能在很多方面和 LDL-C 相反。一般认为 HDL-C 有抗动脉粥样硬化(AS)形成作用。除上述功能外,HDL-C 的重要功能还包括作为 apoC 和 apoE 的储存库。它们的 apoC 和 apoE 不断地穿梭于 CM、VLDL 和 HDL-C 之间。如前所述,这不仅对 CM 和 VLDL 的甘油三酯水解,而且对这些脂蛋白的代谢,特别是为肝细胞结合和摄取都发挥重要作用。

(二)HDL-C 的检测

近年来关于 HDL-C 测定的方法进展很快,从各种沉淀法已发展到化学修饰、酶修饰、抗体封闭、化学清除等多种方法,目前主要测定方法为匀相测定法,使测定胆固醇的酶只和 HDL-C 反应,使 HDL-C 测定更加方便准确。

1.测定方法——匀相测定法

(1)HDL-C 测定反应原理:①PEG 修饰酶法(PEG 法);②选择性抑制法(SPD 法);③抗体法(AB 法);④过氧化氢酶法(CAT 法)。

基本原理如下:首先向标本中加入表面活性剂将非 HDL-C 的脂蛋白结构破坏,使其中所含 CHO 与相应的酶反应而消耗,其后加入第二试剂,试剂中的表面活性剂破坏留下的 HDL-C 结构,使其中 CHO 得以和酶及显色剂反应而测得 HDL-C。

(2)稳定性:在存储过程中,由于脂蛋白间的相互作用,血清和血浆中的 HDL-C 会发生改变。因此,血清标本在 2 ℃~8 ℃可稳定 3 d,−20 ℃可稳定数周,长期保存样本应放在−70 ℃贮存。

2.参考范围

我国《血脂异常防治建议》提出的判断标准:理想范围>1.04 mmol/L(>40 mg/dL);降低≤0.91 mmol/L(≤35 mg/dL)。

美国胆固醇教育计划(NCEP),成人治疗组(ATP),1994 年提出的医学决定水平:HDL-C <1.03 mmol/L(40 mg/dL)为降低,CHD 危险增高;HDL-C≥1.55 mmol/L(≥60 mg/dL)为负危险因素。

NCEP、ATPⅢ将 HDL-C 从原来的≤0.91 mmol/L(≤35 mg/dL),提高到<1.03 mmol/L (40 mg/dL),是为了让更多的人得到预防性治疗。

3.检查指征

(1)早期识别动脉粥样硬化的危险性(非致动脉粥样硬化胆固醇成分的检测)。

(2)使用降脂药治疗反应的监测(在使用降脂药治疗的过程中应避免 HDL-C 的下降)。

二、HDL-C 异常常见原因

见表 10-2。

表 10-2　HDL-C 减低和增高常见原因

HDL-C 减低	HDL-C 增高
遗传性	原发性
高 α-脂蛋白血症	CETP 缺乏症
LCAT 缺陷症	肝脂酶（HTGL）活性低下（角膜浑浊）
apoA I 异常	apoA I 合成亢进
家族性高胆固醇血症	HDL-C-R 异常
家族性混合型高脂血症	继发性
急性疾病	长期大量饮酒
急性心肌梗死	慢性肝炎
手术	原发性胆汁性肝硬化
烧伤	CETP 活性增加
急性炎症	HTGL 活性降低
低脂肪高糖饮食	药物
吸烟	肾上腺皮质激素
雌激素减少	胰岛素
药物	烟酸及其诱导剂
β 受体阻滞剂	雌激素
肥胖	还原酶阻断剂
运动不足	β-羟-β-甲戊二酰辅酶 A（HMG-CoA）

三、临床思路

临床思路见图 10-3。

总胆固醇浓度超过 5.2 mmol/L（200 mg/dL）的边缘性增高值时，就必须同时进行 HDL-C 的浓度测定。冠心病的发病和 HDL-C 之间存在负相关。HDL-C$\leqslant$0.91 mmol/L（$\leqslant$35 mg/dL）是 CHD 的危险因素，HDL-C$\geqslant$1.55 mmol/L（$\geqslant$60 mg/dL）被认为是负危险因素。HDL-C 降低多见于心、脑血管病、肝炎和肝硬化等患者。因此低 HDL-C 值便构成了一个独立的危险因素。

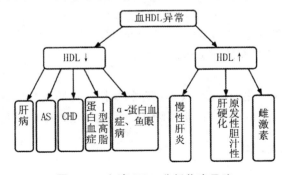

图 10-3　血清 HDL 分析临床思路

（一）非疾病因素

影响 HDL-C 水平的因素很多,主要有以下几个。

1.年龄

儿童时期,男、女 HDL-C 水平相同,青春期男性开始下降,至18～20 岁达最低点。

2.性别

冠心病发病率有性别差异,妇女在绝经期前冠心病的发病率明显低于同年龄组男性,绝经期后这种差别趋于消失。这是由于在雌激素的作用下,妇女比同年龄组男性有较高 HDL-C 的结果。随着雌激素水平的不断降低,男女 HDL-C 水平趋向一致,冠心病发病率的差异也就不复存在。

3.种族

黑种人比白种人高,中国人比美国人高。

4.饮食

高脂饮食可刺激肠道 apoA I 的合成,引起血浆 HDL-C 水平升高,尤其是饱和脂肪酸的摄入增加,可使 HDL-C 和 LDL-C 水平均升高,多不饱和脂肪酸(如油酸)并不降低 HDL-C 水平,却能使血浆 LDL-C 水平降低,故有益于减少 CHD 的危险。

5.肥胖

肥胖者,常有 HDL-C 降低,同时伴 TG 升高。体质量每增加 1 kg/m², 血浆 HDL-C 水平即可减少0.02 mmol/L(0.8 mg/dL)。

6.饮酒与吸烟

多数资料表明:吸烟者比不吸烟者的血浆 HDL-C 浓度低 0.08 ~ 0.13 mmol/L(3～5 mg/dL),即吸烟使 HDL-C 减低。适度饮酒使 HDL-C 和 apoA I 升高,与血浆 HDL-C 水平呈正相关,但取决于正常肝脏合成功能,长期饮酒损害肝脏功能,反而引起 HDL-C 水平下降。而少量长期饮酒因其血浆 HDL-C 和 apoA I 水平相对较高,所以患 CHD 的危险性低于不饮酒者。

7.运动

长期足够量的运动使 HDL-C 升高。

8.药物

降脂药中的普罗布考、β 受体阻滞剂(普萘洛尔)、噻嗪类利尿药等,使 HDL-C 降低。

9.外源性雌激素

文献报道:接受雌激素替代疗法的妇女患 CHD 的危险性明显降低,这部分与雌激素能改善血脂代谢紊乱有关。雌激素可刺激体内 apoA I 合成,使其合成增加 25%,分解代谢无变化。孕激素可部分抵消雌激素升高血浆 HDL-C 水平的作用。然而,长期单用雌激素却有可能增加子宫内膜癌和乳腺癌的危险性,因此绝经后雌/孕激素干预试验需权衡到最佳的雌/孕激素配方,以发挥最大保护作用。

（二）血清 HDL-C 病理性降低

1.HDL-C 与动脉粥样硬化

血浆 HDL-C 浓度每降低 1%,可使冠心病(CHD)发生的危险升高 2%～3%,血浆 HDL-C 水平每升高 0.03 mmol/L(1 mg/dL),患 CHD 的危险性即降低 2%～3%,这种关系尤以女性为明显。绝经前女性 HDL-C 水平较高,与男性及绝经后女性相比 CHD 患病率低。

2.HDL-C 与高脂蛋白血症

高脂蛋白血症时,HDL-C 有病理性降低。Ⅰ型高脂蛋白血症,血脂测定 LDL-C、HDL-C 均降低,CHO 多正常,TG 极度升高,可达 11.3～45.2 mmol/L(1 000～4 000 mg/dL)。

3.家族遗传性低 HDL-C

即家族性低 α-脂蛋白血症,临床很常见,系常染色体显性遗传,其主要特征为血浆 HDL-C 水平低下,通常还合并血浆 TG 升高。

4.肝脏疾病

近年来特别值得注意的是肝脏疾病中 HDL-C 的改变。连续监测急性肝炎患者血浆中 HDL-C 胆固醇的水平,发现 HDL-C 水平与病程有关:在发病的第一周末,HDL-C 水平极度降低,脂蛋白电泳几乎检不出 α-脂蛋白带,此后随着病程的发展 HDL-C 逐渐升高直至正常。在病毒性肝炎和肝硬化患者,HDL-C 的降低主要表现为 HDL_3 的降低,HDL-C 的变化较少,而且 HDL_3 越低,预后越差,因此 HDL_3 水平可作为一个评估某些肝脏疾病患者功能状态及转归预后的一项参考指标。

5.其他

HDL-C 降低还可见于急性感染、糖尿病、慢性肾衰竭、肾病综合征等。β 受体阻滞剂、孕酮等药物也可导致 HDL-C 降低。

(三)血清 HDL-C 病理性增高

HDL-C 增加可见于慢性肝炎、原发性胆汁性肝硬化。有些药物如雌性激素、苯妥英钠、HMG-CoA 还原酶抑制剂、烟酸等可以使 HDL-C 升高。绝经的妇女常用雌激素做替代疗法有升高 HDL-C,降低 CHD 危险性的作用。

(陈　丽)

第四节　低密度脂蛋白检验

一、概述

(一)生化特性和病理生理

低密度脂蛋白(LDL)是富含胆固醇(CHO)的脂蛋白,其组成中 45% 为 CHO,其蛋白成分为 apoB-100。血浆中 LDL 来源有两个途径:一是由 VLDL 异化代谢转变;二是由肝脏合成、直接分泌入血。LDL 是在血液中由 VLDL 经过中间密度胆固醇(IDL)转化而来的。

LDL 的主要生理功能:将内源性 CHO 从肝脏运向周围组织细胞。在动脉内膜下沉积脂质,促进动脉粥样硬化形成。由于血浆中胆固醇大约 75% 以 LDL 的形式存在,所以可代表血浆胆固醇水平。

LDL 组成发生变化,形成小而密的 LDL(SLDL),易发生氧化修饰,形成氧化型 LDL(ox LDL-C)或称变性 LDL。清道夫受体对 ox LDL 的摄取和降解速度比 LDL 快 3～10 倍,与 ox LDL 的结合不受细胞内 CHO 浓度的影响,只有使胆固醇浓度升高的单向调节,而没有下调作用,且随着 ox LDL 氧化修饰程度的升高,动脉内膜和内皮细胞对 LDL 的摄取和降解也升高,

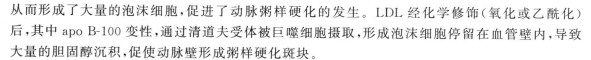

从而形成了大量的泡沫细胞,促进了动脉粥样硬化的发生。LDL 经化学修饰(氧化或乙酰化)后,其中 apo B-100 变性,通过清道夫受体被巨噬细胞摄取,形成泡沫细胞停留在血管壁内,导致大量的胆固醇沉积,促使动脉壁形成粥样硬化斑块。

(二)LDL-C 的检测

1.测定方法

匀相测定法:①增溶法(SOL);②表面活性剂法(SUR 法);③保护法(PRO);④过氧化氢酶法(CAT 法);⑤紫外法(CAL 法)。

基本原理如下:首先向标本中加入表面活性剂将非 LDL-C 的脂蛋白结构破坏,使其中所含 CHO 与相应的酶反应而消耗,其后加入第二试剂,试剂中的表面活性剂破坏留下 LDL-C 结构,使其中 CHO 得以和酶及显色剂反应而测得 LDL-C。

过去常通过弗里德瓦德公式计算法间接推算 LDL-C 的量。

$$LDL\text{-}C(mg/dL)=CHO-(HDL\text{-}C+TG/5)$$
$$LDL\text{-}C(mmol/L)=CHO-(HDL\text{-}C+TG/2.2)$$

按此公式计算求得 LDL-C 含量时,要求 CHO、HDL-C 和 TG 测定值必须准确,方法必须标准化,才能得到 LDL-C 的近似值;也有人在应用上述公式后再减去 Lp(a)中胆固醇值予以校正。弗里德瓦德公式只适用于 TG 小于 4.52 mmol/L 时。

稳定性:血清样本必须放在密闭容器中,在 2 ℃～4 ℃条件下可稳定 7 d。－70 ℃可稳定 30 d。

2.参考范围

LDL-C 水平随年龄增高而上升,青年与中年男性高于女性,更年期女性高于男性。中老年为 2.73～3.25 mmol/L(105～125 mg/dL)。

我国《血脂异常防治建议》提出的判断标准:理想范围<3.12 mmol/L(120 mg/dL);边缘升高3.15～3.61 mmol/L(121～139 mg/dL);升高>3.64 mmol/L(140 mg/dL)。

美国胆固醇教育计划(NCEP),成人治疗组第三次报告(ATPⅢ)提出的医学决定水平:理想水平<2.58 mmol/L(100 mg/dL);接近理想 2.58～3.33 mmol/L(100～129 mg/dL);边缘增高3.64～4.11 mmol/L(130～159 mg/dL);增高 4.13～4.88 mmol/L(160～189 mg/dL);很高≥4.91 mmol/L(≥190 mg/dL)。

3.检查指征

早期识别动脉粥样硬化的危险性,使用降脂药治疗过程中的监测反应。

二、LDL-C 升高常见原因

见表 10-3。

表 10-3　LDL-C 增高与降低常见原因

LDL-C 增高	LDL-C 降低
动脉粥样硬化	急性病(可下降 40%)
冠心病	无 β-脂蛋白血症
高脂蛋白血症	甲状腺功能亢进
甲状腺功能低下	消化吸收不良

续表

LDL-C 增高	LDL-C 降低
肾病综合征	营养不良
梗阻性黄疸	肝硬化
慢性肾衰竭	急性肿瘤

三、临床思路

见图 10-4。

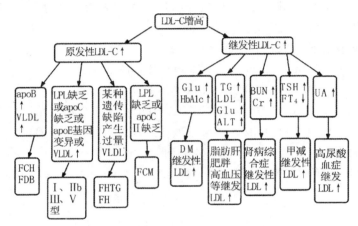

图 10-4　血清 LDL-C 测定临床思路图

(一)非疾病因素

1.饮食

高脂肪饮食会使血浆 LDL-C 增高,低脂肪饮食和运动可使其降低。

2.肥胖

肥胖者 LDL-C 常增高。

3.妊娠

妊娠早期开始缓慢升高,至妊娠后 3 个月时可高于基线的 50%,产后可恢复至原水平。

4.年龄与性别

成年人 LDL-C 逐渐升高,女性更年期后高于男性。

5.药物

如雄激素、β受体阻滞剂、环孢霉素、糖皮质激素都可使 LDL-C 升高,而使用雌激素和甲状腺素可使 LDL-C 下降。

(二)血浆 LDL-C 病理性增高

LDL-C 是所有血浆脂蛋白中首要的致动脉粥样硬化(AS)脂蛋白。已经证明,粥样硬化斑块中的 CHO 来自血液循环中的 LDL-C。LDL-C 致 AS 作用与其本身的一些特点有关,即 LDL-C 相对较小,能很快穿过动脉内膜层,经过氧化或其他化学修饰后的 LDL-C,具有更强的致 AS 作用。由于小颗粒 LDL-C 易被氧化,所以比大颗粒 LDL-C 更具致 AS 作用。

血浆 LDL-C 升高的原因是来源增多或分解减少,血中 LDL-C 是 CHO 的主要携带者,升高主要反映 CHO 增加,血中 LDL-C 上升已成为动脉粥样硬化重要的危险因素,故称为致动脉粥样硬化因子。

(三)血浆 LDL-C 病理性降低

Ⅲ型高脂蛋白血症特征性血浆脂蛋白谱改变如下:①VLDL 水平显著升高,包括大颗粒的 VLDL1 和小颗粒 VLDL2 均升高;②中间密度脂蛋白(IDL)也明显升高;③LDL 水平降低,但 LDL 的结构却有某种异常,主要表现为 LDL 中 TG 含量相对较多,其颗粒较小。LDL 这种结构改变与高甘油三酯血症时 LDL 结构变化类似,所以有人认为Ⅲ型高脂蛋白血症的 LDL 结构改变,可能与其同时存在的高甘油三酯血症有关,而 HDL 水平降低或无明显变化。

(陈　丽)

第十一章 红细胞检验

第一节 红细胞形态学检验

不同病因作用于红细胞发育成熟过程不同阶段,可致红细胞发生相应病理变化及形态学改变(大小、形状、染色及结构)。红细胞形态学检查结合 RBC、Hb 和 Hct 及其他参数综合分析,可为贫血等疾病诊断和鉴别诊断提供进一步检查线索。

一、检验原理

外周血涂片经瑞特-吉姆萨染色后,不同形态红细胞可显示各自形态学特点。选择红细胞分布均匀、染色良好、排列紧密但不重叠的区域,在显微镜下观察红细胞形态。

二、操作步骤

(1)采血、制备血涂片与染色。

(2)低倍镜观察:观察血涂片细胞分布和染色情况,找到红细胞分布均匀、染色效果好、排列紧密、但不重叠区域(一般在血涂片体尾交界处),转油镜观察。

(3)油镜观察:仔细观察红细胞形态(大小、形状、染色及结构)是否异常,同时浏览全片是否存在其他异常细胞或寄生虫。

三、方法评价

显微镜检查可直观识别红细胞形态,发现红细胞形态病理变化,目前仍无仪器可完全取代,也是仪器校准和检测复核方法。

四、质量管理

(一)血涂片制备及染色

应保证血涂片制备和染色效果良好。操作引起的常见红细胞形态异常的人为因素如下。

1.涂片不当

涂片不当可形成棘形红细胞、皱缩红细胞、红细胞缗钱状聚集。

2.玻片有油脂

玻片有油脂可见口形红细胞。

3.EDTA抗凝剂浓度过高或血液长时间放置

EDTA抗凝剂浓度过高或血液长时间放置可形成锯齿状红细胞。

4.涂片干燥过慢或固定液混有少许水分

涂片干燥过慢或固定液混有少许水分可形成面包圈形、口形、靶形红细胞。

5.涂片末端附近

涂片末端附近可形成与长轴方向一致假椭圆形红细胞。

6.染色不当

染色不当可形成嗜多色性红细胞。

(二)检验人员

检验人员必须有能力、有资格能识别血液细胞形态。

(三)油镜观察

油镜观察应注意浏览全片,尤其是血涂片边缘,观察是否存在其他异常细胞。

五、临床应用

(一)参考范围

正常成熟红细胞形态呈双凹圆盘状,大小均一,平均直径 7.2 μm(6.7～7.7 μm);瑞特-吉姆萨染色为淡粉红色,呈正色素性;向心性淡染,中央 1/3 为生理性淡染区;胞质内无异常结构;无核;可见少量变形或破碎红细胞。

(二)临床意义

正常形态红细胞(图 11-1):除了见于健康人,也可见于急性失血性贫血、部分再生障碍性贫血(aplastic anemia,AA)。

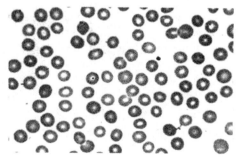

图 11-1　正常红细胞形态(瑞特-吉姆萨染色)

形态异常红细胞:如发现数量较多形态异常红细胞,在排除人为因素后,提示为病理改变。红细胞形态异常可分为大小、形状、染色(血红蛋白)、结构和排列等五大类。

1.红细胞大小异常

(1)小红细胞:指直径<6 μm 红细胞,出现较多染色浅、淡染区扩大的小红细胞(图 11-2),提示血红蛋白合成障碍。见于缺铁性贫血(iron deficiency anemia,IDA)、珠蛋白生成障碍性贫血。

遗传性球形红细胞增多症（hereditary spherocytosis，HS）的小红细胞内血红蛋白充盈度良好，甚至深染，中心淡染区消失。长期慢性感染性贫血为单纯小细胞性，即红细胞体积偏小，无淡染区扩大（小细胞正色素红细胞）。

（2）大红细胞：指直径大于 10 μm 红细胞（图 11-3），呈圆形（圆形大红细胞）或卵圆形（卵圆形大红细胞）。见于叶酸、维生素 B_{12} 缺乏所致巨幼细胞贫血（megaloblastic anemia，MA），为幼红细胞内 DNA 合成不足，不能按时分裂，脱核后形成大成熟的红细胞。也可见于溶血性贫血（hemolytic anemia，HA）和骨髓增生异常综合征（myelodysplastic syndrome，MDS）等。

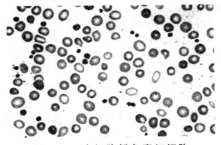

图 11-2　小细胞低色素红细胞

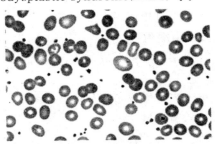

图 11-3　大红细胞和红细胞大小不均

（3）巨红细胞：指直径＞15 μm 红细胞（图 11-4）。见于 MA、MDS 血细胞发育不良时，后者甚至可见直径＞20 μm 超巨红细胞。

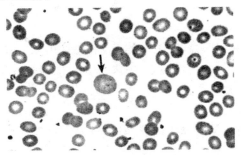

图 11-4　巨红细胞

（4）红细胞大小不均：指同一血涂片上红细胞之间直径相差 1 倍以上，由红细胞体积分布宽度（RDW）反映。见于贫血，MA 时尤为明显，与骨髓造血功能紊乱或造血监控功能减弱有关。

2.红细胞形状异常

（1）球形红细胞：红细胞直径＜6 μm，厚度＞2.6 μm，小球形，着色深，无中心淡染区，直径与厚度之比（正常为 3.4∶1）可减少至 2.4∶1 或更小（图 11-5），与红细胞膜结构异常致膜部分丢失有关，此类红细胞易于破坏或溶解。见于遗传性球形红细胞增多症（常大于 20%）、自身免疫性溶血性贫血和新生儿溶血病等。

（2）椭圆形红细胞：也称卵圆形红细胞，红细胞呈椭圆形、杆形或卵圆形，长度可大于宽度 3 倍，可达5∶1（图 11-6），形成与膜基因异常致细胞膜骨架蛋白异常有关，且只有成熟后才呈椭圆形，因此，仅在外周血见到，正常人外周血约占 1%。见于遗传性椭圆形红细胞增多症（hereditary elliptocytosis，HE）（常大于 25%，甚至达 75%）和巨幼细胞贫血（可达 25%）。

（3）泪滴形红细胞：红细胞泪滴样或梨状（图 11-7），可能因细胞内含 Heinz 小体或包涵体，或红细胞膜某一点被粘连而拉长，或制片不当所致。正常人偶见。见于骨髓纤维化、溶血性贫血和珠蛋白生成障碍性贫血等。

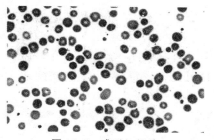

图 11-5 球形红细胞

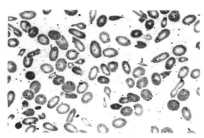

图 11-6 椭圆形红细胞

（4）口形红细胞:红细胞中心苍白区呈张口形（图11-8）,因膜异常使 Na$^+$ 通透性增加,细胞膜变硬,细胞脆性增加,生存时间缩短。正常人偶见（小于 4%）。见于遗传性口形红细胞增多症（hereditary stomatocytosis,HST）（常大于 10%）、小儿消化系统疾病所致的贫血、急性酒精中毒、某些溶血性贫血和肝病等。也可见于涂片不当,如血涂片干燥缓慢、玻片有油脂等。

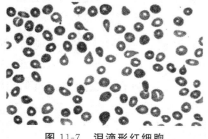

图 11-7 泪滴形红细胞

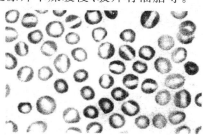

图 11-8 口形红细胞

（5）镰状红细胞:红细胞呈镰刀状、线条状或呈"L""S""V"形等（图11-9）,可能为缺氧使红细胞内 HbS 溶解度降低,形成长形或尖形结晶体,使胞膜变形。见于镰状红细胞病。血涂片中出现可能是脾、骨髓或其他脏器毛细血管缺氧所致。在新鲜血液内加入还原剂,如偏亚硫酸钠,然后制作涂片有利于镰状红细胞检查。

（6）靶形红细胞:比正常红细胞稍大且薄,中心染色较深,外围苍白,边缘又深染,呈靶状（图 11-10）。有的红细胞边缘深染区向中央延伸或相连成半岛状或柄状,形成不典型靶形红细胞。可能与红细胞内血红蛋白组合、结构变异及含量不足、分布不均有关,其生存时间仅为正常红细胞的 1/2 或更短。见于珠蛋白生成障碍性贫血（常大于 20%）、严重缺铁性贫血、某些血红蛋白病、肝病、阻塞性黄疸和脾切除后,也可见于血涂片制作后未及时干燥固定、EDTA 抗凝过量等。

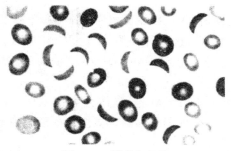

图 11-9 镰状红细胞

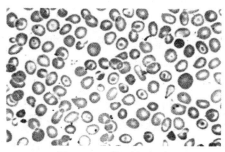

图 11-10 靶形红细胞

(7)棘形红细胞:红细胞表面有多个不规则针状或指状突起,突起长宽不一、外端钝圆、间距不等(图 11-11)。见于遗传性或获得性无 β-脂蛋白血症(可达 70%~80%)、脾切除后、酒精中毒性肝病、神经性厌食和甲状腺功能减退症等。

(8)刺红细胞:也称锯齿形红细胞,红细胞表面呈钝锯齿状,突起排列均匀、大小一致、外端较尖(图 11-12)。见于制片不当、高渗和红细胞内低钾等,也可见于尿毒症、丙酮酸激酶缺乏症、胃癌和出血性溃疡。

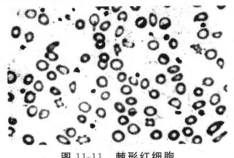
图 11-11　棘形红细胞

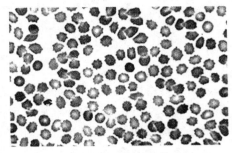
图 11-12　刺红细胞

(9)裂红细胞:也称为红细胞碎片或破碎红细胞。指红细胞大小不一,外形不规则,可呈盔形、三角形、扭转形(图 11-13),为红细胞通过管腔狭小的微血管所致。正常人血片中小于 2%。见于弥散性血管内凝血、创伤性心源性溶血性贫血、肾功能不全、微血管病性溶血性贫血、血栓性血小板减少性紫癜、严重烧伤和肾移植排斥时。

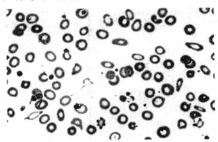
图 11-13　裂红细胞

(10)红细胞形态不整:指红细胞形态发生无规律变化,出现各种不规则的形状,如豆状、梨形、蝌蚪状、麦粒状和棍棒形等(图 11-14),可能与化学因素(如磷脂酰胆碱、胆固醇和丙氨酸)或物理因素有关。见于某些感染、严重贫血,尤其是 MA。

3.红细胞染色异常

(1)低色素性:红细胞生理性中心淡染区扩大,染色淡薄,为正细胞低色素红细胞或小细胞低色素红细胞,甚至仅细胞周边着色为环形红细胞(图 11-15),提示红细胞血红蛋白含量明显减少。见于缺铁性贫血、珠蛋白生成障碍性贫血、铁粒幼细胞性贫血(sideroblastic anemia,SA)和某些血红蛋白病等。

(2)高色素性:红细胞生理性中心淡染区消失,整个细胞染成红色,胞体大(图 11-16),提示红细胞血红蛋白含量增高,故 MCH 增高,见于 MA 和遗传性球形红细胞增多症。球形红细胞因厚度增加,也可呈高色素,其胞体小,故 MCH 不增高。

(3)嗜多色性:红细胞淡灰蓝色或灰红色,胞体偏大,属尚未完全成熟红细胞(图 11-17),因胞质内尚存少量嗜碱性物质 RNA,又有血红蛋白,故嗜多色性。正常人血片中为 0.5%～1.5%。见于骨髓红细胞造血功能活跃时,如溶血性贫血和急性失血。

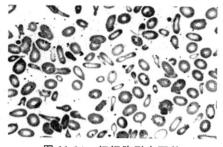

图 11-14　红细胞形态不整

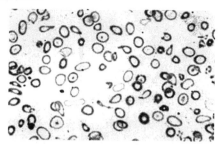

图 11-15　低色素性红细胞

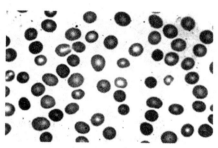

图 11-16　高色素性红细胞

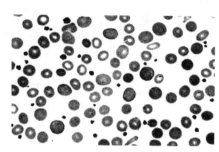

图 11-17　嗜多色性红细胞

(4)双相形红细胞:又称双形性红细胞。指同一血涂片上红细胞着色不一,出现 2 种或 2 种以上染色不一致红细胞,如同时出现小细胞低色素、正细胞正色素或大细胞高色素红细胞等,为血红蛋白充盈度偏离较大所致。见于铁粒幼细胞性贫血、输血后、营养性贫血、骨髓增生异常综合征。可通过血红蛋白分布宽度(hemoglobin distribution width,HDW)反映出来。

4.红细胞内出现异常结构

(1)嗜碱点彩红细胞:简称点彩红细胞(图 11-18),指在瑞特-吉姆萨染色条件下,红细胞质内出现大小形态不一、数量不等蓝色颗粒(变性核糖核酸)。形成原因:①重金属损伤细胞膜使嗜碱性物质凝集;②嗜碱性物质变性;③某些原因致血红蛋白合成过程中原卟啉与亚铁结合受阻。正常人甚少见(约 1/10 000)。见于铅中毒,为筛检指标;常作为慢性重金属中毒指标;也可见于贫血,表示骨髓造血功能旺盛。

(2)豪焦小体:又称染色质小体(图 11-19)。指红细胞胞质内含有 1 个或多个直径为 1～2 μm暗紫红色圆形小体,可能为核碎裂或溶解后残余部分。见于脾切除后、无脾症、脾萎缩、脾功能低下、红白血病和某些贫血,尤其是 MA。

(3)卡伯特环:指红细胞胞质中含紫红色细线圈状结构,环形或"8"字形(图 11-20)。可能为以下物质:①核膜残余物,表示核分裂异常;②纺锤体残余物;③胞质中脂蛋白变性,多出现在嗜多色性或嗜碱性点彩红细胞中,常伴豪焦小体。见于白血病、MA、铅中毒和脾切除后。

(4)帕彭海姆小体:指红细胞内铁颗粒,在瑞特-吉姆萨染色下呈蓝黑色颗粒,直径<1 μm。见于脾切除后和骨髓铁负荷过度等。

(5)寄生虫:感染疟原虫、微丝蚴、巴贝球虫和锥虫时,红细胞胞质内可见相应病原体(图 11-21)。

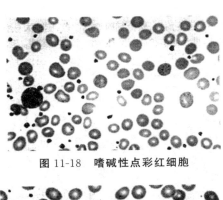

图 11-18　嗜碱性点彩红细胞

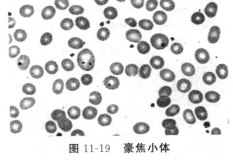

图 11-19　豪焦小体

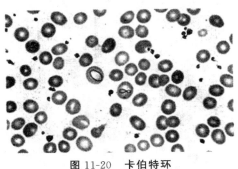

图 11-20　卡伯特环

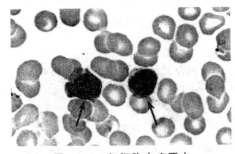

图 11-21　红细胞内疟原虫

5.红细胞排列异常

（1）缗钱状红细胞：当血浆中纤维蛋白原、球蛋白含量增高时，红细胞表面负电荷减低，红细胞间排斥力削弱，红细胞互相连接呈缗钱状（图 11-22）。见于多发性骨髓瘤等。

（2）红细胞凝集：红细胞出现聚集或凝集现象（图 11-23）。见于冷凝集素综合征和自身免疫性溶血性贫血等。

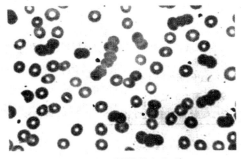

图 11-22　缗钱状红细胞

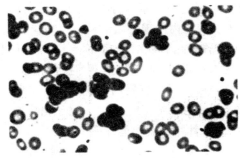

图 11-23　红细胞凝集

6.有核红细胞（nucleated erythrocyte，nucleated red blood cell，NRBC）

有核红细胞指血涂片中出现有核红细胞（图 11-24）。正常时，出生 1 周内新生儿外周血可见少量有核红细胞。如成年人出现，为病理现象，见于溶血性贫血（因骨髓红系代偿性增生和提前释放所致）、造血系统恶性肿瘤（如急、慢性白血病）或骨髓转移癌（因骨髓大量异常细胞排挤释放增多所致）、骨髓纤维化（因髓外造血所致）和脾切除后（因滤血监视功能丧失所致）。血涂片检查有助于发现和诊断疾病（表 11-1）。

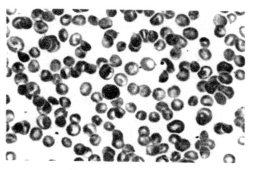

图 11-24　有核红细胞

表 11-1　血涂片检查有助于发现和诊断的疾病

血涂片发现	疾病
球形红细胞、多色素红细胞、红细胞凝集、吞噬红细胞增多	免疫性溶血性贫血
球形红细胞、多色素红细胞	遗传性球形红细胞增多症
椭圆形红细胞	遗传性椭圆形红细胞增多症
卵圆形红细胞	遗传性卵圆形红细胞增多症
靶形红细胞、球形红细胞	血红蛋白 C 病
镰状红细胞	血红蛋白 S 病
靶形红细胞、镰状红细胞	血红蛋白 SC 病
小红细胞、靶形红细胞、泪滴状红细胞、嗜碱点彩红细胞、其他异形红细胞	轻型珠蛋白生成障碍性贫血（地中海贫血）
小红细胞、靶形红细胞、嗜碱点彩红细胞、泪滴状红细胞、其他异形红细胞	重型珠蛋白生成障碍性贫血（地中海贫血）
小红细胞、低色素红细胞、无嗜碱点彩红细胞	缺铁性贫血
嗜碱点彩红细胞	铅中毒
大红细胞、卵圆形大红细胞、中性粒细胞分叶过多	叶酸或 B_{12} 缺乏症

（张文文）

第二节　红细胞计数检测

红细胞计数是测定单位容积血液中红细胞数量，是血液一般检验基本项目之一。检验方法有显微镜计数法和血液分析仪法，本节介绍显微镜计数法。

一、检测原理

采用红细胞稀释液将血液稀释后，充入改良牛鲍计数板，在高倍镜下计数中间大方格内四角及中央共 5 个中方格内红细胞数，再换算成单位体积血液中红细胞数。

红细胞计数常用稀释液有 3 种，其组成及作用见表 11-2。

表 11-2　红细胞稀释液组成及作用

稀释液	组成	作用	备注
Hayem 液	氯化钠,硫酸钠,氯化汞	维持等渗,提高比重,防止细胞粘连,防腐	高球蛋白血症时,易造成蛋白质沉淀而使红细胞凝集
甲醛枸橼酸钠盐水	氯化钠,枸橼酸钠,甲醛	维持等渗,抗凝,固定红细胞和防腐	
枸橼酸钠盐水	31.3 g/L 枸橼酸钠		遇自身凝集素高者,可使凝集的红细胞分散

二、操作步骤

显微镜计数法。①准备稀释液:在试管中加入红细胞稀释液;②采血和加血:准确采集末梢血或吸取新鲜静脉抗凝血加至稀释液中,立即混匀;③充池:准备计数板、充分混匀红细胞悬液、充池、室温静置一定时间待细胞下沉;④计数:高倍镜下计数中间大方格内四角及中央中方格内红细胞总数;⑤计算:换算成单位体积血液中红细胞数。

三、方法评价

显微镜红细胞计数法是传统方法,设备简单、试剂易得、费用低廉,适用于基层医疗单位和分散检测;缺点是操作费时,受器材质量、细胞分布及检验人员水平等因素影响,不易质量控制,精密度低于仪器法,不适用于临床大批量标本筛查。在严格规范操作条件下,显微镜红细胞计数是参考方法,用于血液分析仪的校准、质量控制和异常检测结果复核。

四、质量管理

(一)检验前管理

(1)器材:必须清洁、干燥。真空采血系统、血细胞计数板、专用盖玻片、微量吸管及玻璃刻度吸管等规格应符合要求或经过校正。

(2)生理因素:红细胞计数一天内变化为 4%,同一天上午 7 时最高,日间变化为 5.8%,月间变化为 5.0%。

(3)患者体位及状态:直立体位换成坐位 15 min 后采血,较仰卧位 15 min 后采血高 5%～15%;剧烈运动后立即采血可使红细胞计数值增高 10%。

(4)采血:应规范、顺利、准确,否则应重新采血。毛细血管血采集部位不得有水肿、发绀、冻疮或炎症;采血应迅速,以免血液出现小凝块致细胞减少或分布不均;针刺深度应适当(2～3 mm);不能过度挤压,以免混入组织液。静脉采血时静脉压迫应小于 1 min,超过 2 min 可使细胞计数值平均增高 10%。

(5)抗凝剂:采用 EDTA-K_2 作为抗凝剂,其浓度为 3.7～5.4 μmol/mL 血或 1.5～2.2 mg/mL血,血和抗凝剂量及比例应准确并充分混匀。标本应在采集后 4 h 内检测完毕。

(6)红细胞稀释液:应等渗、新鲜、无杂质微粒(应过滤),吸取量应准确。

(7)WHO 规定,如标本储存在冰箱内,检测前必须平衡至室温,并至少用手颠倒混匀 20 次。

(8)为避免稀释溶血和液体挥发浓缩,血液稀释后应在 1 h 内计数完毕。

（二）检验中管理

1.操作因素

（1）计数板使用：WHO推荐以"推式"法加盖玻片，以保证充液体积高度为 0.10 mm。

（2）充池：充池前应充分混匀细胞悬液，可适当用力振荡，但应防止气泡产生及剧烈振荡破坏红细胞；必须一次性充满计数室（以充满但不超过计数室台面与盖玻片之间的矩形边缘为宜），不能断续充液、满溢、不足或产生气泡，充池后不能移动或触碰盖玻片。

（3）计数域：血细胞在充入计数室后呈随机分布或 Poisson 分布，由此造成计数误差称为计数域误差，是每次充池后血细胞在计数室内分布不可能完全相同所致，属于偶然误差。扩大血细胞计数范围或数量可缩小这种误差。根据下述公式推断，欲将红细胞计数误差（CV）控制在 5% 以内，至少需要计数 400 个红细胞。

（4）计数：应逐格计数，按一定方向进行，对压线细胞应遵循"数上不数下、数左不数右"原则。

（5）红细胞在计数池中如分布不均，每个中方格之间相差超过 20 个，应重新充池计数。在参考范围内，2 次红细胞计数相差不得＞5%。

$$CV = \frac{s}{m} \times 100\% = \frac{1}{\sqrt{m}} \times 100\%$$

式中：s，标准差；m，红细胞多次计数的均值。

2.标本因素

（1）白细胞数量：WBC 在参考范围时，仅为红细胞的 1/1 000～1/ 500，对红细胞数量影响可忽略，但 WBC＞100×10^9/L 时，应校正计数结果：实际 RBC＝计数 RBC－WBC；或在高倍镜下计数时，不计白细胞（白细胞体积较成熟红细胞大，中央无凹陷，可隐约见到细胞核，无草黄色折光）。

（2）有核红细胞或网织红细胞：增生性贫血时，有核红细胞增多或网织红细胞提前大量释放时，可干扰红细胞计数。

（3）冷凝集素：可使红细胞凝集，造成红细胞计数假性减低。

3.室内质量控制（IQC）及室间质量评价（EQA）

血细胞显微镜计数法尚缺乏公认或成熟质量评价与考核方法，是根据误差理论设计的评价方法。

（1）双份计数标准差评价法：采用至少 10 个标本，每个均作双份计数，由每个标本双份计数之差计算标准差，差值如未超出 2 倍差值标准差范围，则认为结果可靠。

（2）国际通用评价法：可参考美国 1988 年临床实验室改进修正案（CLIA88）能力验证计划的允许总误差进行评价，通过计算靶值偏倚情况进行血细胞计数质量评价：质量标准＝靶值±允许总误差。允许总误差可以是百分数、固定值、组标准差（s）倍数。红细胞计数允许误差标准是计数结果在靶值±6% 以内。

五、临床应用

（一）红细胞增多

（1）严重呕吐、腹泻、大面积烧伤及晚期消化道肿瘤患者。多为脱水血液浓缩使血液中的有形成分相对地增多所致。

（2）心肺疾病：先天性心脏病、慢性肺脏疾病及慢性一氧化碳中毒等。因缺氧必须借助大量红细胞来维持供氧需要。

(3)干细胞疾病:真性红细胞增多症。

(二)红细胞减少

(1)急性或慢性失血。

(2)红细胞遭受物理、化学或生物因素破坏。

(3)缺乏造血因素、造血障碍和造血组织损伤。

(4)各种原因的血管内或血管外溶血。

（张文文）

第三节　网织红细胞计数检测

　　网织红细胞(reticulocyte,Ret,RET)是介于晚幼红细胞和成熟红细胞之间的尚未完全成熟的红细胞,因胞质中残留一定量的嗜碱性物质核糖核酸(RNA),经新亚甲蓝或煌焦油蓝等碱性染料活体染色后,RNA凝聚呈蓝黑色或蓝紫色颗粒,颗粒多时可连成线状或网状结构(图11-25)。RET在骨髓停留一段时间后释放入血,整个成熟时间约48 h。RET较成熟红细胞大,直径为8.0～9.5 μm。随着红细胞发育成熟,RNA逐渐减少至消失;RET网状结构越多,表示细胞越幼稚。国际血液学标准委员会(ICSH)据此将其分为Ⅰ～Ⅳ型(表11-3)。

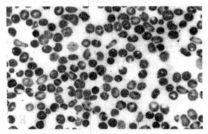

图11-25　网织红细胞

表11-3　网织红细胞分型及特征

分型	形态特征	正常存在部位
Ⅰ型(丝球型)	RNA呈线团样几乎充满红细胞	仅存在骨髓中
Ⅱ型(网型或花冠型)	RNA呈松散的线团样或网状	大量存在骨髓中,外周血很难见
Ⅲ型(破网型)	网状结构少,呈断线状或不规则枝状连接或排列	主要存在骨髓中,外周血可见少量
Ⅳ型(颗粒型或点粒型)	RNA呈分散的颗粒状或短丝状	主要存在外周血中

一、检测原理

RET检测方法有显微镜法、流式细胞术法和血液分析仪法。

(一)显微镜法

活体染料的碱性基团(带正电荷)可与网织红细胞嗜碱性物质RNA的磷酸基(带负电荷)结

合,使 RNA 间负电荷减少而发生凝缩,形成蓝色颗粒状、线状甚至网状结构。在油镜下计数一定量红细胞中 RET 数,换算成百分率。如同时做 RBC 计数,则可计算出 RET 绝对值。

显微镜法 RET 活体染色染料有灿烂煌焦油蓝(brilliant cresyl blue,又称灿烂甲酚蓝)、新亚甲蓝(new methylene blue,又称新次甲基蓝)和中性红等,其评价见表 11-4。

表 11-4　显微镜法 RET 活体染色染料评价

染料	评价
煌焦油蓝	普遍应用,溶解度低,易形成沉渣附着于红细胞表面,影响计数;易受 Heinz 小体和 HbH 包涵体干扰
新亚甲蓝	对 RNA 着色强且稳定,Hb 几乎不着色,利于计数。WHO 推荐使用
中性红	浓度低、背景清晰,网织颗粒鲜明,不受 Heinz 小体和 HbH 包涵体干扰

(二)流式细胞术(flow cytometry,FCM)法

RET 内 RNA 与碱性荧光染料(如派洛宁 Y、吖啶橙、噻唑橙等)结合后,用流式细胞仪或专用自动网织红细胞计数仪进行荧光细胞(RET)计数,同时报告 RET 绝对值。仪器还可根据荧光强度(RNA 含量)将 RET 分为强荧光强度(HFR)、中荧光强度(MFR)和弱荧光强度(LFR),计算出 RET 成熟指数(reticulocyte maturation index,RMI)。

$$RMI\% = \frac{HFR + MFR}{LFR} \times 100$$

二、操作步骤

显微镜法(试管法)。①加染液:在试管内加入染液数滴。②加血染色:加入新鲜全血数滴,立即混匀,室温放置一定时间(CLSI 推荐 3～10 min)。③制备涂片:取混匀染色血滴制成薄片,自然干燥。④观察:低倍镜下观察并选择红细胞分布均匀、染色效果好的部位。⑤计数:常规法,油镜下计数至少 1 000 红细胞数量中 RET 数;Miller 窥盘法,将 Miller 窥盘置于目镜内,分别计数窥盘小方格(A 区)内成熟红细胞数和大格内(B 区)RET 数。⑥计算算式如下。

$$常规法:RET\% = \frac{计数\,1\,000\,个成熟红细胞中网织红细胞数}{1\,000} \times 100$$

$$Miller\,窥盘法:RET\% = \frac{大方格内网织红细胞数}{小方格内红细胞数 \times 9} \times 100$$

$$RET\,绝对值(个/L) = \frac{红细胞数}{L} \times RET(\%)$$

三、方法评价

网织红细胞计数的方法评价见表 11-5。

四、质量管理

(一)检验前管理

1.染液

煌焦油蓝染液最佳浓度为 1%,在 100 mL 染液中加入 0.4 g 柠檬酸三钠,效果更好。应储存于棕色瓶,临用前过滤。WHO 推荐使用含 1.6% 草酸钾的 0.5% 新亚甲蓝染液。

表 11-5 网织红细胞计数方法评价

方法	优点	缺点
显微镜法	操作简便、成本低、形态直观。试管法重复性较好、易复查,为参考方法。建议淘汰玻片法	影响因素多、重复性差、操作烦琐
流式细胞术法	灵敏度、精密度高,适合批量检测	仪器贵、成本高,成熟红细胞易被污染而影响结果
血液分析仪法	灵敏度、精密度高,易标准化,参数多,适合批量检测	影响因素多,有核红细胞、镰状红细胞、巨大血小板、寄生虫等可致结果假性增高

2.标本因素

因 RET 在体外可继续成熟使数量逐渐减少,因此,标本采集后应及时处理。

3.器材和标本采集等要求

同红细胞计数。

(二)检验中管理

1.操作因素

(1)染色时间:室温低于 25 ℃时应适当延长染色时间或放置 37 ℃温箱内染色 8~10 min。标本染色后应及时检测,避免染料吸附增多致 RET 计数增高。

(2)染液与血液比例以 1:1 为宜,严重贫血者可适当增加血液量。

(3)使用 Miller 窥盘(ICSH 推荐):以缩小分布误差,提高计数精密度、准确度和速度。

(4)计数 RBC 数量:为控制 CV 为 10%,ICSH 建议根据 RET 数量确定所应计数 RBC 数量(表 11-6)。

表 11-6 ICSH:RET 计数 CV=10% 时需镜检计数 RBC 数量

RET(%)	计数 Miller 窥盘小方格内 RBC 数量	相当于缩视野法计数 RBC 数量
1~2	1 000	9 000
3~5	500	4 500
6~10	200	1 800
11~20	100	900

(5)CLSI 规定计数时应遵循"边缘原则",即数上不数下、数左不数右。如忽视此原则对同一样本计数时,常规法计数结果可比窥盘法高 30%。

2.标本因素

(1)ICSH 和 NCCLS 规定:以新亚甲蓝染液染色后,胞质内凡含有 2 个以上网织颗粒的无核红细胞计为 RET。

(2)注意与非特异干扰物鉴别:RET 为点状或网状结构,分布不均;HbH 包涵体为圆形小体,均匀散布在整个红细胞中,一般在孵育 10~60 min 后出现;Howell-Jolly 小体为规则、淡蓝色小体;Heinz 小体为不规则突起状、淡蓝色小体。

3.质控物

目前,多采用富含 RET 抗凝脐带血制备的质控品,通过定期考核检验人员对 RET 辨认水平进行 RET 手工法质量控制,但此法无法考核染色、制片等环节。CLSI 推荐 CPD 抗凝全血用于 RET 自动检测的质量控制物。

五、临床应用

(一)参考范围

参考范围见表 11-7。

表 11-7　网织红细胞参考范围

方法	人群	相对值(%)	绝对值(×10⁹/L)	LFR(%)	MFR(%)	HFR(%)
手工法	成年人、儿童	0.5～1.5	24～84			
	新生儿	3.0～6.0				
FCM	成年人	0.7±0.5	43.6±19.0	78.8±6.6	18.7±5.1	2.3±1.9

(二)临床意义

外周血网织红细胞检测是反映骨髓红系造血功能的重要指标。临床应用主要如下。

1.评价骨髓增生能力与判断贫血类型

(1)增高:表示骨髓红细胞造血功能旺盛,见于各种增生性贫血,尤其是溶血性贫血,RET 可达 6%～8%或 8%以上,急性溶血时可达 20%～50%或 50%以上;红系无效造血时,骨髓红系增生活跃,外周血 RET 则正常或轻度增高。

(2)减低:见于各种再生障碍性贫血、单纯红细胞再生障碍性贫血等。RET<1%或绝对值 <15×10⁹/L 为急性再生障碍性贫血的诊断指标。

通常,骨髓释放入外周血 RET 主要为 Ⅳ 型,在血液中 24 h 后成为成熟红细胞。增生性贫血时,幼稚 RET 提早进入外周血,需 2～3 d 后才成熟,即在血液停留时间延长,使 RET 计数结果高于实际水平,不能客观反映骨髓实际造血能力。因 RET 计数结果与贫血严重程度(Hct 水平)和 RET 成熟时间有关,采用网织红细胞生成指数(reticulocyte production index,RPI)可校正 RET 计数结果。

$$RPI = \frac{患者\ Hct}{正常\ Hct(0.45)} \times \frac{患者\ RET(\%)}{RET\ 成熟时间(d)}$$

Hct/RET 成熟时间(d)关系为:(0.39～0.45)/1,(0.34～0.38)/1.5,(0.24～0.33)/2.0,(0.15～0.23)/2.5 和<0.15/3.0。正常人 RPI 为 1;RPI<1 提示贫血为骨髓增生低下或红系成熟障碍所致;RPI>3 提示贫血为溶血或失血,骨髓代偿能力良好。

2.观察贫血疗效

缺铁性贫血或巨幼细胞贫血分别给予铁剂、维生素 B₁₂ 或叶酸治疗,2～3 d 后 RET 开始增高,7～10 d 达最高(10%左右),表明治疗有效,骨髓造血功能良好。反之,表明治疗无效,提示骨髓造血功能障碍。EPO 治疗后 RET 也可增高达 2 倍之多,8～10 d 后恢复正常。

3.放疗、化疗监测

放疗和化疗后造血恢复时,可见 RET 迅速、短暂增高。检测幼稚 RET 变化是监测骨髓恢复较敏感的指标,出现骨髓抑制时,HFR 和 MFR 首先降低,然后出现 RET 降低。停止放疗、化疗,如骨髓开始恢复造血功能,上述指标依次上升,可同时采用 RMI 监测,以适时调整治疗方案,避免造成骨髓严重抑制。

4.骨髓移植后监测骨髓造血功能恢复

骨髓移植后第 21 d,如 RET>15×10⁹/L,常表示无移植并发症。如 RET<15×10⁹/L 伴中性粒细胞和血小板增高,提示骨髓移植失败可能,此可作为反映骨髓移植功能良好指标,且不受感染影响。

（张文文）

第四节　血细胞比容检验

血细胞比容(hematocrit,Hct)又称红细胞压积(packed cell volume,PCV),是在规定条件下离心沉淀压紧红细胞在全血中所占体积比值。

一、检验原理

(一)微量法

一定量抗凝血液,经一定速度和时间离心沉淀后,计算压紧红细胞体积占全血容积的比例,即为血细胞比容。

(二)温氏法(Wintrobe 法)

温氏法与微量法同属离心沉淀法,微量法用高速离心,温氏法则为常量、中速离心。

(三)电阻抗法

电阻抗法为专用微量血细胞比容测定仪。根据血细胞相对于血浆为不良导体的特性,先用仪器测定标准红细胞含量的全血电阻抗值,再以参考方法测定其 Hct,计算出 Hct 与电阻抗值之间的数量关系(校正值),再利用待测标本测定电阻抗值间接算出标本 Hct。

(四)其他方法

放射性核素法、比重计法、折射仪法和黏度计法等。

二、操作步骤

微量法。①采血:常规采集静脉 EDTA-K₂ 抗凝血;②吸血:用虹吸法将血液吸入专用毛细管;③封口:将毛细管吸血端垂直插入密封胶封口;④离心:毛细管置于离心机,以一定相对离心力(relative centrifugal force,RCF)离心数分钟;⑤读数:取出毛细管,置于专用读数板中读数,或用刻度尺测量红细胞柱(以还原红细胞层表层的红细胞高度为准)、全血柱长度,计算两者比值即为血细胞比容。如Hct>0.5 时,须再离心 5 min。

三、方法评价

临床常用 Hct 检测方法评价见表 11-8。

四、质量管理

(一)检验前管理

(1)器材:应清洁干燥。CLSI 规定专用毛细管规格应符合要求[长为(75±0.5)mm,内径为

(1.155±0.085)mm,管壁厚度为 0.20 mm,允许误差为 0.18～0.23 mm,刻度清晰]。密封端口底必须平滑、整齐。离心机离心半径应＞8.0 cm,能在 30 s 内加速到最大转速,在转动圆周边相对离心力(RCF)为 10 000～15 000 g 时,转动 5 min,转盘温度不超过 45 ℃。

表 11-8　常用 Hct 检测方法评价

方法	优点	缺点
微量法	快速(5 min)、标本用量小、结果准确、重复性好,可批量检测。WHO 推荐参考方法	血浆残留少,需微量血液离心机
微量法(计算法)	ICSH(2003)推荐为候选参考方法,可常规用于 Hct 测定校准,Hct＝(离心 Hct－1.011 9)/0.973 6	需用参考方法测定全血 Hb 和压积红细胞 Hb 浓度。Hct＝全血 Hb/压积红细胞 Hb
温氏法	操作简单,无须特殊仪器,广泛应用	不能完全排除残留血浆,需单独采血,用血量大
血液分析仪法	简便、快速、精密度高,无须单独采血	需定期校正仪器
放射性核素法	准确性最高,曾被 ICSH 推荐为参考方法	操作烦琐,不适用于临床批量标本常规检测

(2)采血:空腹采血,以肝素或 EDTA-K$_2$ 干粉抗凝,以免影响红细胞形态和改变血容量。采血应顺利,静脉压迫时间超过 2 min 可致血液淤积和浓缩,最好不使用压脉带。应防止组织液渗入、溶血或血液凝固。

(3)CLSI 规定标本应储存在(22±4)℃,并在 6 h 内检测。

(二)检验中管理

1.操作因素

(1)注血:抗凝血在注入离心管前应反复轻微振荡,使 Hb 与氧充分接触;注入时应防止气泡产生。吸入血量在管长 2/3 处为宜;用优质橡皮泥封固(烧融封固法会破坏红细胞),确保密封。

(2)离心速度和时间:CLSI 和 WHO 建议微量法 RCF 为 10 000～15 000 g,RCF(g)＝1.118×有效离心半径(cm)×(r/min)^2。

(3)放置毛细管的沟槽应平坦,胶垫应富有弹性。一旦发生血液漏出,应清洁离心盘后重新测定。

(4)结果读取与分析:应将毛细管底部红细胞基底层与标准读数板基线(0 刻度线)重合,读取自还原红细胞层以下红细胞高度。同一标本 2 次测定结果之差不可＞0.015。

2.标本因素

(1)红细胞增多(症)、红细胞形态异常时(如小红细胞、椭圆形红细胞或镰状红细胞)可致血浆残留量增加,Hct 假性增高,WHO 建议这类标本离心时间应至少延长 3 min。

(2)溶血和红细胞自身凝集可使 Hct 假性降低。

(三)检验后管理

如离心后上层血浆有黄疸或溶血现象应予以报告,以便临床分析。必要时可参考 RBC、Hb 测定结果,以核对 Hct 测定值的可靠性。

五、临床应用

(一)参考范围

微量法:成年男性 0.380～0.508,成年女性 0.335～0.450。

(二)临床意义

(1)Hct 增高或降低:其临床意义见表 11-9。Hct 与 RBC、MCV 和血浆量有关。红细胞数量增多、血浆量降低或两者兼有可致 Hct 增高;反之 Hct 降低。

表 11-9 Hct 测定临床意义

Hct	原因
增高	血浆量减少:液体摄入不足、大量出汗、严重腹泻或呕吐、多尿、大面积烧伤
	红细胞增多:真性红细胞增多症、缺氧、肿瘤、EPO 增多
降低	血浆量增多:竞技运动员、妊娠、原发性醛固酮增多症、补液过多
	红细胞减少:各种原因的贫血、出血

(2)作为临床补液量参考:各种原因致机体脱水,Hct 均增高,补液时应监测 Hct,当 Hct 恢复正常时表示血容量得到纠正。

(3)用于贫血的形态学分类:计算红细胞平均体积和红细胞平均血红蛋白浓度。

(4)作为真性红细胞增多症的诊断指标:当 Hct>0.7,RBC 为 $(7\sim10)\times10^{12}/L$ 和 Hb>180 g/L时即可诊断。

(5)作为血液流变学指标:增高表明红细胞数量偏高,全血黏度增加。严重者表现为高黏滞综合征,易致微循环障碍、组织缺氧,故可辅助监测血栓前状态。

RBC、Hb、Hct 每个参数均可作为贫血或红细胞增多的初筛指标,由于临床产生贫血的原因不同,其红细胞数量、大小和形态改变各有特征,因此,必须联合检测和综合分析,才可获得更有价值的临床信息。

(张文文)

第五节　血红蛋白检测

血红蛋白(hemoglobin,Hb)为成熟红细胞主要成分,在人体中幼、晚幼红细胞和网织红细胞中合成,由血红素和珠蛋白组成结合蛋白质,相对分子质量为 64 458。每个 Hb 分子含有 4 条珠蛋白肽链,每条肽链结合 1 个亚铁血红素,形成具有四级空间结构四聚体。亚铁血红素无种属特异性,由 Fe^{2+} 和原卟啉组成。Fe^{2+} 位于原卟啉中心,有 6 个配位键,其中 4 个分别与原卟啉分子中 4 个吡咯 N 原子结合,第 5 个与珠蛋白肽链的 F 肽段第 8 个氨基酸(组氨酸)的咪唑基结合,第 6 个配位键能可逆地与 O_2 和 CO_2 结合。当某些强氧化剂将血红蛋白 Fe^{2+} 氧化成 Fe^{3+} 时,则失去携氧能力。珠蛋白具有种属特异性,其合成与氨基酸排列受独立的基因编码控制。每个珠蛋白分子由 2 条 α 类链与 2 条非 α 类链组成,非 α 类链包括 β、γ、δ、ε 等。人类不同时期血红蛋白的种类、肽链组成和比例不同(表 11-10)。

血红蛋白在红细胞中以多种状态存在。生理条件下,99%Hb 铁呈 Fe^{2+} 状态,称为还原血红蛋白(deoxyhemoglobin,reduced hemoglobin,Hbred);Fe^{2+} 状态的 Hb 可与 O_2 结合,称为氧合血红蛋白(oxyhemoglobin,HbO_2);如果 Fe^{2+} 被氧化成 Fe^{3+},称为高铁血红蛋白(methe-moglobin,MHb,Hi)。如第 6 个配位键被 CO 占据,则形成碳氧血红蛋白(carboxyhemoglobin,

HbCO），其比 O_2 的结合力高 240 倍；如被硫占据（在含苯肼和硫化氢的环境中）则形成硫化血红蛋白（sulfhemoglobin，SHb），这些统称为血红蛋白衍生物。

表 11-10　不同时期血红蛋白种类、肽链组成和比例

时期	种类	肽链	比例
胚胎时期	血红蛋白 Gower-1（Hb Gower-1）	$\xi_2\varepsilon_2$	
	血红蛋白 Gower-2（Hb Gower-2）	$\alpha_2\xi_2$	
	血红蛋白 Portland（Hb Portland）	$\xi_2\gamma_2$	
胎儿时期	胎儿血红蛋白（HbF）	$\alpha_2\gamma_2$	新生儿>70%，1 岁后<2%
成人时期	血红蛋白 A（HbA）	$\alpha_2\beta_2$	90%以上
	血红蛋白 A2（HbA2）	$\alpha_2\delta_2$	2%～3%
	胎儿血红蛋白（HbF）	$\alpha_2\gamma_2$	<2%

Hb 测定方法有多种，现多采用比色法，常用方法有氰化高铁血红蛋白（hemiglobincvanide，HiCN）测定法、十二烷基硫酸钠血红蛋白（sodium dodecyl sulfate hemoglobin，SDS-Hb）测定法、叠氮高铁血红蛋白（hemiglobin azide，HiN_3）测定法、碱羟高铁血红素（alkaline heamatindetergent，AHD_{575}）测定法和溴代十六烷基三甲胺（CTAB）血红蛋白测定法等。HiCN 测定法为目前最常用 Hb 测定方法，1966 年，国际血液学标准化委员会（International Council for Standardization in Haematology，ICSH）推荐其作为 Hb 测定标准方法。1978 年，国际临床化学联合会（International Federation of Clinical Chemistry，IFCC）和国际病理学会（International Academy of Pathology，IAP）联合发表的国际性文件中重申了 HiCN 法。HiCN 法也是 WHO 和 ICSH 推荐的 Hb 测定参考方法。本节重点介绍 HiCN 测定法。

一、检测原理

HiCN 法是在 HiCN 转化液中，红细胞被溶血剂破坏后，高铁氰化钾可将各种血红蛋白（SHb 除外）氧化为高铁血红蛋白（Hi），Hi 与氰化钾中 CN-结合生成棕红色氰化高铁血红蛋白（HiCN）。HiCN 最大吸收峰为 540 nm。在特定条件下，毫摩尔吸收系数为 44 L/(mmol·cm)，根据测得吸光度，利用毫摩尔吸收系数计算或根据 HiCN 参考液制作标准曲线，即可求得待测标本血红蛋白浓度。

HiCN 转化液有多种，较为经典的有都氏液和文-齐液。WHO 和我国卫生行业标准 WS/T341-2011《血红蛋白测定参考方法》推荐使用文-齐液。血红蛋白转化液成分与作用见表 11-11。

表 11-11　血红蛋白转化液成分与作用

稀释液	试剂成分	作用
都氏液	$K_3Fe(CN)_6$、KCN	形成 HiCN
	$NaHCO_3$	碱性，防止高球蛋白致标本浑浊
文-齐液	$K_3Fe(CN)_6$、KCN	形成 HiCN
	非离子型表面活性剂	溶解红细胞、游离 Hb，防止标本浑浊
	KH_2PO_4（无水）	维持 pH 在 7.2±0.2，防止高球蛋白致标本浑浊

二、操作步骤

(一)直接测定法

(1)加转化液:在试管内加入 HiCN 转化液。

(2)采血与转化:取全血加入试管底部,与转化液充分混匀,静置一定时间。

(3)测定吸光度:用符合 WHO 标准的分光光度计,波长 540 nm、光径 1.000 cm,以 HiCN 试剂调零,测定标本吸光度。

(4)计算:换算成单位体积血液内血红蛋白浓度。

(二)参考液比色测定法

如无符合 WHO 标准分光光度计,则采用此法。

(1)按直接测定法(1)~(3)步骤测定标本吸光度。

(2)制作 HiCN 参考液标准曲线:将 HiCN 参考液倍比稀释成多种浓度的 Hb 液,按标本测定条件分别测定吸光度,绘制标准曲线。通过标准曲线查出待测标本 Hb 浓度。

三、方法评价

血红蛋白测定方法评价见表 11-12。

表 11-12　血红蛋白测定方法评价

方法	优点	缺点
HiCN	操作简便、快速,除 SHb 外均可被转化,显色稳定;试剂及参考品易保存,便于质量控制;已知吸收系数,为参考方法。测定波长 540 nm	KCN 有剧毒;高白细胞和高球蛋白可致浑浊;HbCO 转化慢
SDS-Hb	试剂无公害,操作简便,呈色稳定,准确度和精密度高,为次选方法。测定波长 538 nm	SDS-Hb 消光系数未确定,标准曲线制备或仪器校正依赖 HiCN 法;SDS 质量差异性大;SDS 溶血性强,破坏白细胞,不适于溶血后同时计数 WBC
HiN₃	显色快且稳定,准确度和精密度较高,试剂毒性低(为 HiCN 法的 1/7)。测定波长 542 nm	HbCO 转化慢;试剂有毒
AHD₅₇₅	试剂简单无毒,显色稳定。准确度和精密度较高。以氯化血红素作标准品,不依赖 HiCN 法。测定波长 575 nm	测定波长 575 nm,不便于自动化分析;采用氯化血红素作标准品纯度达不到标准
CTAB	溶血性强,但不破坏白细胞	精密度和准确度较上法略低

四、质量管理

(一)检验前管理

1.器材

(1)分光光度计校准:分光光度计波长、吸光度、灵敏度、稳定性、线性和准确度均应校正。波长:误差 $<\pm 1$ nm;杂光影响仪器线性、灵敏度和准确性,应采用镨钕滤光片校正;杂光水平控制在 1.5% 以下;HiCN 参考品法:$A_{\lambda 540\,nm}/A_{\lambda 504\,nm}=1.590\sim 1.630$。

(2)比色杯光径 1.000 cm,允许误差为 $\leqslant \pm 0.5\%$,用 HiCN 试剂作空白,波长为 $710\sim 800$ nm,吸光度应 HiCN <0.002。

（3）微量吸管及玻璃刻度吸管规格应符合要求或经校正。

（4）制作标准曲线或标定 K 值：每更换 1 次转化液或仪器使用一段时间后应重新制作标准曲线或标定 K 值。

2.试剂

（1）HiCN 转化液：应使用非去离子蒸馏水配制，pH 为 7.0～7.4，滤纸过滤后 $A_{10\ mm}^{\lambda 540\ nm}$ ＜0.001；用有塞棕色硼硅玻璃瓶避光储存于 4 ℃～10 ℃，储存在塑料瓶可致 CN-丢失，冰冻保存可因结冰致高铁氰化钾还原失效；变绿或浑浊不能使用；Hb（除 SHb 和 HbCO 外）应在 5 min 内完全转化；配制试剂应严格按照剧毒品管理程序操作。

（2）HiCN 参考液（标准液）：纯度应符合 ICSH 规定的扫描图形，即在 450～750 nm 波长范围，吸收光谱应符合波峰在 540 nm、波谷在 504 nm、$A_{\lambda 540\ nm}/A_{\lambda 504\ nm}$ 为 1.590～1.630 和 $A_{\lambda 750\ nm}$≤0.003；无菌试验（普通和厌氧培养）阴性；精密度 CV≤0.5%；准确度：以 WHO 和 HiCN 参考品为标准，测定值与标示值之差≤±0.5%；稳定性：3 年内不变质、测定值不变；棕色瓶分装，每支不少于 10 mL；在有效期内 $A_{\lambda 540\ nm}/A_{\lambda 504\ nm}$ 为 1.590～1.630。

（3）HiCN 工作参考液：测定值与标定值之差≤±1%。其他要求同参考液。

（4）溶血液：以参考液为标准，随机抽取 10 支测定，其精密度（CV）小于 1%；准确度测定值与标示值误差≤±1%；稳定 1 年以上，每支不少于 0.5 mL，包装密封好；其纯度标准达到 HiCN 工作参考液。

3.其他

标本采集等要求同红细胞计数。临床实验室标准委员会（CLSI）推荐采用 EDTA 抗凝静脉血。

（二）检验中管理

1.标本因素

（1）血浆中脂质或蛋白质（异常球蛋白）含量增高、WBC＞20×10⁹/L、PLT＞700×10⁹/L、HbCO 增高，因浊度增加引起血红蛋白假性增高。因白细胞过多引起的浑浊，可离心后取上清液比色；如为球蛋白异常增高所致，可向转化液中加入少许固体 NaCl（约为 0.25 g）或 K_2CO_3（约为 0.1 g），混匀后可使溶液澄清。

（2）HbCO 转化为 HiCN 的速度较慢，可达数小时，加大试剂中 $K_3Fe(CN)_6$ 的用量（×5），转化时间可为 5 min，且不影响检测结果。

2.其他

（1）转化液稀释倍数应准确。

（2）红细胞应充分溶解。

（3）应定期检查标准曲线和换算常数 K。

3.IQC 及 EQA

（1）国际通用评价方法：血红蛋白允许总误差是靶值±7%。

（2）质量控制物：枸橼酸-枸橼酸钠-葡萄糖（acid citrate dextrose，ACD）抗凝全血质控物可用于多项血细胞参数的质量控制；醛化半固定红细胞可用于红细胞和血红蛋白质量控制；溶血液、冻干全血可用于单项血红蛋白质量控制。其中，定值溶血液适用于手工法血红蛋白质量控制。

（三）检验后管理

1.标本因素

某些因素可影响检测结果,如大量失血早期,主要是全身血容量减少,而血液浓度改变很少,红细胞和血红蛋白检测结果很难反映贫血存在。如各种原因所致脱水或水潴留,影响血浆容量,造成血液浓缩或稀释,红细胞和血红蛋白检测结果增加或减少,影响临床判断。

2.废液处理

检测完毕后,将废液集中于广口瓶中,以水1:1稀释废液,再向每升稀释废液中加入35 mL次氯酸钠溶液(或40 mL84消毒液),混匀后敞开容器口放置15 h以上才能进一步处理。HiCN废液不能与酸性溶液混合,因氰化钾遇酸可产生剧毒的氢氰酸气体。

五、临床应用

（一）参考范围

红细胞及血红蛋白参考范围见表11-13。

表 11-13　红细胞及血红蛋白参考范围

人群	RBC($\times 10^{12}$/L)	Hb(g/L)
成年男性	4.09～5.74	131～172
成年女性	3.68～5.13	113～151
新生儿	5.2～6.4	180～190
婴儿	4.0～4.3	110～120
儿童	4.0～4.5	120～140
老年男性（>70岁）		94～122
老年女性（>70岁）		87～112

（二）临床意义

血红蛋白测定与红细胞计数临床意义相似,但某些贫血两者减少程度可不一致;红细胞计数可判断红细胞减少症和红细胞增多症,判断贫血程度时血红蛋白测定优于红细胞计数。因此,两者同时测定更具临床应用价值。

1.生理变化

(1)生理性增高:见于机体缺氧状态,如高原生活、剧烈体力活动等;肾上腺素增高,如冲动、兴奋和恐惧等情绪波动;长期重度吸烟;雄激素增高(如成年男性高于女性);日内上午7时最高;静脉压迫时间>2 min增高10%;毛细血管血比静脉血高10%～15%;应用毛果芸香碱、钴、肾上腺素、糖皮质激素药物等,红细胞一过性增高。

(2)生理性减低:见于生理性贫血,如6个月到2岁婴幼儿为造血原料相对不足所致,老年人为造血功能减退所致,孕妇为血容量增加、血液稀释所致;长期饮酒约减少5%。生理因素影响与同年龄、性别人群的参考范围相比,一般波动在±20%以内。

2.病理性变化

(1)病理性增高:成年男性RBC>6.0×10^{12}/L,Hb>170 g/L;成年女性RBC>6.5×10^{12}/L,Hb>160 g/L为红细胞和血红蛋白增高。①相对增高:见于呕吐、高热、腹泻、多尿、多汗、水摄入严重不足和大面积烧伤等因素造成暂时性血液浓缩。②继发性增高:见于缺氧所致EPO代偿性增高疾病,如慢性心肺疾病、异常血红蛋白病和肾上腺皮质功能亢进等;病理性 EPO 增高疾病,如肾癌、肝细胞癌、卵巢癌、子宫肌瘤和肾积水等。③原发性增高:见于真性红细胞增多症和良性家族性红细胞增多症等。

(2)病理性减低:各种病理因素所致红细胞、血红蛋白、血细胞比容低于参考范围下限,称为贫血。贫血诊断标准见(表 11-14)。根据病因和发病机制贫血可分为三大类(表 11-15)。此外,某些药物可致红细胞数量减少引起药物性贫血。

表 11-14　贫血诊断标准(海平面条件)

	Hb(g/L)	Hct	RBC($\times 10^{12}$/L)
成年男性	120	0.40	4.0
成年女性	110(孕妇低于 100)	0.35	3.5
出生 10 d 以内新生儿	145		
1 月以上婴儿	90		
4 月以上婴儿	100		
6 个月至 6 岁儿童	110		
6～14 岁儿童	120		

表 11-15　根据病因及发病机制贫血分类

病因及发病机制	常见疾病
红细胞生成减少	
骨髓造血功能障碍	
干细胞增殖分化障碍	再生障碍性贫血,单纯红细胞再生障碍性贫血,急性造血功能停滞,骨髓增生异常综合征等
骨髓被异常组织侵害	骨髓病性贫血,如白血病、多发性骨髓瘤、骨髓纤维化、骨髓转移癌等
骨髓造血功能低下	继发性贫血,如肾病、肝病、慢性感染性疾病、内分泌疾病等
造血物质缺乏或利用障碍	
铁缺乏或铁利用障碍	缺铁性贫血,铁粒幼细胞性贫血等
维生素 B_{12} 或叶酸缺乏	巨幼细胞贫血等
红细胞破坏过多	
红细胞内在缺陷	
红细胞膜异常	遗传性球形、椭圆形、口形红细胞增多症,PNH
红细胞酶异常	葡萄糖-6-磷酸脱氢酶缺乏症,丙酮酸激酶缺乏症等
血红蛋白异常	珠蛋白生成障碍性贫血,异常血红蛋白病,不稳定血红蛋白病
红细胞外在异常	
免疫溶血因素	自身免疫性,新生儿同种免疫性,药物诱发,血型不合输血等
理化感染等因素	微血管病性溶血性贫血,化学物质、药物、物理、生物因素所致溶血
其他	脾功能亢进
红细胞丢失增加	
急性失血	大手术,严重外伤,脾破裂,异位妊娠破裂等
慢性失血	月经量多,寄生虫感染(钩虫病),痔疮等

红细胞计数和血红蛋白测定的医学决定水平：当 RBC＞6.8×10^{12}应采取治疗措施；RBC＜3.5×10^{12}/L为诊断贫血界限。临床上，常以血红蛋白量判断贫血程度，Hb＜120 g/L（女性 Hb＜110 g/L）为轻度贫血；Hb＜90 g/L为中度贫血；Hb＜60 g/L 为重度贫血；Hb＜30 g/L为极重度贫血；当 RBC＜1.5×10^{12}/L，Hb＜45 g/L时，应考虑输血。

（张文文）

第六节　红细胞沉降率检测

红细胞沉降率（erythrocyte sedimentation rate，ESR）简称血沉，是指在一定条件下，离体抗凝血在静置过程中，红细胞自然下沉的速率。红细胞膜表面唾液酸带负电荷，可在红细胞表面形成 Zeta 电位，彼此相互排斥，形成 25 nm 间距，因此，具有一定悬浮流动性，下沉缓慢。红细胞下沉过程分为 3 个时段。①红细胞缗钱状聚集期：约需 10 min；②红细胞快速沉降期：约 40 min；③红细胞堆积期：约需 10 min。此期红细胞下降缓慢，逐渐紧密堆积于容器底部。

一、检测原理

（一）魏氏法

将枸橼酸钠抗凝血置于特制刻度血沉管内，垂直立于室温中，因红细胞比重大于血浆，在离体抗凝血中能克服血浆阻力下沉。1 h 时读取红细胞上层血浆的高度值（mm/h），即代表红细胞沉降率。

（二）自动血沉仪法

根据红细胞下沉过程中血浆浊度的改变，采用光电比浊、红外线扫描或摄影法动态检测红细胞下沉各个时段红细胞与血浆界面处血浆的透光度。微电脑显示并自动打印血沉结果以及红细胞下沉高度（H）与对应时间（t）的 H-t 曲线。

二、操作步骤

（一）魏氏法

1.采血

采集 1∶4 枸橼酸钠抗凝静脉血。

2.吸血

用魏氏血沉管吸取充分混匀的抗凝血。

3.直立血沉管

将血沉管垂直立于血沉架，室温静置。

4.读数

1 h 时准确读取红细胞下沉后上层血浆的高度值（mm/h），即为 ESR。

（二）自动血沉仪法

目前临床广泛应用的自动血沉仪主要有两种类型。

1.温氏法血沉仪

采用温氏法塑料血沉管测定1:4枸橼酸钠抗凝静脉血。仪器每45 s扫描1次,30 min后报告温氏法和换算后的魏氏法两种结果;并打印H-t曲线。

2.魏氏法血沉仪

1:4枸橼酸钠抗凝静脉血放入测定室后,仪器自动定时摄像或用红外线扫描。将红细胞下沉过程中血浆浊度变化进行数字转换,1 h后根据成像情况及数字改变计算血浆段高度,经数据处理报告魏氏法血沉结果(mm/h)。

三、方法评价

(一)魏氏法

魏氏法为传统手工法,也是ICSH推荐的参考方法。ICSH、CLSI以及WHO均有血沉检测标准化文件。ICSH(1993年)和CLSI H2-A4(2000年)方法,均以魏氏法为基础,对血沉测定参考方法或标准化方法制定操作规程,对血沉管规格、抗凝剂使用、血液标本制备和检测方法等重新做了严格规定。魏氏法操作简便,只反映血沉终点变化,耗时、易造成污染、缺乏特异性,一次性血沉测定器材成本高、质量难以保证。温氏法则按Hct测定方法要求采血,通过血沉方程K值计算,克服了贫血对结果影响,多用于血液流变学检查。

(二)自动血沉仪法

操作简单,可动态检测血沉全过程,且自动、微量、快速、重复性好、不受环境温度影响,适于急诊患者。温氏法血沉仪测试时将血沉管倾斜,势必造成人为误差。CLSI建议血沉仪法可采用EDTA抗凝血,即可与血液分析仪共用1份抗凝血标本,并采用密闭式采血系统,但尚未广泛应用。

四、质量管理

(一)检验前

1.生理因素

患者检查前应控制饮食,避免一过性高脂血症使ESR加快。

2.药物影响

输注葡萄糖、白明胶和聚乙烯吡咯烷酮等,2 d内不宜做ESR检验。

3.标本因素

静脉采血应在30 s内完成,不得有凝血、溶血、气泡,不能混入消毒液;枸橼酸钠(0.109 mmol/L,AR级)应新鲜配制(4 ℃保存1周),与血液之比为1:4,混匀充分;标本室温下放置小于4 h,4 ℃保存小于12 h,测定前应置室温平衡至少15 min(CLSI建议)。

4.器材

应清洁干燥。魏氏血沉管应符合ICSH规定标准,即:管长(300.0±1.5) mm;两端相通,端口平滑;表面自上而下刻有规范的0~200 mm刻度,最小分度值为1 mm(误差≤0.02 mm);管内径为(2.55±0.15) mm,内径均匀误差≤0.05 mm。

(二)检验中

1.操作因素

(1)吸血:吸血量应准确,避免产生气泡。

（2）血沉管装置：严格垂直(CLSI规定倾斜不能超过2°)、平稳放置，并防止血液外漏。如血沉管倾斜，血浆沿一侧管壁上升，红细胞则沿另一侧管壁下沉，受到血浆逆阻力减小，下沉加快（倾斜3°，ESR可增加30%）。

（3）测定温度：要求为18 ℃～25 ℃，室温过高应查血沉温度表校正结果，室温低于18 ℃应放置20 ℃恒温箱内测定。

（4）测定环境：血沉架应避免直接光照、移动和振动。

（5）测定时间：严格控制在(60±1)分钟读数。

（6）质控方法：ICSH规定ESR测定参考方法的质控标本为EDTA抗凝静脉血，Hct≤0.35，血沉值在15～105 mm/h，测定前至少颠倒混匀12次（CLSI推荐），按"常规工作方法"同时进行测定。用参考方法测定其95%置信区间应控制在误差小于±0.5 mm/h。

2.标本因素

（1）血浆因素：与血浆蛋白质成分及比例有关，使血沉加快的主要因素是带正电荷大分子蛋白质，其削弱红细胞表面所带负电荷，使红细胞发生缗钱状聚集，红细胞总表面积减少，受到血浆逆阻力减小，且成团红细胞质量超过了血浆阻力，因而下沉。带负电荷小分子蛋白质作用则相反。

（2）红细胞因素：包括红细胞数量、大小、厚度和形态等。总之，血浆因素对血沉影响较大，红细胞因素影响较小。影响血沉的因素见表11-16。

表 11-16　影响血沉测定结果血浆和红细胞因素

内在因素	影响因素
血浆	
ESR 增快	①纤维蛋白原(作用最强)，异常克隆性免疫球蛋白，γ、α、β球蛋白和急性时相反应蛋白(α_1-AT、α_2-M、Fg)等；②胆固醇和甘油三酯等；③某些病毒、细菌、代谢产物、药物(输注葡萄糖、白明胶、聚乙烯吡咯烷酮等)和抗原抗体复合物
ESR 减慢	清蛋白、磷脂酰胆碱和糖蛋白等
红细胞	
数量减少	表面积减少，血浆阻力减小，ESR 增快
数量增多	表面积增多，血浆阻力增大，ESR 减慢
形态异常	①球形、镰状红细胞增多或大小不均，不易形成缗钱状，表面积增大，ESR 减慢；②靶形红细胞增多，红细胞直径大、薄，易形成缗钱状，表面积减小，ESR 增快

（三）检验后

因血沉变化大多数由血浆蛋白质变化所致，这种变化对血沉影响持续。因此，复查血沉的时间至少应间隔1周。

五、临床应用

（一）参考范围

魏氏法：成年男性＜15 mm/h，成年女性＜20 mm/h。

（二）临床意义

ESR用于疾病诊断缺乏特异性，也不能作为健康人群筛检指标，但用于某些疾病活动情况

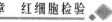

监测、疗效判断和鉴别诊断具有一定参考价值。

1.生理性加快

(1)年龄与性别：新生儿因纤维蛋白原含量低而红细胞数量较多,血沉较慢(≤2 mm/h)。12岁以下儿童因生理性贫血血沉稍快,但无性别差异。成年人,尤其50岁后,纤维蛋白原含量逐渐升高,血沉增快,且女性高于男性(女性平均5年递增2.8 mm/h,男性递增0.85 mm/h)。

(2)女性月经期：子宫内膜损伤及出血,纤维蛋白原增加,血沉较平时略快。

(3)妊娠与分娩：妊娠期3个月直至分娩3周后,因贫血、纤维蛋白原增加、胎盘剥离和产伤等影响,血沉加快。

2.病理性加快

病理性血沉加快临床意义见表11-17。因白细胞直接受细菌毒素、组织分解产物等影响,其变化出现早,对急性炎症诊断及疗效观察更有临床价值。血沉多继发于急性时相反应蛋白增多的影响,出现相对较晚,故ESR用于慢性炎症观察,如结核病、风湿病活动性动态观察或疗效判断更有价值。

表 11-17　病理性血沉加快临床意义

疾病	临床意义
感染及炎症	急性炎症,血液中急性时相反应蛋白(α_1-AT、α_2-M、CRP、Tf、Fg等)增高所致,为最常见原因。慢性炎症(结核病、风湿病、结缔组织炎症等)活动期增高,病情好转时减慢,非活动期正常,ESR监测可动态观察病情
组织损伤	严重创伤和大手术、心肌梗死(为发病早期特征之一),与组织损伤所产生蛋白质分解产物增多和心肌梗死后3~4 d急性时相反应蛋白增多有关
恶性肿瘤	与α_2-巨球蛋白、纤维蛋白原、肿瘤组织坏死、感染和贫血有关
自身免疫性疾病	与热休克蛋白增多有关。ESR与CRP、RF和ANA测定具有相似灵敏度
高球蛋白血症	与免疫球蛋白增多有关,如多发性骨髓瘤、肝硬化、巨球蛋白血症、系统性红斑狼疮、慢性肾炎等
高脂血症	与甘油三酯、胆固醇增多有关,如动脉粥样硬化、糖尿病和黏液水肿等
贫血	与红细胞减少受血浆阻力减小有关

3.血沉减慢

血沉减慢一般无临床意义。见于低纤维蛋白原血症、充血性心力衰竭、真性红细胞增多症和红细胞形态异常(如红细胞球形、镰状和异形)。

(张文文)

第七节　红细胞平均指数检测

红细胞平均指数(值)包括平均红细胞体积、平均红细胞血红蛋白含量、平均红细胞血红蛋白浓度3项指标,是依据RBC、Hb、Hct三个参数间接计算出来的,能较深入地反映红细胞内在特征,为贫血鉴别诊断提供更多线索。

一、检测原理

对同一抗凝血标本同时进行 RBC、Hb 和 Hct 测定,再按下列公式计算 3 种红细胞平均指数。

(一)平均红细胞体积

平均红细胞体积(mean corpuscular volume,MCV)是指红细胞群体中单个红细胞体积的平均值。单位:飞升(fL,1 fL = 10^{-15} L)。

$$MCV = \frac{Hct}{RBC} \times 10^{15} \, (fL)$$

(二)平均红细胞血红蛋白含量

平均红细胞血红蛋白含量(mean corpuscular hemoglobin,MCH)是指红细胞群体中单个红细胞血红蛋白含量的平均值。单位:皮克(pg,1 pg = 10^{-12} g)。

$$MCH = \frac{Hb}{RBC} \times 10^{12} \, (pg)$$

(三)平均红细胞血红蛋白浓度

平均红细胞血红蛋白浓度(mean corpuscular hemoglobin concentration,MCHC)是指红细胞群体中单个(全部)红细胞血红蛋白含量的平均值。单位:g/L。

$$MCHC = \frac{Hb}{Hct} \, (g/L)$$

二、方法评价

手工法红细胞平均指数测定不需特殊仪器,但计算费时,又易出错。

三、质量管理

红细胞平均指数是根据 RBC、Hb、Hct 结果演算而来,其准确性受此三个参数的影响,因此,必须采用同一抗凝血标本同时测定 RBC、Hb 和 Hct。此外,红细胞平均值只表示红细胞总体平均值,"正常"并不意味着红细胞无改变,如溶血性贫血、白血病性贫血属正细胞性贫血,但红细胞可有明显大小不均和异形,须观察血涂片才能得出较为准确的诊断。

四、临床应用

(一)参考范围

MCV、MCH、MCHC 参考范围见表 11-18。

表 11-18　MCV、MCH、MCHC 参考范围

人群	MCV(fL)	MCH(pg)	MCHC(g/L)
成年人	80～100	26～34	320～360
1～3 岁	79～104	25～32	280～350
新生儿	86～120	27～36	250～370

(二)临床意义

依据 MCV、MCH、MCHC 3 项指标有助于贫血观察,对贫血的形态学分类有鉴别作用

（表 11-19）。如缺铁性贫血和珠蛋白生成障碍性贫血都表现为小细胞低色素性贫血，但前者在血涂片上可见红细胞明显大小不均。如缺铁性贫血合并巨幼细胞贫血表现为小红细胞和大红细胞明显增多，但 MCV、MCH 正常。

表 11-19 MCV、MCH、MCHC 在贫血分类中的意义

指数	临床应用		
	正常	增高	减低
MCV	大部分贫血：如慢性炎症、慢性肝肾疾病、内分泌疾病、消化不良、吸收不良、恶性肿瘤所致贫血、急性失血和溶血性贫血、部分再生障碍性贫血	巨幼细胞贫血、吸烟、肝硬化、酒精中毒；同时出现小红细胞和大红细胞疾病，如缺铁性贫血合并巨幼细胞贫血，免疫性溶血性贫血、微血管病性溶血性贫血	铁、铜、维生素 B_6 缺乏性贫血，铁缺乏最常见
MCH	同上	叶酸、维生素 B_{12} 缺乏等所致大细胞性贫血	铁、铜、维生素 B_6 缺乏性贫血
MCHC	同上，大多数都正常	遗传性球形红细胞增多症、高滴度冷凝集素	铁、铜、维生素 B_6 缺乏性贫血，Hb 假性降低或 Hct 假性增高

（张文文）

第十二章 白细胞检验

第一节 白细胞形态学检验

一、检验原理

血涂片经染色后,在普通光学显微镜下做白细胞形态学观察和分析。常用的染色方法有瑞氏染色法、吉姆萨染色法、May-Grünwald 法、Jenner 法、Leishman 染色法等。

二、方法学评价

(一)显微镜分析法

对血液细胞形态的识别,特别是异常形态,推荐采用人工方法。

(二)血液分析仪法

不能直接提供血细胞质量(形态)改变的确切信息,需进一步用显微镜分析法进行核实。

三、临床意义

(一)正常白细胞形态

瑞氏染色正常白细胞的细胞大小、核和质的特征见表 12-1。

表 12-1 外周血 5 种白细胞形态特征

细胞类型	大小(μm)	外形	细胞核		细胞质	
			核形	染色质	着色	颗粒
中性杆状核粒细胞	10~15	圆形	弯曲呈腊肠样,两端钝圆	深紫红色,粗糙	淡橘红色	量多,细小,均匀布满胞质,浅紫红色
中性分叶核粒细胞	10~15	圆形	分为 2~5 叶,以 3 叶为多	深紫红色,粗糙	淡橘红色	量多,细小,均匀布满胞质,浅紫红色

续表

细胞类型	大小(μm)	外形	细胞核		细胞质	
			核形	染色质	着色	颗粒
嗜酸性粒细胞	11～16	圆形	分为2叶,呈眼镜样	深紫红色,粗糙	淡橘红色	量多粗大,圆而均匀,充满胞质,鲜橘红色
嗜碱性粒细胞	10～12	圆形	核结构不清,分叶不明显	粗而不均	淡橘红色	量少,大小和分布不均,常覆盖核上,蓝黑色
淋巴细胞	6～15	圆形或椭圆形	圆形或椭圆形,着边	深紫红色,粗块状	透明淡蓝色	小淋巴细胞一般无颗粒,大淋巴细胞可有少量粗大不均匀、深紫红色颗粒
单核细胞	10～20	圆形或不规则形	不规则形,肾形,马蹄形,或扭曲折叠	淡紫红色,细致疏松呈网状	淡灰蓝色	量多,细小,灰尘样紫红色颗粒弥散分布于胞质中

（二）异常白细胞形态

1.中性粒细胞

（1）毒性变化：在严重传染病、化脓性感染、中毒、恶性肿瘤、大面积烧伤等情况下,中性粒细胞有下列形态改变：大小不均（中性粒细胞大小相差悬殊）、中毒颗粒（比正常中性颗粒粗大、大小不等、分布不均匀、染色较深、呈黑色或紫黑色）、空泡（单个或多个,大小不等）、Döhle体（是中性粒细胞胞质因毒性变而保留的嗜碱性区域,呈圆形、梨形或云雾状,界限不清,染成灰蓝色,直径1～2 μm,亦可见于单核细胞）、退行性变（胞体肿大、结构模糊、边缘不清晰、核固缩、核肿胀、核溶解等）。上述变化反映细胞损伤的程度,可以单独出现,也可同时出现。

毒性指数：计算中毒颗粒所占中性粒细胞（100个或200个）的百分率。1为极度,0.75为重度,0.5为中度,＜0.25为轻度。

（2）巨多分叶核中性粒细胞：细胞体积较大,直径16～25 μm,核分叶常在5叶以上,甚至在10叶以上,核染色质疏松。见于巨幼细胞贫血、抗代谢药物治疗后。

（3）棒状小体（Auer小体）：细胞质中出现呈紫红色细杆状物质,长1～6 μm,一条或数条,见于急性白血病,尤其是颗粒增多型早幼粒细胞白血病（M3型）,可见数条到数十条呈束棒状小体。急性单核细胞白血病可见一条细长的棒状小体,而急性淋巴细胞白血病则不出现棒状小体。

（4）Pelger-Hüet畸形：细胞核为杆状或分2叶,呈肾形或哑铃形,染色质聚集成块或条索网状。为常染色体显性遗传性异常,也可继发于某些严重感染、白血病、骨髓增生异常综合征、肿瘤转移、某些药物（如秋水仙胺、磺胺二甲基异噁唑）治疗后。

（5）Chediak-Higashi畸形：细胞质内含有数个至数十个包涵体,直径为2～5 μm,呈紫蓝、紫红色。见于Chediak-Higashi综合征,为常染色体隐性遗传。

（6）Alder-Reilly畸形：细胞质内含有巨大的、深染的、嗜天青颗粒,染深紫色,见于脂肪软骨营养不良、遗传性黏多糖代谢障碍,为常染色体隐性遗传。

（7）May-Hegglin畸形：细胞质内含有淡蓝色包涵体。为常染色体显性遗传。

2.淋巴细胞

（1）异型淋巴细胞：在淋巴细胞性白血病、病毒感染（如传染性单核细胞增多症、病毒性肺炎、病毒性肝炎、传染性淋巴细胞增多症、流行性腮腺炎、水痘、巨细胞病毒感染）、百日咳、布鲁菌病、梅毒、弓形虫感染、药物反应等情况下,淋巴细胞增生,出现某些形态学变化,称为异型淋巴细胞。分为3型。

Ⅰ型(空泡型,浆细胞型):胞体比正常淋巴细胞稍大,多为圆形、椭圆形、不规则形。核圆形、肾形、分叶状,常偏位。染色质粗糙,呈粗网状或小块状,排列不规则。胞质丰富,染深蓝色,含空泡或呈泡沫状。

Ⅱ型(不规则型,单核细胞型):胞体较大,外形常不规则,可有多个伪足。核形状及结构与Ⅰ型相同或更不规则,染色质较粗糙致密。胞质丰富,染淡蓝或灰蓝色,有透明感,边缘处着色较深,一般无空泡,可有少数嗜天青颗粒。

Ⅲ型(幼稚型):胞体较大,核圆形、卵圆形。染色质细致呈网状排列,可见1～2个核仁。胞质深蓝色,可有少数空泡。

(2)放射线损伤后淋巴细胞形态变化:淋巴细胞受电离辐射后出现形态学改变,核固缩、核破碎、双核、卫星核淋巴细胞(胞质中主核旁出现小核)。

(3)淋巴细胞性白血病时形态学变化:在急、慢性淋巴细胞白血病,出现各阶段原幼细胞,并有形态学变化。

3.浆细胞

正常浆细胞直径8～9 μm,胞核圆、偏位,染色质粗块状,呈车轮状或龟背状排列;胞质灰蓝色、紫浆色,有泡沫状空泡,无颗粒。如外周血出现浆细胞,见于传染性单核细胞增多症、流行性出血热、弓形体病、梅毒、结核病等。异常形态浆细胞有以下3种。

(1)Mott细胞:浆细胞内充满大小不等、直径2～3 μm蓝紫色球体,呈桑葚样。见于反应性浆细胞增多症、疟疾、黑热病、多发性骨髓瘤。

(2)火焰状浆细胞:浆细胞体积大,胞质红染,边缘呈火焰状。见于IgA型骨髓瘤。

(3)Russell小体:浆细胞内有数目不等、大小不一、直径2～3 μm红色小圆球。见于多发性骨髓瘤、伤寒、疟疾、黑热病等。

(张文文)

第二节　单核细胞计数检测

单核细胞占白细胞总数的3%～8%,骨髓多能造血干细胞分化为髓系干细胞和粒-单系祖细胞之后进而发育为原单核细胞、幼单核细胞及单核细胞,后者逐渐可释放至外周血中。循环血内的单核细胞并非终末细胞,它在血中的停留只是暂时的,3～6 d后进入组织或体腔内,可转变为幼噬细胞,再成熟为巨细胞。因此单核细胞与组织中的巨噬细胞构成单核巨噬细胞系统,而发挥防御功能。

一、原理

单核细胞具有强烈的非特异性酯酶活性,在酸性条件下,可将稀释液中α-醋酸萘酯水解,产生α-萘酚,并与六偶氮副品红结合成稳定的红色化合物,沉积于单核细胞内,可与其他白细胞区别。因此将血液稀释一定倍数,然后滴入计数盘,计数一定范围内单核细胞数,即可直接求得每升血液中单核细胞数。

二、参考值

参考值为(0.196±0.129)×10⁹/L。

三、临床意义

(一)单核细胞增多

1.生理性增多

正常儿童外周血中的单核细胞较成人稍多,平均为 9%,出生后 2 周的婴儿可呈生理性单核细胞增多,可达 15% 或更多。

2.病理性增多

单核-巨噬细胞系统的防御作用是通过以下 3 个环节来完成的。

(1)对某些病原体如 EB 病毒、结核杆菌、麻风杆菌、沙门菌、布鲁斯菌、疟原虫和弓形体等,均有吞噬和杀灭的作用。

(2)能清除损伤或已死亡的细胞,在炎症组织中迅速出现多数中性粒细胞与单核细胞,前三天中性粒细胞占优势,以后或更晚则以单核细胞为主,由于单核细胞和巨噬吞噬残余的细菌和已凋亡的粒细胞,使炎症得以净化。

(3)处理抗原,在免疫反应的某些阶段协助淋巴细胞发挥其免疫作用等。

临床上单核细胞增多常见于:①某些感染,如亚急性感染性心内膜炎、疟疾、黑热病等;急性感染的恢复期可见单核细胞增多;在活动性肺结核如严重和粟浸润性的粒性结核时,可致血中单核细胞明显增多,甚至呈单核细胞类白血病反应,白细胞数常达 20×10⁹/L 以上,分类时单核细胞可达 30% 以上,以成熟型为主,但亦可见少数幼稚单核细胞。②某些血液病,粒细胞缺乏症的恢复期,常见单核细胞一过性增多,恶性组织细胞病、淋巴瘤时可见幼单核细胞增多,成熟型亦见增多。骨髓增生异常综合征时除贫血、白细胞数减少之外,白细胞分类时常见核细胞数增多。

(二)单核细胞减少

单核细胞减少的意义不大。

(张文文)

第三节　淋巴细胞计数检测

成人淋巴细胞约占白细胞的 1/4,为人体主要免疫活性细胞。淋巴细胞来源于多能干细胞,在骨髓、脾、淋巴结和其他淋巴组织中生成发育成熟者称为 B 淋巴细胞,在血液中占淋巴细胞的 20%~30%。B 细胞寿命较短,一般仅 3~5 d,经抗原激活后分化为浆细胞,产生特异性抗体,参与体液免疫。在胸腺、脾、淋巴结和其他组织,依赖胸腺素发育成熟者称为 T 淋巴细胞,在血液中占淋巴细胞的 60%~70%。寿命较长,可达数月,甚至数年。T 细胞经抗原体致敏后,可产生多种免疫活性物质,参与细胞免疫。此外,还有少数 NK 细胞(杀伤细胞)、N 细胞(裸细胞)、D 细胞(双标志细胞)。但在普通光学显微镜下,淋巴细胞各亚群形态相同,不能区别。观察淋巴细的数量变化,有助于了解机体的免疫功能状态。直接计数比间接推算的结果更为可靠。

一、原理

用淋巴细胞稀释液将血液稀释一定倍数,同时破坏红细胞并将白细胞胞质染淡红色,使核与胞质清晰可辨。结合淋巴细胞形态特点,在中倍和低倍镜下容易识别。稀释后滴入计数盘中,计数一定范围内淋巴细胞数,即可直接求得每升血液中淋巴细胞数。

二、参考值

(1)成人:$(1.684\pm0.404)\times10^9/L$。

(2)学龄前儿童:$(3.527\pm0.727)\times10^9/L$。

（张文文）

第四节　嗜酸性粒细胞计数检测

嗜酸性粒细胞起源于骨髓内造血干细胞(CFU-S)。经过单向嗜酸性祖细胞(CFU-EO)阶段,在有关生成素诱导下逐步分化,成熟为嗜酸性粒细胞,在正常人外周血中少见,仅为$0.5\%\sim5\%$。

嗜酸性粒细胞有微弱的吞噬作用,但基本上无杀菌力,它的主要作用是抑制嗜碱性粒细胞和肥大细胞合成与释放其活性物质,吞噬其释出颗粒,并分泌组胺酶破坏组胺,从而起到限制变态反应的作用。此外,实验证明它还参与对蠕虫的免疫反应。嗜酸性粒细胞的趋化因子至少有六大来源:①从肥大细胞或嗜碱性粒细胞而来的组胺;②由补体而来的 C3a、C5a、C567,其中以 C5a 最为重要;③从致敏淋巴细胞而来嗜酸性粒细胞趋化因子;④从寄生虫而来的嗜酸性粒细胞趋化因子;⑤从某些细菌而的嗜酸性粒细胞趋化因子(如乙型溶血性链球菌等);⑥从肿瘤细胞而来的嗜酸性粒细胞趋化因子。以上因素均可引起嗜酸性粒细胞增多。由于嗜酸性粒细胞在外周血中百分率很低,故经白细胞总数和嗜酸性粒细胞百分率换算而来的绝对值误差较大,因此,在临床上需在了解嗜酸性粒细胞的变化时,应采用直接计数法。

一、原理

用嗜酸性粒细胞稀释液将血液稀释一定倍数,同时破坏红细胞和大部分其他白细胞,并将嗜酸性粒细胞着色,然后滴入细胞计数盘中,计数一定范围内嗜酸性粒细胞数,即可求得每升血液中嗜酸性粒细胞数。嗜酸性粒细胞稀释液种类繁多,但作用大同小异。分为保护嗜酸性粒细胞而破坏其他细胞的物质和着染嗜酸性粒细胞的物质(如溴甲酚紫、伊红、石楠红等),可根据本实验室的条件选择配制。

二、参考值

嗜酸性粒细胞参考值为$(0.05\sim0.5)\times10^9/L$。

三、临床意义

(一)生理变化

在劳动、寒冷、饥饿、精神刺激等情况下,交感神经兴奋,通过下丘脑刺激垂体前叶,产生促肾上腺皮质激素(ACTH)使肾上腺皮质产生肾上腺皮质激素。肾上腺皮质激素可阻止骨髓释放嗜酸性粒细胞,并促使血中嗜酸性粒细胞向组织浸润,从而导致外周血中嗜酸性粒细胞减少。因此正常人嗜酸性粒细胞白天较低,夜间较高。上午波动较大,下午比较恒定。

(二)嗜酸性粒细胞增多

嗜酸性粒细胞增多可见于以下疾病。

1.过敏性疾病

如在支气管哮喘、血管神经性水肿、食物过敏、血清病时均可见血中嗜酸性粒细胞增多。肠寄生虫抗原与肠壁内结合 IgE 的肥大细胞接触时,使后者脱颗粒而稀放组胺,导致嗜酸性粒细胞增多。在某些钩虫病患者,其血中嗜酸性粒细胞明显增多,白细胞总数高达数万,分类中 90% 以上为嗜酸性粒细胞,而呈嗜酸性粒细胞型类白血病反应,但其嗜酸性粒细胞均属成熟型,随驱虫及感染消除而血常规逐渐恢复正常。

2.某些传染病

一般急性传染病时,血中嗜酸性粒细胞均减少,唯猩红热时反而增高,现已知这可能因该病病原菌(乙型溶血性链球菌)所产生的酶能活化补体成分,继而引起嗜酸性粒细胞增多所致。

3.慢性粒细胞性白血病

此时嗜酸性粒细胞常可高达 10% 以上,并可见有幼稚型。罕见的嗜酸性粒细胞性白血病时,其白血病性嗜酸粒细胞可达 90% 以上,以幼稚型居多,且其嗜酸性颗粒大小不均,着色不一,分布紊乱,并见空泡等形态学改变。某些恶性肿瘤,特别是淋巴系统恶性疾病,如霍奇金病及某些上皮系肿瘤如肺癌时,均可见嗜酸性粒细胞增多,一般在 10% 左右。

(三)嗜酸性粒细胞减少

嗜酸性粒细胞减少常见于伤寒、副伤寒、手术后严重组织损伤以及应用肾上腺皮质激素或促肾上腺皮质激素后。

(四)嗜酸性粒细胞计数的其他应用

1.观察急性传染病的预后

肾上腺皮质有促进抗感染的能力,因此当急性感染(如伤寒)时,肾上腺皮质激素分泌增加,嗜酸性粒细胞随之减少,恢复期嗜酸性粒细胞又逐渐增多。若临床症状严重,而嗜酸性粒细胞不减少,说明肾上腺皮质功能衰竭;如嗜酸性粒细胞持续下降,甚至完全消失,说明病情严重,反之,嗜酸性粒细胞重新出现,甚至暂时增多,则为恢复的表现。

2.观察手术和烧伤患者的预后

手术后 4 h 嗜酸性粒细胞显著减少,甚至消失,24~48 h 后逐渐增多,增多速度与病情变化基本一致。大面积烧伤患者,数小时后嗜酸性粒细胞完全消失,且持续时间较长,若大手术或大面积烧伤后,患者嗜酸性粒细胞不下降或下降很少,均表明预后不良。

3.测定肾上腺皮质功能

ACTH 可使肾上腺皮质产生肾上腺皮质激素,造成嗜酸性粒细胞减少。嗜酸性粒细胞直接计数后,随即肌内注射或静脉滴注 ACTH 25 mg,直接刺激肾上腺皮质,或注射 0.1% 肾上腺素

0.5 mL,刺激垂体前叶分泌 ACTH,间接刺激肾上腺皮质。肌内注射后 4 h 或静脉滴注开始后 8 h,再用嗜酸性粒细胞计数。结果判断:①在正常情况下,注射 ACTH 或肾上腺素后,嗜酸性粒细胞比注射前应减少 50% 以上;②肾上腺皮质功能正常,而垂体前叶功能不良者,则直接刺激时下降 50% 以上,间接刺激时不下降或下降很少;③垂体功能亢进时,直接和间接刺激均可下降 80%~100%;④垂体前叶功能正常,而肾上腺皮质功能不良者则直接及间接刺激下降均不到 50%。艾迪生病,一般下降不到 20%,平均仅下降 4%。

(张文文)

第五节　嗜碱性粒细胞计数检测

嗜碱性粒细胞胞质中含有大小不等的嗜碱性颗粒,这些颗粒中含有丰富的组胺、肝素,后者可以抗血凝和使血脂分散,而组胺则可改变毛细血管的通透性,它反应快而作用时间短,故又称快反应物质。颗粒中还含有缓慢作用物质,它可以改变血管的通透性,并使平滑肌收缩,特别是使支气管的平滑肌收缩而引起哮喘。近年来已证实嗜碱性粒细胞参与特殊的免疫反应,即第三型变态反应。

一、方法学评价

嗜碱性粒细胞数量很少,通常仅占白细胞的 1/300~1/200。在一般白细胞分类计数中很难见到。自 1953 年 Moore 首次报告直接计数法以后对嗜碱性粒细胞在外周血变化的临床意义才逐渐了解。目前常用方法有两种,即甲苯胺蓝和中性红法。

此两种方法操作步骤完全相同,即分别用甲苯胺蓝稀释液或中性红稀释液将血液稀释一定倍数,同时破坏红细胞并使嗜碱性粒细胞分别染成紫红色或红色。然后滴入细胞计数盘,计数一定范围内嗜碱性粒细胞数,即可直接求得每升血液中嗜碱性粒细胞数。

二、参考值

嗜碱性粒细胞参考值为 $(0.02 \sim 0.05) \times 10^9/L$。

三、临床意义

(一)增多

嗜碱性粒细胞增多常见于慢性粒细胞性白血病、真性红细胞增多症、黏液性水肿、溃疡性结肠炎、变态反应、甲状腺功能减退等。

(二)减少

嗜碱性粒细胞减少常见于速发型变态反应(荨麻疹、过敏性休克等)、促肾上腺皮质激素及糖皮质激素过量、应激反应(心肌梗死、严重感染、出血等)、甲状腺功能亢进症、库欣综合征等。

在临床上嗜碱性粒细胞计数,常用于慢性粒细胞白血病与类白血病反应的鉴别和观察变态反应。

(张文文)

第十三章　血小板检验

第一节　血小板计数检测

一、血小板计数常规法

(一)原理

血小板计数(platelet count, PLT)是测定全血中的血小板数量,与血液红(白)细胞计数相同。普通显微镜直接计数法是根据使用稀释液的不同,血小板计数方法可分为破坏红细胞稀释法和不破坏红细胞稀释法。相差显微镜直接计数法是利用光线通过物体时产生的相位差转化为光强差,从而增强被检物体立体感,有助于识别血小板。

(二)器材和试剂

1.1%草酸铵稀释液

分别用少量蒸馏水溶解草酸铵 1.0 g 和 EDTA-Na$_2$ 0.012 g,合并后加蒸馏水至 100 mL,混匀,过滤后备用。

2.器材

显微镜、改良 Neubauer 计数板和盖玻片、微量吸管等。

(三)操作

(1)取清洁小试管 1 支,加入血小板稀释液 0.38 mL。

(2)准确吸取毛细血管血 20 μL。擦去管外余血,置于血小板稀释液内,吸取上清液洗 3 次,立即充分混匀。待完全溶血后再次混匀 1 min。

(3)取上述均匀的血小板悬液 1 滴,充入计数池内,静置 10～15 min,使血小板下沉。

(4)用高倍镜计数中央大方格内四角和中央共 5 个中方格内血小板数。

(5)计算:血小板数/L=5 个中方格内血小板数×10^9/L。

(四)方法学评价

1.干扰因素

普通光学显微镜直接计数血小板的技术要点是从形态上区分血小板和小红细胞、真菌孢子及其他杂质。用相差显微镜计数经草酸铵稀释液稀释后的血小板,易于识别,还可照相后核对计数结果,因而国内外将本法作为血小板计数的参考方法。

2.质量保证

质量保证原则是避免血小板被激活、破坏,避免杂物污染。①检测前:采血是否顺利(采血时血流不畅可导致血小板破坏,使血小板计数假性减低)、选用的抗凝剂是否合适(肝素不能用于血小板计数标本抗凝;EDTA 钾盐抗凝血标本取血后 1 h 内结果不稳定,1 h 后趋向平稳)、储存时间是否适当(血小板标本应于室温保存,低温可激活血小板,储存时间过久可导致血小板计数偏低)。②检测中:定期检查稀释液质量;计数前先做稀释液空白计数,以确认稀释液是否存在细菌污染或其他杂质。③检测后:核准结果,常用方法:用同 1 份标本制备血涂片染色镜检观察血小板数量,用参考方法核对;同 1 份标本 2 次计数,误差小于 10%,取 2 次均值报告,误差大于 10% 需做第 3 次计数,取 2 次相近结果的均值报告。

二、血小板计数参考方法

血小板计数参考方法见于国际血液学标准委员会 2001 年文件。

(一)血液标本

(1)用合乎要求的塑料注射器或真空采血系统采集健康人的静脉血标本。

(2)使用 EDTA-K$_2$ 抗凝剂,浓度为每升血中含 3.7~5.4 μmol(每毫升血中含 1.5~2.2 mg)。

(3)盛有标本的试管应有足够的剩余空间以便于血标本的混匀操作。标本中不能有肉眼可见的溶血或小凝块。

(4)标本置于 18 ℃~22 ℃室温条件下,取血后 4 h 之内完成检测。

(5)为了保证 RBC 和 PLT 分布的均一性,在预稀释和加标记抗体前动作轻柔地将采血管反复颠倒,充分混匀标本。

(二)试剂和器材

1.器材

为避免血小板黏附于贮存容器或稀释器皿上,在标本检测的整个过程中必须使用聚丙烯或聚苯乙烯容器,不得使用玻璃容器和器皿。

2.稀释液

用磷酸盐缓冲液(PBS)作为稀释液,浓度为 0.01 mol/L,pH 为 7.2~7.4,含 0.1% 的牛血清蛋白(BSA)。

3.染色液

使用异硫氰酸荧光素标记的 CD41 和 CD61 抗体,这两种抗体可以与血小板膜糖蛋白 Ⅱa/Ⅲb 复合物结合,用于检测血小板。实验室应确认该批号抗体是否能得到足够的染上荧光的血小板,抗体应能得到足够高的血小板的荧光信号以便通过 log FL1(528 nm 处的荧光强度)对 log FS(前向角散射光)的图形分析,将血小板从噪声、碎片和 RBC 中分辨出来。

(三)仪器性能

(1)使用流式细胞仪,通过前向散射光和荧光强度来检测 PLT 和 RBC。仪器在检测异硫氰酸荧光素标本的直径为 2 μm 的球形颗粒时必须有足够的敏感度。

（2）用半自动、单通道、电阻抗原理的细胞计数仪检测 RBC，仪器小孔管的直径为 80～100 μm，小孔的长度为直径的 70%～100%，计数过程中吸入稀释标本体积的准确度在 1% 以内（溯源至国家或国际计量标准）。

（四）检测方法

（1）用加样器加 5 μL 充分混匀（至少轻柔颠倒标本管 8 次）的血标本于 100 μL 已过滤的 PBS-BSA 稀释液中。

（2）加 5 μL CD41 抗体和 5 μL CD61 抗体染液，在室温 18 ℃～22 ℃、避光条件下放置 15 min。

（3）加 4.85 mL PBS-BSA 稀释液制备成 1∶1 000 的稀释标本，轻轻颠倒混匀以保证 PLT 和 RBC 充分混匀。

（4）用流式细胞仪检测时，应至少检测 5 000 个信号，其中 PLT 应多于 1 000。流式细胞仪的设定必须保证每秒计数少于 3 000 个信号。如果同时收集到 RBC 散射光的信号和血小板的荧光信号应被视为 RBC-PLT 重叠，计数结果将被分别计入 RBC 和 PLT。直方图或散点图均可被采用，但推荐使用散点图。检测过程中推荐使用正向置换移液器。

（5）血小板计数值的确定：使用流式细胞仪确定 RBC/PLT 的比值。R＝RBC/PLT，用 RBC 数除以 R 值得到 PLT 计数值。

三、参考值

（100～300）×10^9/L。

四、临床意义

血小板数量随时间和生理状态的不同而变化，午后略高于早晨；春季较冬季低；平原居民较高原居民低；月经前减低，月经后增高；妊娠中晚期增高，分娩后减低；运动、饱餐后增高，休息后恢复。静脉血血小板计数比毛细血管高 10%。

血小板减低是引起出血常见的原因。当血小板在（20～50）×10^9/L 时，可有轻度出血或手术后出血；低于 20×10^9/L，可有较严重的出血；低于 5×10^9/L 时，可导致严重出血。血小板计数超过 400×10^9/L 为血小板增多。病理性血小板减少和增多的原因及意义见表 13-1。

表 13-1　病理性血小板减少和增多的原因及意义

血小板	原因	临床意义
减少	生成障碍	急性白血病、再生障碍性贫血、骨髓肿瘤、放射性损伤、巨幼细胞贫血等
	破坏过多	原发性血小板减少性紫癜、脾功能亢进、系统性红斑狼疮等
	消耗过多	DIC、血栓性血小板减少性紫癜
	分布异常	脾肿大、血液被稀释
	先天性	新生儿血小板减少症、巨大血小板综合征
增多	原发性	慢性粒细胞白血病、原发性血小板增多症、真性红细胞增多症等
	反应性	急性化脓性感染、大出血、急性溶血、肿瘤等
	其他	外科手术后、脾切除等

（李淑萍）

第二节　血小板形态学检验

一、原理

当血小板离体后,尚有活性时,可用活体染色法将细胞质内结构显示出来,并观察其活动能力。

二、结果

(一)正常形态

呈圆盘状、圆形或椭圆形,少数呈梭形或形态不整齐;一般有 1~3 个突起。血小板可分为透明区及颗粒区,无明显界线,颗粒呈深蓝色或蓝绿色折光;透明区为淡蓝色折光,无有形成分。大血小板(直径>3.4 μm)占11.1%;中型(直径 2.1~3.3 μm)占 67.5%;小型(直径<2.0 μm)占21.4%,颗粒一般<7%。

(二)非典型形态

1.幼年型

大小正常,边缘清晰,浆为淡蓝色或淡紫色,个别含颗粒而无空泡,应与淋巴细胞相区别。

2.老年型

大小正常,浆较少,带红色,边缘不规则,颗粒粗而密,呈离心性,有空泡。

3.病理性幼稚型

通常较大,浆淡蓝色,几乎无颗粒,为未成熟巨核细胞所脱落,无收缩血块作用,可见于原发性和反应性血小板疾病及粒细胞白血病。

4.病理刺激型

血小板可达 20~50 μm,形态不一,可呈圆形、椭圆形或香肠型、哑铃形、棍棒形、香烟形、尾形、小链形等。浆蓝色或紫红色,颗粒多。见于血小板无力症。

三、临床意义

血小板形态变化可反映血小板黏附和凝聚功能。形态异常见于再生障碍性贫血、急性白血病、血小板病、血小板无力症、血小板减少性紫癜。巨大血小板综合征中 50%~80% 的血小板如淋巴细胞大小。

(李淑萍)

第三节　血小板功能检验

血小板在止、凝血方面具有多种功能。当血小板与受损的血管壁、血管外组织接触或受刺激剂激活,血小板被活化,产生黏附、聚集和释放反应,并分泌多种因子,在止血和血栓形成中起着非常重要的作用。血小板功能检查的各项试验,对血小板疾病的诊断和治疗及血栓前状态与血栓性疾病的诊断、预防、治疗监测等有着重要的意义。

一、血小板黏附试验

(一)原理

血小板黏附试验(platelet adhension test,PAdT)是利用血小板在体外可黏附于玻璃的原理设计的。可用多种方法,包括玻珠柱法、玻球法等。方法为用一定量的抗凝血与一定表面积的玻璃接触一定时间,计数接触前、后的血中血小板数,计算出血小板黏附率。

$$血小板黏附率(\%)=\frac{黏附前血小板数-黏附后血小板数}{黏附前血小板数}\times100\%$$

(二)参考区间

玻璃珠柱法:53.9%~71.1%;旋转玻球法(12 mL 玻瓶):男性为 28.9%~40.9%,女性为34.2%~44.6%。

(三)临床应用

1.方法学评价

本试验是检测血小板功能的基本试验之一,用于遗传性与获得性血小板功能缺陷疾病的诊断、血栓前状态和血栓性疾病检查及抗血小板药物治疗监测。但由于特异性差,操作较复杂,且易受许多人为因素的影响,如静脉穿刺情况、黏附血流经过玻璃的时间、黏附玻璃的面积、试验过程中所用的容器性能、血小板计数的准确性等,致使其在临床的实际应用受限。

2.临床意义

(1)减低:见于先天性和继发性血小板功能异常(以后者多见),如血管性血友病、巨大血小板综合征、爱-唐综合征、低(无)纤维蛋白原血症、异常纤维蛋原白血症、急性白血病、骨髓增生异常综合征、骨髓增生性疾病、肝硬化、尿毒症、服用抗血小板药物等。

(2)增加:见于血栓前状态和血栓形成性疾病,如高血压病、糖尿病、妊娠期高血压疾病、肾小球肾炎、肾病综合征、心脏瓣膜置换术后、心绞痛、心肌梗死、脑梗死、深静脉血栓形成、口服避孕药等。

二、血小板聚集试验

(一)原理

血小板聚集试验(platelet aggregation test,PAgT)通常用比浊法测定(即血小板聚集仪法,分为单通道、双通道、四通道)。用贫血小板血浆(platelet poor plasma,PPP)及富含血小板血浆(platelet rich plasma,PRP)分别将仪器透光度调整为 100%和 0%。在 PRP 的比浊管中加入诱导剂激活血小板后,用血小板聚集仪测定 PRP 透光度的变化(即血小板聚集曲线)。通过分析血小板聚集曲线的最大聚集率(MAR)、达到最大幅度的时间、达到 1/2 最大幅度的时间、2 min 的幅度、4 min 的幅度、延迟时间、斜率参数判断血小板的聚集功能。

(二)参考区间

血小板聚集曲线见图 13-1,血小板聚集曲线常有双峰,第一个峰反映了血小板聚集功能,第二个峰反映了血小板的释放和聚集功能。不同浓度的诱导剂诱导的血小板聚集曲线各不相同。每个实验室的参考区间相差较大,各实验室应根据自己的实验具体情况及实验结果调节诱导剂的浓度,建立自己的参考区间。中国医学科学院血液研究所常用的体外诱导剂测得的 MAR 为 11.2 μmol/L ADP 液 53%～87%;5.4 μmoL/L 肾上腺素 45%～85%;20 mg/L 花生四烯酸 56%～82%;1.5 g/L 瑞斯托霉素 58%～76%;20 mg/L 胶原 47%～73%。

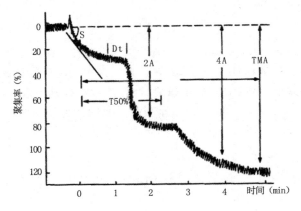

图 13-1　血小板聚集曲线的参数分析

2A:2 min 幅度;4A:4 min 的幅度;TMA:达到最大幅度的时间;T50%:达到 1/2 最大的时间;Dt:延迟时间;S:斜率

(三)临床应用

1.方法学评价

本试验也是检测血小板功能的基本试验之一,用于血小板功能缺陷疾病的诊断、血栓前状态和血栓性疾病检查及抗血小板药物治疗监测。

本试验在临床上开展比较广泛,简便、快速,成本低廉。但由于操作过程需对标本进行离心,可能导致血小板体外低水平活化,且易受试验过程中所用的容器性能、PRP 中血小板数量、测定温度(25 ℃)、诱导剂的质量及某些药物等影响。在一般疾病的诊断中,以至少使用两种诱导剂为宜。

2.临床意义

(1)减低:血小板无力症、血小板贮存池病(无第二个峰)、血管性血友病(瑞斯托霉素作为诱导剂时,常减低)、巨大血小板综合征、低或无纤维蛋白原血症、急性白血病、骨髓增生异常综合征、骨髓增生性疾病、肝硬化、尿毒症、服用抗血小板药物、特发性血小板减少性紫癜、细菌性心内膜炎、维生素 B_{12} 缺乏症等。

(2)增加:见于血栓前状态和血栓形成性疾病,如糖尿病、肾小球肾炎、肾病综合征、心脏瓣膜置换术后、心绞痛、心肌梗死、脑梗死、深静脉血栓形成、抗原-抗体复合物反应、高脂饮食、口服避孕药、吸烟等。

三、血块收缩试验

(一)原理

血块收缩试验(clot retraction test,CRT)分为定性法、定量法和血浆法。其原理为全血或血浆凝固后,由于血小板收缩使血清从纤维蛋白网眼中挤出而使血块缩小,观察血清占原有全血量(如定量法、试管法)或血浆量(如血浆法)的百分比(即血块收缩率),可反映血块收缩程度。

（二）参考区间

定性法：1 h 开始收缩，24 h 完全收缩；定量法：48％～64％；血浆法：大于 40％。

（三）临床应用

1.方法学评价

CRT 除与血小板收缩功能有关外，还与血小板数量、纤维蛋白原、纤维蛋白稳定因子量等有关，而且试管清洁度、试验温度对它影响较大，故有时试验结果与血小板功能障碍程度不一定平行，临床上已较少使用。

2.临床意义

（1）下降：见于血小板减少症、血小板增多症、血小板无力症、低或无纤维蛋白原血症、严重凝血功能障碍、异常球蛋白血症、红细胞增多症（定量法及试管法）等。

（2）增加：纤维蛋白稳定因子（因子ⅩⅢ）缺乏症、严重贫血（定量法及试管法）。

四、血小板活化指标检测

健康人循环血液中的血小板基本处于静止状态，当血小板受刺激剂激活或与受损的血管壁、血管外组织接触后，血小板被活化。活化血小板膜糖蛋白重新分布，分子结构发生变化，导致血小板发生黏附、聚集，同时发生释放反应。血小板内的储存颗粒与质膜融合，将其内容物释放入血浆。

（一）血浆 β-血小板球蛋白和血小板第 4 因子检测

1.原理

血小板活化后，α-颗粒内的 β-血小板球蛋白（β-TG）和血小板第 4 因子（PF_4）可释放到血浆中，使血浆中 β-TG 和 PF_4 的浓度增高。用双抗体夹心法（ELISA）可进行检测。将 β-TG 或抗 PF_4 抗体包被在酶标板上，加入待测标本（或不同浓度的标准液），再加入酶联二抗，最后加底物显色，显色深浅与 β-TG、PF_4 浓度呈正比。根据标准曲线可得出待测标本的 β-TG/PF_4 浓度。

2.参考区间

不同试剂盒略有不同，β-TG：6.6～26.2 μg/L；PF_4：0.9～5.5 μg/L。

3.临床应用

（1）方法学评价：β-TG、PF_4 的半衰期较短，且易受机体代谢功能和血小板破坏的影响，采血及后续实验步骤必须尽可能保证血小板不被体外激活或破坏。在难以确定 β-TG、PF_4 浓度增加是来自体内还是体外激活时，可计算 β-TG/PF_4 比率。一般情况下，来自体内激活者 β-TG/PF_4 之比约为 5：1，来自体外激活者 β-TG/PF_4 之比约为 2：1。

（2）临床意义：①减低见于先天性或获得性 α-贮存池病；②增高表明血小板活化，释放反应亢进，见于血栓前状态及血栓性疾病，如糖尿病伴血管病变、妊娠期高血压疾病、系统性红斑狼疮、血液透析、肾病综合征、尿毒症、大手术后、心绞痛、心肌梗死、脑梗死、弥散性血管内凝血、深静脉血栓形成等；③β-TG 主要由肾脏排泄，肾功能障碍时可导致血中 β-TG 明显增加，PF_4 主要由血管内皮细胞清除，内皮细胞的这种功能受肝素的影响，因此肝素治疗时血中 PF_4 增加。

（二）血浆 P-选择素检测

1.原理

P-选择素又称血小板 α-颗粒膜蛋白-140（GMP-140），是位于血小板 α-颗粒和内皮细胞 Weibel-Palade 小体的一种糖蛋白，当血小板被活化后，P-选择素在血小板膜表面表达并释放到血中,故测定血浆或血小板表面的 P-选择素可判断血小板被活化的情况。血浆 P-选择素测定常用 ELISA 法,原理同血浆中 β-TG 或 PF_4 测定。

2.参考区间

$9.2\sim20.8\ \mu g/L$。

3.临床应用

(1)方法学评价:由于 P-选择素也存在于内皮细胞的 W-P 小体中,血浆中可溶性 P-选择素,除来源于活化血小板外,也可来源于内皮细胞,分析时应加以注意。测定血小板膜表面 P-选择素的含量,能更真实地反映血小板在体内活化的情况。

(2)临床意义:增加见于血栓前状态及血栓形成性疾病,如心肌梗死、脑血管病变、糖尿病伴血管病变、深静脉血栓形成、自身免疫性疾病等。

(三)血浆血栓烷 B_2(TXB_2)和 11-脱氢-血栓烷 B_2(11-DH-TXB_2)检测

血小板被激活后,血小板膜磷脂花生四烯酸代谢增强。血栓烷 A_2(TXA_2)是代谢产物之一,是血小板活化的标志物。但由于 TXA_2 半衰期短,不易测定,通常通过测定其稳定代谢物 TXB_2 的血浆浓度来反映体内血小板的活化程度。DH-TXB_2 是 TXB_2 在肝脏氧化酶作用下形成的产物。

1.原理

ELISA 法(双抗夹心法)。

2.参考区间

TXB_2:$28.2\sim124.4\ ng/L$;DH-TXB_2:$2.0\sim7.0\ ng/L$。

3.临床应用

(1)方法学评价:血浆 TXB_2 测定是反映血小板体内被激活的常用指标(常与 6-K-$PGF_{1\alpha}$ 同时检测),但采血及实验操作过程中造成的血小板体外活化等因素会影响 TXB_2 的含量。而DH-TXB_2 不受体外血小板活化的影响,是反映体内血小板活化的理想指标。

(2)临床意义:①减低,见于服用阿司匹林等非甾体类抗炎药物或先天性环氧化酶缺乏等;②增加,见于血栓前状态及血栓形成性疾病,如糖尿病、肾病综合征、妊娠期高血压疾病、动脉粥样硬化、高脂血症、心肌梗死、心绞痛、深静脉血栓形成、大手术后、肿瘤等。

(四)血小板第 3 因子有效性检测

血小板第 3 因子有效性检测(platelet factor 3 availability test,PF3α test),也称血小板促凝活性测定。PF_3 是血小板活化过程中形成的一种膜表面磷脂成分,是血小板参与凝血过程的重要因子,可加速凝血活酶的生成,促进凝血过程。

1.原理

利用白陶土作为血小板的活化剂促进 PF_3 形成,用氯化钙作为凝血反应的启动剂。将正常人和受检者的 PRP(富含血小板血浆)和 PPP(贫血小板血浆)交叉组合(表 13-2),测定各自的凝固时间,比较各组的时间,了解受检者 PF_3 是否有缺陷。

2.参考区间

第 3 组、第 4 组分别为患者和正常人(作为对照组),患者 PF_3 有缺陷或内源凝血因子有缺陷时,第 3 组凝固时间比第 4 组长。当第 1 组较第 2 组凝固时间延长 5 s 以上,即为 PF_3 有效性减低。

表 13-2　PF₃有效性测定分组

组别	患者血浆（mL）		正常血浆（mL）	
	PRP	PPP	PRP	PPP
1	0.1			0.1
2		0.1	0.1	
3	0.1	0.1		
4			0.1	0.1

3.临床应用

（1）减低：见于先天性血小板 PF₃缺乏症、血小板无力症、肝硬化、尿毒症、弥散性血管内凝血、异常蛋白血症、系统性红斑狼疮、特发性血小板减少性紫癜、骨髓增生异常综合征、急性白血病及某些药物影响等。

（2）增加：见于高脂血症、食用饱和脂肪酸、短暂性脑缺血发作、心肌梗死、动脉粥样硬化、糖尿病伴血管病变等。

五、血小板膜糖蛋白检测

血小板膜表面糖蛋白（glucoprotein,GP）是血小板功能的分子基础，主要包括 GPⅡb/Ⅲa 复合物（CD41/CD61）、GPIb/Ⅸ/Ⅴ复合物（CD42b/CD42a/CD42c）、GPIa/Ⅱa 复合物（CD49b/CD29）、GPIc/Ⅱa 复合物（CD49c/CD49f/CD29）、GPⅣ（CD36）和 GPⅥ。GP 分子数量或结构异常均可导致患者发生出血或血栓形成。活化血小板与静止血小板相比，膜糖蛋白的种类、结构、含量等亦呈现显著变化。

（一）原理

以往大都采用单克隆抗体与血小板膜表面糖蛋白结合后，用放射免疫分析法测定血小板膜糖蛋白含量。现在由于流式细胞技术的发展及荧光标记的各种血小板特异性单克隆抗体的成功制备，临床工作中已广泛使用流式细胞术（FCM）分析血小板膜糖蛋白。原理是选用不同荧光素标记的血小板膜糖蛋白单克隆抗体与受检者血小板膜上的特异性糖蛋白结合，在流式细胞仪上检测荧光信号，根据荧光的强弱分析，计算出阳性血小板的百分率或者定量检测血小板膜上糖蛋白含量。

（二）参考区间

GPⅠb（CD42b）、GPⅡb（CD41）、GPⅢa（CD61）、GPⅤ（CD42d）、GPⅨ（CD42a）阳性血小板百分率＞98％。

定量流式细胞分析：①GPⅢa（CD61）:（53±12）×10³ 分子数/血小板；②GPⅠb（CD42b）:（38±11）×10³ 分子数/血小板；③GPⅠa（CD49b）:（5±2.8）×10³ 分子数/血小板。

（三）临床应用

1.方法学评价

用 FCM 分析血小板的临床应用还包括:循环血小板活化分析血小板膜 CD62P（血小板膜 P 选择素）、CD63（溶酶体完整膜糖蛋白,LIMP）、PAC-1（活化血小板 GPⅡb/Ⅲa 复合物）的表达及血小板自身抗体测定、免疫血小板计数等。

由于血小板极易受到环境因素的影响发生活化,FCM 分析血小板功能时需特别注意样本的采集、抗凝剂的选择、血液与抗凝剂的混匀方式、样本的运送与贮存、固定剂的种类和时间等,尤其还要合理设定各种对照,以避免各种因素可能造成的假阳性或假阴性反应。

2.临床意义

GPⅠb(CD42b)缺乏见于巨大血小板综合征,GPⅡb/Ⅲa(CD41/CD61)缺乏见于血小板无力症。

六、血小板自身抗体和相关补体检测

在某些免疫性疾病或因服用某些药物、输血等情况下,机体可产生抗血小板自身抗体或补体(platelet associated complement,PAC),导致血小板破坏过多或生成障碍,使循环血小板数减少,从而引发出血性疾病。血小板自身抗体可分为血小板相关免疫球蛋白(platelet associated immunoglobulin,PAIg),包括 PAIgG、PAIgA、PAIgM 和特异性膜糖蛋白自身抗体、药物相关自身抗体、抗同种血小板抗体等。测定血小板自身抗体或补体的表达有助于判断血小板数减少的原因。

(一)原理

血小板免疫相关球蛋白常用的检测方法为 ELISA 及流式细胞术。抗血小板膜糖蛋白抗体一般用 ELISA 检测,FCM 分析方法尚不成熟。

(二)参考区间

ELISA 法:PAIgG (0~78.8) ng/10^7 血小板;PAIgA (0~2) ng/10^7 血小板;PAIgM (0~7) ng/10^7血小板;PAC$_3$(0~129) ng/10^7 血小板。FCM 法:PAIg<10%。

(三)临床应用

(1)90% 以上的特发性血小板减少性紫癜(ITP)患者 PAIgG 增加,同时测定 PAIgA、PAIgM 及 PAC$_3$ 阳性率达 100%。治疗后有效者上述指标下降,复发则增加。ITP 患者在皮质激素治疗后,PAIgG 不下降可作为切脾的指征。其他疾病如同种免疫性血小板减少性紫癜(如多次输血)、Evans 综合征、药物免疫性血小板减少性紫癜、慢性活动性肝炎、结缔组织病、系统性红斑狼疮、恶性淋巴瘤、慢性淋巴细胞白血病、多发性骨髓瘤等 PAIg 也可增加。

(2)特异性抗血小板膜糖蛋白的自身抗体阳性对诊断 ITP 有较高的特异性,其中以抗GPⅡb/Ⅲa、GPⅠb/Ⅸ复合物的抗体为主。

七、血小板生存时间检测

本试验可反映血小板生成与破坏之间的平衡,是测定血小板在体内破坏或消耗速度的一项重要试验。

(一)原理

阿司匹林可使血小板膜花生四烯酸(AA)代谢中的关键酶(环氧化酶)失活,致血小板 AA 代谢受阻,代谢产物丙二醛(MDA)和血栓烷 B$_2$(TXB$_2$)生成减少。而新生血小板未受抑制,MDA 和 TXB$_2$ 含量正常。故根据患者口服阿司匹林后血小板 MDA 和 TXB2 生成量的恢复曲线可推算出血小板的生存时间。MDA 含量可用荧光分光光度计法测定,TXB2 可以用 ELISA 法测定。

(二)参考区间

MDA 法:6.6~15 d;TXB2 法:7.6~11 d。

（三）临床应用

血小板生存期缩短，见于以下疾病。①血小板破坏增多性疾病：如原发性血小板减少性紫癜、同种和药物免疫性血小板减少性紫癜、脾功能亢进、系统性红斑狼疮；②血小板消耗过多性疾病：如DIC、血栓性血小板减少性紫癜（TTP）、溶血尿毒症综合征（HUS）；③各种血栓性疾病：如心肌梗死、糖尿病伴血管病变、深静脉血栓形成、肺梗死、恶性肿瘤等。

八、血小板钙流检测

血小板活化时，储存于血小板致密管道系统和致密颗粒内的 Ca^{2+} 释放出来，胞质内 Ca^{2+} 浓度升高形成 Ca^{2+} 流。Ca^{2+} 流信号随即促进血小板的花生四烯酸代谢、信号传导、血小板的收缩及活化等生理反应。

（一）原理

利用荧光探针如 Fura2、Fluro3-AM 等标记血小板内钙离子，在诱导剂作用下，血小板的钙离子通道打开，用共聚焦显微镜或流式细胞术观察血小板荧光强度变化，以分析血小板胞内钙流的变化。

（二）参考区间

正常血小板内 Ca^{2+} 浓度为 $20\sim90$ nmol/L，细胞外钙浓度为 $1.1\sim1.3$ nmol/L。

（三）临床应用

测定血小板胞内 Ca^{2+} 的方法可用于临床诊断与 Ca^{2+} 代谢有关的血小板疾病，也可用于判断钙通道阻滞剂的药理作用。

（李淑萍）

第四节　抗凝与纤溶系统检测

一、生理性抗凝物质检测

（一）抗凝血酶活性（antithrombin activity，AT：A）检测

1.检测原理（发色底物法）

受检血浆中加入过量凝血酶，使 AT 与凝血酶形成 1：1 复合物，剩余的凝血酶作用于发色底物 S-2238，释出显色基团对硝基苯胺（PNA）。显色的深浅与剩余凝血酶呈正相关，而与 AT 呈负相关，根据受检者所测得吸光度（A 值）从标准曲线计算出 AT：A。

2.参考区间

$108.5\%\pm5.3\%$。

3.临床应用

AT 活性或抗原测定是临床上评估高凝状态良好的指标，尤其是 AT 活性下降。AT 抗原和活性同时检测，是遗传性 AT 缺乏的分型主要依据。

遗传性 AT 缺乏分为两型：①交叉反应物质（cross reaction material，CRM）阴性型（CRM－）即抗原与活性同时下降；②CRM＋型，抗原正常，活性下降。

获得性 AT 缺乏或活性减低主要原因有:①AT 合成降低,主要见于肝硬化、重症肝炎、肝癌晚期等,可伴发血栓形成;②AT 丢失增加,见于肾病综合征;③AT 消耗增加,见于血栓前期和血栓性疾病,如心绞痛、脑血管疾病、DIC 等。在疑难诊断 DIC 时,AT 水平下降具有诊断价值。而急性白血病时 AT 水平下降更可看作是 DIC 发生的危险信号。

AT 水平和活性增高见于血友病、白血病和再生障碍性贫血等疾病的急性出血期及口服抗凝药治疗过程中。在抗凝治疗中,如怀疑肝素治疗抵抗,可用 AT 检测来确定。抗凝血酶替代治疗时,也应首选 AT 检测来监护。

(二)抗凝血酶抗原(antithrombin antigen,AT:Ag)检测

1.原理

(1)免疫火箭电泳法:受检血浆中 AT 在含 AT 抗血清的琼脂糖凝胶中电泳,抗原和抗体相互作用形成火箭样沉淀峰。沉淀峰的高度与血浆中 AT 的含量成正相关。从标准曲线中计算出受检血浆中 AT 抗原的含量。

(2)酶联免疫吸附法:将抗 AT 抗体包被在固相板上,标本中的 AT 与固相的抗 AT 抗体相结合,再加入酶标的抗 AT 抗体,则形成抗体-抗原-酶标抗体的复合物,加入显色基质后,根据发色的深浅来判断标本中的 AT 含量。

2.参考区间

(0.29 ± 0.06) g/L。

3.临床评价

见血浆 AT 活性检测。在免疫火箭电泳法中样品不可用肝素抗凝,只可用枸橼酸盐抗凝而且样本不可以反复冻融。

(三)凝血酶-抗凝血酶复合物(thrombin-antithrombin,TAT)测定

1.原理

酶联免疫吸附法:抗凝血酶包被于固相,待测血浆中的 TAT 以其凝血酶与固相上的 AT 结合,然后加入过氧化物酶标记的抗 AT,后者与结合于固相的 TAT 结合,并使底物显色。反应液颜色的深浅与 TAT 浓度呈正相关。

2.参考区间

健康成人枸橼酸钠抗凝血浆(n=196):1.0~4.1 μg/L,平均为 1.5 μg/L。

3.临床应用

(1)方法学评价:TAT 一方面反映凝血酶生成的量,同时也反映抗凝血酶被消耗的量。

(2)质量控制:在 2 ℃~8 ℃环境下,共轭缓冲液、工作共轭液和样本缓冲液可保存 4 周,稀释过的洗涤液可在 1 周内使用。稀释过的标准血浆和质控血浆在 15 ℃~25 ℃下,可放置 8 h。工作底物液须避光保存,且应在 1 h 内使用。共轭缓冲液、标准血浆、质控血浆和样本缓冲液在 -20 ℃可保存 3 个月。剩余的工作底物液应在配置后 30 min 内冻存,2 周内使用。血浆样本采集不当可影响检测结果,溶血、脂血、含类风湿因子的血浆样本不可使用。

(3)临床意义:血浆 TAT 含量增高,见于血栓形成前期和血栓性疾病,如 DIC、深静脉血栓形成、急性心肌梗死、白血病、肝病等。脑血栓在急性期 TAT 可较正常值升高 5~10 倍,DIC 时 TAT 升高的阳性率达 95%~98%。

二、病理性抗凝物质检测

(一)复钙交叉试验(cross recalcification test,CRT)

1.原理

血浆复钙时间延长可能是由于凝血因子缺乏或血液中存在抗凝物质所致。延长的复钙时间如能被1/10量正常血浆纠正,则提示受检血浆中缺乏凝血因子;如果不被纠正,则提示受检血浆中存在抗凝物质。

2.参考区间

若受检血浆与1/10量正常血浆混合,血浆复钙时间不在正常范围内(2.2～3.8 min),则认为受检血浆中存在异常抗凝物质。

3.临床应用

本试验可区别血浆复钙时间延长的原因,除可鉴别有无血液循环抗凝物质外,还可筛选内源性凝血系统的功能异常,但由于其敏感性不如APTT,同时受血小板数量和功能的影响,目前主要用来筛检病理性抗凝物质增多。另外,复钙交叉试验对受检血浆中低浓度的肝素及类肝素物质不敏感,必要时可考虑做肝素定量试验。

血浆中存在异常的抗凝物质,见于反复输血的血友病患者、肝病患者、系统性红斑狼疮、类风湿关节炎及胰腺疾病等。

抽血应顺利,不应有溶血及凝血;取血后应立即检测,血浆在室温中放置不超过2 h。

(二)血浆肝素水平测定

1.原理

发色底物法:AT是血浆中以丝氨酸蛋白酶为活性中心凝血因子(凝血酶、F Ⅹ a 等)的抑制物,在正常情况下,AT的抑制作用较慢,而肝素可与AT结合成1：1的复合物,使AT的精氨酸反应中心暴露,此反应中心与凝血酶、F Ⅹ a的丝氨酸活性部位相作用,从而使激活的因子灭活,这样AT的抑制作用会大大增强。低分子量肝素(LMWH)对F Ⅹ a和AT间反应的催化作用较其对凝血酶和AT间反应的催化更容易,而标准肝素对两者的催化作用相同。在AT和F Ⅹ a均过量的反应中,肝素对F Ⅹ a的抑制速率直接与其浓度成正比,用特异性F Ⅹ a发色底物法检测剩余F Ⅹ a的活性,发色强度与肝素浓度成负相关。

2.参考区间

本法检测肝素的范围是0～800 U/L,正常人的血浆肝素为0 U/L。

3.临床应用

在用肝素防治血栓性疾病及血液透析、体外循环的过程中,可用本试验对肝素的合理用量进行检测。在过敏性休克、严重肝病或DIC、肝叶切除或肝移植等患者的血浆中,肝素亦增多。另需注意:①采血与离心必须细心,以避免血小板激活,导致血小板第4因子(PF$_4$)释放,后者可抑制肝素活力;②反应中温育时间和温度均应严格要求,否则将影响检测结果;③严重黄疸患者检测中应设自身对照;④制作标准曲线的肝素制剂应与患者使用的一致。

(三)凝血酶时间及其纠正试验

1.凝血酶时间(thrombin time,TT)检测

(1)原理:受检血浆中加入"标准化"的凝血酶溶液后,测定开始出现纤维蛋白丝所需要的时间为TT。

（2）参考区间：10～18 s（手工法和仪器法有很大不同，凝血酶浓度不同差异更大），各实验室应建立适合自己的参考区间。

（3）临床应用：TT 是凝血酶使纤维蛋白原转变为纤维蛋白所需要的时间，它反映了血浆中是否含有足够量的纤维蛋白原及纤维蛋白原的结构是否符合人体的正常生理凝血要求。在使用链激酶、尿激酶进行溶栓治疗时，可用 TT 作为监护指标，以控制在正常值的 3～5 倍。

凝血酶时间延长：即受检 TT 值延长超过正常对照 3 s 以上，以 DIC 时纤维蛋白原消耗为多见，也有部分属于先天性低（无）纤维蛋白原血症、原发性纤溶及肝脏病变，也可见于肝素增多或类肝素抗凝物质增多及 FDP 增多。

凝血酶时间缩短：主要见于某些异常蛋白血症或巨球蛋白血症时，此外，较多的是技术原因，如标本在 4 ℃环境中放置过久，组织液混入血浆等。另外，血浆在室温下放置不得超过 3 h；不宜用 EDTA 和肝素作抗凝剂；凝血酶时间的终点，若用手工法，以出现浑浊的初期凝固为准。

2.凝血酶时间纠正试验（甲苯胺蓝纠正试验）

（1）原理：甲苯胺蓝可纠正肝素的抗凝作用，在凝血酶时间延长的受检血浆中加入少量的甲苯胺蓝，若延长的凝血酶时间恢复正常或明显缩短，则表示受检血浆中肝素或类肝素样物质增多，否则为其他类抗凝物质或者是纤维蛋白原缺陷。

（2）参考区间：在 TT 延长的受检血浆中，加入甲苯胺蓝后 TT 明显缩短，两者相差 5 s 以上，提示受检血浆中肝素或类肝素样物质增多，否则提示 TT 延长不是由于肝素类物质所致。

（3）临床应用：单纯的甲苯胺蓝纠正试验有时对肝素类物质不一定敏感，而众多的肝素类物质增多的病理状态，往往伴有高水平的 FDP、异常纤维蛋白原增多等情况，因此，最好与正常血浆、鱼精蛋白等纠正物同时检测。

血中类肝素物质增多，多见于过敏性休克、严重肝病、肝叶切除、肝移植、DIC，也可见于使用氮芥及放疗后的患者。

凝血酶溶液在每次操作时都需要作校正实验，使正常血浆的 TT 值在 16～18 s。

（四）凝血因子Ⅷ抑制物测定

1.原理

受检血浆与一定量正常人新鲜血浆混合，在 37 ℃温育一定时间后，测定混合血浆的Ⅷ因子活性，若受检血浆中存在Ⅷ因子抑制物，则混合血浆的Ⅷ因子活性会降低，以 Bethesda 单位来计算抑制物的含量，1 个Bethesda 单位相当于灭活 50％因子Ⅷ活性。

2.参考区间

正常人无因子Ⅷ抑制物，剩余因子Ⅷ：C 为 100％。

3.临床应用

Bethesda 法不仅可用于因子Ⅷ抑制物检测，还可用于其他因子（Ⅸ、Ⅹ、Ⅺ）抑制物的检测。本法对同种免疫引起的因子抑制物测定较为敏感，对自身免疫、药物免疫、肿瘤免疫和自发性凝血因子抑制物则不敏感。Ⅷ因子抑制物的确定，最终需要进行狼疮样抗凝物质的检测进行排除。

血浆因子Ⅷ抑制物的出现常见于反复输血或接受抗血友病球蛋白治疗的血友病 A 患者，也可见于某些免疫性疾病和妊娠期的妇女。

三、纤维蛋白溶解活性检测

(一)组织纤溶酶原激活物活性及抗原测定

1.组织纤溶酶原激活物活性(t-PA：A)检测

(1)原理(发色底物法)：在组织型纤溶酶原激活物(t-PA)和共价物作用下,纤溶酶原转变为纤溶酶,后者使发色 S-2251 释放出发色基团 PNA,显色的深浅与 t-PA：A 呈正比关系。

(2)参考区间：300～600 U/L。

2.组织纤溶酶原激活物抗原(t-PA：Ag)检测

(1)原理(酶联免疫吸附法)：将纯化的 t-PA 单克隆抗体包被在固相载体上温育,然后加含有抗原的标本,标本中的 t-PA 抗原与固相载体上的抗体形成复合物,此复合物与辣根过氧化物酶标记的 t-PA 单克隆抗体起抗原抗体结合反应,形成双抗体夹心免疫复合物,后者可使邻苯二胺基质液呈棕色反应,其反应颜色深浅与标本中的 t-PA 含量呈正比关系。

(2)参考区间：1～12 μg/L。

(3)临床应用：①t-PA 抗原或活性增高表明纤溶活性亢进,见于原发及继发性纤溶症,如DIC,也见于应用纤溶酶原激活物类药物;②t-PA 抗原或活性减低表示纤溶活性减弱,见于高凝状态和血栓性疾病。

(二)纤溶酶原活化抑制物活性及抗原测定

1.血浆纤溶酶原活化抑制物活性(PAI：A)检测

(1)原理(发色底物法)：过量的纤溶酶原激活物(t-PA)和纤溶酶原加入待测血浆中,部分t-PA 与血浆中的 PAI 作用形成无活性的复合物,剩余的 t-PA 作用于纤溶酶原,使其转化为纤溶酶,后者水解发色底物 S-2251,释放出对硝基苯胺(PNA),显色强度与 PAI 活性呈负相关。

(2)参考区间：100～1 000 U/L。

(3)临床应用：目前,PAI 的检测主要是为观察 PAI 与 t-PA 的比例及了解机体的潜在纤溶活性。因此,PAI 与 t-PA 应同时检测,单纯检测 PAI,不管是抗原含量还是活性,意义都不大。①增高：见于高凝状态和血栓性疾病;②减低：见于原发性和继发性纤溶。

2.血浆纤溶酶原活化抑制物抗原(PAI：Ag)检测

(1)原理：①酶联免疫吸附法,双抗体夹心法同 t-PA：Ag 检测;②SDS-PAGE 凝胶密度法,受检血浆中加入过量纤溶酶原激活物(PA)与血浆中 PAI 形成 PA-PAI 复合物,然后将作用后的血浆于 SDS 凝胶平板上电泳,同时用已知标准品进行对照,确定复合物的电泳位置,电泳完毕后染色,再置于自动凝胶板密度扫描仪上扫描,可得知样品中 PAI 含量。

(2)参考区间：酶联免疫吸附法 4～43 g/L;SDS-PAGE 凝胶密度法＜100 U/L。

(3)临床应用：同 PAI 活性测定。酶联免疫吸附法应采用缺乏血小板血浆标本,否则将影响检测结果。SDS-PAGE 凝胶密度法试剂中丙烯酰胺、双丙酰胺、TEMED 是有毒物质,操作中应注意避免与皮肤接触。

(三)血浆纤溶酶原活性及抗原测定

1.血浆纤溶酶原活性(PLG：A)检测

(1)原理(发色底物法)：纤溶酶原在链激酶或尿激酶作用下转变为纤溶酶,纤溶酶作用于发色底物S-2251,释放出对硝基苯胺(PNA)而显色。颜色深浅与纤溶酶活性呈正相关。

(2)参考区间：85.55％±27.83％。

（3）临床应用：PLG测定可替代早先的优球蛋白溶解时间测定和染色法进行的纤溶酶活性测定，尤其是PLG活性测定，在单独选用时较为可靠。在溶栓治疗时，因使用的链激酶类不同，在治疗开始阶段PLG含量和活性的下降，不一定是纤溶活性增高的标志，应同时进行FDP的测定，以了解机体内真正的纤溶状态。先天性纤溶酶原缺乏症必须强调抗原活性和含量同时检测，以了解是否存在交叉反应物质。①增高：表示其激活物的活性（纤溶活性）减低，见于血栓前状态和血栓性疾病；②减低：表示纤溶活性增高，常见于原发性纤溶症和DIC外，还见于前置胎盘、胎盘早剥、肿瘤扩散、严重感染、大手术后、重症肝炎、肝硬化、肝移植、门静脉高压、肝切除等获得性纤溶酶原缺乏症；③PLG缺陷症可分为交叉反应物质阳性（CRM＋）型（PLG：Ag正常和PLG：A减低）和阴性（CRM－）型（PLG：Ag和PLG：A均减低）。

2.血浆纤溶酶原抗原（PLG：Ag）检测

（1）原理（酶联免疫吸附法）：将纯化的兔抗人纤溶酶原抗体包被在酶标反应板上，加入受检血浆，血浆中的纤溶酶原（抗原）与包被在反应板上的抗体结合，然后加入酶标记的兔抗人纤溶酶原抗体，酶标抗体与结合在反应板上的纤溶酶原结合，最后加入底物显色，显色的深浅与受检血浆中纤溶酶原的含量呈正相关。根据受检者测得的A值，从标准曲线计算标本中PLG的抗原含量。

（2）参考区间：0.22 g/L±0.03 g/L。

（3）临床应用：同纤溶酶原活性测定。

四、纤维蛋白降解产物检测

（一）血浆鱼精蛋白副凝固试验（plasma protamine paracoagulation test，3P）

1.原理

在凝血酶的作用下，纤维蛋白原释放出肽A、B后转变为纤维蛋白单体（FM），纤维蛋白在纤溶酶降解的作用下产生纤维蛋白降解产物（FDP），FM与FDP形成可溶性复合物，鱼精蛋白可使该复合物中FM游离，后者又自行聚合呈肉眼可见的纤维状、絮状或胶冻状，反映FDP尤其是碎片X的存在。

2.参考区间

正常人为阴性。

3.临床应用

（1）阳性：DIC的早期或中期。本试验假阳性常见于大出血（创伤、手术、咯血、呕血）和样品置冰箱等。

（2）阴性：正常人、DIC晚期和原发性纤溶症。

（二）纤维蛋白（原）降解产物测定

1.原理

乳胶凝集法：用抗纤维蛋白（原）降解产物（FDP）抗体包被的乳胶颗粒与FDP形成肉眼可见的凝集物。

2.参考区间

小于5 mg/L。

3.临床应用

（1）原发性纤溶亢进时，FDP含量可明显升高。

(2)高凝状态、DIC、器官移植的排异反应、妊娠期高血压疾病、恶性肿瘤,以及心、肝、肾疾病和静脉血栓、溶栓治疗等所致的继发性纤溶亢进时,FDP含量升高。

另外,试剂应储存于2 ℃～8 ℃,用前取出置于室温中;包被抗体的乳胶悬液,每次用前需充分混悬状态;待测血浆用0.109 mol/L枸橼酸钠抗凝,每分钟3 000转离心15 min。当类风湿因子强阳性存在时,可产生假阳性反应。样本保存时间为20 ℃ 24 h,－20 ℃ 1个月。

(三)D-二聚体定性及定量测定

1.原理

(1)定性测定(乳胶凝集法):抗D-二聚体单克隆抗体包被在乳胶颗粒上,受检血浆若含有D-二聚体,通过抗原-抗体反应,乳胶颗粒发生聚集,形成肉眼可见的粗大颗粒。

(2)定量测定(酶联免疫吸附法):一种单抗包被于聚苯乙烯塑料板上,另一种单抗标记辣根过氧化物酶。加入样品后在孔内形成特异抗体-抗原-抗体复合物,可使基质显色,显色深浅与标本中D-二聚体含量成正比。

2.参考区间

定性:正常人阴性。定量:正常为0～0.256 mg/L。

3.临床应用

(1)质量控制:定量试验需注意以下几点。①第一份样品与最后一份样品的加入时间相隔不宜超过15 min,包括标准曲线在内不超过20 min;②加标准品和待测样品温育90 min后,第一次洗涤时,切勿使洗涤液漏出,以免孔与孔之间交叉污染而影响定量的准确性;③血浆样品,常温下保存8 h,4 ℃下4 d,－20 ℃以下1个月,临用前37 ℃水浴中快速复溶;④所用定量移液管必须精确;⑤操作过程中尽量少接触酶标板的底部,以免影响板的光洁度而给检测带来误差,读数前用软纸轻轻擦去底部可能附着的水珠或纸痕;⑥如样品D-二聚体含量超过标准品上限值,则将样品作适当稀释后再检测,含量则需再乘稀释倍数。

(2)临床意义:①D-二聚体是交联纤维蛋白降解中的一个特征性产物,在深静脉血栓、DIC、心肌梗死、重症肝炎、肺栓塞等疾病中升高,也可作为溶栓治疗有效的观察指标;②凡有血块形成的出血,D-二聚体均呈阳性或升高,该试验敏感度高,但缺乏特异性,陈旧性血栓患者D-二聚体并不高;③大量循证医学证据表明,D-二聚体阴性是排除深静脉血栓(DVT)和肺栓塞(PE)的重要试验。

(四)纤维蛋白单体(TM)测定

1.原理

醛化或鞣酸化的"O"型人红细胞作为固相载体与特异性抗纤维蛋白单体IgG结合,形成固相抗体,加入血浆后,与可溶性纤维蛋白单体发生抗原抗体反应,使红细胞发生凝聚,从而可间接测得血浆中存在的纤维蛋白单体的含量。

2.参考区间

红细胞凝聚为阳性反应,正常人为阴性。

3.临床应用

临床各种易诱发高凝状态的疾病都可能出现阳性结果,如败血症、感染性疾病(细菌与病毒感染)、休克、组织损伤、肿瘤、急性白血病、肝坏死、急性胰腺炎及妊娠期高血压疾病等。DIC患者为强阳性反应。

(李淑萍)

第五节　凝血系统检验

凝血系统由内源性凝血途径、外源性凝血途径和共同凝血途径三部分组成,各部分常用的凝血系统检测方法介绍如下。

一、内源凝血系统的检验

(一)全血凝固时间测定

1.原理

静脉血与异物表面(如玻璃、塑料等)接触后,因子Ⅻ被激活,启动了内源性凝血系统,最后生成纤维蛋白而使血液凝固,其所需时间即凝血时间(coagulation time,CT),是内源凝血系统的一项筛选试验。目前采用静脉采血法,有 3 种检测方法。

(1)活化凝血时间(activated clotting time,ACT)法:在待检全血中加入白陶土-脑磷脂悬液,以充分激活因子Ⅻ和Ⅺ,并为凝血反应提供丰富的催化表面,启动内源性凝血途径,引发血液凝固。

(2)硅管凝血时间(silicone clotting time,SCT)测定法:涂有硅油的试管加血后,硅油使血液与玻璃隔离,凝血时间比普通试管法长。

(3)普通试管法(Lee-White 法):全血注入普通玻璃试管而被激活,从而启动内源性凝血。

2.参考区间

每个实验室都应建立其所用测定方法的相应参考区间。ACT 为 1.2～2.1 min;SCT 为 15～32 min;普通试管法为 5～10 min。

3.临床应用

(1)方法学评价:静脉采血法由于血液中较少混入组织液,因此对内源性凝血因子缺乏的灵敏度比毛细血管采血法要高。①普通试管法:仅能检出 FⅧ促凝活性水平低于 2% 的重型血友病患者,本法不敏感,目前趋于淘汰;②硅管法:较敏感,可检出 FⅧ促凝活性水平低于 45% 的血友病患者;③ACT 法:是检出内源凝血因子缺陷敏感的筛检试验之一,能检出 FⅧ促凝活性水平低至 45% 的血友病患者,ACT 法也是体外监测肝素治疗用量较好的实验指标之一。

上述测定凝血时间的诸方法,在检测内源性凝血因子缺陷方面,ACT 的灵敏度和准确性最好。

(2)质量控制:ACT 试验不是一个标准化的试验,此试验的灵敏度与准确度受多种因素的影响,如激活剂种类、仪器判定血液凝固的原理(如电流法、光学法和磁珠法等)等。不同的激活剂如硅藻土和白陶土,凝固时间不同,较常用硅藻土作激活剂,因白陶土有抵抗抑肽酶(一种抗纤溶药物,可减低外科手术后出血)的作用,不适宜用于与此药有关的患者。各种方法之间必须与现行的标准方法进行相关性和偏倚分析,以便调节 ACT 监测肝素浓度所允许的测定时间。

理论上,CT 能检出 APTT 所能检出的凝血因子及血小板磷脂的缺陷,而事实上,只要有微量的Ⅱa 形成,就足以发生血液凝固;即使患者有极严重的血小板减低症,少量 PF3 就足以促进Ⅱa 形成,故血小板减低症患者 CT 可正常,只在极严重的凝血因子缺乏时 CT 才延长。CT 的改

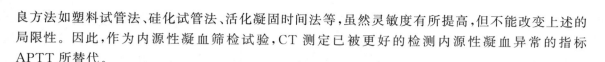

良方法如塑料试管法、硅化试管法、活化凝固时间法等,虽然灵敏度有所提高,但不能改变上述的局限性。因此,作为内源性凝血筛检试验,CT测定已被更好的检测内源性凝血异常的指标APTT所替代。

(3)临床意义:CT主要反映内源性凝血系统有无缺陷。①CT延长:除FⅦ和FⅧ外,所有其他凝血因子缺乏,CT均可延长,主要见于FⅧ、FⅨ显著减低的血友病和FⅪ缺乏症;血管性血友病(vWD);严重的FⅤ、FⅩ、纤维蛋白原和FⅡ缺乏,如肝病、阻塞性黄疸、新生儿出血症、吸收不良综合征、口服抗凝剂、应用肝素及低(无)纤维蛋白原血症和纤溶亢进使纤维蛋白原降解增加;DIC,尤其在失代偿期或显性DIC时CT延长;病理性循环抗凝物增加,如抗FⅧ抗体或抗FⅨ抗体、SLE等。②监测肝素抗凝治疗的用量:行体外循环时,由于APTT试验不能反映体内肝素的安全水平,因而用ACT监测临床肝素的应用。③CT缩短见于血栓前状态如DIC高凝期等,但敏感性差;血栓性疾病,如心肌梗死、不稳定心绞痛、脑血管病变、糖尿病血管病变、肺梗死、深静脉血栓形成、妊娠期高血压疾病、肾病综合征等。

(二)活化部分凝血活酶时间测定

1.原理

37 ℃条件下,以白陶土(激活剂)激活因子Ⅻ和Ⅺ,以脑磷脂(部分凝血活酶)代替血小板提供凝血的催化表面,在 Ca^{2+} 参与下,观察贫血小板血浆凝固所需时间,即为活化部分凝血活酶时间(activatedpartial thromboplastin time,APTT),是内源性凝血系统较敏感和常用的筛选试验。有手工法和仪器法。

仪器法即指血液凝固分析仪,主要有3种判断血浆凝固终点的方法。

(1)光学法:当纤维蛋白原逐渐变成纤维蛋白时,经光照射后产生的散射光(散射比浊法)或透射光(透射比浊法)发生变化,根据一定方法判断凝固终点。

(2)电流法(钩方法):根据纤维蛋白具有导电性,利用纤维蛋白形成时的瞬间电路连通来判断凝固终点。

(3)黏度法(磁珠法):血浆凝固时血浆黏度增高,使正在磁场中运动的小铁珠运动强度减弱,以此判断凝固终点。

还有一种适用于床边检验的血液凝固仪是采用干化学测定法,其原理是将惰性顺磁铁氧化颗粒(paramagnetic iron oxide particle,PIOP)均匀分布于产生凝固或纤溶反应的干试剂中,血液与试剂发生相应的凝固或纤溶反应时,PIOP随之摆动,通过检测其引起的光量变化即可获得试验结果。

2.参考区间

20～35 s(通常小于 35 s),每个实验室应建立所用测定方法相应的参考区间。

3.临床应用

(1)方法学评价:手工法虽重复性差一点,且耗时,但操作简便,有相当程度准确性,现仍作为参考方法。仪器法快速、敏感和简便,所用配套的试剂、质控物、标准品均保证了试验的高精度;但在诊断的准确性方面,仪器法并不比手工法更高;且仪器本身也会产生一定误差。

APTT是一个临床常用、较为敏感的检测内源凝血因子缺乏的简便试验,已替代普通试管法CT测定。但APTT对诊断血栓性疾病和血栓前状态缺乏敏感性,也无特异性,临床价值有限。

新生儿由于凝血系统尚未发育完善,多种凝血因子尤其是维生素 K 依赖凝血因子(FⅡ、

FⅦ、FⅨ、FⅩ)和接触系统凝血因子(FⅪ、FⅫ、PK、HMWK)血浆水平不到成人的 50%,其 APTT 检测将延长,一般出生后半年凝血因子可达正常成人水平。

(2)质量控制:标本采集、抗凝剂用量、仪器和试剂、实验温度等均对 APTT 试验的准确性产生重要的影响,故对实验的要求基本与 PT 相同(见 PT 测定)。由于缺乏标准的试剂和技术,APTT 测定的参考区间也随所用的检测方法、仪器和试剂而变化,因此,按仪器和试剂要求进行认真检测比选择测定的方法更为重要。①激活剂和部分凝血活酶试剂:来源及制备不同,均可影响测定结果;常用的激活剂有白陶土(此时 APTT 又称为 kaolinpartial thromboplastin time,KPTT),还可以用硅藻土、鞣花酸;应根据不同目的的检验选用合理的激活剂:对凝血因子相对敏感的激活剂是白陶土,对肝素相对敏感的是硅藻土,对狼疮抗凝物相对敏感的是鞣花酸;部分凝血活酶(磷脂)主要来源于兔脑组织(脑磷脂),不同制剂质量不同,一般选用 FⅧ、FⅨ和 FⅪ的血浆浓度为 200~250 U/L 时敏感的试剂。②标本采集和处理:基本要求同 PT 试验。注意冷冻血浆可减低 APTT 对狼疮抗凝物及对 FⅫ、FⅪ、HMWK、PK 缺乏的灵敏度;室温下,FⅧ易失活,须快速检测;高脂血症可使 APTT 延长。

(3)临床意义:APTT 反映内源性凝血系统凝血因子(Ⅻ、Ⅺ、Ⅸ、Ⅷ)、共同途径中 FⅡ、FⅠ、FⅤ 和 FⅩ的水平。虽然,APTT 测定的临床意义基本与凝血时间相同,但灵敏度较高,可检出低于正常水平15%~30%凝血因子的异常。APTT 对 FⅧ和 FⅨ缺乏的灵敏度比对 FⅪ、FⅫ和共同途径中凝血因子缺乏的灵敏度高。必须指出,单一因子(如因子 FⅧ)活性增高就可使 APTT 缩短,其结果则可能掩盖其他凝血因子的缺乏。

APTT 超过正常对照 10 s 以上即为延长。主要见于:①轻型血友病,可检出 FⅧ活性低于15%的患者,对 FⅧ活性超过 30%和血友病携带者灵敏度欠佳;在中、轻度 FⅧ、FⅨ、FⅪ 缺乏时,APTT 可正常。②vWD,Ⅰ型和Ⅲ型患者 APTT 可显著延长,但不少Ⅱ型患者 APTT 并不延长。③血中抗凝物如凝血因子抑制物、狼疮抗凝物、华法林或肝素水平增高,FⅡ、FⅨ及 FⅤ、FⅩ缺乏时灵敏度略差。④纤溶亢进,大量纤维蛋白降解产物(FDP)抑制纤维蛋白聚合,使 APTT 延长,DIC 晚期时,伴随凝血因子大量被消耗,APTT 延长更为显著。⑤其他如肝病、DIC、大量输入库血等。

APTT 缩短见于血栓前状态及血栓性疾病、DIC 早期(动态观察 APTT 变化有助于 DIC 的诊断)。APTT 对血浆肝素的浓度较敏感,是目前广泛应用的肝素治疗监测指标。此时,要注意 APTT 测定结果必须与肝素治疗范围的血浆浓度呈线性关系,否则不宜使用。一般在肝素治疗期间,APTT 维持在正常对照的 1.5~3.0 倍为宜。

(三)血浆因子Ⅷ、Ⅸ、Ⅺ和Ⅻ促凝活性测定

1.原理

一期法:受检血浆中分别加入乏 FⅧ、FⅨ、FⅪ 和 FⅫ的基质血浆、白陶土脑磷脂悬液和钙溶液,分别记录开始出现纤维蛋白丝所需的时间。从各自的标准曲线中,分别计算出受检血浆中 FⅧ:C、FⅨ:C、FⅪ:C 和 FⅫ:C 相当于正常人的百分率(%)。

2.参考区间

FⅧ:C,103%±25.7%;FⅨ:C,98.1%±30.4%;FⅪ:C,100%±18.4%;FⅫ:C,92.4%±20.7%。

3.临床应用

(1)方法学评价:本试验是在内源凝血筛选试验的基础上,省略以往逐级筛选和纠正试验,直接检测各相应凝血因子促凝活性的较为理想和直观的实验方法,同时也是血友病评价和分型的

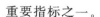

重要指标之一。

(2)质量控制:急性时相反应及严重肝实质损伤时,FⅧ:C可明显增加,但在vWF缺陷时,FⅧ:C降低,因此需与vWF含量同时测定。加入的基质血浆中缺乏因子应小于1%,而其他因子水平必须正常,放置于-80℃~-40℃冰箱中保存,每次测定都应作标准曲线,正常标准血浆要求20人以上混合血浆,分装冻干保存于-40℃~-20℃,可用2~3个月。

(3)临床意义:①增高,主要见于血栓前状态和血栓性疾病,如静脉血栓形成、肺栓塞、妊娠期高血压疾病、晚期妊娠、口服避孕药、肾病综合征、恶性肿瘤等。②减低,FⅧ:C减低见于血友病甲(其中重型≤1%;中型2%~5%;轻型6%~25%;亚临床型26%~45%)、血管性血友病(尤其是Ⅰ型和Ⅲ型)、DIC、血中存在因子Ⅷ抗体(此情况少见);FⅨ:C减低见于血友病乙(临床分型同血友病甲)、肝脏疾病、DIC、维生素K缺乏症和口服抗凝剂等;FⅪ:C减低见于FⅪ因子缺乏症、DIC、肝脏疾病等;FⅫ:C减低见于先天性FⅫ缺乏症、DIC和肝脏疾病等。

二、外源凝血系统的检验

(一)血浆凝血酶原时间测定(一期法)

1.原理

在受检血浆中加入过量的组织凝血活酶(人脑、兔脑、胎盘及肺组织等制品的浸出液)和钙离子,使凝血酶原变为凝血酶,后者使纤维蛋白原转变为纤维蛋白。观察血浆凝固所需时间即凝血酶原时间(prothrombin time,PT)。该试验是反映外源凝血系统最常用的筛选试验。有手工和仪器检测两类方法。仪器法判断血浆凝固终点的方法和原理与APTT检测时基本相同。

2.参考区间

每个实验室应建立所用测定方法相应的参考区间。①成人:10~15 s,新生儿延长2~3 s,早产儿延长3~5 s(3~4 d后达到成人水平);②凝血酶原时间比值(prothrombin time ratio,PTR):0.85~1.15;③国际标准化比值(international normalized ration,INR):口服抗凝剂治疗不同疾病时,需不同的INR。

3.临床应用

(1)方法学评价。①手工法:常用普通试管法,曾用毛细血管微量法,后者虽采血量少,但操作较烦琐,已淘汰;也可用表面玻皿法,尽管准确性较试管法高,但操作不如后者方便;手工法虽重复性差一些,耗时,但仍有相当程度的准确性,且操作简便,故仍在临床应用,并可作为仪器法校正的参考方法。②仪器法:血凝仪可连续记录凝血过程引起的光、电或机械运动的变化,其中,黏度法(磁珠法)可不受影响因素(黄疸、乳糜、高脂血症、溶血等)的干扰。

半自动仪器法(加样、加试剂仍为手工操作)提高了PT测定的精确度和速度,但存在标本交叉污染的缺点。全自动仪器法(加样、加试剂全部自动化)使检测更加精确、快速、敏感和简便;同时,仪器法所用的试剂、质控物、标准品均有可靠的配套来源,保证了试验的高精度。但在临床诊断的准确性方面,仪器法并不比手工法更高。凝血仪干化学法测定,操作简单,特别有助于床边DIC的诊断,但价格较贵,尚未能普及。

(2)质量控制:血液标本采集、抗凝剂用量、仪器和试剂、实验温度及PT检测的报告方式均对PT试验的准确性和实用性产生重要影响。

标本采集和处理:患者应停用影响止凝血试验的药物至少1周。抗凝剂为枸橼酸钠液,其与血液的容积比为1:9。若血标本的Hct异常增高或异常减低,推荐矫正公式:抗凝剂用量=

0.001 85×血量(mL)×(100-患者 Hct)。在采血技术和标本处理时应注意止血带使用时间要短,采血必须顺利快捷,避免凝血、溶血和气泡(气泡可使 Fg、FV、FⅧ变性和引起溶血,溶血又可引起 FⅫ激活,使 PT 缩短);凝血检测用的血标本最好单独采集,并立即分离血浆,按规定的离心力除去血小板;创伤性或留置导管的血标本因溶血、凝血不适宜做凝血试验;对于黄疸、溶血、脂血标本如用光学法测定,结果应扣除本底干扰,标本送检时应注意储存温度和测定时间。低温虽可减缓凝血因子的失活速度,但可活化 FⅧ、FⅪ。如储存血标本,也要注意有效时间,储存时间过长,凝血因子(尤其 FⅧ)的活性明显减低,因此,从标本采集到完成测定的时间通常不宜超过 2 h。

组织凝血活酶试剂质量:该试验灵敏度的高低依赖于组织凝血活酶试剂的质量。试剂可来自组织抽提物,应含丰富的凝血活酶(TF 和磷脂);现也用纯化的重组 TF(recombinant-tissue factor,r-TF)加磷脂作试剂,r-TF 比动物性来源的凝血活酶对 FⅡ、FⅦ、FⅩ灵敏度更高。组织凝血活酶的来源及制备方法不同,使各实验室之间及每批试剂之间 PT 结果差异较大,可比性差,特别影响对口服抗凝剂患者治疗效果的判断,因此,应使用标有国际敏感指数(international sensitivity index,ISI)的试剂。

国际敏感指数和国际标准化比值:为了校正不同组织凝血活酶之间的差异,早在 1967 年,世界卫生组织就将人脑凝血活酶标准品(批号 67/40)作为以后制备不同来源组织凝血活酶的参考物,并要求计算和提供每批组织凝血活酶的 ISI。ISI 值越低,试剂对有关凝血因子降低的敏感度越高。目前,各国大体是用国际标准品标化本国标准品。对口服抗凝剂的患者必须使用国际标准化比值(international normalization ratio,INR)作为 PT 结果报告形式,并用以作为抗凝治疗监护的指标。INR=患者凝血酶原时间/正常人平均凝血酶原时间。

正常对照:必须至少来自 20 名以上男女各半的混合血浆所测结果。目前,许多试剂制造商能提供 100 名男女各半的混合血浆作为对照用的标准血浆。

报告方式:一般情况下,可同时报告受检者 PT(s)和正常对照 PT(s)及凝血酶原时间比值(PTR),PTR=被检血浆 PT/正常血浆 PT。当用于监测口服抗凝剂用量时,则必须同时报告 INR 值。

(3)临床意义:PT 是检测外源性凝血因子有无缺陷较为敏感的筛检试验,也是监测口服抗凝剂用量的有效监测指标之一。

PT 延长指 PT 超过正常对照 3 s 以上或 PTR 超过参考区间。主要见于:①先天性 FⅡ、FV、FⅦ、FⅩ减低(较为少见,一般在低于参考人群水平的 10% 以下时才会出现 PT 延长,PTR 增大)、纤维蛋白原缺乏(Fg<500 mg/L)或无纤维蛋白原血症、异常纤维蛋白原血症;②获得性凝血因子缺乏,如 DIC、原发性纤溶亢进症、阻塞性黄疸和维生素 K 缺乏、循环抗凝物质增多等。香豆素治疗(注意药物如氨基水杨酸、头孢菌素等可增强口服抗凝药物的药效,而巴比妥盐等可减弱口服抗凝药物的药效)时,当 FⅡ、FV、FⅦ、FⅩ浓度低于正常人水平 40% 时,PT 即延长。

PT 对 FⅦ、FⅩ缺乏的敏感性较对 FⅠ、FⅡ缺乏的要高,但对肝素的敏感性不如 APTT。此外,发现少数 FⅨ严重缺乏的患者,由于 FⅦa 活化 FⅨ的途径障碍,也可导致 PT 延长,但其延长程度不如 FⅦ、FⅩ、凝血酶原和纤维蛋白原缺乏时显著。

PT 缩短见于:①先天性 FV 增多;②DIC 早期(高凝状态);③口服避孕药、其他血栓前状态及血栓性疾病。

PT 是口服抗凝药的实验室监测的首选指标。临床上,常将 INR 为 2~4 作为口服抗凝剂治疗时剂量适宜范围。当 INR 大于 4.5 时,如 Fg 和血小板数仍正常,则提示抗凝过度,应减低或停止用药。当 INR 低于 4.5 而同时伴有血小板减低时,则可能是 DIC 或肝病等所致,也应减低或停止口服抗凝剂。口服抗凝剂达有效剂量时的 INR 值:预防深静脉血栓形成为 1.5～2.5;治疗静脉血栓形成、肺栓塞、心脏瓣膜病为 2.0～3.0;治疗动脉血栓栓塞、心脏机械瓣膜转换、复发性系统性栓塞症为 3.0～4.5。

(二)血浆因子Ⅱ、Ⅴ、Ⅶ、Ⅹ 促凝活性检测

1.原理

一期法:受检血浆分别与乏凝血因子Ⅱ、Ⅴ、Ⅶ、Ⅹ基质血浆混合,再加兔脑粉浸出液和钙溶液,分别作血浆凝血酶原时间测定。将受检者血浆测定结果与正常人新鲜混合血浆比较,分别计算出各自的因子F Ⅱ：C、FⅤ：C、FⅦ：C 和 FⅩ：C 促凝活性。

2.参考区间

FⅡ：C,97.7%±16.7%;FⅤ：C,102.4%±30.9%;FⅦ：C,103%±17.3%;FⅩ：C,103%±19.0%。

3.临床应用

(1)方法学评价:本试验是继外源凝血系统筛选试验异常,进而直接检测诸因子促凝活性更敏感、更可靠指标,也是诊断这些因子缺陷的主要依据。

(2)质量控制:同凝血因子Ⅷ、Ⅸ、Ⅺ和Ⅻ促凝活性测定。

(3)临床意义:活性增高主要见于血栓前状态和血栓性疾病。活性减低见于肝病变、维生素 K 缺乏(FⅤ：C 除外)、DIC 和口服抗凝剂;血循环中存在上述因子的抑制物等;先天性上述因子缺乏较罕见。

目前 FⅡ：C,FⅤ：C,FⅦ：C,FⅩ：C 的测定主要用于肝脏受损的检查,因子 FⅦ：C 下降在肝病的早期即可发生;因子 FⅤ：C 的测定在肝损伤和肝移植中应用较多。

(三)血浆组织因子活性测定

1.原理

发色底物法:组织因子(Tissue factor,TF)与 FⅦ结合形成 TF-FⅦ复合物,激活 FⅩ和 FⅨ,活化的 FⅩa 水解发色底物(S-2222),释放出对硝基苯胺(PNA),405 nm 波长下测其吸光度(A),PNA 颜色的深浅与血浆组织因子活性(TF：A)成正比。

2.参考区间

81%～114%。

3.临床应用

(1)方法学评价:相比于组织因子含量的测定,组织因子活性测定更能反映组织因子在外源性凝血途径中所发挥的作用。发色底物法,技术成熟,操作简单,适用于临床检测。

(2)质量控制:对于黄疸、溶血、脂血标本,读取结果时应扣除本底吸光度值或重新抽血。每次测定前都应作标准曲线,正常标准血浆要求 20 人以上混合血浆,分装冻干保存于－40 ℃～－20 ℃,可用2～3 个月。

(3)临床意义:组织因子活性增加见于内毒素血症、严重创伤、广泛手术、休克、急性呼吸窘迫综合征(acute respiratory distress syndrome,ARDS)、DIC、急性白血病等。

三、共同凝血途径的检查

(一)纤维蛋白原测定

1.原理

(1)Clauss 法(凝血酶法):受检血浆中加入过量凝血酶,将血浆中的纤维蛋白原(fibrinogen,Fg)转变为纤维蛋白,使血浆凝固,其时间长短与 Fg 含量成负相关。受检血浆的 Fg 含量可从国际标准品 Fg 参比血浆测定的标准曲线中获得。

(2)免疫法。①免疫火箭电泳法(Laurell 法):在含 Fg 抗血清的琼脂板中,加入一定量的受检血浆(抗原),在电场作用下,抗原抗体形成火箭样沉淀峰,峰的高度与 Fg 含量成正比;②酶联免疫法:用抗 Fg 的单克隆抗体、酶联辣根过氧化物酶抗体显色、酶联免疫检测仪检测血浆中的 Fg 含量。

(3)比浊法(热沉淀比浊法):血浆经磷酸二氢钾-氢氧化钠缓冲液稀释后,加热至 56 ℃,使 Fg 凝集,比浊测定其含量。

(4)化学法(双缩脲法):用 12.5% 亚硫酸钠溶液将血浆中的 Fg 沉淀分离,然后以双缩脲试剂显色测定。

2.参考区间

成人,2~4 g/L;新生儿,1.25~3 g/L。

3.临床应用

主要用于出血性疾病(包括肝病)或血栓形成的诊断及溶栓治疗的监测。

(1)方法学评价:①Clauss 法为功能检测,操作简单、结果可靠,故被 WHO 推荐为测定Fg 的参考方法,当凝血仪通过检测 PT 方法来换算 Fg 浓度时,结果可疑,则应用 Clauss 法复核确定;②免疫法、比浊法和化学法操作较烦琐,均非 Fg 功能检测法,故与生理性 Fg 活性不一定总是呈平行关系。

(2)质量控制:Clauss 法参比血浆必须比检测标本同时测定,以便核对结果;如标本中存在肝素、FDP 增加或罕见的异常 Fg,则 Clauss 法测定的 Fg 含量可假性减低,此时,需用其他方法核实。由于凝血酶的活性将直接影响 Clauss 法所测定的 Fg 含量,因此对凝血酶试剂应严格保存,一般应在低温保存。稀释后,在塑料(聚乙烯)试管中置 4 ℃可保存活性 24 h。

(3)临床意义。①增高:见于急性时相反应,可出现高纤维蛋白原血症,如炎症、外伤、肿瘤等,慢性活动性炎症反应,如风湿病、胶原病等,Fg 水平超过参考区间上限是冠状动脉粥样硬化心脏病和脑血管病发病的独立危险因素之一。②减低:见于纤维蛋白原合成减少或结构异常性疾病,如先天性低(无)纤维蛋白原血症;异常纤维蛋白原血症(但用免疫法检测抗原可正常);严重肝实质损伤,如肝硬化、酒精中毒等;纤维蛋白原消耗增多,如 DIC(纤维蛋白原定量可作为DIC 的筛查试验);原发性纤溶亢进,如中暑、缺氧、低血压等;药物,如雌激素、鱼油、高浓度肝素、纤维蛋白聚合抑制剂等。③可用于溶栓治疗(如用 UK、t-PA)、蛇毒治疗(如用抗栓酶、去纤酶)的监测。

(二)凝血因子Ⅷ定性试验和亚基抗原检测

1.凝血因子Ⅷ定性试验

(1)原理:受检血浆加入钙离子后,使 Fg 转变成 Fb 凝块,将此凝块置入 5 mol/L 尿素溶液中,如果受检血浆不缺乏因子Ⅷ,则形成的纤维蛋白凝块不溶于尿素溶液或 2% 单氨(碘)醋酸溶液;反之,则易溶于尿素溶液或 2% 单氨(碘)醋酸溶液中。

(2)参考区间:24 h 内纤维蛋白凝块不溶解。

(3)临床应用。①方法学评价:本试验简单、可靠,是十分实用的过筛试验,在临床上,若发现伤口愈合缓慢、渗血不断或怀疑有凝血因子Ⅷ缺陷者,均可首先选择本试验;②质量控制:由于凝块对结果判断有直接影响,因此抽血时要顺利,不应有溶血及凝血,且采血后应立即检测,不宜久留,加入的钙离子溶液应新鲜配制;③临床意义:若纤维蛋白凝块在 24 h 内,尤其 2 h 内完全溶解,表示因子Ⅷ缺乏,见于先天性因子Ⅷ缺乏症和获得性因子Ⅷ明显缺乏,后者见于肝病、SLE、DIC、原发性纤溶症、转移性肝癌、恶性淋巴瘤及抗 FⅧ抗体等。

2.凝血因子Ⅷ亚基抗原检测

(1)原理(免疫火箭电泳法):分别提纯人血小板和血浆中的Ⅷα亚基和Ⅷβ亚基,用以免疫家兔,产生抗体。在含 FⅧα亚基和 FⅧβ亚基抗血清的琼脂凝胶板中,加入受检血浆(抗原),在电场作用下,出现抗原抗体反应形成的火箭样沉淀峰,此峰的高度与受检血浆中 FⅧ亚基的浓度成正比。根据沉淀峰的高度,从标准曲线中计算出 FⅧα：Ag 和 FⅧβ：Ag 相当于正常人的百分率。

(2)参考区间:FⅧα 为 100.4%±12.9%;FⅧβ 为 98.8%±12.5%。

(3)临床应用:血浆凝血因子Ⅷ亚基抗原的检测,对凝血因子Ⅷ四聚体的缺陷性疾病诊断和分类具有十分重要价值。①先天性凝血因子Ⅷ缺乏症:纯合子型者的 FⅧα：Ag 明显减低(≤1%),FⅧβ：Ag轻度减低;杂合子型者的 FⅧα：Ag 减低(常≤50%),FⅧβ：Ag 正常。②获得性凝血因子Ⅷ减少症:见于肝疾病、DIC、原发性纤溶症、急性心肌梗死、急性白血病、恶性淋巴瘤、免疫性血小板减少性紫癜、SLE 等。一般认为,上述疾病的 FⅧα：Ag 有不同程度的降低,而Ⅷβ：Ag 正常。

(三)凝血酶生成的分子标志物检测

1.血浆凝血酶原片段 1+2(F₁₊₂)测定

(1)原理(ELISA 法):以抗 F_{1+2} 抗体包被酶标板,加入标准品或待测标本后,再加入用辣根过氧化物酶标记的凝血酶抗体,与游离 F_{1+2} 抗原决定簇结合,充分作用后,凝血酶抗体上带有的辣根过氧化物酶在 H_2O_2 溶液存在的条件下分解加入的邻苯二胺,使之显色,溶液颜色的深浅与样本中的 F_{1+2} 含量成正比。

(2)参考区间:0.4~1.1 nmoL/L。

(3)临床应用。①方法学评价:凝血酶的半衰期极短,因此不能直接测定;凝血酶原被凝血酶(由 FⅩa、FⅤa、Ca^{2+} 和磷脂组成)作用转化为凝血酶时,凝血酶原分子的氨基端(N 端)释放出 F_{1+2},通过测定 F_{1+2} 可间接反映凝血酶的形成及活性,是体内凝血酶活化的分子标志物,对血液高凝状态的检查有重要意义;但目前因采用 ELISA 法测定,一般适用于批量标本检测,而且耗时太长,使临床急诊使用时受到一定限制。②质量控制:血液采集与保存将直接影响血浆 F_{1+2} 的测定结果,且止血带太紧或压迫时间太长,都可导致采血过程的人工凝血活化,因此采血过程要求尽量顺利。③临床意义:血浆 F_{1+2} 增高见于高凝状态,血栓性疾病如 DIC、易栓症、急性心肌梗死、静脉血栓形成等;溶栓、抗凝治疗 AMI 时,若溶栓治疗有效,缺血的心肌成功实现再灌注,则 F_{1+2} 可锐减;用肝素治疗血栓性疾病时,一旦达到有效治疗浓度,则血浆 F_{1+2} 可由治疗前的高浓度降至参考区间内;口服华法林,血浆 F_{1+2} 浓度可降至参考区间以下,当用 F_{1+2} 作为低剂量口服抗凝剂治疗的监测指标时,浓度在 0.4~1.2 nmol/L 时,可达到最佳抗凝治疗效果。

2.血浆纤维蛋白肽 A 测定

(1)原理:待检血浆用皂土处理,以除去纤维蛋白原,含纤维蛋白肽 A(FPA)标本先与已知过量的兔抗人 FPA 抗体结合,部分液体被转移至预先包被 FPA 的酶标板上,上步反应中剩余的为结合 FPA 抗体可与 FPA 结合,结合于固相的兔抗人 FPA 抗体被羊抗兔(带有辣根过氧化物酶)IgG 结合,在 H_2O_2 溶液存在的条件下使邻苯二胺(OPD)基质显色,颜色的深浅与 FPA 含量呈负相关关系。

(2)参考区间:男性不吸烟者为(1.83±0.61)μg/L;女性不吸烟、未服用避孕药者为(2.24±1.04)μg/L。

(3)临床应用:FPA 是纤维蛋白原转变为纤维蛋白过程中产生的裂解产物之一,因此,若待检血浆中出现 FPA 则表明有凝血酶生成。FPA 升高见于深静脉血栓形成、DIC、肺栓塞、SLE、恶性肿瘤转移、肾小球肾炎等。

3.可溶性纤溶蛋白单体复合物测定

(1)原理:根据酶免疫或放射免疫的检测原理,用抗纤维蛋白单克隆抗体测定血浆中可溶性纤维蛋白单体复合物(solube fibrin monomer complex,sFMC)的含量。

(2)参考区间:ELISA 法为(48.5±15.6)mg/L;放射免疫法为(50.5±26.1)mg/L。

(3)临床应用:纤维蛋白单体是纤维蛋白原转变为纤维蛋白的中间体,是凝血酶水解纤维蛋白原使其失去 FPA 和 FPB 而产生的。当凝血酶浓度低时,纤维蛋白单体不足以聚合形成纤维蛋白凝块,它们自行和纤维蛋白原或纤维蛋白降解产物结合形成复合物。sFMC 是凝血酶生成的另一标志物。sFMC 升高多见于肝硬化失代偿期、急性白血病(M_3 型)、肿瘤、严重感染、多处严重创伤、产科意外等。

(张群妹)

第十四章 输血检验

第一节 常用血型

一、红细胞血型

血型抗原是人类红细胞(RBC)表面的结构,当个体缺乏该特殊结构时就会被其免疫系统所识别。通过遗传获得的红细胞抗原多数是血型糖蛋白或糖脂,这些可由血型同种抗体来检测。血型同种抗体的产生可由环境抗原所诱导(基本上是微生物所诱导的,也称"天然性"),或由于机体的免疫系统受到同种异体红细胞(外源性)刺激产生。ABO血型系统是首先发现的人类血型系统。在所有血型系统中,ABO血型系统的特性非常特殊。一个个体的红细胞上如果有A和/或B抗原,其血清中则不会产生抗A和/或抗B抗体;但如果红细胞上无A和/或B抗原,则其血清中必定存在抗A和/或抗B抗体。抗A和抗B抗体在一生中几乎以不变的形式存在,而且可直接凝集具有相应抗原的红细胞。直到抗球蛋白试验应用于检测IgG抗体前,其他的血型只有在出现直接凝集(IgM抗体)时才会被检出,而IgG抗体一般不直接凝集红细胞。以后在输血和妊娠的新生儿溶血病中又发现了许多抗体,这些抗体的大部分今天已被归属于30个血型系统中的某一血型系统中。大多数血型抗原是由红细胞自身合成的,但有一些是从血浆中吸附的。有些血型抗原,如Rh、Kell只在红细胞上表达,而另一些,如ABO抗原几乎在所有细胞上都有表达。生化与遗传学的分析表明,血型抗原主要有两种形式,血型基因的产物为蛋白决定簇以及在基因控制下产生的糖基转移酶,并将糖基决定簇加在糖蛋白或糖脂上。有些血型抗原的特性是通过蛋白的氨基酸序列来决定的,但这些抗原的识别有时也依赖于该蛋白的糖基化。糖基决定簇的免疫应答与蛋白决定簇的不同,有时这种不同可直接影响到这种同种抗体是否具有临床意义。今天几乎所有的主要血型系统的分子结构都已被研究,但除了ABO和RhD之外,对其他血型抗原的免疫原性了解甚少。

红细胞抗原与抗体的鉴定已成为当前输血前相容性试验和安全输血的基础,并有助于了解胎儿和新生儿溶血性疾病的病因。生物化学和分子的研究已经揭示了血型抗原分子表达在红细胞血型抗原上的分子生物学功能。这些分子对个体是否具有疟原虫、某些病毒和细菌感染的易感性发挥着重要作用。红细胞抗原表达的变化和许多分子背景相关，有些在相关疾病的临床表现中起关键作用。

(一)ABO 血型系统

ABO 血型系统是临床输血中最为重要的一个血型系统，ABO 血型系统中的主要抗原是 A 和 B 两种糖基化结构，它们都以 H 抗原作为结合物。由于 9 号染色体上 ABO 基因座位所编码的糖基转移酶具有不同的特异性，它们负责将各自特异的糖基连接到 H 物质所在的寡糖支链上（A 的是 Gal-NAcα1-3，B 的是 Galα1-3）。ABO 血型系统有 A、B 和 AB 抗原，而表型可分为 A 型、B 型、AB 型和 O 型。O 型是 ABO 血型系统的无效表型，具有该表型的红细胞上不表达 A 抗原和 B 抗原。

在运用血清学方法进行 ABO 血型定型时，抗 A 和抗 B 定型试剂被广泛用于检测红细胞上是否存在 A 或 B 血型特异的糖基，从而确定个体的 ABO 血型。在一定范围内，用血清学的方法可以将 ABO 血型系统中所存在的多态性区分为各种亚型。若增加抗 H、抗 A_1 和抗 AB 等定型试剂与红细胞反应，所获得的凝集反应结果将有助于各种亚型之间的区分。吸收和抗体释放试验也常用于检出红细胞上存在少量血型抗原，其灵敏度可比经典试管法鉴定 ABO 血型高约十倍。但是，在临床上还是经常会遇到一些用血清学方法无法作出合理解释的 ABO 定型的问题。在这种情况下，如果患者需要输血，通常选用 O 型血，要密切观察可能出现的输血反应。随着分子生物学的发展，很多由血清学所检出的 ABO 多态性都可以从基因水平上加以解释。它们往往是由于基因发生点突变、缺失、重组而使得各种 ABO 糖基转移酶的特异性和反应活性发生了改变。但是，除非遇到这些特殊的问题，在通常情况下所使用的 ABO 定型方法仍是 Landsteiner 在 110 年前所发明的经典试管法。

(二)Rh 血型系统

Rh 血型系是所有血型系统中最复杂的血型系统，它包括从 RH1～RH59 总共 54 个抗原，其中有 5 个已被弃用。Rh 抗原是由位于 1 号染色体短臂上的两个同源及紧密连锁的基因所编码；RHD 基因编码 D 抗原，RHCE 基因编码 Cc 和 Ee 抗原。RHD 和 RHCE 基因所编码的 RhD 蛋白（CD240D）和 RhCcEe 蛋白（CD240CE）是一种具有强疏水性的非糖基化蛋白，它们都在红细胞膜上穿膜 12 次。

临床上最为重要，也是该血型系统中首先被发现的抗原是 RhD 抗原。在白种人中 D 抗原在 85% 的个体红细胞上表达，而在非洲和亚洲，表达的频率更高。

尽管对大多数人来说，他们不是 D^+，就是 D，D 抗原是 Rh 抗原中免疫原性最强的抗原。60%～70% 的 RhD-受体在输入一个单位的 RhD^+ 血液后能产生抗-D。在胎母血型同种免疫中，由抗-D 所引起的新生儿溶血病是最严重的新生儿溶血病之一。D 抗原还存在许多变异体，有些变异体可导致 D 抗原表达减弱，而有些变异体会出现 D 抗原结构和部分表位缺失（被称为不完全 D 或部分 D）。这些 RhD^+ 的人可能产生针对其缺失表位的抗 D 抗体。

在远东，D 抗原是高频率抗原，在有些人群中可达 100%。采用常规血型血清学技术，中国人与日本人 D^+ 率都是 99.7%，但在剩下的被分类为 D 的人群中，有些具有很微弱的 D 抗原，被称为 DEL。D 抗原在不同类型红细胞上表达的强度不均一，从很强的 D，到弱 D，最弱的是 DEL。就连在常规表型中 D 抗原表达的量也存在很大差异。当 C 抗原表达时，D 抗原表达的量就减少；当测定抗-D 效价时，用 DcE/DcE 所测得的效价就要高于用 DCe/DCe 测得的效价。用单克隆和多克隆抗-D通过流式荧光测得的D抗原强度从强到弱依次为DcE/DcE＞DCe/DcE＞DCe/DCe＞DcE/Dce＞DCe/dce。

C和c、E和e是两对相对应的抗原,它们的多态性是由RHCE基因所控制的。因为在D、Cc和Ee之间没有重组,作为单倍型遗传的等位基因可表示为DCe、DcE、dce等(其中d表示RHD基因缺失或失活)。血清学的结果一般无法决定一个个体真正的RH基因型,而表型则只是根据已知的单倍型频率而推断出最有可能的基因型符号。随着D抗原在输血前诊断的普及,在目前的临床输血中,抗E和抗c抗体的检出率已超过抗D抗体,成为较常见的血型同种免疫性抗体。

(三)红细胞其他血型系统

在人类红细胞上除了ABO和Rh血型外,还存在许多其他的红细胞血型系统。

1.Kell血型系统

在白种人中十分重要,在欧美国家K抗原的鉴定也像ABO和RhD一样被列为输血前的检测项目。K抗原也具有较强的免疫原性,抗K抗体可造成严重的溶血性输血反应和新生儿溶血病。白种人K抗原的阳性率为7%,但中国汉族人K抗原的阳性率只有0.06%,因此汉族人被K抗原免疫的机会很小。

2.MNS血型系统、P血型系统和Lewis血型系统

MNS血型系统、P血型系统和Lewis血型系统的抗体也经常在临床检测中出现,有时在健康献血者血清中也可发现抗M、抗P等血型抗体。但它们大多是IgM抗体,且不具有临床意义。

3.Duffy血型系统、Kidd血型系统、Diego血型系统

Duffy血型系统、Kidd血型系统、Diego血型系统中的血型抗体一般为IgG抗体,这类血型系统的抗体可以引起新生儿溶血病和轻度到中度的溶血性输血反应。Duffy血型糖蛋白也是红细胞膜上的趋化因子受体,Fy(a-b-)表型被认为可阻断疟原虫裂殖子进入红细胞。Kidd血型糖蛋白是红细胞膜上的尿素通道,JK(a-b-)表型的红细胞可在2 mol/L尿素溶液中保持一定时间的细胞膜完整性。Diego血型是位于带3蛋白上的一组血型多态性,蒙古人种的Di^a抗原阳性频率明显高于其他人种。

在临床输血中较为麻烦的是当遇到具有稀有血型的患者需要输血。通常的解决方式是向国内或国际稀有血型库寻求帮助,也可在患者的直系家属中开展筛查,因为血型是遗传的,在直系家属中发现相同的稀有血型的概率较大。

(四)红细胞抗体的临床意义

1.溶血性输血反应

具有临床意义的抗体可破坏输入的红细胞。该反应的严重程度随抗体的特性和抗原的密度而变化。

一般于血管内溶血的抗体有抗-A、抗-B、抗-JKa和抗-JKb。由于ABO抗原在红细胞上表达很多,而其抗体结合补体的能力又很强,所以ABO血型不合最易引起立即性溶血反应。Kidd抗体通常引起的是迟缓型溶血反应,它们较难检测出,而且在循环中消失的较快。在正常体温条件下具有反应性的IgG1和IgG3抗体可造成血管内溶血,如Rh、Kidd、Kell、Duffy或Ss抗原的抗体。具有临床意义的抗体几乎就是这些抗体。那些不造成红细胞破坏的抗体是在37 ℃以下才能反应的抗体和IgG2、IgG4亚类的抗体。

2.胎儿和新生儿的溶血性疾病

胎儿和新生儿的溶血性疾病（HDFN）是由孕妇与其阳性抗原的胎儿之间血型不一致。在HDFN中最具意义的抗体是那些能通过胎盘屏障的抗体（IgG1和IgG3），这些抗体可在正常体温下反应并破坏红细胞，而且直接针对发育成熟的红细胞抗原。母婴ABO血型不合最为常见。但ABOHDFN在临床上发病较为温和，这可能是出生时ABO抗原发育并不完全所致。直接针对D抗原的抗体可导致严重的HDFN，当抗-D效价大于1∶16时，需仔细监控以防胎儿死亡。其他血型抗体所导致的严重HDFN较难预判，例如抗-K，不但可造成红细胞溶血，也会抑制红系生成。

3.自身免疫性溶血性贫血

自身免疫性溶血性贫血是由直接针对自身红细胞反应的"温型"或"冷型"自身抗体所致。这类抗体可由疾病、病毒感染或药物，使免疫系统针对自身抗原的耐受崩溃；或由外来抗原诱导产生的抗体具有针对自身抗原发生交叉反应的能力。自身抗体的特异性并不是总能完全确定，因为有时当有自身抗体存在时，抗原的表达会下调。

温型自身抗体在37 ℃时活性最强，而且通常是IgG类的抗体（很少有IgM和IgA）。它们多数是直接针对Rh抗原，但也有针对Wrb、Kell、Kidd和U血型特异性的报道。

冷反应性自身抗体主要是IgM类抗体。它们一般在低于25 ℃的条件下反应良好，但也可在接近37 ℃时凝集红细胞和激活补体，导致溶血或在温度低的循环末梢中造成血管栓塞。患有冷凝集素综合征的患者红细胞上常有C3d，这种C3d可阻止部分溶血。多数冷反应性自身抗体具有抗-I活性。冷型自身抗体与I、H、Pr、P的反应相对较弱。

阵发性寒冷性血红蛋白尿与具有两阶段反应性的冷反应性IgG抗体有关，这种抗体通常与高频抗原P反应。当温度较低时它们结合到红细胞上，而在温度升高前它们已有效地激活了补体。

二、白细胞血型

人类白细胞抗原（human leukocyte antigen，HLA）是由6号染色体上的主要组织相容性复合体（majorhistocompatibility complex，MHC）基因所编码的具有高度多态性的糖蛋白。其生物学功能不仅是在输血、妊娠或移植中作为同种抗原，同时这些分子还在适应性免疫中扮演着肽伴侣分子的重要角色。HLA主要分为两大类，即Ⅰ类（A、B、C位点）和Ⅱ类（DR、DQ、DP位点）。Ⅰ类抗原几乎在所有有核细胞上均有表达，而Ⅱ类抗原主要表达在B细胞和其他抗原呈递细胞上，如树突状细胞、内皮细胞和单核细胞。在临床上具有重要作用的还有其他白细胞抗原系统，如中性粒细胞抗原，它们的多态性和引起临床问题的次数都要比HLA系统少。针对粒细胞抗原的抗体在自身免疫性中性粒细胞减少症、输血相关急性肺损伤等疾病的发生中具有一定的作用。

（一）HLA血型的医学应用

1.HLA与造血干细胞移植

HLA抗原在造血干细胞移植中起到关键性作用。HLA配合涉及以下4个方面：①充分的配合以容许移植物的植入并防止立即排斥（可通过适当的免疫抑制）；②充分配合使移植物抗宿主反应降到最低；③充分的免疫重建以允许免疫监视；④对肿瘤的过继免疫治疗有足够的能力。在造血干细胞移植中较重要的HLA抗原分别是HLA-A、HLA-B、HLA-DR。临床上通常所要求的6位点配合就是指该3个HLA位座上的6个等位基因都相合。在无全相合的供者时,也可考虑选用脐带血造血干细胞移植。

2.HLA与实体器官移植

HLA在实体器官移植中的作用,虽然重要性稍次,但依然非常明确。在肾移植中,HLA血型匹配的肾移植存活率较高,特别是在再次肾移植的患者中尤为明显。当肾移植患者血清中存在针对供体肾的HLA同种抗体时,常会发生急性排斥反应。因此,在肾移植前进行患者血清与供者T、B细胞的交叉配合试验是有意义的。

3.HLA与移植物抗宿主病

供体与受体的遗传差异越大,发生移植物抗宿主病(GVHD)的概率就越低。但这样移植物受排斥的概率却升高。因此,移植后使用的免疫抑制药物需平衡好移植物的免疫活性与GVHD,同时又需尽可能地使移植物不被排斥。

4.HLA与疾病的关联

HLA Ⅰ类抗原B27与血清阴性脊柱关节病及急性前葡萄膜炎关联,其中强直性脊柱炎(ankylosingspondylitis,AS)与HLA-B27抗原有强关联,RR值可达300。AS患者中有90%~98%的个体带有B27抗原,这使得B27抗原的检查成为AS的辅助诊断方法之一。与HLA Ⅱ类抗原关联的疾病主要有:与DQ6关联的发作性睡病(narcolepsy),与HLA-DR3关联的弥漫性毒性甲状腺肿、重症肌无力和艾迪生病,与DR4关联的类风湿关节炎,与DQ2关联的乳糜泻,与DR2、DQ6关联的多发性硬化症及与DR-DQIDDM组合关联的1型糖尿病。

5.亲子鉴定与法医学的应用

因为服从共显性规律,一个个体的HLA抗原能完整地表达在细胞表面并终身不变,使HLA抗原检测成为亲子鉴定中的一个有力工具。近年来采用PCR为基础的HLADNA分型,不仅可以直接确定待检者拥有的等位基因,从而提高了鉴定的科学性和准确性,并可从死亡者极少量的组织标本中进行DNA分型,为法医学物证提供了证据。当然,在个体识别中除HLA抗原检测外,还常用到数目可变串联重复序列(VNTR)和短串联重复序列技术。

(二)HLA抗原与抗体的检测

HLA抗原的检测可分为蛋白水平分型和基因水平分型两个层面。蛋白水平分型的方法包括微量细胞毒试验、纯合子分型细胞(HTC)分型、预处理淋巴细胞分型(PLT);基因水平分型的方法包括正向或反向聚合酶链反应-序列特异性寡聚核苷酸探针(PCR-SSOP)、聚合酶链反应-序列特异性引物(PCR-SSP)、聚合酶链反应-限制性酶切片段长度多态性、聚合酶链反应-单链构象多态性(PCR-SSCP)以及扩增产物直接测序。为适应骨髓库大量样本的HLA定型需求,高通量的*HLA*基因分型技术目前已应用于多个筛选实验室。HLA抗体检测通常有3种方法,分别是交叉配型、群体反应性抗体(PRA)检测和流式细胞仪检测抗体。交叉配型一般采用微量淋巴细胞毒实验及抗人球蛋白-微量淋巴细胞毒实验,采用供者的T、B细胞加上患者的血浆进行检测,也可加用患者的T、B细胞加上供者的血浆进行双向检测,移植前一般都应该进行该检测,检测到的抗体不局限于HLA抗体,也有可能是抗白细胞上的其他抗原的抗体。PRA是用一组包含大部分HLA抗原的细胞板或抗原板检测是否有对应的抗体存在,计算阳性的结果占总反应的比例。利用流式细胞仪检测出有相应的HLA抗体,并不是供者选择的绝对反指征,需要排除冷抗体、IgM、药物交叉抗体等情况。所以该方法一般不单独用于HLA抗体筛选。FLOW-PRA是用流式细胞仪检测PRA。

(三)临床意义与评估

在输血或妊娠后常可发现 HLA 抗体。当输血时,已经存在的 HLA 抗体可结合到具有相应抗原的细胞,影响这些细胞的功能,最典型的例子是长期输注血小板的患者容易产生 HLA 抗体,导致输注无效;另外储存的血液中可含有脱落的 HLA 抗原,这些可溶性 HLA 分子可封闭受血者的 T 细胞等,造成受血者的免疫功能下调;脱落的生物活性物质也可以造成受血者的输血反应等。输血也可带来益处,如肾移植前异体输血,有研究认为可帮助产生免疫耐受,提高移植后的存活率;或改善自身免疫性疾病的症状。

严重的与 HLA 分子相关的输血反应有输血性移植物抗宿主病(TA-GVHD)、输血性急性肺损伤(TRALI)等,这 2 种疾病的死亡率分别为 95% 和 15% 左右。前者的医疗干预手段主要是预防,对高危患者输注的血液要经过射线照射;后者一般发生于输血后 2～6 h,可能输注的血液或受血者体内具有白细胞抗体,包括 HLA 抗体和 HNA(人类中性粒细胞抗原)抗体,防治手段是避免危险因素,危险因素包括含白细胞抗体、血液存放过久等。但有些危险因素是无法避免的,如患者本身具有某种疾病或缺陷。所以更重要的是及时给出正确的诊断,并立刻停止输血,用糖皮质激素或血液透析治疗等。

三、血小板血型

(一)血小板膜糖蛋白多态性

人类血小板表面携带了多种血型抗原,它们包括 ABO、Ii、P、Lewis 血型抗原,HLA Ⅰ 类抗原以及血小板特异性抗原(human plateletallo antigens,HPA)。这些抗原是引起新生儿同种免疫性血小板性紫癜和临床上血小板输注无效的重要原因。有 4%～10% 的多次输血患者会产生数种抗血小板抗体,其中大多数是针对血小板上的 HLA Ⅰ 类抗原,但也有少数患者仅产生 HPA 抗体。因此血小板输注前排除血小板抗体或进行血小板配合性输血对多次输注血小板的患者是有益的。血小板细胞膜表面无 Rh,因此血小板输注时一般无须关注 Rh 血型。

(二)血小板抗原抗体的检测

血小板抗原的鉴定可通过血清学方法或基因诊断的方法进行。由于较难大批量获得针对血小板特异性抗原的同种抗体,所以目前较常见的检测血小板抗原的技术都是基于分子生物学的方法。通过检测点突变而确定受检样本血小板等位基因是当前最常用的技术,而高通量的血小板特异性抗原基因诊断芯片也有商业化产品。

相对于抗原检测,血小板抗原检测较为复杂。目前血小板抗体检测技术是基于测定血小板上结合的免疫球蛋白。其中以血小板免疫荧光试验(PIFT)、酶联免疫吸附分析(ELISA)、混合红细胞黏附分析(MRCAA)(又称固相法技术)和单克隆抗体免疫固定血小板抗原分析(MAIPA)这 4 种技术在临床的应用较为广泛。同样,这些技术也是临床上用于输血前血小板相容性配血试验和输血后血小板输血不良反应检测的主要方法。由于在检测血小板抗体时,经常会受到 HLA Ⅰ 类抗体的干扰,用氯喹预处理血小板 20 min,可使 PIFT 试验中 80% 的 HLA 抗原去除。用 MAIPA 检测血小板抗体时则不会受 HLA 抗体的干扰。

检测血小板自身抗体时,通常也使用免疫荧光技术。但受该技术灵敏度的限制和如果需对阳性结果进行进一步特异性确认,则需要采用更为敏感的放射免疫分析(RIA),测定血小板上所绑定的 Ig 和 MAIPA 试验来确定血小板放散液中自身抗体的特异性。将致敏在血小板上的抗体解离下来的放散方法有乙醚放散法和酸放散法。

(三)临床意义与评估

对于血浆中存在血小板或 HLA 抗体的患者,几乎所有通过输血前血小板相容性试验的血小板输注,都比随机输血小板的效果好。输注配合的血小板与输注不配合的血小板,患者在输注后 1 h 和 24 h 后的血小板计数可相差 8 倍和 30 倍。

大多数输血后紫癜(PTP)发生在经产妇女中,在白种人群体中,抗 HPA-1a 是最常见的血小板特异性同种抗体,而在黄种人群体中是抗 HPA-3a 和抗 HPA-5b。用 PIFT 检测不同类型的特发性血小板减少性紫癜(ITP)患者,自身抗体的阳性率在 30%～90%。

四、血清蛋白型

在输血中针对血清蛋白所产生的抗体并不多。在输注因子Ⅷ时,有时会遇到针对因子Ⅷ的抗体,但大多数针对因子Ⅷ的抗体是 IgG4 亚型。因此这类抗体不会结合补体,也不诱导产生输血反应。针对免疫蛋白的抗体可干涉血清学试验的判读,尽管也发现存在抗血清脂蛋白的抗体,但其临床意义尚不明确。

(一)免疫球蛋白(IgG)同种异型

不同个体之间 IgG 分子的蛋白多态性被称为 Gm 型。目前已发现 Gm 同种异型抗原约为 30 种,分别被命名为 Gm1、Gm2、……GmN。

Gm 同种异型与较多疾病相关,如自身免疫性疾病、恶性黑色素瘤、疟疾和伤寒等疾病的患者血清中常存在抗 Gm 抗体。在弥漫性毒性甲状腺肿、桥本甲状腺炎、重症肌无力患者中 Gm2 多见。在输血中,供受者之间 Gm 不相容一般不会产生输血反应。

(二)免疫球蛋白轻链(Km)同种异型

Km 的同种异型分别是 Km1,2,-3;Km-1,-2,3;Km(1,-2,-3)。造成 Km 产生同种异型的分子基础是 153 和 191 位氨基酸置换。

(三)免疫球蛋白 A(IgA)同种异型

IgA 有两个亚类,IgA1 和 IgA2。它们都有 2 条 α 型 H 链间二硫键,IgA2 又可按其遗传标记不同分为 A2 m(1)和 A2 m(2)。IgA 可以单体、双体或三聚体的形式存在,但双体或三聚体中的单体轻链都是相同的。人血清中 IgA1 与 IgA2 的比例约为 9:1。

(四)免疫球蛋白同种异型的检测

1.凝集抑制试验

在微量板中将被检血清与抗 Gm、Am 或 Km 混合后,加入 0.2% 的抗-D 致敏红细胞作为试验的指示细胞,4 ℃过夜或 1 h 室温反应后离心,若被检血清中同种异型抗体存在,则致敏红细胞不凝集。

2.被动血凝试验

将标准化的血清蛋白抗原包被至载体上(红细胞常在该试验中作为载体),通过特定的试剂处理红细胞(如氯化铬),将蛋白"非特异地"结合到红细胞上。如果所检测的血清中存在同种异型抗体,则红细胞会被凝集。通常该类型的试验是采用 U 型孔底或 V 型孔底的微量板进行。试验可通过离心以增强凝集。

(五)临床意义与评估

在选择性 IgA 缺乏(IgA 水平低于 0.05 g/L)的患者中有 30%～50% 的人血清中有抗 IgA 抗体。如果受血者血清中存在的是抗 A2 m 抗体,而供血者血浆中存在相应的 IgA 抗原,则在临床上可发生输血反应,通常表现为过敏症状的出现。输注洗涤红细胞和 IgA 缺乏的血浆对这类患者是有意义的。

(张群妹)

第二节 供血者血液标本采集与处置

供血者健康标准和医学检查必须以确保输血安全、可靠、高质量为出发点,以不损害供血者健康为基础,严格按卫健委颁发献血体检标准进行。

年满 18～55 岁的健康公民,符合献血条件,可自愿申请献血。要求献血时,填写"献血健康状况征询表",对自身健康状况进行评估并签名存档。

一、血样本的采集要求

(1)采供血机构必须经省级以上卫生行政部门批准设置并提供整齐洁净、温度适宜、空气清新、明亮舒适的采血环境,配备相应设备、仪器、试剂和卫生技术管理。

(2)由具备上岗资格的医师、护士和检验人员认真核对供血者身份后,严格按国务院卫生行政部门制定的《献血者健康检查标准》免费给予健康体检,并留取相关资料和标本。

(3)供血者献血前一天晚餐及献血当日早餐不吃油腻食物。

(4)采血前核对献血表单与献血者姓名无误后方可采血。

(5)献血前快速检测用血样本一般采用一次性采血针或激光采血设备,按标准操作规程采集耳垂血或指尖血,并迅速完成献血前的血型鉴定、血色素(或血比重)、转氨酶、乙肝表面抗原等项目检测,结果合格后采集血液。

(6)采血时利用血袋导管留取复检和配血标本,常规血液检测血样本采集留取要求如下:①当采血达到一定要求时,在献血采血结束时留取 3～4 mL 抗凝血。②应采用坚固、防水并带有旋盖的塑料标本试管存放血样本,应及时贴上献血编码标签。③采血结束后,在距血袋 20 cm 处用止血钳夹紧采血管,由专人封口并热合数段分别用于血样本保存和临床输血前检查用。④将供血者的试管血样本和采血导管及时送检验科。

二、血样本处置

每次采集血样本和采集血液结束后,认真核对体检表、血样标本管数和标签是否完整,填写记录,以 2 ℃～8 ℃冷链方式保存、运输和移交检验科。

(1)血样本接收人员核查血样本标签是否与要求相符,并记录血样本的来源和接收日期等,4 ℃妥善存放。

(2)进行血液检测前将血样本离心备用,依次进行各项。

(3)检查血样本有否溶血、足量,不符合要求的血样本须再留取采血导管。

(4)试验后,血样本须在 2 ℃～8 ℃保存 7 d,以备复检。血清样本须在 -20 ℃保存半年以上。

(5)检验科在标准操作规程指导下,利用不同人员、不同试剂对艾滋病毒抗体、梅毒抗体、丙型肝炎抗体、乙型肝炎表面抗原、转氨酶、血型正反定型等规定项目进行两遍检验,均合格后方可向临床发血。

(张群妹)

第三节 受血者血液标本检查

一、检查项目

输血前免疫学检查(输血前检查)是输血科的主要工作。目的是通过检查为受血者选择输注后能在受血者体内有效存活的血液产品。要使受血者和供血者的血液在免疫血液学方面达到"相容",输血前免疫学检查程序如下。

(1)认真审核输血申请单并做好受血者血样本和病史的收集、核对、检查,主要包括确认受血者信息和受血者血样本。

(2)受血者、供血者 ABO 血型鉴定。

(3)受血者 Rh 血型鉴定。

(4)受血者红细胞抗体筛选和鉴定。

(5)用受血者血样本与供血者血样本做交叉配血试验。

(6)有条件的实验室可进行白细胞抗体检查、血小板输血前检查和配血。

二、申请输血准备工作

(一)申请输血

申请输血时,医师需填写输血申请单应一式两份,以使检验人员尽可能多地了解受血者的相关病史资料和需要输用的血液成分品种,并存档。输血申请单应包括以下内容。

(1)受血者姓名、年龄、性别、民族。

(2)科室、床号、临床诊断。

(3)既往输血史、妊娠史、用药史。

(4)申请输血品种和数量。

(5)受血者输血前血常规和传染病相关检查结果。

(6)医师签名。

这些受血者病史信息,有助于解决临床输血检查中出现的问题,也可协助分析输血不良反应和制定较安全的输血方案。

(二)阅读输血申请单内容

输血科工作人员应仔细阅读输血申请单内容。凡资料不全的输血申请单,特别是缺少输血史、已婚女患者缺少妊娠史、无医师签名、不准确或填写潦草的输血申请单和血液标本,输血科(血库)不应接收,应退回科室让医师将相关内容补齐。

三、血液标本采集要求

(一)对受血者的要求

(1)受血者血标本一般要求在输血前 3 d 采集,以代表受血者当前的免疫状况。

(2)对近期反复输血患者应尽量采集最新的血样本进行检查,以避免输血导致的记忆性弱抗体漏检。

(二)对血标本要求

(1)一般需采集血样本 2～3 mL。抗凝血或不抗凝血均可用做检查,但若是抗凝血,应注意排除纤维蛋白原和补体的干扰。如果患者使用肝素治疗,采出的血样本不凝集,应用鱼精蛋白处理血样本;治疗中使用右旋糖酐、聚乙酰吡咯烷酮等药物的患者血样本应将红细胞洗涤后使用或在用药前采集血样本。

(2)血液标本在采集前要反复核对输血申请单受血者姓名是否与实际受血者一致,确证无误后采血。

(3)采集血样本后立即在试管上贴好标有姓名、编号、采血日期的标签,并与被采血患者本人核对,采集后的血液标本须与输血申请单上的内容核对和确认。血标本应在 2 ℃～8 ℃冰箱内妥善存放,能代表受血者当前的免疫学状况,避免溶血和稀释。

(4)血样本用于血型鉴定和配合性试验前,应对血样本外观和标签上的所有内容再次核对,若有不符或疑问,须重新抽取血样本。

(5)输血后血样本在 2 ℃～8 ℃冰箱内保存至少 7 d,不能马上丢弃,若受血者发生输血反应,可对存留的血样本进行血型和交叉配血等试验复查。

(6)尽量不从输液静脉采集血样本,以免血清被稀释,如果患者正在输液,允许从输液管中抽血,但要用生理盐水冲洗管道并弃去最初抽出的 5 mL 血液后再采血。

(张群妹)

第四节　红细胞血型抗体筛检和鉴定

《临床输血技术规范》要求,对有输血史、妊娠史的受血者血样本应常规进行红细胞抗体筛检试验,以及时发现具有临床意义的不规则抗体,避免误输不合适的血液。

一、临床准备工作

医师出具输血申请单或血型抗体申请单,写明患者姓名、性别、年龄、病案号、病区床号、诊断和患者既往输血史、妊娠史等情况。

二、血样采集与储存

(1)一般需采集静脉血样本 3～5 mL,采集抗凝血或不抗凝血均可,最好是不抗凝血。

(2)血标本一般要求在输血前 3 d 采集,反复输血患者应尽量采集最新的血样本进行检查,输血反应患者血样应在输血后和输血 7 d 后各采集一次筛检更好。

（3）采血前确认受血者，采血后对试管标记，并再次核对被采血者姓名。

（4）血样本应在试验前后妥善保存在 2 ℃～8 ℃冰箱，至少保存 7 d，以便复检。

三、技术要点

（1）对有输血史、妊娠史的受血者血样本应常规进行红细胞抗体筛检试验。

（2）试验可在交叉配血试验之前或同时进行。

（3）试验中所用试剂红细胞可采用 O 型筛选红细胞商品试剂，也可实验室自制，但每套试剂应尽可能多地包括以下常见抗原，如 D、C、c、E、e、M、N、S、s、P、K、k、Fy 等。

（4）试验方法应采用能检出完全抗体和不完全抗体的技术方法，以检出具有临床意义的抗体。应灵活运用盐水试验法、酶介质法、抗球蛋白法、凝聚胺法、柱凝集试验法等。

（5）抗体筛检阳性的血样本应进行抗体特异性鉴定，或送血站（血液中心）进一步检查。

四、注意事项

（1）抗体筛检试验阳性时，应采用自身对照和试剂红细胞进行抗体鉴定，确定抗体特异性。

（2）如果患者携带的是低频抗原的抗体或抗体表现出剂量效应，可能出现假阴性结果。因此对可疑的试验结果可考虑用多人份红细胞谱细胞或采用敏感性更高的试验技术进一步进行检测。

（3）当怀疑受检血样本中含有两种以上的同种抗体时，可采用吸收放散试验。

（4）对患者血样本进行相关的红细胞抗原鉴定，以协助判断筛检出的相应特异性抗体。

（5）阳性反应格局中，可能观察到对各个细胞反应强度不同的剂量效应。

（张群妹）

第五节　交叉配血试验

一、概述

受血者在输血前，需将其血样本与供血者血样本进行交叉配血试验。交叉配血试验（配合性试验）的目的是要使受血者和供血者的血液之间不存在相应的抗原抗体，在交叉配血中无凝集和溶血结果，即达到免疫学上的"相容"，确保受血者和供血者血液是相合的。

交叉配血是在输血前必做的试验，其做法是使供血者红细胞与受血者血清反应（主侧交叉配血）和受血者红细胞与供血者血清反应（次侧交叉配血），观察两者是否出现凝集的试验。其目的是检查受血者与供血者是否存在血型抗原与抗体不合的情况。

交叉配血中最重要的是 ABO 血型配合，必需 ABO 血型相同，且交叉配血无凝集才能输血。多年来一直沿用室温盐水配血法，这种方法的主要缺点是只能检出不相配合的完全抗体，而不能检出不相配合的不完全抗体，所以仅可以满足大部分输血者 ABO 血型配血要求。而除 ABO 系统以外的其他血型系统的抗体或多次接受输血患者及多次妊娠的妇女产生的抗体绝大多数为 IgG，在盐水介质中不能凝集红细胞。为检出不完全抗体，常用方法有抗人球蛋白法、蛋白酶法及胶体介质法等,这些方法也还存在某些缺点。为了输血安全及操作方便,必须改良配血方法。最近提出的用聚凝胺配制的试剂可以检出 IgM 与 IgG 两种性质的抗体,发现可引起溶血性输血反应的绝大多数抗体。

聚凝胺配血法的原理认为聚凝胺是带有高价阳离子的多聚季氨盐($C_{13}H_{30}Br_2N_2$),溶解后能产生很多正电荷,可以中和红细胞表面的负电荷,减少细胞间排斥力,缩小其间距离,有利于红细胞产生凝集。用此法可以检出能引起溶血性输血反应的几乎所有规则与不规则抗体。此法已在实践中逐渐推广。

二、临床准备工作

医师出具输血申请,写明受血者姓名、性别、年龄、病案号、病区床号、诊断等,还要写明既往输血史、妊娠史、输血异常反应等情况。

三、受血者(供血者)血样本要求

(1)受血者一般需采血 3～5 mL,采集抗凝血或不抗凝血均可,最好是不抗凝血。

(2)受血者血标本一般要求在输血前 3 d 采集,反复输血的受血者应尽量采集最新的血样本进行交叉配血。

(3)采血样本前确认受血者,采血后及时对试管标记,并再次核实被采血者姓名。

(4)从血袋上预留的配血"小辫"留取供血者血样本并放入试管,核对试管与血袋标记,确保一致。

(5)交叉配血后,受血者和供血者血样本均不能马上丢弃,须在 2 ℃～6 ℃至少保存 7 d,输血后血袋至少保存 1 d,以便需要时复检。

四、技术要点

(1)分别分离、制备受血者、供血者血清(血浆)和 3％～5％红细胞悬液备用。

(2)交叉配血除采用盐水试验法外,至少还要采用凝聚胺试验法。有条件也可按需要增加酶技术、抗球蛋白试验和微柱凝集技术等,以检出具有临床意义的抗原抗体反应。

(3)交叉配血通常应包括:①受血者血清或血浆对供血者红细胞(主侧配血);②受血者红细胞对供血者血清或血浆(次侧配血);③受血者血清或血浆对受血者红细胞(自身对照)。

五、注意事项

(1)缗钱状凝集:交叉配血试验中,在室温条件下出现凝集结果,但在 37 ℃条件下凝集消失或减弱,镜下呈现细胞集聚呈缗钱状,用盐水技术处理假凝集可散开。该现象常见于多发性骨髓瘤、巨球蛋白血症以及表现血沉加快的疾病。

(2)交叉配血时主侧或次侧配血出现凝集,而自身对照阴性,提示存在某种同种抗体。

(3)交叉配血时主侧或次侧出现凝集,自身对照出现同等或更强程度的凝集,而受血者无近期输血史,提示存在自身抗体。应避免输血,必要时输用同型洗涤红细胞。

(4)交叉配血出现主侧及自身对照凝集,自身对照凝集较主侧配血凝集弱,提示可能存在自身抗体伴同种抗体的情况或患者存在输血反应。应进一步鉴定,并积极联系血站或血液中心予以特殊配血服务。

(5)抗体筛检试验阴性而交叉配血试验阳性时,提示可能存在未检出的抗体。

(6)交叉配血中应严格掌握离心条件要求,离心速度或离心力不当,易造成假阴性或假阳性结果。

(7)交叉配血前,红细胞不正确的洗涤、悬浮,悬液红细胞浓度过低或过高,可能干扰试验结果。

(8)交叉配血中出现溶血为阳性结果,其相应红细胞可能被溶解而非凝集,应引起重视。

(张群妹)

第六节　输　血　技　术

一、概述

输血是指将人类本身所拥有的血液成分输入患者体内,以达到治疗的目的,所以它是和给予药物不同的一种特殊治疗手段。随着现代科学的发展,输血医学已逐渐形成一门独立的分支学科,输血的意义也有了新的变化。现代输血的内容已不仅是输入自然的血液成分,它还包括以现代生物技术生产的与血液相关的制品,如用 DNA 重组技术生产的各种造血因子等。即使是血液成分,也不仅是一种简单的再输入,而是可以根据需要,先在体外对血液进行处理后再输入。例如,用紫外线照射血液,分离造血干细胞在体外培养等后再输给患者,以达到特殊的治疗目的。此外,对现代输血的理解,除了"给予"以外,还有"去除"的含义。即利用某些手段将患者血中病理成分加以去除,如治疗性血细胞单采术和血浆置换术等。虽然上述方法还没有完全为临床广泛应用,但输血的意义已不仅只用于失血、贫血、出血性疾患等的治疗,而是有着更广阔的应用前景。

二、血库工作内容及要求

每个医院都应有输血科或称血库,血库是医院中一个重要部门。其最主要的任务就是要及时无误、保质保量地供给患者以需要的血液,达到治疗与抢救的目的。

(一)血库工作主要内容

(1)制定医院临床用血计划并检查临床用血。

(2)储存和提供合格的血液。

(3)开展输血前相关检测。

(4)互助献血的动员和组织。

(5)临床用血的技术指导。

(6)输血相关的医疗咨询。

(7)参与输血方案的制定和输血效果的评估。

(8)协助疑难疾病的诊断和输血治疗。

(9)输血不良反应调查和监测。

(10)输血新技术应用、输血科研等。

（二）血库工作人员须具备的条件

血库工作人员要配备与其功能相适应的技术力量，须由具备相应学历、具有国家认定的卫生技术职称、经输血专业培训合格的专业人员担任。

三、血液的保存

现在一般都是输库存血，即血液在血库有一个短暂的保存期。为了输入最有效的血液，也就是说要保存细胞的生存力，使其能在输入后继续生存，能完成其应有的作用，为此必须设法解决在保存中可能引起细胞损伤的各种问题。例如，盛血容器、抗凝剂、保存液等问题，其中以后两者更为重要。

（一）红细胞的贮存损伤

把血液贮存在液体基质中时，红细胞会发生一系列生物化学与结构上的改变，这些变化统称之为红细胞贮存损伤。这些损伤是影响输血后红细胞生存与功能改变的主要原因。贮存血液中发生了致死性伤害的红细胞在输入后很快被受体清除。通常衡量血液是否合格的标准是看血液输入 24 h 后其在活的红细胞能否达到输入量的 70%，如能达到 70%即为合格。

贮存损伤中重要变化之一就是红细胞中 ATP 的消失。ATP 降解成 ADP 又成 AMP，AMP脱胺后变成次黄苷酸（IMP），并再继续降解，这样下去核酸池可消耗殆尽。人红细胞缺乏合成腺嘌呤和使 IMP 转成 AMP 的酶。但腺嘌呤可在有 5-磷酸核糖-1-焦磷酸盐（PRPP）存在时，在腺嘌呤磷酸核糖转移酶的作用下又合成 AMP，并再生成 ATP。这就启发人们向贮存液中加入腺嘌呤与磷酸，从而延长红细胞的生存期。虽然上述看法由来已久，并在实际中加以应用，但近来也有报告认为与 ATP 含量没有直接关系，而是红细胞其他变化缩短了其生存期。

在贮存早期，红细胞可由盘形变成球形，继之又可有膜脂质和蛋白的丢失，以及结构蛋白的改变。最早期的形态改变与 ATP 的减少有关，并能因 ATP 含量的恢复而逆转，但严重的变形就不可逆了，并与输注后红细胞生存能力的减少有关。

还有一些非代谢性因素可以影响细胞膜的稳定性。现用的聚氯乙烯储血袋中如含有DEPH 成分，有利于防止细胞膜变形的作用，但其在血循环中的毒性作用尚有待研究。

（二）抗凝剂

1.枸橼酸盐

输血工作中所用的最重要的抗凝剂是枸橼酸盐。枸橼酸盐能与所采血液中钙离子螯合，使其在凝血反应中失去作用，在输后又被身体所代谢。枸橼酸盐是现在用的所有抗凝储存液中的基本抗凝物质。最常用的是枸橼酸三钠，除抗凝作用外，它还能阻止溶血的发生。

2.肝素

肝素可以用做抗凝剂，但它缺乏支持红细胞代谢的能力。在肝素中，红细胞的 ATP 迅速消失，并伴有其他的储存损伤及输血后生存能力下降。此外，肝素的抗凝作用还可被肝素抑制因子及储存血液细胞中释放的凝血活酶类物质部分地中和。肝素抗凝血必须在采血后 48 h 内输入。过去用肝素抗凝血主要是为了避免由枸橼酸抗凝血引起的低钙血症，以及用于新生儿换血症。目前，这些问题由于应用浓缩红细胞而减少了。

（三）血液保存液

血液保存液除必须具备抗凝作用外，还应该有保护细胞生存能力及功能的作用。针对这种要求，现在的保存液中主要成分有枸橼酸（A）、橼酸盐（C）、葡萄糖（D）、磷酸盐（P）和腺嘌呤。根据配方不同分为 ACD 与 CPD 两大类,两者差别是 CPD 中加有腺嘌呤及磷酸盐,因此可延长红细胞的保存期达 35 d,并使红细胞放氧功能增强。如只用枸橼酸盐,其有效期仅为 5 d。溶液中的葡萄糖是红细胞代谢所必需的营养成分,可延长红细胞保存时间,且防止溶血,并可使细胞中有机磷消失缓慢,防止红细胞储存损伤。

ACD 液 pH 较低,对保存红细胞不利,只能保存 21 d,且放氧能力迅速下降,这是其缺点。由于成分输血的发展,各种成分又有各自的适应条件,例如,浓缩红细胞可用晶体盐保存液或胶体红细胞保存液,还可以用低温冷冻保存方法,而血小板的最适保存温度为 22 ℃(室温)。

四、全血输注

全血是指血液的全部成分,包括各种血细胞及血浆中各种成分,还有抗凝剂及保存液。全血有保存全血及新鲜全血之分,常用的是保存于(4±2)℃的全血。新鲜全血定义难以统一规定,要依输血目的而定。为了补充新鲜红细胞,可用保存 5 d 的 ACD 全血或 10 d 的 CPD 全血,如同时还要补充血小板或白细胞,则应分别用保存 1 d 及 12 h 内的全血。现在可用成分输血解决此问题。

全血中主要是含有载氧能力的红细胞和维持渗透压的清蛋白,可应用于以下情况:①各种原因(手术、创伤等)引起的急性大量失血需要补充红细胞及血容量时;②需要进行体外循环的手术时。③换血,特别是新生儿溶血病需要换血时;

输全血的缺点有:①全血中所含血小板与白细胞引起的抗体,可在再输血时引起反应;②对血容量正常的人,特别是老年人或儿童,易引起循环超负荷问题。因此,全血输注已逐渐减少,而代之以成分输血的应用。

五、成分输血

(一)概述

输全血有时可能既达不到治疗目的,又会引起某些不良反应,而对血液也是一种浪费。例如,患血小板减少或粒细胞减少症,输全血很难达到提高血小板及白细胞数量的目的。如大量输血,又会因血容量的增加而增加心脏的负担。所以,从 20 世纪 70 年代开始采用成分输血,并取得了显著效果。成分输血的优点有以下几点。

(1)提高疗效:患者需要什么成分,就补充什么,特别是将血液成分提纯、浓缩而得到高效价的制品。

(2)减少不良反应:血液成分复杂,有多种抗原系统,再加上血浆中的各种特异抗体,输全血更容易引起各种不良反应。

(3)合理使用:将全血分离制成不同的细胞(红细胞、白细胞、血小板)及血浆蛋白(清蛋白、免疫球蛋白、凝血因子等)成分,供不同目的应用。

(4)经济:既可节省宝贵的血液,又可减少经济负担。

开展成分输血首先要解决成分血的制备问题,分离各种细胞成分可以用塑料袋离心沉降的方法,也可用细胞单采仪器。细胞单采机可以从一个供血者采取多量的白细胞或血小板。这种方法可以减少由多个血源而引起输血免疫反应的机会。目前我国已普遍开展成分血液的制备,但由于条件及仪器的不同,制备方法也有差异。

(二)红细胞输注

1.红细胞制品种类

(1)少浆血:从全血中移出部分血浆,使红细胞压积约为50%。

(2)浓缩红细胞:是一种重要的红细胞制品,已被临床广泛应用,其红细胞压积为70%~90%,红细胞压积在80%以上者输注时应加生理盐水调节。

(3)代浆血或晶体盐红细胞悬液:移去大部血浆(90%),用代血浆或晶体盐溶液保存,其优点为既可补充红细胞与血容量,又可因除去血浆而减少不良反应,血浆亦可移作他用。

(4)少白细胞的红细胞:除去白细胞可减少由白细胞引起的不良反应,现在有专门除去白细胞的滤器,可在输血时应用。

(5)洗涤红细胞:用生理盐水洗红细胞3~6次,使其血浆蛋白含量极少,可降低输血不良反应,同时由于除去绝大多数的抗A、抗B抗体。因此在必要时,把洗涤O型红细胞输给其他血型患者则比较安全。

(6)其他:尚有冰冻红细胞、年轻红细胞等。

2.适用范围

(1)恢复带氧活力,任何原因的慢性贫血均可输注浓缩红细胞,因对血容量影响较少而不会引起心功能不全或肺水肿。

(2)急性失血如无全血时,可输入代浆血。

(3)洗涤红细胞最常用于因输血而发生严重过敏的患者。

(4)如果输后有反复发热的非溶血性输血反应时,可输少白细胞的红细胞。

(三)粒细胞输注

临床上输注白细胞主要指粒细胞,浓缩白细胞现在多用血细胞单采机分离而得。这种方法一次可处理几升血液,可获得高至$(1.5\sim3.0)\times10^{10}$粒细胞,供患者一次输注。同时还可对同一供血者多次有计划地采集,而减少患者发生HLA致敏的机会。

1.主要适应证

(1)用于治疗:当患者血白细胞少于$0.5\times10^9/L$,有严重细菌感染而经抗生素治疗24~48 h无效时。治疗时应给输注大剂量白细胞,并至少连续输数天,才可能有效。

(2)用于预防:当治疗白血病或骨髓移植后引起粒细胞缺乏症时,输白细胞可能降低并发严重感染的危险,但引起不良反应的弊病可能更大,故除非在严密观察下,不宜采取这种预防措施。

(3)新生儿败血症:特别是早产儿,由于粒细胞的趋化性、杀伤力均较弱,故易发生感染,而严重感染又导致粒细胞的减少,这种病例给予粒细胞输注,可明显降低其死亡率。

2.不良反应

输粒细胞时,除一般的输血不良反应外,尚有其特有的不良反应,如以下几点。

(1)畏寒、发热,严重者可有血压下降、呼吸紧迫。

(2)肺部合并症可有肺炎、肺水肿及由于白细胞聚集而形成微小栓子等。

(3)粒细胞输注发生巨细胞病毒感染者比输其他血制品时更为多见。

(4)同种免疫较为常见。输粒细胞时必须用与患者ABO和Rh同型的血液,若能HLA血型相配则更为有益。

输注粒细胞后,临床疗效主要观察感染是否被控制、体温是否下降,而不是观察粒细胞数量增加与否。因为粒细胞在输入后很快离开血循环而在体内重新分布,且常移至炎症部位,所以不能以外周血粒细胞数作为疗效评价标准。

(四)血小板输注

1.血小板制品种类

(1)富含血小板血浆:约可获得全血中 70％以上血小板。

(2)浓缩血小板:将富血小板血浆再离心浓缩,分出部分血浆后而得。

(3)少白细胞血小板。

2.适应证

(1)血小板数减少:决定于血小板数与出血程度,一般血小板数＜$20×10^9$/L 并合并出血时应给输血小板。

(2)血小板功能异常:如血小板无力症、血小板病、巨大血小板综合征,药物或肝肾功能引起的血小板功能异常等患者。

3.影响疗效因素

(1)脾大:正常人约有 1/3 血小板在脾破坏,脾肿大时可增加破坏量。

(2)严重感染:可使血小板存活期缩短。

(3)DIC 时大量消耗血小板。

有上述原因而又需要输血小板时需加大输入量。

(五)血浆及血浆蛋白制品的临床应用

输注血浆及其制品是现代成分输血的重要内容之一,在输血技术发达国家,对血浆和多种血浆蛋白制品的需要量很大。

1.血浆

虽然有多种制备血浆的办法,但现在应用最多的是新鲜冷冻血浆,即于采血后 6 h 内分离血浆,并迅速于－30 ℃下冰冻保存,保存期可长达一年。融化后等同新鲜血浆,含新鲜血浆所有成分,甚至仍含有不稳定的因子Ⅷ与因子Ⅴ等。

适应范围:①患有导致一种或多种凝血因子缺乏的疾病,如 DIC 等;②肝功能衰竭而伴有出血倾向时;③应用华法林等抗凝药物过量等。

血浆具有一系列综合价值,但也有使用不合理之处。例如,传统利用血浆来补充血容量、补充营养、消除水肿,增强免疫力等做法,现已因有其他血液制品或药物而取代,必须重新加以认识。

2.血浆清蛋白

血浆清蛋白主要用于补充血管内或血管外清蛋白缺乏。扩充血容量是使用清蛋白的重要指征,对血容量损失 50％～80％者,除输给红细胞外,应同时输给清蛋白,使血浆蛋白维持在 50 g/L 以上;此外,还可用于清蛋白丢失及体外循环时,失代偿期肝硬化。其不良反应较少而轻。

3.免疫球蛋白

输注免疫球蛋白属于被动免疫疗法,即相当于将大量抗体输给患者,使其从低免疫状态变为暂时高免疫状态。

(1)免疫球蛋白制剂。①正常人免疫球蛋白:这种制品主要是 IgG、IGA 和 IgM,但含量甚微,只能供肌肉注射,禁止静脉注射。②静脉注射免疫球蛋白:能使血中抗体水平迅速升高。③特异性免疫球蛋白:含大量特异性抗体,它是预先用相应的抗原免疫而得,比正常免疫球蛋白所含特异性抗体高,疗效好。

(2)适用范围。①预防某些传染病和细菌感染,如麻疹、传染性肝炎等,可使用正常人免疫球蛋白。②代替异种血清制品,如破伤风免疫球蛋白,以避免不良反应。③免疫缺陷疾患、新生儿败血症等,可用正常免疫球蛋白或静脉注射免疫球蛋白。

4.凝血因子制品

(1)新鲜冰冻血浆:由于其含有全部凝血因子,可用于凝血因子缺乏患者。

(2)Ⅷ因子浓缩剂:可用于甲型血友病止血治疗及出血的预防,如反复多次注射,有些患者可产生抗体。引起艾滋病的报道亦不少见,所以现在已有应用多克隆和单克隆的免疫亲和层析技术纯化Ⅷ因子,以及用 DNA 基因重组技术制备Ⅷ因子的浓缩制剂。

(3)凝血酶原复合物浓缩制剂:是一种混合血浆制成的冻干制剂,含有维生素 K 依赖性的Ⅱ、Ⅶ、Ⅸ、Ⅹ因子。可用于乙型血友病出血的治疗,各种原因引起上述各因子缺乏者。使用本制剂的优缺点与Ⅷ因子浓缩剂相似。

六、自身输血

(一)自身输血优点

(1)避免由输血传染疾病。

(2)避免血型抗原等引起的同种免疫。

(3)避免由免疫作用而引起的变态反应。

(4)自身输血者由于反复放血,可刺激红细胞再生。

(5)为无条件供血的地区提供血源。

(二)自身输血方式

(1)保存式自身输血:在手术前数周采集自身血液(全血或分离成分)保存,以备手术时使用,也可在某些疾病缓解期采集自身血液成分,以备必要时使用。

适用于:①稀有血型配血有困难的患者,如需做选择性手术而需要输血时。②曾有过严重输血反应的患者。③预防因输血而传染疾病等。

(2)稀释式自身输血:在手术刚开始前,采取一定量血液,同时输注晶体或(和)胶体液,使血液稀释,而血容量维持正常。这样在做手术中损失的是稀释的血液,即主要是血浆和稀释液。当手术出血达一定程度时,再回输新鲜自身血液。

(3)手术中回收自身输血:即吸取术中所失之自身血,经处理后再加以回输。

以上 3 种自身输血方法各有其特点,应视患者的具体情况选择最佳方式,严格选择适应证,一个病例可以选择两种方法并用。

(张群妹)

第七节　输血相关免疫检查

一、人类白细胞抗原(HLA)检测

(一)概述

HLA 是人类最主要的组织相容复合物,这些抗原抗体不仅是白细胞特有,而且存于其他许多组织上,在调节机体免疫反应,破坏表达外来抗原的靶细胞方面有重要作用。HLA又称移植抗原,通过HLA配型能提高移植物的存活率,它作为一种遗传标记已用于有关疾病及人类遗传学的研究。在临床输血学中,对HLA的研究有助于提高成分输血的疗效及防止输血反应,HLA的研究已广泛应用于基础医学、临床医学、预防医学、法医学、社会医学等诸方面。

HLA是一个等显性遗传系统,即每个基因所决定的抗原都在细胞膜上显示,同一条染色体上不同位点的等位基因紧密连锁在一起,组成单倍型,从亲代传给子代。因此,每个人都有分别来自父母的两个单倍型。对一个个体做HLA分型时,得到的是表型结果。每一位点最多检查出两个抗原。如只检查出一个抗原说明是纯合子,或是带一个空白基因,只有通过家系调查才能知道其基因型。

(二)HLA抗原

(1)Ⅰ类基因产物为HLA-A,-B,-C抗原,由两条糖蛋白链(重链和轻链)组成,重链相对分子量约45 000(45 kDa),由HLA密码基因控制,有多态性。轻链为β_2,相对分子量11 800(11.8 kDa),为单一条多肽,不由HLA密码控制,两条链以非共价链相连。Ⅱ类基因产物为HLA-DR,-DQ,-DP抗原,由α和β两条糖蛋白链构成。α链相对分子量为34 000,β链为29 000,DRα链无多态性,DQα与DPα有多态性,β链均有多态性。α链由一个基因位点控制,β链由4个基因位点控制。

(2)HLA抗原主要分布在细胞膜上,不同细胞上抗原分子多少也不同。HLAⅠ类抗原分布广泛,几乎存在于所有有核细胞,但以淋巴细胞上密度最高。在正常情况下,肝细胞和心肌细胞上极少或缺如。成熟红细胞上无HLA-A,B,C和D抗原,而幼稚红细胞上有。但随成熟度增加而减少,除细胞外,血浆中也有相当含量的可溶性HLAⅠ类抗原,可能由细胞膜上分离下来。血小板除有HLA-A,B抗原外,还可从血浆中吸附一部分可溶性HLA抗原。血小板上某些HLA抗原如BW4和BW44,较淋巴细胞高40倍。HLAⅡ类抗原较Ⅰ类范围窄,密度最高主要有单核细胞,还有些吞噬细胞及B淋巴细胞。Ⅱ类抗原作为一种分化抗原在不同细胞上表达。大多数骨髓分化细胞具有HLAⅡ类抗原。T细胞一般不表达Ⅱ类抗原,但其被活化后也可能少量产生。肿瘤细胞可以表达Ⅱ类抗原,但其正常细胞却可以没有。例如,黑色素细胞无Ⅱ类抗原,而黑色素瘤细胞却常有Ⅱ类抗原。

(三)HLA分型方法

常用的有序列特异性引物分析、序列特异性寡核苷酸探针分析和建立在测序基础上的分型技术3种。

(四)标本采集要点

(1)采血时间:有近期输血的患者要求在输血或输血液制品一周后采集静脉血标本3～5 mL。

(2)采集血标本使用EDTA抗凝真空采血管,不能使用肝素抗凝,采集后立即颠倒混匀8次以上,以免标本凝集。

(五)标本储存和运输

(1)血标本采集后可以在2 ℃～8 ℃冰箱放置5 d,如需要长期保存需要放置－40 ℃冰箱。

(2)运输2 ℃～8 ℃保存的标本在冰盒中即可,－40 ℃保存的标本需要首先复融,然后冰盒保存运输。

(六)实验常见问题

1.DNA 量少

白细胞数低,如再生障碍性贫血、肾脏透析患者,应加抽血量或降低溶解 DNA 的 dH₂O 量。

2.扩增效率低

(1)DNA 不纯时,重新抽提 DNA。

(2)DNA 浓度太低,需适当增加模板 DNA 量。

(3)Taq 酶用量太低、活力不足时,适当增加酶用量,并注意各种酶的活力及耐热性可能有所不同。

3.非特异性扩增

(1)DNA 不够纯:为主要原因,应检测 DNA 纯度,重新抽提 DNA。

(2)PCR 产物污染:操作时必须戴手套,必要时须戴口罩,各工作区域物品严禁混用,并妥善处理废弃品。

4.内对照条带不出现

(1)反应体系中可能存在抑制因素。

(2)肝素抗凝血中抽提的 DNA。

(3)DNA 溶解于含有 EDTA 的缓冲液,注意不要把 DNA 溶于 TE 缓冲液,因为 EDTA 能够抑制 Taq 酶活力。

(4)DNA 不够纯。

(5)DNA 浓度太低。

5.假阴性扩增

体系中存在 Taq 酶抑制因子。

6.假阳性扩增

(1)PCR 污染:戴手套操作,操作步骤要认真、细致、避免交叉污染。

(2)DNA 不纯:加样器、滴头质量不过关,加样不准确,引物混合物、Taq 酶、DNA 加样前未混匀。

(七)HLA 的临床意义

1.器官移植

HLA 配型能改善移植物的存活率。供体和受体的 HLA-A,B,DR 完全相同者的存活率显然高于不同者。在尸肾移植中,HLA-DR 配型效果更甚于 HLA-A,B 配型。HLA 配型的作用可以归纳为以下几点。

(1)在肾移植中,供受双方共有的 DR 抗原越多,或已检出的 DR 错配抗原数越少,移植存活率就越高。

(2)在移植前输血的患者中,DR 配型能提高存活率。

(3)骨髓移植前不宜输血,以防受体被免疫。且因经过射线或药物处理,供、受双方 HLA 型相合比 ABO 血型相合更为重要。

其他如心、肝、肺等器官的移植,多用于生命垂危的患者,脏器来源稀少,可供选择的器官有限,实际很难达到 HLA 配型相同,主要要求 ABO 血型相同。

自身骨髓移植虽不存在 HLA 配型问题,但只能用于白血病、肿瘤等,而不适用于原发性骨髓功能不全的疾病,如再生障碍性贫血等。

2.输血

为了合理使用血液,现在提倡成分输血疗法。例如,输入血小板、白细胞等血液制品,如HLA同型血液,当能提高疗效。因此,血站应建立有关献血员的 HLA 信息系统,以便于查询应用。

临床输血的发热反应中,有些是由 HLA 抗体引起,尤其是多次输血的患者,HLA 抗体可以破坏白细胞,为避免 HLA 引起输血反应,可在输血前做交叉淋巴细胞毒试验。

3.亲子鉴定

HLA 是至今所知人类最复杂的一个遗传多态性系统。如前所述,其表型之多难以计数,这个特点是其他血型系统难与相比的。因此,由于 HLA 系统的高度多态性,新生儿出生时 HLA 抗原就已完整表达,以及 HLA 的遗传规律已阐明等原因,而使其成为亲子鉴定中的一个有力工具,能肯定某些亲子关系,在法医学中具有重要意义。

4.疾病的诊断

经过多年研究调查,发现许多疾病与 HLA 有关。例如,我国的强直性脊椎炎(AS)患者中,91%带有 B27 抗原,而正常人带 B27 抗原者只占 6.6%。因此,检查 B27 抗原有诊断意义。

二、简易致敏红细胞血小板血清学试验

(一)概述

反复输血的患者可能导致血小板输血反应和输注无效状态,为防止和减少血小板输注无效的发生,必要时需在血小板输注前采用简易致敏红细胞血小板血清学(SEPSA)技术进行血小板抗体检查和/或血小板交叉配血。

SEPSA 是在 U 型孔微量反应板上进行。将血小板抗原固定在 U 型孔底上,与相应抗血清反应后,以抗 IgG 致敏红细胞为指示剂。如果血小板上有抗原抗体复合物,指示红细胞上的抗 IgG 和抗原抗体复合物结合,在 U 型孔底形成膜状红细胞层,为阳性结果;如果血小板上没有结合相应的 IgG 抗体,则指示红细胞向孔底移动不受阻,聚集在孔底中央,成为红细胞纽扣,为阴性结果。

(二)标本采集要点

(1)用促凝管采集静脉血 3~5 mL,立即送实验室。

(2)送检单详细说明患者情况,包括现病史、用药史、输血史、主要症状及相关化验结果。

(三)固化血小板的制备

(1)采集静脉血 7 mL,加入 1 mLACD-A 液抗凝(采血后 6 h 内)。

(2)中型离心机 1400 r/min 离心 10 min 制得富含血小板血浆(PRP)。

(3)PRP 中加入 1/10 量的 ACD-A 液,混合,2800 r/min 离心 15 min。

(4)血小板压积(PC)用无菌生理盐水洗涤 2 次(2800 r/min 离心 10 min),血小板悬液制备时,不能用力,应加少量盐水轻轻使血小板悬浮,然后加 5 mL 盐水混匀。

(5)PC 用生理盐水调整为 10^5/pL。

(6)96 孔 U 型反应板,下面垫一块湿布,置 15 min,以除去静电。

(7)各孔加入上述制备的血小板悬液 50 μL,振荡 10 s。

(8)2000r/min 离心 5 min,使血小板黏附于孔底。

(9)每孔中加入 100 μL,8% 甲醛(用 pH7.2PBS 稀释)固定 20 min。

（10）用无菌生理盐水洗板 5 次，最后一次置 10 min,弃盐水,然后加入无菌生理盐水(含 1% 蔗糖及0.1%NaN₃ 备用)。

（11）可通过间接试验来检查被检血清中的抗血小板抗体。

（四）血小板交叉配血

1.患者标本准备

（1）从静脉采集患者血样 3～5 mL,不抗凝。最快时间送到血站配型实验室。检验申请单详细说明患者情况,包括现病史、用药史、输血史、主要症状及相关化验结果。

（2）输血后重新采集标本。

2.供血者标本准备

在实验前留取供者标本 5～8 mL,用 ACD 抗凝,迅速颠倒混匀,送实验室室温静置 10 min, 离心取富含血小板的血浆实验备用。标本在 6 h 内有效。

3.血小板交叉配血

将供血者标本离心后的血小板悬液,调整其浓度为 $10^5/\mu L$ 后,将血小板抗原包被于 U 型板上,与受血者血清反应后,再加入指示红细胞(结合有抗人 IgG 的绵羊红细胞),观察反应结果。如血细胞成纽扣状,集中在孔底中央则为阴性结果,提示该血小板为配合性血小板。

（五）注意事项

（1）进行抗体检查时,在检查前将被检血清 4000 r/min 离心 10 min,以去除沉淀。

（2）用于抗体检查的被检血样本不能使用血浆,须采集不抗凝血。

（3）被检血清不需要灭活。

（4）为防止静电干扰,宜在室温状态下操作。

三、微量淋巴细胞毒试验(LCT)

LCT 是血液 HLA 抗原和(或)HLA 抗体检查的常用技术。特异性的 HLA 抗体与相应淋巴细胞结合后在补体的参与下会引起淋巴细胞胀大溶解,溶解的淋巴细胞因细胞膜破坏染料透入被着色,如果 HLA 抗体和淋巴细胞之间没有发生抗原抗体反应,则细胞膜不被破坏,染料不能进入细胞,细胞不着色。

检验前应填补检验申请单,并详细说明患者情况,包括现病史、用药史、输血史、主要症状及相关化验结果。首先用肝素抗凝管采集静脉血样本 3～5 mL。血样本运输时温度应控制在 15 ℃～28 ℃,不能放置在冰块中,以免白细胞和血小板发生凝集。标本采集后应尽快送实验室,立即分离淋巴细胞用于实验或保存。如果路途远,为避免淋巴细胞自然死亡,应在血样中加入 Teraseki 溶液,比例为 1∶1。

四、外周血淋巴细胞的分离

混合淋巴细胞分离是利用密度梯度离心法。将肝素化稀释血置于具有一定比重(1.077)的淋巴细胞分离液上,通过离心使比重大于分离液的红细胞、粒细胞沉到分离液下层,比重小于分离液的淋巴细胞、血小板等留到分离液上面。进一步低速离心去除大部分血小板而获得较纯的淋巴细胞。

T、B 细胞分离是利用 B 细胞对固体表面有黏附性的特点,将混合淋巴细胞悬液注入尼龙棉柱,通过 37% 孵育使 B 细胞黏附在尼龙棉上。然后用不同温度的组织培养液冲洗尼龙棉柱,将非黏附的 T 细胞和黏附于尼龙棉上的 B 细胞分离,但应注意以下问题。

(1)血液病患者应注意采血时间。重型再生障碍性贫血患者,应在治疗前采血;急性白血病患者在第一次完全缓解后停止化疗 2~3 周,或下次化疗前停止输血 2~3 周时采血;慢性粒细胞白血病患者,外周血白细胞计数 10×10^9/L 左右,淋巴细胞>20%,停止化疗 2~3 周时静脉采血。

(2)肝素和淋巴细胞分离液使用前应预温至 22 ℃。

(3)肝素化血样在送往实验室过程中,应注意保温,切勿放置冰或干冰。

(4)在淋巴细胞分离过程中,应控制室温在 22 ℃~25 ℃,过低或过高应适当延长或缩短离心时间。

(5)细胞悬液置 4 ℃保存前,应尽量去除血小板,以避免保存过程中发生聚集。

五、HLA 抗体群体反应活性实验(PRA)

PRA 采用 ELISA 在 96 孔板上进行,板中各孔中已包被有 HLA-Ⅰ、Ⅱ类不同抗原,如果待检血清存在相应的 HLA 抗体,则相应孔中将发生抗原抗体反应,反应结果根据 ELISA 的原理来确定。肉眼观察,蓝色为阳性,无色为阴性。

标本制备:采集静脉血 3~5 mL,用促凝真空采血管,可以 4 ℃保存 5 d。输过血的患者要在输血1周后采集标本。邮寄或短途运送需要放 4 ℃冰盒保存,应避免剧烈震荡,防止溶血。

六、造血干细胞捐献者血样本检测

(一)试管的选择

用 5~8 mL 的一次性真空采血试管作为采血容器,试管中的抗凝剂为液态的 EDTA-Na$_2$,ACD 或 CPD,试管的材质首选耐深低温冷冻的塑胶试管,在得不到此种试管时可以购买玻璃材质的试管。如果试管中的抗凝剂为固态,一定要检查抗凝剂是否为"熔化"后的重结晶,如果是,请不要使用。采集血样所用试管、针头、止血带、消毒剂、辅料等均应符合相关国家标准要求。

(二)采血要求

用一次性注射器或一次性真空采血试管上所带的采血针采集捐献者静脉血 5~8 mL,然后将注射器的针头从采血试管的胶塞上直接扎进试管内(真空试管的采血针不用此步),使血液自动流入试管,颠倒试管若干次,使血液和试管中的抗凝剂充分混匀,防止凝集。

(三)注意事项

(1)血液的采集量一定要满试管的真空度,即 5~8 mL。

(2)采血时一定要防止交叉污染。

(3)真空试管的塞子一定不要打开。

(4)必须将血样管颠倒混匀数次,使血样充分抗凝。

(5)采血试管上可以自行编号(如 1、2、3……),也可写上捐献者的名字,但一定要和捐献者登记表上的编号或名字一致。试管的排列顺序要和登记表的顺序一致。

(6)血样采集完成后,请采血单位将血样于-40 ℃冰箱保存 1 d,检查血样是否有凝集,如果有凝集,请重新采集,如果没有凝集,请尽快将合格的血样送到实验室。4 ℃冰箱保存限 7 d,长期保存应置于-40 ℃或-80 ℃冰箱内。

(张群妹)

第八节　输血反应与输血传播性疾病

一、输血反应

当临床输血中发生输血反应时,应立即停止输血,对症治疗并查找原因,以便采取有效治疗措施。

(一)临床准备工作

(1)一旦发生输血反应,在及时救治的同时,医师应申请输血反应原因检查,出具检验申请单时应详细填写受血者病史情况,特别是既往输血史、妊娠史、用药史、申请输血品种和数量、输血反应症状和血常规结果。

(2)查找输血用血袋,送检验科或血站(血液中心)进行血型、抗体和交叉配血复检。

(二)患者血标本要求

(1)一般需采血 4～5 mL 不抗凝血。

(2)确认患者,采血后及时对试管标记,并再次核实被采血者姓名。

(3)将输血前、后血样本离心,观察上清液颜色变化并及时进行血型、抗体和交叉配血复检。

(三)技术要求

(1)分别分离制备受血者、供血者血清(血浆)和红细胞悬液备用。

(2)将输血前、后血样本离心,观察上清液颜色有无溶血。

(3)对输血后样本进行胆红素检测。

(4)对输血后患者血样本做直接、间接抗球蛋白试验检查。

(5)进行受血者和供血者 ABO/Rh 血型鉴定,并与输血前检查结果比较是否一致。

(6)交叉配血复检:①受血者血清或血浆对供血者红细胞(主侧配血);②受血者红细胞对供血者血清或血浆(次侧配血);③受血者血清或血浆对受血者红细胞(自身对照)。

(7)用标准 O 型筛选红细胞或多人份与患者 ABO 同型的红细胞进行抗体检查。

(8)抗体筛检阳性的血样本应进行抗体特异性鉴定,或送血站(血液中心)进一步检查。

二、输血传播性疾病

输注血液或血液制品均有传播疾病的危险,常见的有乙型、丙型肝炎,艾滋病,巨细胞病毒感染,梅毒,疟疾,弓形体病等。此外,如血液被细菌污染,可使受血者由此引起菌血症,严重者可致败血症。在由输血引起的疾病中,以肝炎和艾滋病危害性最大。

(一)肝炎

输血后肝炎的传播情况与下列因素有关:①献血者人群中肝炎流行情况;②所用检测肝炎试验的灵敏度与特异性;③血浆制品中肝炎病毒灭活效果。

近年来,由于采用了比较灵敏的乙型与丙型肝炎的筛选试验,传播率明显下降,但仍不能避免其发生,尤以使用混合血浆制品时可能性为大。

（二）艾滋病

输入 HIV 感染的血液或血制品可患艾滋病。HIV 既存在于血浆中,也存在于细胞中,所以输入全血、细胞成分、血浆或其制品,均能传播艾滋病。血友病患者因常输入用大份数混合血浆制备的浓缩Ⅷ因子,而感染艾滋病的机会更多。

（三）巨细胞病毒

输血也是巨细胞病毒(CMV)感染途径之一,且多发生在免疫功能低下的受血者。如早产儿、先天性免疫缺陷者、器官移植患者等。在库存血中 CMV 存活时间较短。所以输库存血比输新鲜血传播 CMV 的机会少。

（四）疟疾

输全血或成分血均可传播疟原虫,疟原虫在冷冻红细胞中可存活数年之久。输血传播疟疾的潜伏期与输入疟原虫数量及种属有关。

（五）梅毒

献血者患梅毒并处于梅毒螺旋体血症阶段,可以传播梅毒。梅毒螺旋体在体外生活能力低,4 ℃时生存 48～72 h,40 ℃失去传染力,100 ℃立即死亡。近年来我国性病增加,因此对预防输血传播梅毒应给予高度重视。

（六）其他

此外,当献血者有 EB 病毒感染、黑热病、丝虫病、回归热、弓形体感染时,均有可能通过输血传播。

（张群妹）

第十五章 贫血检验

第一节 造血原料检验技术

　　人体在正常情况下,成熟红细胞的寿命约 120 d。骨髓通过激素以及自身对血液中氧浓度的感受而生成红细胞,以维持红细胞数量的恒定性。血红蛋白是红细胞内主要的结合蛋白,由珠蛋白和亚铁血红素组成。后者是血红蛋白的辅基,其化学结构为原卟啉IX和亚铁原子。体内的铁以多种形式保持着动态平衡,如体内 25% 的铁以铁蛋白的形式储存,转铁蛋白能结合铁离子,并与细胞表面转铁蛋白受体结合,并穿过细胞膜进入细胞内,参与合成血红蛋白、肌红蛋白和含铁酶类;铁调素通过调节组织内的铁向血浆中释放而控制铁的贮存和转运;还有许多物质如红细胞原卟啉、红细胞生成素、叶酸和维生素 B_{12} 也作为重要的造血原料参与了骨髓红系祖细胞生长、增生、分化和成熟。任一种造血原料不足或利用障碍都可能导致贫血。本节主要介绍血清铁、总铁结合力、血清铁蛋白、血清转铁蛋白、可溶性转铁蛋白受体、铁调素、红细胞原卟啉、叶酸、维生素 B_{12} 和红细胞生成素的实验室相关检验技术。珠蛋白及其基因和肽链分析将在本章第二节讨论。

一、血清铁、总铁结合力、铁饱和度测定

　　在体内,一部分转铁蛋白与血清铁(serum iron,SI)结合,另一部分则以脱铁的形式存在,总铁结合力(total iron binding capacity,TIBC)系指转铁蛋白所能结合的最大铁量,包括已经与转铁蛋白结合的铁和脱铁形式存在的转铁蛋白能够结合的铁量(即未饱和铁结合力,unsaturated iron-binding capacity,UIBC)。血清铁在总铁结合力中所占的百分比即为转铁蛋白饱和度(transferrin saturation,TS)。目前,铁元素的检测方法有原子吸收分光光度法、比色分析法、电化学法等。

　　1.检验原理

　　(1)比色法:血清标本中加入强还原剂(抗坏血酸、肼、羟基胺等),将 Fe^{3+} 还原成 Fe^{2+},再与络合剂反应,生成有色化合物,比色测定 SI。TIBC 测定则是通过加入过量的高铁化合物,使之

与脱铁形式转铁蛋白结合,多余的铁被轻质碳酸镁粉末吸附除去,然后用测定 SI 的方法测定铁总量,即为总铁结合力。

常用的络合剂有菲洛嗪、亚铁嗪、双联吡啶、铬天青 S、三吡啶三嗪、3-(吡啶基)-5-6-双(5-硫代-2-呋喃基)-1,2,4-三嗪二钠盐乙氨基酚(简称为 Ferene)等。

(2)原子吸收分光光度法:铁元素的空心阴极灯发射其特征波长的光线,通过火焰后进入分光系统照射到检测器上。待测溶液被吸入火焰原子化器,铁元素原子化并在 248.3 nm 处有最大吸收峰,光吸收量与火焰中铁离子的浓度成正比,与标准溶液进行比较,计算待测溶液中铁元素的含量。

2.检验方法学

比色法:以亚铁嗪法为例,操作步骤如下。

(1)器材和试剂。①甘氨酸/盐酸缓冲液(pH 2.8):0.4 mol/L 甘氨酸溶液 58 mL、0.4 mol/L 盐酸溶液 42 mL 和 Triton X-100 3 mL 混合后加入无水亚硫酸钠 800 mg,使溶解。②亚铁嗪显色液:亚铁嗪 0.6 g 溶于 100 mL 去离子水中。③铁标准贮存液(1 mL＝100 μg Fe):精确称取优级硫酸高铁铵[$NH_4Fe(SO_4)_2 \cdot 12H_2O$]0.8635 g,置 1 L 容量瓶中,加去离子水 50 mL,逐滴加入浓硫酸 5 mL,溶解后用去离子水补足至刻度,置棕色瓶中可长期保存。④铁标准应用液(200 μg/dL 或 35.8 μmol/L Fe):在 100 mL 容量瓶中加入铁标准贮存液 2 mL,加适量去离子水后,再加浓硫酸 0.5 mL,最后用去离子水补足至刻度。⑤TIBC 铁标准液(1 000 μg/dL 或 179 μmol/L Fe):在 100 mL 容量瓶中,准确加入铁标准贮存液 10 mL,加适量去离子水后,再加入浓硫酸 0.5 mL,最后用去离子水补足至刻度。⑥轻质碳酸镁粉。

(2)操作:主要步骤如下。

血清铁测定法:标本准备,收集血液后,3 000 r/min,离心 10 min 将血清和红细胞迅速小心地分离,取试管 3 支标明测定、标准和空白管,分别加入血清、铁标准应用液和去离子水各 0.45 mL,在上述各管中加入甘氨酸/盐酸缓冲液 1.2 mL,混匀,在 562 nm 波长,5 mm 光径比色杯,以空白管调零,读取测定管吸光度(称血清空白)。然后再向各管加入亚铁嗪显色液 0.05 mL,充分混匀,置室温 15 min,或 37 ℃ 10 min,再次读取各管的吸光度。计算方法:

$$血清铁(\mu mol/L) = \frac{测定管吸光度 - (血清空白管吸光度 \times 0.97)}{标准管吸光度} \times 35.8$$

血清总铁结合力测定法:于一具有塞子的试管中加入血清 0.45 mL、铁标准液(1 000 μg/dL)0.25 mL 和去离子水 0.2 mL,混匀,放置室温 10 min 后,加碳酸镁粉末 20 mg,振摇数次,再放置10min,其间再振摇数次,2 500 r/min 离心 10 min。另取 3 支试管,标明测定、标准与空白管,分别加入上述离心上清液、铁标准液(200 μg/dL)和去离子水各 0.45 mL,向各管加入甘氨酸/盐酸缓冲液 1.20 mL,混匀。在 562 nm 波长,5 mm 光径比色杯,以空白管调零,读取测定管吸光度(称血清空白)。然后向上述各管加入亚铁嗪显色液 0.05 mL,充分混匀,置室温 15 min 或 37 ℃ 10 min,以空白管调零,读取各管的吸光度。计算方法:

$$血清总铁结合力(\mu mol/L) = \frac{测定管吸光度 - (血清空白管吸光度 \times 0.97)}{标准管吸光度} \times 71.6$$

3.方法学评价

(1)检测灵敏度和特异性:亚铁嗪法对微量的铁离子(以 Fe^{3+} 计)非常敏感,当 Ca、Mg、Zn 等离子浓度≤12 μg/mL,Cr、Mn、Co、Cu 等离子浓度≤6 μg/mL 时不干扰铁离子测定。脂浊

≤0.3%,胆红素≤500 $\mu mol/L$,维生素 C≤0.5 g/L 时不干扰总铁结合力的测试。

(2)干扰因素:生理因素:血清铁有明显的昼夜规律,上午高于下午,晚上则更低,其波动范围可达 20%~30%。

标本因素:血清本身的色度可干扰检测,检测时应做空白对照;溶血标本、严重脂血标本以及使用肝素钠抗凝血浆的标本会影响测定结果。

器材和试剂因素:菲洛嗪与铁离子的反应容易受到反应体系中某些共存离子(如硼酸根和硫化物等)的影响,导致显色时间很长或不发生显色反应。

(3)其他方法:①原子吸收分光光度法,原子吸收光谱分析优点是灵敏度高(相对灵敏度为 $\mu g/mL$~ng/mL 级),精密度较好(在日常的微量分析中,精密度为 1%~3%),但自动化程度较比色法为低,仪器相对昂贵;②电化学法,该法样品用量少,分析时间短,但需专门的仪器,应用较少;③微分电位溶出法,曾被认为是测定铁的较好方法,但操作难以自动化,目前也较少应用。

血清铁和总铁结合力测定是造血原料缺乏性贫血最常用的检测项目,目前临床上多数采用自动化的生化分析仪检测,其操作简便,显色稳定,灵敏度较高,适用于常规操作,但测试时要防止铜、锌等微量元素的污染而影响结果。

测定 TIBC 的常用方法多采用碳酸镁、氧化铝等吸附剂吸附多余的未结合铁,经离心去除吸附剂再显色测定。这些方法标本用量大,操作繁琐,影响结果的因素较多,随机误差较大。Ferene 法在生化分析仪上直接测定 UIBC,以 SI 与 UIBC 之和计算总铁结合力,避免了以前处理过程中人为的影响因素,是目前较为理想的一种检测方法。另外,美国 Iron-binding Capacity Test(IBCT)试剂盒采用微柱过滤法进行前处理,在一定程度上减少了人为因素的影响,但试剂昂贵,应用较少。

4.质量保证

(1)分析前:本试验用于检测患者血清铁状态及铁剂治疗后疗效观察,在试验前应避免高脂类、高维生素 C 类食物。高胆红素和溶血标本能影响检测结果。由于血清铁有明显的昼夜规律,监测血清铁,尤其是观察疗效时,应注意标本采样时间一致。标本采集后应及时送检,不能及时测定的标本分离血清后保存。使用仪器时,应熟悉和掌握该仪器性能,定期监测并验证设备性能,检测系统已校准并处于正常状态。

(2)分析中:所用试剂要求纯度高,含铁量极微;所用的玻璃器材必须用 10%(V/V)盐酸浸泡 24 h,取出后再用去离子水冲洗后方可应用,并避免与铁器接触,以防止污染;严格按试剂盒说明书强调规范操作,做好质量控制,避免试剂交叉污染。

(3)分析后:检测后宜综合分析检测结果,应包含但不限于下列内容。①与临床相关性的分析:应经常与临床医师沟通,分析试验结果与该患者有关临床信息的相关性,可验证检验结果的可靠程度。②与其他试验的相关性:在同一时间将一个患者的同类试验结果结合起来分析和比较,以识别偶然误差,发现单项问题。③与患者以前试验结果的 Delta 检查:通过将实验室试验结果与患者以前的结果进行比较,有助于发现过失误差,特别是标本标识的错误。④界限检查:与实验项目的医学决定水平相结合来探讨其临床价值。这些分析后的共性要素在以下各检测项目中不再赘述。

SI、TIBC 和 TS 只是铁代谢检测的筛查试验,在人体早期铁代谢发生改变时可能变化不显著,建议临床可选择铁蛋白、转铁蛋白等其他相关项目。

5.参考区间(亚铁嗪法)

血清铁:成年男性,11～30 $\mu mol/L$;成年女性,9～27 $\mu mol/L$。

血清总铁结合力:成年男性,50～77 $\mu mol/L$;成年女性,54～77 $\mu mol/L$。

不同的测试系统,参考区间亦不同,参照相关仪器或试剂盒说明书。

6.临床意义

铁是人体的必需元素,具有生理活性的铁除以血浆的转铁蛋白形式存在外,主要以血红素的形式存在,缺铁或铁利用障碍时会引起红细胞异常。

(1)血清铁:增高见于溶血性贫血、巨幼红细胞性贫血、再生障碍性贫血、急性肝炎(因转铁蛋白合成及铁贮存障碍)、反复输血、血色病、含铁血黄素沉着症、铁剂治疗、铅中毒(血红蛋白合成障碍)、冠心病等;降低常见于缺铁性贫血、慢性失血、慢性感染、肝硬化、肾病综合征、恶性肿瘤;也见于饮食中长期缺铁或铁的吸收障碍,如营养不良、消化性溃疡、慢性腹泻、胃大部切除等;还见于铁需求增加,如妊娠、婴幼儿、哺乳期等。

(2)总铁结合力:升高见于缺铁性贫血和肝细胞坏死等;减低见于遗传性转铁蛋白缺乏症、肾病、尿毒症、肝硬化、溶血性贫血、慢性感染及白血病等。

(3)血清铁饱和度:可用于缺铁性贫血的鉴别诊断和治疗监测。降低伴有运铁蛋白水平升高,见于缺铁性贫血。升高伴有运铁蛋白正常或降低,见于再生障碍性贫血。

二、血清铁蛋白测定

从几种动物的肝脾中提取的铁蛋白由一蛋白质(脱铁蛋白)外壳封闭一个约有4000个铁原子的核心组成,为24个亚单位聚集而成的大分子(450 kDa)结构的糖蛋白,是铁在体内储存的一种形式。检测铁蛋白的免疫法因为抗体或抗原标记不同的指示剂,而又有不同的方法,实验室常用的方法有放射免疫法、电化学发光免疫法、免疫比浊法、荧光免疫法等。

(一)检验原理

电化学发光免疫法原理:采用双抗体夹心法原理,标本、生物素化的抗铁蛋白单克隆抗体和钌(Ru)标记的抗铁蛋白单克隆抗体混匀,形成夹心复合物,通过生物素与链霉亲和素间的反应结合到微粒上,微粒吸附到电极上,加电压后产生化学发光,通过光电倍增管进行测定。

(二)检验方法学

以电化学发光免疫法检测为例,操作如下。

1.器材和试剂

电化学发光免疫分析仪。配套试剂。主要试剂:钌(Ru)标记的抗铁蛋白单克隆抗体;生物素化的抗铁蛋白单克隆抗体;链霉亲和素包被的微粒;TPA溶液;洗涤液。

2.操作

主要步骤如下。

标本准备。血清:收集血液后,3 000 r/min离心10 min,将血清和红细胞迅速小心地分离;血浆:肝素(锂、钠)或EDTA-K_2抗凝,3 000 r/min离心10 min。

标本测试。①标本、生物素化的抗铁蛋白单克隆抗体和钌(Ru)标记的抗铁蛋白单克隆抗体混匀,形成夹心复合物。②加入链霉亲和素包被的微粒,使复合物通过生物素与链霉亲和素间的反应结合到微粒上。③将反应混合液吸入测量池中,微粒由于磁性被吸附到电极上,未结合的物质被清洗液洗去;电极加电压后产生光量子,其强度与标准曲线比较得到检测结果。

(三)方法学评价

1.检测灵敏度和特异性

用电化学发光法定量测定人血清中的铁蛋白,灵敏度为 0.5 μg/L(0.50 ng/mL),在胆红素 <1.1 mmol/L(65 mg/dL)、血红蛋白<5g/L、脂质<33 g/L(3 300 mg/dL)、生物素<50 μg/L (50 ng/mL)、类风湿因子<2 500 U/mL 时不干扰测试。19 种常用药物经试验对测定无干扰。 治疗浓度的 Fe^{2+} 和 Fe^{3+} 对测定无干扰。

2.干扰因素

接受过小鼠单抗治疗或体内诊断的患者可能会出现假阳性反应;标本放置时间过长或处理 不当、标本灭活或有沉淀时、试剂超过使用期限或仪器性能下降等可对检测造成影响。标本禁止 使用叠氮钠防腐。

3.其他方法

临床用于检测铁蛋白的免疫学方法有很多,如免疫荧光法、增强免疫比浊法等。放射免疫法 是检测铁蛋白的传统方法,但耗时长、不精密度高、且有放射性,现临床实验室多未采用。

(四)质量保证

1.分析前

接受高剂量生物素(>5 mg/d)治疗的患者,至少要等最后一次摄入生物素 8 h 后才能采血。 采集后的标本应及时送检,避免放置时间过长或处置不当,分离后的标本在 2 ℃~8 ℃可稳定 7 d,−20 ℃可稳定 12 个月。注意试剂盒有效期。使用仪器时,应熟悉和掌握该仪器性能,定期 监测并验证设备性能,检测系统已校准并处于正常状态。

2.分析中

按试剂盒说明书强调规范操作,做好质量控制。注意仪器检测范围,高于检测范围的标本应 进行稀释。

3.分析后

铁蛋白减低对于缺铁状态有确定意义。

(五)参考区间

电化学发光法:男性(20~60 岁),30~400 ng/mL;女性(17~60 岁),13~150 ng/mL。

不同的测试系统,参考区间亦不同,参照相关仪器或试剂盒说明书。

(六)临床意义

在治疗初期检测铁蛋白可反映当时体内铁的储量,以早期发现单核-吞噬细胞系统中铁储存 的不足。铁蛋白的检测适用于了解体内铁代谢的状况,正常情况下储存铁可用于血红蛋白的合 成,铁蛋白低于 12 ng/mL 的阈值时,判断为潜伏期铁不足。如果铁蛋白水平高于 400 μg/L (400 ng/mL),又排除了供铁不正常的可能性,即反映体内铁存在过量的状况。铁蛋白升高还可 见于下列肿瘤:急性白血病、霍奇金淋巴瘤、肺癌、结肠癌、肝癌和前列腺癌。检测铁蛋白对肝脏 转移性肿瘤有诊断价值,76%的肝转移患者铁蛋白含量高于 400 μg/L(400 ng/mL),升高的原 因可能是由于细胞坏死、红细胞生成被阻断或肿瘤组织中合成增多。

三、血清转铁蛋白测定

转铁蛋白(Transferrin,Tf)是能够与铁相结合的蛋白家族,它是由 670~700 个氨基酸组成 的单链糖基化蛋白,分子量 80 kDa 左右。Tf 能可逆地结合多价离子,包括铁、铜、锌、钴等。每一分子 Tf 可结合两个 3 价铁原子。Tf 主要由肝细胞合成,半衰期为 7 d。检测血清 Tf 的方法有放射免疫测定法、酶免疫测定法、免疫比浊法、化学发光免疫分析法等,目前临床主要采用免疫比浊法进行检测。

(一)检验原理

免疫比浊法原理:将兔抗人铁蛋白抗体交联于乳胶颗粒上,与待测样品中铁蛋白在液相中相遇,立即形成抗原抗体复合物,并形成一定浊度,与通过同样处理的校准品比较,即可计算出样品中 Tf 的含量。

(二)检验方法学

以免疫比浊法为例,操作如下。

1.器材和试剂

自动化分析仪。配套试剂。主要试剂:pH 7.2～7.6 磷酸盐缓冲液、抗人转铁蛋白抗体、特定蛋白复合校准品、聚乙二醇 6000、EDTA-Na$_2$、9 g/L NaCl。

2.操作

主要步骤如下。

标本准备。血清:收集血液后,3 000 r/min 离心 10 min 将血清和红细胞迅速小心地分离;血浆:肝素(锂、钠)或 EDTA-K$_2$ 抗凝,3 000 r/min 离心 10 min。

标本测试。①标准曲线:将 5 种不同浓度特定蛋白复合校准品(标准管)、9 g/L NaCl(空白管)中分别加入 pH 7.2～7.6 磷酸盐缓冲液,读取标准管 A1 和空白管 A1。在上述各管中加入抗人转铁蛋白抗体,孵育一段时间后,读取标准管 A2 和空白管 A2,吸光度计算方法:仪器自动拟合或制作标准曲线。②标本测定及计算方法同标准曲线,根据标准曲线得到结果。

$$吸光度(A) = \frac{标准管\ A2 - 标准管\ A1}{空白管\ A2 - 空白管\ A1}$$

(三)方法学评价

1.检测灵敏度和特异性

用免疫比浊法测定人血清中的转铁蛋白,灵敏度较高。当样品中结合和游离胆红素浓度 ≤1026 μmol/L,血红蛋白≤10 g/L、甘油三酯≤22.6 mmol/L 以及类风湿因子≤1700 IU/mL 时,没有观察到干扰。

2.干扰因素

妊娠及口服避孕药或雌激素注射可使 Tf 升高。标本放置时间过长或处理不当,脂血标本有沉淀,或灭活过的标本,试剂超过使用期限或仪器性能下降时也可对检测造成影响。

3.其他方法

酶联免疫吸附法:酶联免疫吸附法是近年来发展起来的一种检测方法,其优点是灵敏度高,但干扰因素较多,因而限制了其临床应用。

(四)质量保证

1.分析前

标本应新鲜,及时送检,分离后的标本室温或 2 ℃～8 ℃保存可稳定 8 d,不能处理的标本于 −20 ℃保存,可稳定 6 个月,避免反复冻融;注意试剂盒有效期,应有适当的程序和方法证实试剂和相关设备处于正常工作状态。

2.分析中

试剂严格按照说明书储存,使用前恢复到室温。不用的其他试剂应包装好或盖好,不同批号的试剂不要混用,保质期前使用。分析时应做好质量控制,保证检测的准确性。

3.分析后

转铁蛋白既是急性时相蛋白,又可以作为评价营养状态的一项指标。同时与 TIBC 结合探讨,可能会更为全面地观察机体铁转运的方式和能力。

(五)参考区间

免疫比浊法:28.6～51.9 μmol/L。

不同的测试系统,参考区间亦不同,参照相关仪器或试剂盒说明书。

(六)临床意义

转铁蛋白是血浆中主要的含铁蛋白质,负责运载由消化道吸收的铁和由红细胞降解释放的铁,以 Tf-Fe^{3+} 的复合物形式进入骨髓中,供红细胞的生成和分化,因此血浆中 Tf 水平可用于缺铁性贫血的诊断和对治疗的监测。

(1)Tf 增多见于缺铁性贫血、急性肝炎、急性炎症、口服避孕药、妊娠后期。

(2)Tf 减少见于肾病综合征、肝硬化、恶性肿瘤、溶血性贫血、营养不良等。

四、可溶性转铁蛋白受体测定

铁经肠上皮细胞吸收后结合转铁蛋白转运入血,再通过细胞表面的转铁蛋白受体(transferrin receptor,TfR)介导,完成细胞对铁的摄取。可溶性转铁蛋白受体(soluble transferrin receptor,sTfR)是血清中 TfR 的水解片段,与红细胞生成活性及体内铁贮存状况密切相关。目前临床用于测定 sTfR 的方法主要有酶联免疫双抗体夹心法和免疫比浊法等。

(一)检验原理

酶联免疫双抗体夹心法:将 sTfR 单克隆抗体包被于固相载体,血清中的 sTfR 与之结合后,形成抗原抗体复合物,再加入酶标记的转铁蛋白受体具有特异性的多克隆抗体,使之结合后加入底物和显色剂,其颜色深浅与转铁蛋白受体的量成正比。

(二)检验方法学

1.器材和试剂

自动化分析仪。配套试剂盒,主要成分:标记用酶;酶底物与色原;包被液(pH 9.6 碳酸盐缓冲液:Na$_2$CO$_3$ 0.16 g,NaHCO$_3$ 0.29 g 加入蒸馏水溶解后定容至 100 mL);洗涤液(0.02 mol/L,pH 7.4 Tris-HCl-Tween20 缓冲液:Tris 2.42 g,1 mol/L HCl 13 mL,Tween20 0.5 mL,加入蒸馏水至 1 000 mL),终止液(2 mol/L H$_2$SO$_4$)。

2.操作

主要步骤如下。

标本准备。血清:收集血液后,3 000 r/min 离心 10 min 将血清和红细胞迅速小心地分离;血浆:EDTA-K$_2$、枸橼酸钠或肝素(锂、钠)抗凝,3 000 r/min 离心 10 min,其中用枸橼酸钠抗凝的血浆,测定结果需进行换算。

标本检测:①包被抗体;②分别加入标本和标准品反应;③洗板,加酶标试剂反应;④洗板,加显色剂显色;⑤加终止液;⑥读取吸光度值,计算。

（三）方法学评价

1.检测灵敏度和特异性

灵敏度＜0.1 mg/L。不与其他可溶性结构类似物交叉反应。

2.干扰因素

主要干扰因素如下。

生理因素：新生儿、儿童 sTfR 高于成年人，随着年龄增长 sTfR 逐渐下降接近成年人。sTfR 在不同种族人群间含量不同，其中有色人种的 sTfR 浓度高于白色人种，但无性别差异，与成年人的年龄也没有相关性。但生活在不同海拔高度的人群，sTfR 浓度也不同，生活的海拔越高，sTfR 浓度也越高，此外，孕妇随妊娠期的进展，sTfR 不断升高，于产后 5～10 周恢复正常。

标本因素：标本处理和保存不当时（如溶血等），可影响检测结果，高血脂血也可对检测产生影响。

器材和试剂因素：多见于仪器性能欠佳，试剂盒使用和保存不当而影响结果。

3.其他方法

sTfR 是一个新的铁代谢参数，检测的方法有多种，速率散射比浊法测定血清 sTIR 灵敏度为 0.73 mg/L，当胆红素＜325 μmol/L、甘油三酯＜19.8 mmol/L、血红蛋白＜5 g/L 时，对测定结果无明显影响，也是临床较为常用的检测 sTfR 的方法之一。

（四）质量保证

1.分析前

标本应新鲜，不能含热原和内毒素，对收集后当天进行检测的标本，储存在 4 ℃备用，不能及时处理的标本，将标本及时分装后放在 −20 ℃或 −70 ℃条件下保存。避免反复冻融。标本 2 ℃～8 ℃可保存 48 h，−20 ℃可保存 1 个月，−70 ℃可保存 6 个月。尽可能地不要使用溶血或高血脂血。如果血清中大量颗粒，检测前先离心或过滤。部分激素类标本需添加抑肽酶。不要在 37 ℃或更高的温度加热解冻。应在室温下解冻并确保样品均匀地充分解冻。应熟悉和掌握仪器性能，定期监测并证实设备，试剂及仪器分析系统已适当校准并处于正常工作状态。

2.分析中

严格按照试剂说明书进行操作，保证质量。推荐使用加样器加样，并经常校对其准确性，以避免试验误差。不同的检测方法和不同的实验室检测的参考范围常不一致，因此，在做 sTfR 检测时应设正常对照，并建立相应的 sTfR 参考范围及鉴别诊断的临界值。

3.分析后

sTfR 是评价功能性铁缺乏的可靠指标。

（五）参考区间

酶联免疫双抗体夹心法：健康成人，1.3～3.3 mg/L。

不同的测试系统，参考区间亦不同，参照相关仪器或试剂盒说明书。

（六）临床意义

在人体内转铁蛋白携带铁与细胞表面 TfR 结合，并穿过细胞膜进入细胞内，参与合成 Hb、肌红蛋白和含铁酶类。人体内 80% 的 TfR 存在于骨髓幼红细胞膜上，在幼红细胞成熟过程，膜 TfR 逐渐被释放入血，成为 sTfR 的主要来源。

1.鉴别缺铁红细胞生成与贮存铁消耗的两种状况

在缺铁红细胞尚未形成而只是单纯的贮存铁耗竭状态下，如童年、青少年发育阶段及妊娠期,血红蛋白生理性下降,其他指标很难区分这种生理性贫血与缺铁性红细胞形成的贫血。而 sTfR 在组织缺铁时特异性升高的特点有助于早期鉴别缺铁红细胞生成。

2.sTfR 在小细胞低色素性贫血中的鉴别作用

实验室在评估小细胞低色素性贫血时的困难是如何鉴别缺铁性贫血(IDA)和慢性病贫血(ACD),尤其是在它们同时出现或在伴有感染、肝脏疾病等时,一般实验室检测方法都受到一定程度的影响,而 sTfR 不受炎症、感染等因素的影响,此时,sTfR 能很好地对此类型贫血进行鉴别。

3.sTfR 对红细胞生成的评估

大部分 sTfR 来源于骨髓幼红细胞,红细胞生成的变化直接影响 sTfR。因此,sTfR 可作为判断重组人类促红细胞生成素治疗慢性肾衰竭贫血、小儿缺铁性贫血、慢性疾病贫血等疾病预期疗效的有效指标。骨髓红细胞的增生可引起 sTfR 升高到正常范围的 8～20 倍。

五、铁调素测定

铁调素是维持体内铁稳态的关键物质,是一种重要的铁调节性激素。其由肝脏合成,释放于循环血浆中,经肾脏代谢后,随尿液排出。铁调素通过调节组织内的铁向血浆中释放而控制体内铁的贮存和转运。铁调素合成过多在炎症性贫血和非铁依赖性缺铁性贫血的病因中扮演重要角色。相反,当合成不足时可导致体内铁负荷过重,是一些遗传性血色素沉着病以及 β-珠蛋白生成障碍性贫血铁负荷过多的主要病因。目前,检测血清中铁调素含量的方法主要为竞争性酶联免疫法(C-ELISA)。

(一)检验原理

竞争性酶联免疫法原理:固相载体上包被有抗人铁调素抗体,检测时,加入含有标准品或待测样品与生物素标记的铁调素抗原的混合液,标准品或待测样品中的铁调素抗原和被标记的重组铁调素抗原与固相抗体竞争性结合,加入亲和素化酶作用底物显色后在 450 nm 波长进行检测,样品中的铁调素浓度与吸光强度呈反比,可根据呈色的深浅进行定量分析。

(二)检验方法学

1.器材和试剂

(1)酶标仪,微孔反应板(已包被抗人 hepcidin 抗体),恒温箱,微量移液器等。

(2)试剂:铁调素标准品,12 个浓度分别为 1.85 ng/mL,3.9 ng/mL,7.8 ng/mL,15.6 ng/mL,31.2 ng/mL,62.5 ng/mL,125 ng/mL,250 ng/mL,500 ng/mL,1 000 ng/mL,2 000 ng/mL,4 000 ng/mL。10 ng/mL 生物素标记的铁调素-25 抗原。0.01 mol/L PBS 缓冲液:约 800 mL 蒸馏水中加入 8.0 g NaCl、0.24 g KH_2PO_4 和 1.44 g Na_2HPO_4 至充分溶解后,用 HCl 调节溶液的 pH 至 7.4,最后加蒸馏水定容至 1 000 mL 即可。样品稀释液:含 0.05% Tween 20 的 Tris 碱缓冲液(TBS-Tween 20)。酶促底物:链霉亲和素过氧化物酶。洗涤液:含 0.5 mL/L Tween 20 的 PBS(pH 7.4)缓冲液。显色剂:3,3',5,5'-四甲基联苯胺。反应终止液:0.2 mol/L 硫酸。

2.操作步骤

(1)标本准备:血清,收集血液后,3 000 r/min 离心 10 min 将血清和红细胞迅速小心地分离。

(2)平衡:将试剂盒从冷藏环境中取出,待平衡至室温后(约 30 min),方可开启使用。

(3)加样:将 12 个浓度的铁调素标准品与生物素标记的铁调素-25 抗原各 50 μL 组成的混合

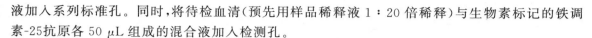

液加入系列标准孔。同时,将待检血清(预先用样品稀释液 1 : 20 倍稀释)与生物素标记的铁调素-25抗原各 50 μL 组成的混合液加入检测孔。

加酶促底物:分别在每孔中加入链霉亲和素过氧化物酶 50 μL,轻轻混匀。

温育:置于 37 ℃恒温箱孵育 1 h,室温平衡 5 min。

洗涤:用含 0.5 mL/L Tween 20 的 PBS 洗涤液充分洗涤 10 次,洗涤完后扣干(每次应保持 30～60 s 的浸泡时间)。

显色:每孔加 3,3',5,5'-四甲基联苯胺 50 μL,轻轻混匀,置于室温 10 min。

终止:每孔加 0.2 mol/L 硫酸 50 μL,轻轻混匀终止反应。

测定:用酶标仪波长 450 nm 测定各孔 OD 值,30 min 内完成并记录结果。

(三)方法学评价

(1)检测灵敏度和特异性:本方法最小检测下限为 5.5 ng/mL,不受血清中其他成分的干扰。血清中铁调素的稳定性较好,－80 ℃保存 6 个月后检测水平仅降低 5% 左右。即使在遗传性血色素沉着病患者血清中铁调素浓度极低的情况下,C-ELISA 定量法也能准确检测其含量。

(2)干扰因素。

生理因素:血清中铁调素含量具有昼夜节律性变化,中午 12:00 点和晚上 8:00 含量最高,早上 8:00 最低。

食物因素:短时间内摄入大量铁,可刺激机体铁调素分泌增加,而使检测水平偏高。

药物因素:服用引起血清铁浓度增高的药物,可影响检测结果。

(3)与现有方法比较,C-ELISA 操作简单,经济实惠,适用于高通量研究,目前市面上已有商品化试剂盒出售。基于质谱仪相关的检测方法由于仅能进行半定量或需要依赖昂贵的仪器,不适合在临床上推广使用。

(四)质量保证

1.分析前

患者需在试验前 3 d 禁食含铁高的食物,测试当天停止服用补铁药物。采集患者静脉血,待血液完全凝固后分离血清用于检测。

2.分析中

(1)应保证抗人铁调素抗体的纯度。

(2)应严格规范操作流程,保证洗板的一致性和充分性,仔细按照推荐的洗板顺序操作是 ELISA 测定程序中的要点。

(3)加酶试剂应使用定量移液器加液,以保证加量准确。

(4)孵育前,应检查温箱的温度是否符合要求,保证温度准确。

(5)洗涤是 ELISA 操作中的重要环节,清洗干净是保证质量的关键。手工洗涤时各孔均须加满洗液并浸泡 30～60 s,防止孔口内有游离酶未能洗净;采用洗板机时,应注意调节洗液量至孔口。

(6)比色前应先用柔软洁净的吸水纸拭净微孔板底附着的液体或指印,然后将微孔板正确放入酶标仪的比色架中,酶标仪不应安置在阳光或强光照射处,使用前先预热仪器 15 min,测读的结果更稳定。

3.分析后

国内对于铁调素的探讨相对较少,应详细询问临床症状并结合实验室其他检查结果综合分析,以提高临床诊断性能。

(五)参考区间

男性:29～254 ng/mL;女性:17～286 ng/mL。

不同的测试系统,参考区间亦不同,参照相关仪器或试剂盒说明书。

(六)临床意义

铁调素是重要的铁代谢调控因子,血清中铁调素水平可反映机体内铁的贮存和转运情况,也可作为铁代谢性疾病的诊断和临床治疗的依据。

1.生理性

男性较女性高。生理性增高可见于能引起血清铁浓度增高的情况,如摄入大量含铁量高的食物、补铁制剂等。生理性降低则见于红细胞增生时。

2.病理性

(1)铁调素增高:异常增高见于炎症性贫血(C-反应蛋白浓度大于100 mg/L)、非铁依赖性缺铁性贫血、多发性骨髓瘤(IL-6生成过多)以及非炎症性慢性肾病等。

(2)铁调素降低:可见于因铁调素基因突变引起的伴铁耗竭的成人型遗传性血色素沉着病、HJV基因突变引起的青年型血色素沉着病、β-珠蛋白生成障碍性贫血铁负荷过多期以及其他铁负荷性贫血。

六、红细胞原卟啉测定

红细胞原卟啉(erythrocyte protoporphyrin,EP)为构成血红素的主要成分,存在于红细胞内。当体内缺铁时以游离形式在红细胞中积聚,虽然含量极微,但其量的增减能有效地反映人体血红蛋白代谢状况。原卟啉以两种形式存在于红细胞内,一种是与锌离子结合为锌卟啉(zinc protoporphyrin,ZPP),另一种是游离状态存在红细胞内游离原卟啉(free erythrocyte protoporphyrin,FEP),临床常用酸性溶剂提取FEP后,以荧光比色法测定红细胞内游离原卟啉,应用血液荧光测定仪检测锌卟啉。

(一)检验原理

红细胞内游离原卟啉检测原理:用加酸的醋酸乙酯或无水乙醇破坏红细胞并提取原卟啉。卟啉在紫外线照射下发出荧光,用荧光比色法测定标本中原卟啉的含量。

锌卟啉检测原理:锌卟啉具有特征的荧光光谱,在激发光波长420 nm时,发射光波长为594 nm,用荧光法测定其荧光强度,经微处理转换后,直接显示出锌卟啉的浓度。

(二)检验方法学

1.红细胞内游离原卟啉检测

器材和试剂:①荧光光度计;②漩涡式振荡器;③酸化无水乙醇:无水乙醇94 mL,用2.5 mol/L盐酸定容至100 mL;④标准原卟啉Ⅸ原液(5 mg/L):精确称取原卟啉Ⅸ粉5 mg,加入酸化无水乙醇至1 000 mL,盛于棕色瓶中,外用黑纸包裹,贮存于4 ℃冰箱中,可用1个月;⑤标准原卟啉Ⅸ工作液(50 μg/L):标准原卟啉Ⅸ原液(5 mg/L)用酸化无水乙醇稀释100倍,临用前新鲜配制。

操作:主要步骤如下。

标本准备:肝素(锂、钠)抗凝全血。

标本测定:取3支试管,分别标明空白管,标准管和测定管,分别加入生理盐水、标准原卟啉

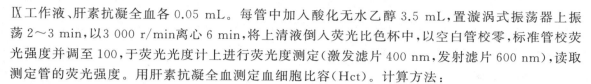

Ⅸ工作液、肝素抗凝全血各 0.05 mL。每管中加入酸化无水乙醇 3.5 mL,置漩涡式振荡器上振荡 2～3 min,以 3 000 r/min 离心 6 min,将上清液倒入荧光比色杯中,以空白管校零,标准管校荧光强度并调至 100,于荧光光度计上进行荧光度测定(激发滤片 400 nm,发射滤片 600 nm),读取测定管的荧光强度。用肝素抗凝全血测定血细胞比容(Hct)。计算方法:

$$FEP(\mu g/L\ RBC) = 35 \times \frac{测定管荧光强度}{血细胞比容}$$

2.锌卟啉检测

器材和试剂:①荧光测定仪;②微量吸管、采血针和消毒用品等。

操作:以某荧光测定仪为例,主要步骤如下。

接通电源,仪器预热 10～15 min,按下电源开关,指示灯亮,参数显示器上显示 1990,数据显示器上显示 10 000。选择测量单位,将清洁盖玻片置于玻片槽中测量。取末梢血 10 μL,血滴于盖玻片上,使铺满测量环区(不能有气泡),测量结果减去玻片值,即为 ZPP 含量。

(三)方法学评价

1.干扰因素

主要干扰因素如下。

生理因素:原卟啉水平受年龄、性别及取血部位的影响,儿童的 EP 水平高于成人,波动范围也较大,随着年龄的增长,卟啉水平逐渐下降,成人后水平稳定,波动范围较小,在性别上一般女性高于男性。此外,EP 水平与居住地海拔高度有关,居住地海拔高者 EP 水平高于平原地区。

标本因素:原卟啉在强光下易破坏,标本保存时长太长或强光照射后,可使结果偏低,胆红素可干扰检测,使检测结果增高。

器材和试剂因素:见于试剂配制不准确,仪器性能不佳等。

操作过程因素:多见于操作不规范,如提取原卟啉后上清液放置时间过长或强光照射等;ZPP 测定时,血膜厚薄不均一或有气泡,工作电压不稳定等。

2.FEP 和 ZPP 检测的价值

在铅吸收和缺铁性贫血中的所谓"游离原卟啉(FEP)"实际上并非游离,而是与锌结合成锌原卟啉(ZPP)存在于红细胞内,现已证明铅对铁络合酶有抑制作用,因此在红细胞血红蛋白的合成过程中,原卟啉不能与铁结合成血红素,而在红细胞内积累增多,与红细胞内锌结合为锌卟啉(ZPP),使 ZPP 含量增高,因此测定血 ZPP 含量对于诊断缺铁性贫血,评价体内铅代谢状态是一项可靠的早期生化代谢指标。

(四)质量保证

1.分析前

原卟啉水平受年龄、性别及取血部位的影响,监测 EP,尤其是观察疗效时,应注意标本采样一致。标本采集后应及时送检,不能及时测定的标本,应保存于暗处或 4 ℃冰箱避光保存,但不能超过 24 h;高胆红素标本可影响结果测定,因此也应避免。应有恰当的程序和/或方法定期监测并证实设备、试剂及仪器分析系统已适当校准并处于正常工作状态。

2.分析中

FEP 检测时所有操作过程应在避光条件下进行,并尽快完成,提取的原卟啉荧光强度随时间而衰减,但在 2 h 内基本稳定。ZPP 测定所用玻片必须非常清洁,玻片厚薄均匀;血液标本应铺满测量区,且血膜厚薄要均匀,过薄过厚均影响测量结果。

3.分析后

FEP 作为反映血红蛋白构成的一个独立因素,其操作过程较为复杂,不确定性度较大,因此对于其检验结果宜慎重对待。

(五)参考区间

FEP:正常成人 398.4±131.7 $\mu g/L$ RBC。ZPP:0.6~1.0 $\mu mol/L$。

不同的测试系统,参考区间亦不同,参照相关仪器或试剂盒说明书。

(六)临床意义

铁缺乏时,血红蛋白合成减少,红细胞内 FEP 蓄积,所以 EP 的量可间接反映铁的缺乏,但是铅中毒、红细胞生成性卟啉病、骨髓增生异常综合征等病 FEP 也增高;而恶性贫血、营养性巨幼细胞贫血及红白血病时,FEP 减少。

慢性铅中毒或缺铁性贫血时 ZPP 升高,一般用 ZPP>3.5 $\mu g/g$ Hb 作为缺铁性贫血诊断指标之一。

七、叶酸测定

叶酸是一组化学结构相似,生化特性相近的化合物统称,由蝶啶、对氨基苯甲酸与一个或多个谷氨酸结合而成。食物中的叶酸绝大多数是以蝶酰多谷氨酸(或称多谷氨酸叶酸)的形式存在的。食物叶酸经小肠黏膜细胞内叶酰多谷氨酸水解酶水解后吸收。体内叶酸有两种形式:多谷氨酸叶酸在肝脏、红细胞及其他组织细胞内贮存,其余部分则以单谷氨酸叶酸的形式分布于血浆、组织液、胆汁及尿液中。叶酸为一碳单位的载体,参与嘌呤、嘧啶等重要物质的合成。用于评价人体叶酸状况最常用的指标是红细胞叶酸及血清或血浆叶酸。目前,叶酸的检测方法已有多种,其中微生物法、放射免疫法为经典方法,化学(或电化学)发光免疫法是近来发展起来的自动化检测技术。

(一)检验原理

1.电化学发光免疫法原理

标本与叶酸预处理试剂处理后,将叶酸从叶酸结合蛋白质中释放出来,与钌标记的叶酸结合蛋白质形成叶酸复合物,加入链霉亲和素包被的微粒和生物素化的叶酸,后者与钌标记的叶酸结合蛋白质上仍未占据的位点结合,形成钌标记的叶酸结合蛋白质-生物素化的叶酸复合物,此复合物通过生物素与链霉亲和素间的反应结合到微粒上,微粒通过磁铁吸附到电极上,未结合的物质被清洗液洗去,电极加电压后产生光量子强度与标本中叶酸的浓度呈反比。

2.微生物法检测原理

叶酸是干酪乳酸杆菌(Lactobacillus casei,L.C,ATCC 7469 简称 L.C)生长所必需的营养素。在一定条件下,L.C 的生长繁殖与培养基中叶酸含量成正比关系,细菌增殖量以吸光度计测定,通过与标准曲线相比较,计算出样品中叶酸的含量。

3.放射免疫法检测原理

核素标记的抗体与叶酸结合,产生 γ-放射碘叶酸化合物,其放射活性与血清或红细胞中的叶酸含量成比例,检测其放射活性,与已知标准对照,得到叶酸含量。

(二)检验方法学

以电化学发光免疫法为例,操作如下。

1.器材和试剂

自动免疫分析仪。主要试剂:预处理试剂1,硫代甘油 12.66 g/L,含稳定剂,pH 5.5;预处理试剂2,氢氧化钠 37 g/L;链霉亲和素包被的微粒;钌标记的叶酸结合蛋白质;生物素化的叶酸。

2.操作

主要步骤如下。

标本准备:收集血液后,3 000 r/min 离心 10 min 将血清和红细胞迅速小心地分离。不要使用血浆。

标本测试:①15 μL 标本与叶酸预处理试剂1和预处理试剂2混匀,将叶酸从叶酸结合蛋白质中释放出来。②将预处理标本与钌标记的叶酸结合蛋白质,形成叶酸复合物,其数量取决于标本中待测物的浓度。加入链霉亲和素包被的微粒和生物素化的叶酸,后者与钌标记的叶酸结合蛋白质上仍未占据的位点结合,形成钌标记的叶酸结合蛋白质-生物素化的叶酸复合物。此复合物通过生物素与链霉亲和素间的反应结合到微粒上。③反应混合液吸到测量池中,微粒通过磁铁吸附到电极上,未结合的物质被清洗液洗去,电极加电压后产生化学发光,产生光的量与样本内叶酸的浓度呈反比。仪器依据标准曲线通过计算而得出检测结果。

(三)方法学评价

1.检测灵敏度和特异性

电化学发光免疫法检测叶酸的灵敏度为 0.6 ng/mL。该方法不受黄疸(胆红素<75 mg/dL)、脂血[脂质 15 g/L(1 500 mg/dL)]和生物素<40 μg/L(40 ng/mL)干扰。不受类风湿因子干扰(400 U/mL)。56 种常用药物经试验对测定无干扰。

2.干扰因素

标本因素:抗凝剂可使叶酸结合蛋白的免疫原性部分失活,使检测结果偏低,应避免使用血浆标本;红细胞叶酸浓度远远高于血清,测定血清叶酸浓度时应避免标本溶血。脂血可对检测产生影响。

药物因素:本检测会受到甲氨蝶呤或亚叶酸的影响,因为叶酸结合蛋白质与此类药物有交叉反应。

试剂和仪器因素:多见于标准品不准确;标记物变质;抗体失效等,测量仪器或加样不准时也可影响检测质量。

3.其他方法

(1)微生物法:是检测生物体内叶酸的经典方法,通常所用的微生物有干酪样乳酸杆菌、粪链球菌和啤酒小球菌属,3 种微生物对不同形式叶酸的敏感度不同。可用于鉴别分析各种形式叶酸在不同检测物的分布,其中干酪样乳酸杆菌在 3 种微生物中反应谱带最宽,也是最为常用的菌种。用微生物法检测血清和全血叶酸,操作简单,不需要特殊仪器或设备,灵敏度高(0.1 ng/L),结果准确,但实验周期长,重复性差,干扰因素多,血清中存在的抗生素、叶酸盐拮抗物、血清乳酸杆菌抗体或样品暴露在日光下等,均可使测定值呈假性降低,多年以来,尽管微生物法得到了很大改进,但仍因耗时大,操作复杂而不能得到广泛使用。

(2)放射免疫分析方法(RIA),所得结果与微生物学测定法相同,但较为准确和快捷,且不受血清中叶酸拮抗物或抗生素的影响,但操作方法复杂且有放射性污染等缺点。

(3)固相酶免疫测定方法(ELISA),这种非放射标记免疫测定在临床检验得到了广泛应用,但是,因 ELISA 最后测定的是颜色的吸光度,其精密度和敏感性达不到 RIA 水平。

（4）气相色谱-质谱法：优点是能直接检测红细胞叶酸浓度且特异性好，灵敏度高，结果准确，缺点是仪器价格昂贵，操作复杂，难以在临床推广。

（5）色谱分析法：高效液相色谱-电化学检测方法对单谷氨酸叶酸及其衍生物的检测灵敏度高，对四氢叶酸及 5-甲基四氢叶酸的检测灵敏度是微生物法的 10～50 倍，且检测前样品无需处理，这项技术的应用对体内叶酸吸收、代谢及转运等基础理论的研究具有重要意义，但技术复杂，不适用于临床常规检测。

（四）质量保证

1.分析前

标本应新鲜，避免因标本保存或处理不当引起的误差；标本在 2 ℃～8 ℃可稳定 2 d，−20 ℃可稳定 1 个月。只能冻融一次，避光保存。含沉淀的标本使用前需离心。不要使用加热灭活的血清。标本和质控品禁用叠氮钠防腐。由于红细胞中含有高浓度的叶酸，溶血会导致叶酸测定值偏高，因此溶血标本不适合于本测试项目。脂血可对检测产生影响，应空腹采血（禁食 12 h）。接受高剂量生物素（>5 mg/d）治疗的患者，至少要等最后一次摄入生物素 8 h 后才能采血。

2.分析中

按试剂盒说明书强调规范操作，做好质量控制。

3.分析后

叶酸的变化可能会受到抗代谢药物的影响，宜结合临床分析。

（五）参考区间

电化学发光法：血清叶酸 4.5～20.7 nmol/L。RIA 法：血清叶酸对于成年男性为 8.61～23.8 nmol/L，血清叶酸对于女性为 7.93～20.4 nmol/L；红细胞叶酸：成人 340～1020 nmol/L。

不同的测试系统，参考区间亦不同，参照相关仪器或试剂盒说明书。

（六）临床意义

叶酸是机体细胞生长和繁殖所必需的物质。帮助蛋白质的代谢。并与维生素 B_{12} 共同促进红细胞的生成和成熟，是制造红细胞不可缺少的物质。叶酸缺乏时，脱氧胸苷酸、嘌呤核苷酸的形成及氨基酸的互变受阻，细胞内 DNA 合成减少，细胞的分裂成熟发生障碍，引起巨幼红细胞性贫血。血清叶酸含量反映近期膳食叶酸摄入情况，红细胞叶酸含量反映体内叶酸储存情况，红细胞叶酸与血清叶酸浓度相差几十倍，体内组织叶酸缺乏但未发生巨幼细胞贫血时，红细胞叶酸测定对判断叶酸缺乏尤有价值。此外，叶酸减少还见于红细胞过度增生叶酸利用增加，如溶血性贫血、骨髓增殖性疾病等；此外，甲亢、营养不良、慢性腹泻、酒精中毒、重症皮肤病、恶性肿瘤、肝脏疾病以及正常妊娠时叶酸含量也可减少。

八、维生素 B_{12} 测定

维生素 B_{12} 是含钴的化合物，又称钴维生素或钴胺素，由环绕一个中心钴原子的四吡咯环组成的，各不相同的是连接在钴原子上的侧基。钴胺素来源于动物产品，如肉、蛋、牛奶和其他乳制品。当摄取这些物质时，它们通过胃液中由蛋白质形成的内在因素进行结合，既而吸收到回肠。一旦进入血液循环，钴胺素就被吸收而存储在肝脏中。如果需要，它们就会由 B_{12} 结合蛋白质（转钴胺）承载并释放到血浆中去。维生素 B_{12} 是一种辅酶，在体内参与两种重要的代谢反应：半胱氨酸经过甲基化后成为蛋氨酸；甲基丙二酸单酰辅酶 A 转化为琥珀酰辅酶 A。维生素 B_{12} 的

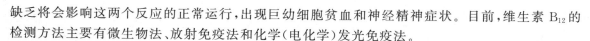

缺乏将会影响这两个反应的正常运行,出现巨幼细胞贫血和神经精神症状。目前,维生素 B_{12} 的检测方法主要有微生物法、放射免疫法和化学(电化学)发光免疫法。

(一)检验原理

1.电化学发光免疫法原理

标本经预处理后,结合的维生素 B_{12} 被内源性因子释放,与钌标记的内因子混合,形成维生素 B_{12}-结合蛋白复合物,加入链酶亲和素包被的微粒和生物素化的维生素 B_{12},后者与钌标记的内因子上仍未占据的位点结合,形成钌标记的内因子-生物素化的维生素 B_{12} 复合物。此复合物通过生物素与链酶亲和素间的反应结合到微粒上。反应混合液吸到测量池中,通过生物素与链酶亲和素间的反应结合到微粒上。微粒通过磁铁吸附到电极上,未结合的物质被清洗液洗去,电极加电压后产生化学发光,产生光量子强度与样本内维生素 B_{12} 的浓度呈反比。

2.微生物法的原理

特定的微生物对维生素 B_{12} 的存在具有极高的特异性和灵敏性,在测定用培养基中提供了除待测维生素以外所有营养成分,这样细菌的生长程度就会同标准溶液及未知浓度的待测溶液中维生素的含量相对应,以不同浓度标准溶液的浊度读数相对于各梯度水平标准物质的量绘制标准曲线,根据标准曲线即可计算出样品中维生素 B_{12} 的含量,常用的微生物为小眼虫和莱希曼乳杆菌。

3.放射免疫法检测原理

用抗氧化剂和氰化钾在碱性环境下(pH＞12),将人血清中的维生素 B_{12} 从载体蛋白中释放出来,加入钴^{57}Co 标记的维生素 B_{12},与固定在微晶纤维颗粒上纯化的维生素 B_{12} 结合物竞争结合,检测其放射活性,其量与受检血清的维生素 B_{12} 含量呈反比,与同样处理的标准品比较,得到维生素 B_{12} 含量。

(二)检验方法学

以电化学发光免疫法为例,操作如下。

1.器材和试剂

化学发光分析仪。主要试剂:预处理试剂 1,二硫苏糖醇 1.028 g/L,含稳定剂,pH 5.5;预处理试剂 2,氢氧化钠 36 g/L,氰化钠 2.205 g/L;链霉亲和素包被的微粒;钌标记的内因子;生物素化的维生素 B_{12}。

2.操作

主要步骤如下。

标本准备。血清:3 000 r/min 离心 10 min,将血清和红细胞迅速小心地分离。血浆:肝素(锂、钠)抗凝,3 000 r/min 离心 10 min。

标本测试:①15 μL 标本、维生素 B_{12} 预处理试剂 1 和预处理试剂 2 混合,结合的维生素 B_{12} 被内源性因子释放。②将预处理标本与钌标记的内因子混合,形成维生素 B_{12}-结合蛋白复合物,其数量取决于标本中待测物的浓度。③加入链酶亲和素包被的微粒和生物素化的维生素 B_{12},后者与钌标记的内因子上仍未占据的位点结合,形成钌标记的内因子-生物素化的维生素 B_{12} 复合物。此复合物通过生物素与链酶亲和素间的反应结合到微粒上。反应混合液吸到测量池中,微粒通过磁铁吸附到电极上,未结合的物质被清洗液洗去,电极加电压后产生化学发光,通过光电倍增管进行测定。检测结果自动从标准曲线上查出。

(三)方法学评价

1.检测灵敏度和特异性

电化学发光法检测维生素 B_{12} 灵敏度 30 pg/mL,该方法不受黄疸(胆红素<0.65 g/L)、溶血(血红蛋白<1.0 g/dL)、脂血(脂质 15 g/L)和生物素<50 ng/mL 等干扰。不受类风湿因子干扰(3400 U/mL)。50 种常用药物经试验对测定无干扰。

2.干扰因素

生理因素:怀孕时维生素 B_{12} 增高。

药物因素:口服避孕药和多种维生素可使维生素 B_{12} 增高。

试剂和仪器因素:多见于标准品不准确;标记物变质;抗体失效等,测量仪器或加样不准时也可影响检测质量。

3.其他方法

微生物法:利用其生长与环境中的维生素 B_{12} 浓度相关的微生物来检测样本中维生素 B_{12} 的量,常用的微生物为小眼虫和莱希曼乳杆菌。用微生物法检测维生素 B_{12},操作简单,不需要特殊仪器或设备,结果准确,但实验周期长,重复性差,干扰因素多。高效液相色谱法:根据层析原理,利用高效液相色谱仪对样本进行分析。该方法分辨率高、重复性好,但仪器较昂贵。此外,血清维生素 B_{12} 含量低且为水溶性导致样品萃取困难,还需要步骤繁琐的梯度洗脱,目前已被放射免疫法所取代。放射免疫法:20 世纪 50 年代末建立的 RIA 技术,大大提高了免疫测定的敏感度,但存在半衰期短、放射性核素污染、必须离心分离等缺点。

(四)质量保证

1.分析前

标本应新鲜,及时送检,在进行离心操作前让血清样本完全凝结。按采血试管生产商建议的方式进行离心。确保标本已去除了残余的纤维蛋白和细胞类物质。避免对溶血样本进行测定。在室温下标本保存不得超过 8 h,不能立即测定的标本应保存于-20 ℃或以下的冰箱中,接受高剂量生物素(>5 mg/d)治疗的患者,至少要等最后一次摄入生物素 8 h 后才能采血。应熟悉和掌握仪器性能,定期监测并证实设备、试剂及仪器分析系统处于正常工作状态。

2.分析中

按试剂盒说明书强调规范操作,做好质量控制。超过仪器检测限的标本应稀释后重做。

3.分析后

血清叶酸和维生素 B_{12} 测定仅可作为初筛试验,结合红细胞内浓度、血清高半胱氨酸和甲基丙二酸水平测定和内因子抗体综合分析对诊断和鉴别诊断更有意义。

(五)参考区间

RIA 法:成人 148～660 pmol/L。电化学发光免疫法:血清维生素 B_{12}:179～894 pg/mL。

不同的测试系统,参考区间亦不同,参照相关仪器或试剂盒说明书。

(六)临床意义

血清维生素 B_{12} 降低对巨幼细胞贫血诊断有重要价值,胃切除术后、肠道吸收不良、肠道寄生虫病时维生素 B_{12} 也可降低。而白血病患者血清维生素 B_{12} 含量明显增高,真性红细胞增多症、某些恶性肿瘤和肝细胞损伤时也可增加。

九、促红细胞生成素测定

促红细胞生成素(erythropoietin,EPO)是由 193 个氨基酸组成的糖蛋白,相对分子量为

(3.5~4.0)×10⁴,胎儿几乎均由肝脏产生,成人主要产生于肾脏近曲小管细胞和肾皮质、外层髓质的小管周围毛细内皮细胞。任何造成肾脏功能损伤的因素都会造成 EPO 产生障碍。因此,对 EPO 含量检测除反映机体骨髓造血的功能状况外,同时也是肾脏功能的直接反映。EPO 的测定主要经历了三个阶段:生物体内测定法、生物体外测定法、免疫测定法。其中后期发展起来的免疫测定法是目前应用最广泛的临床检测 EPO 的方法。

(一)检验原理

EPO 的免疫学检测方法是根据抗原-抗体反应进行的,因为抗体或抗原标记不同的指示剂,而又有不同的方法,如放射免疫法、免疫酶法、荧光免疫法、化学发光法等。

化学发光法原理:将样本和包被小鼠单克隆抗 EPO 的顺磁性微粒、阻断剂及碱性磷酸酶结合物添加到反应管中。在反应管内温育完成后,结合在固相上的物质将在磁场内被吸附住,而未结合的物质被冲洗除去。然后,将化学发光底物 Lumi-Phos * 530 添加到反应管内,对反应中所产生的光量子进行测量,其与样本内 EPO 的浓度成正比。样本内分析物的量由所储存的多点校准曲线来确定。

(二)检验方法学

以化学发光法为例,操作如下。

1.器材和试剂

化学发光分析仪。主要试剂:R1a,包被着小鼠抗-重组人 EPO 单克隆抗体的顺磁性微粒[含小牛血清白蛋白(BSA)、<0.1%叠氮钠和 0.17%ProClin 300];R1b,鸡抗-重组小鼠 EPO 碱性磷酸酶结合物[含小牛血清白蛋白(BSA)、<0.1%叠氮钠和 0.17%ProClin 300];R1c:含小牛血清白蛋白(BSA)、蛋白质(鸡、牛、小鼠)、<0.1%叠氮钠和 0.17%ProClin 300 的 Tris 缓冲溶液。

2.操作

主要步骤如下。

标本准备:血清,收集血液后,3 000 r/min 离心 10 min 将血清和红细胞迅速小心地分离。血浆,肝素(锂、钠)抗凝,3 000 r/min 离心 10 min。

标本检测:①将样本、包被着小鼠抗-重组人 EPO 单克隆抗体的顺磁性微粒和鸡抗-重组小鼠 EPO 碱性磷酸酶结合物添加到反应管中,标本中的 EPO 及酶标抗体结合在固相上,形成双抗夹心复合物;②形成的双抗夹心复合物在一个磁场内被吸住,而未结合的物质被冲洗除去;③将化学发光底物 Lumi-Phos * 530 添加到反应管内,所产生光量子与样本内 EPO 的浓度成正比,与同样处理的校准曲线进行比较得到标本中 EPO 的量。

(三)方法学评价

1.检测灵敏度和特异性

化学发光法检测 EPO 灵敏度为≤0.6 mIU/mL,高达 5 g/L 血红蛋白、0.4 g/L 胆红素、30 g/L甘油三酯、35 g/L 蛋白质(人血清白蛋白)、80 g/L 肝素、0.2 g/L 对乙酰氨基酚、0.5 g/L乙酰水杨酸、40 mg/dL 异丁苯丙酸以及 1:20 稀释的多种维生素的样本,均不会影响 EPO 浓度的测定。EPO 达到 30 000 mIU/mL 时,测定不会表现出"钩状"效应。

2.干扰因素

化学发光法检测 EPO 主要干扰因素如下。

生理因素:影响 EPO 生物合成的主要因素是机体的供氧情况,当过度输血或自发性红细胞生成增多等引起供氧增加时,血清 EPO 水平下降;而动脉血氧分压降低或红细胞数量减少造成缺氧时,则可使EPO的合成迅速增多。人体EPO一天中有所不同,上午7:30至中午12:00之间比较稳定。

标本因素:溶血标本可能会增加非特异性显色。标本宜在新鲜时检测。如有细菌污染,也会产生假阳性反应。如在冰箱中保存过久,可使本底加深。存在着被患者样本内嗜异性抗体所干扰的可能性。经常与动物有接触或者接受过使用免疫球蛋白或免疫球蛋白碎片进行免疫治疗或诊断步骤的患者,可能会产生抗体。此外,其他的嗜异性抗体,比如人抗山羊抗体,可能会存在于患者的样本内,此类干扰性的抗体可能会导致结果的错误,需对被怀疑带有此类抗体患者的结果进行仔细的核查。

3.其他方法

生物法:此法较繁琐,已不采用。放射免疫测定法:需有进行放射免疫检测的一整套仪器,而且用放射性核素可带来污染,较少应用。

(四)质量保证

1.分析前

在进行离心操作前需让血液标本完全凝结。在离心操作完成后的2 h内,将至少500 μL的无细胞血清样本移入保存用试管,并立即将试管口牢牢塞紧。在室温(15 ℃～30 ℃)下,若在8 h内无法完成测定,可将样本冷藏保存在2 ℃～8 ℃环境下;若在24 h内无法完成测定,或样本需要运输,可将样本在−20 ℃或更低环境下冷冻保存。标本不能保存在玻璃试管内。在分析前,确保已去除了残余的纤维蛋白和细胞类物质,冻存样本解冻不超过3次。由于EPO在人体中不稳定,建议在上午7:30至中午12:00之间,采集样本。不同EPO测定试剂所获得的结果可能存在差异,因此如需对同一个患者进行连续观察动态变化时,建议采用同一个商品EPO测定试剂测试。

2.分析中

按试剂盒说明书进行操作,做好质量控制。超过仪器检测限的标本应稀释后重做。每批测试均须用一系列不同浓度的参考标准品在相同的条件下制作标准曲线。

3.分析后

EPO检测主要用于血液病、肾病尤其是肾性贫血的研究,同时可用于EPO治疗前后的血药浓度观察及疗效监测。

(五)参考区间

化学发光法:2.59～18.50 mIU/mL。不同的测试系统,参考区间亦不同,参照相关仪器或试剂盒说明书。

(六)临床意义

(1)肾癌、肾肿瘤、Wilms肿瘤、肝细胞瘤、肝癌、脑或血管细胞肿瘤、肾上腺肿瘤、平滑肌肿瘤、发育不全性贫血、缺铁性贫血、珠蛋白生成障碍性贫血、巨细胞贫血、单纯红细胞发育不全性贫血和脊髓发育不全综合征等疾病血清中EPO水平升高。

(2)肾衰竭、晚期肾病、慢性感染或代谢紊乱异致的贫血、自身免疫疾病、类风湿关节炎、AIDS、恶病质、早产性贫血、低甲状腺功能性贫血和营养不良性贫血等疾病血清中EPO水平降低。

(3)肾性贫血患者EPO水平较低,在进行治疗过程中,往往通过注射EPO来提高体内EPO水平进行治疗,从而帮助患者增加红细胞数量,此时EPO水平有所上升;其他贫血如缺铁性贫血、巨细胞性贫血患者 EPO 水平不降低,但也可以使用 EPO 治疗,此时浓度也会有所升高。

(马双林)

第二节 红细胞膜病检验

红细胞膜主要由蛋白质、脂类和糖类组成。红细胞膜以双层脂质分子为主体,蛋白质镶嵌其中,糖类多结合于膜外表面。红细胞膜维持着红细胞正常的双凹圆盘结构、柔韧性以及变形性,沟通细胞内外的分子转运和信息传递,发挥细胞识别和免疫作用。

红细胞膜蛋白根据其穿膜与否可分为整合蛋白和外周蛋白。整合蛋白牢固地包埋或贯穿于脂质双分子层中,主要包括带 3 蛋白和血型糖蛋白。带 3 蛋白与膜的渗透脆性、结构完整性等生理活性有关。血型糖蛋白可与带 4.1 蛋白及蛋白 P55 结合成复合物,在调节细胞的稳定性、变形性和细胞膜形状中起着十分重要的作用。外周蛋白主要包括收缩蛋白(带 1、2 蛋白)、锚蛋白(带 2.1 蛋白)、带 4.1 蛋白、带 4.2 蛋白、束蛋白(带 4.9 蛋白)、带 5 蛋白及少量其他蛋白,如带 2.2 蛋白、带 3a 蛋白、带 6 蛋白及带 7 蛋白等。其中带 4.1 蛋白是维持红细胞形状和控制膜的机械特性如变形性和稳定性等基本的蛋白,该蛋白缺陷可以导致红细胞膜变得不稳定,可出现球形变或椭圆形变。带 4.2 蛋白与红细胞的形态、可变形性及携氧功能密切相关,带 4.2 蛋白缺失可引起球形或椭圆形红细胞增多症及不同程度的溶血性贫血。

红细胞膜脂质约占膜总质量的 43%,排列成厚约 7.5～9.0 nm 的双分子层,红细胞膜内外两层脂质的分布是非对称性的,其中外层主要由含胆碱的磷脂酰胆碱(PC)和神经鞘磷脂(SM)组成,而内层主要由含氨基的磷脂酰丝氨酸(PS)和磷脂酰乙醇胺(PE)构成。

红细胞膜缺陷的原因包括外在和内在因素两种,外在因素如物理、化学或免疫等损伤,内在因素即为红细胞膜蛋白质和脂质成分和/或功能发生异常。上述两种因素均可导致红细胞膜的破裂。临床上,红细胞渗透脆性试验,酸化甘油溶解试验,自身溶血试验等方法是诊断红细胞膜病的常用检验技术。近年来,随着蛋白质组学及分子生物学的发展,从蛋白质和基因水平对红细胞膜及红细胞膜病有了进一步的研究。

一、红细胞渗透脆性试验

将红细胞置于低渗溶液中,因细胞内外渗透压差的原因,水分子进入红细胞,使其发生肿胀,乃至红细胞破裂而发生溶血。红细胞在低渗盐溶液中出现溶血的特性,叫做红细胞渗透脆性。

(一)检验原理

不同浓度的低渗液对红细胞的影响不同,在 0.6%～0.8%NaCl 溶液中,红细胞发生一定程度的膨胀,当浓度降低到 0.42%～0.46%时,部分红细胞破裂,浓度为 0.34%～0.32%时,全部红细胞破裂,发生完全溶血。

(二)检验方法学

1.器材和试剂

171 mmol/L 氯化钠溶液:称取经 120 ℃恒重的分析纯氯化钠 1.00 g,加少量蒸馏水溶解后,转入100 mL容量瓶中用蒸馏水定容。小试管。

2.操作

主要步骤如下。

准备24支小试管(1 cm×8 cm),分成两排竖立于试管架上,前排用作检查患者,后排用作正常对照。分别加入171 mmol/L氯化钠溶液和蒸馏水。

取患者静脉血1 mL,不取下针头,当即在前排每个试管内加血1滴,滴完后,将每个试管轻轻倾倒一次(由低浓度的试管开始),使血与盐水混匀。正常对照管如法操作。

将各试管置于4 ℃冰箱内2 h后取出观察结果。

判断结果:试管内液体完全变成透明红色,说明红细胞完全破裂溶血,引起红细胞最先出现完全溶血的盐溶液浓度为红细胞对低渗盐溶液的最大抵抗力;试管下层为混浊红色,管底有少量沉淀(红细胞),而上层出现透明红色,表示部分红细胞破裂溶血,开始出现部分溶血时的盐溶液浓度为红细胞对低渗盐溶液的最小抵抗力;试管下层为混浊红色,管底有多量红细胞成点,上层无色,这表示红细胞没有溶解。

(三)方法学评价

目前临床上常用的红细胞渗透脆性试验,为改良Sanford法,又称简易半定量法。此外,还有Dacie法和红细胞机械脆性试验两种方法,目前临床上较少用。

(四)质量保证

1.分析前

以非抗凝血为最佳,如选用抗凝剂应用肝素,不能用枸橼酸盐、草酸盐和EDTA盐抗凝,以免增加离子浓度,改变溶液渗透压。如用上述抗凝剂抗凝,应先用生理盐水洗涤一次后,配成50%的红细胞悬液进行检查;标本采集顺利,混匀时动作轻柔,避免发生溶血和破坏红细胞。

2.分析中

氯化钠必须干燥,称量精确,用前现配;每次实验均要有正常对照,被检者与正常对照者开始溶血的溶度相差0.4 g/L即有诊断价值;室温静置2 h后观察结果,先从高浓度观察,上层初现透明红色为开始溶血管,溶液透明深红色、管底红细胞完全消失者为完全溶血管。如不易判断可低速离心1 min后观察;黄疸患者结果常较难判断,可先用生理盐水洗涤一次后,配成50%的红细胞悬液进行实验;所用器材必须清洁、干燥,避免引起其他异物影响所致溶血;血与NaCl比值为1:25,血必须直接注入试剂中,不可沿着管壁,注入速度要慢。

3.分析后

确认检测过程正确无误,并结合患者病史和用药史以及其他检测结果等综合分析,及时与临床医师进行沟通,保证检测结果的正确性。

(五)参考区间

开始溶血0.42%～0.46%(NaCl液),完全溶血0.28%～0.32%(NaCl液)。

(六)临床意义

(1)红细胞渗透脆性增加,见于遗传性球形红细胞增多症、自身免疫性溶血性贫血和遗传性椭圆形细胞增多症。

(2)红细胞渗透脆性减低,见于缺铁性贫血、珠蛋白生成障碍性贫血以及胆汁淤积性黄疸等。

二、温育渗透脆性试验

将血液在37 ℃条件下温育24 h,红细胞的渗透脆性将显著增加,从而导致红细胞渗透脆性增高。在遗传性球形红细胞增多症患者的球形红细胞中表现的更加明显。

（一）检验原理

将血液置于 37 ℃温育 24 h,由于红细胞的代谢,使能源葡萄糖消耗,ATP 减少,导致需要能量的红细胞膜对阳离子的主动转运受阻,钠离子在红细胞内聚集,细胞肿胀,温育渗透脆性增加。红细胞膜或某些酶缺陷的红细胞能源耗尽,温育渗透脆性明显增加。

（二）检验方法学

1.器材和试剂

氯化钠磷酸盐缓冲液(pH 7.4):称取恒重的分析纯氯化钠 9.00 g,磷酸氢二钠 1.365 g(或 $Na_2HPO_4 \cdot 2H_2O$ 1.712 g),磷酸二氢钠 0.184 g(或 $NaH_2PO_4 \cdot 2H_2O$ 0.243 g),加少量蒸馏水溶解后,转入 1 000 mL容量瓶中定容。分光光度计。试管。离心机。水浴箱。

2.操作

主要步骤如下。

抽取静脉血 2 mL,注入无菌肝素抗凝管中,加塞置于 37 ℃温育 24 h。

分别取氯化钠磷酸盐缓冲液和蒸馏水加入各试管中。

每管加入温育后的肝素抗凝血 0.05 mL,颠倒混匀,放置室温 30 min。

将各管摇匀,然后以 2 000 r/min 离心 10 min,取上清液以波长 540 nm 比色,以氯化钠磷酸盐缓冲液为空白管,17.1 mmol/L 氯化钠溶液为完全溶血管。分别读取各管吸光度(A)值,并计算其溶血百分率。

红细胞中间脆性(MCF):以不同浓度氯化钠为横坐标,相应溶血百分率为纵坐标,曲线即为红细胞盐水渗透脆性曲线。50%溶血的氯化钠浓度为红细胞中间脆性(MCF)。

$$判断结果:溶血率(\%) = \frac{某管(A)值}{完全溶血管(A)值} \times 100$$

（三）方法学评价

红细胞温育渗透脆性试验被认为是诊断遗传性球形红细胞增多症的金指标,尤其是对有不明原因贫血家族史患者。37 ℃孵育 24 h 后,遗传性球形红细胞增多症患者红细胞渗透脆性增加,开始溶血时 NaCl 浓度较正常对照高出 0.08% 则为阳性。但红细胞渗透脆性试验的敏感性较低,部分患者红细胞经温育后渗透脆性可不增加。

（四）质量保证

1.分析前

温育红细胞所用试剂及器材均应无菌;标本采集顺利,混匀时动作轻柔,避免发生溶血和破坏红细胞,采集后尽快送检;氯化钠的纯度很重要,含杂质时可以导致溶血。

2.分析中

试管应加塞,操作时应防止污染;pH 和温度应当恒定,有变化时可以影响结果判断;配制氯化钠磷酸盐缓冲液时,注意化学试剂的结晶水不同而调整用量。

3.分析后

确认检测过程正确无误,并结合患者病史和用药史以及其他检测结果等综合分析,及时与临床医师进行沟通,保证检测结果的正确性。

（五）参考区间

未温育 50% 溶血为 4.0~4.45 g NaCl/L;37 ℃温育 24 h 50% 溶血为 4.65~5.9 g NaCl/L。

（六）临床意义

（1）红细胞渗透脆性增加，见于遗传性球形红细胞增多症、自身免疫性溶血性贫血和遗传性椭圆形细胞增多症。

（2）红细胞渗透脆性减低，见于缺铁性贫血、珠蛋白生成障碍性贫血等。

三、酸化甘油溶解试验

在微酸性含甘油的缓冲液中，由于甘油与膜脂质的亲和性等能提取膜脂质或与它起化学反应，使红细胞膜减少，从而导致红细胞会发生缓慢溶血，并随细胞溶解的增加出现光密度逐渐下降。遗传性球形红细胞增多症患者红细胞膜脂质减少，表面积/体积的比值降低，细胞球形化和膜代谢异常，加入酸化甘油缓冲液后，膜脂质更加减少，加速了表面积减少、细胞球形化和膜代谢异常的过程，因而溶血加速。

（一）检验原理

在 20 ℃～28 ℃时，正常红细胞加入酸化甘油后会缓慢溶血而出现光密度下降。当光密度下降为起始光密度一半时所需时间，即为酸化甘油溶解试验 $AGLT_{50}$。遗传性球形红细胞增多症患者红细胞的 $AGLT_{50}$ 较正常缩短。

（二）检验方法学

1.器材和试剂

（1）0.1 mmol/L 磷酸盐缓冲液：称取 0.1 mmol/L 磷酸氢二钠溶液 49 mL 和 0.1 mmol/L 磷酸二氢钾51 mL混匀，调节 pH 至 6.85，每 10 mL 分装，－20 ℃保存。

（2）等渗磷酸缓冲盐液：取0.1 mmol/L 磷酸缓冲液 10 mL 和 0.154 mmol/L 氯化钠溶液 90 mL混合，4 ℃可保存一周。

（3）0.3 mol/L 甘油试剂：取纯甘油1.1 mL加入等渗磷酸缓冲盐液 16 mL，混匀后转入50 mL容量瓶中，用蒸馏水定容，4 ℃可保存 1 个月。

（4）自动控温的分光光度计或生化分析仪。

（5）试管。

（6）冰箱。

2.操作

主要步骤如下。

开启分光光度计，预热 20 min，使温度准确，读数稳定；试剂置于 25 ℃水浴平衡 20 min。

取离体 4～8 h 肝素抗凝血 20 μL，加入 5 mL 等渗磷酸缓冲盐液中，配成红细胞悬液，其浓度以起始吸光度 0.40～0.60 为宜。

取 3 mL 等渗磷酸缓冲盐液比色调零，温度 25 ℃，波长 625 nm，光径 1.0 cm。

判断结果：取 0.3 mmol/L 甘油试剂加入另一光径 1.0 cm 比色皿中，再取已配制的红细胞悬液 10 mL 吹入甘油试剂中，同时开启秒表，快速颠倒混合两次后测起始吸光度（10 s 时），此后每间隔 20 s，至290 s连续读取吸光度并记录。以起始吸光度值下降一半的时间记为 $AGLT_{50}$ 结果。

（三）方法学评价

酸化甘油溶解试验较红细胞渗透脆性试验在遗传性球形红细胞增多症的诊断中更为灵敏、可靠且简便，可以检测出渗透脆性试验阴性的患者。本试验中，选取 $AGLT_{50}$ 较 $AGLT_{10}$ 对于疾病的诊断更为敏感。在检测过程当中应当严格控制温度和标本放置的时间以及缓冲液的 pH，才可获得较为准确的结果。

（四）质量保证

1.分析前

标本采集顺利,混匀时动作轻柔,避免发生溶血和破坏红细胞;标本采集后在室温静置4～8 h,静置时间不足容易出现中间值。

2.分析中

控制实验温度为 25 ℃±2 ℃,温度过高 $AGLT_{50}$ 太长,吸光度变化慢,不便于观察;温度低于20 ℃,则 $AGLT_{50}$ 缩短,出现假阳性;不宜采用白色瓶装甘油,易致假阳性;试验中应做正常对照;酸化甘油试剂的 pH 6.85 为宜,pH 的改变会导致红细胞膜电荷的改变,相互间的排斥力减弱,易聚集而加速沉降。

3.分析后

确认检测过程正确无误,并结合患者病史及其他检测结果等综合分析,及时与临床医师进行沟通,保证检测结果的正确性。

（五）参考区间

$AGLT_{50} > 290$ s。

（六）临床意义

遗传性球形红细胞增多症及其无症状携带者,$AGLT_{50}$ 缩短。部分自身免疫性溶血性贫血患者可以有异常。

四、自身溶血试验

体外将红细胞置 37 ℃环境中孵育 48 h 后可导致溶血,称为自身溶血试验。在孵育时,加入葡萄糖或三磷酸腺苷(ATP)作为纠正物,观察溶血可否有一定的纠正,称为纠正试验。

（一）检验原理

血液经 37 ℃温育 48 h,红细胞膜异常可致钠离子内流倾向明显增加,ATP 消耗过多,或糖酵解途径酶缺乏所引起 ATP 生成不足,导致产生轻微溶血;某些红细胞膜和酶缺陷患者溶血程度增高。如果溶血被葡萄糖和/或三磷酸腺苷(ATP)所纠正,有助于鉴别贫血类型。

（二）检验方法学

1.器材和试剂

100 g/L 葡萄糖(无菌)。生理盐水:154 mmol/L 氯化钠(无菌)。0.4 mmol/L 三磷酸腺苷生理盐水(无菌):称取 ATP 2.5 g 溶于 10 mL 无菌生理盐水中,用无菌 30 g/L Tris 溶液或14 g/L $NaHCO_3$ 溶液调节至 pH 6.8,加热消毒后备用。HiCN 稀释液。分光光度计。温箱。

2.操作

主要步骤如下。

取 5 mL 肝素抗凝静脉血加入各试管中。

以分光光度计比色。条件:波长 540 nm,光径 1.0 cm,以空白对照调零,读取各管吸光度(A)值。

$$判断结果:测定管溶血率(\%)=\frac{测定管(A)值\times(1-Hct)}{溶血对照管(A)值\times 4}\times 100$$

式中"测定管(A)值×(1－Hct)"是将测定管(A)换算成全血量时的(A)值;"×4"是由于溶

血对照管稀释 100 倍,测定管稀释 25 倍的转换系数。

(三)方法学评价

该项试验是筛查和鉴别由于红细胞膜缺陷而产生溶血性贫血较为灵敏的检查。

(四)质量保证

1.分析前

标本采集顺利,混匀时动作轻柔,避免发生溶血和破坏红细胞。

2.分析中

试剂和器材严格无菌;空白对照管溶血率应该在参考范围以内。

3.分析后

确认检测过程正确无误,并结合患者病史及其他检测结果等综合分析,及时与临床医师进行沟通,保证检测结果的正确性。

(五)参考区间

正常人血液在无菌条件下温育 48 h 后,溶血率一般<4.0%;加葡萄糖后溶血率<0.6%;加 ATP 后溶血率<0.8%。

(六)临床意义

(1)遗传性球形红细胞增多症明显增高,并可用葡萄糖和 ATP 纠正。

(2)其他遗传性非球形红细胞溶血性贫血也可增高,并分别可被葡萄糖或 ATP 纠正。

(3)丙酮酸激酶缺乏症、自身免疫性溶血性贫血、阵发性睡眠性血红蛋白尿症、药物性溶血等增高加葡萄糖不能纠正,加 ATP 能纠正。

五、红细胞膜蛋白分析

红细胞膜蛋白的组成主要包括 15 种蛋白,分子质量为 15~250 kDa。其中有 3 种主要的蛋白,约占膜蛋白 60% 以上,主要包括血影蛋白、血型糖蛋白 A(glycophorin A)、带 3 蛋白。此外,红细胞膜蛋白还包括有肌动蛋白,带 2.1 蛋白,带 4.1 蛋白等。

(一)检验原理

SDS 与红细胞膜蛋白混合加热至 100 ℃时,能使所有肽链之间的连接完全解离,同时肽链与 SDS 结合,形成 SDS 多肽复合物,以 PAG 为载体,在电场作用下,膜蛋白能分离出各种区带,由于 SDS 多肽复合物的迁移率一般取决于相对分子质量的大小,据此可以测定膜蛋白中的各种组分,还可以根据区带的位置推断其相对分子质量。

(二)检验方法学

1.器材和试剂

低渗液:10 mmol/L tris-盐酸缓冲液,称取 tris 1.21 g,以蒸馏水溶解并加至 1 L,以盐酸调节 pH 为7.4。等渗液:含 154 mmol/L 氯化钠的低渗液,称取氯化钠 8.77 g,以低渗液溶解并加至 1 L。丙烯酰胺储存液:丙烯酰胺 30 g,双丙烯酰胺 0.8 g,以蒸馏水溶解加至 100 mL。分离胶缓冲液:tris 18.17 g,SDS 0.4 g,以蒸馏水溶解加至 100 mL,以盐酸调节 pH 至 8.8;浓缩胶缓冲液:tris 6.06 g,SDS 0.4 g,以蒸馏水溶解加至 100 mL,以盐酸调节 pH 至 6.8。100 g/L 过硫酸铵溶液;四甲基乙二胺(TEMED)。电泳缓冲液:tris 3.03,甘氨酸 14.41 g,SDS 1.0 g,以蒸馏水溶解并加至 1 L,调节 pH 为8.3。样品处理液:浓缩胶缓冲液 25 mL,甘油 20 g,SDS 10 g,20 mmol/L EDTA(pH 7.5)5 mL,饱和溴酚蓝溶液 5 mL,加蒸馏水至 100 mL。蛋白染色液:考马斯亮蓝 R$_{250}$

0.05 g,异丙醇 25 mL,冰醋酸 10 mL,加蒸馏水至 100 mL。脱色液：水：乙醇：冰醋酸＝8：3：1。电泳仪,电泳槽,高速冷冻离心机。

2.操作

主要步骤如下。

(1)红细胞膜的制备:取 5 mL 肝素抗凝血,以 2 500 r/min 离心 5 min,去除血浆和灰白色血细胞层。加入预冷的等渗液将沉淀红细胞悬浮,后以 2 500 r/min 离心 5 min,去除上清液。重复此步骤 3 次。沉淀红细胞按 1:10 加入预冷等渗液,混匀后置于 4 ℃ 30 min,待完全溶血。以 12 000 r/min 4 ℃ 离心 10 min,将沉淀按上述步骤洗涤 3 次,即可得到红细胞膜样品。

(2)红细胞膜蛋白电泳。①制胶:制备分离胶,将丙烯酰胺储存液 12 mL、分离胶缓冲液 7.5 mL、蒸馏水 10.2 mL、过硫酸铵 0.3 mL 和 TEMED 20 μL 混合,立即注入电泳玻璃管内,至上端 20 mm 处,小心加水层 5 mm 封闭,待凝胶聚合;制备浓缩胶,将丙烯酰胺储存液 1.65 mL、浓缩胶缓冲液 2.5 mL、蒸馏水 5.75 mL、过硫酸铵 0.1 mL 和 TEMED 7 μL 混合,立即加入已倾去水层的分离胶上端,厚约 10 mm,再封水层,待凝胶聚合。②上样:将已加入 5% β-巯基乙醇或 5 mmol/L 二硫苏糖醇(DTT)的膜蛋白样品与样品处理液按 1:1 混合,置于水浴箱中煮沸 5 min,待冷却至室温后用加样枪将处理后的膜蛋白样品加入浓缩胶表面即可,约 20～40 μL。③电泳:将电泳缓冲液倒入电泳槽中,接通电源,正极在下,负极在上,电流 5～8 mA/管,至溴酚蓝距管底 10 mm 处时终止电泳。取下电泳凝胶管,用细长针头沿管内壁注入蒸馏水,使得凝胶与管壁剥离,挤出凝胶。④染色:将凝胶浸入蛋白染色液中过夜,次日以脱色液脱色,更换脱色液 3 次,直至本地洗脱干净、膜蛋白区带显色鲜明后,置于 7% 冰醋酸中。⑤检测:将染色后的凝胶照相摄影,即可得到红细胞膜蛋白区带图谱,或以吸光度扫描仪测定,计算出红细胞膜蛋白组分的百分率。

(三)方法学评价

应用聚丙烯酰胺凝胶电泳(SDS-PAGE),可发现包括带 3 蛋白、4.2 蛋白、血影蛋白及联合蛋白异常等。尤其是对 4.2 蛋白和锚蛋白缺乏的 HS 患者,该方法特异性更好。但 SDS-PAGE 用于检测少量的蛋白如锚蛋白等蛋白时,其精密度不够理想。目前临床上也采用放射免疫法或 ELISA 法直接测定每个红细胞的膜蛋白含量。流式细胞术筛选 eosin-5-maleimide 标记的红细胞作为诊断 HS 及研究膜蛋白缺陷的筛查试验,该方法也可以检测 Rh 复合物相关的膜内蛋白和带 3 蛋白的相对数量。

(四)质量保证

1.分析前

全部试剂需要用分析纯或优级纯。

2.分析中

制备红细胞膜是要在低温下操作,以避免细胞膜上蛋白酶对膜蛋白的水解;低渗液的 pH 要适当,以 pH 7.4～8.0 为宜,若低于 7.4 则不易获得白色的膜蛋白样品;根据膜蛋白各组分的分离效果,可以适当地改变丙烯酰胺浓度,凝胶聚合速度,缓冲液的离子强度和电泳时的电流强度等;滤纸盐桥要尽量缩短,以减少电阻;同时做正常人样本对照,对比观察有无异常。

3.分析后

确认检测过程正确无误,并结合患者病史及其他检测结果等综合分析,及时与临床医师进行沟通,保证检测结果的正确性。

（五）参考区间

各种膜蛋白组分百分率的正常参考值依据实验方法和凝胶类型以及不同地区、种族人群宜各自制定。

（六）临床意义

红细胞膜蛋白异常常见于溶血性疾病。

1.遗传性球形红细胞增多症（HS）

HS 患者中常见膜蛋白带 4.2 蛋白减少或缺失、Sp 轻至中度缺乏、锚蛋白缺乏等。此外，带 4.1 蛋白缺陷也是我国 HS 患者的其他常见病因，而欧美国家则为锚蛋白缺乏，在日本更常见带 4.2 蛋白缺乏。

2.遗传性椭圆形红细胞增多症（HE）

HE 患者可发生带 4.1 蛋白缺陷、血型糖蛋白 C 缺陷、带 3 蛋白或 β 收缩蛋白缺陷，造成锚蛋白结合受阻。收缩蛋白突变会削弱或破坏膜骨架的二维空间水平的完整性，水平方向的膜缺陷可导致膜不稳定，造成溶血性贫血和红细胞碎片形成。

3.遗传性热异形红细胞增多症（HPP）

Sp 蛋白缺乏是本病的基本病因。

六、红细胞膜磷脂分析

膜脂是细胞膜的基本组成部分，构成膜的基本骨架，维持构象并为膜蛋白行使功能提供环境，主要包括磷脂、糖脂和胆固醇。①磷脂：约占整个膜脂的 50% 以上。磷脂由卵磷脂、磷脂酰乙醇胺、磷脂酰丝氨酸和鞘磷脂组成。这些磷脂并非在膜内均匀分布，在表层多含有具胆碱基的中性磷质，内层含有具负电荷的磷酯酰丝氨酸和可变结构的磷脂酰乙醇胺。②糖脂：普遍存于原核和真核细胞细胞质膜上，其含量 5% 以下，在神经细胞质膜上含量较高。由一个或多个糖残基代替磷脂酰胆碱而与鞘氨醇的羟基结合。③胆固醇：存在于真核细胞膜上，为双性分子。可以提高脂质双分子层的力学稳定性，调节脂质双分子层的流动性，降低水溶性物质的通透性。

（一）检验原理

高效液相色谱法（HPLC）以液体为流动相，采用高压输液系统，将具有不同极性的单一溶剂或不同比例的混合溶剂、缓冲液等流动相泵入装有固定相的色谱柱，在柱内各成分被分离后，进入检测器进行检测，从而实现对试样的分析。HPLC 法一般分为正相高效液相色谱法（NP-HPLC）和反相高效液相色谱法（RP-HPLC）。利用磷脂分子的极性差异，可以使用正相高效液相色谱法，对各类磷脂组分进行分离分析，使各组分得以分离。

（二）检验方法学

1.器材和试剂

异丙醇、三氯甲烷。154 mmol/L 氯化钠溶液。甲醇、乙腈，色谱纯。氯仿、磷酸，优质纯。标准磷脂浓度：磷脂酰胆碱（PC）、磷脂酰乙醇胺（PE）、磷脂酰丝氨酸（PS）、神经鞘磷脂（SM）。高效液相色谱仪，色谱工作站，纯水仪，二元梯度泵。低速离心机，超速冷冻离心机。

2.操作

主要步骤如下。

（1）红细胞膜磷脂的提取。①取 5 mL 肝素抗凝血，用 154 mmol/L 氯化钠溶液洗涤 3 次，弃去上清液。取红细胞 0.2 mL 加入蒸馏水 0.5 mL，充分摇匀，置于 4 ℃ 10 min 至完全溶血。②在上述溶液中加入预冷的异丙醇 5.5 mL,振动摇匀后置于 4 ℃ 15 min;再取出置于室温 1 h,每隔 10 min 振摇一次。③加入预冷的三氯甲烷 3.3 mL,振动摇匀后置于 4 ℃15 min;再取出置于室温 1 h,每隔 10 min 振摇 1 次。④以 3 000 r/min 离心 10 min,吸出全部上清液,转入另一只试管中,通氮气吹干,备用。

(2)磷脂成分的分离。①色谱条件:检测波长 203 nm,色谱柱,流动相为乙腈∶甲醇∶85% 磷酸=100∶3∶1,流速 1.5 mL/min,柱压 2.7×10^6 Pa,室温下进行色谱分析。②标准品浓度 (商品试剂):磷脂酰胆碱(PC)、磷脂酰乙醇胺(PE)、磷脂酰丝氨酸(PS)、神经鞘磷脂(SM)。配制不同浓度的磷脂标准品,进行 HPLC 分析,作峰面积与浓度的曲线。③判断结果:采用与标准品对照保留时间的方法,确定红细胞膜上磷脂成分与含量。

(三)方法学评价

对磷脂进行分离、检测的方法有薄层色谱法、液相色谱法以及磁共振法等。高效液相色谱分离磷脂可以避免破坏磷脂分子结构,得到更准确的分子结构信息,具有方便、快速、高灵敏度、无损伤的特点。高效液相色谱法可以分为正相高效液相色谱和反相高效液相色谱法。正相色谱分离磷脂的基础是磷脂各组分的极性差异,磷脂在不同类型柱子上的保留存在差异,各组分的流出顺序也不同。反相色谱分离磷脂的基础则是各磷脂组分的疏水性差异。在反相柱上分离磷脂,由于磷脂分子的异质性,一个组分会分成几个峰,给定量带来困难。但反相色谱与质谱检测器组合,可以实现磷脂的分离和痕量检测,检测限达 ppm 级。

(四)质量保证

1.分析前

异丙醇和三氯甲烷应当置于冰箱预冷;标本采集顺利,避免溶血。

2.分析中

制备红细胞膜是要在低温下操作,以避免细胞膜上蛋白酶对膜蛋白的水解;低渗液的 pH 要适当,以 pH 7.4～8.0 为宜;以氮气吹干膜脂提取液时,距液面 1 cm,不要直接接触液面或将氮气管深入提取液底部;磷脂的洗脱顺序受到流动相和固定相变化的影响比较显著,磷脂成分的洗脱顺序变化显著;流动相的酸碱度对洗脱顺序影响不显著,流动相的极性对磷脂的分离有一定的影响。

3.分析后

确认检测过程正确无误,并结合患者病史及其他检测结果等综合分析,及时与临床医师进行沟通,保证检测结果的正确性。

(五)参考区间

磷脂酰乙醇胺:26.88%±3.0%;磷脂酰丝氨酸:26.3%±4.8%;鞘磷脂醇:15.11%±0.26%;磷脂酰胆碱:31.96%±0.55%。

(六)临床意义

(1)遗传性球形红细胞增多症红细胞膜磷脂质下降,但各成分比例不变。

(2)遗传性口形红细胞增多症磷脂酰胆碱增高。

(3)棘形红细胞增多症胆固醇正常或偏高,磷脂正常或稍降低。

(4)珠蛋白生成障碍性贫血、遗传性非球形红细胞溶血性贫血和肝病患者磷脂酰乙醇胺含量减低,磷脂酰胆碱含量增高。

七、红细胞膜病分子诊断试验

遗传性红细胞膜病,包括遗传性球形细胞增多症(hereditary spherocytosis,HS)、遗传性椭圆形细胞增多症(hereditary elliptocytosis,HE)、遗传性热异形细胞增多症(HPP)、东南亚卵圆形细胞增多症(SAO)和遗传性口形细胞增多症(HSt)等。这些疾病大多具有临床和实验室的异质性。近年来对其分子水平的研究显示在这些疾病中也呈现出明显的遗传学异质性,尤其是在HS 中,几乎每个家系都有球形细胞增多症基因自己独特的一个突变。

(一)遗传性球形细胞增多症(HS)

75％的 HS 为常染色体显性遗传,大约 25％的病例没有家族史,这些病例可表现为自发突变或隐性发病。其主要的分子缺陷在于红细胞膜,尤其是膜骨架和脂质双层间垂直方向交互作用的蛋白。大多数 HS 病例的基因突变发生在 $ANK1$, $SPTB$, $SLC4A1$, $EPB42$ 和 $SPTA1$,分别编码锚蛋白,β收缩蛋白,带3蛋白,4.2蛋白和 α收缩蛋白。

通过膜蛋白缺陷相应的基因分析,目前已确定了 12 个锚蛋白-1 的突变。在带 3 蛋白基因,发现了11 个突变(3 个移码突变和 8 个错义突变)。其中,带 3 蛋白等位基因 Okinawa,包含有 2 个突变即 Memphis Ⅱ 多态性(K56E,AAG→GAG,和 P854 L,CCG→CTG),以及 G714R,GGG→AGG突变,位于跨膜片段 9。后者的变化和 HS 有关。等位基因 Fukuoka:G130R,GGA→AGA,则改变了 4.2 蛋白和带 3 蛋白的结合。在红细胞的前体细胞,带 3 蛋白 Okinawa 结合所有的 4.2 蛋白,而带 3 蛋白 Fukuoka 则不具备此功能。

HS 的遗传学异常和红细胞膜表型超微结构的异常相关。锚蛋白突变主要和骨架网络的断裂有关;带 3 蛋白突变(伴移码突变的带 3 蛋白 Kagoshima)被证实和膜内部微粒(IMPs)的异常有关;4.2 蛋白突变(纯合型 4.2 蛋白 Nippon)造成 4.2 蛋白的完全缺陷,显示了骨架网络和 IMPs 的异常。目前应用于遗传性球形红细胞的分子诊断有以下几种。

1.细胞膜蛋白的测定

应用聚丙烯酰胺凝胶电泳(SDS-PAGE),可发现包括带 3 蛋白、4.2 蛋白、血影蛋白及联合蛋白异常等。尤其是对 4.2 蛋白和锚蛋白缺乏的 HS 患者,相对来说,特异性更好。虽然 SDS-PAGE 对红细胞膜缺陷的诊断意义很大,但是由于 SDS-PAGE 测定膜蛋白不够精确,尤其是用于测定少量的蛋白如锚蛋白等,结果不够理想。另外,带 3 蛋白和 4.2 蛋白的降低也可影响锚蛋白电泳带含量。目前临床上也采用放射免疫法或 ELISA 法直接测定每个红细胞的膜蛋白含量。

2.流式细胞术

流式细胞术筛选 eosin-5-maleimide 标记的红细胞作为诊断 HS 及研究膜蛋白缺陷的筛查试验,该方法可以检测 Rh 相关的膜内蛋白和带 3 蛋白的相对数量,其中检测带 3 蛋白缺陷的敏感度为 92.7％,特异度为 99.1％。

3.分子细胞遗传技术

HS 患者膜蛋白缺陷通常由其编码基因异常造成。通过相关分子生物学技术,如限制性片段长度多态性连锁分析或者串联重复序列分析可确定 HS 和某个基因的相关性,用单链构象多态性分析 PCR(PCR-SSCP)、实时荧光定量 PCR、PCR 结合核苷酸测序等方法可以测定膜蛋白基因突变位点。变性高效液相色谱分析(DHPLC)对单个核苷酸变异的检出率较 SSCP 高,且较直接 DNA 测序具有高敏感性、效率高、费用低等优势。

（二）遗传性椭圆形细胞增多症（HE）

HE 是一种以外周血象中出现椭圆形、雪茄形红细胞为特征的遗传性红细胞膜病。HE 主要的缺陷在于 α 收缩蛋白、β 收缩蛋白，或 4.1 蛋白。

已发现有大约 20 种 β 收缩蛋白的突变可以导致 HE 的发生。包括 β 收缩蛋白小的缺失或插入导致的移码突变和提前终止，这些可发生在收缩蛋白 Napoli、Nice、Tandil 和 Tokyo；收缩蛋白 Nagoya 的 LePuy 突变、Rouen 突变和一个无义突变造成 D 收缩蛋白肽链缩短；G 收缩蛋白错义突变发生在收缩蛋白 Buffalo、Cagliari、Cosenza、Cotonou、Kayes、Linguere、Paris 和 Providence，氨基酸替换既可破坏三螺旋结构形成收缩蛋白二聚体自我连接位点，又可以影响对交互作用至关重要的残基。

在 HE 中已发现的 α 收缩蛋白至少有 30 种突变。大多数的突变是靠近二聚体自我连接位点的单一氨基酸替换。包括收缩蛋白 Alexandria、Anatasia、Barcelona、Genova、Lograno、Marseilles；其他的还有肽链小片段的框内缺失。收缩蛋白 Sfax 的一个剪接位点突变导致第 4 个重复序列上的 9 个氨基酸缺失；收缩蛋白 Dayton 是在 α 收缩蛋白基因的一个漂移 DNA 成分导致的第 2 个重复序列上 49 个残基的缺失。这些突变可能阻止了 α 收缩蛋白肽链的折叠并干扰了 Q 收缩蛋白和 β 收缩蛋白的相互作用。带 4.1 蛋白缺陷的发生率在 HE 患者中远较收缩蛋白缺陷的发生率低。杂合缺陷者常见于一些阿拉伯和欧洲人种，导致蛋白的部分缺陷从而引起轻度溶血，甚至不发生溶血，而外周血涂片中可见明显的椭圆形细胞增多；纯合缺陷则引起蛋白的完全缺陷从而引起显著的溶血。EPB41 基因下游起始位点的错义突变往往和 HE 患者的带 4.1 蛋白缺陷相关。

（三）东南亚卵圆形细胞增多症（SAO）

SAO 是一种少见的显性 HE 变异，其特征是出现卵圆形红细胞，这类细胞中有很多包含 1 或 2 个横向的脊或一个纵向的裂缝。SAO 的主要病因是带 3 蛋白胞质盒跨膜区连接处的 9 个氨基酸的 27bp 缺失导致框内缺失。SAO 的带 3 蛋白阴离子运输能力削弱，而在膜内发生线性聚集的趋势增加。带 3 蛋白胞质和胞膜连接区的第 400～408 位氨基酸缺失，该缺失和所谓的"Memphis I"多态性相关。

（四）遗传性口形细胞增多症及相关疾病

口形红细胞是以宽的横向裂口或口状为特征的红细胞，可见于各种获得性和遗传性疾病。其中遗传性类型常伴有遗传性红细胞阳离子渗透性异常。这种异常与红细胞水化或膜脂质异常有关。红细胞水化紊乱从一个极端的脱水至另一个极端的水过量。研究显示，位于 16q23～24 的基因往往和一些脱水的遗传性口形红细胞增多症（DHS）有关。过度水化的遗传性口形红细胞增多症（OHS）时，口细胞素（stomatin，或蛋白 7）减少或缺乏。

（马双林）

第十六章　病毒学检验

第一节　轮 状 病 毒

人类轮状病毒(human rotavirus,HRV)属呼肠病毒科的轮状病毒属,由澳大利亚 Bishop 等人于 1973 年在急性胃肠炎儿童的十二指肠超薄切片中首先发现,因病毒颗粒形似轮状而得名。轮状病毒是婴幼儿急性胃肠炎的主要病原体,也是哺乳动物和鸟类腹泻的重要病原体。人类轮状病毒的感染是一种发病率很高的疾病,世界各地均有发生,发展中国家和地区尤为严重。

一、生物学特性

(一)形态结构

病毒颗粒呈球形,直径 60～80 nm,无包膜,双层衣壳,二十面体对称。内衣壳的壳微粒沿着病毒体边缘呈放射状排列,形同车轮辐条,故称为轮状病毒。轮状病毒有双壳颗粒与单壳颗粒 2 种形态,前者为成熟病毒颗粒,具有完整的外层多肽衣壳,又称 L 毒粒,具有传染性;后者因在自然条件下失去外壳,形成粗糙单壳颗粒,又称 D 毒粒,无传染性。

(二)基因组

病毒体核心为双股链状 RNA,全长约 18.6 kb,由 11 个不连续的节段组成,由于这些片段在聚丙烯酰胺凝胶电泳中的迁移率不同而形成特征性的电泳图谱(电泳型),据此可进行病毒的快速鉴定。每个 RNA 节段各含一个开放读码框架(ORF),分别编码 6 个结构蛋白(VP1～4,VP6,VP7)和 5 个非结构蛋白(NSP1～5)。VP6 位于内衣壳,具有组和亚组的特异性。VP4、VP7 是中和抗原,位于外衣壳,决定病毒的血清型。此外,VP4 为病毒的血凝素,与病毒吸附宿主易感细胞有关。VP1～3 位于病毒核心,分别为 RNA 聚合酶(RdRp)、转录酶成分和与帽形成有关的蛋白。非结构蛋白为病毒酶或调节蛋白,在病毒复制中起重要作用。

(三)分型

根据病毒蛋白 VP6 抗原性不同目前将轮状病毒分为 A～G 7 个组,人类轮状病毒属 A、B、C 三组,这 3 组病毒既可感染人,也可感染动物;D～G 组目前仅在动物体内发现。每组轮状病毒又可分为若干血清型,其中 A 组病毒根据 VP7 可分 15 个 G 型,根据 VP4 可分 23 个 P 型,根据 VP6 可分为 4 个亚组。

(四)培养特性

需选恒河猴胚肾细胞、非洲绿猴肾传代细胞等特殊的细胞株培养。病毒多肽 VP3 能限制病毒在细胞中的增殖,故培养前应先用胰酶处理病毒,以降解该多肽。

(五)抵抗力

RV 对理化因素有较强的抵抗力。耐酸、碱,在 pH 3.5～10.0 环境中都具有感染性;室温传染性可保持 7 个月,经乙醚、氯仿、反复冻融、超声、37 ℃ 1 h 等处理仍具有感染性。95% 的乙醇或 56 ℃加热30 min 可灭活病毒。

二、致病性

轮状病毒的感染呈全球性分布,A～C 组可引起人和动物腹泻;D～G 只能引起动物腹泻。其中,人类轮状病毒感染以 A 组最为常见,是引起 6 个月至 2 岁的婴幼儿严重胃肠炎的主要病原体;B 组主要发现在中国引起成人轮状病毒腹泻,也称成人腹泻轮状病毒(ADRV);C 组引起散发腹泻,偶有小规模暴发流行。轮状病毒主要通过粪-口途径传播,偶可通过呼吸道传播,传染源是患者和无症状带毒者;其感染的高峰季节随地理区域不同而有所变动,在我国多发于秋季和初冬,又称"秋季腹泻"。

RV 有非常特异的细胞趋向性,在体内仅感染小肠绒毛顶端的肠上皮细胞。病毒侵入人体后,进入小肠黏膜绒毛细胞内大量增殖,造成微绒毛萎缩、脱落和细胞溶解死亡,导致吸收功能障碍,乳糖等不能被吸收而滞留在肠内,使肠黏膜与肠腔渗透压改变,导致渗透性腹泻。受损细胞脱落至肠腔而释放大量病毒并随粪便排出。病毒非结构蛋白 P4 具有肠毒素样活性,能刺激腺窝细胞增生、分泌功能亢进,水和电解质分泌增加,妨碍钠和葡萄糖的吸收,导致严重腹泻。

轮状病毒胃肠炎病情差别较大,6～24 月龄小儿症状重,而较大儿童或成年人多为轻型或亚临床感染。病毒感染后潜伏期为 24～48 h,然后突然发病,临床表现为水样泻、呕吐,伴有轻、中度发热,严重时可导致脱水和电解质平衡紊乱,如不及时治疗可能危及生命,是导致婴幼儿死亡的主要原因之一。部分病例在出现消化道症状前常有上呼吸道感染症状;多数病例病程 3～7 d,一般为自限性,可完全恢复。

三、微生物学检验

由于轮状病毒较难培养,临床标本中病毒分离率极低,故细胞培养一般不作为常规检测手段。

(一)形态学检查

形态学检查是检测轮状病毒感染的最准确、可靠和快速的方法。采集患者水样便经磷酸钨负染在电镜下观察病毒颗粒,或用免疫电镜检查病毒-抗体复合物。

(二)免疫学检测

采用 ELISA、反向间接血凝、乳胶凝集等方法检测病毒抗原,可以定量,并可进行 P、G 分型。

(三)分子生物学检测

提取标本中的病毒 RNA,用 10% 的不连续聚丙烯酰胺凝胶电泳(PAGE)后硝酸银染色,根据 11 个节段的 dsRNA 的电泳图谱,可判断病毒的感染,但与血清型不一致。此外,也可用核酸杂交或 RT-PCR 等技术进行检测和分型鉴定。

(侯敬侠)

第二节 风 疹 病 毒

风疹病毒(RUV)为披膜病毒科风疹病毒属的唯一成员,只有一个血清型;是风疹(也称德国麻疹)的病原体,也是第一个被证明具有致畸性的病毒。

一、生物学特性

(一)形态结构

风疹病毒呈不规则球形,直径 50～70 nm,病毒体内含一直径约为 30 nm 的核心,外被双层包膜,包膜表面嵌有具有凝血和溶血活性的刺突。

(二)基因组

病毒核酸为单股正链 RNA,全长约 9.7 kb,含 2 个 ORF。5' 端的 ORF1 编码 2 个非结构蛋白,参与病毒的复制。3' 端 ORF2 编码 3 种结构蛋白,分别是衣壳蛋白 C 和胞膜糖蛋白 E1、E2,均为病毒的主要蛋白抗原;E1 和 E2 共同构成病毒胞膜表面的刺突。

(三)培养特性

风疹病毒能在人羊膜细胞、兔或猴肾细胞等多种培养细胞中增殖,并在某些细胞中引起细胞病变。

(四)抵抗力

该病毒对乙醚等脂溶剂敏感,不耐热,紫外线可使其灭活。

二、致病性

人类是风疹病毒的唯一自然宿主,风疹病毒感染分为先天和后天两种。后天感染即是通常说的风疹。病毒主要通过飞沫传播。人群普遍对风疹病毒易感,但以儿童最多见。病毒经呼吸道黏膜侵入机体,在颈部淋巴结增殖,约 7 d 后入血并扩散至全身,引起风疹。主要表现为低热、咽痛,面部出现红疹并逐渐延及全身,同时伴有耳后和枕下淋巴结肿大。成人症状一般较重,除皮疹外还可出现关节炎、血小板减少性紫癜,少数严重者发生疹后脑炎或脑脊髓膜炎。

风疹病毒还可发生垂直传播,即先天感染,是常见的先天致畸病毒之一。妊娠早期孕妇感染后,风疹病毒可经过胎盘感染胎儿,特别是妊娠前 3 个月感染,胎儿感染的风险可高至 90%。病毒在胎儿的器官细胞中增殖,虽不破坏这些细胞,但能使其生长速度减慢,导致出生时器官细胞数少于正常婴儿,形成严重的畸形和功能障碍,包括血管缺陷、白内障、耳聋、先天性心脏病、智力低下等,即先天性风疹综合征(CRS),亦可导致流产或死胎等。CRS 可以表现为畸形和非畸形,有即发和迟发、暂时和永久性损害的不同表现。

风疹病毒感染后机体能获得牢固的免疫力,因此对儿童和育龄妇女有计划地接种风疹疫苗,对于优生优育有重要意义。

三、微生物学检验

妊娠早期检测风疹病毒的感染对于减少畸形儿非常重要,已成为我国孕妇围生期优生检测的常规指标。

(一)病毒分离培养

采集咽拭子、外周血单核细胞、新生儿血浆或尿液,接种 Vero 细胞后,通过观察细胞病变(CPE)、电镜检查病毒颗粒或用抗体检测病毒抗原确证,该法可鉴定风疹病毒,但耗时长,且不敏感,故不作为诊断的常规方法。

(二)免疫学检测

目前主要采用 ELISA、血凝抑制试验、乳胶凝集试验、免疫荧光抗体实验等检测血清中的 IgG 或 IgM 抗体,或检测胎儿绒毛膜中的病毒抗原。

(三)分子生物学检测

利用 RT-PCR、核酸杂交等方法检测羊水或绒毛尿囊膜中病毒的 RNA,其中 RT-PCR 具有快速、灵敏度高和特异性强的特点,适用于 RV 感染的快速和早期诊断,也可用于大样本的初筛。

(侯敬侠)

第三节 乙型肝炎病毒

一、生物学特性

(一)形态结构

在乙型肝炎病毒(HBV)感染患者的血液中,可见到 3 种不同形态与大小的 HBV 颗粒。

1.大球形颗粒

大球形颗粒又称 Dane 颗粒,是完整的感染性病毒颗粒,呈球形,直径为 42 nm,具有双层衣壳。外衣壳相当于一般病毒的包膜,由脂质双层与蛋白质组成,镶嵌有乙肝病毒表面抗原(HBsAg)和少量前 S 抗原。病毒内衣壳是直径为 27 nm 核心结构,其表面是乙肝病毒核心抗原(HBcAg),核心内部含有 DNA 及 DNA 聚合酶。用酶或去垢剂作用后,可暴露出乙肝病毒 e 抗原(HBeAg)。血液中检出 Dane 颗粒标志着肝内病毒复制活跃。

2.小球形颗粒

小球形颗粒是乙型肝炎患者血清中常见的颗粒,其直径为 22 nm,成分为 HBsAg 和少量前 S 抗原,不含 HBV DNA 和 DNA 聚合酶,无感染性,由组装 Dane 颗粒时产生的过剩病毒衣壳装配而成。

3.管形颗粒

成分与小球形颗粒相同,直径 22 nm,长 100～700 nm,由小球形颗粒连接而成。

(二)基因组

HBV 基因组是不完全闭合环状双链 DNA,长链即负链,完全闭合,具有固定的长度,约含 3200 bp,其 5' 端有一短肽;而短链即正链,呈半环状,长度可变,其 5' 端有一寡核苷酸帽状结构,可作为合成正链 DNA 的引物。长链和短链的 5' 端的黏性末端互补,使 HBV 基因组 DNA 形成部分环形结构。在正、负链的 5' 端的互补区两侧有 11 个核苷酸(5'TTCACCTCTGC3')构成的直接重复序列(DR)DR1 和 DR2,其中 DR1 在负链,DR2 在正链。DR 区在 HBV 复制中起重要作用。

HBV DNA 长链含有 S、C、P 与 X 4 个 ORFs,包含 HBV 的全部遗传信息,且 ORF 相互重叠,无内含子。S 基因区含有 3 个不同的起始密码 S、preS1、preS2 区,分别编码小蛋白(或主蛋白)、PreS1 蛋白、PreS2 蛋白。小蛋白是 HBsAg 的主要成分,小蛋白与 PreS2 蛋白组成中蛋白,中蛋白与 PreS1 蛋白组成大蛋白,中蛋白及大蛋白主要存在于病毒颗粒中,暴露于管形颗粒的表面。C 区可分为 C 基因和 preC 基因,分别编码核心抗原和 e 抗原。P 区基因最长,与 S、C 及 X 区均有重叠,编码病毒的 DNA 多聚酶,该酶具有依赖 DNA 的 DNA 多聚酶、依赖 RNA 的 DNA 多聚酶、逆转录酶和 RNase H 活性。X 区是最小的 ORF,编码的蛋白称为 X 蛋白(HBxAg),也具有抗原性。

(三)培养特性

HBV 感染宿主具有种属特异性,局限于人、黑猩猩、恒河猴等高级灵长类动物。迄今,黑猩猩仍然是评价 HBV 疫苗预防和药物治疗效果的可靠动物模型。

HBV 的细胞培养系统包括人原代肝细胞、肝癌细胞及 HBV 转染的细胞系,尤其是 HBV 转染系统,对于抗 HBV 药物的筛选、疫苗制备及 HBV 致病机制的研究等具有重要的作用。

(四)抵抗力

HBV 对外界抵抗力相当强,能耐受低温、干燥和紫外线,70%乙醇等一般消毒剂不能灭活。病毒在 30 ℃~32 ℃可存活至少 6 个月,在 -20 ℃可存活 15 年。能灭活 HBV 的常用方法包括 121 ℃高压灭菌15 min,160 ℃干烤 1 h,100 ℃煮沸 10 min,以及 0.5%过氧乙酸、3%漂白粉溶液、5%次氯酸钠和环氧乙烷等的直接处理。

二、致病性

HBV 是乙型病毒性肝炎的病原体。全球 HBV 感染者达 3 亿以上,其中我国占 1 亿左右,每年新感染病例 5 000 万,死亡 100 万。我国流行的 HBV 血清型主要是 adw1 和 adw2,少数为 ayw3;基因型主要为 C 型和 B 型。

HBV 主要经血和血制品、母婴、破损的皮肤黏膜及性接触侵入机体,传染源包括无症状 HBsAg 携带者和患者。乙型病毒性肝炎患者潜伏期、急性期和慢性活动期的血液均有传染性,尤其是无症状 HBsAg 携带者,不易被发现,造成传播的危害性更大。HBV 感染的潜伏期较长(6~16 周),80%~90%的患者呈隐性感染,少数呈显性感染,其中绝大多数患者在 6 个月内清除病毒而自限,但仍有 5%~10%的感染者成为持续感染或者慢性感染。部分 HBV 持续感染者可衍变为原发性肝癌。

HBV 的传播途径主要有三类。

(一)血液、血制品等传播

HBV 可经输血与血制品、注射、外科及牙科手术、针刺等使污染血液进入人体。医院内污染的器械(如牙科、妇产科器械)亦可导致医院内传播。

(二)接触传播

与有 HBV 传染性患者共用剃须刀、牙刷、漱口杯等均可引起 HBV 感染。通过唾液也可能传播。性行为,尤其男性同性恋也可传播 HBV。但尿液、鼻液和汗液传播的可能性很小。

(三)母婴传播

母婴传播包括母体子宫内感染、围生期感染和产后密切接触感染三种,其中主要是围生期感染,即分娩前后15 d及分娩过程中的感染。HBsAg 携带者母亲传播给胎儿的机会为5％,通过宫内感染的胎儿存在病毒血症及肝内病毒复制,但不产生抗体。围生期新生儿感染者,由于免疫耐受,85％～90％可能成为无症状 HBsAg 携带者。

三、微生物学检验

(一)标本采集

HBV 病原学检测是诊断乙型病毒性肝炎的金标准。应按照标准操作规范进行标本的采集、运送与处理。免疫学检测标本可采集血清或血浆,肝素抗凝血或严重溶血标本偶尔导致假阳性,应注意避免。标本应于 24 h 内分离血清或血浆,5 d 内检测者,存于 2 ℃～8 ℃,5 d 后检测者应存于－20 ℃或－70 ℃。核酸检测标本应在标本采集后 6 h 内处理,24 h 内检测,否则存放于－70 ℃。血清标本适合用于 PCR,如果采用血浆,其抗凝剂应为枸橼酸盐或者 EDTA,因为肝素可与 DNA 结合,从而干扰 Taq DNA 聚合酶作用,导致 PCR 假阴性。

经过处理的标本或者未分离的血液标本,如果能在 24 h 内送达,则可在室温下运送。HBV 具有高度感染性,在标本的采集和运送时务必加以充分防护。

(二)免疫学检测

由于电子显微镜检查难以在临床常规开展,故 HBV 感染一般不采用该类方法进行。免疫学方法检测 HBV 标志物是临床最常用的 HBV 感染的病原学诊断方法。HBV 具有三个抗原抗体系统,HBsAg 与抗-HBs、HBeAg 与抗-HBe、抗-HBc,由于 HBcAg 在血液中难以测出,故临床进行的免疫学检测不包括 HBcAg,抗-HBc 又分为抗-HBcIgM、抗-HBcIgG。ELISA 是临床应用最广泛的方法,常用夹心法、间接法或竞争法 ELISA。HBV 抗原与抗体的免疫学标志与临床关系较为复杂,必须对几项指标综合分析,方有助于临床诊断。

1.HBsAg 和抗-HBs

HBsAg 是 HBV 感染后第一个出现的血清学标志物,也是诊断乙型肝炎的重要指标之一。HBsAg 阳性见于急性肝炎、慢性肝炎或无症状携带者。急性肝炎恢复后,一般在 1～4 个月内HBsAg 消失,持续 6 个月以上则认为转为慢性肝炎。无症状 HBsAg 携带者是指肝功能正常者的乙肝患者,虽然肝组织已病变但无临床症状。在急性感染恢复期可检出抗-HBs,一般是在HBsAg 从血清消失后发生抗-HBs 血清阳转。从 HBsAg 消失到抗-HBs 出现的这段间隔期,称为核心窗口期,此期可以短至数天或长达数月。此时,抗-HBc IgM 是 HBV 感染的唯一的血清学标志物。抗-HBs 是一种中和抗体,是乙肝痊愈的一个重要标志。抗-HBs 对同型病毒的再感染具有保护作用,可持续数年。抗-HBs 出现是 HBsAg 疫苗免疫成功的标志。

2.HBeAg 和抗-HBe

HBeAg 是一种可溶性抗原,是 HBV 复制及血清具有传染性的指标,在潜伏期与 HBsAg 同时或在 HBsAg 出现稍后数天就可在血清中检出。HBeAg 持续存在时间一般不超过10 周,如超过则提示感染转为慢性化。抗-HBe 出现于 HBeAg 阴转后,其出现比抗-HBs 晚但消失早。HBeAg 阴转一般表示病毒复制水平降低,传染性下降,病变趋于静止。

3.HBcAg 和抗-HBc

HBcAg 存在 HBV 的核心部分以及受染的肝细胞核内,是 HBV 存在和复制活跃的直接指标。血液中的 HBcAg 量微,不易检测到,但 HBcAg 抗原性强,在 HBV 感染早期即可刺激机体产生抗-HBc,较抗-HBs 的出现早得多,早期以 IgM 为主,随后产生 IgG 型抗体。常以抗-HBc IgM 作为急性 HBV 感染的指标,但慢性乙肝患者也可持续低效价阳性,尤其是病变活动时。急性感染恢复期和慢性持续性感染以 IgG 型抗-HBc 为主,可持续存在数年。抗-HBc 不是保护性抗体,不能中和乙肝病毒。

(三)分子生物学检测

血清中存在 HBV DNA 是诊断 HBV 感染最直接的证据,可用定性的核酸杂交法、定量分支 DNA(bDNA)杂交法、定性 PCR 法、荧光定量 PCR 法检测。核酸杂交技术可直接检测血清中的 HBV DNA。HBV DNA 检测可作为 HBsAg 阴性 HBV 感染者的诊断手段,也有助于 HBV 感染者传染性大小的判断、HBV 基因变异研究以及抗病毒药物临床疗效的评价等。但是 HBV DNA 阳性及其定量检测的拷贝数目多少并不与肝脏病理损害程度呈相关关系,故不能用 HBV DNA 的多少判定病情程度。

(侯敬侠)

第四节　病毒核酸检测

一、乙型肝炎病毒核酸 PCR 检测

(一)乙型肝炎病毒基因组特征

乙型肝炎病毒(Hepatitis B virus,HBV)基因组(HBV-DNA)由双链不完全环形 DNA 组成,含 3200 个核苷酸。HBV-DNA 由负链(长链)及正链(短链)所组成,其负链有 4 个开放读码框架(ORF):①S 基因区,由 S 基因、前 S1(pre-S1)基因、前 S2 基因组成,分别编码 HBsAg,pre-S、pre-S1 及多聚人血清白蛋白受体;②C 基因区,由前 C 基因和 C 基因组成,分别编码 HBeAg 及 HBcAg;③P 基因区,编码 HBV-DNAp,具有反转录酶活性;④X 基因区,编码 HBxAg,能激活 HBcAg 基因。

在 HBV 病毒定量 PCR 检测中,通用型引物和探针一般设计在其比较保守的 C 区。目前根据 HBV 全基因序列异质性≥8%或 S 基因序列异质性≥4%,将 HBV 分为 A、B、C、D、E、F、G 和 H 8 种基因型,使用型特异性引物可对其鉴定。

(二)HBV DNA PCR 检测与临床意义

1.原理

使用 HBV 的一对特异性引物和一条特异性荧光探针,配以 PCR 反应液、耐热 DNA 聚合酶(Taq 酶)、核苷酸单体(dNTPs)等成分,利用 Taqman 实时荧光定量 PCR 技术,检测 HBV DNA。

2.试剂和仪器

试剂包括标本处理试剂、核酸扩增试剂和质控品三大类。标本处理试剂主要是 DNA 提取

液,核酸扩增试剂包括 PCR 反应液(灭菌水、dNTP、Mg^{2+} 等)、Taq 酶等,质控品包括阴性、强阳性与临界阳性质控品等。所需仪器为实时荧光 PCR 扩增仪。

3.操作

分标本采集、贮存、运输和实验操作部分。

(1)适用标本类型:血清或血浆等。

(2)标本采集、保存和运送:参见所使用的特定试剂盒说明书。

(3)实验操作:分样本处理、核酸扩增和结果分析三部分。

1)标本处理:基本原理是裂解宿主细胞及病原体,萃取提纯核酸。目前常用的核酸提取方法,包括煮沸裂解法、酚/三氯甲烷沉淀法、密度梯度离心法、离子交换层析法、硅膜吸附法、磁珠分离法等,以及近年兴起的自动化抽提系统等。在进行临床微生物检验时,应针对不同核酸待检物,根据其理化性质差异而采用不同的核酸提取方法。

2)PCR 扩增。①加样:取反应管若干,分别加入处理后的样品包括标本、阴性、临界阳性和强阳性质控品上清液,或直接加入阳性定量标准品,离心数秒,放入仪器样品槽。②PCR 扩增反应:按所使用的试剂盒说明书进行。③结果分析:结果判断以 Ct 值表示,按特定试剂盒说明书进行。

4.临床意义

(1)HBV DNA 定性检测:由于部分 HBV 感染者外周血液循环中 HBsAg 可能因病毒 S 区变异、检测试剂方法的局限性和感染的"窗口期"等不能检出,而血液中病毒仍存在,用 HBV DNA 定性检测可以筛查血液和血制品 HBV DNA,未明原因有肝炎症状患者及单项抗-HBc 阳性者 HBV 感染确认或排除。

(2)HBV DNA 定量检测。

1)判断 HBV 感染者病毒复制水平:血清(浆)HBV DNA 含量高,反映病毒复制活跃。在 HBeAg(+)者,HBV DNA 高水平(≥10^8 或 10^9 拷贝/mL)常见于高免疫耐受者,肝细胞病变轻微。而 HBeAg(-)者,HBV DNA 高水平患者常伴有较重肝细胞病变。HBV DNA 低水平(≤10^4 或 10^5 拷贝/mL)提示病毒低复制。但在某些病变明显活动的患者,由于机体的免疫清除作用,血清(浆)HBV DNA 水平也可能较低。

2)判断 HBV 感染患者传染性:若血清(浆)HBV DNA 浓度>10^9 拷贝/mL,则在日常生活密切接触中即有较强的传染性;10^5~10^6 拷贝/mL,则在日常生活接触中传染性较小;<10^5 拷贝/mL,则在日常生活接触中几乎无传染危险性。但不管 HBV DNA 浓度为多少,即使低于相应 PCR 检测方法下限,也会引起输血后感染,因为血液中只要有 3~169 个病毒体即可发生感染。

3)抗病毒药物疗效监测:血清(浆)HBV DNA 检测是 HBV 感染抗病毒治疗有效的疗效直接监测指标。动态监测患者血液循环中 HBV DNA,当患者经抗病毒药物治疗后,HBV DNA 含量持续下降,然后维持在低水平,或低至方法检出下限,说明治疗有效。观察抗病毒药物治疗效果必须多次动态观察,不能仅凭两三次检查结果来判断,每次间隔时间不宜太短,一般为 2 周以上。

4)动态观察乙肝活动情况:血液循环中 HBV DNA 与 HBeAg 和 HBsAg 有一定相关性,但其浓度间并不呈正线性相关。HBeAg 阳性标本,HBV DNA 通常有较高浓度(>10^5 拷贝/mL),HBeAg 阴性抗-HBe 阳性的标本,HBV DNA 浓度通常较低(<10^5 拷贝/mL)。当 HBV 基因组

前 C 基因发生突变时,则可出现 HBeAg 阴性而 HBV DNA 仍保持在较高浓度。单独抗 HBc 阳性的血液 HBV DNA 浓度通常很低。

5)肝移植患者手术前后监测:可用于观察免疫受损患者的 HBV 感染情况。肝移植后 HBV 感染的主要原因是复发,再感染为次要因素。特别是移植前 HBV 复制水平高者,复发概率更高。定量检测血清(浆)HBV DNA,可用于肝移植术后 HBV 复发感染的监测。

5.注意事项

对于 HBV DNA 扩增检测,重点应注意以下几点。

(1)不同批号的试剂请勿混用,试剂使用前要在常温下充分融化并混匀,但应避免反复冻融,PCR 反应混合液应避光保存。

(2)现有的部分商品化试剂盒,采用煮沸法抽提核酸,煮沸过程中发生崩盖易引起标本间交叉污染,应选择质量好的 Eppendorf 管,以避免样本外溢及外来核酸的进入,打开离心管前应先离心,将管壁及管盖上的液体甩至管底部。开管动作要轻,以防管内液体溅出。

(3)由于操作时不慎将样品或模板核酸吸入枪内或粘上枪头是一个严重的污染源,因而加样或吸取模板核酸时要十分小心,吸样要慢,加样时尽量一次完成,忌多次抽吸,以免交叉污染或气溶胶污染。

(4)PCR 反应管中尽量避免气泡存在,管盖需盖紧。

(5)试验中接触过标本的废弃物品(如吸头)请打入盛有消毒剂的容器,并与扩增完毕的离心管、标本等废弃物一起灭菌后方可丢弃。

(6)试剂盒内的阳性质控品应视为具有传染性物质,操作和处理均需符合相关法规要求:原卫生部《微生物生物医学实验室生物安全通用准则》和《医疗废物管理条例》。

(三)HBV 分型

1.原理

选用人 HBV 基因组中编码表面抗原 S 基因编码区为扩增靶区域,设计特异性引物及各型特异探针,利用 PCR 及反向膜杂交技术,检测人 HBV 三种(B、C、D)基因型 DNA。

2.试剂和仪器

HBV 分型检测试剂包括标本处理与核酸扩增试剂、各种质控品和反向膜杂交试剂四大类。标本处理试剂主要是 DNA 提取液、核酸扩增试剂包括 PCR 反应液(灭菌水、dNTP、Mg^{2+} 等)、Taq 酶等,质控品包括阴性、强阳性与临界阳性质控品等,反向点杂交试剂含各种杂交液与杂交膜条。所需仪器为各种定性核酸扩增仪和恒温水浴。

3.操作

分标本采集、贮存、运输和实验操作四部分。

(1)适用标本类型:血清或血浆等。

(2)标本采集、保存和运送:参见所使用的特定试剂盒说明书。

(3)实验操作:分样本处理、核酸扩增、杂交操作和结果分析四部分,具体操作步骤参见所使用的特定试剂盒说明书。

4.临床意义

(1)HBV 基因型与疾病严重程度的相关性:从无症状 HBV 携带者,到慢性乙型肝炎、肝硬化、肝癌等不同人群中,C 基因型检出率逐渐增高,而 B 基因型检出率则逐渐降低。感染 B 基因型者较少出现肝功能异常,而感染 C 基因型者常出现血清丙氨酸氨基转移酶(ALT)增高。B 基

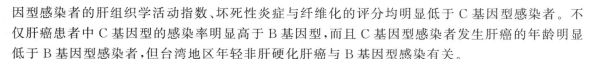

因型感染者的肝组织学活动指数、坏死性炎症与纤维化的评分均明显低于 C 基因型感染者。不仅肝癌患者中 C 基因型的感染率明显高于 B 基因型，而且 C 基因型感染者发生肝癌的年龄明显低于 B 基因型感染者，但台湾地区年轻非肝硬化肝癌与 B 基因型感染有关。

（2）HBV 基因型与感染临床进程：HBV 基因型感染后临床疾病谱不同的机制尚未清楚。

5.注意事项

除 HBV DNA 扩增检测中应注意的问题外，对于分型杂交操作，应注意以下几点。

（1）PCR 实验室应与杂交室分开，两室工作服亦应分开，使用自卸管移液器。

（2）杂交全过程需避免用手接触膜条，用镊子镊取膜条边操作，避免划破膜条，并用铅笔在边角标记，油性笔标记会影响信号分析的准确性。

（3）需在室温 20 ℃～30 ℃下进行，若环境温度过低或过高，实验结果可能不准确。

（4）反应结束后，膜条扫描时务必用吸水纸吸干表面水分，且平整地放到扫描仪上，在图片预览时膜条上无水渍和皱褶，否则会影响信号分析结果的准确性。

二、丙型肝炎病毒核酸 RT-PCR 检测

（一）丙型肝炎病毒基因组特征

丙型肝炎病毒（Hepatitis C virus，HCV）RNA 基因组链长约 9 600 个核苷酸，两侧分别为 5' 端和 3' 端非编码区，位于两个末端之间的为病毒基因 ORF，从 5' 至 3' 端依次为核心蛋白（C）编码区、包膜蛋白（E）编码区和非结构蛋白（NS）编码区，NS 区又分为 NS 1～5 区。5' 非编码区由 241～324 个核苷酸组成，是整个基因组中高度保守部分。在 5' 端和 3' 端之间是一个连续的大 ORF，其长度在不同分离株有所不同，为 9 063～9 400 个核苷酸，编码由 3 010 个或 3 000 个氨基酸组成的一个巨大前蛋白多肽。结构基因区由 C、E1 和 E2 组成，分别编码核心蛋白、胞膜蛋白 E1 和 E2。核心蛋白构成病毒的核蛋白衣壳，具有与不同细胞蛋白相互作用及影响宿主细胞功能的特点。胞膜蛋白 E1 和 E2 编码区的变异性最大，在不同 HCV 分离株差异极大。非结构基因区所编码的非结构蛋白有 NS2、NS3、NS4A、NS4B、NS5A 和 NS5B。

HCV 为高变异率的不均一病毒株，其在复制过程中所依赖的 RNA 聚合酶，是易产生错配倾向的 RNA 依赖的 RNA 聚合酶，变异率高。多次复制和变异的结果将导致产生多种不同变异株，表现为 HCV 株间的不均一性或差异性。

在 HCV 定量 PCR 检测中，引物和探针序列设计一般选取在其高度保守的 5' 非编码区。

（二）HCV RNA RT-PCR 检测与临床意义

1.原理

使用 HCV 的一对特异性引物和一条特异性荧光探针，配以反转录液、反转录酶、PCR 反应液、Taq 酶、dNTPs 等成分，先将 RNA 反转录成 cDNA，再利用 PCR 体外扩增法，检测 HCV。

2.试剂和仪器

HCV 核酸实时荧光检测试剂包括标本处理试剂、反转录试剂、核酸扩增试剂和质控品四大类。

标本处理试剂主要是 RNA 提取液、反转录试剂含反转录液和反转录酶、核酸扩增试剂含 PCR 反应液（灭菌水、dNTP、Mg^{2+} 等）、Taq 酶等，质控品包括阴性、强阳性与临界阳性质控品等。

所需仪器为实时荧光核酸扩增仪。

3.操作

分标本采集、贮存、运输和实验操作部分。

(1)适用标本类型:血清或血浆等。

(2)标本采集、保存和运送:参见所使用的特定试剂盒说明书。

(3)实验操作:分样本处理、反转录与核酸扩增、结果分析三部分,参见所使用的特定试剂盒说明书。

4.临床意义

由于抗原浓度很低,病原体抗原检测标志物很少应用。与 HBV 相比,HCV 感染者血液循环中病毒含量通常很低,采用实时荧光 RT-PCR 方法应用价值较好。

(1)HCV RNA 定性检测血液及血液制品的安全性:由于所用包被抗原的复杂性,抗 HCV 检测在不同试剂盒常出现差异,易发生漏检,而 HCV 特异性抗体出现窗口期长达 80 d。因此,采用实时荧光 RT-PCR 方法检测 HCV RNA,不仅可大大缩短检测窗口期(最少可至 22 d),亦可在一定程度上弥补抗体检测发生的漏检,也可用于抗 HCV 阴性及其他肝炎病毒抗原抗体标志物阴性的患者确诊与排除。

(2)HCV RNA 定量检测:抗病毒药物治疗 HCV 感染患者时,定量检测血液循环中 HCV RNA,可作为抗病毒疗效评估的观察指标。但 HCV RNA 含量的高低与疾病的严重程度和进展并无绝对相关性。

5.注意事项

(1)由于 RNA 具有热不稳定性和易降解的特点,核酸提取中应注意冰上等低温操作,应采用低温冷冻离心机。核酸提取如需配制 75% 乙醇时必须使用 DEPC 水(无菌无酶水),然后置 4 ℃ 预冷。所使用的离心管、吸头应无 DNase 和 RNase,散装离心管和吸头使用前须经高压灭菌处理。

(2)反转录成 cDNA 后,建议立即进行下一步实验,否则请立即转移上清至灭菌离心管,保存于 −20 ℃ 待用。

(3)其余参见 HBV DNA 定量检测。

三、人巨细胞病毒核酸 PCR 检测

(一)人巨细胞病毒基因组特征

人巨细胞病毒(Human cytomegalovirus,HCMV)基因组全长约 240 kb,有 208 个 ORF,由长独特序列(UL)和短独特序列(US)两个片段组成,两片段均被一对反向重复序列夹在中间,分别为 TRL、IRL、IRS 和 TRS。HCMV 基因转录及翻译受其自身及宿主细胞调控,并具时相性,分为 IE(即刻早期)、E(早期)和 L(晚期)。其中 IE 基因位于 UL 一个小于 20 kb 区域,其启动子区域高度保守,PCR 检测的引物和探针设计一般选择在此区域。

(二)HCMV DNA PCR 检测与临床意义

目前我国临床实验室采用 CFDA 批准的实时荧光 PCR 试剂盒检测 HCMV。

1.原理

使用 HCMV 基因组中高度保守的区域为扩增靶区域,如编码早期转录调节蛋白的 IE1 基因,设计特异性引物及荧光探针,配以 PCR 反应液、Taq 酶、dNTPs 等成分,利用实时荧光定量 PCR 技术,定量检测 HCMV DNA。

2.试剂仪器和操作

适用标本类型为尿液、乳汁、血清或全血等,其余参考 HBV DNA 定量检测和所使用的特定试剂盒说明书。

3.临床意义

(1)为 HCMV 感染的早期诊断和鉴别诊断提供分子病原学依据。

(2)定量测定血液 HCMV,有助于 HCMV 感染者抗病毒药物治疗的疗效监测。

(3)优生优育:孕妇在孕期感染 HCMV,易致胎儿畸形。对于 HCMV 特异 IgM 抗体检测阳性,和/或特异 IgG 滴度升高 4 倍,或特异的低亲和力 IgG 抗体阳性,则有必要采取孕妇羊水检测 HCMV PCR,以明确是否现症感染,为进一步采取相应的对策提供依据达到优生优育目的。

(4)器官移植、免疫缺陷患者、抗肿瘤治疗中 HCMV 感染的监测:器官移植后由于免疫抑制剂的使用,免疫缺陷和恶性肿瘤患者抗肿瘤治疗造成免疫系统损伤,检测这些患者 HCMV DNA,有助于及时采取相应治疗措施,避免严重后果。

(5)可用于死胎、畸胎、流产、低体重儿、婴儿肝炎综合征的病因学研究。

(6)用于 HCMV 与肿瘤的关系研究:现认为 HCMV 与宫颈癌、睾丸癌、前列腺癌、Kaposi 肉瘤、成纤维细胞癌、Wilms 瘤与结肠癌等肿瘤的发生有关。

4.注意事项

参见 HBV DNA 定量检测。

四、EB 病毒核酸 PCR 检测

(一)EB 病毒基因组特征

EB 病毒(Epstein-Barr virus,EBV)基因为双链线性 DNA,172kb,G+C 含量约 60%。结构包括以下几种。①末端重复序列(TR):位于基因组两端,由长度为 0.5 kb 重复片段呈串联直接排列;②内重复序列(IR):有 4 个主要 IR,IR1～IR4,其中 IR1(重复片段长度 3.0 kb)把 EBV 基因组划分为短单一序列区(US)和长单一序列区(UL);③DL 和 DR:为 2 个高度同源区域,由多个富含 G+C,长度分别为 125 bp(DL)和 102 bp(DR)重复片段加 2 kb 左右的单一序列组成,不同病毒株含上述重复序列个数不同。

EBV 约有 100 个基因,其中重要的有编码壳抗原(VCA)、早期抗原(EA)、核抗原(EBNA)基因。PCR 检测中,其引物和探针序列的设计一般选择在其较为保守的病毒基因组特异性核酸序列 BamH1W 基因。

(二)EBV DNA PCR 检测与临床意义

1.原理

使用高度保守的非编码基因区为扩增靶区域,设计一对特异性引物和一条特异性荧光探针,配以 PCR 反应液、Taq 酶、dNTPs 等成分,利用实时荧光定量 PCR 技术,定量检测 EBV DNA。

2.试剂仪器和操作

适用标本类型为血清、全血、咽拭子等,其余参考 HBV DNA 定量检测和所使用的特定试剂盒说明书。

3.临床意义

(1)对于 EB 病毒急性感染如传染性单核细胞增多症,最早出现于临床标本中是病原体本身,采用高灵敏度高特异性的实时荧光 PCR 法检测,可在感染早期明确病因。

（2）用于鼻咽癌治疗效果的监测：鼻咽癌具有对放疗敏感、易复发和远处转移等特点，放疗是鼻咽癌的首选治疗方法，但治疗后完全缓解患者仍有 40%～50% 出现局部复发和远处转移而导致治疗失败。以前较为常用的临床监测鼻咽癌患者肿瘤转移、复发的手段主要是常规体检，间接鼻咽纤维镜、胸片或胸部 CT、腹部 B 超或 CT、全身骨 ECT 等物理和影像学检查，以及 VCA-IgA 抗体和 EA-IgA 抗体，但这些方法敏感性和特异性欠佳，不能区分原发和转移癌，而不能准确及时反映体内 EBV 清除。采用实时荧光 PCR 法直接定量测定血液中 EBV DNA，可准确及时地反映鼻咽癌在体内的消长，可作为治疗后转移和复发的监测指标。

4.注意事项

参见 HBV DNA 定量检测。

五、单纯疱疹病毒核酸 PCR 检测

（一）单纯疱疹病毒基因组特征

单纯疱疹病毒 Ⅰ，Ⅱ 型（Herpes simplex virus，HSV-Ⅰ，Ⅱ）基因组核心含双链 DNA，包括两个互相连接的长片段（L）和短片段（S），L 和 S 两端有反向重复序列。单纯疱疹病毒基因组（UL1-56，US1-12），至少编码 70 种不同蛋白质，成熟病毒核壳体至少含有七种蛋白质（gB、gC、gD、gE、gG、gH、gI 糖蛋白）。HSV-Ⅰ 和 HSV-Ⅱ 基因组结构相似，序列同源性达 40% 以上，仅 US4 编码 gG 序列差异较大，故在 PCR 检测中，其引物和探针序列设计一般选择 gG 序列作为靶基因，以保证方法特异性。HSV-Ⅰ 型常引起口唇和角膜疱疹；HSV-Ⅱ 型则引起生殖器疱疹，且主要通过直接接触病灶（性接触）而传播导致多种皮肤病变，如口唇性疱疹、疱疹性角膜炎、疱疹性皮肤炎、阴部疱疹、卡波西病等，也是脑膜炎、脑炎、宫颈癌的病因。

（二）HSV DNA PCR 检测与临床意义

1.原理

分别使用 HSV-Ⅰ型或 HSV-Ⅱ型的一对特异性引物和一条特异性荧光探针，配以 PCR 反应液、Taq 酶、dNTPs 等成分，利用实时荧光定量 PCR 技术，定量检测 HSV-Ⅰ型或 HSV-Ⅱ型 DNA。

2.试剂仪器和操作

适用标本类型为疱疹溃疡部位刮片、生殖泌尿道分泌物棉拭子、脑脊液等，其余参考 HBV DNA 定量检测和所使用的特定试剂盒说明书。

3.临床意义

（1）有助于 HSV 感染的早期诊断和及时治疗：HSV 感染窗口期，抗体尚未产生前，采用实时荧光 PCR 可早期、快速、简便实现对 HSV 感染的诊断；同时，血清学检测只能间接反映体内是否存在病原体，不能真实反映 HSV 感染的严重程度，而实时荧光 PCR 是直接对体内病原体 DNA 检测，可真实反映是否发生感染和病情的严重程度。

（2）孕妇 HSV 感染可引起胎儿宫内感染或新生儿感染，导致流产、早产、先天畸形、新生儿死亡或发生严重后遗症。一旦出现可疑症状，或有疑虑时，应及时进行 PCR 检测与积极治疗，对于 HSV 感染的早期诊断、降低病死率和提高人口质量意义重大。

4.注意事项

参见 HBV DNA 定量检测。

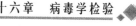

六、人类免疫缺陷病毒1型核酸 RT-PCR 检测

（一）人类免疫缺陷病毒1型基因组特征

人类免疫缺陷病毒（Human immunodeficiency virus，HIV）基因组是两条相同正链 RNA，每条 RNA 长为 9.2～9.8 kb，有 3 组共 9 个基因。第一组为反转录病毒共同的基因，即 *gag*、*pol* 和 *env* 基因及侧翼的长末端重复顺序（*LTR*）等，分别编码病毒衣壳蛋白、编码反转录酶（p66）与整合酶（p31）与编码包膜糖蛋白前体 gp160（在蛋白酶的作用下 gp160 裂解成 gp120 和 gp41），基因组两端的 LTRs，不编码任何蛋白，可起始其他病毒基因表达，无种属特异性。第二组为调节表达的基因，即 *tat*、*rev* 和 *nef* 基因，可增强或抑制其他基因的表达。第三组为特有基因，负调控病毒的感染性、成熟或释放，即 *vif*、*vpu* 和 *vpr*。

HIV 遗传变异率高，从不同 AIDS 患者体内分离出的病毒结构不一，分离到的 HIV-1 和 HIV-2 彼此都不相同。高度变异区位于 *env* 基因内，相当于 *gp120* 五个区段，*gag* 和 *pol* 基因变异较少，为高度保守区域。在检测时选择 *gag* 和 *pol* 基因作为目的基因检测病毒的存在与否。在鉴别诊断时，必须选择高度变异区病毒基因组为目的基因扩增，才能有效地检测所有 HIV 变异。

（二）HIV-1 RNA RT-PCR 检测与临床意义

1.原理

使用 HIV 的一对特异性引物和一条特异性荧光探针，配以反转录酶、PCR 反应液、Taq 酶、核苷酸单体 dNTPs 等成分，先将 RNA 反转录成 cDNA，再利用 PCR 体外扩增法，定量检测 HIV。

2.试剂仪器和操作

适用标本类型为血清或血浆等，其余参考 HCV RNA 定量检测和所使用的特定试剂盒说明书。

3.临床意义

（1）HIV 感染的早期诊断和辅助诊断：在 HIV 感染"窗口期"，以及其他血清学和病毒学标志出现前，可判定无症状且血清免疫学检测阴性患者为潜在 HIV 患者。通常检测血液循环中 HIV 抗体即可对 HIV 感染与否做出正确判断，但在特殊情况下，单纯抗体检测不足以完成明确判定，如出现某些非典型的抗体反应形式，特别是结果不确定时，HIV RNA 测定可作为确认试验。此外，重度免疫缺陷患者 HIV 抗体检测阴性但高度怀疑 HIV 感染时，可进行 HIV RNA 定量检测以早期诊断。

（2）判定小于 18 个月龄婴儿 HIV 感染：小于 18 个月龄婴儿由于携带母体来源的 HIV 抗体，血清学方法不能确诊 HIV 感染，用实时荧光 PCR 技术检测 HIV RNA 予以确诊，以便尽早开始抗病毒治疗或 HIV 暴露后预防。

（3）预估患者病程与评估鸡尾酒抗病毒治疗效果：HIV 感染发生后，血液循环中病毒载量有一定变化规律，且这种变化与疾病进程密切相关。利用病毒载量可在患者急性感染期间，处于"窗口期"检测出高水平病毒 RNA 含量。HIV RNA 检测结果可判定患者疾病的进程、进展与指导治疗。

（4）血液和血液制品的安全性检测：缩短检测"窗口期"，对于提高血液及其制品的安全性意义重大。

4.注意事项

参见 HCV RNA 定量检测。

七、流感病毒核酸 RT-PCR 检测

(一)流感病毒基因组特征

流感病毒(Influenza virus,Flu)为单股负链 RNA,甲型和乙型流感病毒 RNA 由 8 个节段组成,丙型流感病毒则比甲、乙型少一个节段,第 1、2、3 节段编码 RNA 多聚酶,第 4 节段编码血凝素;第 5 节段编码核蛋白,第 6 节段编码神经氨酸酶;第 7 节段编码基质蛋白,第 8 节段编码一种能起到拼接 RNA 功能的非结构蛋白(功能尚未知)。丙型流感病毒缺少第 6 节段,其第 4 节段编码的血凝素可同时行使神经氨酸酶功能。

在 PCR 检测中,一般针对 A 或 B 型流感病毒的基质蛋白基因或包膜蛋白基因或血凝素基因等保守序列来设计引物和探针。

(二)Flu RNA RT-PCR 检测与临床意义

1.原理

使用 Flu 一对特异性引物和一条特异性荧光探针,配以反转录酶、PCR 反应液、Taq 酶、dNTPs 等成分,先将 RNA 反转录成 cDNA,再利用 PCR 体外扩增法,定量检测流感病毒。

2.试剂仪器和操作

适用标本类型为咽拭子、鼻咽分泌物等呼吸道样本等,其余参考 HCV RNA 定量检测和所使用的特定试剂盒说明书。

3.临床意义

(1)有助于早期诊断和鉴别诊断:采用实时荧光 RT-PCR 方法直接监测患者分泌物中的病毒 RNA,不但简便、快速,且较培养法及其他免疫测定方法检测特异抗原和抗体更敏感。因其早期症状与其他呼吸道病原体感染、流行性乙型脑炎、军团病和支原体肺炎等相似,因此,实时荧光 RT-PCR 法是早期诊断和鉴别诊断的最佳方法之一。

(2)有助于患者隔离与治疗:对于某些传染性较强的 Flu 病毒感染,明确诊断及时对患者隔离并尽早开始抗病毒药物治疗,对于防治并发症、降低病死率和改善预后,具有重要意义。

4.注意事项

参见 HCV RNA 定量检测。

八、手足口病肠道病毒核酸 RT-PCR 检测

(一)手足口病肠道病毒基因组特征

引起手足口病的肠道病毒(EV)以柯萨奇病毒 A16 和 EV71 最为常见,它们均属于微小病毒科(Pi-cornaviridae)中的肠病毒属(Enterovirus)人肠道病毒 A 组(Human enterovirusA)。EV71 为目前肠病毒属中感染性强且致病率高的病毒,尤其是引起神经系统的并发症。其核酸为单股正链 RNA,衣壳组成非常复杂,首先由 VP1、VP2、VP3 和 VP4 四种外壳蛋白构成原聚体,再由 5 个原聚体拼装成五聚体样结构亚单位。病毒单链具侵染性,基因组中仅一个 ORF,编码含 2 193 个氨基酸的多聚蛋白,在其两侧分别为 746 个核苷酸 5'UTRs 和 83 个核苷酸 3'UTRs。在 3'UTRs 末端含有一个长度可变 polyA,而其 5' 末端共价结合有一个小分子量蛋白(VPg)。由于 EV 各型间存在序列高度保守区,其 VP1 区核酸序列与决定血清型的抗原决定因

子密切相关,根据 VP1 区序列设计引物和探针,可鉴别诊断不同亚型。

（二）EV RNA RT-PCR 检测与临床意义

1.原理

选用 EV 通用型、EV71、CA16 等核酸片段中一个相对保守区作为扩增靶区域,设计一对特异性引物和一条特异性荧光探针,利用实时荧光定量 PCR 技术,采用 RT-PCR 一步法,检测样品中是否含有手足口相关病毒 RNA。

2.试剂仪器和操作

适用标本类型为咽拭子、疱疹液、粪便等,其余参考 HCV RNA 定量检测和所使用的特定试剂盒说明书。

3.临床意义

（1）手足口病的早期诊断:手足口病是一种自限性疾病,绝大多数病例 1 周内痊愈,但由于 EV71 感染少数患儿可并发无菌性脑膜炎、脑炎、急性迟缓性麻痹、呼吸道感染和心肌炎等,个别重症患儿病情进展快,易发生死亡。重症病例的早期诊断至关重要。与传统的抗体检测相比,肠道病毒核酸检测更灵敏、准确,有助于手足口病患儿,尤其是重症患儿的早期诊断及尽早治疗,不仅能够阻断和延缓病情进展,同时加强了治疗力度,对于防治中枢神经系统并发症、改善预后和降低病死率,意义重大。

（2）EV71 核酸检测虽然可明确病因,但诊断重症病例仍需严密观察病情,主要依据临床表现确定重症病例,而不能单纯依据辅助检查。

（3）手足口病易在集体和幼儿园中传播,多为患儿及隐性感染者咽喉液及唾液中的病毒以飞沫形式感染,患儿的疱疹液及粪便中的病毒亦可经手或借助被污染的物品经口传染。肠道病毒核酸检测有利于及早发现患者,及时有效隔离,避免手足口病的大规模爆发。

4.注意事项

参见 HCV RNA 定量检测。

（郝　峰）

第十七章　细菌学检验

第一节　细菌形态学检验

细菌的形态学检查是细菌检验中极为重要的基本方法之一,包括不染色标本检查法和染色标本检查法,显微镜是观察细菌形态所必备的基本工具。

镜检不仅可以迅速了解标本中有无细菌及大致的菌量,而且根据细菌形态、结构和染色性有助于对病原菌的初步识别和分类,为进一步做生化反应、血清学鉴定提供依据。对某些细菌,如痰中的抗酸杆菌和脑脊液中的脑膜炎奈瑟菌等,通过形态学检查可得到初步诊断,对临床早期诊断和治疗疾病有一定的参考意义。

一、显微镜

在细菌的形态学检查中以光学显微镜为常用,借助显微镜放大至 1 000 倍左右可以观察到细菌的一般形态和结构,至于细菌内部的超微结构,则需经电子显微镜放大数万倍以上才能看清。检查细菌常用的显微镜有以下几种。

(一)普通光学显微镜

普通光学显微镜通常以自然光或灯光为光源,其波长约 0.5 μm。在最佳条件下,显微镜的最大分辨率为波长的一半,即 0.25 μm,而肉眼所能看到的最小形象为 0.2 mm,故在普通光学显微镜下用油镜放大 1 000 倍,可将 0.25 μm 的微粒放大到 0.25 mm,肉眼便可以看清,一般细菌大于 0.25 μm,故用普通光学显微镜均能清楚看到。

(二)暗视野显微镜

暗视野显微镜是用特制的暗视野集光器代替普通光学显微镜上的明视野集光器,由于暗视野集光器的中央为不透光的遮光板,光线不能直接射入镜筒,故背景视野黑暗无光,而从集光器四周边缘斜射到标本部位的光线,经菌体散射后而进入物镜。故在强光的照射下,可以在黑暗的背景中看到发亮的菌体,犹如夜空中的明亮星星,明暗反差提高了观察的效果,多用于检查不染色的活细菌和螺旋体的形态及运动观察。

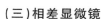

（三）相差显微镜

在进行未染色标本检查时，由于细菌的折旋光性与周围环境的折旋光性相近，明暗对比不明显，在普通光学显微镜下不易看清，用暗视野显微镜只能看到发亮的菌体轮廓，看不清内部结构。而相差显微镜依据光波穿过标本中密度不同的部位时，引起光相差异的原理，利用相差板的光栅作用，改变直射光的光相和振幅，将光相的差异转换成光的强度的差异，使细菌中的某部分结构比其他部分深暗，衬托出鲜明的对比。本法主要用于检查不染色活细菌的形态及某些内部结构。

（四）荧光显微镜

荧光显微镜以紫外光或蓝紫光为光源，能激发荧光物质发光使之成为可见光。细菌经荧光色素染色后，置于荧光显微镜下，即可激发荧光，因此在暗色的背景下可以看到发射荧光的细菌。由于紫外光与蓝紫光的波长较短（0.3～0.4 μm），故分辨率得到进一步提高。荧光显微镜还广泛应用于免疫荧光技术中。

（五）电子显微镜

电子显微镜以电子流代替光源，其波长极短（约为 0.005 nm），分辨能力大大提高，电磁圈代替普通显微镜的光学放大系统，放大倍数可达数万至数十万倍，能分辨 1 nm 的物体，细菌的表面形态和内部超微结构均能清楚地显现。

电子显微镜有透射电子显微镜和扫描电子显微镜。前者适于观察细菌内部的超微结构，后者适于对细菌表面结构及附件的观察。用电子显微镜观察，标本需经特殊制片，在干燥真空的状态下检查，而不能观察到活的微生物。

二、不染色细菌标本的检查

细菌不经染色直接镜检，主要用于检查生活状态下细菌的动力及运动状况。常用的方法有压滴法和悬滴法，以普通光学显微镜观察。细菌如有动力，可看到细菌自一处移至另一处，有明显的方向性位移；细菌如无动力，受水分子撞击细菌呈现布朗运动，只在原地颤动而无位置的改变。如用暗视野显微镜或相差显微镜观察，则效果更好。

在临床上，有时通过不染色标本的动力检查可对某些病原菌做出初步鉴定。如疑似霍乱患者，取其水样便，制成悬滴标本或压滴标本，高倍镜或暗视野下观察细菌动力，若见来回穿梭似流星状运动的细菌，同法重新制备另一标本并加入 O1 群霍乱弧菌诊断血清，如果原运动活泼的现象停止（为制动试验阳性），可初步推断为"疑似 O1 群霍乱弧菌"，除细菌标本外，螺旋体由于不易着色并有形态特征，故多用不染色标本做暗视野显微镜检查。

三、细菌染色标本的检查

细菌染色标本在普通光学显微镜下可以观察细菌的形态、大小、排列、染色性、特殊结构（芽孢、荚膜、鞭毛）、异染颗粒等。

因为在接近中性的环境中细菌都带有负电荷，易与带正电荷的碱性染料结合，故常用碱性苯胺染料如亚甲蓝、结晶紫、碱性复红等染色细菌。

细菌标本经染色后，除能清楚看到细菌的形态、大小、排列方式外，还可根据染色反应将细菌进行分类，因此染色标本的检查在细菌的鉴定中应用最广，具有非常重要的作用。

细菌染色的基本程序：涂片（干燥）→固定→染色（媒染）→脱色→复染。

(一)常用染料

用于细菌染色的染料,多为人工合成的含苯环的有机化合物,在其苯环上带有色基与助色基。带有色基的苯环化合物——色原,虽然本身带色,但与被染物无亲和力而不能使之着色,助色基并不显色,但它本身能解离,解离后的染料可以与被染物结合生成盐类,使之着色。根据助色基解离后的带电情况,可将染料分为碱性和酸性两大类。此外,还有复合染料。

1.碱性染料

电离后显色离子带正电荷,易与带负电荷的被染物结合。由于细菌的等电点在 pH 为 2～5,在碱性、中性、弱酸性的环境中细菌均带负电荷,易与带正电荷的染料结合而着色。常用的染料有碱性复红、结晶紫、亚甲蓝等。

2.酸性染料

电离后显色离子带负电荷,易与带正电荷的被染物结合。一般情况下细菌都带有负电荷故不易着色。如果降低菌液的 pH 使细菌带正电荷,则可被染色。酸性染料通常用来染细胞质,而很少用于细菌的染色。常用的酸性染料有伊红、刚果红等。

3.复合染料

中性染料及荧光染料复合染料是碱性染料和酸性染料的复合物,如瑞氏染料(伊红亚甲蓝)、吉姆萨染料(伊红天青)等;荧光染料如荧光标记的抗体,荧光素常用异硫氢基荧光素。这些染色常用于某些特殊的染色技术中。

(二)常用的染色方法

在细菌感染标本的检查中,临床上常用的染色方法有革兰染色、抗酸染色和荧光染色。

1.单染色法

用一种染料将细菌和周围物体染成同一种颜色,称为单染色法。如吕氏亚甲蓝或稀释复红染色法。细菌经单染色法处理后,可观察其形态、排列、大小及简单的结构,但不能显示各种细菌染色性的差异。

2.复染色法

用两种或两种以上的染料染色的方法,称为复染色法或鉴别染色法。常用的有革兰染色法和抗酸染色法。

(1)革兰染色:本法是细菌学中最经典、最常用的染色方法。除粪便、血液等极少数标本外,绝大多数标本在分离培养之前都要进行革兰染色、镜检。通过革兰染色将所有细菌分为 G^+ 菌和 G^- 菌两大类,可初步识别细菌,缩小范围,有助于进一步鉴定。甚至有时结合细菌特殊形态结构及排列方式,对病原菌可进行初步鉴定,如脑脊髓膜炎患者,取其脑脊液涂片、革兰染色、镜检,如检出革兰阴性、肾形、凹面相对的双球菌,位于细胞内或细胞外,可报告"找到革兰阴性双球菌,形似脑膜炎奈瑟菌";如检出革兰阳性、菌体周围有明显荚膜的双球菌,可报告"找到革兰阳性双球菌,形似肺炎链球菌"。其结果为临床早期诊断及治疗提供了依据。

革兰染色除用以鉴定细菌外,病原菌革兰染色特性可为临床选择用药提供参考,帮助临床制订有针对性的治疗方案。因为 G^+ 菌与 G^- 菌对一些抗生素表现出不同的敏感性,且其致病物质(前者产生外毒素而后者多产生内毒素)及其作用机理不同。

(2)抗酸染色:抗酸染色也可将细菌分为两大类,即抗酸性细菌和非抗酸性细菌。因为临床上绝大多数病原菌为非抗酸性细菌,所以抗酸染色不作为临床上常规的细菌检查项目,只针对性用于结核病、麻风病等的细菌检查。疑似结核分枝杆菌感染的标本,经抗酸染色后以油镜检查,即可做出初步鉴定。将有肺结核症状患者的痰标本,制成涂片后,做姜-纳染色镜检,根据所见结果即可报告"找到(未找到)抗酸菌"。再如有肾感染症状的患者,取其尿标本,经离心沉淀后作涂片,行姜-纳及潘本汉抗酸染色,如两张涂片均查见红色抗酸杆菌,可报告为"找到抗酸杆菌"。对临床疾病的诊断和治疗具有重要参考价值。

(3)荧光染色:荧光染色法敏感性强,效率高而且容易观察结果,在临床细菌鉴定中有很大的实用价值。主要用于结核分枝杆菌、麻风分枝杆菌、白喉棒状杆菌及痢疾志贺菌等的检测。如痰标本涂片、固定,用荧光染料金胺 O 法(也称金胺 O-罗丹明 B 法)染色,以荧光显微镜检查,在暗背景中可观察到呈金黄色荧光的菌球。

除以上所述染色方法外,用于细菌鉴定的还有鞭毛染色、异染颗粒染色等。鞭毛染色后于显微镜下可观察到菌体上有无鞭毛、鞭毛的位置及数量,在细菌鉴定中,特别是非发酵菌的鉴定中很重要。疑为白喉棒状杆菌感染,进行涂片检查,除证实为革兰阳性典型棒状杆菌外,还须用异染颗粒染色法,镜检异染颗粒,方可初步报告"检出形似白喉棒状杆菌",为临床早期诊断提供依据。

(王立朋)

第二节　化脓性球菌检验

球菌是细菌中的一大类。对人类有致病性的病原性球菌主要引起化脓性炎症,故又称化脓性球菌。革兰阳性球菌有葡萄球菌属、链球菌属、肠球菌属、肺炎链球菌等;革兰阴性球菌有脑膜炎奈瑟菌、淋病奈瑟菌和卡他莫拉菌等。

一、葡萄球菌属

葡萄球菌属细菌是一群革兰阳性球菌,通常排列成不规则的葡萄串状,故名。其广泛分布于自然界、人的体表及与外界相通的腔道中,多为非致病菌,正常人体皮肤和鼻咽部也可携带致病菌株,其中医务人员带菌率可高达 70% 以上,是医院内交叉感染的重要来源。葡萄球菌属分为32 个种、15 个亚种。

(一)生物学特性

本菌呈球形或略椭圆形,直径 0.5～1.5 μm,革兰阳性,葡萄串状排列。无鞭毛、无芽孢,除少数菌株外,一般不形成荚膜。

需氧或兼性厌氧,营养要求不高,最适生长温度 35 ℃,最适 pH 为 7.4,多数菌株耐盐性强。在普通平板上培养 18～24 h,形成直径为 2 mm 左右,呈金黄色、白色或柠檬色等不同色素,凸起、表面光滑、湿润、边缘整齐的菌落。血平板上,金黄色葡萄球菌菌落周围有明显的透明溶血环(β 溶血),在肉汤培养基中呈均匀浑浊生长。

葡萄球菌属的表面抗原主要有葡萄球菌 A 蛋白(staphylococcal protein A,SPA)和多糖抗原两种。SPA 是细胞壁上的表面蛋白,具有种、属特异性。SPA 具有抗吞噬作用,可与人类 IgG的 Fc 段非特异性结合而不影响 Fab 段,故常用含 SPA 的葡萄球菌作为载体,结合特异性抗体后,开展简易、快速的协同凝集试验,用于多种微生物抗原的检测。多糖抗原存在于细胞壁上,是具有型特异性的半抗原。金黄色葡萄球菌所含的多糖抗原为核糖醇磷壁酸,检测机体磷壁酸抗体有助于对金黄色葡萄球菌感染的诊断。

葡萄球菌是抵抗力最强的无芽孢菌,耐干燥、耐盐,在 $100 \sim 150 \ g/L$ 的 NaCl 培养基中能生长,对碱性染料敏感,1:(10 万~20 万)龙胆紫能抑制其生长。近年来由于抗生素的广泛应用,耐药菌株迅速增多,尤其是耐甲氧西林金黄色葡萄球菌已成为医院感染最常见的致病菌。

(二)致病物质与所致疾病

本菌属以金黄色葡萄球菌毒力最强,可产生多种侵袭性酶及毒素,如血浆凝固酶、耐热核酸酶、溶血毒素、杀白细胞素、表皮剥脱毒素、毒性休克综合征毒素-1 等,30%~50%的金黄色葡萄球菌可产生肠毒素,耐热,100 ℃、30 min 不被破坏。可引起疖、痈、骨髓炎等侵袭性疾病和食物中毒、烫伤样皮肤综合征(staphylococcal scalded skin syndrome,SSSS)、毒性休克综合征等毒素性疾病。

凝固酶阴性葡萄球菌(coagulase-negative staphylococci,CNS)近年来已成为医院感染的主要病原菌,以表皮葡萄球菌为代表,可引起人工瓣膜性心内膜炎及尿道、中枢神经系统感染和菌血症等。

(三)微生物学检验

1.标本采集

根据感染部位不同,可采集脓液、创伤分泌物、穿刺液、血液、尿液、痰液、脑脊液、粪便等,采集时应避免病灶周围正常菌群污染。

2.直接显微镜检查

无菌取脓液、痰、渗出物及脑脊液(离心后取沉渣)涂片,革兰染色镜检,本菌属为革兰阳性球菌,葡萄状排列,无芽孢,无荚膜,应及时向临床初步报告"查见革兰阳性葡萄状排列球菌,疑为葡萄球菌",并进一步分离培养和证实。

3.分离培养

血标本应先增菌培养,脓液、尿道分泌物、脑脊液沉淀物直接接种血平板,金黄色葡萄球菌在菌落周围有透明(β)溶血环。尿标本必要时做细菌菌落计数,粪便、呕吐物应接种高盐甘露醇平板,可形成淡黄色菌落。

4.鉴定

葡萄球菌的主要特征:革兰阳性球菌,不规则葡萄串状排列;菌落圆形、凸起、不透明,产生金黄色、白色或柠檬色等脂溶性色素,在含 10%~15%的 NaCl 平板中生长;触酶阳性,金黄色葡萄球菌凝固酶阳性,耐热核酸酶阳性,发酵甘露醇。

(1)血浆凝固酶试验:是鉴定致病性葡萄球菌的重要指标,有玻片法和试管法,前者检测结合型凝固酶,后者检测游离型凝固酶,以 EDTA 抗凝兔血浆为最好。玻片法即刻血浆凝固为阳性;试管法以 37 ℃水浴 3~4 h 凝固为阳性,24 h 不凝固为阴性。

(2)耐热核酸酶试验:用于检测金黄色葡萄球菌产生的耐热核酸酶,是测定葡萄球菌有无致病性的重要指标之一。

(3)磷酸酶试验:将被检菌点种在含有对硝基酚磷酸盐的 pH 为 5.6~6.8 M-H 琼脂上,35 ℃过夜培养,菌落周围出现黄色为阳性。

(4)吡咯烷酮芳基酰胺酶试验:将被检菌 24 h 斜面培养物接种于含吡咯烷酮 β-萘基酰胺(PYR)肉汤中,35 ℃孵育 2 h,加入 N,N-二甲氧基肉桂醛试剂后 2 min 内产生桃红色为阳性。

临床上常用商品化鉴定系统如 Vitek2、Vitek AMS-3、API staph 等进行鉴定。

5.肠毒素测定

经典方法是幼猫腹腔注射食物中毒患者的高盐肉汤培养物,4 h 内动物发生呕吐、腹泻、体温升高或死亡者,提示有肠毒素存在的可能。现常用 ELISA 法或分子生物学方法检测肠毒素。

（四）药物敏感性试验

葡萄球菌属细菌药敏试验常规首选抗生素为苯唑西林和青霉素;临床常用药物是阿奇霉素、克林霉素、甲氧苄啶、万古霉素等。通过药敏试验可筛选出耐甲氧西林葡萄球菌(methicillin resistant Staphylococcus,MRS),该菌携带 mecA 基因,编码低亲和力青霉素结合蛋白,导致对甲氧西林、所有头孢菌素、碳青霉烯类、青霉素类＋青霉素酶抑制剂等抗生素耐药,是医院感染的重要病原菌,多发生于免疫缺陷患者、老弱患者及手术、烧伤后的患者,极易导致感染暴发流行,治疗困难,病死率高。

葡萄球菌是临床上常见的细菌,经涂片染色镜检观察到革兰阳性球菌,菌落形态典型,若触酶试验阳性,应先用凝固酶试验检查,将其分成凝固酶阳性和凝固酶阴性细菌。前者大多为金黄色葡萄球菌,应及时快速鉴定和进行药敏试验,尽快报告临床。后者如果是从输液导管、人工植入组织中分离出的细菌,应视为病原菌,须鉴定到种。若药物敏感性试验为甲氧西林耐药的菌株,则报告该菌株对所有青霉素、头孢菌素、碳青霉烯类、β-内酰胺类和 β-内酰胺酶抑制剂类抗生素均耐药,同时对氨基糖苷类、大环内酯类和四环素类抗生素也耐药。

二、链球菌属

链球菌属细菌是化脓性球菌中的常见菌,种类繁多,广泛分布于自然界、人及动物肠道和健康人鼻咽部,大多数不致病。

（一）生物学特性

链球菌革兰染色阳性,球形或椭圆形,直径为 0.50～1.0 μm,链状排列,链的长短与细菌的种类和生长环境有关,在液体培养基中形成的链较固体培养基上的链长。无芽孢,无鞭毛。多数菌株在培养早期(2～4 h)形成透明质酸的荚膜。肺炎链球菌为革兰阳性球菌,直径为 0.50～1.25 μm,菌体呈矛头状、成双排列,宽端相对,尖端向外,在脓液、痰液及肺组织病变中亦可呈单个或短链状。无鞭毛、无芽孢,在机体内或含血清的培养基中可形成荚膜。

链球菌营养要求较高,培养基中需加入血液或血清、葡萄糖、氨基酸、维生素等物质。多数菌株兼性厌氧,少数为专性厌氧。最适生长温度为 35 ℃,最适 pH 为 7.4～7.6。在液体培养基中为絮状或颗粒状沉淀生长,易形成长链。在血平板上,经培养 18～24 h 后可形成圆形、凸起、灰白色、表面光滑、边缘整齐的细小菌落,菌落周围可出现 3 种不同类型的溶血环。①甲型(α 或草绿色)溶血:菌落周围有 1～2 mm 宽的草绿色溶血环,该类菌又称草绿色链球菌;②乙型(β 或透明)溶血:菌落周围有 2～4 mm 宽的透明溶血环,该类菌又称溶血性链球菌;③丙型(γ)溶血:菌落周围无溶血环,该类菌又称不溶血性链球菌。

肺炎链球菌在血平板上形成灰白色、圆形、扁平的细小菌落,若培养时间过长,可因产生自溶酶而形成脐状凹陷,菌落周围有草绿色溶血环。在液体培养基中呈浑浊生长。但培养时间过长,因产生自溶酶而使培养液变澄清,管底沉淀。

链球菌主要有多糖抗原、蛋白质抗原和核蛋白抗原三种。多糖抗原又称 C 抗原,有群特异性,位于细胞壁上。根据 C 抗原的不同,将链球菌分为 A、B、C、D…20 个群,对人致病的 90% 属

A 群。蛋白质抗原又称表面抗原,位于 C 抗原外层,具有型特异性,有 M、T、R、S 4 种。如 A 群链球菌根据 M 抗原不同,可分成约 100 个型;B 群分 4 个型;C 群分 13 个型。M 抗原与致病性有关。核蛋白抗原又称 P 抗原,无特异性,为各种链球菌所共有,并与葡萄球菌有交叉抗原性。

肺炎链球菌根据荚膜多糖抗原的不同,分为 85 个血清型。引起疾病的有 20 多个型。其中菌体多糖抗原可被血清中的 C 反应蛋白(C reactive protein,CRP)沉淀。正常人血清中只含微量 CRP,急性炎症者含量增高,故常以测定 CRP 作为急性炎症诊断的依据。

有荚膜的肺炎链球菌经人工培养后可发生菌落由光滑型向粗糙型(S-R)的变异,同时随着荚膜的消失,毒力亦随之减弱。将 R 型菌落的菌株接种动物或在血清肉汤中培养,则又可恢复 S 型。

(二)致病物质与所致疾病

链球菌可产生多种外毒素和胞外酶,如透明质酸酶、链激酶、链道酶、链球菌溶血素 O 和溶血素 S、M 蛋白、脂磷壁酸等。而荚膜、溶血素、神经氨酸酶是肺炎链球菌重要的致病物质。

A 群链球菌也称化脓性链球菌,致病力强,引起急性呼吸道感染、丹毒、软组织感染、猩红热等,还可致急性肾小球肾炎、风湿热等变态反应性疾病。B 群链球菌又称无乳链球菌,主要引起新生儿败血症和脑膜炎。肺炎链球菌又称肺炎球菌,主要引起大叶性肺炎、支气管炎、中耳炎、菌血症等。草绿色链球菌亦称甲型溶血性链球菌,是人体口腔、消化道、女性生殖道的正常菌群,常不致病,偶可引起亚急性细菌性心内膜炎。

(三)微生物学检验

1.标本采集

采集脓液、鼻咽拭子、痰、脑脊液、血液等标本。风湿热患者取血清做抗链球菌溶血素 O 抗体测定。

2.直接显微镜检查

(1)革兰染色镜检:痰、脓液、脑脊液等直接涂片,染色镜检。见链状排列革兰阳性球菌的形态特征可初报。如发现革兰阳性矛头状双球菌,周围有较宽的透明区,经荚膜染色确认后可初报"找到肺炎链球菌"。

(2)荚膜肿胀试验:用于检查肺炎链球菌。将接种待检菌的小鼠腹腔液,置于玻片上,混入不稀释抗荚膜抗原免疫血清,加少量碱性亚甲蓝染液,覆盖玻片,油镜检查。肺炎链球菌如遇同型免疫血清,则荚膜出现肿胀,为阳性。

3.分离培养

血液、脑脊液标本需肉汤培养基增菌培养,痰液、脓液、咽拭标本可接种于血平板。怀疑肺炎链球菌者,需置于 5%～10%CO_2 环境培养。阴道分泌物应置于含多黏菌素(10 μg/mL)和萘啶酸(15 μ/mL)选择性培养肉汤中孵育 18～24 h,再作分离培养,观察菌落性状和溶血特性。β 溶血的 A、C、G 群菌落较大,直径大于 0.5 mm,而米勒链球菌则小于 0.5 mm。B 群链球菌溶血环较 A、C、G 群模糊,某些 B 群链球菌无溶血环。

4.鉴定

链球菌的主要特征:革兰阳性球菌,链状排列,肺炎链球菌呈矛头状,常成双排列,有荚膜;血平板上形成灰白色、圆形凸起的细小菌落,菌株不同可呈现不同的溶血现象;触酶阴性,能分解多种糖类、蛋白质和氨基酸。肺炎链球菌培养 48 h 后菌落呈"脐状"凹陷,有草绿色溶血环,多数菌株分解菊糖,胆盐溶解试验和奥普托欣敏感试验阳性,可区别肺炎链球菌与草绿色链球菌。

（1）β溶血性链球菌。①兰斯菲尔德群特异性抗原鉴定：B群为无乳链球菌，F群为米勒链球菌，A、C、G群抗原不是种特异性抗原，还需根据菌落大小和生化反应进一步鉴定（表17-1）。②PYR试验：化脓性链球菌产生吡咯烷酮芳基酰胺酶，可水解吡咯烷酮β-萘基酰胺，加入试剂后产生桃红色。③杆菌肽敏感试验：将0.04 U杆菌肽药敏纸片贴在涂布有待测菌的血平板上，35 ℃孵育过夜后，观察抑菌环以判断是否为敏感；化脓性链球菌为阳性，有别于其他PYR阳性的β溶血性细菌（猪链球菌、海豚链球菌）和A群小菌落β溶血性链球菌（米勒链球菌），此法可作为筛选试验。④V-P试验：可鉴别A、C、G群β溶血的大、小两种不同菌落。⑤CAMP试验：无乳链球菌能产生CAMP因子，它可促进金黄色葡萄球菌溶血能力，使其产生显著的协同溶血作用，试验时先将金黄色葡萄球菌（ATCC25923），沿直径划线接种，再沿该线垂直方向接种无乳链球菌，两线不得相接，间隔为3～4 mm，35 ℃孵育过夜，两种划线交界处出现箭头状溶血，即为阳性反应。本法可作为无乳链球菌的初步鉴定试验。

表17-1　β溶血链球菌鉴别

Lancefield 抗原群	菌落大小	菌种	PYR	V-P	CAMP	BGUR
A	大	化脓性链球菌	+	−	−	
A	小	米勒链球菌	−	+	−	
B		无乳链球菌	−	−	+	
C	大	马链球菌	−	−	−	+
C	小	米勒链球菌	−	+	−	−
F	小	米勒链球菌	−	+	−	−
G	大	似马链球菌	−	−	−	+
G	小	米勒链球菌	−	+	−	−
未分群	小	米勒链球菌	−	+	−	

（2）非β溶血链球菌：包括不溶血和α溶血C、G群链球菌，其生化特征见表17-2。

表17-2　非β溶血链球菌鉴别

菌种	Optochin 敏感试验	胆汁溶菌试验	胆汁七叶苷试验
肺炎链球菌	S	+	−
草绿色链球菌	R	−	−
牛链球菌	R	−	+

（3）草绿色链球菌：目前借助常规方法鉴定到种有一定困难，通常将其鉴定到群。根据16 SrRNA可分为温和链球菌群、米勒链球菌群、变异链球菌群和唾液链球菌群，各群鉴别特征见表17-3。

5.血清学诊断

抗链球菌溶血素O试验常用于风湿热的辅助诊断，活动性风湿热患者的抗体效价一般超过400 U。

表 17-3　草绿色链球菌鉴别

菌群	V-P	脲酶	精氨酸	七叶苷	甘露醇	山梨醇
温和链球菌群	−	−	−	−	−	−
变异链球菌群	+	−	−	+	+	+
唾液链球菌群	+/−	+/−	−	+	−	−
米勒链球菌群	+	−	+	+/−	+/−	−

(四)药物敏感性试验

链球菌属细菌药敏试验选择抗生素:A 组为红霉素、青霉素或氨苄西林等;B 组为头孢吡肟、头孢噻肟或头孢曲松等;C 组为氧氟沙星、左氧氟沙星等。

青霉素是抗链球菌的首选药物,值得注意的是耐青霉素的肺炎链球菌(penicillin resistant Streptococous pneomonia,PRSP)和草绿色链球菌,若来源于血和脑脊液,则应检测该菌株对头孢曲松、头孢噻肟和美洛培南的 MIC,以判断敏感、中介或耐药。

无论从何种临床标本中分离出 β 溶血性链球菌及肺炎链球菌,均应及时报告临床。咽部标本中分离出化脓性链球菌应迅速报告临床并及时使用抗生素以减少并发症的发生。C、G 群大菌落的 β 溶血性链球菌是咽喉炎病原体,而米勒链球菌群尽管是正常菌群之一,但只要是在脓肿或伤口中分离出的都应视为致病菌而非污染菌。

三、肠球菌属

肠球菌属是 1984 年新命名的菌属,属于链球菌科,有 19 个种,分成 5 群。临床分离的肠球菌多属于群 2,如粪肠球菌、尿肠球菌。

(一)生物学特性

本菌为革兰阳性球菌,大小为(0.6~2.0)μm×(0.6~2.5)μm,单个、成对或短链状排列,琼脂平板上生长的细菌呈球杆状,液体培养基中呈卵圆形、链状排列。无芽孢,无荚膜,个别菌种有稀疏鞭毛。兼性厌氧,最适生长温度为 35 ℃,大多数菌株在 10 ℃和 45 ℃均能生长。所有菌株在含 6.5%NaCl 肉汤中能生长,在 40%胆汁培养基中能分解七叶苷。当粪肠球菌培养于含血的培养基中,可合成细胞色素或触酶或两者皆有。含 D 群链球菌 D 抗原。

(二)致病物质与所致疾病

肠球菌属是人类肠道中的正常菌群,多见于尿路感染,与尿路器械操作、留置导尿管、尿路生理结构异常有关,是重要的医院感染病原菌,也可见于腹腔和盆腔的创伤感染。近年来不断上升的肠球菌感染率和广泛使用抗生素出现的耐药性有关。肠球菌引起的菌血症常发生于有严重基础疾病的老年人、长期住院接受抗生素治疗的免疫功能低下患者。

(三)微生物学检验

1.标本采集

采集尿液、血液及脓性分泌物等。

2.直接显微镜检查

尿液及脓液等直接涂片革兰染色镜检,血液标本经增菌培养后涂片革兰染色镜检,本菌为单个、成双或短链状排列的卵圆形革兰阳性球菌。

3.分离培养

血液标本先增菌培养,脓汁、尿标本直接接种于血平板。肠球菌在血平板上形成圆形、表面光滑的菌落,α溶血或不溶血,粪肠球菌的某些株在马血、兔血平板上出现β溶血。含杂菌标本接种选择性培养基如叠氮胆汁七叶苷琼脂,肠球菌形成黑色菌落。

4.鉴定

肠球菌的主要特征是:革兰阳性球菌,成对或短链状排列;菌落灰白色、圆形凸起,表面光滑,菌株不同可呈现不同的溶血现象;触酶阴性,多数菌种能水解吡咯烷酮-β-萘基酰胺(PYR),胆汁七叶苷阳性,在含6.5%NaCl培养基中生长。临床常见肠球菌的主要鉴定特征见表17-4。

表 17-4　临床常见肠球菌的主要鉴定特征

菌种	甘露醇	山梨醇	山梨糖	精氨酸	阿拉伯糖	棉子糖	蔗糖	核糖	动力	色素	丙酮酸盐
鸟肠球菌	+	+	+	−	+	−	+	+	−	−	+
假鸟肠球菌	+	+	+	+	+	+	+	+	+	+	+
棉子糖肠球菌	+	+	+	−	+	+	+	−	−	−	+
恶臭肠球菌	+	+	+	−	+	−	+	−	−	−	+
尿肠球菌	+	−	+	+	+	−	+	−	−	−	+
卡氏黄色肠球菌	+	+	+	+	+	+	+	−	−	+	+
孟氏肠球菌	+	+	+	+	+	+	+	−	−	−	+
微黄肠球菌	+	+	+	+	+	+	+	−	−	+	+
鸡肠球菌	+	+	+	+	+	−	+	−	−	−	+
坚韧肠球菌	−	−	+	−	−	−	−	/	−	−	+
海瑞肠球菌	+	+	+	+	+	+	+	/	+	+	+
不称肠球菌	−	−	+	−	−	+	−	/	−	−	+
粪肠球菌(变异味)	−	−	+	−	−	−	+	/	−	−	+
硫黄色肠球菌	−	−	−	−	−	+	+	+	−	+	+

注:+>90%阳性;−>90%阴性。

(1)PYR试验:是一种快速筛选鉴定试验,用于鉴定能产生吡咯烷酮芳基酰胺酶的细菌,如肠球菌、化脓性链球菌、草绿色气球菌和某些凝固酶阴性葡萄球菌等。

(2)胆汁-七叶苷试验:肠球菌能在含有胆盐的培养基中水解七叶苷,生成6,7-二羟基香豆素,并与培养基中的铁离子反应生成黑色的化合物,但本试验不能区别肠球菌与非肠球菌,需做盐耐受试验进一步鉴定。

(3)盐耐受试验:肠球菌能在含6.5%NaCl的心浸液肉汤中生长,本法结合胆汁-七叶苷试验可对肠球菌作出鉴定。

(四)药物敏感性试验

肠球菌药物敏感试验选择药物A组为青霉素或氨苄西林,B组为万古霉素,U组为环丙沙星、诺氟沙星等。

肠球菌的耐药分为天然耐药和获得性耐药,对一般剂量或中剂量氨基糖苷类耐药和对万古霉素低度耐药常是先天性耐药,耐药基因存在于染色体上。近年来获得性耐药菌株不断增多,表现为对氨基糖苷类高水平耐药和对万古霉素、替考拉宁高度耐药,临床实验室应对肠球菌进行耐药监测试验。临床应特别重视耐万古霉素的肠球菌,联合使用青霉素 G、氨苄西林与氨基糖苷类抗生素是治疗的首选方法。

目前医院内感染肠球菌呈上升趋势,从重症患者分离出的肠球菌应鉴定到种。

四、奈瑟菌属和卡他莫拉菌

《伯杰鉴定细菌学手册》第 9 版中,奈瑟菌属和莫拉菌属均归于奈瑟菌科。奈瑟菌属中的淋病奈瑟菌、脑膜炎奈瑟菌以及莫拉菌属中的卡他莫拉菌是主要的致病菌。干燥奈瑟菌、浅黄奈瑟菌、金黄奈瑟菌、黏膜奈瑟菌等为腐生菌。

(一)生物学特性

奈瑟菌为革兰阴性双球菌,直径 $0.6\sim0.8\ \mu m$,呈肾形或咖啡豆形,凹面相对。人工培养后可呈卵圆形或球形,排列不规则,单个、成双或四个相连等。在患者脑脊液、脓液标本中常位于中性粒细胞内。但在慢性淋病患者多分布于细胞外。无芽孢,无鞭毛,新分离株多有荚膜和菌毛。卡他莫拉菌为革兰阴性双球菌,直径 $0.5\sim1.5\ \mu m$,形态似奈瑟菌,有时革兰染色不易脱色。

奈瑟菌为需氧菌,营养要求高,需在含有血液、血清等培养基中才能生长。最适生长温度为 35 ℃,最适 pH 为 $7.4\sim7.6$,$5\%CO_2$ 可促进生长。脑膜炎奈瑟菌在巧克力平板上 35 ℃ 培养 $18\sim24\ h$,形成直径 $1\sim2\ mm$、圆形凸起、光滑湿润、半透明、边缘整齐的菌落,血平板上不溶血、卵黄双抗培养基上为光滑、湿润、扁平、边缘整齐的较大菌落。淋病奈瑟菌对营养的要求比脑膜炎奈瑟菌更高,只能在巧克力平板和专用选择培养基中生长。初次分离须供给 $5\%CO_2$,35 ℃ 培养 $24\sim48\ h$,形成圆形、凸起、灰白色、直径为 $0.5\sim1.0\ mm$ 的光滑型菌落。根据菌落大小、色泽等可将淋病奈瑟菌的菌落分为 T1~T5 五种类型,新分离菌株属 T1、T2 型,菌落小,有菌毛。人工传代培养后,菌落可增大或呈扁平菌落,即 T3、T4 和 T5 型。菌落具有自溶性,不易保存。卡他莫拉菌能在普通培养基上生长,在血平板或巧克力平板上生长良好,35 ℃ 培养 $24\ h$,形成直径为 $1\sim3\ mm$、灰白色、光滑、较干燥、不透明的菌落,菌落可特征性地被接种环像曲棍球盘推球似的在培养基表面整体推移。

根据荚膜多糖抗原的不同,可将脑膜炎奈瑟菌分为 A、B、C、D、X、Y、Z、29 E、W135、H、I、K 和 L 等 13 个血清群,我国流行的菌株以 A 群为主。根据外膜蛋白抗原的不同,将淋病奈瑟菌分成 A、B、C、D、E、F、G、H、N、R、S、T、U、V、W 和 X 等 16 个血清型。

奈瑟菌属细菌抵抗力低,对冷、热、干燥及消毒剂敏感,淋病奈瑟菌在患者分泌物污染的衣裤、被褥、毛巾及厕所坐垫上,能存活 $18\sim24\ h$。

(二)致病物质与所致疾病

脑膜炎奈瑟菌寄居于鼻咽部,人群携带率为 $5\%\sim10\%$,流行期间可高达 $20\%\sim90\%$。感染者以 5 岁以下儿童为主,6 个月至 2 岁的婴幼儿发病率最高。主要致病物质是荚膜、菌毛和内毒素。引起化脓性脑脊髓膜炎。

淋病奈瑟菌的致病物质有外膜蛋白、菌毛、IgA1、蛋白酶、内毒素等。成人通过性交或污染的毛巾、衣裤、被褥等传播,引起性传播疾病淋病,男性可发展为前列腺炎、附睾炎等;女性可致前庭大腺炎、盆腔炎或不育。新生儿通过产道感染可引起淋菌性结膜炎。

卡他莫拉菌是最常见的与人类感染有关的莫拉菌,作为内源性的机会致病菌主要引起与呼吸道有关的感染,如中耳炎、鼻窦炎、肺炎和患有慢性阻塞性肺病的老年患者的下呼吸道感染。

(三)微生物学检验

1.标本采集

(1)脑膜炎奈瑟菌:菌血症期取血液,有出血点或瘀斑者取瘀斑渗出液,出现脑膜刺激症状时取脑脊液。上呼吸道感染、带菌者取鼻咽分泌物等。标本采集后应立即送检,或用预温平板进行床边接种后立即置 35 ℃培养。

(2)淋病奈瑟菌:男性尿道炎急性期患者用无菌棉拭取脓性分泌物,非急性期患者用无菌细小棉拭深入尿道 2~4 cm,转动拭子后取出。女性患者先用无菌棉拭擦去宫颈口分泌物,再用另一棉拭深入宫颈内 1 cm 处旋转取出分泌物。患结膜炎的新生儿取结膜分泌物。因本菌对体外环境抵抗力极低且易自溶,故采集标本后应立即送至检验室。

(3)卡他莫拉菌:呼吸道感染患者采集合格痰标本或支气管灌洗液。

2.直接显微镜检查

(1)脑膜炎奈瑟菌:脑脊液离心,取沉淀物涂片,或取瘀斑渗出液涂片做革兰染色或亚甲蓝染色镜检。如在中性粒细胞内、外有革兰阴性双球菌,可作出初步诊断。阳性率达 80%左右。

(2)淋病奈瑟菌:脓性分泌物涂片,革兰染色镜检。如在中性粒细胞内发现有革兰阴性双球菌时,结合临床症状可初步诊断。男性尿道分泌物阳性检出率可达 98%,女性较低,仅50%~70%。

(3)卡他莫拉菌:痰标本涂片革兰染色镜检,见多个中性粒细胞、柱状上皮细胞及大量的革兰阴性双球菌,平端相对,可怀疑本菌感染。

3.分离培养

(1)脑膜炎奈瑟菌:血液或脑脊液标本先经血清肉汤培养基增菌后,再接种巧克力平板,5% CO_2 培养。

(2)淋病奈瑟菌:细菌培养仍是目前世界卫生组织推荐的筛选淋病患者唯一可靠的方法。标本应接种于预温的巧克力平板,5%~10% CO_2 培养。为提高阳性率,常采用含有万古霉素、多黏菌素、制霉菌素等多种抗菌药物的选择性培养基(MTM、ML)。

(3)卡他莫拉菌:痰标本接种普通培养基或巧克力平板,35 ℃培养。

4.鉴定

奈瑟菌的主要特征:革兰阴性球菌,肾形或咖啡豆状,成双排列,凹面相对,常位于中性粒细胞内外;初次分离需要 5%~10% CO_2。脑膜炎奈瑟菌在巧克力平板上形成圆形凸起的露珠状菌落;淋病奈瑟菌在巧克力平板上形成圆形凸起、灰白色的菌落。氧化酶和触酶阳性,脑膜炎奈瑟菌分解葡萄糖、麦芽糖,产酸不产气;淋病奈瑟菌只分解葡萄糖,产酸不产气。

卡他莫拉菌为革兰阴性双球菌,在巧克力平板上形成不透明、干燥的菌落。氧化酶和触酶阳性,不分解糖类,还原硝酸盐,DNA 酶阳性。临床常见奈瑟菌及卡他莫拉菌的主要鉴别特征见表17-5。

革兰阴性双球菌和氧化酶阳性是奈瑟菌属的两个推测性鉴定指标。区分革兰阴性双球菌和革兰阴性球杆菌的方法是将待检菌接种于巧克力平板上,贴 10 U 的青霉素纸片,35 ℃孵育 18~24 h,挑取纸片边缘生长的菌落,涂片、染色观察,若菌体延长为长索状则为革兰阴性球杆菌,而革兰阴性双球菌则仍保持双球菌形态,某些菌体出现肿胀。

表 17-5　临床常见奈瑟菌及卡他莫拉菌的主要鉴别特征

菌种	在巧克力平板上的菌落形态	生长试验			氧化分解产物					硝酸盐还原试验	多糖合成	DNA酶
		MTM ML NYC 培养基	血平板或巧克力平板（22 ℃）	营养琼脂	葡萄糖	麦芽糖	乳糖	蔗糖	果糖			
卡他布兰汉菌	浅红棕色,不透明,干燥,1～3 mm	V	+	+	−	−	−	−	−	+	−	+
脑膜炎奈瑟菌	灰褐色,半透明,光滑,1～2 mm	+	−	V	+	+					−	
淋病奈瑟菌	同上,0.5～1.0 mm	+			+							
解乳糖奈瑟菌	灰褐→黄,半透明,光滑,1～2 mm	+	V	+	+	+	+					
灰色奈瑟菌	同上	V		+								
多糖奈瑟菌	同上	V		+	+	+						
微黄奈瑟菌	绿黄色→不透明,光滑或粗糙,1～3 mm	V	+	+	+	+		V	V		V	
干燥奈瑟菌	白色,不透明,干燥,1～3 mm	−	+	+	+	+		+	+		+	−
黏液奈瑟菌	绿黄色,光滑,1～3 mm	−	+	+	+	+		+	+	+	+	−
浅黄奈瑟菌	黄色,不透明,光滑,1～2 mm	−	+	+								
延长奈瑟菌	灰褐色,半透明,光滑反光,1～2 mm	−		+						−	−	

注:V 代表常用商品化鉴定系统

　　临床上常用商品化鉴定系统如 Vitek2、Vitek AMS-3、Rapid NH 等进行鉴定。检测淋病奈瑟菌目前常采用核酸杂交技术或核酸扩增技术,作为快速诊断和流行病学调查,也可做协同凝集试验、直接免疫荧光试验。

（四）药物敏感性试验

　　奈瑟菌药敏试验选择药物为青霉素、头孢菌素及环丙沙星等。治疗首选药物为青霉素。近年来,由于淋病奈瑟菌耐药质粒转移,由其介导的耐青霉素酶的淋病奈瑟菌临床上多见,应根据药敏试验结果指导临床合理用药。引起下呼吸道感染的卡他莫拉菌,既往对青霉素敏感,近年来报告耐药菌株日渐增多,尽管卡他莫拉菌常产生 β-内酰胺酶,但临床使用的 β-内酰胺类抗生素如含 β-内酰胺酶抑制剂的 β-内酰胺类抗生素、头孢菌素、大环内酯类抗生素、喹诺酮类抗生素和甲氧苄啶-磺胺甲噁唑治疗其感染仍然是有效的。

　　淋病的早期正确诊断具有重要的医学和社会学意义,诊断报告必须慎重,对各种实验室诊断试验需掌握其敏感性和特异性的程度,必须综合分析各种试验的结果,最后确证还依赖于分离培养和鉴定。脑膜炎奈瑟菌的快速诊断能为治疗提供时机,故瘀点及脑脊液的涂片染色镜检是快速简便方法。

（王立朋）

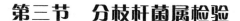

第三节 分枝杆菌属检验

分枝杆菌属是一类细长或略带弯曲、为数众多(包括 54 个种)呈分枝状生长的需氧杆菌。因其繁殖时呈分枝状生长故称分枝杆菌。本属细菌的主要特点是细胞壁含有大量脂类,可占其干重的 60%,这与其染色性、抵抗力、致病性等密切相关。耐受酸和抗乙醇,一般不易着色,若经加温或延长染色时间而着色后,能抵抗 3% 盐酸乙醇的脱色作用,故又称抗酸杆菌。需氧生长,无鞭毛,无芽孢和荚膜。引起的疾病均为慢性,有肉芽肿病变的炎症特点。

分枝杆菌的种类较多,包括结核分枝杆菌、非结核分枝杆菌和麻风分枝杆菌。结核分枝杆菌是一大群分枝杆菌的总称,与人类有关的结核分枝杆菌主要有堪萨斯分枝杆菌、海分枝杆菌、瘰疬分枝杆菌、戈分枝杆菌、鸟分枝杆菌、蟾分枝杆菌、龟分枝杆菌、偶发分枝杆菌和耻垢分枝杆菌等。本属细菌无内外毒素,其致病性与菌体某些成分如索状因子、蜡质 D 及分枝菌酸有关。

一、结核分枝杆菌

结核分枝杆菌简称结核杆菌,是引起人和动物结核病的病原菌。目前已知在我国引起人类结核病的主要有人型和牛型结核分枝杆菌。

(一)临床意义

1.致病性

结核分枝杆菌主要通过呼吸道、消化道和受损伤的皮肤侵入易感机体,引起多种组织器官的结核病,其中以通过呼吸道引起的肺结核最多见。肺外感染可发生在脑、肾、肠及腹膜等处。该菌不产生内毒素和外毒素,也无荚膜和侵袭性酶。

2.科赫现象

结核的特异性免疫是通过结核分枝杆菌感染后所产生,试验证明,将有毒结核分枝杆菌纯培养物初次接种于健康豚鼠,不产生速发型变态反应,而经 10～14 d,局部逐渐形成肿块,继而坏死、溃疡,直至动物死亡。若在 8～12 周之前给动物接种减毒或小量结核分枝杆菌,第二次接种时则局部反应提前,于 2～3 d 内发生红肿硬结,后有溃疡但很快趋于痊愈。此现象为科赫在1891 年观察到的,故称为科赫现象。

3.结核菌素试验

利用Ⅳ型变态反应的原理,检测机体是否感染过结核杆菌。

(二)微生物学检验

1.标本采集

根据感染部位的不同,可采集不同标本。结核患者各感染部位的标本中大多都混有其他细菌,为此应采取能抑制污染菌的方法。若做分离培养,必须使用灭菌容器,患者应停药 1～2 d 后再采集标本。可采集痰、尿、粪便、胃液、胸腔积液、腹水、脑脊液、关节液、脓液等。

2.检验方法

(1)涂片检查。

直接涂片。①薄涂片:挑取痰或其他处理过的标本约 0.01 mL,涂抹于载玻片上,用姜-尼

（热染法）或冷染法抗酸染色。镜检,报告方法:一,全视野（或 100 个视野）未找到抗酸菌;＋,全视野发现3～9个;＋＋,全视野发现 10～99 个;＋＋＋,每视野发现 1～9 个;＋＋＋＋,每视野发现10 个以上（全视野发现 1～2 个时报告抗酸菌的个数）。②厚涂片,取标本0.1 mL,涂片,抗酸染色、镜检,报告方法同上。

集菌涂片:主要方法有沉淀集菌法和漂浮集菌法。

荧光显微镜检查法:制片同前。用金胺"O"染色,在荧光显微镜下分枝杆菌可发出荧光。

（2）分离培养:结核分枝杆菌的分离培养对于结核病的诊断、疗效观察及抗结核药物的研究均具有重要意义。培养前针对标本应做适当的前处理,如痰可做 $4\%H_2SO_4$ 或 $4\%NaOH$ 处理 20～30 min,除去杂菌再接种于罗氏培养基,37 ℃培养,定时观察,至 4～8 周。此方法可准确诊断结核杆菌。

（3）基因快速诊断:简便快速、灵敏度高、特异性强。但需注意实验器材的污染问题,以免出现假阳性。

（三）治疗原则

利福平、异烟肼、乙胺丁醇、链霉素为第一线药物。利福平与异烟肼合用可以减少耐药的产生。对于严重感染,可用吡嗪酰胺与利福平及异烟肼联合使用。

二、非结核分枝杆菌

非结核分枝杆菌属中除结核杆菌和麻风杆菌以外,均称为非结核分枝杆菌。因其染色同样具有抗酸性亦称非结核抗酸菌,其中有 14～17 个非典菌种能使人致病,可侵犯全身脏器和组织,以肺最常见,其临床症状、X 线所见很难与肺结核病区别,而大多数非典菌对主要抗结核药耐药,故该菌的感染和发病已成为流行病学和临床上的主要课题,与发达国家一样,我国近年来发现率也有增高趋势。以第Ⅲ群鸟-胞内分枝杆菌复合群和第Ⅳ群偶发分枝杆菌及龟分枝杆菌为多。

三、麻风分枝杆菌

麻风分枝杆菌简称麻风杆菌,是麻风病的病原菌。首先于 1937 年从麻风患者组织中发现。麻风分枝杆菌亦为抗酸杆菌,但较结核杆菌短而粗。抗酸染色着色均匀,呈束状或团状排列。为典型的胞内寄生菌,该菌所在的细胞胞质呈泡沫状称麻风细胞。用药后细菌可断裂为颗粒状、链状等,着色不均匀,叫不完整染色菌。革兰阳性、无动力、无荚膜和芽孢。

麻风分枝杆菌是麻风的病原菌,麻风是一种慢性传染病,早期主要损害皮肤、黏膜和神经末梢,晚期可侵犯深部组织和器官,此菌尚未人工培养成功,已用犰狳建立良好的动物模型。人类是麻风分枝杆菌的唯一宿主,也是唯一传染源。本病在世界各地均有流行,尤以第三世界较为广泛。

麻风病根据机体的免疫、病理变化和临床表现可将多数患者分为瘤型和结核型两型,另外,还有界限类和未定类两类。治疗原则:早发现,早治疗。治疗药物主要有砜类、利福平、氯法齐明及丙硫异烟胺。一般采用二或三种药物联合治疗。

（王立朋）

第四节 厌氧性细菌检验

一、概述

厌氧性细菌是一大群专性厌氧,必须在无氧环境中才能生长的细菌。主要可分为两大类,一类是革兰染色阳性有芽孢的厌氧芽孢梭菌,另一类是无芽孢的革兰阳性及革兰阴性球菌与杆菌。前一类因有芽孢,抵抗力强,在自然界(水、土等)、动物及人体肠道中广泛存在,并且能长期耐受恶劣的环境条件。一旦在适宜条件下即可出芽繁殖,产生多种外毒素,引起严重疾病。后一类则是人体的正常菌群,可与需氧菌、兼性厌氧菌共同存在于口腔、肠道、上呼吸道、泌尿生殖道等。这类无芽孢厌氧菌的致病性属条件致病性的内源性感染,在长期使用抗生素、激素、免疫抑制剂等发生菌群失调或机体免疫力衰退,或细菌进入非正常寄居部位才可致病。两类细菌都必须作厌氧培养以分离细菌,但细菌学诊断的价值却有所不同。1986 年版的《伯杰系统细菌学手册》的分类标准:①革兰染色特性;②形态;③鞭毛;④芽孢;⑤荚膜;⑥代谢产物等。以此为基础将主要厌氧菌归类如下:革兰阳性有芽孢杆菌、革兰阳性无芽孢杆菌、革兰阴性无芽孢杆菌、革兰阳性厌氧球菌、革兰阴性厌氧球菌。

厌氧菌的分类:厌氧性细菌是指在有氧条件下不能生长,在无氧条件下才能生长的一大群细菌。目前已知,与医学有关的无芽孢厌氧菌有 40 多个菌属,300 多个菌种和亚种;而有芽孢的厌氧菌只有梭菌属,包括 83 个种。

(一)生物学分类

据厌氧菌的生物学性状及代谢产物分析,将主要厌氧菌归类。

(二)据耐氧性分类

(1)专性厌氧菌:是指在降低氧分压的条件下才能生长的细菌。又分为极度厌氧菌(氧分压<0.5%,空气中暴露 10 min 致死,如丁酸弧菌)和中度厌氧菌(氧分压为 2%~8%,空气中暴露 60~90 min 能生存,如大多数人类致病厌氧菌)。

(2)微需氧菌:能在含 5%~10%CO_2 空气中的固体培养基表面生长的细菌,如弯曲菌属。

(3)耐氧菌:其耐氧程度刚好能在新鲜配制的固体培养基表面生长。一旦生长,暴露数小时仍不死亡,如第三梭菌、溶组织梭菌。

主要厌氧菌的分类见表 17-6。

表 17-6　主要厌氧菌的生物学分类

种和亚种类	种类数(个)	主要常见菌种
革兰阳性有芽孢杆菌梭菌属	83	破伤风梭菌、肉毒梭菌、艰难梭菌、溶组织梭菌、产气荚膜梭菌等
革兰阳性无芽孢杆菌		
丙酸杆菌属	8	痤疮丙酸杆菌、颗粒丙酸杆菌、贪婪丙酸杆菌、嗜淋巴丙酸杆菌
优杆菌属	34	不解乳优杆菌、迟缓优杆菌、黏性优杆菌、短优杆菌等
乳酸杆菌属	51	本菌属与致病关系不大

续表

种和亚种类	种类数(个)	主要常见菌种
放线菌属	12	衣氏放线菌、奈氏放线菌、溶齿放线菌、化脓放线菌等
蛛网菌属	1	丙酸蛛网菌
双歧杆菌属	24	两歧双歧杆菌、青春双歧杆菌、婴儿双歧杆菌、短双歧杆菌、长双歧杆菌等
革兰阴性无芽孢杆菌		
类杆菌属	18	脆弱类杆菌、多形性杆菌、普通类杆菌
普雷沃菌属	20	产黑色素普雷沃菌、中间普雷沃菌等
紫单胞菌属	12	不解糖紫单胞菌、牙髓紫单胞菌
梭杆菌属	10	具核梭杆菌、坏死梭杆菌、变形梭杆菌、死亡梭杆菌等
纤毛菌属	1	口腔纤毛菌属
沃廉菌属	2	产琥珀酸沃廉菌(来自牛瘤胃)和直线沃廉菌(来自人牙龈沟)
月形单胞菌属		生痰月形单胞菌(来自人牙龈沟)和反刍月形单胞菌(来自反刍动物瘤胃)
革兰阳性厌氧球菌		
消化球菌属	1	黑色消化球菌
消化链球菌	9	厌氧消化链球菌、不解糖消化链球菌、吲哚消化链球菌、大消化链球菌、天芥菜春还原消化链球菌、四联消化链球菌
厌氧性链球菌或微需氧链球菌	4	麻疹链球菌、汉孙链球菌、短小链球菌;另外,还有已属于口腔链球菌的中间型链球菌和星群链球菌
瘤胃球菌属	8	
粪球菌属	3	
八叠球菌属	2	
革兰阴性厌氧球菌		
韦荣菌属	7	小韦荣菌属、产碱韦荣菌
氨基酸球菌属	1	发酵氨基酸球菌
巨球菌属	1	埃氏巨球菌

厌氧菌是人体正常菌群的组成部分,在人体内主要聚居于肠道,其数量比需氧菌还多,每克粪中高达 10^{12} 个,其中最多的是类杆菌。

二、厌氧菌感染

(一)厌氧菌在正常人体的分布及感染类型

1.厌氧菌在正常人体的分布

厌氧菌分布广泛,土壤、沼泽、湖泊、海洋、污水、食物以及人和动物体都有它的存在。正常人的肠道、口腔、阴道等处均有大量的厌氧菌寄居,其中肠道中的厌氧菌数量是大肠埃希菌的1 000～10 000倍。此外,人体皮肤、呼吸道、泌尿道也有厌氧菌分布。正常情况下,寄居于人体的正常菌群与人体保持一种平衡状态,不致病。一旦环境或机体的改变导致了这种平衡的改变,导致厌氧菌的感染。重要的厌氧菌种类及其在正常人体的分布见表17-7。

表 17-7 重要的厌氧菌种类及其在正常人体内的分布

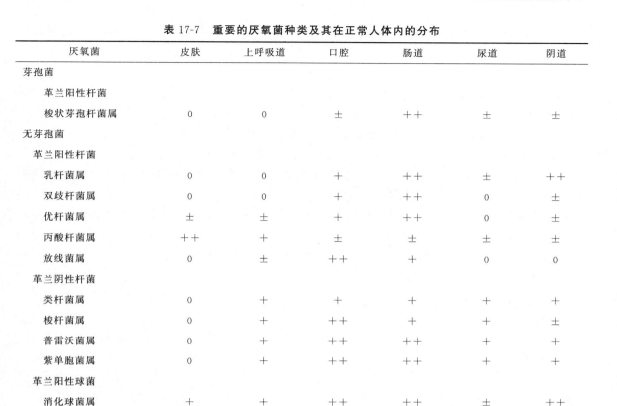

厌氧菌	皮肤	上呼吸道	口腔	肠道	尿道	阴道
芽孢菌						
革兰阳性杆菌						
梭状芽孢杆菌属	0	0	±	++	±	±
无芽孢菌						
革兰阳性杆菌						
乳杆菌属	0	0	+	++	±	++
双歧杆菌属	0	0	+	++	0	±
优杆菌属	±	±	+	++	0	±
丙酸杆菌属	++	+	±	±	±	±
放线菌属	0	±	++	+	0	0
革兰阴性杆菌						
类杆菌属	0	+	+	+	±	+
梭杆菌属	0	+	++	+	±	+
普雷沃菌属	0	+	++	++	±	+
紫单胞菌属	0	+	++	++	±	+
革兰阳性球菌						
消化球菌属	+	+	++	++	±	++
消化链球菌属	+	+	++	++	±	++
革兰阴性球菌						
韦荣菌属	0	+	+	+	±	+

2.外源性感染

梭状芽孢杆菌属引起的感染,其细菌及芽孢来源于土壤、粪便和其他外界环境。

3.内源性感染

无芽孢厌氧菌大多数是人体正常菌群,属于机会致病菌,在一定条件下可引起感染,一般不在人群中传播。

(二)临床意义

由厌氧菌引起的人类感染在所有的感染性疾病中占有相当大的比例,有些部位的感染如脑脓肿、牙周脓肿和盆腔脓肿等80%以上是由厌氧菌引起的。其中部分系厌氧菌单独感染,大部分系与需氧菌混合感染。

1.厌氧菌感染的危险因素

(1)组织缺氧或氧化还原电势降低,如组织供血障碍、大面积外伤、刺伤。

(2)机体免疫功能下降,如接受免疫抑制剂治疗、抗代谢药物治疗、放射治疗、化学药物治疗的患者以及糖尿病患者、慢性肝炎患者、老年人、早产儿等均易并发厌氧菌感染。

(3)某些手术及创伤,如开放性骨折、胃肠道手术、生殖道手术以及深部刺伤等易发生厌氧菌感染。

(4)长期应用某些抗菌药物,如氨基糖苷类、头孢菌素类、四环素类等,可诱发厌氧菌感染。

(5)深部需氧菌感染,需氧菌生长可消耗环境中的氧气,为厌氧菌生长提供条件,从而导致厌氧菌合并感染。

2.厌氧菌感染的临床及细胞学指征

(1)感染组织局部产生大量气体,造成组织肿胀和坏死,皮下有捻发感,是产气荚膜梭菌所引起感染的特征。

(2)发生在口腔、肠道、鼻咽腔、阴道等处的感染,易发生厌氧感染。

(3)深部外伤如枪伤后,以及动物咬伤后的继发感染,均可能是厌氧菌感染。

(4)分泌物有恶臭或呈暗血红色,并在紫外光下发出红色荧光,均可能是厌氧菌感染。分泌物或脓肿有硫磺样颗粒,为放线菌感染。

(5)分泌物涂片经革兰染色,镜检发现有细菌,而培养阴性者,或在液体及半固体培养基深部生长的细菌,均可能为厌氧菌感染。

(6)长期应用氨基糖苷类抗生素无效的病例,可能是厌氧菌感染。

(7)胃肠道手术后发生的感染。

三、厌氧菌标本的采集与送检

标本采集与送检必须注意两点:标本绝对不能被正常菌群所污染;应尽量避免接触空气。

(一)采集

用于厌氧菌培养的标本不同于一般的细菌培养,多采用特殊的采集方法,如针筒抽取等,应严格无菌操作,严禁接触空气。不同部位标本采集方法也各有不同特点,具体方法见表17-8。

表 17-8　不同部位标本采集法

标本来源	收集方法
封闭性脓肿	针管抽取
妇女生殖道	后穹隆穿刺抽取
下呼吸道分泌物	肺穿刺术
胸腔	胸腔穿刺术
窦道、子宫腔、深部创伤	用静脉注射的塑料导管穿入感染部位抽吸
组织	无菌外科切开
尿道	膀胱穿刺术

(二)送检方法与处理

采集标本须注意:不被正常菌群污染,并尽量避免接触空气。采集深部组织标本时,需用碘酒消毒皮肤用注射器抽取,穿刺针头应准确插入病变部位深部,抽取数毫升即可,抽出后可排出一滴标本于乙醇棉球上。若病灶处标本量较少,则可先用注射器吸取 1 mL 还原性溶液或还原性肉汤,然后再抽取标本。

在紧急情况下,可用棉拭子取材,并用适合的培养基转送。厌氧培养最理想的检查材料是组织标本,因厌氧菌在组织中比在渗出物中更易生长。

标本送到实验室后,应在 20～30 min 处理完毕,至迟不超过 2 h,以防止标本中兼性厌氧菌过度繁殖而抑制厌氧菌的生长。如不能及时接种,可将标本置室温保存(一般认为,冷藏对某些厌氧菌有害,而且在低温时氧的溶解度较高)。

1.针筒运送

一般用无菌针筒抽取标本后,排尽空气,针头插入无菌橡皮塞,以隔绝空气,立即送检。这种方法多用于液体标本的运送,如血液、脓液、胸腔积液、腹水、关节液等。

2.无菌小瓶运送

一般采用无菌的青霉素小瓶,瓶内加一定量的培养基和少量氧化还原指示剂,用橡皮盖加铝盖固定密封,排除瓶内空气,充以 CO_2 气体。同时先观察瓶内氧化还原指示剂的颜色,以判断瓶内是否为无氧环境,如合格用无菌注射器将液体标本注入瓶中即可。

3.棉拭子运送

一般不采用棉拭子运送,如果使用该方法,一定使用特制运送培养基,确保无氧环境,确保不被污染,确保快速送检。

4.厌氧罐或厌氧袋运送

将厌氧罐或厌氧袋内装入可有效消耗氧气的物质,确保无氧环境。该方法一般用于运送较大的组织块或床边接种的培养皿等。

四、厌氧菌的分离与鉴定

(一)直接镜检(见表 17-9)

根据形态和染色性,结合标本性状与气味,初步对标本中可能有的细菌做出估计。

表 17-9　厌氧菌直接镜检初步鉴别

菌名	革兰染色	形态及其他特征
脆弱类杆菌	G^-b	两端钝圆,着色深,中间色浅且不均匀,且有气泡,长短不一
产黑素普雷沃菌	G^-b	多形性,长短不一,有浓染和空泡,无鞭毛和芽孢。标本有恶臭,琥珀味,紫外线照射发红色荧光
具核梭杆菌	G^-b	菌体细长,两头尖,紫色颗粒,菌体长轴成双排列,标本有丁酸味
坏死梭杆菌	G^-b	高度多形性,长短不一,菌体中部膨胀成圆球形
韦容球菌	G^-c	极小的革兰阴性球菌
消化链球菌	G^+c	革兰阳性成链状的小球菌
乳酸杆菌	G^+b	细长,有时多形性,呈单、双、短链或栅状分布
痤疮丙酸杆菌	G^+b	排列特殊呈 X、Y、V 或栅状,标本有丙酸气味
双歧杆菌	G^+b	多形性,有分支呈 Y、V 形或栅状,标本中有醋酸气味
放线菌	G^+b	分支呈棒状、X、Y、V 或栅状,浓汁中的黄色颗粒,有琥珀酸的气味
破伤风梭菌	G^+b	细长,梭形或鼓槌状,有芽孢,有周鞭毛
产气荚膜梭菌	G^+b	粗大杆菌,呈单或双排列,有芽孢,有荚膜
艰难梭菌	G^+b	粗长杆菌,有芽孢,有鞭毛,近来发现有荚膜

(二)分离培养

分离培养主要分初代培养和次代培养两个阶段,其中初代培养相对比较困难,关键的问题就是厌氧环境和培养基的选择。初代培养的一般原则:①先将标本涂片染色直接镜检,指导培养基的选择;②尽量选用在厌氧菌中覆盖面宽的非选择性培养基;③最好多选 1~2 种覆盖面不同的选择性培养基;④尽量保证培养基新鲜;⑤要考虑到微需氧菌存在的可能。

1.选用适当的培养基接种

应接种固体和液体两种培养基。

(1)培养基的使用:应注意下列各点。①尽量使用新鲜培养基,2～4 h 内用完;②应使用预还原培养基,预还原 24～48 h 更好;③可采用预还原灭菌法制作的培养基(用前于培养基中加入还原剂,如 L-半胱氨酸、硫乙醇酸钠、维生素 C 及葡萄糖等,尽可能使预还原剂处于还原状态);④液体培养基应煮沸 10 min,以驱除溶解氧,并迅速冷却,立即接种;⑤培养厌氧菌的培养基均应营养丰富,并加有还原剂与生长刺激因子(血清、维生素 K、氯化血红素、聚山梨酯-80 等)。

(2)培养基的选择:初次培养一般都使用选择培养基和非选择培养基。①非选择培养基:本培养基使分离的厌氧菌不被抑制,几乎能培养出所有的厌氧菌,常使用心脑浸液琼脂(BHI)、布氏琼脂(BR)、胰豆胨肝粉琼脂(GAM)、胰胨酵母琼脂(EG)、CDC 厌氧血琼脂等;②选择培养基:为有目的选择常见厌氧菌株,以便尽快确定厌氧的种类,常用的有 KVIB 血平板(即上述非选择培养基中加卡那霉素和万古霉素)、KVLB 冻溶血平板(置－20 ℃,5～10 min,以利产黑素类杆菌早期产生黑色素)、七叶苷胆汁平板(BBE,用于脆弱类杆菌)、FS 培养基(梭杆菌选择培养基)、ES 培养基(优杆菌选择培养基)、BS 培养基(双歧杆菌选择培养基)、卵黄(EYA)及兔血平板(RBA,用于产气荚膜梭菌)、VS 培养基(用于韦荣球菌)、CCFA 培养基(艰难梭菌选择培养基)等。

2.接种

每份标本至少接种 3 个血平板,分别置于有氧、无氧及 5％～10％ CO_2 环境中培养,以便正确地培养出病原菌,从而判断其为需氧菌、兼性厌氧菌、微需氧菌或厌氧菌中的哪一类。

3.厌氧培养法

(1)厌氧罐培养法:在严密封闭的罐子内,应用物理或化学的方法造成无氧环境进行厌氧培养。常用冷触媒法、抽气换气法、钢末法和黄磷燃烧法。

(2)气袋法:利用气体发生器产生二氧化碳和氢气,后者在触媒的作用下与罐内的氧气结合成水,从而造成无氧环境。

(3)气体喷射法:又称转管法。本法系从培养基的制备到标本的接种直至进行培养的全过程,均在二氧化碳的不断喷射下进行。本法的关键是必须有无氧 CO_2。

(4)厌氧手套箱培养法:是迄今厌氧菌培养的最佳仪器之一,该箱由手套操作箱与传递箱两部分组成,前者还附有恒温培养箱,通过厌氧手套箱可进行标本接种、培养和鉴定等全过程。

(5)其他培养法:平板焦性没食子酸法、生物耗氧法、高层琼脂培养法。

4.厌氧状态的指示

亚甲蓝和刃天青。无氧时均呈白色,有氧时亚甲蓝呈蓝色,刃天青呈粉红色。

5.分离培养厌氧菌失败的原因

培养前未直接涂片和染色镜检;标本在空气中放置太久或接种的操作时间过长;未用新鲜配制的培养基;未用选择培养基;培养基未加必要的补充物质;初代培养应用了硫乙醇酸钠;无合适的厌氧罐或厌氧装置漏气;催化剂失活;培养时间不足;厌氧菌的鉴定材料有问题。

6.鉴定试验

可根据厌氧菌的菌体形态、染色反应、菌落性状以及对某些抗生素的敏感性做出初步鉴定。最终鉴定则要进行生化反应及终末代谢产物等项检查。

(1)形态与染色:可为厌氧菌的鉴定提供参考依据。

（2）菌落性状：不同的厌氧菌其菌落形态和性质不同。梭菌的菌落特点是形状不规则的，而无芽孢厌氧菌多呈单个的圆形小菌落。色素、溶血特点以及在紫外线下产生荧光的情况也可以作为厌氧菌鉴定的参考依据。

（3）抗生素敏感性鉴定试验：常用的抗生素有卡那霉素及甲硝唑。卡那霉素可用于梭杆菌属与类杆菌属的区分，甲硝唑用于厌氧菌与非厌氧菌的区分。

（4）生化特性：主要包括多种糖发酵试验、吲哚试验、硝酸盐还原试验、触酶试验、卵磷脂酶试验、脂肪酸酶试验、蛋白溶解试验、明胶液化试验、胆汁肉汤生长试验以及硫化氢试验等。目前有多种商品化的鉴定系统可以使用。

（5）气液相色谱：可以利用该技术来分析厌氧菌的终末代谢产物，已成为鉴定厌氧菌及其分类的比较可靠的方法。

五、常见厌氧菌

(一)破伤风杆菌

1.微生物学检查

破伤风的临床表现典型，根据临床症状即可做出诊断，所以一般不做细菌学检查。①特殊需要时，可从病灶处取标本涂片，革兰染色镜检；②需要培养时，将标本接种疱肉培养基培养；③也可进行动物试验。

2.临床意义

本菌可引起人类破伤风，对人的致病因素主要是它产生的外毒素。细菌不入血，但在感染组织内繁殖并产生毒素，其毒素入血引起相应的临床表现，本菌产生的毒素对中枢神经系统有特殊的亲和力，主要症状为骨骼肌痉挛。

(二)产气荚膜梭菌

1.微生物学检查

（1）直接涂片镜检：在创口深部取材涂片，革兰染色镜检，这是极有价值的快速诊断方法。

（2）分离培养及鉴定：可取坏死组织制成悬液，接种血平板或疱肉培养基中，厌氧培养，取培养物涂片镜检，利用生化反应进行鉴定。

2.临床意义

本菌可产生外毒素及多种侵袭酶类，外毒素以 α 毒素为主，本质为卵磷脂酶；还可产生透明质酸酶、DNA 酶等。本菌主要可引起气性坏疽及食物中毒等，气性坏疽多见于战伤，也可见于工伤造成的大面积开放性骨折及软组织损伤等。患者表现为局部组织剧烈胀痛，局部严重水肿，水汽夹杂，触摸有捻发感，并产生恶臭。病变蔓延迅速，可引起毒血症、休克甚至死亡。某些 A 型菌株产生的肠毒素，可引起食物中毒，患者表现为腹痛、腹泻，1～2 d 可自愈。

(三)肉毒梭菌

1.微生物学检查

（1）分离培养与鉴定：在怀疑为婴儿肉毒病的粪便中检出本菌，并证实其是否产生毒素，诊断意义较大。

（2）毒素检测：可取培养滤液或悬液上清注射小鼠腹腔，观察动物出现的中毒症状。

2.临床意义

本菌主要可引起食物中毒，属单纯性毒性中毒，并非细菌感染。临床表现与其他食物中毒不同,胃肠症状很少见,主要表现为某些部位的肌肉麻痹,重者可死于呼吸困难与衰竭。本菌还可以引起婴儿肉毒病,一岁以下婴儿肠道内缺乏拮抗肉毒梭菌的正常菌群,可因食用被肉毒梭菌芽孢污染的食品后,芽孢在盲肠部位定居,繁殖后产生毒素,引起中毒。

(四)艰难梭菌

1.微生物学检查

由于本菌的分离培养困难,所以在临床上一般不采用分离培养病原菌的方法,可通过临床表现及毒素检测来进行诊断。

2.临床意义

本菌可产生 A、B 两种毒素,毒素 A 为肠毒素,可使肠壁出现炎症,细胞浸润,肠壁通透性增加,出血及坏死。毒素 B 为细胞毒素,损害细胞骨架,致细胞固缩坏死,直接损伤肠壁细胞,因而导致腹泻及假膜形成。本菌感染与大量使用抗生素有关,如阿莫西林、头孢菌素和克林霉素等,其中以克林霉素尤为常见。艰难梭菌所致假膜性肠炎,患者表现为发热、粪便呈水样,其中可出现大量白细胞,重症患者的水样便中可出现地图样或斑片状假膜。这些症状一般可在使用有关抗生素一周后突然出现。

六、无芽孢厌氧菌

(一)主要种类及生物学性状

无芽孢厌氧菌共有 23 个属,与人类疾病相关的主要有 10 个属。见表 17-10。

表 17-10 与人类相关的主要无芽孢厌氧菌

革兰阴性		革兰阳性	
杆菌	球菌	杆菌	球菌
类杆菌属	韦荣菌属	丙酸杆菌属	消化链球菌属
普雷沃菌属		双歧杆菌属	
卟啉单胞菌属		真杆菌属	
梭杆菌属		放线菌属	

(1)革兰阴性厌氧杆菌有 8 个属,类杆菌属中的脆弱类杆菌最为重要。形态呈多形性,有荚膜。除类杆菌在培养基上生长迅速外,其余均生长缓慢。

(2)革兰阴性厌氧菌球菌有 3 个属,其中以韦荣菌属最重要。为咽喉部主要厌氧菌,但在临床厌氧菌分离标本中,分离率小于 1‰,且为混合感染菌之一。其他革兰阴性球菌极少分离到。

(3)革兰阳性厌氧球菌有 5 个属,其中有临床意义的是消化链球菌属,主要寄居在阴道。本菌属细菌生长缓慢,培养需 5～7 d。

(4)革兰阳性厌氧杆菌有 7 个属,其中以下列 3 个属为主。①丙酸杆菌属:小杆菌,无鞭毛,能在普通培养基上生长,需要 2～5 d,与人类有关的有 3 个种,以痤疮丙酸杆菌最为常见。②双歧杆菌属:呈多形性,有分支,无动力,严格厌氧,耐酸;29 个种中有 10 个种与人类有关,其中只有齿双歧杆菌与龋齿和牙周炎有关;其他种极少从临床标本中分离到。③真杆菌属:单一形态或多形态,动力不定,严格厌氧,生化反应活泼,生长缓慢,常需培养 7 d,最常见的是迟钝真杆菌。

(二)微生物学检查

要从感染灶深部采取标本。最好是切取感染灶组织或活检标本,立即送检。

1.直接涂片镜检

将采集的标本直接涂片染色镜检,观察细菌形态、染色及菌量,为进一步培养以及初步诊断提供依据。

2.分离培养与鉴定

分离培养是鉴定无芽孢厌氧菌感染的关键步骤。标本应立即接种相应的培养基,最常用的培养基是以牛心脑浸液为基础的血平板。置 37 ℃厌氧培养 2～3 d,如无菌生长,继续培养1 周。如有菌生长则进一步利用有氧和无氧环境分别传代培养,证实为专性厌氧菌后,再经生化反应进行鉴定。

(三)临床意义

无芽孢厌氧菌是一大类寄生于人体的正常菌群,引起的感染均为内源性感染,在一定的致病条件下,可引起多种人类感染。所致疾病如下。

1.败血症

败血症主要由脆弱类杆菌引起,其次为革兰阳性厌氧球菌。

2.中枢神经系统感染

中枢神经系统感染主要由革兰阴性厌氧杆菌引起,常可引起脑脓肿。

3.口腔与牙齿感染

口腔与牙齿感染主要由消化链球菌、产黑素类杆菌等引起。

4.呼吸道感染

呼吸道感染主要由普雷沃菌属、坏死梭杆菌、核梭杆菌、消化链球菌和脆弱类杆菌引起。

5.腹部和会阴部感染

腹部和会阴部感染主要由脆弱类杆菌引起。

6.女性生殖道感染

女性生殖道感染主要由消化链球菌属、普雷沃菌属和卟啉单胞菌等引起。

7.其他

无芽孢厌氧菌尚可引起皮肤和软组织感染、心内膜炎等。

七、厌氧球菌

在临床标本中检出的厌氧菌约有 1/4 为厌氧球菌。其中与临床有关的有革兰阳性黑色消化球菌和消化链球菌属及革兰阴性的韦荣球菌属。

(一)黑色消化球菌临床意义

黑色消化球菌通常寄生在人的体表及与外界相通的腔道中,是人体正常菌群的成员之一。本菌可引起人体各部组织和器官的感染(肺部、腹腔、胸膜、口腔、颅内、阴道、盆腔、皮肤和软组织等)。常与其他细菌混合感染,也可从阑尾炎、膀胱炎、腹膜炎以及产后败血症的血中分离出来。

(二)消化链球菌属临床意义

《伯杰氏系统细菌学手册》把消化链球菌属分成厌氧消化链球菌、不解糖消化链球菌、吲哚消化链球菌、大消化链球菌、微小消化链球菌等共 9 个菌种。本菌在临床标本中以厌氧消化链球菌最常见。消化链球菌可引起人体各部组织和器官的感染,又以混合感染多见。

(三)韦荣球菌属临床意义

韦荣球菌属有小韦荣球菌和产碱韦荣球菌两个种。它们都是口腔、咽部、胃肠道及女性生殖道的正常菌群。大多见于混合感染,致病力不强,小韦荣球菌常见于上呼吸道感染中,而产碱韦荣球菌则多见于肠道感染。

八、厌氧环境的指示

(一)化学法
亚甲蓝指示剂或刃天青指示剂。

(二)微生物法
专性需氧菌。

(王立朋)

第五节　肠杆菌科检验

一、概述和通性

肠杆菌科是由多个菌属组成,其生物学性状相似,均为革兰阴性杆菌。这些细菌常寄居在人和动物的消化道并随粪便等排泄物排出体外,广泛分布于水和土壤中。大多数肠道杆菌属于正常菌群。当机体免疫力降低或侵入肠道外组织时成为机会致病菌而引起疾病。其中包括常引起腹泻和肠道感染的细菌(埃希菌属、志贺菌属、沙门菌属、耶尔森菌属)和常导致院内感染的细菌(枸橼酸杆菌属、克雷伯菌属、肠杆菌属、多源菌属、沙雷菌属、变形杆菌属、普罗威登斯菌属和摩根菌属),以及一些在一定条件下偶可引起临床感染的细菌。

(一)分类
肠杆菌科细菌的种类繁多。主要根据细菌的形态、生化反应、抗原性质以及核酸相关性进行分类。根据《伯杰系统细菌学手册》将肠杆菌科的细菌分为 20 个属即埃希菌属、志贺菌属、沙门菌属、枸橼酸杆菌属、克雷伯菌属、肠杆菌属、沙雷菌属、哈夫尼亚菌属、爱德华菌属、普罗威登斯菌属、变形杆菌属、摩根菌属、耶尔森菌属等。

(二)生物学特性
1.形态与染色

肠杆菌科的细菌均为革兰阴性杆菌,其菌体大小为$(1.0\sim6.0)\mu m\times(0.3\sim1.0)\mu m$。多数有周鞭毛,能运动,少数菌属如志贺菌属和克雷伯菌属无鞭毛,无运动能力。均不形成芽孢,少数菌属细菌可形成荚膜。

2.培养和生化反应

需氧或兼性厌氧,营养要求不高,在普通琼脂培养基和麦康凯培养基上均能生长并形成中等大小的菌落,表面光滑,液体培养基中呈浑浊生长。发酵葡萄糖产酸、产气,触酶阳性,除少数菌外,氧化酶阴性。硝酸盐还原为亚硝酸盐,但欧文菌属和耶尔森菌属的某些菌株例外。

3.抗原构造

肠杆菌科细菌的抗原构造复杂。包括菌体(O)抗原,鞭毛(H)抗原和表面抗原(如 Vi 抗原、K 抗原)3 种。O 抗原和 H 抗原是肠杆菌科血清学分群和分型的依据。表面抗原为包绕在 O 抗原外的不耐热的多糖抗原,可阻断 O 抗原与相应抗体之间的反应,加热处理能破坏其阻断作用。

4.变异

包括菌落 S～R 变异和鞭毛 H～O 变异。肠道杆菌易出现变异菌株,表现为耐药性或生化反应性质的改变。肠道杆菌易变异在细菌学诊断、治疗方面具有重要意义。

5.抵抗力不强

加热 60 ℃,30 min 即被杀死。不耐干燥,对一般化学消毒剂敏感。对低温有耐受力,能耐胆盐。

6.肠杆菌科的初步分类

可根据苯丙氨酸脱氨酶试验和葡萄糖酸盐试验(也可用 V-P 试验)将肠肝菌科初步分为三大类(表 17-11)。

表 17-11　肠杆菌的初步分类

菌属名	苯丙氨酸	葡萄糖酸盐
变形杆菌属	+	－
普罗维登斯菌属	+	－
摩根菌属	+	－
克雷伯菌属	－	+
肠杆菌属	－	+
沙雷菌属	－	+
哈夫尼亚菌属	－	+
埃希菌属	－	－
志贺菌属	－	－
沙门菌属	－	－
枸橼酸菌属	－	－
爱德华菌属	－	－
耶尔森菌属	－	－

(三)致病性

肠杆菌科细菌种类多,可引起多种疾病。

1.伤寒和副伤寒

伤寒和副伤寒由伤寒沙门菌和副伤寒沙门菌引起。

2.食物中毒

食物中毒由部分沙门菌(如丙型副伤寒沙门菌、鼠伤寒沙门菌)或变形杆菌引起。

3.细菌性痢疾

细菌性痢疾由志贺菌引起。

4.其他感染

大肠埃希菌、变形杆菌及克雷伯菌等机会致病菌可引起泌尿生殖道、伤口等部位的感染。

(四)微生物学检验

1.分离培养

将粪便或肛拭标本立即接种在肠道菌选择培养基上或先增菌后再分离;血、尿或脓汁等其他标本原则上不使用选择培养基。分离纯菌后,根据菌落特点,结合革兰染色及氧化酶反应结果做进一步鉴定。

2.鉴定

(1)初步鉴定。原则:①确定肠杆菌科的细菌,应采用葡萄糖氧化-发酵试验及氧化酶试验与弧菌科和非发酵菌加以鉴别;②肠杆菌科细菌的分群,多采用苯丙氨酸脱氨酶和葡萄糖酸盐试验,将肠杆菌科的细菌分为苯丙氨酸脱氨酶阳性、葡萄糖酸盐利用试验阳性和两者均为阴性反应三个类群;③选择生化反应进行属种鉴别。

有很多临床实验室习惯将选择培养基或鉴别培养基上的可疑菌落分别接种克氏双糖铁琼脂(KIA)和尿素-靛基质-动力(MIU)复合培养基管中,并根据其六项反应结果,将细菌初步定属。

(2)最后鉴定。肠杆菌科各属细菌的最后鉴定是根据生化反应的结果定属、种,或再用诊断血清做凝集反应才能做出最后判断。

二、埃希菌属

埃希菌属包括 5 个种,即大肠埃希菌、蟑螂埃希菌、弗格森埃希菌、赫尔曼埃希菌和伤口埃希菌。临床最常见的是大肠埃希菌。

大肠埃希菌是人类和动物肠道正常菌群。

(一)所致疾病

1.肠道外感染

肠道外感染以泌尿系统感染常见,高位严重尿道感染与特殊血清型大肠埃希菌有关。还有菌血症、胆囊炎、腹腔脓肿。

2.肠道感染

引起肠道感染的大肠埃希菌有下列五个病原群。

(1)肠产毒性大肠埃希菌(ETEC):引起霍乱样肠毒素腹泻(水泻)。

(2)肠致病性大肠埃希菌(EPEC):主要引起婴儿腹泻。

(3)肠侵袭性大肠埃希菌(EIEC):可侵入结肠黏膜上皮,引起志贺样腹泻(黏液脓血便)。

(4)肠出血性大肠埃希菌(EHEC):又称产志贺样毒素(VT)大肠埃希氏菌(SLTEC 或 UTEC),其中 O157∶H7 可引起出血性大肠炎和溶血性尿毒综合征(HUS)。临床特征为严重的腹痛、痉挛,反复出血性腹泻,伴发热、呕吐等。严重者可发展为急性肾衰竭。

(5)肠黏附性大肠埃希菌(EAggEC):也是新近报道的一种能引起腹泻的大肠埃希菌。

3.CDC 将大肠埃希氏菌 O157∶H7 列为常规检测项目

EHEC 的血清型＞50 种,最具代表性的是 O157∶H7。在北美许多地区,O157∶H7 占肠道分离病原菌的第二或第三位,是从血便中分离到的最常见的病原菌,分离率占血便的 40%,6 月、7 月、8 月三个月 O157∶H7感染的发生率最高。且 O157 是 4 岁以下儿童急性肾衰竭的主要病原菌,所以 CDC 提出应将大肠埃希氏菌 O157∶H7 列为常规检测项目。

(二)微生物学检验

1.标本采集

肠道感染可采集粪便;肠道外感染可根据临床感染情况采集中段尿液、血液、脓汁、胆汁、脑脊液、痰、分泌液等。

2.检验方法及鉴定

(1)涂片与镜检:脓汁及增菌培养物发现单一革兰阴性杆菌,可初步报告染色、形态、性状供临床用药参考。

(2)分离培养:粪便标本可用弱选择鉴别培养基进行分离,脓汁等可用血平板分离,取可疑菌落进行形态观察及生化反应。

(3)鉴定。①初步鉴定:根据菌落特征,涂片染色的菌形及染色反应,取纯培养物进行生化反应,凡符合 KIA:A/A 或 K/A、产气或不产气、H_2S-、MIU:动力+或-、吲哚+、脲酶-,甲基红+、硝酸盐还原+,VP-、氧化酶-、枸橼酸盐-,可鉴定为大肠埃希菌。②最后鉴定:一般常规检验做到上述初步鉴定即可,必要时可做系列生化反应最后鉴定,其中主要的鉴定试验为:氧化酶阴性、发酵葡萄糖产酸产气或只产酸、发酵乳糖产酸产气或迟缓发酵产酸、不发酵肌醇、IMViC 反应为++-(占 94.6%)、脲酶阴性、H_2S 阴性、苯丙氨酸脱氨酶阴性、硝酸盐还原阳性、动力多数阳性。③某些大肠埃希菌,尤其是无动力的不发酵乳糖株,应与志贺菌相鉴别,两者的主要鉴别试验可用醋酸钠和葡萄糖胺利用试验及黏质酸盐产酸三种试验,大肠埃希菌均为阳性,而志贺菌均为阴性;肠道内感染还需做血清分型、毒素测定或毒力试验;食物、饮料、水等卫生细菌学检查,主要进行大肠菌群指数检测。④血清学鉴定。

三、志贺菌属

志贺菌属是人类细菌性痢疾最常见的病原菌,通称痢疾杆菌。根据生化反应与血清学试验该属细菌分为痢疾、福氏、鲍氏和宋内志贺菌四群,CDC 分类系统将生化性状相近的 A、B、C 群归为一群,统称为 A、B、C 血清群,将鸟氨酸脱羧酶和 β-半乳糖苷酶(ONPG)均阳性的宋内志贺菌单列出来。我国以福氏和宋内志贺菌引起的菌痢最为常见。

(一)所致疾病

急性菌痢;中毒性菌痢;慢性菌痢。

(二)微生物学检验

1.标本采集

尽可能在发病早期及治疗前采集新鲜粪便,选择脓血便或黏液便,必要时可用肛拭子采集。

2.检验方法及鉴定

(1)分离培养:取粪便(黏液或脓血部分)或肛拭标本接种 GN 肉汤增菌及再进行分离培养。一般同时接种强弱选择性不同的两个平板。强选择鉴别培养基可用沙门菌、志贺菌选择培养基(SS);弱选择培养基可用麦康凯或中国蓝培养基。培养 18~24 h 后选取可疑菌落进行下列鉴定。

(2)鉴定。①初步鉴定:挑选可疑菌落 3~4 个先用志贺菌属多价诊断血清做试探性玻片凝集试验。将试探性凝集试验阳性的菌落至少接种 2~3 支 KIA 和 MIU,经 35 ℃培养 18~24 h,凡符合 KIA:K/A、产气-/+、H_2S-、MIU:动力-、吲哚+/-、脲酶-、氧化酶-,并结合试探性玻片凝集试验阳性结果可鉴定为志贺菌属;②最后鉴定:增加甘露醇(+/-)、蔗糖(-/+)(宋内志贺菌迟缓阳性)、柠檬酸盐(-)、苯丙氨酸脱氨酶(-)、ONPG 及鸟氨酸脱羧酶(-)(宋内志贺菌为阳性);用志贺菌属的诊断血清做群型鉴定。A 群痢疾志贺菌,甘露醇阴性,10 个血清型。B 群福氏志贺菌,有 6 个血清型和 X、Y2 各变型。C 群鲍特志贺菌,15 个血清型。D 群宋内志贺菌,仅有一个血清型,有光滑型(S)和粗糙型(R)两种菌落。

3.与大肠埃希菌的鉴别

(1)无动力,不发酵乳糖,靛基质阴性,赖氨酸阴性。

(2)发酵糖产酸不产气(福氏志贺菌6型、鲍氏志贺菌13和14型、痢疾志贺菌3型除外)。

(3)分解黏液酸,在醋酸盐和枸橼酸盐琼脂上产碱。

4.与类志贺邻单胞菌和伤寒沙门菌的鉴别

可用动力和氧化酶试验加以鉴别,志贺菌均为阴性,而类志贺邻单胞菌为阳性。伤寒沙门菌硫化氢和动力阳性,能与沙门菌属因子血清(O多价A-F群或Vi)凝集而不与志贺菌属因子血清凝集。

(三)临床意义

致病因素为侵袭力、内毒素及外毒素(志贺菌A群/Ⅰ型和Ⅱ型产生志贺毒素,其有细胞毒、肠毒素、神经毒)。可引起人类细菌性痢疾,其中可分急性、慢性两种,小儿易引起急性中毒性痢疾。慢性菌痢可人与人传播,污染水和食物可引起暴发流行。

(四)防治原则

预防的主要措施是防止进食被污染的食品、饮料及水,及早发现及早积极治疗携带者。临床治疗要根据体外药敏试验结果选用抗生素及其他抗痢疾药物,保持水和电解质平衡。对于中毒性菌痢患者应采取综合性治疗措施,如升压、抗休克、抗呼吸衰竭等。

四、沙门菌属

(一)致病性

致病因素有侵袭力、内毒素和肠毒素3种。临床上可引起胃肠炎、肠热症、菌血症或败血症等。其中肠热症属法定传染病。

(二)微生物学检查

1.标本采集

根据不同疾病采取不同的标本进行分离与培养。肠热症的第一、二周采血液,第二、三周采粪便与尿液。整个病程中骨髓分离细菌阳性率较高。食物中毒采集食物与粪便。

2.检查方法及鉴定

(1)分离培养。①粪便:一般将粪便或肛拭直接接种于SS和麦康凯平板上,用两种培养基的目的是为提高标本的阳性检出率;②血液和骨髓:抽取患者血液5 mL或骨髓0.5 mL,立即接种于含0.5%胆盐肉汤或葡萄糖肉汤5 mL试管中进行增菌,48 h将培养物移种到血平板和肠道鉴别培养基上,若有细菌生长取菌涂片革兰染色并报告结果,对增菌培养物连续培养7 d,仍无细菌生长时,则报告阴性;③尿液:取尿液2～3 mL经四硫磺酸盐肉汤增菌后,再接种于肠道菌选择培养基或血平板上进行分离培养,亦可将尿液离心沉淀物分离培养。

(2)鉴定:沙门菌属的鉴定与志贺菌属相同,须根据生化反应和血清学鉴定两方面进行。①初步鉴定:如为革兰阴性杆菌时作氧化酶试验,阴性时,挑取可疑菌落分别移种于KIA和MIU上,并做生化反应。以沙门菌多价诊断血清做玻片凝集试验。凡符合KIA:K/A、气+/-、H_2S+/-,MIU:动力+、吲哚-、脲酶+,氧化酶-,触酶+,硝酸盐还原+,以沙门菌多价血清作玻片凝集试验阳性,鉴定为沙门菌属;②最后鉴定:沙门菌血清学鉴定主要借助于沙门菌O抗原多价血清与O、H、Vi抗原的单价因子血清。

(3)血清学诊断。肥达试验:用已知的伤寒沙门菌O、H抗原,副伤寒甲、乙H抗原稀释后与被检血清作定量凝集试验,以检测患者血清中抗体的含量,来判断机体是否受沙门菌感染而导致肠热症并判别沙门菌的种类。

（三）防治原则

加强饮食卫生,防止污染食品及水源经口感染,携带者的积极治疗,皮下注射死菌苗或口服减毒活菌苗是预防沙门菌属细菌传染的几个主要措施。

五、变形杆菌属、普罗威登斯菌属及摩根菌属

变形杆菌属包括四个种,即普通变形杆菌、奇异变形杆菌和产黏变形杆菌和潘氏变形杆菌。普罗威登斯菌属有四个种:产碱普罗威登斯菌、斯氏普罗威登斯菌、雷极普罗威登斯菌和潘氏普罗威登斯菌。摩根菌属只有一个种,即摩根菌。

这三个属的细菌为肠道寄居的正常菌群,在一定条件下能引起各种感染,也是医源性感染的重要机会致病菌。

（一）致病性

1.变形杆菌属

普通变形杆菌和奇异变形杆菌引起尿道、创伤、烧伤的感染。普通变形杆菌还可引起多种感染及食物中毒;奇异变形杆菌还可引起婴幼儿肠炎。产黏变形杆菌尚无引起人类感染的报道。本菌属细菌具 O 抗原及 H 抗原,普通变形杆菌 OX19、OX2、OXk 的菌体抗原与某些立克次体有共同抗原,这就是外-斐（Weil-Felix）反应,是用以诊断某些立克次体病的依据。

2.普罗威登斯菌属

本属菌可引起烧伤、创伤与尿道感染。

3.摩根菌属

本属细菌为医源性感染的重要病原菌之一。

（二）微生物学检验

1.标本采集

根据病情采集尿液、脓汁、伤口分泌物及婴儿粪便等。

2.检验方法及鉴定

（1）直接涂片:尿液、脑脊液、胸腹水等离心沉淀后,取沉淀物涂片;脓液和分泌液可直接涂片,行革兰染色后,观察形态及染色性。

（2）分离培养:将各类标本分别接种于血琼脂平板和麦康凯或伊红亚甲蓝（EMB）琼脂平板,孵育 35 ℃ 18～24 h 后挑选菌落。为了抑制变形杆菌属菌的迁徙生长,可于血琼脂中加入苯酚或苯乙醇,使其最终浓度为 1 g/L 和 0.25%,这并不影响其他细菌的分离。变形杆菌属在血琼脂上呈迁徙生长,在肠道菌选择培养基上形成不发酵乳糖菌落,在 SS 琼脂上常为有黑色中心的菌落。

（3）鉴定:接种前述生化培养基,并做氧化酶试验,进行此三个属和属、种鉴定。

六、耶尔森菌属

耶尔森菌属包括 7 个种,其中鼠疫耶尔森菌、假结核耶尔森菌和小肠结肠炎耶尔森菌与人类致病有关。

（一）鼠疫耶尔森菌

1.致病性

鼠疫耶尔森菌俗称鼠疫杆菌，是烈性传染病鼠疫的病原菌。鼠疫是自然疫源性传染病，通过直接接触染疫动物或节肢动物叮咬而感染。临床常见腺鼠疫、败血型鼠疫和肺鼠疫。

2.微生物学检验

（1）标本采集：主要采集血液、痰和淋巴结穿刺液。

（2）检验方法及鉴定：鼠疫耶尔森菌为甲类病原菌，传染性极强，故应严格遵守检验操作规程，要求实验室有隔离设施，防鼠、防蚤和严密的个人防护措施；用过的实验器材及物品随时消毒处理。

直接涂片检查：疑似患者、检材或病死鼠的组织材料必须做显微镜检查。①制片：淋巴结、渗出液、骨髓和痰等可直接涂片，血液做成厚滴片，干燥后用蒸馏水裂解红细胞，脏器组织可行切面切片；②固定及染色：待标本干燥后，用甲醇与95％乙醇或95％乙醇与乙醚各半之混合固定液固定10 min，待干后染色，一般制片两张，分别用于革兰染色和亚甲蓝染色。

分离培养：鼠疫耶尔森菌学检验中分离培养步骤十分重要，分离培养时未污染标本可直接接种血平板，污染标本则需接种选择性培养基，如龙胆紫亚硫酸钠琼脂。经28 ℃～30 ℃培养24～48 h后，挑选菌落进行鉴定。

鉴定：根据菌落特征，细菌形态，尤其是3％氯化钠琼脂上生长呈多形性形态和肉汤中呈"钟乳石"状发育，KIA结果利用葡萄糖，不利用乳糖，不产H_2S，MIU均为阴性反应，丙氨酸脱氨酶试验呈阴性反应即可初步鉴定。

为做最后鉴定应补充以下试验方法：①噬菌体裂解试验；②动物试验；③免疫学方法。

（二）小肠结肠炎耶尔森菌

1.致病性

本菌为人畜共患菌，动物感染后多无症状，通过消化道传播引起人类肠道感染性疾病。根据感染后定居部位不同，可分为小肠结肠炎、末端回肠炎、胃肠炎、阑尾炎和肠系膜淋巴结炎。除肠道感染外尚可发生败血症、结节性红斑及关节炎等。

2.微生物学检验

（1）标本采集：标本来自被检者粪便、血液、尿液、食物或脏器组织等。

（2）检验方法及鉴定。①分离培养：粪便标本可直接接种于麦康凯、NyE（耶尔森选择性琼脂）或SS琼脂，亦可将标本接种于5 mL，pH为7.4，15 mmol/L磷酸缓冲液（PBS）中，如为食物标本在研碎后加10倍量的上述PBS，置4 ℃冰箱，分别于7、14、21 d取上述含菌PBS 0.1 mL接种于肠道菌选择琼脂平板，置25 ℃培养24～48 h后，挑选可疑小肠结肠炎耶尔森菌菌落进一步鉴定；②鉴定：根据菌落形态，革兰染色的典型形态特点，氧化酶试验阴性，30 ℃以下培养液暗视野观察，其动力呈翻滚状态，KIA只利用葡萄糖，MIU试验22 ℃动力阳性，37 ℃无动力，脲酶试验阳性，即可做出初步鉴定；③血清学鉴定：用小肠结肠炎耶尔森菌O因子血清与待检菌作玻片凝集试验。

七、肠杆菌科的其他菌属

除上述主要对人致病的菌属外，肠杆菌科还包括枸橼酸杆菌属、克雷伯菌属、肠杆菌属、沙雷菌属、哈夫尼亚菌属、爱德华菌属和欧文菌属。前四属在临床感染标本中具有较高的分离率。大多属于机会致病菌。

(一)枸橼酸杆菌属

枸橼酸杆菌属包括弗劳地枸橼酸杆菌、异型枸橼酸杆菌和无丙二酸盐枸橼酸杆菌三个种,这些细菌广泛分布在自然界,属正常菌群成员,凡粪便污染的物品,均可检出枸橼酸杆菌。

1.致病性

本菌为机会致病菌,常在一些慢性疾病如白血病、自身免疫性疾病或医疗插管术后的泌尿道、呼吸道中检出,可引起败血症、脑膜炎、骨髓炎、中耳炎和心内膜炎等。

2.微生物学检验

(1)标本采集:根据病情可取尿液、痰、血液或脓汁等。

(2)检验方法及鉴定:各类标本在血平板分离培养后根据菌落特征,结合涂片染色结果及氧化酶、发酵型证实为肠杆菌科的细菌,再相继做属、种鉴定。

属的鉴定:由于在 KIA 的反应结果与沙门菌属、爱德华菌属相似,故应予以进一步鉴别。β-半乳糖苷酶、赖氨酸脱羧酶和枸橼酸盐利用三个试验枸橼酸杆菌属为＋－＋,沙门菌属为－／＋＋＋,爱德华菌属为－＋－。

种的鉴别:根据产生靛基质、硫化氢、丙二酸盐利用。

(二)克雷伯菌属

本属细菌引起的感染日见增多,其中以肺炎克雷伯菌最为多见。肺炎克雷伯菌分为肺炎克雷伯肺炎亚种、肺炎克雷伯菌臭鼻亚种和肺炎克雷伯菌鼻硬节亚种。

1.致病性

肺炎克雷伯菌肺炎亚种引起婴儿肠炎、肺炎、脑膜炎、腹膜炎、外伤感染、败血症和成人医源性尿道感染。

臭鼻亚种引起臭鼻症,鼻硬节亚种引起鼻腔、咽喉和其他呼吸道的硬节病,催娩克雷伯菌可引起呼吸道和泌尿道感染、创伤感染与败血症等。

2.微生物学检验

(1)标本的采集:肠炎患者采集粪便,败血症者采集血液,其他根据病症分别采集尿液、脓汁、痰、脑脊液、胸腔积液及腹水等。

(2)检验方法及鉴定。①涂片染色:有些标本可直接涂片染色镜检,镜下出现带有荚膜的革兰阴性杆菌。②分离培养:将粪便标本接种于肠道选择鉴别培养基,血液标本先经增菌后接种血平板,经37 ℃培养 16～24 h,取肠道选择鉴别培养基上乳糖发酵的黏性菌落或血琼脂上灰白色大而黏的菌落进行涂片,染色镜检;如有荚膜的革兰阴性菌,氧化酶阴性反应,则移种 KIA、MIU、葡萄糖蛋白胨水和枸橼酸盐培养基初步鉴定。③鉴定。初步鉴定,根据 KIA、MIU,结合甲基红试验、V-P 试验、枸橼酸盐利用及氧化酶结果进行初步鉴定;最后鉴定,属的鉴定:关键是克雷伯菌属动力和鸟氨酸脱羧酶均为阴性反应,种的鉴定:肺炎克雷伯菌吲哚阴性和不能在10 ℃生长,而催娩克雷伯菌吲哚阳性,能在10 ℃生长,不能在 25 ℃生长。④亚种鉴别。肺炎克雷伯菌三个亚种的鉴别关键是 IMViC 试验;肺炎亚种的结果为－－＋＋;臭鼻亚种为－＋－d;鼻硬节亚种为－＋－－;臭鼻和鼻硬节克雷伯菌亚种也可用丙二酸盐利用加以区分,前者阴性,后者阳性。

(三)肠杆菌属

肠杆菌属包括阴沟肠杆菌、产气肠杆菌、聚团肠杆菌、日勾维肠杆菌、坂崎肠杆菌、中间型肠杆菌及河生肠杆菌七个种。

1.致病性

本菌属广泛分布于自然界,在土壤、水和日常食品中常见。阴沟、产气、聚团、日勾维等肠杆菌常导致条件致病,引起呼吸道、泌尿生殖道感染,亦可引起菌血症,引起新生儿脑膜炎。

2.微生物学检验

(1)标本采集:根据临床病症可采集血液、尿液、脓汁、脑脊液及其他材料。

(2)检验方法及鉴定。①与大肠埃希菌的鉴别和肠杆菌的属、种鉴定:主要根据 IMViC 反应结果,肠杆菌属多为－－＋＋,而大肠埃希菌是＋＋－－;肠杆菌属的属、种鉴定参照前述生化反应。②与肺炎克雷伯菌的鉴别:产气肠杆菌、阴沟肠杆菌和肺炎克雷伯菌的 IMViC 结果均为－－＋＋,区别是前两者动力阳性,后者动力阴性。

(四)沙雷菌属

沙雷菌属包括黏质沙雷菌、液化沙雷菌、深红沙雷菌、普城沙雷菌、臭味沙雷菌及无花果沙雷菌。本属菌广泛分布于自然界,是水和土壤中常居菌群,也是重要的机会致病菌。

1.致病性

黏质沙雷菌可导致呼吸道与泌尿道感染。液化沙雷菌存在于植物和啮齿类动物的消化道中,是人的机会致病菌,主要引起呼吸道感染。

2.微生物学检验

血液、尿液、痰、脓液等标本的检验程序和方法可参照克雷伯菌。沙雷菌与其他菌属细菌的根本区别是沙雷菌具 DNA 酶和葡萄糖酸盐阳性。

(五)哈夫尼亚菌属、爱德华菌属及少见的肠杆菌科菌属

1.哈夫尼亚菌属

(1)致病性:蜂窝哈夫尼亚菌存在于人和动物粪便中,河水和土壤亦有分布,是人类的机会致病菌,偶可致泌尿道、呼吸道感染、小儿化脓性脑膜炎与败血症。

(2)微生物检验:应注意与肠杆菌属及沙雷菌属的区别。哈夫尼亚菌不利用枸橼酸盐,不水解明胶,无 DNA 酶,并能够被哈夫尼亚噬菌体裂解,赖氨酸脱羧酶阳性。

2.爱德华菌属

致病性:多数菌种存在于自然环境中,淡水亦有分布,是鱼类的致病菌,也是人类的一种罕见的机会致病菌。迟缓爱德华菌可导致肠道外感染,作为腹泻病原菌尚未确定。

（王立朋）

第六节　细菌核酸检测

一、结核分枝杆菌核酸 PCR 检测

(一)结核分枝杆菌基因组特征

结核分枝杆菌(Mycobacterium Tuberculosis,TB)全基因组序列约为 4.41 Mb,有 3 924 个 ORF,4 411 个基因,(G＋C)％含量为 65％,有 3 977 个基因有编码能力,占 90.2％,TB 基因组

的特征之一是 9％基因组编码 2 个富含甘氨酸蛋白质新家族,即富含甘氨酸、丙氨酸、甘氨酸、天冬氨酸的新蛋白家族。另一个特征是有大量编码脂肪酸代谢酶的基因,有 250 个编码脂肪酸代谢酶的基因。

(二)TB DNA PCR 检测与临床意义

1.原理

采用实时荧光 PCR 技术原理,含有一对 PCR 引物和一个荧光双标记的探针,该探针能与引物扩增区域中间的一段 DNA 模板发生特异性结合,从而将 PCR 技术和荧光检测技术结合起来,实现对 TB DNA 高自动化的检测。检测灵敏度为 10 个 TB/mL。

2.试剂仪器和操作

适用标本类型为痰液、肺及支气管灌洗液、咽拭子等,其余参考 HBV DNA 定量检测和所使用的特定试剂盒说明书。

3.临床意义

(1)TB 因其培养周期长,临床很难采用培养方法进行 TB 感染的快速检测,而采用 PCR 法可以做到这一点。如通过对痰、血液、淋巴液、脑脊液、胸腔积液、腹水等标本中 TB 的 PCR 检测,快速诊断肺结核、结核杆菌血症、淋巴结核、结核性脑膜炎、结核性胸腹膜炎。

(2)TB DNA 检测有助于 TB 感染的早期诊断,尤其对于因菌量少,或结核菌发生 L 型变异而不易分离培养成功的标本更具有实用价值。此外,一定比例涂片或培养阴性的患者,PCR 检测可为阳性。

(3)在抗结核治疗中,采用 PCR 定期检测,可用于抗结核药物疗效的评价。

4.注意事项

PCR 检测是病原体核酸,不管 TB 是否为活细菌,PCR 均能检出,因此在经抗生素治疗一个疗程后,必须两周后才能做 PCR 检测,以避免临床假阳性。其余参见 HBV DNA 荧光定量检测。

二、淋病奈瑟菌核酸 PCR 检测

(一)淋病奈瑟菌基因组特征

淋病奈瑟菌(Neisseria gonorrhoeae,NG)基因组为环状,长达 2154 Mb。PCR 检测的靶基因可为其隐蔽性质粒、染色体基因、胞嘧啶 DNA 甲基转移酶基因、透明蛋白(opa)基因、菌毛 DNA、rRNA 基因和 porA 假基因。

隐蔽性质粒序列长 4207 bp,包含 2 个重复序列,重复序列间相隔 54 bp,这 54 bp 及任何一组序列同时缺失,都不会影响 ORF。隐蔽性质粒中有 10 个编码区,分别编码 cppA、cppB、cppC 和 ORF1-7。cppB 基因主要存在于 4.2 kb 隐蔽性质粒中,但其在细菌染色体也有一个拷贝存在,同时 96％淋球菌中都有该隐蔽性质粒,因此很多 PCR 引物设计在 cppB 基因区。但使用 cppB 基因作为 PCR 检测靶基因的一个可能问题是其拷贝数低,且少量存在于脑膜炎奈瑟菌中,存在交叉反应。此外,有些 NG 可能缺乏 cppB 基因,导致假阴性结果。部分 PCR 试剂盒所用引物为抗淋病奈瑟菌胞嘧啶 DNA 甲基转移酶基因。部分使用扩增靶核酸为 16S RNA,此外相对保守的 opa 和 porA 假基因也作为 PCR 检测靶核酸。

(二)NG DNA PCR 检测与临床意义

1.原理

采用实时荧光 PCR 技术原理,含有一对 PCR 引物和一个荧光双标记的探针,该探针能与引物扩增区域中间的一段 DNA 模板发生特异性结合,从而将 PCR 和荧光检测技术结合起来,实现对 NG DNA 的高自动化的检测。

2.试剂仪器和操作过程

适用标本类型为生殖泌尿道分泌物棉拭子等,其余参考 HBV DNA 定量检测和所使用的特定试剂盒说明书。

3.临床意义

(1)对淋病的早期诊断与及时治疗、防止慢性感染有重要价值。尽管细菌培养是金标准,但烦琐费时,而临床采用实时荧光 PCR 法可很好解决 NG 感染快速诊断的问题,尤其适于泌尿生殖道感染的早期诊断及检测无症状携带者。而且,实时荧光 PCR 法还可用于分离培养菌株的进一步鉴定分析、抗生素治疗疗效检测、NG 分子流行病学研究及对疑似 NG 感染的鉴别诊断。

(2)孕期感染 NG 对母婴危害较大,NG 可通过胎盘感染胎儿,出现胎儿宫内发育迟缓,胎膜早破、流产、早产等。妊娠分娩时,NG 可通过产道致新生儿眼、耳、鼻、咽、胃、肛门、胎膜多处部位受感染,出生后出现可致盲的淋菌性眼结膜炎、淋菌性关节炎、脑膜炎等。临床上很多孕妇虽感染了 NG,但无自觉症状,这样有可能在分娩时通过产道传染给孩子,所以一旦出现尿频、尿急、尿痛、脓性白带等症状,或有疑虑时,应及时进行 PCR 检测,对于 NG 感染的早期诊断、及早治疗和提高人口质量意义重大。

4.注意事项

参见 HBV DNA 荧光定量检测。

三、幽门螺杆菌核酸 PCR 检测

(一)幽门螺杆菌基因组特征

幽门螺杆菌(Helicobacter pylori,HP)全基因序列已测出,其中尿素酶基因有四个 ORF,分别是 ureA、ureB、ureC 和 ureD。ureA 和 ureB 编码的多肽与尿素酶结构的两个亚单位结构相当。HP 尿素酶极为丰富,约含菌体蛋白 15%,活性相当于变形杆菌 400 倍。尿素酶催化尿素水解形成"氨云"保护细菌在高酸环境下生存。此外,尚有 vacA 和 cagA 基因,分别编码空泡毒素和细胞毒素相关蛋白。根据该两种基因表达,将 HP 菌株分成两种主要类型:Ⅰ型含有 cagA 和 vacA 基因并表达两种蛋白,Ⅱ型不含 cagA 基因,不表达两种蛋白,尚有一些为中间表达型,即表达其中一种毒力因子,Ⅰ型与胃疾病关系密切。

HP 具有完善的运动、限制和修饰功能,也有调节网络,具有一定的代谢和生物合成能力,能表达许多黏附素、脂蛋白和其他膜外蛋白,特别具有潜在复杂的宿主-病原体相互作用能力。与其他黏膜病原体一样,可通过基因重排及错配从而改变抗原性,达到适应性进化。

HP 是目前认识到的最具基因多样性的一种微生物,运用随机引物扩增的多态性指模技术分析,发现 HP 基因组大小在 1.0～1.73 Mb,平均 1.67 Mb,几乎所有菌株都产生不同条带。应用 PCR 方法扩增 HP 特异基因,如尿素酶(ureA、ureC)、cagA、vacA、16SrRNA 等,均可检测 HP。

(二)HP DNA PCR 检测与临床意义

1.原理

采用实时荧光 PCR 技术原理,含有一对 PCR 引物和一个荧光双标记的探针,该探针能与引物扩增区域中间的一段 DNA 模板发生特异性结合,从而将 PCR 和荧光检测技术结合起来,实现对 HP DNA 高自动化的检测。

2.试剂仪器和操作

适用标本类型为胃黏膜组织活检标本,标本采集需专业医师在胃镜直视下取可疑病变部位(常见胃窦部)黏膜 2～3 块,置入无菌玻璃管,密闭送检,其余参考 HBV DNA 定量检测和所使用的特定试剂盒说明书。

3.临床意义

(1)有助于 HP 感染诊断:HP 检测依据活菌的存在,而在 HP 变为球形,数量少或死亡时难以检出。PCR 灵敏度高,特异性好,快速、简便,价廉及自动化,成为 HP 的常规检测手段,并在 HP 药物疗效评价中应用前景广。

(2)抗菌药物的筛选和评价:抗菌药物筛选时根据患者服药后是否仍能检测到病原菌,但由于 HP 培养条件要求高,易变性,用常规法很难检测到服药后仍残留的少量 HP,造成假阴性,从而忽视治疗而导致残留菌的再次感染。PCR 检测灵敏度高有助于解决,且 PCR 可能检测到非可培养球形存在的 HP,为抗 HP 药物筛选和评价提供了重要依据。

(3)用于 HP 分子遗传学研究:PCR 检测可用于细菌的基因分离、克隆及特定基因的序列分析研究,如利用细菌通用引物和螺杆菌属特异性,HP 种特异引物配对扩增动物胃内螺旋样菌 DNA,以进行序列分析和细菌分类鉴定。

4.注意事项

参见 HBV DNA 荧光定量检测。

四、肺炎支原体核酸 PCR 检测

(一)肺炎支原体基因组特征

肺炎支原体(Mycoplasma pneumoniae,MP)是介于细菌和病毒之间的一种病原体微生物,MP 基因组为双股环状 DNA,序列全长 816 394 bp,分子量 $511×10^8$,为大肠埃希菌基因组的 1/5,是原核细胞中最小者。多数支原体属基因组中的(G+C)％均低于 30％,而 MP 达 40％。对其所表达的蛋白产物分子量可有 $168×10^3$、$170×10^3$、$130×10^3$、$90×10^3$、$45×10^3$、$35×10^3$、$110×10^3$、$90×10^3$ 多种蛋白。研究最为明确的是分子量为 $170×10^3$ 的蛋白,该蛋白是位于突起部的 P1 黏附蛋白,介导 MP 对人类呼吸道上皮细胞的黏附作用,有关的基因序列已全部阐明。DNA 多聚酶的分子量为 $130×10^3$。编码肽链延伸因子-Tu(EF-Tu)基因的氨基酸序列共 1 203 个,核苷酸已测定。与其他细菌的核糖体一样,MP 核糖体大小为 70S,内含 5S、16S 及 23S 3 种 rRNA,有 50 种左右的蛋白质,其中 16S rRNA 有较保守的重复序列,有种属特异性,常被用于探针杂交分型及 PCR 分型。应用于 MP PCR 检测的靶基因包括 Bernet 未知基因、P1 基因、tuf 基因及 16S rRNA 4 个。

(二)MP DNA PCR 检测与临床意义

1.原理

采用实时荧光 PCR 技术的原理,含有一对 PCR 引物和一个荧光双标记的探针,该探针能与引物扩增区域中间的一段 DNA 模板发生特异性结合,从而将 PCR 技术和荧光检测技术结合起来,实现了对 MP DNA 高自动化的检测。

2.试剂仪器和操作

MP 核酸实时荧光定性检测试剂包括标本处理试剂,核酸扩增试剂和质控品三大类。适用标本类型为咽拭子、痰液等。

其余参考 HBV DNA 定量检测和所使用的特定试剂盒说明书。

3.临床意义

(1)由于 MP 感染在治疗上和其他微生物感染的治疗不尽相同,采用实时荧光 PCR 方法检测 MP DNA,可早期、快速、准确、敏感地诊断 MP 感染,从而避免滥用抗生素。

(2)对于 MP 感染,明确诊断有助于及时对患者进行隔离并尽早开始抗生素药物治疗,对于防治并发症、降低病死率和改善预后,具有重要的意义。

4.注意事项

参见 HBV DNA 荧光定量检测。

五、沙眼衣原体核酸 PCR 检测

(一)沙眼衣原体基因组特征

沙眼衣原体(Chlamydia trachomatis,CT)基因包括主要外膜蛋白基因($ompl$)、质粒 DNA、16S 和 23S rRNA。主要外膜蛋白(MOMP)占膜总蛋白 60%,分子量为 40 kDa。结构上有 4 个易变区(VDⅠ~VDⅣ)分布于 5 个恒定区(CDⅠ~CDⅤ)。其编码基因 $ompl$ 为单拷贝基因,约含 1100bp ORF,编码近 400 个氨基酸,其变异决定了 MOMP 的抗原表位,是基因分型的依据。

CT 含有 7~10 拷贝的隐蔽性质粒。每个拷贝含 7 500 个碱基对,这些序列高度保守并包括 8 个 ORF。质粒 DNA 具有多个拷贝,即使在 CT 浓度较低的情况下仍能扩增,其敏感性较针对 $ompl$ 基因 PCR 检测要高。

CT 中含有多个拷贝的 rRNA 编码基因(rDNA)。由于 rRNA 在 CT 中拷贝数很高,因此以 rDNA 为探针,16S rRNA 或 23S rRNA 为靶序列进行杂交和扩增 rRNA 与 CT 分析,其敏感性比质粒 DNA 的 PCR 检测更高。

(二)CT DNA PCR 检测及临床意义

1.原理

采用实时荧光 PCR 技术原理,含有一对 PCR 引物和一个荧光双标记的探针,该探针能与引物扩增区域中间的一段 DNA 模板发生特异性结合,从而将 PCR 和荧光检测技术结合起来,实现对 CT DNA 的高自动化的检测。

2.试剂仪器和操作

适用标本类型为生殖泌尿道分泌物棉拭子或眼部分泌物棉拭子等,其余参考 HBV DNA 定量检测和所使用的特定试剂盒说明书。

3.临床意义

(1)CT 核酸检测有助于 CT 感染的早期诊断与及早治疗,对于提高疾病的检出率,控制其传播和改善患者的生活质量,意义重大,但在临床诊断时应注意以下几点。

1)当检测结果呈现阳性时,表示存在 CT 相关基因,在排除以下情况后可确诊为 CT 感染:①由于 PCR 法所检测的靶物质为核酸,所以不受标本生物活性限制,对已经死亡的病原体仍可检测出来,即感染后药物治疗有效的情况下,患处仍有少量已死亡的病原体存在。应在停药2周后检测,若在用药期间监测病情,则应与临床症状相结合,必要时应用培养方法进行确诊。②假阳性结果的出现,PCR检测靶物质为核酸,若操作不慎造成样本间污染,则可能出现假阳性。因此,样本运送和操作都应严格按照规程进行。

2)当检测结果呈现阴性时,表示无CT感染,但仍需排除以下情况:①排除PCR抑制物导致的假阴性现象,因此在结果认定上需注意;②耐药引起的基因突变也会导致扩增失败,出现假阴性。在临床体征和症状明显而多次PCR检测均阴性的情况下,要考虑到此情况。

(2)母婴传播是CT的一种传播方式:孕妇生殖道感染CT后可能引起流产、宫内死胎及新生儿死亡,阴道分娩时60%～70%新生儿有被感染的危险,引起新生儿结膜炎、肺炎、中耳炎、女婴阴道炎等。因此,孕妇在疑似有生殖道CT感染的情况下,应进行CT DNA的PCR检测,尽早诊断和及时治疗,以避免严重后果的发生。此外,新生儿疑似CT感染时,亦可进行PCR检测,以提高疾病的检出率,对于明确诊断、尽早治疗和改善患者生活质量,意义重大。

4.注意事项

参见HBV DNA荧光定量检测。

(郝　峰)

第十八章 自身免疫性疾病与免疫检验

第一节 自身免疫性疾病发生的相关因素

大部分自身免疫性疾病的发病原因和发病机制尚不清楚。但无论何种原因使机体产生了针对自身抗原的自身抗体和/或自身反应性 T 细胞，都可以通过各种途径导致免疫炎症，使机体发生组织损伤或器官功能障碍，表现出相应的临床症状。

一、自身抗原因素

(一)隐蔽抗原的释放

隐蔽抗原是指体内某些与免疫系统在解剖位置上隔绝的组织成分，如精子、眼内容物、脑等。正常情况下，其终身不与免疫系统接触，机体对这些组织、细胞的抗原成分无免疫耐受性。在手术、外伤、感染等情况下，隐蔽抗原得以释放，与免疫活性细胞接触进而诱导相应的自身免疫应答，导致自身免疫性疾病的发生。例如，因眼外伤使眼晶状体蛋白和眼葡萄膜色素隔离抗原释放，刺激机体产生特异性的细胞毒性 T 淋巴细胞(CTL)，CTL 可对健侧眼睛的细胞发动攻击，引发交感性眼炎。临床上常见的还有甲状腺球蛋白抗原释放后，可引起桥本甲状腺炎；精子抗原释放可引起男性不育；脑脊髓和神经髓鞘蛋白抗原释放可引起脱髓鞘脑脊髓炎和外周神经炎等。

(二)自身抗原的改变

生物因素(如细菌、病毒、寄生虫等)、物理因素(如冷、热、电离辐射等)、化学因素(如药物等)均可影响自身细胞抗原的性质，诱导自身免疫应答，导致自身免疫性疾病。如多种药物可改变血细胞的抗原性引起自身免疫性溶血性贫血和血小板减少性紫癜等；变性的自身 IgG 可刺激机体产生抗变性 IgG 的自身抗体，这类抗体又称为类风湿因子(rheumatoid factor，RF)。RF 与变性IgG 结合形成的免疫复合物可导致类风湿关节炎。

(三)共同抗原的存在

感染是诱发自身免疫的重要因素。某些病原微生物具有与宿主正常细胞或细胞外基质相似的抗原表位，宿主针对该病原微生物产生的免疫效应产物能与其共同抗原发生交叉反应，引起炎症和组织破坏,导致自身免疫性疾病。例如,A 群溶血性链球菌与人的肾小球基底膜或心肌组织具有共同抗原表位,因此链球菌感染后容易发生肾小球肾炎或心肌炎;大肠埃希菌和结肠黏膜具有共同抗原表位,可以引发溃疡性结肠炎。

(四)表位扩展

一个抗原分子可有优势表位和隐蔽表位。正常情况下,优势表位是众多表位中首先激发免疫应答的表位,隐蔽表位并不引起免疫应答。在异常情况时,免疫系统在针对一个优势表位发生免疫应答后,可能对隐蔽表位相继引发免疫应答,此种现象称为表位扩展。随着疾病的进程,机体的免疫系统不断扩大所识别自身抗原表位的范围,因而使自身抗原不断受到新的免疫攻击,使疾病迁延不愈并不断加重。表位扩展与类风湿关节炎、系统性红斑狼疮、多发性硬化症、胰岛素依赖性糖尿病的发病相关。

二、免疫调节机制紊乱因素

(一)多克隆刺激剂的旁路活化

在某些情况下,机体对自身抗原的免疫耐受是由于 T 淋巴细胞对这些自身抗原处于耐受状态所致,B 细胞仍然保持着对自身抗原的免疫应答性。多克隆刺激剂(如 EB 病毒、细菌内毒素等)和超抗原(金黄色葡萄球菌外毒素 TSST-1、肠毒素 SEA 等)可直接激活处于耐受状态的 T 细胞,辅助刺激自身反应性B细胞活化产生自身抗体,引发自身免疫性疾病(图 18-1)。

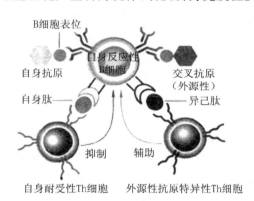

图 18-1　Th 细胞旁路激活 B 细胞

(二)Th$_1$ 和 Th$_2$ 细胞的功能失衡

不同的病原微生物感染或组织损伤等因素所产生的炎症反应,能通过分泌细胞因子而影响 Th$_0$ 细胞向 Th$_1$ 或 Th$_2$ 细胞分化。Th$_1$ 和 Th$_2$ 细胞的比例失调和功能失衡与自身免疫性疾病的发生相关。Th$_1$ 细胞功能亢进,可促进某些器官特异性自身免疫性疾病的发生,如胰岛素依赖性糖尿病。Th$_2$ 细胞的功能亢进,可促进抗体介导的全身性自身免疫性疾病的发生,如系统性红斑狼疮。

(三)MHC-Ⅱ 类抗原的表达异常

在正常情况下,大多数组织、细胞仅表达主要组织相容性复合体(MHC-Ⅰ)类抗原,而不表达 MHC-Ⅱ 类抗原。在某些因素(如 IFN-1)作用下,组织细胞表面可异常表达 MHC-Ⅱ 类抗原,从而可能将自身抗原提呈给 Th 细胞,启动自身免疫应答,导致自身免疫性疾病。已发现原发性胆汁性肝硬化的胆管上皮和糖尿病的胰岛 B 细胞表面均表达 MHC-Ⅱ 类抗原。

(四)自身反应性淋巴细胞逃避"克隆丢失"

自身反应性淋巴细胞在胸腺(或骨髓)内的分化成熟过程中,通过识别基质细胞所提呈的自身抗原肽-MHC分子而发生凋亡,此即阴性选择。由于胸腺(或骨髓)功能障碍或微环境发生改变,某些自身反应性淋巴细胞可能逃避阴性选择,该克隆细胞进入外周血即可对相应自身抗原产生应答,引发自身免疫性疾病。

(五)淋巴细胞的突变

由于理化因素、生物因素或某些原发因素的影响,可能导致淋巴细胞突变,其抗原识别能力异常,对自身抗原产生免疫应答,从而引发自身免疫性疾病。

(六)Fas/FasL 表达的异常

Fas属TNFR/NGFR家族成员,又称CD95,普遍表达于多种细胞包括淋巴细胞表面。其配体FasL通常出现于活化的T细胞,如CTL和NK细胞膜上,又可以分泌脱落至细胞外。无论是膜结合型或游离型的FasL,与细胞膜上的Fas结合后均可诱导细胞凋亡。Fas(CD95)/FasL(CD95配体)基因缺陷的患者,因为激活诱导的自身应答性淋巴细胞的凋亡机制受损,易发生多种自身免疫性疾病。凋亡调节蛋白的过度表达,也与自身免疫性疾病的发生相关。正常胰岛细胞不表达Fas,在胰岛素依赖型糖尿病(IDDM)发病的过程中,局部抗原呈递细胞(APC)和CTL相互作用所产生的IL-1β和NO可选择性地使β细胞表达Fas,激活的CTL表达FasL,进而通过细胞间的相互作用或释放可溶性FasL使表达Fas的β细胞遭到破坏。多发性硬化症、桥本甲状腺炎等多种自身免疫性疾病的发生也与Fas/FasL表达异常有关。

三、生理因素

(一)自身免疫性疾病发病率随年龄的增长而升高

临床上,老年人自身抗体的检出率较高,可能是老年人胸腺功能低下或衰老导致免疫系统功能紊乱的缘故所致。

(二)某些自身免疫性疾病与性别有关

某些自身免疫性疾病好发于女性,如类风湿关节炎的患者中女性与男性之比为4:1。女性发生系统性红斑狼疮和多发性硬化症(MS)的可能性比男性大10~20倍。有些自身免疫性疾病好发于男性,如患强直性脊柱炎的男性约为女性的3倍。

(三)某些自身免疫性疾病与性激素变化有关

系统性红斑狼疮患者的雌激素水平普遍升高。实验显示,给系统性红斑狼疮小鼠应用雌激素可加重其病程。

四、遗传因素

许多自身免疫性疾病的发生与个体的MHC基因型有关。不同型的MHC分子结合提呈抗原的能力不同。有些个体的MHC分子适合提呈某些自身成分的抗原肽,因此易患某些自身免疫性疾病。例如,携带HLA-DR3的个体易患系统性红斑狼疮、重症肌无力、胰岛素依赖性糖尿病;HLA-DR4与类风湿关节炎有关;强直性脊柱炎患者中90%以上为HLA-B27阳性。

(隋英华)

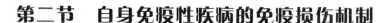

第二节　自身免疫性疾病的免疫损伤机制

引起自身免疫性疾病的原因和机制是多种多样的,自身免疫性疾病实际上是由自身抗体、自身反应性 T 淋巴细胞,或二者共同引起的针对自身抗原的超敏反应性疾病。其自身组织损伤的机制类似于Ⅱ型、Ⅲ型、Ⅳ型超敏反应。针对自身抗原引起的免疫应答,可通过一种或几种方式共同作用导致免疫损伤,继而引发自身性免疫病。

一、自身抗体引起的免疫损伤

在这种自身免疫性疾病的发生过程中,由针对自身细胞表面或细胞外基质抗原物质的 IgG 类和 IgM 类自身抗体启动细胞和组织的损伤。

(一)抗细胞表面抗原的自身抗体引起的免疫损伤

自身抗体直接与靶抗原结合,通过激活补体、吸引中性粒细胞和单核细胞、促进吞噬作用及局部释放炎症介质等,导致细胞和组织损伤。例如,某些药物可吸附在红细胞、血小板或中性粒细胞等血细胞的表面并改变细胞的抗原性,进而刺激机体产生抗红细胞、血小板或中性粒细胞等血细胞的自身抗体,自身抗体与血细胞结合并激活补体系统,可直接导致靶细胞的裂解。临床常见的有药物引起的溶血性贫血、自身免疫性血小板减少性紫癜、中性粒细胞减少症等疾病。

(二)抗细胞表面受体的自身抗体引起的细胞和组织功能障碍

自身抗体与细胞表面特异性受体结合后,可通过以下机制导致该受体功能障碍。

1.模拟配体作用

自身抗体与受体结合,模拟其配体的作用,刺激靶细胞功能亢进。例如,Graves 病患者血清中存在抗促甲状腺激素受体(thyroid stimulating hormone rceptor,TSHR)的自身 IgG 类抗体,此抗体与 TSHR 结合,可模拟促甲状腺激素的作用,刺激甲状腺细胞分泌过量甲状腺激素,导致甲状腺功能亢进;某些低血糖症患者体内产生抗胰岛素受体(激动剂样)的自身抗体,此类抗体与胰岛素受体结合,可发挥类似于胰岛素样的效应,引起低血糖症。

2.竞争性阻断效应

自身抗体与受体结合,可阻断天然配体与受体结合,或改变受体结构,从而抑制受体功能。例如,某些胰岛素耐受性糖尿病患者体内产生抗胰岛素受体(拮抗剂样)的自身抗体,此类抗体可竞争性抑制胰岛素与受体结合,引发糖尿病。

3.介导受体内化与降解

自身抗体与受体结合后,介导受体内化并降解,或通过激活补体系统而引发细胞损伤。例如,重症肌无力(myasthenia gravis,MG)患者体内存在抗神经-肌肉接头部位乙酰胆碱受体的自身抗体,该抗体可竞争性抑制乙酰胆碱与受体结合,并促使乙酰胆碱受体内化、降解,从而降低骨骼肌细胞对运动神经元所释放乙酰胆碱的反应性,出现以骨骼肌无力为特征的临床表现。

二、免疫复合物引起的免疫损伤

可溶性自身抗原与相应抗体结合可形成循环免疫复合物,随血流抵达某些组织部位并沉积下来,激活补体,促进炎性细胞浸润,造成组织损伤,干扰相应器官的正常生理功能,此类疾病属于Ⅲ型超敏反应引起的自身免疫性疾病。系统性红斑狼疮乃为此类疾病的代表,患者体内持续产生针对自身细胞核抗原的自身 IgG 类抗体,形成大量循环免疫复合物,沉积在肾小球、关节、皮肤及其他器官的毛细血管,进而引起肾小球肾炎、关节炎、皮肤红斑及多部位脉管炎等多器官、多系统病变,最终导致广泛而严重的小血管炎性损伤。其他的免疫损伤机制也可参与系统性红斑狼疮的发病。

三、自身反应性 T 细胞引起的免疫损伤

自身反应性 T 细胞在多种自身免疫性疾病(尤其是器官特异性自身免疫性疾病)的免疫损伤中起重要作用。$CD8^+$ CTL 和 $CD4^+$ Th_1 细胞均可介导自身组织、细胞损伤,其机制为Ⅳ型超敏反应,主要引起淋巴细胞和单核细胞浸润为主的炎性病变。在胰岛素依赖性糖尿病(IDDM)发病中,$CD8^+$ 和 $C1M^+$ T 细胞浸润胰岛组织,CTL 特异性杀伤胰岛 B 细胞,Th_1 细胞产生细胞因子引起炎症反应损伤胰岛细胞,致使胰岛素的分泌严重不足。在实验性自身免疫性脑脊髓炎(EAE)发病中,髓鞘碱性蛋白(MBP)特异性 Th_1 细胞介导中枢神经系统损害,过继转移 MBP 特异性 Th_1 细胞克隆给正常动物,可成功诱发 EAE。此外,自身反应性 T 细胞在慢性淋巴细胞性甲状腺炎、恶性贫血及自身免疫性心肌炎等自身免疫性疾病的发病中也起重要作用。

(隋英华)

第三节 常见的自身免疫性疾病

自身免疫性疾病种类繁杂,各种不同的自身免疫性疾病所累及的器官、组织和部位也不尽相同。

一、系统性红斑狼疮

系统性红斑狼疮(systemic lupus erythematosus,SLE)是最常殃及年轻妇女的多系统疾病。多发生在 20~30 岁的女性,男女的发病比例约为 1∶10。疾病的严重性往往随病程呈复发与缓解交替起伏,该病高死亡率主要由肾病引起,治疗原则主要是延长存活期。

SLE 病因不清,发病机制复杂,但是患者体内存在有多种自身抗体,如抗核抗体、抗 DNA 抗体、抗 Sm 抗体等,也可产生抗红细胞、血小板、白细胞和凝血因子等自体抗体。这些自身抗体和抗原形成的大量免病复合物,可沉积在皮肤、肾小球、关节、脑或其他部位的血管基底膜,激活补体及抗体依赖的细胞介导的细胞毒性作用(ADCC),造成组织、细胞免疫损伤,引起肾小球肾炎、关节炎、皮肤红斑等多种脏器损害。被损伤的细胞释放的核抗原又刺激 B 细胞产生更多的自身抗体,进一步加重病理损伤。不同的自身抗体致病机制各异,但多数尚待阐明。

SLE 依据美国风湿病学会(ACR)1997 年制定的分类标准进行诊断,诊断标准有 11 项:①抗核抗体阳性;②面颊红斑;③盘状红斑;④光过敏;⑤口鼻溃疡;⑥非侵蚀性关节炎;⑦胸膜炎或心包炎;⑧肾小球肾炎;⑨神经、精神病变;⑩血细胞减少;⑪其他 SLE 血清学特征性自身抗体(抗Sm、抗 dsDNA、抗心磷脂、狼疮抗凝物、RPR 假阳性)。满足 4 项可诊断为 SLE,其中两项标准

是血清学指标:抗核抗体阳性和检测到 SLE 特征性自身抗体。

二、类风湿关节炎

类风湿关节炎(rheumatic arthritis,RA)是一种以关节组织慢性炎症病变为主要表现的全身性疾病,呈世界性分布,男女患者比例为 1:3,任何年龄均可发病,但高发期在 40 多岁。其发病机制是患者体内 IgG 分子发生了变性,从而刺激机体产生抗变性 IgG 的自身抗体。这种自身抗体以 IgM 为主,也可以是 IgG 或 IgA 类抗体,临床称之为类风湿因子(rheumatoidfactor,RF)。RF 与自身变性 IgG 结合形成的免疫复合物,沉积于关节滑膜,引起类风湿关节炎。RA 病程与 SLE 相似,可时缓时重甚至痊愈,但是炎症常持续加重。RA 的病变主要发生在手与足的对称性小关节,晚期常导致进行性关节破坏、变形。患者除关节疼痛和活动障碍,还常产生系统性病症,如皮下结节、贫血、胸膜炎、心包炎、间质性肺炎、血管炎等。

美国风湿病学会 1987 年的 RA 分类诊断标准有 7 项:①关节晨僵;②至少三个关节部位有关节炎;③手关节性关节炎;④对称性关节炎;⑤类风湿结节;⑥血清类风湿因子含量增高;⑦关节放射性改变。标准①～④至少持续 6 周,至少符合 4 个标准可诊断为 RA。类风湿因子虽然作为 RA 诊断标准之一,在 RA 患者中检出阳性率和滴度高,但是它不是特异性指标。

三、Graves 病

Graves 病是一种病因未明的自身免疫性疾病,患者血清中出现针对促甲状腺激素受体(thyroid stimulating hormone receptor,TSHR)的抗体,它与 TSHR 结合能持续刺激甲状腺细胞分泌过量的甲状腺素,从而引发患者出现甲状腺功能亢进。由于它的效应与促甲状腺激素(TSH)相似,但作用时间较长,故又称为长效甲状腺刺激抗体(long-activating thyroid-stimulating antibody,LATSA),属于 IgG 类抗体。LATSA还可通过胎盘转移导致新生儿甲状腺功能亢进,但此症状可随来自母亲的 IgG 抗体水平下降而逐渐消失。此类抗体结合 TSHR 的部位及其作用机制均与 TSH 相同,即激活 TSHR 的腺苷酸环化酶,使胞内 cAMP 水平上升,从而导致甲状腺素合成和分泌增加。LATSA 与多种组织细胞(如脂肪细胞)存在明显交叉反应,可使眼眶内脂肪细胞增生而致突眼症状。此外,也有人从甲状腺组织中检出 IgM 和 IgE 类自身抗体,提示本病可能还涉及其他体液免疫应答机制。

Graves 病多发生于 30～40 岁人群,男女比例为 1:7。LATSA 几乎只存在于 Graves 病患者中,检出阳性率及滴度最高,在其他甲状腺疾病中常为阴性。

四、系统性血管炎

血管炎是指发生于血管壁及其血管周围的炎症性疾病,可发生于大动脉、小动脉、静脉等血管床,病谱可从急性坏死性血管炎到慢性血管炎,患者多伴有倦怠、发热、体重减轻等症状。累及小血管,多表现为明显紫癜、多神经炎、巩膜外层炎、溶血或镜下血尿;累及中等大小血管,则可导致心脏、肾脏、肠道、肢端甚至脑组织的梗死;累及大血管,可表现为主动脉弓综合征或者是血栓性静脉闭塞。检测抗中性粒细胞胞浆抗体对某些小血管炎有一定诊断价值。

(隋英华)

第四节 类风湿因子检测

类风湿因子(RF)是抗变性 IgG 的自身抗体,无种属特异性。它能与人或动物的变性 IgG 结合,而不与正常 IgG 发生凝集反应。RF 主要出现在类风湿性关节炎患者,70%～90%的血清中和约 60%的滑膜液中可检出 IgG 类 RF,这很可能是自身 IgG 变性所引起的一种自身免疫应答的表现。

RF 有 IgG、IgA、IgM 等多种 Ig 类型,以 IgM 类型多见。检测 RF 的方法很多,目前,最常用的是致敏乳胶凝集试验和免疫比浊法。

一、乳胶凝集试验

(一)原理

该法检验的原理是纯化的人 IgG 加热聚合后与羧化的聚苯乙烯乳胶共价交联制成抗原乳胶,此致敏乳胶颗粒在与待测血清中的 RF 相遇时,于一定时间内发生肉眼可见的凝集。

(二)试剂

(1)10 g/L 聚苯乙烯 RF 检验乳胶,可购买成套的商品试剂。

(2)阳性对照血清:可用 WHO RF 参考品,也可收集 RF 阳性血清混合,与参考品溯源后用做对照。

(三)操作

1.定性试验

按试剂盒说明书操作。试剂自冰箱取出后恢复至室温(18 ℃～25 ℃);轻轻混匀乳胶试剂,并核对阴性和阳性对照;在反应板孔中依次加 1 滴待测血清和 1 滴乳胶试剂;轻轻摇动混匀,2 min 后于直射光下观察结果。阴性和阳性对照同上法操作。

2.半定量实验

定性试验阳性时,将待测血清 100 μL 在反应板孔中用 100 μL 8.5 g/L NaCl 连续进行倍比稀释(1:2～1:16),各稀释度血清 20 μL 加乳胶试剂 20 μL,混匀,2 min 后观察结果。

(四)结果判定

2 min 出现肉眼可见凝集者为阳性(≥20 U/mL),无凝集者为阴性(<20 U/mL)。半定量试验1:2 稀释血清出现凝集者为 40 U/mL;1:4 稀释血清出现凝集者为 80 U/mL;1:8 稀释血清出现凝集者为 160 U/mL;1:16 稀释血清出现凝集者为 320 U/mL。

二、免疫比浊法

(一)原理

反应试剂中有一定浓度的变性 IgG(人、兔或羊 IgG)加入含 RF 的待测血清后,RF 与试剂中变性 IgG 结合,形成变性 IgG 抗变性 IgG 自身抗体(RF)免疫复合物,引起溶液中浊度变化。用透射比浊或散射比浊法即可检验出检样中 RF 的浓度。

（二）试剂

购买与仪器配套的商品试剂。

（三）操作

按仪器与试剂盒说明书操作。

（四）计算

用 RF 标准品制备校正曲线，待测血清中 RF 浓度可根据校正曲线得出。通常由仪器自动打印报告。

（五）参考值

正常人血清 RF＜20 U/mL。

RF 在类风湿性关节炎患者中的检出率很高，RF 阳性支持早期 RA 的倾向性诊断，如对年轻女性应进行 RA 和风湿热间的鉴别；而对非活动期 RA 的诊断，需参考病史。但 RF 也像 ANA 一样，并不是 RA 独有的特异性抗体。在 SLE 患者均有 50% RF 阳性，在其他结缔组织病如干燥综合征（SS）、硬皮病、慢性活动性肝炎及老年人中均可有不同程度的阳性率。

（隋英华）

第五节　抗线粒体抗体检测

抗线粒体抗体（AMA）是以细胞质中的线粒体为抗原的一种自身抗体。这种抗体无种属及器官特异性。在原发性胆汁性肝硬化患者血清中阳性率较高，在其他肝病中也有不同程度的阳性率。目前，AMA 的检测仍以间接免疫荧光素标记抗体法为主。

一、操作

（一）抗原片的制备

用大鼠肾冷冻切片，厚 4～6 μm，贴于无荧光的清洁载玻片，吹干、密封并于－20 ℃保存。

（二）滴加标本

待测血清用 0.01 mol/L pH 7.4 的 PBS 作 1：10 稀释后滴于底物片上，在室温湿盒内反应 30 min，用 PBS 冲洗 3 次，吹干。

（三）滴加荧光素标记抗体

滴加最适宜浓度的荧光素标记抗体（荧光素标记的抗人 IgG 或抗人 IgM 等），放置在室温盒内反应 30 min 后，按上述方法冲洗和吹干。

二、结果判定

用无荧光的缓冲甘油封片后，于荧光显微镜下镜检。在鼠肾切片中，AMA 的特异荧光出现于富含线粒体的肾小管上皮细胞的胞浆中（图 18-2）。

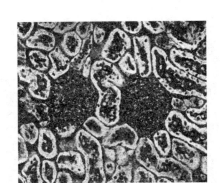

图 18-2　结果判定(鼠肾)

（隋英华）

第六节　抗 ENA 抗体检测

抗 ENA 抗体是指对核内可提取性核抗原(ENA)的自身抗体。ENA 是用等渗盐溶液或磷酸盐缓冲液从细胞核碎片提取的可溶性核蛋白。ENA 抗原中主要包括 nRNP、Sm、SS-A(天然 SS-A 和 Ro-52)、SS-B、Scl-70、PM-Scl、Jo-1、CENP B、PCNA、dsDNA、核小体、组蛋白、核糖体 P 蛋白和 AMA M2 等抗原,这些抗原除有各自的抗原特异性外,尚可因与蛋白质组成后的分子量大小各不相同而在电泳后被分成不同分子量的条带。不同的自身免疫性疾病可产生不同的抗 ENA 抗体,不同特性的抗 ENA 抗体在各种自身免疫性疾病中的阳性率有明显差异,有些有很高的特异性。对其进一步检测,在协助诊断和鉴别诊断自身免疫性疾病方面具有重要的临床意义。

一、原理

用于体外定性检测血清或血浆中的人抗 nRNP、Sm、SS-A(天然 SS-A 和 Ro-52)、SS-B、Scl-70、PM-Scl、Jo-1、CENP B、PCNA、dsDNA、核小体、组蛋白、核糖体 P 蛋白和 AMA M2 等 14 种不同抗原 IgG 类抗体。实验膜条上平行包被了这些高度纯化的抗原。在第一次温育时,已稀释的血清与实验膜条反应。如果标本阳性,特异性的 IgG(也包括 IgA 和 IgM)与相应抗原结合。为检测已结合的抗体,加入酶标抗人 IgG(酶结合物)进行第二次温育,然后加入酶底物,以产生可观察的颜色反应。

二、操作

(一)预处理

从包装中取出所需数目的实验膜条放入空温育槽中,膜条上有编号的一面朝上。每槽中加 1.5 mL 标本缓冲液,于室温(18 ℃～25 ℃)在摇摆摇床上温育 5 min。之后吸去槽内液体。

(二)血清温育

在温育槽中分别加入不同浓度的 1.5 mL 已稀释血清。于室温(18 ℃～25 ℃)在摇摆摇床上温育30min。

（三）清洗

吸去槽内液体，在摇摆摇床上用 1.5 mL 清洗缓冲液清洗膜条 3 次，每次 5 min。

（四）酶结合物温育

在温育槽中加入 1.5 mL 已稀释的酶结合物（碱性磷酸酶标记的羊抗人 IgG），于室温（18 ℃～25 ℃）在摇摆摇床上温育 30 min。

（五）清洗

吸去槽内液体，在摇摆摇床上用 1.5 mL 清洗缓冲液清洗膜条 3 次，每次 5 min。

（六）底物温育

在温育槽中分别加入 1.5 mL 底物液，于摇摆摇床上室温（18 ℃～25 ℃）温育 10 min。

（七）终止反应

吸去槽内液体，用蒸馏水清洗膜条 3 次，每次 1 min。

（八）结果判断

将检测膜条放置在结果判定模板中，风干后判断结果。

三、实验结果的解释

（1）将已温育的湿的实验膜条置于结果判定模板中的塑料膜上，并与标志对齐。用吸水纸小心吸去水分（完全干后，膜条将黏附于塑料膜上）。将干的实验膜条上出现的与参照膜条上的标志相对应的清晰可见的条带记录在结果判定模板上，在相应抗原的位置出现白色条带为阴性。

（2）如果用软件自动判断结果，需将实验膜条放置在一张特殊的工作单上。实验膜条如需长期保存，可用黏性塑料膜密封。

（3）检测膜条上有一条质控带，如果质控带出现强的颜色反应说明实验操作正确。如果质控带没有出现颜色反应，则表明实验操作不当，应重新检测。

（4）实验膜条上包被的抗原及其排列，印迹法实验膜条上包被有以下抗原。①nRNP/Sm：小牛和兔胸腺提取物，经亲和层析纯化的天然 U1-nRNP。②Sm：牛脾脏和胸腺提取物，经亲和层析纯化的天然 Sm。③SS-A：牛脾脏和胸腺提取物，经亲和层析纯化的天然 SS-A。④Ro-52：重组的 Ro-52（52 kDa），相应的人 cDNA 用杆状病毒系统在昆虫细胞中表达。⑤SS-B：小牛和兔胸腺提取物，经亲和层析纯化的天然 SS-B。⑥Scl-70：牛和兔胸腺提取物，经亲和层析纯化的天然 Scl-70（DNA 拓扑异构酶 1）。⑦PM-Scl：重组抗原，相应的人 cDNA 用杆状病毒系统在昆虫细胞中表达。⑧Jo-1：小牛和兔胸腺提取物，经亲和层析纯化的天然 Jo-1（组氨酰-tRNA 合成酶）。⑨CENP B：重组的着丝点蛋白 B，相应的人 cDNA 用杆状病毒系统在昆虫细胞中表达。⑩PCNA：重组的 PCNA（36 kDa），相应的人 cDNA 用杆状病毒系统在昆虫细胞中表达。⑪dsDNA：从鲑鱼睾丸提取物中高度纯化的天然双链 DNA。⑫核小体：从牛胸腺提取物中纯化的天然核小体。⑬组蛋白：从牛胸腺提取物中纯化的各种类型组蛋白的混合物。⑭核糖体 P 蛋白：小牛和兔胸腺提取物，用亲和层析纯化的天然核糖体 P 蛋白。⑮AMA M2：从猪心脏提取物中纯化的天然 M2 抗原（丙酮酸脱氢酶复合物）。

（5）根据抗原带着色的深浅，可将结果分为阴性、临界阳性和阳性（表 18-1）。

表 18-1　实验结果

抗原带着色的深浅	结果
无色	阴性
着色非常弱	临界阳性
着色中到较强	阳性
着色与质控带强度相同	强阳性

(6)用印迹法检测抗核抗体时,应同时进行间接免疫荧光法实验。这样一方面可确保结果的可靠性,排除假阳性反应;另一方面,基于 HEp-2 细胞(特别是与灵长类肝冰冻组织切片的联合生物薄片)的间接免疫荧光法可检测的抗核抗体的范围非常广,而印迹法实验膜条上的抗原种类非常有限,只能检测有限的抗体。

四、抗原组成

(1)nRNP 和 Sm 抗原属于一组由富含尿嘧啶核苷酸的低分子量 RNA(U-RNA)与不同蛋白质组成的小核糖核酸蛋白(snRNP)。根据色谱分析的结果将 RNA 组分命名为 U1 至 U6。除 RNA 外,U-nRNP 还含有 6 种不同的核心蛋白(B,B',D,E,F,G)。另外,U1-nRNP 还含有颗粒特异性蛋白(70K,A,C),抗 U1-nRNP 抗体的靶抗原是 1 种或多种颗粒特异性蛋白(70K,A 或 C)。而抗 Sm 抗体的靶抗原为 1 种或多种核心蛋白。U-nRNP 分子参与 pre-mRNA(信使 RNA 前体)的剪切:切掉 mRNA 的非编码序列(内含子),插入 mRNA 的编码序列(外显子),以形成信使 RNA。

(2)天然的 SS-A 抗原是一种小核糖核酸蛋白,由一个 RNA 分子(Y1、Y2、Y3、Y4 或 Y5 RNA,80～112 个碱基)和一个 60 kDa 蛋白分子组成。欧蒙印迹法实验膜条上的 SS-A 抗原带为天然的SS-A。另外一种 52 kDa 蛋白(Ro-52)也与 SS-A/Ro 复合物有关,但该蛋白是否是 SS-A/Ro 复合物的成分还存在争议。

(3)由于抗 Ro-52 抗体可在各种自身免疫性疾病中出现,因而单独的抗 Ro-52 抗体阳性不应判断为抗 SS-A 抗体阳性或作为 SLE 及干燥综合征的特异性指标。

(4)SS-B 抗原是一种分子量为 48 kDa 的磷蛋白,在细胞核中作为 RNA 多聚酶Ⅲ的辅助蛋白。

(5)Scl-70 抗原为 DNA 拓扑异构酶Ⅰ,天然抗原的分子量为 100 kDa,但最初在免疫印迹中仅发现了分子量为 70 kDa 的代谢产物。DNA 拓扑异构酶Ⅰ位于核浆内并且在核仁中浓度极高,参与 DNA 双螺旋的复制和转录。

(6)PM-Scl 抗原是分子量间于 20～110 kDa 的 11 到 16 个多肽分子的复合物。主要的靶抗原是分子量分别为 75 和 100 kDa 的两种多肽分子,也就是 PM-Scl-75 和 PM-Scl-100。90%～98%的抗 PM-Scl 抗体具有与 PM-Scl-100 的反应性,而 50%～63%的抗 PM-Scl 抗体具有与 PM-Scl-75的反应性。这两种抗原相互独立,彼此之间没有交叉反应。PM-Scl 主要位于核仁,但也可出现在核浆中。该多肽复合物的功能还不完全清楚,怀疑 PM-Scl 参与 5.85 rRNA 和一些 U-snRNAs的剪切。

(7)Jo-1 是一种分子量为 50 kDa 的细胞质磷蛋白,与组氨酰-tRNA 合成酶为同一种物质,它能将胞浆中的组氨酸连接到相应的 tRNA 上。

(8)已发现有四种不同的蛋白为着丝点抗原：着丝点蛋白 A（17 kDa）、着丝点蛋白 B（80 kDa）、着丝点蛋白 C（140 kDa）和着丝点蛋白 D（50 kDa）。所有间接免疫荧光法抗着丝点抗体阳性的血清至少具有与着丝点蛋白 B 的反应性。

(9)PCNA 是一种分子量为 36 kDa 的增殖细胞核抗原，其表达与细胞周期有关。有活性的、三聚体形式的 PCNA 为 DNA 多聚酶的辅助因子，参与 DNA 的修复作用。用以 HEp-2 细胞为基质的间接免疫荧光法检测时，抗 PCNA 抗体产生的荧光模型称为细胞周期蛋白Ⅰ型。约半数的间期细胞核呈现明亮的、清晰的细颗粒型荧光，而核仁为阴性，在另一半细胞中可见到相同的荧光模型，但其强度较弱（弱 10 倍左右）。

(10)抗 DNA 抗体可分为两种不同类型：抗天然双链 DNA（dsDNA）抗体和抗变性的单链 DNA（ssDNA）抗体。抗双链 DNA 抗体可识别双螺旋的脱氧核糖核酸骨架中的主要表位，因而与双链和单链 DNA 都具有反应性。而抗 ssDNA 抗体只识别双链内部的嘌呤和嘧啶碱基多聚体。

(11)核小体是由组蛋白（H1、H2A、H2B、H3 和 H4）和 dsDNA 组成的染色体的功能亚单位。H3-H3-H4-H4四聚体加上其两侧的 H2A-H2B 二聚体形成核小体的中心。组蛋白核心颗粒周围被两圈 DNA 双螺旋（总共 146 对碱基对）环绕。核小体呈串珠状排列，连接 DNA 与连接体中的组蛋白 H1 有关。

(12)组蛋白是 DNA 相关蛋白（11.2～21.5 kDa），它们的功能是稳定 DNA 双螺旋结构，还可能参与基因调节机制。有五种不同类型的组蛋白：H1、H2A、H2B、H3 和 H4。组蛋白与 DNA 形成高度有序的核小体有关。

(13)核糖体 P 蛋白由核糖体 60S 亚单位的 3 种蛋白组成，这些蛋白分别叫作 P0（38 kDa）、P1（19 kDa）和 P2（17 kDa）。主要的抗原性表位位于羧基端，所有三种蛋白均含有相同的 17 个氨基酸序列。

(14)M_2 抗原系统是位于线粒体内膜的三种相关的多酶复合物，这些酶催化丙酮酸、2-酮戊二酸和2-含氧酸支链的氧化脱羧，目前已知的抗 M_2 抗体的靶抗原有 6 种蛋白：丙酮酸脱氢酶复合物的 E2（74 kDa）、蛋白 X（55 kDa）、E1α 亚单位（51 kDa）和 E1β 亚单位（36 kDa）以及 2-含氧酸脱氢酶复合物支链的 E2（51 kDa）和 2-酮戊二酸脱氢酶复合物的 E2（51 kDa）。酶 E2 负责将乙酰基团转移给辅酶 A，蛋白 X 是丙酮酸脱氢酶复合物的亚单位，功能还不清楚。

五、适应证

夏普综合征（MCTD），系统性红斑狼疮（SLE），干燥综合征，进行性系统性硬化症，多肌炎/皮肌炎、重叠综合征、局限型进行性系统性硬化症（CREST 综合征），原发性胆汁性肝硬化。

六、临床意义

(1)高滴度的抗 U1-nRNP 抗体是混合性结缔组织病（MCTD，夏普综合征）的标志，阳性率为95%～100%，抗体滴度与疾病活动性相关。在 30%～40% 的系统性红斑狼疮患者中也可检出抗U1-nRNP抗体，但几乎总伴有抗 Sm 抗体。

(2)抗 Sm 抗体是系统性红斑狼疮的特异性标志，与抗 dsDNA 抗体一起，是系统性红斑狼疮的诊断指标，但阳性率仅为 5%～10%。

(3)抗 SS-A 抗体与各类自身免疫性疾病相关，最常见于干燥综合征（40%～80%）、也见于系统性红斑狼疮（30%～40%）和原发性胆汁性肝硬化（20%）中，偶见于慢性活动性肝炎。此外，在 100% 的新生儿红斑狼疮中可出现抗 SS-A 抗体。该抗体可经胎盘传给胎儿引起炎症反应和新生儿先天性心脏传导阻滞。

（4）抗 SS-B 抗体几乎仅见于干燥综合征（40%～80%）和系统性红斑狼疮（10%～20%）的女性患者中，男女比例为 1∶29。在干燥综合征中抗 SS-A 抗体和抗 SS-B 抗体常同时出现。

（5）抗 Scl-70 抗体见于 25%～75% 的进行性系统性硬化症（弥散型）患者中，因实验方法和疾病活动性而异（Scl＝硬化症）。在局限型硬化症中不出现。

（6）1977 年，Wolfe 及其同事首先在多肌炎患者中描述了抗 PM-Scl 抗体，并把该抗体叫作抗 PM 抗体。在 1984 年，Reichlin 与其同事经过研究，发现了抗 PM-1 抗体的更准确的特征和命名（抗 PM-Scl 抗体）。在 50%～70% 的所谓的重叠综合征患者中可检出这些抗体，在这些患者中可合并出现多肌炎（PM）、皮肌炎（DM）和进行性系统性硬化症（Scl）。抗 PM-Scl 抗体在进行性系统性硬化症（弥散型）中的阳性率为 3%，在多肌炎和皮肌炎中的阳性率为 8%。

（7）抗 Jo-1 抗体见于多肌炎，阳性率为 25%～35%。常与合并肺间质纤维化相关。

（8）抗着丝点抗体与局限型进行性系统性硬化症（CREST 综合征：钙质沉着、Raynaud's 病、食管功能障碍、指硬皮病、远端血管扩张）有关，阳性率为 70%～90%。

（9）抗 PCNA 抗体对系统性红斑狼疮具有很高的特异性，但其阳性率仅为 3%。

（10）抗 dsDNA 抗体对系统性红斑狼疮具有很高的特异性。除抗 Sm 抗体外，抗 dsDNA 抗体也可作为该病的一个血清学指标，阳性率为 40%～90%。

（11）在系统性红斑狼疮患者血清中可检出抗核小体抗体，但是，由于用传统的核小体制品进行检测时，高达 70% 的硬皮病患者血清也呈现阳性，使得抗核小体抗体作为 SLE 的特异性诊断指标这一应用价值受到了很大限制。欧蒙印迹法中用一种由欧蒙实验室拥有的专利技术制备的新的核小体制品作为抗原基质，这种改良的核小体制品纯度高，经电泳证实只含有核小体单体，不含 H1、Scl-70、其他非组蛋白和残留的染色质 DNA 成分。用该试剂进行检测时，抗核小体抗体对 SLE 的特异性几乎为 100%，与健康献血员或硬化症、干燥综合征和多肌炎患者血清不反应。

（12）抗一种或几种组蛋白抗体或抗 H2A-H2B 复合物抗体在药物（普鲁卡因胺、肼屈嗪及其他药物）诱导的红斑狼疮中比较常见（阳性率为 95%）。另外，在 30%～70% 的系统性红斑狼疮和 15%～50% 的类风湿性关节炎患者中也可检出抗组蛋白抗体。

（13）抗核糖体 P 蛋白抗体是系统性红斑狼疮的特异性标志。在欧盟的一个多中心研究中检测了 360 份系统性红斑狼疮（SLE）、79 份其他胶原病（进行性系统性硬化症、干燥综合征、皮肌炎/多肌炎、夏普综合征）和 206 份健康献血员血清中的抗核糖体 P 蛋白抗体（ARPA）。360 份 SLE 患者血清中，有 34 份 ARPA 阳性（9.4%），24 份夏普综合征患者血清中，有 3 份 ARPA 阳性（12.5%），其中两份同时还有抗 dsDNA 抗体阳性（系统性红斑狼疮的血清学标志）。在进行性系统性硬化症、干燥综合征或皮肌炎/多肌炎和健康献血员血清中均未检出 ARPA。SLE 的活动性与 ARPA 的滴度不具有相关性，对于有中枢神经系统症状、肾炎或肝炎的 SLE 患者，ARPA 的阳性率与整个 SLE 人群基本相同。在其他有 SLE 症状的患者中也可检出 ARPA，可是，在精神病患者中，ARPA 的阳性率稍高一些，但这种差异还没有统计学意义。

（14）高滴度的抗 M_2 抗体是原发性胆汁性肝硬化的标志，丙酮酸脱氢酶复合物的酶 E_2 和蛋白 X 为主要的靶抗原。另外，在其他慢性肝脏疾病（30%）和进行性系统性硬化症（7%～25%）

中也可检出抗 M_2 抗体,但主要为低滴度。抗 M_2 抗体阳性的进行性系统性硬化症患者,很可能临床重叠有原发性胆汁性肝硬化。

（隋英华）

第七节　抗双链 DNA 抗体检测

抗 DNA 抗体包括抗单链 DNA 抗体和抗双链 DNA 抗体。前者的靶抗原为变性的单链 DNA 结构,而后者则是针对天然双链 DNA 结构(nDNA)的抗体。抗 DNA 抗体检测主要是对抗双链 DNA(dsDNA)抗体的检测。它是诊断 SLE 的特异性指标。强阳性抗 DNA 抗体几乎仅见于 SLE 患者,且与 SLE 患者病情变化密切相关。活动期的阳性率一般在 90% 以上,而在非活动期的阳性率一般在 10% 以下。此外,在狼疮肾炎恶化时抗 DNA 抗体上升,病情缓解时抗 DNA 抗体也随之下降,因此,抗 DNA 抗体检测对 SLE 等疾病的诊断治疗及病情观察都有重要意义。

一、检测方法

间接免疫荧光法。原理:用稀释后的血清样本加入包被有以绿蝇短膜虫为基质的反应孔时,血清样本中的抗天然 DNA(nDNA)抗体可与虫体中动基体内的天然 DNA 抗原结构相结合。经过清洗后,在反应孔中加入荧光素标记的抗人球蛋白抗体(二抗)。洗去未结合的二抗后,将反应玻片置于荧光显微镜下观察,并根据虫体中动基体的荧光表现判断阴阳性结果。

二、结果判断

结果判读时,应在 400× 放大倍数下仔细观察多个视野。动基体结构往往位于细胞核与尾部鞭毛基体之间,而且通常偏向于细胞膜一侧,甚至突出于虫体(见图 18-3)。

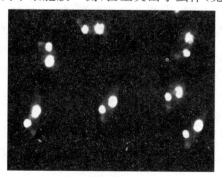

图 18-3　绿蝇短膜虫

阳性结果:当观察到虫体结构中的动基体出现均匀的圆点荧光时,结果可判为阳性。某些血清样本可同时引起细胞核与动基体的同时阳性,此时结果仍可判为阳性。

阴性结果:当观察到虫体结构中的动基体无荧光表现时,结果可判断为阴性。此时即使细胞核以及鞭毛基体阳性,结果也仍判为阴性。

三、临床意义

抗 nDNA 抗体对于 SLE 具有高度的疾病特异性。间接免疫荧光法 ANA 检测方法中所采用的 Hep-2 细胞并非抗 nDNA 抗体的最佳检测基质,此时除抗 nDNA 抗体之外,抗单链 DNA 抗体、抗组蛋白抗体和抗核小体抗体等均可能在 Hep-2 细胞中表现出相同的均质样荧光表现。此时,需采用基于绿蝇短膜虫为基质的检测方法进行抗 nDNA 抗体的检测实验。

由于绿蝇短膜虫的虫体结构中包含一个由天然 DNA 组成的特殊结构——动基体,因此基于绿蝇短膜虫为基质的间接免疫荧光法是检测抗 nDNA 抗体的有效方法。

(隋英华)

第八节　单个补体成分检测

根据世界卫生组织(WHO)和国际免疫学会报告,在 30 多种补体成分中,C3、C4、C1q、B 因子和 C1 酯酶抑制物等 5 种成分常被作为单个补体成分的检测指标。测定方法常分为免疫溶血法和免疫化学法。前者用来检测单个补体成分的活性,后者可测定其含量。

一、免疫溶血法

溶血法主要是根据抗原与其特异性抗体(IgG、IgM 型)结合后可激活补体的经典途径,导致细胞溶解。该方法中抗原为绵羊红细胞,抗体为兔或马抗绵羊红细胞的抗体,即溶血素,将两者组合作为指示系统参与反应。试验中有两组补体参与,一组是作为实验反应系统的补体,选用或制备缺少待测成分的试剂(R 试剂),此类试剂可选用先天缺乏某单一补体成分的动物或人血清,如某些人可天然缺乏 C2、豚鼠缺 C4、小鼠缺 C5、家兔缺 C6;也可利用化学试剂人为灭活正常血清中某种成分制备缺乏该成分的补体试剂,如用氨或肼处理使豚鼠血清中 C4 被破坏,用酵母多糖灭活 C3 等。加入致敏绵羊红细胞(检测经典途径补体成分时用)或兔红细胞(检测替代途径补体成分时用)指示系统后,此时由于补体连锁反应体系中缺乏某种补体成分,不能使补体连续激活,不发生溶血。另一组为待测血清中的补体,当加入待测血清,使原来缺乏的成分得到补偿,补体成分齐全,级联反应恢复,产生溶血。溶血程度与待测补体成分活性有关,仍以 50% 溶血为终点。由绵羊红细胞作为抗原参与的免疫溶血法,并不能反映参与旁路和甘露聚糖结合凝集素(MBL)途径识别、活化阶段的补体成分是否缺乏。已知兔红细胞可直接活化补体的旁路途径,如此将兔红细胞同时作为旁路途径的激活剂和指示物,构建旁路途径的溶血指示系统。再参照免疫溶血法,制备参与旁路活化的缺乏特定补体的血清,如除去 B 因子的血清,同样可以建立旁路途径单个成分检测的免疫溶血法。采用免疫溶血法检测标本中某单一补体成分是否缺乏,可以辅助诊断补体某一成分缺失或失活的先天性补体缺陷病。该法无需特殊设备,快速、简便,但敏感性较低、影响因素较多且不能定量。该法不是检测某补体成分的具体含量,而是检测其活性,在某些需了解该成分活性情况下,本试验适用。

(一)C4 溶血活性的测定

1.实验原理

将豚鼠血清用氨水处理,去除其中的 C4,这种 C4 缺乏血清(R4)不能使溶血素致敏的 SRBC 溶解,当加入含有 C4 的受检血清后,补体连锁反应恢复,即可导致致敏的 SRBC 溶解。溶血程度与待测血清中 C4 的活性相关,测定以 50％溶血作为反应终点。

2.实验方法

缺乏补体 C4 的致敏羊红细胞补体复合物(EAR4)的制备:在新鲜豚鼠血清中按每毫升加 0.15 mol/L 氨水 0.25 mL,混匀后置 37 ℃水浴 30 min,灭活其中的 C4。用 1 mol/L HCl 调节至 pH 7.2,制成 R4 备用。另取 5％SRBC 悬液与等体积 4 U 溶血素混合制成致敏羊红细胞(EA);然后按 EA 4 mL 与 R4 0.25 mL 混合,室温放置 15 min 后即为 EAR4。需现配现用。

将待检标本用缓冲液做 1∶150 稀释后,按表 18-2 的要求在各管中依次加入试剂和反应物,置 37 ℃水浴 30 min,同时配制 50％溶血标准管。

表 18-2　C4 溶血活性测定

管号	1∶150 待检血清(μL)	缓冲液(μL)	REA4(μL)	溶血单位(kU/L)
1	5	95	100	30 000
2	10	90	100	15 000
3	20	80	100	7 500
4	30	70	100	4 950
5	40	60	100	3 750
6		100	100	

温育后将各管及 50％溶血标准管中各加入缓冲液 2.5 mL,混匀后 2 500 r/min 离心 5 min,在分光光度计上 542 nm 比色,以最接近 50％溶血标准管的测定管为终点管,计算方法同 CH_{50} 测定。正常人血清 C4 溶血活性参考区间为(8 270±2 087)kU/L。

(二)B 因子溶血活性的检测

1.实验原理

将正常人新鲜血清加热 56 ℃ 15 min,使 B 因子丧失活性,成为缺乏 B 因子的血清(RB),旁路途径不能激活,当加入兔红细胞时不发生溶血。此时再加入含有 B 因子的待测血清,旁路途径即被激活,兔红细胞发生溶血反应。根据溶血程度可测定待测血清中 B 因子的活性。

2.实验方法

将 Alsever 液抗凝的兔红细胞用含乙二醇四乙酸(EGTA)缓冲液洗涤 3 次,配制成 1％细胞悬液。取新鲜正常人混合血清(3 个人以上),56 ℃水浴加热 15 min,灭活其中 B 因子,即为 RB。以新鲜正常人混合血清作为参考血清,按表 18-3 操作。

表 18-3　B 因子溶血活性测定

管号	1∶10 稀	1％兔红细胞	1∶8 待检血清	1∶8 参考血清
待测血清管	60％	80％	60％	
参考血清管	60％	80％		60％

37 ℃水浴 30 min 后,2 500 r/min 离心 5 min,在分光光度计上 542 nm 分别读取上清液吸

光度(A 值),以参考血清 A 值作为 100％进行换算。待检血清 B 因子溶血活性(％)＝待检血清管 A 值/参考血清管 A 值×100％,低于 60％者判定为 B 因子溶血活性降低。

二、免疫化学法

免疫化学法分为单向免疫扩散、火箭免疫电泳、透射比浊法和散射比浊法。前两种方法手工操作烦琐,消耗时间长,影响因素多,结果重复性差,已被逐渐淘汰。后两种方法可通过仪器对补体的单个成分进行自动化定量测定。待测血清标本经适当稀释后与相应抗体反应形成复合物,反应介质中的聚乙二醇(PEG)可使该复合物沉淀,仪器对复合物形成过程中产生的光散射或透射信号进行自动检测,并换算成所测成分的浓度单位。

自动化定量测定操作简单、特异性强、重复性好、质量易控制,是目前国内外临床免疫检测中的主要检测方法。正常血清中各补体成分的含量相差较大,对补体组分含量进行测定时,因各组分血清浓度不同,检测方法也有所差异。C1~C9、B、D、H、I、P 因子等含量较高,均可进行定量检测,目前常用的是免疫比浊测定法。C3 是补体各成分中含量最高的一种,通常用免疫比浊法测定,参考值范围为 0.85~1.70 g/L;C4 含量测定通常采用单向免疫扩散和免疫比浊法进行,免疫比浊法参考值范围为 0.22~0.34 g/L;C1q 系 C1 的三个亚单位中的一个(另为 C1r、C1s),分子量为 385 kDa,单向免疫扩散法测定参考值范围为(0.197±0.040)g/L;B 因子是替代激活途径中的重要成分,在 Mg^{2+} 存在的情况下,B 因子可与 C3b 结合形成 C3bB,被血清中的 D 因子裂解为分子量为 33 kDa 的 Ba 和 63 kDa 的 Bb 两个片段。单向免疫扩散法测定参考值范围 0.1~0.4 g/L。

三、临床意义

(一)血清补体 C3 测定

补体 C3 主要由巨噬细胞和肝脏合成,在 C3 转化酶的作用下,裂解成 C3a 和 C3b 两个片段,是补体激活途径中最重要的环节,故其含量的测定非常重要。

1.增高

补体 C3 作为急性时相反应蛋白,多见于某些急性炎症或传染病早期,如风湿热急性期、心肌炎、心肌梗死、关节炎等。

2.降低

(1)补体合成能力下降,如慢性活动性肝炎、肝硬化、肝坏死等。

(2)补体消耗或丢失过多,如活动性红斑狼疮、急性肾小球肾炎早期及晚期、基底膜增生型肾小球肾炎、冷球蛋白血症、严重类风湿关节炎、大面积烧伤等。

(3)补体合成原料不足,如儿童营养不良性疾病。

(4)先天性补体缺乏。

(二)血清补体 C4 测定

C4 是补体经典激活途径的一个重要组分,是由巨噬细胞和肝脏合成,参与补体的经典激活途径,其临床意义基本与 C3 相似。

1.C4 含量升高

C4 含量升高常见于风湿热的急性期、结节性动脉周围炎、皮肌炎、心肌梗死、Reiter 综合征和各种类型的多关节炎等。

2.C4 含量降低

C4 含量降低常见于自身免疫性慢性活动性肝炎、系统性红斑狼疮（SLE）、多发性硬化症、类风湿关节炎、IgA 肾病、亚急性硬化性全脑炎等。在 SLE,C4 的降低常早于其他补体成分,且缓解时较其他成分回升迟。狼疮性肾炎较非狼疮性肾炎 C4 值显著低下。

（三）血清补体 C1q 测定

补体 C1q 由肠上皮细胞合成,主要作用为参与补体的经典激活途径。

1.C1q 含量增高

C1q 含量增高常见于骨髓炎、类风湿关节炎、SLE、血管炎、硬皮病、痛风、活动性过敏性紫癜。

2.C1q 含量降低

C1q 含量降低常见于活动性混合性结缔组织病。

（四）B 因子测定

1.血清 B 因子含量减低

血清 B 因子含量减低常见于系统性红斑狼疮、肾病综合征、急或慢性肾炎、混合结缔组织病、急或慢性肝炎、肝硬化、荨麻疹、风湿性心脏病等,在这些疾病中,由于补体旁路被激活,使 B 因子消耗。

2.血清 B 因子含量升高

血清 B 因子含量升高常见于各种肿瘤患者,可能是由于肿瘤患者体内的单核-巨噬细胞系统活力增强、合成 B 因子的能力也增强所致,是机体一种抗肿瘤的非特异性免疫应答反应。另外在反复呼吸道感染的急性阶段,B 因子也明显升高。

（隋英华）

第九节　血清总补体活性检测

血清总补体活性的测定是补体被激活后最终效应的检测方法,可借此反映补体的整体功能。由于补体活化途径的不同,应用不同的激活物可活化不同的补体途径。临床上常选择以红细胞的溶解为指示,以 50% 溶血为判断终点 CH50 来测定血清总补体活性。

一、血清补体总活性测定(CH50 试验)试验原理

绵羊红细胞与相应抗体即溶血素结合后,形成的复合物可激活血清中的补体,导致红细胞表面形成跨膜小孔,使细胞外水分渗入,引起红细胞肿胀而发生溶血。溶血的程度与补体的活性呈正相关,但非直线关系。在一个适当的、稳定的反应系统中,溶血反应对补体的剂量依赖呈一特殊的S形曲线。以溶血百分率为纵坐标,相应血清量为横坐标,可见有轻微溶血和接近完全溶血时,补体量的变化不敏感,但在 30%～70% 两者近似直线关系,此阶段对补体量的变化非常敏感,补体量的细微变化也会引起溶血程度的明显改变,故试验中常以 50% 溶血作为最敏感的判定终点,这一方法称为补体 50% 溶血试验,即 CH50。引起 50% 溶血所需要的最小补体量为一个 CH50 单位(U),通过计算可测定出待测血清中总的补体溶血活性,以 CH50(U/mL)表示。

二、CH50 测定方法要点及结果判断

(一)调制红细胞悬液

制备脱纤维羊血,调制 2%~5% 绵羊红细胞(SRBC)悬液。为使红细胞浓度标准化,可吸取少量红细胞悬液,加入一定量缓冲液,用分光光度计在 542 nm 波长处测定透光度为 38%~40%。注意红细胞不能有溶血。

(二)溶血素

溶血素可通过绵羊红细胞免疫家兔获得,试验前需加热灭活补体。自行制备的溶血素需进行滴定,确定使用浓度。溶血素有商品销售,可按要求的效价稀释使用。在补体活性测定中,溶血素大多使用 2 个单位(2 U)。

(三)缓冲液

缓冲液多数使用 pH 7.2~7.4 的磷酸盐缓冲液或巴比妥缓冲液。并可加适量 Ca^{2+} 和 Mg^{2+},以增强补体的活化。

(四)配制 50% 溶血标准管

2% 绵羊红细胞悬液 0.5 mL 加蒸馏水 2.0 mL 充分混匀,即为 100% 溶血管;向 100% 溶血管内加缓冲液 2.5 mL,即为 50% 溶血标准管。

(五)正式试验

取待检人血清 0.2 mL,加入缓冲盐水 3.8 mL,使成 1:20 稀释。通过 OD_{542} 值测定比较,选择测定管的光密度与 50% 溶血标准管的光密度最接近的测定管为终点管。

(六)50% 溶血总补体活性的计算

将各试管 2 500 r/min 离心 5 min,取上清液与 50% 溶血标准管目视比较,观察溶血程度。CH50 活性 CH50(U/mL)=(1/终点管稀释血清的用量)×血清稀释度。

本法测定的总补体活性参考范围为 50~100 U/mL。

三、方法评价及临床意义

CH50 总补体活性测定,方法简便快速,但敏感性较低、重复性较差,影响因素较多,不能直接定量。该法主要检测补体经典激活途径的总补体的溶血功能,所得结果反映补体 C1~C9 等 9 种成分的综合水平。如果 CH50 测定值过低或完全无活性,应考虑补体缺陷;可再通过 C4、C2、C3 和 C5 等单个补体成分的检测,区别是否因某一成分缺乏所致,以便得到确切的检测结果。在某些自身免疫性疾病患者如 SLE、类风湿关节炎和强直性脊柱炎等,其血清补体含量可随病情发生变化,常表现为疾病活动期补体活化过度,血清补体因消耗增加而含量下降。而在病情稳定后补体含量又反应性增高;在严重肝脏疾病或营养不良时,由于蛋白合成发生障碍,可引起血清补体含量的下降。因此,补体的检测可用于对某些疾病的诊断、治疗效果监测、预后判断的参考指标。在糖尿病、大叶性肺炎、心肌梗死、甲状腺炎、妊娠等情况下,血清补体含量常可升高,在革兰阴性细菌感染时,血清补体含量常可降低。

(隋英华)

第十九章　心血管疾病检验

第一节　心肌缺血和早期损伤标志物检验

一、缺血修饰性清蛋白

大部分检测心肌损伤的标志物只有在心肌坏死后血中浓度才升高,而心肌缺血标志物能在急性冠脉综合征早期可逆阶段就被检出,有助于对急性缺血患者进行正确诊断和及时治疗。其中缺血修饰性清蛋白(ischemia modified albumin,IMA)是最理想的心肌缺血标志物,具备以下特性:①高度的心肌特异性;②心肌缺血后迅速增高;③循环中稳定性好;④24 h 内血中浓度恢复基础水平;⑤容易检测,可很快得到结果;⑥具有较好的分析特性(CV 值低);⑦经济。缺血修饰性清蛋白逐渐开始用于临床急性心肌缺血的诊断,排除诊断 ACS 及 ACS 危险性分级,降低心血管病高危个体的漏诊率。

(一)生化和生理特性

心肌缺血时人血清蛋白(human serum albumin,HSA)的 N 末端将发生改变,HSA 是一种循环蛋白,其氨基末端序列为人类所特有,是过渡金属包括铜、钴和镍离子主要的结合位点,容易受生物化学因素影响而被降解。ACS 患者血清蛋白与外源性钴离子(Co^{2+})结合的能力减弱,其机制主要包括内皮及细胞外缺氧、酸中毒、自由基损伤、细胞膜能依赖的钠钾泵(Na^+-K^+ pump)破坏和游离铜离子(Cu^{2+})增多等。当各种原因引起缺血时,局部血液灌注和氧供减少,组织细胞进行无氧代谢,消耗 ATP。同时代谢产物(如乳酸)堆积,导致酸中毒,局部微环境 pH 值下降,致使 Cu^{2+} 从循环蛋白的金属结合位点释放。在还原剂如维生素 C 存在时,Cu^{2+} 被转化为 Cu^+,后者可以与氧反应生成超氧自由基,在超氧化物歧化酶的作用下将其歧化为过氧化氢(H_2O_2)和氧。正常情况下,H_2O_2 是无害的,由过氧化物酶降解成水和氧气。而当有金属离子存在时,H_2O_2 可通过 Fenton 反应形成羟自由基,后者具有高度活性,导致蛋白、核酸损伤和脂类的过氧化。缺血时 HSA 受羟自由基损害,使 N 末端序列的 2~4 个氨基酸(Asp-Ala-Lys-His)发生 N 乙酰化或缺失,形成缺血修饰性清蛋白。

(二)标本采集

血清标本适于缺血修饰性清蛋白(IMA)的测定,EDTA和枸橼酸钠抗凝的血浆标本因含有金属螯合剂,不能用于白蛋白结合钴(ACB)试验。Lefevre等发现血清和肝素化血浆的测定结果存在差异:血浆IMA值=2.67+0.93×血清IMA值,临床不能相互替换使用。采血后2.5 h内应完成标本分析,否则需将标本在−20 ℃冻存。重度黄疸和乳糜标本也会影响测定结果,超强锻炼24~48 h可见缺血修饰性清蛋白升高。

(三)测定方法

缺血修饰性清蛋白(IMA)的测定是采用清蛋白钴结合(ACB)试验,目前该方法已通过美国国家药品和食品管理局(FDA)认证,是1994年以来FDA批准的第一个用来评价心肌缺血的试验。可以在全自动生化分析仪上进行批量快速检测,线性良好。目前正在开发免疫学测定系统及床旁检测方法,以便更好地发挥IMA的临床应用价值。

缺血修饰性清蛋白(IMA)在人群中呈正态分布,IMA的正常参考区间上限约85 U/mL,即第95百分位数,也是IMA的cut-off值,有文献报道将52~116 U/mL作为正常的参考区间。IMA的参考区间大致为<200 U/mL。最低检出限为10~18 U/mL,上限即达200 U/mL,批内及批间精密度可接受的CV范围为<7%。与传统应用的心肌标志物(cTn、CK-MB)不同,IMA不受性别、年龄、种族、吸烟等的影响,因此在确定参考区间时不需考虑以上因素。

(四)临床意义

1.辅助ACS的排除诊断和危险性分层

胸痛患者心肌损伤标志物多为阴性,ECG无显著变化,半数以上的患者处于ACS诊断的边缘,难以确诊。由于缺血修饰性清蛋白对急性心肌缺血诊断的敏感性和阴性预测值(NPV)高,FDA于2003年批准用于ACS排除诊断,可使50%以上的胸痛患者除外心源性病因。

cTn阳性或ECG示ST段改变(抬高或压低)的患者可诊断为ACS,需要及时住院治疗。而对于具有胸痛症状、cTn及ECG均无诊断性改变的患者,IMA阴性则认为患者发生心肌缺血事件的危险性小,允许患者出院,若IMA阳性提示个体发生心肌缺血的危险性大,需早期积极治疗。因此,IMA用于危险分层可指导医师尽早确定患者的处理方案,而不必等到6 h后根据cTn结果确定。

2.确定急性心肌缺血

缺血修饰性清蛋白与传统的心肌坏死指标不同,在缺血发作后5~10 min血中浓度即可升高,而不需发生心肌细胞的不可逆损伤,其诊断急性缺血性胸痛(UA)的灵敏度显著高于ECG和cTn,能够辅助临床医师早期明确缺血的诊断,早期干预治疗,改善患者的预后和减少死亡率。但IMA的阳性预测值(PPV)较低,故对阳性结果解释应结合其他信息综合评价。

二、肌红蛋白

正常健康人血中Mb含量很低,在心肌缺血、损伤或梗死时可迅速释放进入血液循环,引起其浓度显著升高,故Mb是缺血性心脏疾病的较早期的敏感性指标,但由于骨骼肌中也富含Mb,故其特异性较低。Mb在血中持续时间较短,迅速被肾脏清除而排出体外。肌红蛋白含量增高见于AMI早期、急性肌损伤、肌营养不良、肌萎缩、多发性肌炎、急性或慢性肾衰竭、严重充血性心力衰竭和长期休克等。

（一）生化和生理特性

肌红蛋白（myoglobin，Mb）是横纹肌（心肌和骨骼肌）组织特有的色素蛋白，分子量 17 800，它在心肌中的含量为 1.4 mg/g，在骨骼肌中占有肌肉蛋白质总量的 0.1%～0.2%，不存在于平滑肌等其他组织中。因此血液中检测到 Mb 是横纹肌损伤的结果。由于其分子量小于 CK-MB（86 000）和 LDH（135 000），且位于细胞质内，更易从坏死肌肉细胞中释放出来，故 AMI 时出现较早。Mb 的分子结构和血红蛋白（Hb）的亚基相似，由一条多肽链和一个血红素分子构成。一般认为，Mb 和 Hb 的 α 链是同一基因编码，在体内的合成过程和 Hb 相同。Mb 能可逆地与氧结合，在肌细胞内有储存和运输氧的能力。

（二）标本采集

Mb 测定可采用全血、血清、肝素或 EDTA 抗凝血浆、尿液标本，以血清标本较常用，血浆标本有利于急诊检验。

血清或血浆室温下可保存 2 d，4 ℃可稳定 1 个月，－20 ℃可保存 3 个月。

尿标本应尽快检测，若不能立即检测，应用氢氧化钠将尿样 pH 调至 8.0～9.5，放 4 ℃～8 ℃冰箱保存，不能用防腐剂，此条件下可稳定至少 1 周。建议碱化尿液后冷冻保存。

对胸痛怀疑为 AMI 的患者应进行 Mb 动态检测，Mb 升高或降低速率对诊断有重要价值，且动态检测应尽早进行，在胸痛发作后间隔 1.0～1.5 h 连续抽取 2～3 份标本最有价值。

正常人和多发性肌炎患者的血清 Mb 水平都是上午 9 时最高，下午 6～12 时最低，最高和最低值可相差 66%。因此，用 Mb 水平来确定患病的程度或监测对肌肉疾病如多发性肌炎的疗效时，标本最好在每天同一时间采集。

某些药物如 HMG-CoA 抑制剂、纤溶酶、甘珀酸、两性霉素 B、精神抑制药、海洛因、安非他明、苯环己哌啶等药物可致血清 Mb 增高。运动、血液透析等会使血清 Mb 增高。运动、低温、电疗、发热等会使尿 Mb 升高。

（三）测定方法

Mb 测定目前主要采用固相免疫层析法、免疫透射比浊法、免疫散射比浊法和化学发光免疫测定法等。Mb 的参考区间依测定方法不同而不同。

1.全血快速定性试验

原理：固相免疫层析法。吸取肝素化或 EDTA 抗凝的全血 150 μL，加入样本孔，由于膜的作用 3 min 内将血细胞与血浆分离，血浆随后发生迁移，Mb 与染料标记的抗体结合，形成的复合物与固相载体上结合的抗 Mb 抗体结合。过量的标记抗体继续移动，在质控区结合形成沉淀线。阳性结果出现两条沉淀线，一条是质控线，另一条是标本检测线。肌红蛋白浓度＞100 μg/L 为阳性。

本法不需要特殊仪器设备，操作简便快速，适合于基层医院使用或床边快速诊断，但灵敏度较低，不能用于动态监测。

2.免疫透射比浊快速定量分析

原理：固定在聚苯乙烯颗粒上的抗人肌红蛋白抗体同血清中的 Mb 发生凝集反应产生浊度变化，利用分光亮度计检测反应后增加的浊度，通过与校准物比较得出结果。

此法可在自动生化分析仪上进行，检测速度快，使用方便。本法灵敏度可达 3 μg/L，线性范围达 600 μg/L，超过此范围应适当稀释后重新测定。

3.免疫散射比浊测定法

原理:Mb 同结合在乳胶颗粒上的抗肌红蛋白抗体发生凝集反应,孵育一定时间后使用激光比浊计检测散射光的强度,通过不同浓度校准物形成的校准曲线计算出 Mb 含量。

此法可在特定蛋白分析仪上进行,检测上限为 70 μg/L,总检测时间约 15 min。脂血标本必须15 000×g 离心 10 min 后测定,不能用消脂试剂,否则会使检测假性偏低。

4.化学发光免疫分析法定量检测

原理:Mb 可在不同的化学发光免疫分析仪上进行快速、准确、定量检测,不同的仪器检测原理也不同。SIEMENS 系列化学发光免疫分析仪采用双抗体夹心法原理,用吖啶酯标记抗体,反应后加入酸碱试剂立即发光,根据光亮子数,对应校准曲线计算出 Mb 浓度。化学发光免疫法检测 Mb 具有结果准确,灵敏度高,线性范围宽,易于质控等优点,但仪器昂贵,运行成本高。

(四)临床意义

1.心血管疾病

(1)AMI 动态变化:血清 Mb 在 AMI 发病后 0.5～1.0 h 即可升高,8～12 h 上升至峰值,高峰可超过参考值上限 10 倍以上,24～48 h 恢复正常。由于 Mb 经肾脏排泄,所以 AMI 发病后尿中 Mb 浓度可明显升高,尿 Mb 一般在 AMI 发病后 4～6 h 即可升高,16～24 h 上升至峰值,48～72 h 下降。

诊断价值:①在缺血性心脏疾病的生化指标中,Mb 开始升高时间最早、峰值升高显著,且峰值维持时间短暂,迅速恢复正常,是早期诊断 AMI 的敏感指标。但由于 Mb 大量存在于骨骼肌细胞中,故其特异性不高,可造成 AMI 诊断的假阳性。同时检测尿中和血中 Mb 动态变化,有助于提高诊断的敏感性和特异性。②血清 Mb 升高幅度和持续时间与梗死面积及心肌坏死程度成明显正相关。

(2)冠心病:稳定型心绞痛发作时 Mb 可轻度升高,升高幅度为参考值上限 2～4 倍,高峰持续时间短暂,呈一过性释放入血。因此,应注意采血距心绞痛发作的时间及采血间隔时间。临床一般采血间隔时间为 1～2 h,动态测定 3 或 4 次,否则难以捕捉其峰值。

(3)心肌炎:急性心肌炎时血中 Mb 也可升高,升高程度与心肌炎严重程度明显相关。一般在急性期升高,持续时间为 1～3 d,升高幅度为参考区间上限 4～10 倍,但在急性心肌炎恢复期或慢性期不升高。

2.骨骼肌疾病

Duchenne 型肌营养不良症(DMD)、先天性肌营养不良、强直性肌营养不良以及多发性肌炎和皮肌炎患者,血清和尿中 Mb 均可升高。病程较早和病情加重时升高明显,病程较晚和病情稳定时升高不明显。当肌肉破坏或严重肌肉细胞损伤时血清和尿中 Mb 均可升高,其中临床上挤压伤综合征患者血中 Mb 升高最为显著,血清和尿中 Mb 升高是肌肉损伤的敏感指标之一。

3.肾脏疾病

肾功能不全时血中 Mb 可升高,其升高程度与肾功能受损程度相关。其中急性肾功能不全患者血中和尿中 Mb 显著升高,与血清肌酐含量成正相关,是评价肾功能损害较为敏感的指标。

4.甲状腺疾病

甲状腺功能减退患者血中 Mb 升高,可作为诊断、判断治疗效果的参考指标之一。

5.其他

肌肉痉挛、乙醇性肌病、海洛因中毒等均可引起 Mb 升高,甚至剧烈运动也会有不同程度升高。

三、心肌型脂肪酸结合蛋白

脂肪酸结合蛋白（fatty acid binding protein，FABP）是一组多源性的小分子细胞内蛋白质，分子量为 12～16 kDa，广泛分布于哺乳动物的小肠、肝、脂肪、心、脑、骨骼肌等多种细胞中。

（一）生化和生理特性

已发现的 FABP 包括心肌型（H-FABP）、小肠型（I-FABP）、肝脏型（L-FABP）、肾脏型（K-FABP）、脂肪细胞型（A-FABP）、脑细胞型（B-FABP）、骨骼肌型（S-FABP）、牛皮癣相关型（PA-FABP）及表皮型（E-FABP）等 9 种类型。各型 FABP 都具有调节脂肪酸代谢的作用，在不同组织与条件下，各型 FABP 的存在状况及活性有所不同。其中 H-FABP 是一种可溶性细胞质酸性蛋白，等电点为 5.1，由 132 个氨基酸残基组成，含有多个苏氨酸和赖氨酸，缺少半胱氨酸，在 N 末端有一个乙酰化的缬氨酸残基。其特异地大量存在于心肌组织中，占心脏全部可溶性蛋白的 4%～8%，正常人每克湿重心肌中含 H-FABP 约 1.60 mg。

正常人的血浆和尿中不含有 H-FABP 或含量甚少。当心肌细胞受损时可快速释放到血和尿中。目前有关 H-FABP 在 AMI 早期诊断中应用的研究结果均表明，H-FABP 与传统的生化指标相比较在时效性、敏感性和特异性上具有综合优势，是一种新的、有重要价值的 AMI 诊断指标。

（二）标本采集

H-FABP 测定可采用全血、血清、肝素或 EDTA 抗凝血浆、尿液标本，以血清标本较常用，血浆标本有利于急诊检验。

血清或血浆室温下可保存 2 d，4 ℃可稳定 1 个月，－20 ℃可保存 3 个月。

尿标本应尽快检测，碱性条件（应用 NaOH 将 pH 调至 8.0～9.0）下，4 ℃可稳定至少 1 周，建议碱化后冷冻保存。

由于 H-FABP 分子量小，可快速释放入血，在 AMI 早期（0～3 h）即可检测到高水平的血浆 H-FABP 浓度。但 4 h 后即开始下降，24 h 返回到基线水平，其诊断时间窗较短。因此对怀疑为 AMI 的患者应及早动态检测 FABP。

血中 H-FABP 绝大多数从肾脏清除，其浓度受体内清除率的影响。慢性肾衰竭患者血浆 H-FABP浓度呈现明显的上升，会妨碍诊断的准确性。因而在伴有肾功能障碍的患者，用 H-FABP 来评定 AMI 等心肌损伤时要格外谨慎，应考虑患者的肾功能状况而全面分析判断。

不同年龄和性别的健康人血浆 H-FABP 的浓度差异无显著意义。H-FABP 对胸痛患者诊断的临床价值较低；电休克疗法时体内 FABP 可升高。Mitchell AM 等对低风险的急诊患者，用 H-FABP（诊断限为 50 μg/L）诊断 ACS 的敏感性为 11%，特异性为 73%。

（三）测定方法

目前主要采用的是双抗体夹心酶联免疫法，微粒增强免疫比浊法，全血平板测定法，免疫传感器测定法和在线流动置换免疫测定法等。

1.夹心酶联免疫法（Sandwich ELISA）

原理为 2 株针对人 H-FABP 不同表位的单抗，其中 1 株 H-FABP 单抗预先包被微孔板，形成固相抗体。检测时在微孔中加入提纯的人 H-FABP 标准液及患者标本，使之形成固相抗原抗体复合物，洗涤除去其他未结合物质。再加入酶标记的另 1 株 H-FABP 单抗，与固相免疫复合物上的抗原结合,彻底洗涤未结合酶标抗体,最后加入底物显色,酶标仪测定吸光度,通过绘制的校准曲线,计算出标本浓度。

本法测定 H-FABP 线性范围 0～250 μg/L;血浆样品的最大批内、批间变异系数分别为 7.0% 和 7.9%。本法与肌红蛋白、肌浆球蛋白无交叉反应,也与肝型、肠型、脂肪组织的 FABP 均无反应。H-FABP ELISA 法整个测定时间不超过 2 h,不受一般抗凝剂、高浓度胆红素、血红蛋白和免疫球蛋白影响。

2.微粒增强免疫比浊法(Microparticle-enhanced turbidimetric immunoassay,MPETIA)

原理为准备由不同抗原决定簇所产生的三种抗人 H-FABP 抗体,采取物理吸附方法使其吸附于羧化乳胶颗粒的表面,制成乳胶试剂。检测时把患者标本加入乳胶试剂中,其后于 550 nm 波长从 1～8 min 测定反应混合物吸光度的变化,根据校准曲线仪器自动算出样本 H-FABP 浓度。在仪器中设置后稀释程序可使检测范围从 150 μg/L 扩展到 2 400 μg/L,避免前带现象发生。

该方法批内变异系数 2%～6%,批间变异系数 3%～10%,线性可达 2 400 μg/L,平均回收率 95%,该法成本更为低廉,准确快速,容易掌握,适用于全自动分析,有望成为临床检测的常规方法。

3.全血平板测定法

原理为在一步免疫层析的基础上,采用具有两种相同单克隆抗体的夹层 ELISA 法来测定血浆中的 H-FABP。

此法在 15 min 内可以轻松检测出全血中血浆部分 H-FABP 浓度。血浆中血红素、胆红素、氨基酸、清蛋白及免疫球蛋白的存在对 H-FABP 浓度测定没有任何干扰。与心肌损伤发作后释放出的肌钙蛋白、肌红蛋白及肌血红素等物质不发生交叉反应。同时,H-FABP 与其他类型的 H-FABP,如肠型 I-FABP、肝型 L-FABP 无反应性。全血平板测试对 H-FABP 具有高度的特异性,操作简便快速,有利于患者的床旁检验,为早诊早治提供依据。

4.免疫传感器测定法

原理为采用 H-FABP 免疫电极,其电极膜上以共价结合的捕获抗体能特异结合血清中 H-FABP,并与随后加入的碱性磷酸酶标记 H-FABP 单克隆抗体结合,标记酶再催化对氯苯酚磷酸酯降解为对氯苯酚,通过测量电极电位的变化而达到快速灵敏测定血清中 H-FABP 的目的。

该法测量范围为 10～350 μg/L,免疫电极的寿命为 3 个月。

5.在线流动置换免疫测定法

原理为采用标准流动置换免疫测定分析系统,通过固化抗体以特异结合样本中的抗原而置换标记抗原,借助测定下游标志物的含量即可完成定量测定。H-FABP 测定时,置换系统采用反向测定法即利用固化抗原联合酶标记 H-FABP 单克隆抗体系统,以样品中的 H-FABP 置换固定抗原,通过检测酶标记抗体量,即可达到 H-FABP 的快速测定。

该法的检测范围为 2～2 000 μg/L。其测定结果准确、可靠,但需特殊设备。

另外还有时间分辨免疫荧光测定法(TR-IFMA)和免疫层析法(ICA)等测定方法。实验室可根据条件选择不同的检测方法。

（四）临床意义

1.早期预测和诊断 AMI

利用 H-FABP 与肌红蛋白在骨骼肌中含量的差异及在骨骼肌损伤后释放量的差异,也可将肌红蛋白/H-FABP 比值作为鉴别诊断心肌损伤与骨骼肌损伤的指标。心肌梗死或心肌损伤时,肌红蛋白/H-FABP比值<10,而骨骼肌损伤时,这一比值则达到了 20～70,差异十分显著。

2.检测 AMI 复发

H-FABP 在 AMI 发作后 3 h 内超过阈值显著升高,然后由肾脏在 12～24 h 内完全排出,回到正常范围,当发生二次梗死时血中 H-FABP 浓度可再次升高。因此,可用血浆 H-FABP 早期监测第二次心肌梗死,同时也可利用尿液标本进行无创伤检查。

3.评估心肌梗死面积大小

AMI 后评估心肌梗死面积对预测随后的临床发展过程非常重要,因为它能反映心室功能的减弱和发生室性心律失常的危险性。研究表明,H-FABP 的累积释放与心梗面积大小成正相关,同时清除到尿中的 H-FABP 的总量与心梗面积也显著相关。由于 H-FABP 分子量小,心肌梗死发作后可迅速入血,24 h 内其指标可用于评价心梗面积大小,而 CK 和 HBDH 则需要72 h,因此测定血浆 H-FABP,可以明显提前评估 AMI 面积大小。

4.监测心脏手术后心肌梗死和再灌注后心肌损伤

再灌注后 4 h,H-FABP 水平在 AMI 和非 AMI 患者间有显著的不同,并且 H-FABP 升高比CK、CK-MB或肌红蛋白早 4 h,另外,再灌注后 H-FABP 最大浓度可立即测得,H-FABP 最大血浆浓度和CK-MB最高活性与肌钙蛋白 T 最大浓度相关,同时与主动脉阻断时间或再灌注后给予儿茶酚胺的最大剂量相关,因此,测定 H-FABP 可较早评估再灌注后损伤,作为心脏术后判断心肌损伤的一个有用指标。

5.早期诊断法医病理的冠心病猝死

从 H-FABP 的代谢动力学来看,H-FABP 是较早漏出的蛋白,其独特性可用于临床心肌梗死和法医学冠心病猝死的早期诊断。

6.早期诊断急性肺栓塞和右心室损伤

Miriam 等研究发现,H-FABP 可作为急性肺栓塞和右心室损伤的一个早期指标,帮助其优化危险分层和治疗策略。

（侯敬侠）

第二节 心肌损伤酶标志物检验

一、血清酶活性变化的机制

心肌酶主要分布于心肌细胞内,当心肌细胞缺血损伤时,心肌细胞释放 CK、AST、LDH 入血,故血清三者均增高。心肌酶释放入血,其升高的时间及浓度和以下机制有关。

（一）影响心肌酶释放速度的因素

因素:①心肌细胞内外酶浓度的差异;②酶在心肌细胞内定位与存在形式;③酶蛋白分子量

的大小。

（二）心肌酶在细胞间隙的分布和运送途径不同

心肌细胞中的酶经过两种途径进入血液：①心肌酶释放后进入毛细血管直接入血；②心肌酶释放后进入组织液，经淋巴系统回流进入血液。心脏受损时心肌酶主要通过第二种途径进入血液，故酶升高存在延迟。

（三）血中酶的清除

不同的酶在血清中清除时间不同，可能的机制包括：①从尿路排泄；②肝脏及单核-巨噬细胞系统对酶的清除；③酶在血管内失活或分解。

二、心肌酶检测的临床意义

（一）肌酸激酶（CK）

在 AMI 时，反应最快，消失也快，其活性变化和持续时间与心肌组织坏死程度成正比，是特异性很高的心肌酶，诊断意义很大。但术后、剧烈运动、肌肉损伤、脑血管意外等也可轻度升高。而 CHF 和肺源性心脏病 CK 不升高，且不受溶血影响。

CK 作为 AMI 标志物有以下优点：快速、经济、有效，能准确诊断 AMI，是当今应用最广的心肌损伤标志物。其浓度和 AMI 面积有一定的相关，可大致判断梗死范围。能测定心肌再梗死。能用于判断再灌注。其缺点如下：特异性较差，特别难以和骨骼肌疾病、损伤鉴别。在 AMI 发作 6 h 以前和 36 h 以后敏感度较低，只有 CK-MB 亚型可用于 AMI 早期诊断。对心肌微小损伤不敏感。

CK 增高主要见于心肌损伤、剧烈运动、妊娠、肌内注射、心脏外科手术、治疗性电休克、心脏导管插入术、冠状动脉造影术、整形外科手术、腹腔手术、进行性肌营养不良、多发性肌炎及脑血管意外等。CK 降低主要见于恶病质及神经性肌萎缩。

（二）肌酸激酶同工酶（CK-MB）

CK-MB 为 CK 的同工酶，主要存在于心肌细胞中。CK-MB 对 AMI 有高度特异性，其活性到达峰值的时间与病情严重程度有最大相关，为目前诊断 AMI 的较敏感和可靠的依据之一。但心脏损伤和骨骼肌损害时也升高。CK-MB 的特异性和敏感性高于总 CK，目前临床倾向用 CK-MB替代 CK 作为心肌损伤的常规检查项目。

（三）乳酸脱氢酶及其同工酶

LDH 同工酶对于 AMI 发生 24 h 之后的诊断有帮助，心肌梗死后 10～12 h LDH$_1$ 升高，高峰时间为 48～72 h。心肌梗死时 LDH$_1$/LDH$_2$ 的比值分析有重要临床意义，当LDH$_1$/LDH$_2$ 大于 1 时，对诊断心肌梗死具有重要价值。临床检测 AMI 时 LDH 和 LDH 同工酶的应用原则：①限制 LDH 应用，不作为常规检查项目，对患者进行个案处理，主要用于排除 AMI 诊断；②在胸痛发作 24 h 后测定 LDH 同工酶，作为 CK-MB 补充；③LDH 出现较迟，如果 CK-MB 或 cTn 已有阳性结果，AMI 诊断明确，就没有必要再检测 LDH 和 LDH 同工酶。

LDH 增高主要见于急性心肌损伤，还见于肝炎、传染性单核细胞增多症、胰腺癌、前列腺癌、淋巴瘤、贫血、骨骼肌损伤及肝硬化等，LDH 降低无临床意义。在 AMI 时与 AST 同时增高；而 AST 正常，LDH 与胆红素同时增高，见于肺梗死、恶性肿瘤、某些贫血、肝炎、肝硬化及标本溶血。

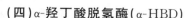

（四）α-羟丁酸脱氢酶（α-HBD）

α-BDH 即 HBDH，是指用酮丁酸取代丙酮酸作为底物时测得的 LDH 活性，LDH$_1$ 和 LDH$_2$ 比其他同工酶对酮丁酸有更大的活性，因此 α-BDH 活性反映 LDH-1 和 LDH-2（即心肌型）的活力，与 LDH 相似。α-BDH 活性升高持续两周甚至更长时间，即当 AST 和 CK 活力已恢复正常时，该酶活力仍升高，可协助诊断 AMI。在诊断 AMI 时，α-BDH 的特异性高于 LDH 总活性，但不及 LDH$_1$ 同工酶。此外心肌炎，溶血性贫血，标本溶血时其测定值也增高，但在肝脏疾病、心包炎、胆囊炎时变化不大。

（五）天冬氨酸氨基转移酶

AST 测定可用于诊断 AMI，但 AST 在 AMI 的时相变化和 CK 相似，升高幅度不如 CK，消失较 CK 晚，而早于 LDH，故诊断 AMI 的价值很小，国内外不少学者认为诊断 AMI 的心肌酶可以不包括 AST，AST 现主要用于肝脏疾病的诊断和鉴别诊断。

（六）糖原磷酸化酶同工酶 BB 测定

糖原磷酸化酶（glycogen phosphorylase，GP）有三种同工酶，分别为脑和心脏的糖原磷酸化酶同工酶（glycogen phosphorylase BB，GPBB），骨骼肌的 GPMM 和肝脏的 GPLL。

心肌缺氧、缺血时，处于糖原糖酵解状态，GPBB 随糖原降解加速进入胞质，透过胞膜进入循环。GPBB 被认为是诊断心肌缺血的最为敏感的指标之一。AMI 时，GPBB 在胸痛发作 2～4 h 内开始升高，8 h 达到峰值，40 h 后恢复正常，能快速、灵敏地反映心肌缺血损伤或坏死，其敏感度明显优于肌酸激酶同工酶 MB（CK-MB）和 TnT，但需与 cTn 结合使用以保证诊断冠心病的准确性。

三、肌酸激酶 MB 型同工酶质量测定

CK-MB mass 指用免疫法测定 CK-MB 酶蛋白的量，由于免疫抑制法有许多不足而逐渐被 CK-MB mass 测定所代替。在 AMI 发生后 3～8 h 即可在血中检测到 CK-MB 升高，9～30 h 可达峰值，血中维持升高 2～3 d。测定质量与测定活性方法相比，其优点是灵敏度和特异性高，不受体液中其他物质的影响，特别是抑制剂和激活剂的影响，当血液中有酶抑制剂存在，或因基因缺陷，合成了无活性的酶蛋白时，可以测出灭活的酶蛋白量，有利于疾病诊断和科学研究。

（侯敬侠）

第三节　心脏特异性蛋白质检验

一、肌球蛋白

肌球蛋白（myosin，MS）是肌肉组织中的结构蛋白，它作为一种分子马达，具有 ATP 酶活性，能有效地将高能磷酸化合物分解释放的化学能转变成动能。

（一）生理与生物化学特征

肌球蛋白是由学者 Kuhne 于 1859 年首先报道。肌球蛋白是心肌粗肌丝的主要成分，分子呈杆状，一端具有两个球形区域，由两条重链（MHC，240 kDa）和两对轻链（MLC，分子量 20～

27 kDa)组成,是肌球蛋白重要生物活性所在地,另一端由两股 α-螺旋肽链绞在一起形成一种盘卷螺旋结构。肌球蛋白是可溶蛋白,具有两个生物学作用:一是 ATP 酶活性,能裂解 ATP,释放化学能;二是具有与肌动蛋白结合的能力。

(二)标本采集

可以使用血清或者血浆(EDTA 和肝素锂作为抗凝剂)标本进行检测。如果不能马上检测,当天可以保存于 2 ℃~8 ℃,48 h 内可以冰冻保存,不可反复冻融。

(三)测定方法

1985 年首次用放射免疫测定肌球蛋白轻链(MLC),以后发现实际是重链片段,但这一片段分子量始终不清。目前,血清 MLC 测定一般采用放射免疫分析法(radio immunoassay,RIA)。

利用合成肽作为抗原,建立抗肌球蛋白重链(AMHC)自身抗体的间接酶联免疫吸附法(ELISA)来检测心肌炎、心肌病患者血清中 AMHC 的含量,为临床开展心肌炎、心肌病的免疫学监测提供了新的检测方法。研究表明,AMI 患者体内的 AMHC 作为一种新的触发因素,可诱导心肌细胞凋亡。因此,AMHC 有助于判断 AMI 患者的临床症状严重程度。

MHC 的特点是持续时间较长,但方法学存在的问题限制了其临床应用。MLC 较稳定,正常人群的血中含量很低,一般诊断决定值 1.0 μg/L,但不同试剂、方法的差异,参考区间会有所不同。1978 年首次用于临床,AMI 症状发作 3~6 h 可测到 MLC,第 4 d 达高峰,可持续 10 d 左右。受年龄、性别和地域差别的影响很小。

(四)临床意义

1.心肌梗死

血清肌球蛋白轻链(MLC)升高幅度对诊断 AMI 和估计其预后很有价值,无论 MLC 升高峰值还是曲线下面积都与心肌梗死范围高度相关,远高于 CK。相关文献报道,心肌肌球蛋白轻链作为心肌损伤时的一种高度敏感和特异的无创性指标,可以为 AMI 的诊断和预后提供大量信息。

2.心肌病

扩张型心肌病一直被定义为"原因不明的心肌疾病"。其早期发现一直是世界性难题,绝大多数患者发现时往往已造成严重心肌损伤。北京协和医院廖玉华、汪朝晖带领的课题组经过系列攻关研究发现,在没有病毒感染的情况下,肌球蛋白可诱导自身免疫性心肌损害。另外,研究表明,风湿性心脏病中心衰患者左室心肌的心肌肌球蛋白轻链(VMLC)-1、2 相对含量较正常对照组显著下降,尤以 VMLC-2 含量下降更为显著;VMLC-1、2 组成比例发生了明显的改变;VMLC-1、2 相对含量的变化与心排血量、心脏指数、左心做功、左心做功指数、每搏量、每搏指数等心功能指标密切相关。提示 VMLC 两亚型含量的下降和比值的改变参与了心力衰竭的发生发展。

3.高脂血症

高脂血症与动脉内皮收缩有着密切的联系,动脉内皮的收缩破坏细胞之间的紧密连接,使得动脉血管内膜的屏障功能破坏,脂质易于浸润。内皮细胞收缩的主要原因是由于细胞骨架重排,引起细胞骨架重排的原因之一是肌球蛋白轻链(MLC)被磷酸化,肌球蛋白轻链激酶(MLCK)催化 MLC 使其磷酸化。MLCK 活性升高使得内皮细胞的收缩加剧,细胞间隙进一步扩大,脂质更容易浸润。

二、肌钙蛋白

肌钙蛋白(troponin,Tn)存在于各种骨骼肌和心肌胞质的细丝中,由钙介导调节肌肉收缩。

平滑肌中无肌钙蛋白,其收缩由钙调节素调节。骨骼肌和心肌的 Tn 结构不同,骨骼肌 Tn 分子量为 19.8 kDa,而心肌比骨骼肌中的 Tn 多了由 26 个氨基酸组成的基团。

(一)生理和生物化学特征

心肌肌钙蛋白(cardiac troponin,cTn)由心肌肌钙蛋白 T(cTnT,MW 37 kDa)、心肌肌钙蛋白 I(cTnI,MW 21 kDa)和心肌肌钙蛋白 C(cTnC,MW 18 kDa)三个亚单位组成,三个亚单位共同组成调节复合物,协同调节心肌的收缩与舒张。cTnT 将肌钙蛋白复合物与原肌球蛋白结合在一起,其氨基酸排列顺序为心肌所特有。绝大部分的 cTnT 以结合的形式存在,只有 6%～8% 以游离形式存在于胞质中。cTnI 是复合物中抑制亚单位,有防止肌肉收缩的作用。cTnC 则能与钙结合,肌肉收缩时活化细丝。在心肌中 cTnT、cTnC 和 cTnI 的半衰期分别为 3.5 d、5.3 d 和 3.2 d。但血清中 cTnT 半衰期为 120 min,由肾脏排出体外。

不同种属动物 cTn 氨基酸序列有较高的同源性,其抗原性相同,无动物种类差异,因此 cTnT 的种属特异性较低。骨骼肌和心肌 Tn 氨基酸序列同源性较低,交叉反应率仅 1%～2%。所以 cTn 是心肌细胞所特有的成分,其血清浓度增高是心肌损伤的特异性生化标志。

(二)标本采集

全血标本主要用于定性分析,血清或血浆标本主要用于定量检测。由于 Tn 属急诊检验项目,且检测周转时间(turn-around time,TAT)应 <60 min,血浆标本省略了血液凝集过程且避免了纤维蛋白原对检测结果的影响,因此血浆比血清更常用,但血浆中加入的抗凝剂对检测值有影响,如 EDTA 螯合血标本中的钙离子,使 cTnI-cTnC 复合物解离,游离 cTnI 单体形成增加,从而影响检测值。据报道,与血清标本测定值比较,肝素抗凝血浆样本 cTnI 平均偏低 4.6%,EDTA 抗凝血浆样本平均偏低 13.9%。因此,血浆标本测得 Tn 低值可导致早期或微小心肌梗死的漏诊。

血管成形术、心脏导管插入术、心脏手术、心脏复苏、冠状动脉旁路手术、冠状动脉疾病、心脏除颤、血液透析、超强度锻炼、蝎子蜇咬等可引起体内 cTnI 和 cTnT 浓度增高。严重的溶血和黄疸将影响测定结果,但轻微的溶血和脂血对结果无影响。有报道,某些 cTnI 试剂盒可能受人抗鼠抗体、嗜异性抗体及类风湿因子的影响。

血清或血浆标本置 4 ℃～25 ℃ 保存 24 h cTnT 检测值下降 <5%,−20 ℃ 冷冻保存至少可稳定 3 个月;cTnI 在 4 ℃～8 ℃ 条件下保存可稳定 3 d,−20 ℃ 可稳定 1 个月;37 ℃ 孵育 20 h cTnI 活性不足原来的 10%;cTnI −20 ℃ 冷冻保存,建议只可一次性冻融,但 cTnT 四次冻融而无影响。cTnI 和 cTnT 生物学半衰期为 2～4 h。

(三)测定方法

1.肌钙蛋白 I 测定

(1)测定方法:目前国内采用定性和定量两种方法测定 cTnI。定性测定多采用美国 Bioseed 公司的 cTnI 固相层析免疫分析试盘,以大于 0.2 μg/L 为阳性,检测时间约 15 min。定量测定多采用基于双抗体夹心的化学发光免疫分析法。如 SIEMENS ADVIA Centaur,它是以磁性微粒包被单克隆鼠 cTnI 抗体的固相载体为第一抗体,加入待测血清后,再加入以吖啶酯标记的纯化多克隆山羊 cTnI 抗体,形成复合物,孵育后分离,加入发光基质底物,在发光分析仪上测定其光强度,与校准曲线相比可得 cTnI 的浓度值。现在临床上常用的检测系统还有 Abbott AxSYM、Beckman Access 和 Dade Behring Opus 等,均采用化学发光免疫分析技术,灵敏度都在 0.5 μg/L 以下,检测时间都不超过 30 min,特异性高,操作方便。

法国生物梅里埃公司采用酶联荧光分析法(VIDAS cTnI)测定 cTnI,以连接 ALP 的抗 cTnI 单克隆抗体包被固相载体,吸入血清后与包被管的 cTnI 抗体结合,洗涤除去未结合的 cTnI,加入荧光底物 4-甲基伞形酮磷酸盐,在 ALP 的催化下生成荧光产物 4-甲基伞形酮,在 450 nm 处检测荧光强度,与校准曲线比较自动计算血清 cTnI 浓度。其检测范围为 0.1～50.0 μg/L,CV <5%,诊断限 0.8 μg/L,在 15 min 内可得到测定结果。

(2)不精密度、最低检测限和决定限:IFCC 要求 cTnI 检测系统的总 CV≤10%,在此前提下,ESC 和 ACC 建议,检测方法的决定限应该取健康人群第 99%百分位点,现有的检测系统还很难完全达到此标准。

2.肌钙蛋白 T 测定

(1)测定方法有快速定性试验、定量分析法等。

快速定性试验:采用固相免疫层析法原理,最低检测限为 0.1 μg/L,有快速、操作简单等特点。

定量分析法:cTnT 的 ELISA 分析法最早于 1989 年报道。cTnT 检测从最初的第一代检测法到最新的高敏感性检测法经历了不断更新。第一代 ELISA 分析法商品化试剂于 1992 年进入市场,该检测法假阳性率较高,有骨骼肌或肾脏病变的患者均可检测到 cTnT 的升高,可能原因是骨骼肌与 cTnT 的交叉反应,或骨骼肌再生过程中有 cTnT 表达所致。1997 年第二代 ELISA 分析法商品化试剂问世,该法使用高度心肌特异的抗体 M11.7 取代了第一代中与骨骼肌有交叉反应的抗体 1B10,与第一代 ELISA 法具有相同的诊断敏感性和更高的心肌特异性,分析时间则由原来的 90 min 降低到 45 min。第三代检测方法为基于 ELISA 的电化学分析法,其试剂为 Roche 公司的专利,其检测下限为 0.01 ng/mL,特异性及敏感性均有显著提高。而第四代心肌肌钙蛋白 T(cTnT)的检测敏感性又进一步提高,检测下限为 0.003 ng/mL。

目前有研究建立以流式微球分析技术(cytometric bead assay,CBA)检测 cTnT 的方法。用鼠抗人的 cTnT 的单克隆抗体包被在已激活的羧基化聚苯乙烯微球上,然后再用包被好的微球与检测标本进行抗原抗体反应,并加入羊抗人 cTnT 的多克隆抗体和异硫氰酸荧光素(FITC)标记的驴抗羊的 IgG,室温避光免疫反应一定时间后洗涤一次,用流式细胞仪检测 FITC 的荧光强度,以此测校准本中 cTnT 含量。但目前 cTnT CBA 试剂盒尚未进入商品化开发阶段。

(2)参考区间:临床检验中心和全国 6 所医院对 560 例表面健康人的调查以及上海地区对 358 例表面健康人的调查得到的 cTnT 参考区间上限值均<0.01 μg/L。定性试验为阴性。全血和血浆的参考值范围相同,无性别和年龄差异。

(四)临床意义

cTn 被认为是目前用于 ACS 诊断最特异性的生化标志物,最早可在症状发作后 2 h 出现,窗口期较宽:cTnI(4～10 d),cTnT(5～14 d),且在窗口期,其增高幅度要比 CK-MB 高 5～10 倍。由于无心肌损伤时 cTn 在血液中的含量很低,因此也可以用于微小心肌损伤的诊断。cTn 还具有判断预后价值,对于任何冠状动脉疾病患者,即便 ECG 或其他检查(如运动试验)阴性,只要 cTn 增高,也应视为具有高危险性。

1.心肌肌钙蛋白 I

(1)心肌梗死诊断以及再灌注的判断:cTnI 是一个非常敏感和特异的 AMI 标志物。在 AMI 心肌细胞损伤时,游离于心肌细胞质内的 cTnI 迅速释出,血清水平于 4～8 h 或更早即可升高。随着坏死的肌原纤维不断崩解破坏,固定于其上的 cTnI 不断释放入血,血清 cTnI 水平常于 11~24 h 后达峰值,约 1 周后降至正常,部分病例 14 d 时仍可测到。这就使得发病后仅数小时的早期就诊者与迟到 2~5 d 的患者均可通过测定血清 cTnI 得出诊断。和 cTnT 一样,cTnI 可用于溶栓后再灌注的判断。在成功的溶栓疗法使冠状动脉复通后 30 min、60 min,cTnI 还会继续升高,其敏感性约为 80%,高于 CK-MB 和 Mb。

(2)对不稳定型心绞痛预后的判断:cTnI 可敏感地测出不稳定型心绞痛(UAP)的微小心肌损伤和非 Q 波心肌梗死。UAP 患者 cTnI 升高幅度小,经治疗后约 2/3 转化为阴性,其心肌细胞为一过性损伤或微小坏死。cTnI 升高者是发展为 AMI 或猝死的高危人群,动态观察 cTnI 水平变化对其诊断和判断 UAP 的预后有重要意义。UAP 血中 cTnI 为阳性的患者,30 d 和 6 个月内发生 AMI 和死亡率均明显高于阴性者,必须及时应用经皮腔内冠状动脉形成术(PTCA)或溶栓治疗。

(3)其他心脏疾病:围手术期出现 AMI 的患者,均有血清 cTnI 增高,在敏感性和特异性方面均优于 CK-MB。无排斥反应的心脏移植中,cTnI 回复到参考区间较快,2~3 周,而 cTnT 为 2~3 个月。多篇研究表明急性心肌炎患者 cTnI 的阳性率约为 80%,但多为低水平升高。

2.心肌肌钙蛋白 T

(1)对心肌梗死的诊断、梗死面积的判断以及再灌注的检测:血清 cTnT 浓度增高表明存在心肌细胞损伤,阴性结果时建议 2 h 后重复测定。如果胸痛发生 8 h 后结果仍为阴性,则心肌损伤的可能性很小。通常,血清 cTnT 在 AMI 后 3~6 h 开始升高,这是细胞质中的 cTnT 释放所致,其升高持续时间(窗口期)长,一般在 2~5 d 形成比较一致的平坦高峰,但也有一些人呈双峰改变。cTnT 一旦升高往往持续 4~10 d,甚至可达 3 周,这不仅是因为 cTnT 半衰期较长,主要还是局部坏死肌纤维不断释放 cTnT 的结果。在胸痛发生后 10 h 至 5 d,cTnT 诊断的临床敏感性为 100%。cTnT 的临床特异性也优于 Mb 和 CK-MB 质量检测。cTnT 的诊断窗口期较长,因此可诊断胸痛发生后 1~2 周的亚急性心肌梗死和隐匿性心肌梗死。心肌损伤后 cTnT 增高平均可超过参考区间上限的 100 倍,比 CK-MB 和 MB 明显。因此,cTnT 是诊断 UAP、心脏创伤和心外科手术后伴有小面积心肌梗死最可靠的标志物。

cTnT 持续增高表明存在不可逆的心肌坏死。仅局部或间质浸润的心肌炎患者较少出现 cTnT 的增高。cTnT 是从坏死的心肌组织中释放的特异性心肌结构蛋白,心肌梗死后第 3~4 d 的 cTnT 测定值可用以估计梗死面积。溶栓成功者血清 cTnT 呈双峰改变,首峰多出现在 AMI 发病后 24 h 内(平均 14 h),并很快降至平台期,这是因梗死灶开通,血液流入病变部位,将游离的 cTnT 冲入血液所致。第二个峰低于首峰,常出现在 AMI 后第 4 d 左右。首峰的高低取决于再灌注的成功和再灌注前的缺血时间。早期成功的再灌注会使 cTnT 急剧增加。溶栓治疗后 90 min 内 cTnT 值的增加比率>0.2 μg/(L·h)或 cTnT 值增加>6.8 倍提示治疗有效。

(2)不稳定型心绞痛的诊断以及预后判断:有研究表明,UAP 患者 cTnT 的阳性率明显高于稳定型心绞痛,且 cTnT 阳性的 UAP 患者 6 个月内急性心血管事件的发生率明显高于 cTnT 阴性患者。

(3)其他心脏疾病:在顿性心肌外伤、心肌挫伤、药物性的心肌毒性、甲状腺功能减退患者的心肌损伤时 cTnT 升高。心肌炎患者 cTnT 也有较高的检出值和较长的时间的升高。此外,cTnT 在慢性心衰患者的血浆中可以检测到并为其提供较为准确的预后信息,已由许多的临床试验得以证明,但是否能成为世界公认的心力衰竭预后标志物,尚需大样本的临床研究以进一步证实。

(五)心肌肌钙蛋白的评价

1.优点

(1)由于心肌中肌钙蛋白的含量远多于CK,因而敏感度高于CK,不仅能检测出AMI患者,而且能检测微小损伤,如不稳定型心绞痛、心肌炎。

(2)在恰当选择肌钙蛋白特异的氨基酸序列作为抗原决定簇,筛选出的肌钙蛋白抗体,其检测特异性高于CK。

(3)有较长的窗口期,cTnT长达7 d,cTnI长达10 d,甚至14 d,有利于诊断迟到的AMI和不稳定型心绞痛、心肌炎的一过性损伤。

(4)双峰的出现,可帮助判断再灌注成功。

(5)肌钙蛋白血中浓度与心肌损伤范围的较好的相关性,可用于判断病情轻重,指导正确治疗。

(6)胸痛发作6 h后,血中肌钙蛋白浓度正常可排除AMI。

2.缺点

(1)在损伤发生6 h内,敏感度较低,对确定是否早期使用溶栓疗法价值较小。

(2)由于窗口期长,诊断近期发生的再梗死效果较差。

(3)除了ACS之外,其他一些疾病中cTnI的水平通常也有升高,如心力衰竭、心肌病、心律失常、肾衰竭、肺栓塞等。

(六)临床应用中的问题

1.cTn的临床应用选择

cTnT和cTnI作为心肌损伤时释放的结构蛋白,在其临床意义中各具特点。对cTnT的争议在于肾衰竭患者和各种肌病患者的cTnT有非特异性上升,目前其机制至今尚无定论。就方法学而言,第三代cTnT检测法在第一代和第二代检测法的基础上有了很大的改进,特异性和敏感性都有了显著的提高。由于仅有Roche公司拥有cTnT的生产专利,因此不存在方法间的标准化问题。对cTnI的争议在于检测中的各种问题,如分析物的低稳定性、防腐剂的影响、纤维蛋白原的干扰和血清(浆)中的嗜异性抗体(HA)及类风湿因子(RF)导致cTnI的假阳性上升等,特别是不同生产厂商的cTnI检测试剂不同造成的检测结果不一致等。cTnI检测值的不同将直接影响对众多临床问题的解释,如AMI的发作时间、梗死面积、再灌注的评估以及心肌损伤危险性的分类等。用cTnI取代CK-MB作为心肌损伤的诊断标准时,必须认识到不同的cTnI检测方法有着不同临界值、对众多的临床问题有不同的解释,这一点应该引起临床医师充分重视。因此,不少专家认为,用现有方法检测出的cTnI和cTnT应作为独立的临床标志物用于AMI的诊断中。

2.床边检测(POCT)的评估

床边检测由于快速、简便而广受欢迎。但POCT给不出具体浓度,不及实验室分析的检测方法精确。虽然最近有人发明了加有亮度计或荧光剂的POCT,可以做到准确定量,但这样的仪器太过复杂和昂贵,临床推广受限。专家建议,如果医院没有快速准确的检测和分析能力,就应该选用POCT,但应有严格的质量控制措施,并给出可靠的决定限。

（侯敬侠）

第二十章 内分泌疾病检验

第一节 甲状腺功能减退症

一、疾病概述

甲状腺功能减退症(简称甲减),是由多种原因引起的体内甲状腺激素合成、分泌减少或生物效应不足所致的一组以机体代谢率降低为特征的临床常见内分泌疾病。本病在临床上并不少见,各年龄均可发病,以中老年女性多见,男女患病之比为1:5。90%以上的甲减患者系因甲状腺本身疾病引起。

(一)病因和发病机制

引起甲状腺功能减退症的病因有多种,按其病变部位分为三类。

1.原发性(甲状腺性)甲减

由于甲状腺本身病变引起的甲状腺功能减退称原发性甲减或甲状腺性甲减。原发性甲减的主要病因如下。①自身免疫性甲状腺炎:包括桥本甲状腺炎、萎缩性甲状腺炎、亚急性淋巴细胞性和产后甲状腺炎。②甲状腺破坏:手术切除或放射治疗后引起。③缺碘或碘过量:碘缺乏使甲状腺激素合成原料不足致甲状腺激素合成减少;碘过量一方面可抑制甲状腺激素释放,另一方面会使原先隐匿的自身免疫性甲状腺炎加重。④抗甲状腺药:如锂盐、硫脲类药,该类药物能抑制甲状腺激素的合成。⑤遗传因素:如先天性甲状腺激素合成缺陷,包括甲状腺内的碘转运障碍、过氧化物酶活性缺乏、碘化酪氨酸偶联障碍、异常甲状腺球蛋白形成、甲状腺球蛋白水解障碍、脱碘酶缺乏等均会影响甲状腺激素的合成;如先天性甲状腺功能减退伴神经性耳聋称为彭德莱综合征。

2.中枢性甲减

中枢性甲减包括继发性甲减及三发性甲减。由于垂体疾病引起的TSH减少称为继发性甲减;由于下丘脑疾病引起的TRH的分泌减少称为三发性甲减。常见的垂体病变如下。①缺血性:包括希恩综合征。②炎症性:如淋巴细胞性垂体炎、垂体脓肿、结核等。③肿瘤性:如垂体瘤、颅咽管瘤、脑膜瘤、异位松果体瘤、转移癌。④垂体部位手术或放射性照射史。⑤选择性 TSH 缺乏或生物活性异常。下丘脑疾病包括各种下丘脑部位占位性、浸润性病变,以及外伤、手术、放射性照射的损伤、先天缺陷等。

3.受体性或周围性甲减

由于 TSH 受体或受体后缺陷引起的甲减称 TSH 抵抗综合征。由于甲状腺激素受体或受体后缺陷使甲状腺激素在外周组织发挥作用缺陷所致的甲减称为甲状腺激素抵抗综合征。

若甲减发生在胎儿或新生儿期则称为呆小病或克汀病,这类患者通常都有脑和骨发育障碍,表现为智力低下和发育迟缓。成年发病者称为成人甲减,重症称为黏液性水肿,患者常常有体重增加,脂肪大量沉积在体内及高脂血症等表现,有时容易与单纯性肥胖症发生混淆,需加以注意。

(二)临床表现

1.一般表现

易疲劳、怕冷、体重增加,面色苍白,眼睑和颊部非凹陷性水肿,表情淡漠,声音嘶哑,全身皮肤干燥、增厚、粗糙多脱屑,毛发稀疏,眉毛外 1/3 脱落,手脚掌呈菱黄色,少数患者指甲厚而脆裂。

2.神经精神系统

记忆力减退,嗜睡,反应迟钝,智力低下,多虑,头晕,头痛,耳鸣,耳聋,眼球震颤,共济失调,腱反射迟钝,跟腱反射时间延长,重者可出现痴呆,木僵,甚至昏睡。

3.心血管系统

心动过缓,心排血量减少,血压低,心音低钝,心脏扩大,可并发冠心病,但一般不发生心绞痛与心力衰竭,有时可伴有心包积液和胸腔积液。重症者发生黏液性水肿性心肌病。

4.消化系统

厌食、腹胀、便秘;重者可出现麻痹性肠梗阻;胆囊收缩减弱而胀大,半数患者有胃酸缺乏,导致恶性贫血与缺铁性贫血。

5.运动系统

肌肉软弱无力、疼痛、强直,可伴有关节病变如慢性关节炎。

6.内分泌系统

女性月经过多,久病闭经,不育症;男性勃起功能障碍,性欲减退。少数患者出现泌乳,继发性垂体增大。

病情严重时,由于受寒冷、感染、手术、麻醉或镇静剂应用不当等应激可诱发黏液性水肿昏迷。表现为低体温(T<35 ℃),呼吸减慢,心动过缓,血压下降,四肢肌力松弛,反射减弱或消失,甚至发生昏迷、休克、肾衰竭。

7.呆小病

甲减发生在胎儿或新生儿期时表现为表情呆滞,发音低哑,颜面苍白,眶周水肿,两眼距增宽,鼻梁扁塌,唇厚流涎,舌大外伸,四肢粗短、鸭步。

8.幼年型甲减

身材矮小,智力低下,性发育延迟。

(三)诊断和鉴别诊断

本病的诊断主要依赖临床表现及实验室检查。甲状腺激素减少可引起机体各系统功能减退及代谢减慢,病情严重则会出现特殊的甲减面容。首先是确定有无甲减,即功能诊断。临床表现典型伴基础代谢率（BMR）下降,诊断成立。对临床表现不典型、病情较轻的患者,主要通过血甲状腺激素及促甲状腺激素的测定来确诊。其次是确定甲减的类型和病因,即病因诊断。

1.原发性甲减的诊断

代谢减慢的临床症状,血清甲状腺激素降低,TSH 升高。在病因诊断方面,抗甲状腺药、手术切除或放射治疗引起的甲减有相应的病史。缺碘所致甲减患者往往甲状腺肿大明显、质地较软,尿碘低,甲状腺吸^{131}I 率增高并能被甲状腺抑制试验所抑制。自身免疫性甲状腺炎引起的甲减患者则表现为甲状腺吸^{131}I 率降低,血清内抗甲状腺自身抗体阳性。伴有碘化障碍的甲状腺肿患者可通过查过氯酸钾释放试验来帮助诊断。

2.中枢性甲减的诊断

血清甲状腺激素降低,血清 TSH 降低,部分患者血清 TSH 正常甚至轻度升高,TRH 兴奋试验时 TSH 无反应或反应延迟。

3.亚临床甲减的诊断

患者无临床症状,血清甲状腺激素在正常范围,但 TSH 升高。

4.正常甲状腺功能病态综合征（即低 T_3 综合征）与中枢性甲减的鉴别诊断

严重的急慢性疾病、创伤、饥饿、心理疾病、TBG 降低等均会有血 TT_3 减低特征,称为低 T_3 综合征。低 T_3 综合征主要表现为血清 TT_3、FT_3 水平减低,血清 rT_3 增高,血清 T_4、TSH 水平正常。疾病的严重程度一般与 T_3 的降低程度相关,疾病危重时也可出现 T_4 水平的降低。

5.甲减常见症状的鉴别诊断

主要是贫血、慢性肾炎、肥胖症、特发性水肿、心包积液等,这些患者的甲状腺功能正常,通过临床表现和相应的实验检查,一般不难区别。

二、检验诊断

（一）一般检验项目

1.血常规、血生化检查

甲减患者:①血常规常有轻、中度贫血,属正细胞正色素性、小细胞低色素性或大细胞型;②血糖正常或偏低,葡萄糖耐量曲线低平;③血胆固醇、甘油三酯和 β-脂蛋白增高;④肌酸激酶、乳酸脱氢酶升高。

2.血清甲状腺激素及促甲状腺激素测定

（1）检查指征:既往有可能发生甲减的病史,临床上有甲状腺功能减退的征象。部分患者缺乏甲状腺功能减退的症状和体征,血中的甲状腺激素也在正常范围,仅血中 TSH 水平高于正常,属亚临床甲减。

（2）测定方法:放射免疫分析（RIA）、化学发光免疫分析、免疫放射分析（IRMA）和时间分辨免疫荧光法（TRIFA）。

（3）标本:血清。

（4）临床诊断意义和评价:甲减患者甲状腺分泌甲状腺激素减少,血中 TT_4 降低,诊断符合率可达 95% 以上。诊断甲减 TT_4 比 TT_3 更灵敏可靠。甲减患者 TT_3 水平降低,但幅度不如 TT_4 明显。轻度甲减或甲减初期,FT_4 比 TT_4 变化更灵敏,同时伴 TSH 升高。典型的甲减患者 FT_3 降低,但变化不如 FT_4 明显。轻度甲减和亚临床甲减的诊断 rT_3 优于 T_3 和 T_4,但 TSH 升高仍为诊断甲减最灵敏的指标。

新生儿先天性甲减：新生儿脐带血中 rT_3 与 T_3 含量之比低于 3/4 时，应考虑患儿是先天性甲减。因甲状腺激素分泌不足而引起 TSH 分泌的负反馈抑制减弱，使垂体分泌 TSH 增多。TSH 测定是诊断原发性甲减最简单、最敏感的试验，本病可高达 150 mU/L(150 μU/mL)以上。血清 TSH 值升高可诊断新生儿先天性甲减，已作为新生儿筛查项目。

3.甲状腺自身抗体

TPOAb 和 TgAb。

慢性淋巴细胞性甲状腺炎、亚急性甲状腺炎患者 TPOAb 和 TgAb 测定大多为阳性或强阳性。TPOAb 和 TgAb 测定主要是用来了解甲减是否由于自身免疫性甲状腺炎所致。此外，50%～90% 的甲亢患者血清中可检出 TPOAb 和 TgAb，如果 TgAb 长期持续阳性，且滴度较高，提示患者有进展为自身免疫性甲减的可能。

(二)功能试验

1.甲状腺摄 ^{131}I 率

甲减患者 24 h 最高摄 ^{131}I 率可降至 10% 以下。

2.促甲状腺激素释放激素(TRH)兴奋试验

对于原发性甲减患者，血清 T_4 水平低，使血清 TSH 值升高及垂体前叶对 TRH 的刺激反应增强。通常可根据血清 TSH 升高来诊断原发性甲减，但某些患者 TSH 的升高水平处于临界值，诊断仍难确定，进行 TRH 试验如属明显兴奋，则有助于诊断原发性甲减。对于继发性甲减患者，经 TRH 刺激后血清 TSH 明显升高者提示病变部位在下丘脑，如无升高则表示继发于脑垂体病，有 TSH 分泌缺乏。

3.过氯酸钾释放试验(高氯酸盐排泄试验)

健康人高氯酸离子易被甲状腺滤泡细胞的胞膜所摄取，如在给示踪量的放射性碘 60～120min 后，再给以过氯酸钾 10 mg/kg(或 250 mg/m²)口服，则它可迅速阻滞甲状腺对放射性碘的摄取，因而在 5～10min 内使甲状腺吸取放射性碘的曲线变平。若患者存在碘的有机化系统的缺陷，则无机碘在甲状腺细胞内发生聚集。当高氯离子进入甲状腺细胞后，将在细胞内聚集的、未被有机化的碘离子置换"驱逐"出来，因而发生碘的"排泌"现象。但是，健康人的甲状腺细胞在摄取了无机碘以后，因迅速发生有机化作用，转变为碘酪氨酸，而无明显无机碘的聚集。因而不会发生碘的"排泌"现象。

(1)检测方法：受试者空腹口服示踪量的 ^{131}I(如同时给予氯化钾 15 μg/kg 体重或300 μg/m² 口服，能提高本试验的敏感性)后 1 或 2 h，测量甲状腺部位的第一次摄 ^{131}I 率。继之口服过氯酸钾 400 μg，1 h 后再测摄 ^{131}I 率，甲状腺功能正常者，第二次测量的摄 ^{131}I 率较第一次无明显下降，当某些疾病使酪氨酸碘化受阻时，再次测量其摄 ^{131}I 率较第一次明显下降。

(2)参考范围：3 h 甲状腺排出率<10%。

(3)临床意义：如果第二次摄 ^{131}I 率较第一次无明显下降(即 3 h 排出率<10%)，则示甲状腺的有机化功能正常。如果第二次摄 ^{131}I 率较第一次有明显下降，则提示甲状腺有机化功能存在缺陷，常见于耳聋、甲状腺肿综合征、甲状腺肿性散发性克汀病、慢性淋巴细胞性甲状腺炎及碘化物性甲状腺肿等。

注意：本试验在服用抗甲状腺药物(如硫脲类、甲巯咪唑、对氨基水杨酸、甲苯磺丁脲等)，或服用 ^{131}I 治疗后的甲亢患者也可呈阳性反应。

（三）应用建议

首先是确定有无甲减。临床表现典型伴基础代谢率（BMR）下降，诊断成立。对临床表现不典型、病情较轻的患者，主要通过血甲状腺激素及促甲状腺激素的测定来确诊。甲减患者血清 TSH 是诊断原发性甲减最简单和最敏感的指标。血清 TSH 增高，FT_4 减低，原发性甲减诊断即可成立。如血清 TSH 正常，FT_4 减低，则考虑为继发性或三发性甲减。继发性或三发性甲减常伴有其他垂体激素和其相应靶腺激素的降低。TRH 试验有助于区别甲减是继发于垂体功能衰竭还是继发于下丘脑衰竭。垂体性甲减症：血清 TSH 水平低，对 TRH 兴奋试验无反应；应用 TSH 后，血清 TT_4 水平升高。下丘脑性甲减症：血清 TSH 水平低或正常，对 TRH 兴奋试验反应良好。甲状腺激素抵抗综合征者则是临床上表现为甲减，而血清的 T_3、T_4、TSH 均升高。

其次是确定原发性甲减的病因。自身免疫性甲状腺炎引起的甲减是甲状腺吸^{131}I率降低，血清内抗甲状腺自身抗体阳性。伴有碘化障碍的甲状腺肿患者可通过查过氯酸钾释放试验来帮助诊断。

（李淑萍）

第二节 甲状腺功能亢进症

一、疾病概述

甲状腺功能亢进症（简称甲亢）也称甲状腺毒症，是指甲状腺病态地合成和分泌过量甲状腺激素或因甲状腺外的某些原因导致血液循环中甲状腺素浓度过高，从而作用于全身组织而引起的一系列高代谢综合征。主要表现为多食、消瘦、怕热、多汗、心慌、激动、眼球突出、甲状腺肿大等。致体内甲状腺激素过多的原因多种多样，但无论是何种原因引起的甲状腺激素过多，临床上所表现的代谢异常是一样的，因此一般认为"甲状腺功能亢进症"和"甲状腺毒症"这两个术语是通用的。但也有学者认为，甲亢是由于甲状腺本身合成并释放甲状腺激素过多所致，而甲状腺毒症则包括了所有原因引起的高甲状腺素血症。

甲亢是内分泌系统疾病中最常见的疾病，在众多致甲亢的病因中弥漫性甲状腺肿伴甲亢最多见，此类患者占全部甲亢患者的 80％以上，故通常所说的甲亢多指此病，因本病患者多数同时有高代谢综合征和甲状腺肿大，故称为毒性弥漫性甲状腺肿，又称 Graves 病（简称 GD）。甲状腺疾病的发病率各地区有所不同，发病率约为 31/10 万，女性多见，男女之比为 1：（4～6），各年龄组均可发病，以 20～40 岁多见。

（一）病因与发病机制

甲亢的病因较多，根据不同的病因分为以下几种。

1.毒性弥漫性甲状腺肿（Graves 病）

Graves 病属于自身免疫性疾病，与 TSH 受体抗体异常有关。

2.毒性多结节性甲状腺肿

毒性多结节性甲状腺肿与结节自主性分泌过多甲状腺激素有关。

3.自主性高功能甲状腺结节

腺瘤自主性分泌过多甲状腺激素。

4.甲状腺癌（滤泡性甲状腺癌）

癌肿组织自主性分泌过多甲状腺激素。

5.新生儿甲亢

因母亲患有 Graves 病，其体内的 TSH 受体抗体通过胎盘进入胎儿体内，从而导致新生儿甲亢。

6.碘甲亢

碘诱发甲状腺合成过多的甲状腺激素。

7.垂体性甲亢

由于血液循环中 TSH 过高，对甲状腺造成过度刺激所致。

8.HCG 相关性甲亢

HCG 相关性甲亢见于葡萄胎、绒毛膜上皮癌和妊娠呕吐。这三种患者血清 HCG 增高，HCG 与 TSH 分子结构有同源性，可增高甲状腺兴奋活性。

9.卵巢甲状腺肿伴甲亢

异位甲状腺激素产生。

10.甲状腺炎性甲亢

继发于各种原因的甲状腺炎引起破坏性改变，甲状腺素过度释放，而甲状腺激素合成并无增加。又分为亚急性甲状腺炎、桥本甲状腺炎、放射性甲状腺炎、产后甲状腺炎。

11.药源性甲亢

主要原因是有意或意外服用过量甲状腺激素。

GD 为甲亢的最常见原因，属器官特异性的自身免疫性疾病，本病有显著的遗传倾向，目前发现它与人白细胞抗原（HLA）有关，有体液免疫与细胞免疫的参与。GD 患者甲亢的发生主要与抗体介导的体液免疫有关。在 GD 患者的血清中，存在针对甲状腺细胞 TSH 受体的特异性自身抗体，称为 TSH 受体抗体（TRAb），也称为 TSH 结合抑制性免疫球蛋白（TBII）。TSH 和 TRAb 均可以与 TSH 受体结合，并通过腺苷酸环化酶-cAMP 和/或磷脂酰肌醇-Ca^{2+} 信号传导途径产生 TSH 的生物学效应，即甲状腺细胞增生、甲状腺激素合成和分泌增加。TRAb 分为三种类型，即 TSH 受体刺激性抗体（TSAb）、TSH 刺激阻断性抗体（TSBAb）和甲状腺生长免疫球蛋白（TGI），它们与 TSH 受体结合的具体部位可能不同。其中，TSAb 与 TSH 受体结合产生类似 TSH 的生物学效应，是 GD 患者甲亢的直接致病原因；95% 未经治疗的 GD 患者 TSAb 阳性，母体的 TSAb 也可通过胎盘，导致胎儿或新生儿发生甲亢。TSBAb 与 TSH 受体结合则阻断 TSH 与受体的结合，抑制甲状腺增生和甲状腺激素合成。GD 患者可有刺激性和阻断性两种抗体并存，当刺激性抗体占优势时临床上表现为甲亢。临床上部分 GD 患者出现的自发性甲减与血清 TSBAb 升高有关。TGI 与甲状腺 TSH 受体结合，仅刺激甲状腺细胞增生导致甲状腺肿大，不引起甲状腺功能改变。除 TRAb 外，50%～90% 的 GD 患者也存在其他针对甲状腺的自身抗体，如甲状腺过氧化物酶抗体（TPOAb）、甲状腺球蛋白抗体（TgAb）。临床观察发现，TPOAb 与 TgAb 滴度高的患者在治疗中易发生甲减。最近又发现，GD 患者血清中存在针对钠碘转运蛋白（NIS）的自身抗体，其病理生理作用尚不清楚。另外，环境因素可能参与了 GD 的发生，如细菌感染、性激素、应激和锂剂等都对 GD 的发生和发展有重要影响。耶尔森菌属与 GD

的关系受到关注,因该菌具有与 TSH 受体相类似的蛋白序列而可能成为共同抗原,但目前尚无足够的临床和实验证据能说明耶尔森菌属可引起甲亢。

(二)临床表现

GD 临床表现复杂多样,多数起病缓慢,难以确定发病日期,少数患者在精神创伤或感染后应激急性起病。临床表现不一,轻重差别甚大,病情轻者可与神经官能症相混淆,有的患者以心律失常、恶病质或肌病、突眼等为主要表现。临床上女性患者甲状腺肿大较明显,而男性患者则较女性为轻,女性心悸、情绪不稳定较多见,男性则多食易饥、消瘦、乏力较典型。GD 典型的表现为甲状腺激素分泌过多所致的高代谢综合征、甲状腺肿和眼征,并可见精神、神经、心血管、肌肉、骨骼、生殖、造血等系统症状。应注意老年和小儿患者表现多不典型。典型 GD 病例常有下列表现。

1.高代谢综合征

患者可表现为怕热、多汗,皮肤、手掌、面、颈、腋下皮肤红润多汗。常有低热,严重时可出现高热。患者常有心动过速、心悸、胃纳明显亢进,但体重下降,疲乏无力。

2.甲状腺肿

很多患者以甲状腺肿大为主诉,呈弥漫性对称性肿大,质地不等、无压痛,吞咽时上下移动。部分患者甲状腺上下极可触及震颤,并可闻到血管杂音。少数患者的甲状腺肿大不对称,或肿大不明显。

3.眼征

有以下几种表现:①眼睑裂隙增宽,少眨眼睛和凝视;②眼球内侧聚合困难或欠佳;③眼向下看时,上眼睑因后缩而不能跟随眼球下落;④眼向上看时,前额皮肤不能皱起。浸润性突眼指眼球显著突出,突眼度超过 18 mm,少数患者仅有单侧突眼;临床表现为眼内异物感、胀痛、畏光、流泪、复视、斜视、视力下降;体检可见眼睑肿胀。结膜充血水肿,眼球活动受限,严重者眼球固定,眼睑闭合不全、角膜外露而形成角膜溃疡、全眼炎,甚至失明。

4.其他

各系统如神经、心血管、消化、生殖和造血系统等出现相应的临床症状。

(三)诊断与鉴别诊断

典型甲亢患者凭其临床症状和体征即可明确诊断。对于不典型或病情比较复杂的患者,则需通过实验室检查做出明确诊断。甲亢患者的检查项目很多,每项检查都有一定的临床意义。根据每位患者的不同情况,有针对性地选择一些项目进行检查是非常必要的。

对本病的诊断可分三个步骤。

(1)确定有无甲亢,如有高代谢症状和体征、血清甲状腺激素增高,甲亢诊断即可成立。故对临床上可疑的患者,首先予检查血清甲状腺激素水平,但需除外垂体性甲亢,其他原因的甲亢均表现为 TSH 水平的降低。

(2)确定甲亢是否由甲状腺合成激素过多引起的。^{131}I 摄取率的测定有一定的帮助。GD、多结节性甲状腺肿伴甲亢、自主性高功能甲状腺结节等表现为^{131}I 摄取率增高、高峰前移;而亚急性甲状腺炎、桥本甲状腺炎、放射性甲状腺炎、产后甲状腺炎等引起的甲亢则表现为^{131}I 摄取率降低。

(3)确定引起甲状腺毒症原因是否系 GD。不管临床上是否有高代谢综合征,只要血清甲状腺激素增高、血清 TSH 降低并伴弥漫性甲状腺肿者,GD 即可确诊。TRAb 和 TSAb 阳性、其他甲状腺自身抗体阳性、浸润性突眼、胫前黏液性水肿等指标则支持 GD 的诊断。结节性甲状腺肿、甲状腺自主性高功能腺瘤等通过甲状腺核素显像及超声显像来辅助诊断。

本病的鉴别诊断主要是不同病因甲亢的鉴别,依赖各种实验诊断。其次是临床表现不典型的病例易与其他疾病的症状相混淆,如可因心动过速被误诊为病毒性心肌炎、自主神经功能失调;房颤被误诊为冠心病;腹泻常被误诊为结肠炎;食欲减退、消瘦、体重剧减被误诊为消化道肿瘤;淡漠型甲亢被误诊为脑动脉硬化、精神抑郁症;因精神症状被误诊为精神分裂症;单侧突眼要与眶内肿瘤、颅底肿瘤鉴别。但临床上只要能想到此病,通过血甲状腺激素的测定,一般不难鉴别。

二、检验诊断

甲状腺疾病主要是由于甲状腺功能紊乱引起的疾病。甲状腺的功能主要是通过检查甲状腺分泌的激素(即甲状腺激素)来判定。

甲状腺功能的判定也可通过一些功能性试验来证实,如三碘甲状腺原氨酸抑制试验(T_3 抑制试验)、促甲状腺激素释放激素(TRH)兴奋试验、甲状腺摄 ^{131}I 率、过氯酸钾释放试验(高氯酸盐排泌试验)等。

(一)一般检验项目

1.血清总胆固醇测定

(1)测定方法:胆固醇氧化酶法(COD-PAP 法)。

(2)参考范围:成人 2.8~5.2 mmol/L;儿童<4.4 mmol/L。

(3)临床诊断意义:甲亢患者体内胆固醇合成增加,胆固醇分解排泄亦相应增加,由于胆固醇分解排泄大于合成,因而血清胆固醇水平会有所降低。这主要是因为甲状腺激素可促进脂肪合成和降解,以降解更为明显。甲亢时,过多的激素增加胆固醇转化为胆酸自胆汁经肠道排出,故血中胆固醇浓度降低;甲减时,血胆固醇常增高,主要是由于胆固醇分解代谢减慢,对甘油三酯和磷脂基本也是如此。甲状腺激素也可通过增强腺苷环化酶(cAMP)系统的影响和致敏组织对儿茶酚胺、生长素等脂肪动员激素的作用而促进脂肪降解。

2.血清甲状腺激素及促甲状腺激素

(1)测定方法:放射免疫分析(RIA)、化学发光免疫分析、免疫放射分析(IRMA)和时间分辨免疫荧光法(TRIFA)。

(2)标本:血清。标本在室温下放置不超过 8 h,2 ℃~8 ℃冷藏不超过 48 h,-20 ℃可保存 1 个月。避免反复冻融。

(3)临床诊断价值和评价:TT_4 是判定甲状腺功能最基本的筛选指标。甲亢患者 TT_4 明显升高,可达正常时的 2~3 倍,符合率可达 95% 左右。TT_3 与 TT_4 常平行变化,但轻型甲亢及甲亢早期 TT_4 不如 TT_3 灵敏,TT_3 升高较快,可达正常值 4 倍。此外,TT_3 测定是 T_3 型甲亢(TT_4 正常而仅有 TT_3 增高)的一种特异性诊断指标,功能亢进性甲状腺瘤或多发性甲状腺结节性肿大患者,以及缺碘地区较多见此类型甲亢。缺碘时 TT_3 水平升高,是机体内环境自身调节机制所致,以维持正常甲状腺功能,是地方性甲状腺肿流行区甲减发病率相对较少的原因。缺碘地区甲亢患者,合成的甲状腺激素以需碘较少的 T_3 为主,故也常表现为 T_3 型甲亢。甲亢治疗过程中,TT_4 反应最灵敏,当病情尚未达到临床控制标准前,TT_4 已降至正常或偏低,此时 TT_3 仍可高于正常。当 TT_4 明显低于正常,而 TT_3 还未降低、TSH 还未升高时,应及时调整药量,避免出现药物性甲减。甲亢复发时,以 TT_3 升高较早,故 TT_3 值升高可作为甲亢复发的先兆诊断指标。甲亢用 ^{131}I 治疗后,若 T_3 值仍高,常提示治疗失败。故 TT_3 是早期观察甲亢治疗效果及停药后复发的灵敏指标。

TT_4、TT_3 测定的结果受甲状腺激素结合球蛋白(TBG)浓度的影响甚大。当患者 TBG 浓度增高时,如妊娠、口服避孕药或雌激素、急性间歇性卟啉症、病毒性肝炎、家族性 TBG 增多症及口服奋乃静等,可使 TT_4 值增高;而使用雄激素、合成代谢类固醇、泼尼松、苯妥英钠和皮质醇增多症、肾病综合征、家族性 TBG 减少症、严重低蛋白血症及外科手术时,可使 TT_4 值下降,故当 TBG 浓度正常时,TT_4、TT_3 能反映甲状腺功能状态,当 TBG 浓度或结合力有改变时,TT_4、TT_3 测定不可靠,需同时测定 FT_4、FT_3。血清 FT_4 与 FT_3 更能准确地反映甲状腺功能状态。甲亢患者血清中 rT_3 含量升高,甲亢治疗中 T_3 下降较快,但 rT_3 下降缓慢,如果 rT_3 低于正常提示用药过量。

甲状腺功能改变时,TSH 变化较 T_3、T_4 更迅速显著,血清 TSH 是反映下丘脑-垂体-甲状腺功能的敏感指标。甲亢患者血中过多的甲状腺激素抑制了垂体 TSH 的分泌,使血清中 TSH 低于正常甚至不能测出。临床上血清 TSH 水平明显降低,并结合血清 T_3、T_4 水平增高,基本上可确定为甲亢。但是有一种很少见的甲亢,其血清 TSH 水平增高,这种甲亢是垂体促甲状腺激素腺瘤所致,这是因为垂体促甲状腺激素腺瘤分泌过多的 TSH,继而兴奋甲状腺,引起甲状腺激素合成分泌增多。

(4)方法学评价及问题:测定 TT_4、TT_3、FT_4、FT_3、rT_3、TSH 通常采用放射免疫分析法、化学发光免疫分析法。放射免疫分析法灵敏度高,标记技术相对成熟,样品制备简单。然而,由于放射性污染和试剂保存时间短,该法逐渐被非放射性核素标记技术所取代。化学发光免疫分析由于无放射性污染、操作简便,现大多数医院采用该法测定甲状腺激素及促甲状腺激素。

3.抗甲状腺球蛋白抗体(TgAb)测定

甲状腺球蛋白(TG)作为甲状腺激素的储存形式,主要存在于甲状腺内。因此,TgAb 是针对甲状腺的特异性自身抗体。

(1)测定方法:RIA、化学发光免疫分析、ELISA 和间接免疫荧光法。

(2)标本:血清。

(3)参考值和参考范围:成人正常值 4～9 IU/mL;间接免疫荧光法:阴性。

(4)临床诊断意义与评价:甲亢患者血清 TgAb 升高,50%～90% 的甲亢患者血清中可检出 TgAb。如果 TgAb 长期持续阳性,且滴度较高,提示患者有发展为自身免疫性甲减的可能。

4.抗甲状腺过氧化物酶抗体(TPOAb)测定

甲状腺过氧化物酶(TPO)是甲状腺微粒体(TM)的主要有效成分,即甲状腺激素合成中的关键酶,参与碘的氧化、酪氨酸残基碘化及碘化酪氨酸的连接,它也是甲状腺特有的蛋白,因此抗甲状腺过氧化物酶抗体(TPOAb)是针对甲状腺的特异性自身抗体。鉴于抗甲状腺微粒体抗体(TMAb)测定中使用的抗原不纯,可出现假阳性结果,目前一些实验室都已用 TPOAb 代替 TMAb。

(1)测定方法:酶联免疫吸附试验(ELISA)、RIA 和化学发光免疫分析。

(2)标本:血清。

(3)参考值和参考范围:成人正常值 0～341 IU/mL。

(4)临床诊断意义:甲亢患者血清 TPOAb 升高,50%～90% 的甲亢患者血清中可检出 TPOAb。如果 TPOAb 长期持续阳性,且滴度较高,提示患者有发展为自身免疫性甲减的可能。

5.甲状腺刺激性抗体(TSAb)

甲状腺刺激性抗体(TSAb)又称甲状腺刺激性免疫球蛋白(TSI)或促甲状腺素受体抗体(TRAb)。TSAb是一种甲状腺的自身抗体,在毒性弥漫性甲状腺肿自身免疫过程中产生,可以刺激甲状腺产生甲状腺激素,测定TRAb有利于对弥漫性毒性甲状腺肿发病机制的研究。目前,已知与甲状腺素受体有关的抗体有TSAb、TGI和甲状腺功能抑制抗体(TFIAb)。

(1)测定方法:ELISA和放射受体测定法。

(2)参考值:结果以甲状腺刺激性抗体指数(TSAbI)表示,健康人群以TSAbI<1.25为正常上限。

(3)临床诊断意义:用于临床诊断Grave病,80%~100%的毒性弥漫性甲状腺肿患者血中可检查到TSAb,而在其他类型的甲亢患者血中TSAb很少被查到。测定TSAb对鉴别各种类型的甲亢具有很高的价值,但须注意的是,少数毒性弥漫性甲状腺肿患者血中也检查不到TSAb,这可能是由于TSAb测定方法还不够灵敏,微量的TSAb不能检测出来。TSAb可作为甲亢和甲减病因鉴别,为Grave病的缓解、恢复或复发提供有效的监测指标。

(二)功能试验

1.甲状腺摄^{131}I率

甲状腺有吸收和浓集碘的能力。放射性核素^{131}I具有与普通无机碘相同的生化作用。口服^{131}I后大部分被甲状腺摄取而蓄积于甲状腺中,小部分未被甲状腺摄取的^{131}I即由尿中排出。^{131}I进入人体后被甲状腺摄取的速度及数量,取决于甲状腺的功能状态,甲亢时甲状腺摄取^{131}I的能力增强、速度加快,甲减时相反。利用这个原理,给受检查者一定量的放射性^{131}I,然后通过测定甲状腺部位的放射性计数可以计算出其甲状腺摄^{131}I速率和强度,从而作为判断甲状腺功能状态的一项指标。

(1)测定方法:盖革计数管测定法。

(2)参考范围:3 h、24 h值分别为5%~25%和20%~45%,高峰在24 h出现。

(3)临床诊断意义与评价:甲状腺摄^{131}I率主要用于甲亢的诊断,符合率达90%。甲亢者3 h>25%,24 h>45%,且高峰前移。由于本试验与甲亢病情不呈平行关系,且有些甲亢患者治疗后其摄^{131}I率仍显著提高,故不能作为病情轻重、演变和疗效观察的指标,但可用于不同病因甲亢的鉴别,如摄^{131}I率降低者可能为甲状腺炎伴甲亢、碘甲亢或外源激素引起的甲亢。甲状腺功能正常的缺碘性甲状腺肿摄^{131}I率也可增高,但一般无高峰前移,可作T$_3$抑制试验来鉴别。

由于甲状腺摄^{131}I率检查时间较长,受影响的因素较多。如果在做甲状腺摄碘率检查之前食入的碘较多,使甲状腺腺体内和血液中的碘增加,就不能再有效地吸收检查时所用的放射性^{131}I,因此可能出现摄^{131}I率结果偏低,不能反映甲状腺的功能状态。日常生活中,许多食物和药物均可抑制甲状腺对^{131}I的摄取功能,其抑制强弱和持续时间不一。一般使用时间越长,剂量越大,影响时间越长。在检查甲状腺摄^{131}I率之前应禁食含碘丰富的食物(如海带、紫菜、发菜、干贝、苔菜、海虾、海鱼等海产品)2~4周。如果服用含碘药物(如复方碘液、碘化锌、胺碘酮、碘含片),应根据服药剂量大小、时间长短,停药2~3周或2~3个月才能做甲状腺摄^{131}I率检查。如果服用含碘中药(如海藻、昆布、香附、夏枯草、丹参、浙贝、玄参、连翘、川贝等)则需停药1个月以上。如果做过碘油造影,该患者在其后1~5年不宜做此检查。此外,甲状腺制剂药、抗甲状腺药物、泼尼松、含溴药物均可影响此检查结果,如果用了这些药物,则需停药2个月以上才可做甲状腺摄^{131}I率检查。孕妇及哺乳期女性禁用此项检查。

临床上能使摄^{131}I率升高或降低的原因如下。①使甲状腺摄^{131}I曲线升高：某些甲状腺肿、散发性克汀病、慢性肝病、肝硬化、肾病、肾功能不全、绒毛膜上皮细胞癌、高血压病早期、活动性风湿病、精神分裂症、肺结核病早期及使用甾体避孕药、胰岛素、TSH、小剂量咖啡因、维生素B、维生素C、补血钴剂、利尿剂、抗结核药、长期使用女性避孕药物等。②使甲状腺摄^{131}I曲线降低：无甲状腺的散发性克汀病、慢性淋巴细胞性甲状腺炎晚期、继发于垂体的甲减、希恩综合征、高血压动脉硬化症、晚期肺结核病、胸腹水及水肿、心力衰竭、梅毒，以及进食高碘食物、加碘食盐或饮用高碘水和使用甲状腺激素、过氯酸盐、硝酸盐、硫氰酸盐、各种含碘、含溴的药物及含碘的造影剂，以及使用抗甲状腺药物、肾上腺皮质激素、保泰松、甲苯磺丁脲、对氨基水杨酸、利血平及镇静安眠药等。

目前，经口服后测甲状腺摄^{131}I率已不作为一项常规检查项目，而是在其他检查项目不能肯定诊断时才加作此项检查。

2.三碘甲状腺原氨酸抑制试验（T_3抑制试验）

健康人垂体-甲状腺轴呈反馈调节关系，故服用外源性T_3后血中T_3浓度升高，通过负反馈抑制内源性TSH合成与分泌，使甲状腺摄^{131}I率较服药前明显降低，但弥漫性毒性甲状腺肿者由于存在病理性甲状腺刺激物，刺激甲状腺引起摄^{131}I增高，甲状腺摄^{131}I不受T_3抑制。

（1）检查指征：用于鉴别甲状腺肿伴摄^{131}I率升高是因甲亢还是单纯甲状腺肿所致。

（2）测定方法：测甲状腺摄^{131}I率后，口服T_3 20 mg，每天3次，连续6 d，第7 d再测摄^{131}I率。

抑制率（％）＝（第一次摄^{131}I率－第二次摄^{131}I率）/第一次摄^{131}I率×100％

（3）临床诊断意义：健康人及单纯甲状腺肿患者T_3抑制试验摄^{131}I率下降50％以上，而甲亢患者不被抑制，故摄^{131}I率下降＜50％。个别患者摄^{131}I率反而较服用T_3前升高。

3.促甲状腺激素释放激素（TRH）兴奋试验

TRH是下丘脑合成及分泌的一种激素，可促进垂体促甲状腺激素的合成与分泌。TRH的合成及分泌受血中甲状腺激素的调节。血中甲状腺激素增高（甲亢）可抑制下丘脑TRH的生成，继而使垂体促甲状腺激素生成减少，甲状腺激素增高也可以直接抑制垂体促甲状腺激素的生成。血中甲状腺激素减少（甲减）可以兴奋下丘脑TRH，继而引起垂体促甲状腺激素生成增加，甲状腺激素减少还可以直接兴奋垂体促甲状腺激素的生成。TRH是最早提纯并进行人工合成的下丘脑的一种神经肽类激素，无种属特异性，临床上可用人工合成的TRH进行试验，目前国内合成TRH已在临床应用。通过静脉注射TRH，然后观察垂体TSH生成的多少来判断是甲亢、甲减还是健康人。

（1）测定方法：清晨静脉注射TRH 200～1 000 μg，分别于注射前及注射后15 min、30 min、60 min、90 min、120 min采血，测定TSH。

（2）参考范围：健康人TSH水平较注射前升高3～5倍，高峰出现在30 min，可达10～30 mU/L，并持续2～3 h。

（3）临床诊断意义与评价：典型甲亢患者的血清T_3、T_4增高，反馈抑制垂体TSH释放，静脉注射TRH后各个时间血清TSH均无增高反应。亚临床甲亢患者的血清T_3、T_4（包括TT_3、TT_4、FT_3、FT_4）正常，血清TSH基本正常，静脉注射TRH后各个时间血清TSH均无明显增高，结合患者的症状和体征，这种结果提示患者可能为亚临床甲亢。弥漫性毒性甲状腺肿时，患者血清T_4和T_3浓度增高，通过直接负反馈，在垂体前叶阻断TRH的作用，因此静脉注射TRH后血清TSH无增高（无反应），若TSH升高（提示有反应）则可排除此种甲亢存在。TRH试验无反应,在诊断甲亢前宜先除外垂体疾病或其他影响因素,TRH 试验的优点是省时,可在 2 h 内完成,不引起放射性核素进入体内,无服用甲状腺制剂引起的不良反应,尤其是对老年及合并冠心病者安全适用,不会加重心脏病症状。

(4)影响因素:雌激素、茶碱与过量的抗甲状腺药物治疗能增强垂体前叶对 TRH 刺激的反应,而皮质醇、甲状腺制剂、左旋多巴能抑制垂体对 TRH 的反应,故试验前宜停服上述药物 1 个月左右。TRH 兴奋试验不良反应较轻微,仅 1/3 左右受试后有轻度恶心、面部潮红、尿急等,多在 2 min 内消失,未见严重反应者。

(三)特殊检验项目

(1)甲亢患者甲状腺超声波检查、甲状腺放射性核素显像对甲亢的诊断也有相当重要的意义。

(2)甲状腺细针穿刺细胞学检查:甲亢患者的甲状腺细胞特征为胞核增大,空泡旁颗粒增多。

(四)应用建议

1.检验项目选择原则

(1)合理选择甲状腺形态和功能两方面的检查。甲状腺形态和功能异常是甲亢的两个基本特征。多数甲亢患者同时存在功能和形态的改变,但有的只有功能异常。片面强调功能异常的检查,忽视形态的改变,往往遗漏甲亢合并恶性肿瘤和结节;单纯强调形态的改变,往往把亚急性甲状腺炎合并甲亢所致的肿块误诊为甲状腺肿瘤。总之,要全面考虑甲状腺形态和功能的变化,合理选择检测项目,减少误诊和漏诊。

(2)选择有效的检测项目,提高诊断的准确性,避免不必要的浪费。首先要根据病史和临床表现,作出有无功能亢进的判断。疑为甲亢者,可选择 TT_3、TT_4、rT_3、摄[131]I 率测定。上述检查如仍有疑问,可选择更具特异性的检查,如 FT_3、FT_4、TSH、TRH 兴奋试验、甲状腺抑制试验等。

(3)根据患者的生理和病理特点,选择对机体无害且不影响结果判断的检测项目。甲状腺的有些检查对机体有损害,如冠心病、心绞痛、心房颤动患者忌用甲状腺激素抑制试验。放射性核素示踪剂能通过胎盘或乳汁,造成胎儿或婴儿甲状腺功能减退,故妊娠和哺乳期女性忌用放射性核素示踪检查。口服避孕药、皮质激素、水杨酸类等药物,以及妊娠期、肝硬化、肾病综合征等生理病理状态,均会影响 TBG 的浓度和结合力,此时不应选择 TT_3、TT_4 等检查,应选择 FT_3、FT_4 测定。近期服用含碘食物和药物或使用含碘造影剂者,不宜行摄[131]I 率检查。对于肾功能不全和心力衰竭患者,其血浆蛋白对碘的结合力和肾脏对碘的排泄功能发生变化,不宜选择 TT_3、TT_4 和碘示踪检查。总之,选择检测项目时,应避免浪费和对患者的损害,同时考虑检测结果的影响因素,避免造成实验结果的判断困难。

2.实验室检查步骤

(1)甲状腺功能状况的判断:传统上采用 TT_4、TT_3、TSH 筛选甲状腺功能状况。由于 TT_4 和 TT_3 受血浆 TBG 浓度的影响,TSH 对低值不敏感,因此造成实验结果的判断困难。随着检测技术的进展和 TSH、FT_3、FT_4 的临床应用,有人提出应用 TSH、FT_3、FT_4 筛选甲状腺功能状态。TSH 有较灵敏的低值,对甲亢的诊断有较大的价值;且 FT_3、FT_4 能准确反映甲状腺功能状况,不受 TBG 和碘的影响,从而解决了很多难以解决的问题。

(2)甲亢病因判断:甲亢最常见的原因是毒性弥漫性甲状腺肿、毒性结节性甲状腺肿及甲状腺炎。确诊必须有实验室检查结果证实,并找出发病原因。可以配合摄碘率检查、甲状腺核素显影、B 超检查、免疫学测定及甲状腺细针穿刺活检等作出病因诊断。

(李淑萍)

第三节 甲状旁腺功能减退症

一、疾病概述

甲状旁腺功能减退症(简称甲旁减)是由于甲状旁腺激素(PTH)过少所致的内分泌疾病。其特征是手足抽搐、癫痫样发作、低血钙和高磷血症,长期口服钙剂和维生素 D 可使病情得到缓解。在儿童或新生儿期起病者多由于先天性甲状旁腺发育不全。成人一般见于甲状旁腺的破坏,颈前部或甲状腺手术引起的甲旁减发生率为 0.2%~5.8%。原发性甲状旁腺功能亢进患者术后出现永久性甲旁减的发生率约为 0.5%。

(一)病因和发病机制

自腺体至靶组织细胞之间任何环节的缺陷均可引起甲旁减,可根据病理生理分为血清免疫活性 PTH(iPTH)减少、正常和增多性甲旁减;也可分为继发性、特发性和假性甲旁减。其原因包括 PTH 生成减少、分泌受抑制、作用障碍等三类原因。

(1)PTH 生成减少见于以下情况。①先天性甲状旁腺发育不全或未发育。②特发性甲旁减:可见于各种年龄,原因不明,可能为自身免疫性疾病,常合并其他自身免疫性疾病,如艾迪生病、桥本病、甲亢、恶性贫血或继发白色念珠菌病等。1/3 以上的患者血中可查到抗甲状旁腺抗体。③继发性甲旁减:甲状腺次全切除术时将甲状旁腺切除或损伤,如系部分切除或供血暂时不足者数周后可自行恢复,如大部分或全部被切除则为永久性功能不全。颈部放射治疗、炎症或创伤亦可使甲状旁腺受损,再如浸润性病变,肿瘤亦可破坏甲状旁腺。

(2)PTH 分泌受抑制见于:①因为镁离子为释放 PTH 所必需,所以严重的低镁血症可暂时性抑制 PTH 分泌,引起可逆的甲旁减。缺镁时 PTH 明显降低或测不出。补充镁后,血清 PTH 立即增加。低镁血症还可影响 PTH 对周围组织的作用。②如母亲患甲状旁腺功能亢进,胚胎期间受母体血中高血钙影响,新生儿甲状旁腺受到抑制,出生后可表现为暂时性甲旁减,可持续数周或数月之久。

(3)PTH 作用障碍:①PTH 分子结构不正常,又称假性特发性甲旁减,PTH 数值虽然正常或增高,但无生理活性,临床表现与甲旁减相同,注射外源有活性的 PTH 可矫正其钙、磷异常;②靶组织对 PTH 反应不敏感,如假性甲旁减 I 型、假性甲旁减 II 型、假性甲旁减伴甲状腺功能亢进症(纤维囊性骨炎)。

(二)临床表现

甲旁减的症状取决于低钙血症的程度与持续时间,但血清钙下降的速度也具有重要作用。临床主要表现如下。

1.神经肌肉应激性增加

低钙血症首先可出现指端或嘴部麻木和刺痛,手足与面部肌肉痉挛,随即出现手足搐搦(血清钙一般在 2 mmol/L 以下),典型表现为双侧拇指强烈内收,掌指关节屈曲,指骨间关节伸展,腕、肘关节屈曲,形成鹰爪状。有时双足也呈强直性伸展,膝关节与髋关节屈曲。发作时可有疼痛,但由于形状可怕,患者常异常惊恐,因此加重手足搐搦。有些轻症或久病患者不一定出现手足搐搦。神经肌肉兴奋性增高主要表现为低钙击面征（Chvostek 征）阳性，用手指叩击耳前和颧弓下面神经，同侧面肌抽动。低钙束臂征（Trousseau 征）阳性，维持血压稍高于收缩压 1.3 kPa（10 mmHg）2~3 min，如出现手足搐搦即为阳性，有时当血压介于收缩压与舒张压之间时也可出现阳性反应。

2.神经、精神症状

有些患者特别是儿童可出现惊厥或癫痫样全身抽搐，如不伴有手足搐搦，常可误诊为癫痫大发作。手足搐搦发作时也可伴有喉痉挛与喘鸣，缺氧又可诱发癫痫样大发作。此类症状常有感染、过劳和情绪等因素诱发，女性在月经期前后更易发作。除上述表现外，长期慢性低钙血症还可引起锥体外神经症状，包括典型的帕金森病表现，纠正低钙血症可使症状改善。少数患者可出现颅内压增高与视盘水肿。也可伴有自主神经功能紊乱，如出汗、声门痉挛、气管呼吸肌痉挛及胆、肠和膀胱平滑肌痉挛等。慢性甲旁减患者可出现精神症状，包括烦躁、易激动、抑郁或精神病。

3.外胚层组织营养变性

在本病者中白内障颇为常见，可严重影响视力，纠正低钙血症可使白内障不再发展。牙齿发育障碍，牙齿钙化不全，齿釉发育障碍，呈黄点、横纹、小孔等病变。长期甲旁减患者皮肤干燥、脱屑，指甲出现纵嵴，毛发粗而干、易脱落，易患念珠菌感染。血钙纠正后，上述症状也能好转。

4.心脏病变

心率较快，心律失常并可出现传导阻滞，心肌收缩乏力。心电图表现为 Q-T 间期延长、T 波低。少数患者可出现扩张型心肌病、心力衰竭，洋地黄治疗无效，但补钙可好转。

5.骨骼方面

儿童期发病者身高增长停滞并可伴发佝偻病，关节周围组织容易出现异位钙化、骨化，患者可有腰背及肢体关节疼痛。

6.其他

转移性钙化多见于脑基底节（苍白球、壳核和尾状核），常对称性分布。脑 CT 检查发现率较头颅 X 线平片高。其他软组织、肌腱、脊柱旁韧带等均可发现钙化。脑电图可出现癫痫样波。血清钙纠正后，心、脑电图改变也随之消失。

（三）诊断与鉴别诊断

本病常有手足搐搦反复发作史，Chvostek 征与 Trousseau 征阳性。实验室检查如有血钙降低（常<2 mmol/L）、血磷增高（常>2 mmol/L），且能排除肾功能不全者，可基本确定诊断。如血清 PTH 测定结果明显降低或不能测得，或滴注外源性 PTH 后尿磷与尿 cAMP 显著增加，可以肯定诊断。特发性甲旁减患者临床上常无明显病因可发现，有时有家庭史。手术后甲旁减常于甲状腺或甲状旁腺手术后发生。

特发性甲旁减尚需与下列疾病鉴别。

（1）假性甲状旁腺功能减退症（PHP）：本病是一种具有以低钙血症和高磷血症为特征的显性遗传性疾病。典型患者可伴有发育异常、智力发育迟缓、体态矮胖、脸圆，可见掌骨（跖骨）缩短，特别是对称性第 4、第 5 掌骨缩短。由于 PTH 受体或受体后缺陷，周围器官对 PTH 无反应（PTH 抵抗）致甲状旁腺增生，PTH 分泌增加，易与特发甲旁减鉴别。假性甲旁减又可分为Ⅰ型与Ⅱ型。静脉滴注 200U PTH 后，尿 cAMP 与尿磷不增加（仍低）为Ⅰ型；尿 cAMP 增加为Ⅱ型，但尿磷不增加，提示患者肾中 cAMP 不能引起尿磷排泄增加的效应，属于一种受体后的缺陷。假性甲旁减以Ⅰ型最常见,又可分为Ⅰa、Ⅰb、Ⅰc三个亚型,体外测定表明Ⅰa型中刺激性G蛋白亚基:(G)活性下降。Ⅰa、Ⅰc型患者常伴有掌骨、跖骨变短及营养发育异常的其他特征,Ⅰb型表现正常。本病的治疗基本上与特发性甲旁减相同。

(2)严重低镁血症(血清镁<0.4 mmol/L):患者也可出现低钙血症与手足搐搦,血清PTH可降低或不能测得。但低镁纠正后,低钙血症迅即恢复,血清PTH也随之正常。

(3)其他原因所致低钙血症:如代谢性或呼吸性碱中毒、维生素D缺乏、肾功能不全、慢性腹泻、钙吸收不良等也可出现低钙抽搐,但血磷值正常或降低,实验室检查可以对其进行鉴别。

(4)不典型甲旁减还应与癔症、癫痫等相鉴别。后者不伴有低钙血症与高磷血症。

二、检验诊断

甲旁减的实验室检查主要包括血钙、血磷、碱性磷酸酶和血PTH的测定。

(一)一般检查项目

1.血钙

甲旁减患者的血钙降低(<2 mmol/L),有明显症状者血总钙值一般≤1.88 mmol/L(7.5 mg/dL),血游离钙≤0.95 mmol/L(3.8 mg/dL)。

2.血磷

多数甲旁减患者的血清磷增高,部分患者正常,其诊断意义不及血钙。

3.尿钙和尿磷

甲旁减患者的尿钙、尿磷排出量减少。尿磷为甲旁减非特异性诊断指标,正常24 h尿磷<1 g,甲旁减患者的尿磷降低常受饮食因素的影响,部分患者正常,其诊断意义不如尿钙排出量重要。

4.血清ALP

血清中ALP主要来源于肝和骨,其中骨ALP约占50%。由于受同工酶的影响,单纯测血清总ALP缺乏敏感性和特异性,而测同工酶骨ALP则可较敏感地反映骨代谢。甲旁减时,血清ALP可正常或轻度下降。

5.血清PTH

血清PTH水平低于正常值,并不能据此做出甲旁减的诊断,需结合其他临床情况全面分析。甲状旁腺切除术可引起甲旁减。多数甲旁减患者血清PTH水平低于正常,也可以在正常范围内。因低钙血症对甲状旁腺是一强烈刺激,当血总钙值≤1.88 mmol/L(7.5 mg/dL)时,血PTH值应有5～10倍的增加,所以低钙血症时,如血PTH水平在正常范围,仍属甲旁减,因此测血PTH时,应同时测血钙,两者一并分析。

6.尿cAMP

尿中cAMP含量明显降低。

7.肾小管磷重吸收率(TRP)

甲旁减时,肾小管重吸收率增高。对此试验结果的判断以肾小球滤过率正常为前提条件,肾小球病变时不宜用此试验。

(二)功能试验

对磷清除率进行检测。

(1)标本采集和测定方法:采用低蛋白、无肌酐、正常钙与磷饮食3 d,要求尽可能减少外源性氮代谢的干扰,故应控制饮食蛋白与肌酐;采用试验饮食第 4 d 晨起空腹时先充分饮水(1 000 mL),以保证试验中的尿量不会过少。立即排空膀胱,尿弃去,并记录时间;1 h 后抽血测定血清磷及肌酐;2 h 后(从排空膀胱时计算),尽量排空尿,收集全部尿标本,送检尿磷及尿肌酐。

（2）标本:血清和尿液。

（3）参考范围:6.3～15.5 mL/min。

（4）临床诊断价值和评价:甲状旁腺激素有促使磷排泄的作用,主要是抑制肾小管对磷的重吸收,而不是增加肾小球的滤过量。甲状旁腺功能亢进引起甲状旁腺激素分泌增多,甲状旁腺作用于肾脏,抑制肾小管重吸收磷酸盐,故测定肾小管重吸收磷的百分率,对诊断甲状旁腺功能亢进有一定的价值。但只有当肾小球滤过率正常时才有意义。如同时测定血清磷、尿磷及内源性肌酐清除率(代表肾小球滤过率),则可计算出肾脏磷的清除率及肾小管的磷重吸收率。

（5）方法学评价和问题:每天供给蛋白质<40 g,并注意保证将蛋、乳等优质蛋白适当分配于三餐,同时使非氮热能摄入充分(每天至少 500 kJ)。患者食欲不佳,可适当增食葡萄糖或白糖,以提高外源性氮的利用。瘦肉、内脏含有大量的肌酐、磷酸肌酸,为减少对内源性肌酐清除率的影响,故应禁忌瘦肉、内脏。

（李淑萍）

第四节　甲状旁腺功能亢进症

一、疾病概述

甲状旁腺功能亢进症简称甲旁亢。根据病因的不同可分为原发性、继发性、三发性和假性四种类型。原发性甲旁亢在欧美多见,其发病占内分泌性疾病的第三位,仅次于糖尿病和甲状腺功能亢进症。但国内较少见,也无确切的发病率数据。本病女性多于男性,为(2～4)∶1,老年人易发,儿童较少见。

(一)病因与发病机制

原发性甲旁亢是由于甲状旁腺组织本身的病变如甲状旁腺腺瘤、增生肥大或腺癌所引起的甲状旁腺激素分泌过多,其病因不明,可能与某些基因表达异常有关。腺瘤占 80% 以上,腺瘤小者埋藏于正常腺体中,大者直径可达几厘米,病变累及一个腺体者占 90%,多发性腺瘤少见;腺瘤亦可发生于胸纵隔、甲状腺内或食管后的异位甲状旁腺。增生、肥大时往往 4 个腺体均有累及,外形不规则,无包膜,由于增生区周围有组织的压缩,形成假包膜易误认为腺瘤。甲状旁腺癌肿较少见。部分患者系家族性多发性内分泌腺瘤,为常染色体的显性遗传。

继发性甲旁亢是由于各种原因所致的低钙血症刺激甲状旁腺,使之增生、肥大,分泌过多甲状旁腺素(PTH)所致,常见于肾功能不全、骨软化症、小肠吸收不良和维生素 D 缺乏与活化障碍等疾病。在继发性的基础上,由于腺体受到持续刺激,部分增生组织转为腺瘤,自主性分泌过多的 PTH,称为三发性甲旁亢。假性甲旁亢是指某些恶性肿瘤分泌类 PTH 多肽物质,致高钙血症,称伴瘤高钙血症。

（二）临床表现

原发性甲旁亢起病缓慢，临床表现多样。有以屡发肾结石而发现者，有以骨痛为主要表现者，有以血钙过高而呈神经官能综合征起病者，有以多发性内分泌腺瘤病而发现者，也有始终无症状者。多数病例无特殊体征，在颈部可触及肿物者占 10％～30％。部分患者有压痛、畸形、局部隆起和身材缩短。本病的主要临床表现可归纳为下列四组。

1.高血钙低血磷综合征

高血钙低血磷综合征为早期症状，常被忽视。血钙增高所引起的症状可影响多个系统。影响中枢神经系统可出现记忆力减退、情绪不稳、轻度个性改变、抑郁、嗜睡，有时由于症状无特异性，患者可被误诊为神经官能症。影响神经肌肉系统可出现倦怠、乏力，以近端肌肉为甚，重者可出现肌萎缩，可有肌电图的异常。影响消化系统可有食欲缺乏、便秘、腹胀、恶心、呕吐等症状。部分患者伴有十二指肠溃疡，可能与血钙过高刺激胃黏膜分泌胃泌素有关。如同时伴有胰岛胃泌素瘤，如佐林格-埃利森综合征，则消化性溃疡顽固难治、部分患者可伴有多发性胰腺炎，原因未明，可能因胰腺有钙盐沉着，胰管发生阻塞所致。对心脏方面的影响表现为心动过缓，有时心律不齐，心电图示 QT 间期缩短。

2.骨骼系综合征

初期有骨痛，可位于背部、脊椎、髋部、胸肋骨处或四肢，伴有压痛。下肢不能支持重量，行走困难，常被误诊为关节炎或肌肉病变；病久后渐现骨骼畸形（部分患者尚有骨质局部隆起等表现）。身长缩短，可有病理性骨折，甚至卧床不起。

3.泌尿系统

长期高血钙可影响肾小管的浓缩功能，加上尿钙和尿磷排量增加，患者常诉多尿、口渴、多饮。尿结石发生率也较高，一般为 60％～90％，临床上表现为肾绞痛，血尿或继发尿路感染，反复发作后可引起肾功能损害甚至可导致肾衰竭。本病所致的尿结石特点为多发性、反复发作性、双侧性，结石常具有逐渐增多、增大等活动性现象，连同肾实质钙盐沉积，对本病具有诊断意义。肾小管内钙盐沉积和肾实质钙盐沉着可引起肾衰竭，在一般尿结石患者中，2％～5％由本病引起。除上述综合征外，尚可发生肾实质、角膜、软骨或胸膜等处的异位钙化。

4.其他综合征

软组织钙化影响肌腱、软骨等处，引起非特异性关节痛；也可累及手指关节，尤其是近短指间关节。皮肤钙盐沉积可引起皮肤瘙痒。假如新生儿出现低钙性手足抽搐则要追查其母亲有无甲旁亢的可能。重症病由于骨髓组织为纤维组织充填可出现贫血。少数患者可出现精神症状如幻觉、偏执病，多发性内分泌腺瘤Ⅰ型或Ⅱ型。

（三）诊断和鉴别诊断

1.诊断

本病诊断分为两个步骤。第一步是定性诊断，确定是否有甲旁亢。第二步是针对病变甲状旁腺的定位诊断。

定性诊断主要依据其临床表现与实验室检查。凡具有骨骼病变、肾结石、消化系统和高血钙的临床表现，首先予查血钙、血磷和碱性磷酸酶的测定。如果血钙和血碱性磷酸酶增高、血磷降低、尿钙排量增多，则支持甲旁亢的诊断。有条件时，测血 PTH 浓度可直接了解甲状旁腺功能。典型的患者骨 X 线有骨吸收增加的特征性改变。如血钙过高伴有全段甲状旁腺素（iPTH）增高，结合临床和 X 线检查可诊断为本病。如同时有尿钙增多、血磷过低，则更典型。对于早期、无症状患者,血清 PTH 增高的同时伴有高钙血症是重要的诊断依据。早期病例的血钙增高程度较轻,且可呈波动性,故应多次反复测定。对诊断有困难的可疑患者可做血游离钙的测定、钙负荷甲状旁腺功能抑制试验和骨密度测定。

病变甲状旁腺的定位诊断主要依赖影像学检查,如颈部超声检查、放射性核素检查(核素 ^{99m}Tc-MIBI 扫描显像)、颈部和纵隔 CT 扫描。在用上述影像学检查仍然不能明确其病变部位时,可做选择性甲状腺静脉取血测 iPTH,血 iPTH 的峰值点反映病变甲状旁腺的位置,增生和位于纵隔的病变双则甲状腺上、中、下静脉血的 iPTH 值常无明显差异。

2.鉴别诊断

鉴别诊断时主要除外其他原因所致的血钙过高症及继发性甲旁亢。

(1)恶性肿瘤、多发性骨髓瘤患者可有局部和全身骨痛、骨质破坏,常有高钙血症;但血清 PTH 常降低或不能测出,血碱性磷酸酶正常或轻度增高,临床上有原发肿瘤的特征性表现。

(2)结节病有高血钙、高尿钙、低血磷和碱性磷酸酶增高(累及肝脏引起),与甲旁亢很相似;但无普遍性脱钙,血浆球蛋白升高,血清 PTH 常降低或不能测出,其高血钙一般可被皮质醇抑制试验所抑制。

(3)乳-碱综合征、维生素 D、噻嗪类利尿剂中毒等也有高钙血症,但有明确病史,以及轻度碱中毒,血清 PTH 常降低或不能测出,皮质醇抑制试验也有一定的鉴别意义。

(4)骨软化症患者虽然血碱性磷酸酶和 PTH 均可增高;但血钙、磷正常或降低,尿钙和尿磷排量减少,骨 X 线检查有椎体双凹变形、假骨折等特征性表现。

(5)肾性骨营养不良患者骨骼有纤维性囊性骨炎、骨硬化、骨软化和骨质疏松 4 种类型,血 PTH 可继发性增高;但血钙降低或正常,血磷增高,尿钙排量减少或正常,有明显的肾功能损害。

二、检验诊断

甲旁亢的实验室检查包括血钙、血磷、碱性磷酸酶和血 PTH 的测定。对诊断有困难的可疑患者可测定血游离钙或进行钙负荷甲状旁腺功能抑制试验等。

(一)一般检验项目

1.血清总钙

(1)测定方法:络合比色法,包括偶氮胂Ⅲ比色法、EDTA 滴定法、邻甲酚酞络合剂直接比色法、甲基麝香草酚蓝比色法。世界卫生组织(WHO)和我国卫计委临床检验中心推荐的常规方法为邻甲酚酞络合酮法(OCPC),原子吸收光谱法为参考方法。

(2)标本:血清。

(3)参考范围:2.2~2.7 mmol/L。

(4)医学决定水平。①≤1.75 mmol/L:可引起手足抽搐、肌强直等严重情况,故应立即采取治疗措施。②>2.74 mmol/L:应及时确定引起血钙升高的原因,其中的一个重要原因是甲旁亢,所以要进行其他试验予以证实或排除。③≥3.37 mmol/L:可引起中毒而出现高血钙性昏迷,故应及时采取有力的治疗措施。

(5)临床诊断价值和评价。①血清总钙和游离钙是体内含量最多的阳离子,骨骼是体内最大的钙储备库。血钙在血液中主要以三种形式存在,即蛋白结合钙、离子钙和小分子阴离子结合钙。蛋白结合钙约占血清总钙的 40%,小分子阴离子结合钙约占 10%,这两种钙均无生理活性。②原发性甲旁亢患者早期血钙大多增高,对诊断最有意义。由于甲状旁腺激素分泌过多,钙自骨动员至血液循环,引起血钙过高。血钙如此反复多次超过 2.7 mmol/L(10.8 mg/dL),应视为疑似病例,超过 2.8 mmol/L(11.0 mg/dL)意义更大。早期病例血钙增高程度较轻,且可呈波动性,故应多次反复测定。血钙经常维持在正常水平,在本病中是极罕见的;但肾功能不全时,血磷上升后血钙常降低,血钙浓度与血清甲状旁腺素浓度和甲状旁腺肿瘤重量之间存在平行关系。

(6)方法学评价和问题。①所有玻璃器皿要严格清洗,试管按一般碱法洗涤后,再用 3% 稀盐酸浸泡数小时(去除黏附的碳酸钙)后用去离子水冲洗,或用清洁度良好的一次性塑料试管。②可用肝素抗凝,螯合剂、EDTA、草酸盐不能用于此法。若患者接受 EDTA 治疗,不能用此法测定。③溶血和胆红素无干扰,脂血可产生正干扰,要加血清空白。本法特异性好,呈色稳定。④其他如雌激素、甲状腺激素和生长激素分泌量的多少也可对血钙水平造成一定影响。雌激素分泌不足可以使肠道对钙的吸收减少,钙排泄增加。

2.血清游离钙

(1)测定方法:生物学法、透析法、超滤法、金属指示剂法、离子选择性电极法(ISE)。应用最多的是离子选择性电极法,它是目前游离钙测定的参考方法。

(2)标本:血清。

(3)参考范围:成人 1.13～1.30 mmol/L;儿童 1.18～1.35 mmol/L。

(4)医学决定水平。①≤0.37 mmol/L,常出现腕掌痉挛、手足抽搐、低血压、心律失常等症状,最终可致心脏停止跳动,必须立即采取合适的治疗措施。②≥3.3 mmol/L,将导致严重和持续的心律失常,以及血流动力不稳定。

(5)临床诊断价值和评价。①游离钙占血液中总钙量的 45%～50%。游离钙是具有生理活性的钙,其浓度改变可以调节机体神经肌肉的兴奋性。健康人体中存在着两种游离钙形式:一种是真正具有活性的游离钙;另一类是非活性游离钙,后者必须经过激活后才具有生理活性。游离钙的变化与蛋白结合钙之间无明显关系,因此测量体内总钙量并不能反映游离钙的变化情况。②血液中的钙主要以蛋白结合钙、游离钙的形式存在。血清总钙量和游离钙测量对骨代谢,尤其是钙、磷代谢有着重要的临床价值。由于在体内发挥生物作用的主要是游离钙,所以检测游离钙较为重要。③钙离子在体内发挥着重要的作用。正常情况下,血液中钙浓度(包括总钙和游离钙)上下波动的范围很小。原发性甲旁亢患者可出现血液中游离钙升高的表现,而且游离钙浓度变化往往比总钙变化更灵敏。

(6)方法学评价和问题:①测定游离钙最好用血清标本,它的优点是不需要用抗凝剂,稳定性好,不会导致蛋白质对电极的污染。当急需测定结果时,可用肝素化全血。而抗凝剂枸橼酸盐、草酸盐或 EDTA 与钙结合时,可以显著降低游离钙浓度,血浆肝素浓度达 30 U/mL 时,能使游离钙浓度降低 3%～5%。②血标本应密封储存,防止其中 CO_2 挥发使其 pH 增加而影响钙离子的结果。标本置 4 ℃可稳定 6 h,储存时间过长,血内乳酸积聚,一方面乳酸根阴离子与大约相等的钙离子螯合使游离钙浓度下降;另一方面氢离子可使清蛋白释放出钙离子,从而增加钙离子浓度。

3.尿钙

(1)测定方法:检测方法同血清总钙测定。

(2)标本:24 h 尿液、空腹或 2 h 尿液。

(3)参考范围:1.0～7.5 mmol/24 h。随饮食不同变化较大,一般饮食时<6.25 mmol/24 h,高钙饮食时可达 10 mmol/24 h。

(4)临床诊断与评价:①尿钙是食物中钙元素经过肠道吸收、骨组织代谢、肾脏对钙的重吸收等多种生理过程后的最终代谢产物。尿钙测量是研究代谢性骨病和钙磷代谢疾病的重要手段之一,尿钙排出量不仅反映体内钙代谢状态,而且能间接反映骨矿物质代谢的变化。当体内骨吸收增强时,尿钙排泄量往往也是增加的。尿钙的排出主要受肾脏中肾小球滤过和肾小管重吸收的影响,许多内分泌激素如甲状旁腺激素、降钙素、活性维生素 D_3、甲状腺激素和肾上腺类固醇皮质激素等都可以通过对这两个环节的影响,继而发挥调节尿钙排泄量的作用。尿钙的排泄基本不受注射生理盐水的影响,但与糖类及磷的摄入量有关。②24 h 尿钙测定的是体内 24 h 排出尿液中所含的总钙量。24 h 尿钙测定受饮食习惯和营养状态的影响较大,各地的正常值亦不相同,判断检测结果时一定要结合当地和患者自身的不同情况加以区分。一般来说,24 h 尿钙排出量与食物中含钙量的多少有关。③由于 24 h 尿钙测定容易受饮食因素的影响,因此有人又提出了空腹尿钙和空腹 2 h 尿钙的测定方法。空腹尿钙指的是测定清晨首次尿中所含的钙量;空腹 2 h 尿钙指的是测定清晨起床弃去空腹尿,然后饮白开水 500 mL,空腹留 2 h 尿后测尿钙含量的方法。他们认为,空腹 2 h 尿钙测定既能减少饮食对尿钙的影响,又避免了空腹尿量不稳定的情况,所测结果比较可靠。④尿钙排泄量可受维生素 D 和日光照射强弱及有无尿结石等许多因素影响,评估尿钙的意义时应做具体分析。

(5)方法学评价和问题:患者在进行 24 h 尿钙检查时应注意尿液收集应使用有盖容器、计量一定要准确,尿量收集是否准确将直接影响到检查结果的准确性;由于 24 h 尿钙测定容易受饮食因素的影响,在进行此项检查前,患者最好能保持钙定量饮食 3 d;尿液可加 6 mol/L 盐酸溶液 10 mL 防腐。

4.血清磷

(1)测定方法:由于人体中的磷元素还不能测定,目前测定的是磷酸盐中的磷。血清中一价和二价磷酸盐在不同 pH 条件下,可快速地相互转换,因此,不能分别测定不同无机磷酸盐的分子形式,检测结果以"mmol"报告比较确切。无机磷测定方法有磷钼酸直接比色法、磷钼酸蓝比色法、孔雀绿直接显色法和酶法等,以前两种方法较常用。

(2)标本:血清。

(3)参考范围:0.96~1.62 mmol/L。

(4)医学决定水平。①≤0.48 mmol/L:往往与溶血性贫血有关,应考虑多种方法进行治疗。②<0.81 mmol/L 且有高血钙情况时,支持甲旁亢的诊断。③>1.62 mmol/L 应考虑无机磷可能升高的多种原因,尤其应考虑是否有肾功能不全。

(5)临床诊断价值和评价:磷在体内的含量仅次于钙,约占成人体重的 1%。其中 70%~90%沉积于骨骼中,10%~30%存在于细胞内。磷在空肠内与钙一起被吸收,在骨骼中沉积。在骨组织中,它主要以无机磷的形式存在,即与钙构成骨盐成分。软组织中磷主要以有机磷、磷脂和核酸的形式存在。人体是按一定的钙磷比例动用骨骼中的磷。血中磷分为有机磷和无机磷两类,有机磷主要为磷脂,无机磷主要包括蛋白结合磷和非蛋白结合磷两个部分。后者又称为滤过磷,占血浆无机磷的绝大部分(平均占 90%)。生化测定的血清磷是指血清无机磷,因此血磷测定对了解骨矿物代谢特别是磷代谢有重要临床价值。甲状旁腺功能亢进症患者血清磷降低,血磷多数<1.0 mmol/L(3.0 mg/dL),但诊断意义不如血钙增高,特别在晚期病例肾功能减退时,磷排泄困难,血磷升高。

(6)方法学评价和问题:①采用苯二酚-亚硫酸钠磷钼酸蓝比色法测定时,在测定管中加三氯醋酸速度要慢,必须边滴边混匀,使蛋白沉淀物细致均匀,以防止出现粗大凝块包裹磷,使测定结果偏低。②采用钼酸铵直接比色法测定时不需除蛋白,反应快速,灵敏度也高,呈色非常稳定,不受血清中还原性物质干扰,适合自动化分析。③红细胞内磷浓度是血清磷浓度的 7 倍,故溶血标本可使测定结果偏高。

5.尿磷

(1)测定方法:具体方法同血清磷测定。

(2)标本:24 h 尿液。

(3)临床诊断价值和评价:为甲旁亢非特异性诊断指标,正常 24 h 尿磷<1 g,甲旁亢时常增高。但受饮食因素的影响,其诊断意义不如尿钙排量那么重要。

6.甲状旁腺素(PTH)

(1)测定方法:免疫放射分析(IRMA)和化学发光免疫分析。

(2)标本:血清,低温及时分离。

(3)参考范围:12～72 ng/L。

(4)临床诊断价值和评价。①甲状旁腺素的生化:健康人血浆 PTH 半衰期为 20～30 min。PTH 主要在肝脏水解灭活,代谢产物经肾排出体外。PTH 主要生理功能有促进骨质溶解,动员骨钙入血,血钙增高,骨和血中碱性磷酸酶活力增加;抑制肾小管对磷的再吸收,促进尿磷排出增多,血磷降低;PTH 通过活化维生素 D_3,间接促进肠黏膜吸收钙、镁和磷。PTH 分泌受血浆钙离子浓度的调节,当血钙过低时可刺激 PTH 分泌,血钙浓度过高时则可抑制 PTH 分泌。此外 $1,25-(OH)_2D_3$ 也有抑制 PTH 分泌的作用,而降钙素则有促进 PTH 分泌的作用。②原发性甲旁亢患者的 PTH 可高于健康人的 5～10 倍,腺瘤增生升高更明显。血 PTH 升高的程度与病情严重程度相平行,但有 10% 患者可正常。③甲状旁腺疾病患者的 PTH 分泌量发生变化,同时钙、磷代谢出现各种异常。通过检测 PTH 和钙、磷代谢相关指标,可以帮助了解甲状旁腺的功能状态,对甲状旁腺疾病进行诊断。在经病理证实的原发性甲旁亢患者中,90%的血清 PTH 和钙均明显高于正常值。如仅有血钙增高而 PTH 基本不增高则应考虑癌症或其他原因所致的血钙增高;继发性甲旁亢时血 PTH 也可明显增高,但血钙多数正常或偏低。血浆 PTH 水平正常或略高,如患者同时存在低血钙和高血磷,则可考虑为假性甲状旁腺功能减退症。血浆 PTH 明显高于正常,且血清钙浓度的升高不能抑制甲状旁腺激素的分泌,可能为原发性甲旁亢。

(5)方法学评价和问题。PTH 在血液循环中主要以四种形式存在。①完整 PTH1-84:占 5%～30%,有生物活性。②N 端片段 PTH1-34,有完整的生物活性,但在血液中的浓度极低,生理作用有待进一步证实。③C 端 PTH56-84。④中间片段 PTH。后两者无生物活性,半衰期长,其浓度易受肾功能的影响,占 75%～95%。不同检测试剂针对 PTH 的不同片段而设计,其测试结果不同,但都与 PTH1-84 存在交叉反应。原发性甲旁亢患者的各种 PTH 片段的测定值均升高,因此,免疫反应性 PTH 测定可用于甲旁亢的诊断。但免疫反应性 PTH 测定不能反映非甲状旁腺性高血钙时 PTH 的受抑。

血清标本在室温下放置不超过 8 h,2 ℃～8 ℃冷藏不超过 48 h,否则应在−20 ℃以下保存,避免反复冻融。

分析测定结果时,除了 PTH 片段间的交叉反应外,还应注意年龄、季节、性别对测定值的影响。恶性肿瘤、维生素 D 过量等非甲状旁腺性高血钙可抑制 PTH 的分泌,血 PTH 低于正常或测不出。

7.碱性磷酸酶（ALP）

（1）测定方法：比色法和连续监测法。

（2）标本：血清。

（3）参考范围。女性：1～12 岁＜500 U/L，＞15 岁 40～150 U/L；男性：1～12 岁＜500 U/L，12～15 岁＜750 U/L，＞15 岁 40～150 U/L。

（4）临床诊断价值和评价：血清中 ALP 主要来源于肝和骨，其中骨 ALP 约占 50%。由于受同工酶的影响，单纯测血清总 ALP 缺乏敏感性和特异性，而测同工酶骨 ALP 则可较敏感地反映骨代谢。骨 ALP 是成骨细胞合成分泌的特异性产物。对于临床单纯表现为尿结石的患者，血清 ALP 早期可正常，但有骨病表现者，几乎均有不同程度的增高。

8.酸性磷酸酶（ACP）

（1）测定方法：比色法和连续监测法。

（2）标本：血清。

（3）参考范围。男：(9.88±5.80)U/L；女：(9.47±5.40)U/L。

（4）临床诊断价值和评价：血中 ACP 有 6 种同工酶，主要来源于前列腺、肝、肾、红细胞、血小板和骨，电泳可分出 6 条带（Type 0～5）。来源于骨的属于 Type5，Type5 带上还包括一些其他来源的酸性磷酸酶，其具有抗酒石酸的特性，故称为抗酒石酸盐酸性磷酸酶（TRAP）。TRAP 主要是骨源性的，但也有其他如红细胞来源的。TRAP 分子量约为 35 kDa，分子中有两个铁原子，是酶的活性催化部位，骨 TRAP 存在于重吸收小囊泡中，主要由破骨细胞释放，在骨吸收活跃的部位升高，是反映骨吸收的特征性酶。

本测定不是甲旁亢的特异性检查指标。在骨吸收和骨转换增加时，血清 ACP 浓度增高。甲旁亢患者的血清 ACP 常成倍增高，手术治疗如成功，可于术后 1～2 周内明显下降，甚至达正常。

9.骨钙素（OC）

（1）测定方法：RIA 和固相酶联免疫吸附试验（ELISA）。

（2）标本：血清。骨钙素分泌具有生物节律性，晨高，下午和傍晚达到最低，后又逐渐上升，直至凌晨 4:00 达到最高点。

（3）参考范围：3.77～5.73 μg/L。

（4）临床诊断价值和评价：骨钙素亦称骨 γ-羧基谷氨酸蛋白（BGP），是骨组织的特异性蛋白，是非胶原性蛋白的主要成分。骨钙素由成熟成骨细胞、成牙本质细胞和肥大的软骨细胞特异合成并分泌到骨中，参与调节和维持骨钙，其合成是维生素 K 依赖性的，受 $1,25-(OH)_2D_3$ 调节。正常生理情况下，2/3 骨钙素特异地结合羟磷灰石，使骨盐沉积形成羟磷灰石结晶，调整骨矿化沉积速率，调节骨的生长，1/3 进入血液循环。

国际上把血清 BGP 作为反映机体成骨细胞功能活性的敏感、特异分子标志物。由于在骨吸收过程中，基质中的 BGP 可释放到血液，因此，BGP 水平又可作为判断骨转换的指标。准确说，BGP 是评价骨形成和骨转换率的特异性指标，而并非骨质疏松的特异性指标。在骨质合成时，尤其是骨损伤后骨质合成的早期，血清 BGP 可以增高。BGP 水平下降，则提示成骨细胞活性下降及骨转移率降低。BGP 增高见于高转换率骨质疏松。老年性骨质疏松症可有轻度升高，绝经后骨质疏松 BGP 升高明显，雌激素治疗 2～8 周后 BGP 下降 50% 以上。

（5）方法学评价和问题：第一代 RIA 用牛 BGP 作为抗原和标准，由于人和牛 BGP 的 C-端相同，传统的牛抗血清大多能识别 BGP 分子的 C-端，所以各实验室的抗血清测出血中的 BGP 水平相差很大。目前,大多用人骨提取的 BGP 作抗原。不论使用多价抗体或单克隆抗体,都能识别 BGP 分子的抗原决定簇。血中主要是完整的 BGP 片段和 N-端大片段,而在室温下几小时后,完整 BGP 片段很快降解成 N-端大片段,因此待测血清标本应在抽血后迅速处理。

10.1,25-二羟维生素 D_3

1,25-二羟维生素 D_3 又称为 1,25-二羟胆钙化醇或骨化三醇,在调节血钙与血磷浓度方面有着重要作用。

(1)测定方法:ELISA。

(2)标本:血清。全血标本于室温放置 2 h 或 4 ℃ 过夜后于 1 000 r/min 离心 20 min,取上清进行检测,或将标本放于 −20 ℃ 或 −80 ℃ 保存,但应避免反复冻融。

(3)参考范围:22～25 ng/mL。

(4)临床诊断价值和评价:1,25-二羟维生素 D_3 增高是诊断甲状旁腺功能亢进症的一项功能性指标,有重要的辅助诊断价值。

11.尿羟脯氨酸(HOP)

(1)测定方法:HPLC 法和分光光度法。

(2)标本:24 h 尿液。

(3)参考范围。①儿童:1～5 岁,150～496 μmol/24 h 尿;6～10 岁,270～755 μmol/24 h 尿;11～17 岁,480～1370 μmol/24 h 尿。②成人:150～420 μmol/24 h 尿。

(4)临床诊断价值和评价:测定尿 HOP 含量可反映胶原蛋白的代谢及某些疾病对结缔组织的损害程度,尤其是对骨组织的损害,具有一定的参考价值。HOP 是监测破骨细胞功能的指标,但其尿排出量的波动范围较大,不仅受体内胶原蛋白合成、分解的影响,而且与某些疾病对结缔组织的破坏程度有关,如严重骨折、软组织损伤、灼伤等,尿 HOP 排出会增加。甲状旁腺功能亢进时 HOP 升高,但并不是其特异性检查指标。

(5)方法学评价和问题:HOP 是反映骨吸收和骨转换程度的指标,但特异性不高,受饮食影响较大。收集 24 h 尿之前 2～3 d 应进食无胶原饮食,如肉类、禽类、鱼类等。血清 HOP 和总 HOP 水平与尿 HOP 含量密切相关。

12.尿环磷酸腺苷

(1)测定方法:RIA 和固相酶联免疫吸附试验(ELISA)。

(2)标本:晨尿。

(3)参考范围:2.5～4.7 nmol/(mg·肌酐)。

(4)临床诊断价值和评价:环磷酸腺苷(cAMP)是具有传递含氮激素作用的重要物质。当含氮激素从某一细胞分泌后随体液运行到靶细胞,作用于细胞膜上的特异受体时,激活细胞膜内的腺苷环化酶,此酶在 Mg^{2+} 或 Ca^{2+} 存在的条件下,使细胞中的三磷酸腺苷(ATP)转化为 cAMP,再由 cAMP 激活蛋白质激酶,由蛋白质激酶再激活多种酶系而起强大的生理效应。故称含氮激素为第一信使,cAMP 为第二信使。cAMP 和环磷酸鸟苷(cGMP)广泛存在于各种细胞中,对细胞的功能和代谢起着重要的调节作用。

80% 的甲状旁腺功能亢进症患者尿中 cAMP 增高。尿 cAMP 的排泄率反映了循环中有生物活性的 PTH 的浓度。

(二)功能试验

1.皮质醇抑制试验

(1)测定方法:患者口服大剂量糖皮质激素(泼尼松 60 mg/d)连续 1 周或 10 d。

(2)参考范围:血钙水平大多不下降。

(3)临床诊断价值和评价:本试验为非特异性试验,用于甲状旁腺功能亢进症与其他疾病的鉴别诊断,甲状旁腺功能亢进症患者大多不下降。鉴别诊断主要除外其他原因所致的高钙血症及继发性甲状旁腺功能亢进症。若为癌症,不论有无转移,常有血钙过高症。其他如多发性骨髓瘤、结节病、乳碱综合征、维生素 D、噻嗪类利尿剂中毒等均有高钙血症,但一般可被皮质醇抑制,而本病的高钙血症不被抑制。

2.钙负荷试验

(1)测定方法:在正常饮食状态下于试验前 1 d 留取 24 h 尿测定钙、磷,试验当天按每千克体质量15 mg钙计算出应该输入的钙量,然后溶于 1 000 mL 生理盐水中在 4 h 内匀速静脉滴注,留取试验当天 24 h 尿测定钙、磷;静脉滴注前(晨 8 时)、静脉滴注后 4 h(中午 12 时)、开始静脉滴注后 24 h(次日晨 8 时)取血测定钙、磷。

(2)临床诊断价值和评价:健康人静脉滴注钙后,血钙升高并反馈性抑制甲状旁腺激素分泌,从而使肾小管磷重吸收增加,尿磷下降超过 25%。然而,甲状旁腺功能亢进时,静脉滴注钙后不能抑制甲状旁腺激素分泌,故肾小管磷重吸收不受影响。静脉滴注钙后还可引起尿钙排泄增加。

3.肾小管磷重吸收率(TRP)

(1)检查指征:甲状旁腺功能亢进诊断及监测甲状旁腺手术效果。

(2)测定方法:①患者进固定量的钙、磷饮食 5 d(钙 0.5~0.7 g/d,磷 0.7~1.2 g/d),并饮用经过二次蒸馏的双蒸水(量不限)。②第 4、5 d 晨起床排空膀胱,记录时间,随即饮水数杯,以保证在以后的 2 h 内有较多的尿液排泄。③饮完水后 1 h 采血测定血清磷及肌酐浓度。④在第 1 次排空膀胱 2 h 再次排空膀胱,并记录时间、尿量,并测尿磷及肌酐浓度。

(3)参考范围:90.7%±3.4%。

(4)临床诊断价值和评价:甲状旁腺功能亢进症时 TRP 下降,其均值约为 79%,范围为 76%~83%。若手术治疗,术后 TRP 可上升至 91%~99%,稍高于参考值,表明存在暂时性功能不足。无条件测定血清 PTH 含量的机构可以用肾小管磷再吸收率来测定甲状旁腺功能。对此试验结果的判断以肾小球滤过率正常为前提条件,肾小球病变时不宜用此试验。

(李淑萍)

第二十一章　肾脏疾病检验

第一节　肾脏疾病的临床生化表现

各种原因引起肾功能损害时,将造成肾脏泌尿功能减退或丧失,出现代谢废物(尤其是蛋白分解后的含氮代谢产物)潴留,水、电解质和酸碱平衡失调,以及肾脏内分泌功能失调等临床表现。

一、蛋白质、核酸类物质异常

(一)氮质血症

氮质血症指血液中尿素、肌酐、尿酸等非蛋白含氮物质(nonprotein nitrogen,NPN)含量的显著升高。氮质血症是肾衰竭的重要临床表现之一。肾脏病患者慢性肾功能不全阶段,血中尿素、肌酐超过参考区间,这一时期称为氮质血症期,或称尿毒症前期。氮质血症发生的病因和主要机制如下。

1.肾脏排泄功能障碍

各种原因引起的肾脏泌尿功能障碍,均可造成体内蛋白质代谢产物堆积,出现氮质血症。常见发病病因如下。

(1)肾前性(或功能性):多继发于肾脏灌流不足,肾小球滤过率降低,流经肾小管的原尿减少和速度减慢,水、钠重吸收相对增加,尿液生成减少。如休克、严重脱水和电解质紊乱、心力衰竭、肾动脉栓塞及肿瘤压迫,以及血管收缩药使用等。

(2)肾性(或器质性):多见于各种肾脏疾病引起的急性和慢性肾衰竭。如各种肾小球疾病、肾小管间质性疾病、急性重症间质性肾炎、肾髓质坏死、肾血管疾病及其肾血循环障碍、肝肾综合征、溶血性尿毒症综合征,以及各种慢性肾脏病所致的肾衰竭期等。

(3)肾后性(或梗阻性):由各种原因所致的尿路梗阻,如结石、血凝块、前列腺肥大、瘢痕形成、肿瘤压迫、器械检查或插管术后、尿路周围炎症、神经源性膀胱等。

2.体内蛋白质分解增加

如肾衰竭时,感染、中毒、组织创伤、不能进食等情况,使体内蛋白质分解代谢加强,血非蛋白氮物质含量大幅度增加。

(二)尿毒症

尿毒症(uremia)是急性和慢性肾衰竭发展到最严重的阶段,代谢终产物和内源性毒性物质在体内潴留,水、电解质和酸碱平衡失调,以及与肾脏有关的多种内分泌功能失调,从而引起的一系列自体中毒症状。尿毒症患者,除水、电解质、酸碱平衡紊乱、出血倾向、高血压等并发症外,还可出现神经系统、消化系统、心血管系统、呼吸系统和皮肤症状等。

所有并发症的出现均与尿毒症性毒性物质在体内蓄积有关。根据尿毒症毒素的分子量的大小,又可将这些毒素分为三类:①分子量<300 Da 的物质称为小分子毒素,如尿素、肌酐等非蛋白含氮物质。②分子量>12 kDa 的物质称为大分子毒素,如肌球蛋白等。③分子量在 300 Da～12 kDa 为中分子毒素,种类最多,包括胍类、吲哚类、马尿酸类、多肽类、胺类、嘌呤类、酚类、甲状旁腺激素和 β_2-MG 等物质,是造成尿毒症诸多并发症的主要物质。

(三)蛋白尿

正常情况下,肾小球滤过膜对蛋白质的滤过具有选择性,其滤液中的蛋白主要为小分子蛋白,且 95% 以上被肾小管重吸收。正常人终尿蛋白含量<150 mg/24 h,且一半来自肾小管分泌的 T-H 蛋白(Tamm-Horsfall protein,THP)和泌尿系统的组织蛋白等,故临床尿定性试验为阴性。若尿蛋白量>150 mg/24 h,则被称为蛋白尿;若尿蛋白>3.5 g/24 h,则被称为大量蛋白尿。蛋白尿形成的主要类型和机制如下。

1.肾小球性蛋白尿

病理情况下最常见的一种类型。肾小球受到炎症、毒素等因素损害,肾小球滤过膜电荷屏障和/或孔径屏障异常,通透性增加,以致较多中大分子量血浆蛋白滤出,超过了肾小管重吸收能力而形成蛋白尿。该类型蛋白尿中蛋白排泄量可达 2 g/24 h 以上,多者可达 30 g 或更多;尿蛋白分子质量多为 70～1 000 kDa,以清蛋白为主,占 70%～80%。

2.肾小管性蛋白尿

正常情况下,少量经肾小球滤过的小分子蛋白经过肾小管时,95% 以上被重吸收。当肾小管功能受损时,肾小管对蛋白质重吸收能力下降,而引起低分子量蛋白的丢失。该类型蛋白尿中蛋白定量多不超过 1.5 g/24 h,尿蛋白分子量多为 10～40 kDa,主要成分为溶菌酶、β_2 微球蛋白等;如蛋白定量>2.0 g/24 h,分子量> 70 kDa,应考虑同时合并肾小球性蛋白尿。

3.混合性蛋白尿

肾脏病变如果同时累及肾小球及肾小管,产生的蛋白尿称混合性蛋白尿。

4.溢出性蛋白尿

肾小球滤过功能、肾小管重吸收功能均正常,血浆中存在某种小分子蛋白质异常增多,超过肾小管的重吸收能力所致,称溢出性蛋白尿。其代表是本周蛋白(Bence-Jones protein,BJP,又称凝溶蛋白),常为免疫球蛋白 IgG 或 IgA 的轻链部分,分子质量为 220 kDa(单体)至 440 kDa(二聚体)。分子质量 550 kDa 重链的 Fc 片段,如异常增多时亦可在尿中出现。

5.组织性蛋白尿

肾小管代谢产生的蛋白和组织破坏分解的蛋白,以及炎症或药物刺激泌尿系统分泌产生的蛋白尿,以 T-H 蛋白为主要成分,易成为管型的基质和结石的核心。

此外,还有假性蛋白尿、功能性蛋白尿、体位性蛋白尿。

(四)管型尿

尿液中管型由蛋白质在肾小管、集合管中凝固而形成。其发生机制为蛋白质在肾小管、集合管中凝固成管型。其形成的必要条件是:①尿中有少量清蛋白和由肾小管上皮细胞产生的 T-H 黏蛋白是构成管型的基质。②肾小管有尿液浓缩和酸化的能力。③有提供交替使用的肾单位。不同的管型其临床意义不同。

(五)低蛋白血症

血浆蛋白质包括血浆清蛋白、各种球蛋白、纤维蛋白原及少量结合蛋白,如糖蛋白、脂蛋白等,血浆总蛋白量为 65～78 g/L,清蛋白量为 34～48 g/L。若血浆总蛋白质低于 60 g/L,或清蛋白浓度低于 30 g/L 则可诊断为低蛋白血症。引起低蛋白血症的病因主要是长期大量蛋白质丢失:①终末期肾病腹膜透析治疗时可经腹膜丢失蛋白质;②肾病综合征、狼疮性肾炎、恶性高血压、糖尿病肾病等可有大量蛋白尿,蛋白质从尿中丢失。此外,蛋白摄入不足或吸收不良、蛋白质合成障碍和蛋白质分解加速也可导致低蛋白血症。

二、糖类、脂类物质异常

(一)高脂血症

高脂血症(hyperlipemia,HP)是人体脂质代谢异常,血浆中脂质浓度超过参考区间的病症。引起高脂血症的肾脏疾病主要有肾病综合征、糖尿病肾病和尿毒症等。高脂血症是肾病综合征的主要临床表现之一,脂代谢异常的主要特点如下。

1.各种脂质成分均发生变化

(1)血浆中各种脂蛋白成分均增加:血浆 Ch、TG、LDL 和 VLDL 升高,HDL 浓度可以升高、正常或降低。

(2)各脂质成分的增加在疾病过程中的时间不同。一般以 Ch 升高出现最早,其次才为磷脂及 TG。

(3)各脂质成分的比例发生改变,Ch/PL 及 Ch/TG 的比例均升高。

(4)常有 Apo 的异常,特征性改变为:ApoB、ApoC、ApoE 升高,ApoCⅡ在尿中丢失但血中浓度升高,ApoCⅢ/ApoCⅡ升高。HDL 的主要结构蛋白-ApoAⅠ和 ApoAⅡ降低或正常,ApoAⅠ/ApoCⅢ降低,ApoAⅠ/ApoB 降低,另外还有 ApoCⅡ和 ApoE 从 HDL 向 LDL 再分布。

2.脂质异常通常与蛋白尿和低蛋白血症的程度有关

肾病综合征患者血脂增高程度常与血清蛋白含量成反比,当血清蛋白低于 30 g/L 时,可出现相当严重的高脂血症。

(二)糖耐量降低

尿毒症患者血糖轻度升高,糖耐量降低,其葡萄糖耐量曲线与轻度糖尿病患者相似,且对外源性胰岛素不敏感。造成糖耐量降低的主要原因是尿素、肌酐和中分子量毒物等的毒性作用,其机制为:①尿毒症时生长激素分泌水平增高,与胰岛素拮抗作用加强;②胰岛素与靶细胞受体结合障碍,使其作用减弱;③肝糖原合成酶活性降低致肝糖原合成障碍;④胰岛素分泌正常或减少。

（三）肾性糖尿

正常人肾小管可将肾小球滤液中绝大部分葡萄糖重吸收回血液中，尿中只有极微量葡萄糖，采用一般方法检测尿糖为阴性。尿液中开始出现葡萄糖时的最低血糖浓度，称为肾糖阈，正常人肾糖阈为 8.96～10.08 mmol/L(160～180 mg/dL)。肾性糖尿是指在血糖浓度正常或低于正常肾糖阈的情况下，由于近端肾小管重吸收葡萄糖功能减退所引起糖尿的疾病。本病中国发病率为 0.2%～0.6%。依据病因，临床上分为原发性肾性糖尿和继发性肾性糖尿。

三、水平衡失调

（一）少尿与无尿

尿量 24 h 少于 400 mL，或每小时少于 17 mL 时，称为少尿；24 h 尿量少于 100 mL，则称为无尿或尿闭。引起少尿或无尿的机制是各种原因引起的肾脏泌尿功能障碍。

（二）多尿

多尿是指在不用任何药物的情况下，24 h 尿量超过 2 500 mL。

1.病因

引起多尿常见病因有：①精神、神经性因素等，如生理性多尿、精神性多尿、梗阻解除后利尿等；②内分泌疾病，如尿崩症、糖尿病、原发性甲状旁腺功能亢进、原发性醛固酮症等；③肾小管功能障碍，如慢性肾炎后期、慢性肾盂肾炎、肾小管间质疾病（如肾性糖尿、范科尼综合征等）、肾性尿崩症、肾小管性酸中毒、急性肾小管坏死多尿期、失钾性肾病、高血钙肾病等。

2.机制

多尿的主要机制是：①肾小管对抗利尿激素的反应性降低或无反应，或对某些溶质重吸收的先天性障碍；②肾小管、髓襻、肾髓质的高渗功能障碍以及肾直小血管的血循环障碍，影响肾小管的浓缩功能；③肾小管酸化尿液或重吸收碳酸氢盐功能障碍。

（三）夜尿增多

夜尿(nocturia)指傍晚 6 点至次晨 6 点的尿量，健康的年轻人白天尿量与夜间尿量之比为 (3～4)∶1，随年龄增长，比值减少，至 60 岁时比值为 1∶1，如夜尿量超过全天总尿量的一半（或多于 750 mL），即为夜尿增多。

夜尿增多常视为肾小管功能不全的早期症状。肾小管功能不全患者在平卧时，肾血流量增加使肾小球滤过液量亦增加，由于肾小管浓缩功能障碍，对滤液重吸收下降而导致尿量增多。导致夜尿增多的其他原因还有：①排尿性夜尿，机体有水、钠潴留（如心力衰竭），卧床后肾脏血流增加，导致夜尿增多；②生理性，如睡前有大量饮水的习惯，尤其是习惯饮浓茶、咖啡或服用利尿药等；③精神性，高度紧张或神经质的人，睡眠不佳时，当膀胱轻度充盈（少于 300 mL）时即有尿意，以致夜间排尿频率增加，造成习惯性夜尿增多。

（四）水肿与水中毒

水肿是指过多的液体积聚在人体组织间隙使组织肿胀。临床上将水肿分为全身性水肿和局部水肿。当人体水代谢发生障碍，体内水分过多，导致细胞水肿出现的中毒症状，称为水中毒。由于肾脏的功能障碍造成的机体水肿称为肾性水肿，是全身性水肿的主要原因之一，其特点是：水肿首先发生在组织疏松的部位，如眼睑或颜面部、足踝部，以晨起为明显，严重时可以涉及下肢及全身，水肿软而易移动，呈现凹陷性水肿。肾源性水肿依据水肿产生的机制分为以下几项。

1.肾炎性水肿

以肾小球滤过率明显下降为主。肾炎时,肾小球滤过下降,而肾小管对水钠重吸收尚好,从而导致水钠潴留,此时常伴全身毛细血管通透性增加,因此组织间隙中水分潴留。

2.肾病性水肿

以蛋白尿导致低蛋白血症为主。水肿的出现及其严重程度一般来说与低蛋白血症的程度呈正相关。

四、电解质平衡失调

(一)钠平衡失调

肾衰竭时主要为低钠血症,且多为稀释性低钠血症,很少出现高钠血症。其主要原因是水、Na^+摄入过多,引起体液(特别是细胞外液)增加,Na^+被稀释;同时,代谢性酸中毒时,Na^+由细胞外进入细胞内与K^+置换等均可引起低钠。若发生急性肾衰竭前存在呕吐、腹泻、大面积烧伤等情况,或急性肾衰竭多尿期间,由于大量Na^+排泄亦可导致缺钠性低钠血症。

(二)钾平衡失调

1.高钾血症

高钾血症是肾衰竭最严重的并发症,也是主要死因之一。肾衰竭时,尿钾排出减少引起钾在体内蓄积;组织损伤、感染和热量不足所致的细胞分解代谢增强、代谢性酸中毒和缺氧等均可使钾从细胞内外逸;使用保钾利尿剂可加重高血钾。

2.低钾血症

急性肾衰竭多尿期,尿量超过4 000 mL/24 h时,由于肾小管功能尚未健全,使大量K^+随尿排出,如补充不足,可发生低钾血症。慢肾衰时低钾血症较罕见,主要发生于肾小管间质疾病者。

(三)钙磷平衡失调

1.高磷血症

主要因肾衰竭时磷酸盐的排泄障碍所致。高磷血症本身不产生症状,但可影响血钙浓度,使之更趋下降。

2.低钙血症

由于磷从肾脏排泄障碍而使肠道排泄增加,并与钙结合成不易被吸收的磷酸盐,钙吸收降低而形成低钙血症。由于酸中毒时钙的游离度增加,故不出现临床症状,如一旦酸中毒被纠正,则可出现低钙性抽搐。高血磷和低血钙还可引起继发性甲状旁腺功能亢进,导致骨质脱钙(骨质疏松)、骨软化、纤维性骨炎等肾性骨病。

(四)镁平衡失调

正常情况下镁主要由肾排出,故肾衰竭时可产生高镁血症。当血镁高于3 mmol/L时就会出现症状,如深部肌腱反射消失、心动过速、各种心脏传导阻滞、血压降低、肌肉瘫软等,重者嗜睡并可出现昏迷。

五、酸碱平衡紊乱

无论肾小球疾病,还是肾小管疾病均能引起肾脏排酸保碱功能障碍,导致肾性代谢性酸中毒。肾性代谢性酸中毒的病因及发病机制如下。

（一）肾衰竭

肾小球和肾小管疾病均可引起肾衰竭，当肾小球性肾衰竭时，GFR 不足正常的 20%，血浆中酸性物质（如未测定阴离子 HPO_4^{2-}、SO_4^{2-} 和有机酸等）因滤过障碍而在体内潴留，可导致阴离子间隙（AG）增加型正常血氯性代谢性酸中毒。

（二）肾小管性酸中毒

指各种原因引起的肾小管酸化尿液功能障碍，而引起的 AG 正常类高血氯性代谢性酸中毒。当肾小管排酸保碱功能严重障碍时，血浆中 HCO_3^- 重吸收不足，Cl^- 代偿性增高；由于肾小球滤过功能变化不大，无酸性阴离子因滤过障碍增加，故 AG 正常。

六、血液系统异常

（一）肾性贫血

肾性贫血是指各种因素造成肾脏促红细胞生成素（erythropoietin，EPO）产生不足或尿毒症血浆中一些毒素物质干扰红细胞的生成和代谢而导致的贫血。肾性贫血是急性和慢性肾衰竭常见的并发症，贫血的程度常与肾功能减退的程度相关。肾病患者一旦并发肾性贫血，常外在表现有面色萎黄、眼结膜苍白、唇甲苍白无光泽等症状。肾性贫血的发生机制为：①肾病患者肾脏促红细胞生成素产生减少；②潴留的代谢产物（如甲基胍、胍基琥珀酸等）抑制红细胞的成熟，并损害红细胞膜，使其寿命缩短；③血液中存在毒性物质（如红细胞生成素抑制因子）抑制了红细胞生成素的活性；④合成红细胞原料不足，如尿毒症时的厌食、腹泻以及容易出血等会造成缺铁、叶酸缺乏和蛋白质不足，尿中蛋白的丢失（特别是运铁蛋白的丢失），影响红细胞生成。由于贫血的原因是多方面的，故不易纠正，对一般治疗的反应很差。

（二）凝血与抗凝血异常

1.高凝状态

高凝状态是肾病综合征临床表现之一。其主要机制：①血浆中一些分子量较大凝血因子浓度常明显增高，如纤维蛋白原、因子Ⅴ、Ⅶ、Ⅷ和Ⅹ等；②血浆中中小分子量抗凝因子，如抗凝血酶Ⅲ，可从患者尿中大量丢失而严重减少；③血小板集聚力亦增高；④集聚的血小板释放 β-血栓球蛋白，抑制血管内皮前列腺素分解而加重高凝状态。由于抗凝集及纤溶作用的机制受损，当血管内皮受损或血液淤积时，加上上述因素，患者易于产生自发性血栓形成。

2.出血倾向

急性和慢性肾衰竭患者均有明显的出血倾向，临床表现为鼻衄、皮下瘀斑、牙龈及消化道出血、月经过多等。其发生的主要原因是：①体内蓄积的毒性物质抑制了血小板功能；②毒性物质使骨髓造血功能下降，血小板生成减少；③酸中毒时毛细血管脆性增加；④凝血酶原的生成受到抑制。

七、肾性高血压

肾性高血压主要是由于肾脏实质性病变和肾动脉病变引起血压升高的临床综合征。其发病机制与病理特点：①肾实质病变的病理特点表现为肾小球玻璃样变性、间质组织和结缔组织增生、肾小管萎缩、肾细小动脉狭窄，造成了肾脏既有实质性损害，也有血液供应不足；②肾动脉壁的中层黏液性肌纤维增生，形成多数小动脉瘤，使肾小动脉内壁呈串珠样突出，造成肾动脉呈节段性狭窄；③非特异性大动脉炎，引起肾脏血流灌注不足。肾性高血压可分为两大类：容量依赖型高血压和肾素依赖型高血压。

八、肾性骨营养不良

肾性骨营养不良又称肾性骨病,是CRF(慢性肾衰竭)时由于钙、磷及维生素D代谢障碍,继发甲状旁腺功能亢进,酸碱平衡紊乱等因素而引起的骨病。多见于儿童患者、先天性肾畸形以及进展缓慢的肾疾病患者。其发病机制与钙磷代谢障碍、维生素D代谢障碍、甲状旁腺功能亢进、代谢性酸中毒和软组织钙化等因素有关。

(曹延晖)

第二节　肾脏疾病生化检验指标的选择与应用

肾脏疾病是临床常见病、多发病,其种类较多,发病病因、机制也各有不同,肾脏疾病生物化学检验指标也多种多样,因此,只有充分了解肾功能检测指标的特性,才能合理应用各种临床实验室检测指标,发挥其在肾脏疾病诊断、疗效评估等方面的作用。

一、肾功能检测指标的分类

临床实验室的肾功能检查指标主要是对肾小球滤过功能、近端小管重吸收和排泄功能、远端小管的稀释浓缩和酸碱平衡调节功能进行检测和评估。其种类较多,诊断的敏感度、特异性,以及检查肾单位的部位和功能也各不相同,因此,应根据患者的具体情况选用适当的检查方法。

二、肾功能检测指标的评估

(一)尿常规和尿沉渣检查

尿常规检查内容包括尿的颜色、透明度、酸碱度、红细胞、白细胞、上皮细胞、管型、蛋白质、比重及尿糖定性等。尿常规和尿沉渣是临床上不可忽视的一项初步检查,不少肾脏病变早期就可以出现蛋白尿或者尿沉渣中有形成分。一旦发现尿异常,常是肾脏或尿路疾病的第一个指征,亦常是提供病理过程及其本质的重要线索。但因其敏感性较低,不利于肾脏疾病,特别是肾小管早期损害的诊断。

(二)肾小球功能及损伤检查

肾小球滤过功能的检查一般以内生肌酐清除率作为常规首选指标,尿微量清蛋白检测作为协同指标,这两个指标的联合应用能对肾小球滤过功能的早期损伤进行评估。血尿素氮、血肌酐测定,虽仍为临床常用的评估肾小球滤过功能的标志物,但敏感性较低,仅对肾衰竭、晚期肾脏病有较大的临床意义。胱抑素C(CysC)是评估肾小球滤过功能的新的标志物,血cysC浓度与GFR呈良好的线性关系,其线性关系显著优于血肌酐。

(三)肾小管功能及损伤检查

肾小管间质性疾病的确诊依赖肾活检组织的病理学检查,但临床上,往往采用非创伤性的肾小管损伤标志物的实验室检查,作为肾小管间质疾病诊断和监测的手段。目前临床上常规使用的肾小管损伤标志物为尿低分子蛋白质、尿液中肾小管组织抗原和尿酶。

肾小管细胞表面存在许多特异性的标志物,当肾小管轻微损害时,这些标志物就可脱落而从尿液中排出,定量检测尿液中这些标志物,可以及时发现肾小管的早期病变,而且还有助于肾小管病变的病因和定位诊断,因此有人认为应逐步建立各种尿液肾小管标志蛋白的检测方法,并把它们作为临床常规检查。

肾小管重吸收功能检查一般以 α_1-MG、β_2-MG 和视黄醇结合蛋白(RBP)等作为评价指标,这类低分子量蛋白质在尿中出现和增加,反映肾小管重吸收功能障碍。近端小管损伤还可用 N-乙醇-β-D-氨基葡萄糖苷酶(NAG)作为灵敏标志物,髓襻和远端小管损伤以 THP 为标志物。

三、肾功能检测指标的选择

临床选择肾功能检测指标时应注意以下几点:①首先应明确进行肾功能检查的目的,是为了疾病的早期诊断、预后估计、病情观察,还是为了确定治疗方案。②应了解各种诊断方法的设计原理和用途,以及这些方法的敏感性、特异性和诊断价值;了解同类方法各自在筛查、协助诊断、以及确证等方面的实际作用。③按照所需检查的肾脏病变部位,选择与之相应的功能试验,在检测方法应用上,应由简到精、由易到难;同时结合患者的病情、文化特点、经济情况和接受程度等合理选择有效、经济的诊断项目。④欲分别了解左、右肾的功能时,需插入导尿管分别收集左、右肾尿液。⑤在评价检查结果时,必须结合患者的病情和其他临床资料,进行全面分析,最后作出判断。

四、肾功能检测指标的应用

肾功能学检查的主要目的是应用各种检测手段和方法,评估肾脏的早期损伤、损伤程度、损伤性质和损伤部位等,以帮助临床诊治和预后判断。

肾功能试验结果评估时值得注意的是:①肾功能具备强大的储备能力,肾功能检查结果正常时,并不能排除肾脏功能性或器质性损害;②注意肾脏外因素,如休克、心衰、输尿管梗阻、水肿等的影响;③对临床上有可能发生肾脏损害的各种情况,如糖尿病、高血压、感染、药物或化学毒性等,应及时选用有关肾脏早期损伤标记物进行检测,以期早发现、早治疗;④损伤或病变可以原发于肾脏,也可为全身性疾病肾脏受累,选择诊断及分析检测结果时,应着眼于患者的整体情况,依据临床表现综合分析诊断。

（曹延晖）

第二十二章 肝胆胰疾病检验

第一节 概　　述

一、肝脏功能试验

肝脏是人体内体积最大的实质性腺体,是具有重要而复杂的代谢功能的器官。它具有肝动脉和门静脉双重的血液供应,且有肝静脉及胆道系统出肝,加上丰富的血窦及精巧的肝小叶结构,以及肝细胞中富含线粒体、内质网、核蛋白体和大量酶类,因而能完成复杂多样的代谢功能。

肝脏结构的复杂性和功能的多样性决定了肝病时体内生理生化指标变化的广泛性。一种肝功能试验只能反映肝功能的一个侧面。目前尚无一种检验方案能完整地反映出肝脏功能的全貌。另外,肝脏有较强的再生能力和代偿功能,即使肝脏组织有相当部分受损,肝脏功能仍可不显示出变化,可见肝功能检查结果若为阴性,也不能完全排除肝脏无疾病。此外,不同的致病因素对肝细胞结构和功能的影响也不尽相同,产生的代谢变化、发病机制和临床病程也不一样,从而表现出不同的临床症状和体征。肝病种类繁多,临床检验的项目也非常多。据统计,目前各种肝功能检查指标已达数百种之多。因此,无论从临床诊断需要还是从患者经济负担角度考虑,都要求对各种肝功能试验做正确、合理的评价和选择。例如急性肝炎,用于筛查的实验室检测项目有血清丙氨酸氨基转移酶(ALT)、天冬氨酸氨基转移酶(AST)、γ-谷氨酰基转移酶(GGT)、前清蛋白(PA)、总胆红素(TBil)、尿胆红素和尿胆原等;确定病因的实验:疑有病毒性肝炎的患者,须做病原学检查,可以进行乙肝五项、抗 HAV、抗 HCV 等项目检测;用于判断病情和预后的检验指标有总蛋白测定、清蛋白/球蛋白比值、免疫球蛋白测定、凝血酶原时间、ALT、AST、GGT、铁等。

二、胆道功能试验

胆道系统具有分泌、贮存、浓缩和输送胆汁的功能,对胆汁排入十二指肠有重要的调节作用。胆囊与肝脏在解剖位置上彼此相邻,肝脏分泌的胆汁就贮藏在胆囊内,而胆囊的疾病也往往会影响肝脏的正常功能,例如在患胆囊炎、胆石症时。了解肝功能,对胆囊炎、胆石症的诊断、鉴别诊断和治疗都是有帮助的。通常胆囊炎、胆石症一般不会引起黄疸也不会影响肝脏功能,但在下列两种情况下可出现黄疸并引起肝功能损害:一是出现急性化脓性胆囊炎,胆囊坏疽,胆囊炎症十分严重的时候,可引起轻度黄疸和血清转氨酶的升高;二是胆囊内结石落入胆总管或胆囊水肿严重,张力高,胆囊颈部压迫胆总管,引起梗阻性黄疸,则造成血清胆红素、转氨酶、碱性磷酸酶等升高。另外,由于胆道和胰腺在解剖上的密切关系,当发生病变时二者之间也会相互影响。特别是胆道远端梗阻,可能会引起胆汁反流入胰管,激活胰酶而导致急性胰腺炎的发生。

三、胰腺功能试验

胰腺是人体第二大消化腺体,是消化作用最强的器官。它所分泌的胰液是人体最重要的消化液。在正常情况下胰液在其腺体组织中含有不活动即无活性的胰酶原。胰液沿胰腺管道不断地经胆总管奥狄括约肌流入十二指肠,由于十二指肠内有胆汁存在,加上十二指肠壁黏膜分泌一种肠激酶,在二者的作用下,胰酶原开始转变成活性很强的消化酶。如果流出道受阻,排泄不畅,即可引起胰腺炎。胰腺疾病的实验室诊断方法近年来虽有所发展,但都有局限性,因此,胰腺酶和胰外分泌功能的试验仍占有较重要地位。临床常用的检验项目包括血清淀粉酶、尿淀粉酶、淀粉酶同工酶、胰脂肪酶、胰蛋白酶等测定;粪便中脂肪、胰酶等检测;十二指肠内容物检查等,这些试验可以对急性胰腺炎、慢性胰腺炎及其他胰腺疾病进行诊断,对吸收不良原因的鉴别等提供帮助。试验虽多,也要选好适应证。有些胰功能试验由于操作复杂、特异性和灵敏度不够等原因,临床应用受限,实际应用较多的还是血清酶和尿酶检查。此外,由于胰腺也有很大的储备、代偿能力,往往需要病变严重到一定程度时,胰功能试验才能显出异常应加以注意。

(杨林林)

第二节　胆红素和胆汁酸代谢检验

一、总胆红素与结合胆红素

(一)生化及生理

胆红素是各种含血红素(亚铁原卟啉Ⅸ)蛋白中血红素的分解产物。每天产生 $250\sim300$ mg。其中约 85% 来源于衰老红细胞中的血红蛋白,其余来源于骨髓中破坏的幼稚红细胞及全身组织中相似蛋白质,如肌红蛋白、细胞色素、过氧化物酶等。血液中红细胞溶解后,释放出来的血红蛋白被降解为珠蛋白和血红素。起氧化还原作用的血色素被血色素还原酶作用打开血色素环成为胆绿素,胆绿素经胆绿素还原酶转化成胆红素。这叫非结合胆红素,也称游离胆红素。它水溶解度小,能溶解于脂肪和有机溶剂。游离胆红素只有在加入乙醇或尿素后才能与重氮试剂发生反应,因此也称之为间接胆红素。胆红素和血液中的清蛋白结合后转运到肝脏,在肝脏中与葡糖醛酸结合后生成葡糖醛酸胆红素,叫结合胆红素。结合胆红素的水溶性大,且可以直接、迅速地与重氮试剂发生反应,因此也称之为直接胆红素。结合胆红素经过肝细胞分泌,进入胆管,经肠道代谢出体外。

1883 年,Ehrlich 用偶氮反应测定了血清中胆红素。1918 年 Vanden Bergh 将血清胆红素分为直接和间接反应两种。以后人们阐明了直接和间接反应胆红素主要是和或不和葡萄糖醛酸结合的胆红素。1977 年通过 X 线衍射法阐明了人体间接反应胆红素的 B、C 吡咯环上丙酸基侧链的两个氧原子分别和 D、C 及 A、D 吡咯环上的内氢键,使分子形成立体的舟状结构,这样使疏水基团暴露在外,因此间接胆红素不溶于水而溶于有机溶剂。直接胆红素无分子内氢键故溶于水。20 世纪 70 年代末用高效液相色谱法证明黄疸血清中存在 α、β、γ 及 δ 4 种胆红素。它们分别代表游离胆红素、胆红素单葡糖醛酸苷、胆红素双葡萄糖酸苷及清蛋白紧密结合(很可能共价结合)的胆红素。因此,血清中总胆红素包括上述 4 种不同类型的胆红素。

(二)检测方法

胆红素测定的方法归纳起来可以大致分为重氮反应法、高效液相色谱法、酶法及干片化学法等。临床常用改良 J-G 法和胆红素氧化酶法,推荐使用酶法。

1.改良 J-G 法

血清中结合胆红素与重氮盐反应生成偶氮胆红素;同样条件下,游离胆红素需要在加速剂作用下,使游离胆红素分子内的次级键断裂,极性上升并与重氮试剂反应。反应完成后加入终止试剂,继而加入碱性酒石酸钾钠使红紫色偶氮试剂转变为蓝色,波长 600 nm 下比色分析,求出血样中总胆红素的含量。

重氮试剂＋直接胆红素→偶氮胆红素(红紫色)

重氮试剂＋间接胆红素→加速剂偶氮胆红素(红紫色)

偶氮胆红素＋碱性酒石酸钾→偶氮胆红素(蓝色)

2.胆红素氧化酶法

胆红素氧化酶(BOD)在不同 pH 条件下催化不同组分的胆红素氧化生成胆绿素,胆绿素与氧进行非酶促反应转变为淡紫色化合物,胆红素的最大吸收峰在 450 nm 附近。随着胆红素被氧化,450 nm 下降,下降程度与胆红素浓度成正比。在 pH 8.0 条件下,非结合胆红素及结合胆红素均被氧化,用于测定总胆红素;在 pH 4.5 的酸性条件下,BOD 仅能催化结合胆红素和大部分 δ 胆红素,而游离胆红素不被氧化,测定其含量代表结合胆红素。

胆红素＋O_2→BOD 胆绿素＋H_2O 胆绿素＋O→2 淡紫色化合物高效液相色谱法:用简单快速的反相高效液相色谱法可分离并测定 4 种胆红素组分。色谱柱采用 C4 宽孔短链的柱子,标本处理简单,不需除去蛋白质,血清经稀释后高速离心取上清液直接进样,采用线性梯度洗脱,在波长 436 nm 处,$B_γ$、$B_β$、$B_δ$ 及 $B_α$ 依次出峰,用样品保留时间进行定性分析,用峰面积进行定量分析,22 min 可测一个标本。

(三)标本要求与保存

采用血清或血浆,血浆用肝素锂抗凝。标本量 1 mL,至少 0.5 mL。最好在 45 min 内分离血清/血浆。分离后标本在室温(25 ℃)或冷藏(4 ℃)保存 3 d,或冷冻(−20 ℃)稳定保存14 d。可反复冻融 2 次。

(四)参考区间

血清总胆红素:成人 0～34 μmol/L。

血清结合胆红素:0～3.4 μmol/L。

(五)临床意义

总胆红素测定是临床生化中一个重要指标。当患有中毒性或病毒性肝炎、溶血性黄疸、恶性贫血、阵发性血红蛋白尿、红细胞增多症、新生儿黄疸、内出血、输血后溶血性黄疸、急性黄色肝萎缩时血清总胆红素升高,总胆红素和结合胆红素增加为阻塞性黄疸;总胆红素和结合与非结合胆红素均增高,为肝细胞性黄疸。根据结合胆红素与总胆红素的比值>35%为阻塞性或肝细胞性黄疸;比值<20%为溶血性黄疸。

胆红素偏低的原因可能为缺铁性贫血。

(六)影响因素

(1)改良 J-G 法测定总胆红素在 10 ℃~37 ℃条件下不受温度变化的影响,呈色在两小时内非常稳定。本法灵敏度高,摩尔吸光系数为(74 380±866)L/(mol·cm)。轻度溶血(含血红蛋白≤1 000 mg/L 时)对本法无影响,但溶血超过此范围时,可使测定结果偏低。其原因是血红蛋白在重氮化过程中的产物可使偶氮胆红素破坏,也可被亚硝酸氧化为高铁血红蛋白干扰吸光度测定。叠氮钠能与胆红素竞争结合重氮试剂,对血清胆红素的重氮反应有抑制作用;本法测定结合胆红素时用叠氮钠中止反应,代替抗坏血酸的中止反应。凡用叠氮钠作防腐剂的质控血清,可引起重氮反应不完全,甚至不呈色。胆红素和重氮试剂作用快慢取决于很多因素,重氮试剂甲乙二液组成成分是一个很重要的因素。一般而言,对氨基苯磺酸和亚硝酸量增加,反应也随之加快,重氮试剂中盐酸含量的影响更大,盐酸浓度增加,反应变慢。

(2)酶法常用抗凝剂及血红蛋白对测定结果无影响,试剂中含有 EDTA,它能抑制血红蛋白对胆红素的氧化作用,因此溶血对测定无明显影响,但 L-多巴和 α-甲基多巴对测定有负影响。

(3)脂血及脂色素对测定有干扰,应尽量空腹抽血。胆红素对光敏感。标准及标本应尽量避光。

(4)结合胆红素的测定结果比总胆红素的结果更难取得一致,不同实验室结果相差甚大。这是因为虽然测定结合胆红素方法相同,但反应时间最长的在加重氮试剂后 30 min 比色,最短的则在加重氮试剂后 1 min 就比色(即所谓 1 min 胆红素),也有在 5、10 或 15 min 比色测定结合胆红素,由于胆红素和重氮试剂作用是一个动态过程,不同时间比色结果自然会有差异。

二、新生儿胆红素

(一)生化及生理

新生儿红细胞寿命较短、破坏较快,致使非结合胆红素产生增多,同时,其肝细胞 Y 和 Z 两种受体蛋白质缺少以及肝酶活力低下,生成结合胆红素的能力降低,所以新生儿胆红素组分主要是非结合胆红素,结合胆红素浓度非常低。

新生儿黄疸是新生儿最常见的症状,有生理性和病理性之分。准确有效地测定新生儿胆红素对儿科医师正确进行鉴别诊断,尽早采取合理的治疗措施,预防核黄疸发生有着十分重要的意义。

(二)检测方法

检测新生儿胆红素的方法有直接法和间接法。直接法就是直接检测血清中的胆红素,间接法是采用经皮检测间接反映胆红素的变化,是一种无创检测方法,可以连续监测反映胆红素的变化。

经皮黄疸测试原理:在皮下组织中胆红素对光波波长 460 nm 处有明显的吸收峰值。而皮下组织中的血红蛋白在光波波长 460 nm、550 nm 处有相等的吸收峰值。仪器依据以上特征,运用光纤技术、光电技术、电子技术及数据处理进行经皮胆红素值测试。

（三）标本要求与保存

血清标本，见"总胆红素与结合胆红素"。

（四）参考区间

血清总胆红素脐带血（早产儿）：＜34.2 μmol/L。

0～1 d（早产儿）：17～187 μmol/L。

0～1 d（足月儿）：34～103 μmol/L。

1～2 d（早产儿）：103～205 μmol/L。

1～2 d（足月儿）：103～171 μmol/L。

3～5 d（早产儿）：171～240 μmol/L。

3～5 d（足月儿）：68～137 μmol/L。

7 d 后下降。

（五）临床意义

根据微量血胆红素测定值，监控新生儿黄疸，因马上知道结果，从而立即干预，避免高胆红素对新生儿的损害，防止胆红素脑病，对临床治疗起到了指导作用。

三、非结合胆红素

（一）生化及生理

非结合胆红素又称为间接胆红素，其原因是这部分胆红素只有在加入乙醇或尿素后才能与重氮试剂发生反应。

（二）检测方法

计算法：血清与重氮试剂混合后，在规定时间所测定的胆红素，相当于直接胆红素含量，总胆红素减去直接胆红素的值即为间接胆红素。

（三）标本要求与保存

见"总胆红素与结合胆红素"。

（四）参考区间

参考区间为非结合胆红素＜11.1 μmol/L。

（五）临床意义

增高见于严重烫伤、败血症、疟疾、血型不合输血、脾功能亢进、恶性贫血、珠蛋白生成障碍性贫血、铅中毒、新生儿生理性黄疸、药物性黄疸、体质性黄疸、哺乳性黄疸等。总胆红素和结合与非结合胆红素均增高，为肝细胞性黄疸。

（六）影响因素

（1）肝脏疾病：一些恶性疾病会导致血中的非结合胆红素偏高，如急性黄疸型肝炎、急性黄色肝坏死、慢性活动性肝炎、肝硬化等。

（2）溶血性贫血：人体内红细胞大量破坏，释放出非结合胆红素，当血中非结合胆红素过多时，超过了肝脏的转化能力，使非结合胆红素在血中滞留，从而引起血中非结合胆红素偏高。

（3）血型不合输血：当输入血型不合的血液，会导致溶血，使体内红细胞大量破坏，从而导致血液中的非结合胆红素偏高。

（4）新生儿出生以后，48～72 h 出现黄疸（并不按照面部、顶部、躯干、四肢的顺序出现黄疸），精神不好，且两周内没有消退，常因新生儿先天性胆道畸形等引起的，也会导致血液中的非结合胆红素偏高。

四、尿胆红素

(一)生化及生理

肝细胞损伤时其对胆红素的摄取、结合、排出功能均可能受损。由于肝细胞摄取血浆中未结合胆红素能力下降使其在血中的浓度升高,所产生的结合胆红素又可能由于肝细胞肿胀、毛细胆管受压,而在肿胀与坏死的肝细胞间弥散经血窦进入血循环,导致血中结合胆红素亦升高,因其可溶于水并经肾排出,使尿胆红素试验呈阳性,另外胆汁淤积使肝胆管内压升高,导致毛细胆管破裂,结合胆红素不能排入肠道而逆流入血由尿中排出,故尿胆素检查阳性。

(二)检测方法

1.Harrison 法

用硫酸钡吸附尿中胆红素后,滴加酸性三氯化铁试剂,使胆红素氧化成胆绿素而呈绿色反应。

2.试带法

在强酸性介质中,胆红素与试带上的二氯苯胺重氮盐起偶联作用,生成红色偶氮化合物。

(三)标本要求与保存

尿标本应新鲜,胆红素在阳光照射下易分解,留尿后应及时检查。

(四)参考区间

定性检查,标本加试剂后 Harrison 法呈绿、蓝色,试带法红色为阳性,色泽深浅与胆红素含量成正比。

(五)临床意义

在肝实质性及阻塞性黄疸时,尿中均可出现胆红素。在溶血性黄疸患者的尿中,一般不见胆红素。

(六)影响因素

(1)Harrison 法敏感度较高(0.9 μmol/L,或每分升胆红素 0.05 mg)。水杨酸盐、阿司匹林可与 Fouchet 试剂发生假阳性反应。不能加过多 Fouchet 试剂,以免生成黄色而少显绿色,导致假阴性。

(2)试带法灵敏度较低(7～14 μmol/L 或每分升胆红素 0.40～0.8 mg)。试带在使用和保存过程中,不能接触酸碱物质和气体,也不能用手触摸试带上的膜块。试带应避光,保存于室温干燥处。

(3)尿液中含有高浓度的维生素 C(>0.5 g/L)和亚硝酸盐时,抑制偶氮反应,可出现假阴性结果;当患者接受大剂量氯丙嗪治疗以及尿中含有盐酸苯偶氮吡啶(泌尿道止痛药)的代谢产物时,可出现假阳性结果。

五、羊水胆红素

(一)生化及生理

羊水是胚胎早期羊膜腔内的液体,妊娠早期主要为母体血浆通过胎膜进入羊膜的漏出液,中期可能以胎儿尿为主要来源。羊水在妊娠期具有保护胎儿、保护母体的作用。羊水标本通常经羊膜腔穿刺取得,24 周以前胎儿肝脏尚无处理胆红素的能力,因此羊水中会出现胆红素。随着胎儿肝脏逐渐成熟，羊水中的胆红素逐渐减少，至妊娠 36 周后基本消失，羊水胆红素检查可以反映胎儿在宫内的生长情况、成熟程度，以及帮助鉴别胎儿溶血性疾病的诊断。

（二）检测方法

见"总胆红素与结合胆红素"。

（三）标本要求与保存

抽出的羊水标本应立即送检，否则应置 4 ℃冰箱保存。但也不能超过 24 h。采集的羊水标本经 1 000～2 000 r/min、离心 10 min 后，取其上清液做生化检查。

（四）参考区间

28 周：＜1.28 μmol/L（0.075 mg/dL）。

40 周：＜0.43 μmol/L（0.025 mg/dL）。

（五）临床意义

在有溶血性疾病时，此项可作为观察指标，以决定是继续观察、宫内输血还是引产。妊娠后期继续升高，表示胎儿有胎内溶血症。当孕妇患有血胆红素增高（肝炎、溶血性贫血、胆汁淤积）或服用某些药物（吩噻嗪）时，则可出现羊水胆红素伪增。

（六）影响因素

（1）诊断胎儿是否患有遗传性疾病或进行胎儿性别的基因诊断：一般选择妊娠 16～20 周经羊膜穿刺，取羊水 20～30 mL 送检。

（2）判断胎儿成熟度及疑有母婴血型不合则在妊娠晚期抽取羊水 10～20 mL 送检。

六、δ-胆红素

（一）生化及生理

部分胆红素可以与清蛋白共价结合，长时间滞留在血中，称为 δ-胆红素。研究证明，δ-胆红素部分是由一种或多种胆红素成分组成，可直接与重氮试剂反应，临床上可作为判断肝病预后的指标。

（二）检测方法

染料亲和层析法、高效液相色谱法。

染料亲和层析法：以三嗪基蓝染料 Cibacron Blue 3G-A-琼脂糖做亲和吸附剂，用微柱亲和层析将与清蛋白结合的 Bil（Bδ）从其他 Bil 组分中分离出来，Bδ 组分用与测定 TBil 相同的方法做定量测定。

（三）标本要求与保存

见"总胆红素与结合胆红素"。

（四）参考区间

新生儿 Bδ：1.0～2.4 μmol/L，Bδ 占 TBil 百分比 0.3％～4.1％。

（五）临床意义

正常人血清 Bδ 含量低微，即使用 HPLC 法也检测不出。新生儿黄疸血清 Bδ 也不高，HPLC 法测得的 Bδ/TBil 百分比为 0.1％（0～0.7％）。树脂吸附法加 J-G 法测得的 Bδ/TBil 稍高些，为 2.7％～18.4％，平均 8％，但肝酶谱异常的患黄疸肝病综合征的新生儿 Bδ/TBil 百分比升高至 42％～88％；肝细胞性黄疸、梗阻性黄疸、胆汁淤滞性黄疸患者血清 Bδ/TBil 均值达59％，说明 Bδ/TBil 百分比有助于肝性黄疸和肝后黄疸的诊断。

(六)影响因素

(1)Bδ 洗脱前用 PBT 和 PB 充分洗涤十分重要,目的是把与清蛋白相连接但不是共价结合的少量 Bil 充分除去,提高 Bδ 洗脱液的纯度。经 HPLC 证实,在本法条件下,Bδ 洗脱液中 Bδ 占89.5%。

(2)亲和色谱柱至少可重复使用 15 次,用前按下法做重新平衡处理:先用 8 mL,CB 试剂洗涤,再用 10 mL PBT 冲洗。接着以固定的间隔用 10 mL 尿素-NaOH 溶液冲洗柱,最后用 PBT(2×30 mL)平衡柱。

七、尿液尿胆原

(一)生化及生理

尿胆原全称为尿胆素原。老旧的红细胞在肝脏或脾会遭到破坏,此时红细胞中的血红素转变成胆红素,在胆汁中排泄到肠内,在肠内被肠内细菌所分解而变成尿胆原。尿胆原大部分会随粪便一起排泄出体外。但一部分会由肠壁吸收回到肝脏,再从肝脏进入肾脏或血液中,随尿液一起排泄。

(二)检测方法

1.改良 Ehrlich 法

尿胆原在酸性溶液中与对二甲氨基苯甲醛反应,生成红色化合物。

2.试带法

有采用基于 Ehrlich 法原理的试带,也有采用基于偶氮反应原理的试带,后者是在酸性条件下,尿胆原与重氮盐反应,形成重氮色素。

3.结果判断

(1)阴性:柱门色背景下从管口直视管底,不呈红色。

(2)阳性(+):呈微红色。①(++):呈樱红色。②(+++):立即呈深红色。

(三)标本要求与保存

随机尿,新鲜尿标本。

(四)参考区间

阴性。

(五)临床意义

(1)尿胆原阴性常见于完全阻塞性黄疸。

(2)尿胆原增加常见于溶血性疾病及肝实质性病变,如肝炎。

(六)影响因素

(1)此项目属于尿常规检验。必须用新鲜尿液,久置后尿胆原氧化为尿胆素,呈假阴性反应。

(2)Ehrlich 法试剂可与多种药物及内源性物质如紫胆原等产生干扰颜色,可在加试剂后再加 2 mL 氯仿,振荡后静置,此时尿胆原即转移到氯仿中,据此可确定为阳性。

(3)尿中存在磺胺类药物、氯丙嗪类药物可使 Ehrlich 法试带出现假阳性结果。采用偶氮反应试带对尿胆原特异,不受能与 Ehrlich 反应的物质(如尿紫胆原)的影响。

(4)如使用抗生素,抑制了肠道菌群,可使尿胆原减少或缺乏。

八、粪胆素原

(一)生化及生理

正常人胆汁中的胆红素在回肠末端和结肠被细菌分解为粪胆素原(粪胆原),除小部分被肠道重吸收进入肠肝循环外,大部分在结肠被氧化为粪胆素原,并随粪便排出体外。

(二)检测方法

粪中粪胆素在碱性溶液中被硫酸亚铁还原为粪胆原,与对二甲氨基苯甲醛作用,生成红色化合物,测波长 562～565 nm 吸光度值,与标准管比较计算结果。

(三)标本要求与保存

新鲜大便。

(四)参考区间

每 100 g 粪便 75～350 μmg(Ehrlich 方法)。

(五)临床意义

1.增加

溶血性黄疸、阵发性睡眠性血红蛋白尿症、恶性贫血、地中海贫血、再生障碍性贫血、组织内出血等红细胞破坏显著者。肝细胞性黄疸时粪胆原可增加也可减少,视肝内梗阻情况而定。粪胆原检验对于黄疸类型的鉴别具有一定价值。

2.减少

梗阻性黄疸。

(六)影响因素

(1)本试验必须在患者每天大便比较恒定的情况下才有诊断意义。

(2)硫酸亚铁溶液必须新鲜配制。

(3)粪质加水及硫酸亚铁溶液不能放置太久,否则结果偏低,因粪胆原又再氧化。

九、粪胆素

(一)生化及生理

游离胆红素经肝转化生成的葡萄糖醛酸胆红素随胆汁进入肠道,在回肠末端和结肠内细菌作用下,脱去葡萄糖醛酸,并还原生成胆素原(包括 d-尿胆素原、中胆素原、粪胆素原)。粪胆素原氧化而成为粪胆素。

(二)检测方法

粪便内存在粪胆素时,加入氧化汞则生成红色化合物。

(三)标本要求与保存

新鲜大便。

(四)参考区间

弱阳性。

(五)临床意义

胆总管结石、肿瘤等致完全阻塞时,粪便中因无胆色素而呈白陶土色。溶血性贫血或黄疸患者,因胆汁生成过多而粪胆素呈强阳性。

十、总胆汁酸

(一)生化及生理

胆汁酸是胆汁中固体物质含量最多的一种,是胆固醇代谢最终产物,是一大类胆烷酸的总称。近年来发现胆汁中有近百种不同类型的胆汁酸,但最常见的不过数种,主要为胆酸、鹅脱氧胆酸、脱氧胆酸、熊脱氧胆酸、甘氨胆酸、牛磺胆酸。它们都具有环戊烷多氢菲 A、B、C、D 4 个环的结构,没有双键,都为 24 碳胆烷酸的羟基衍生物,其中多为 5β 型胆烷酸。胆汁酸有游离型和结合型两种形式,结合型主要有甘氨酸结合型和牛磺酸结合型,分别形成甘氨胆酸和牛磺胆酸。

血清胆汁酸水平反映肝实质性损伤,尤其在急性肝炎、慢性活动性肝炎、乙醇性肝损伤和肝硬化时有较灵敏的改变,是肝病实验室诊断的一项重要指标。

(二)检测方法

临床常用酶比色法和酶循环法。

1.酶比色法

3α-羟基类固醇脱氢酶可将 C3 上的 α 位的羟基脱氢生成羰基,同时氧化型的 NAD^+ 变成NADH。随后,NADH 上的氢由黄递酶催化转移给硝基四氮唑蓝(INT),产生红色的甲䐶。甲䐶的产量与胆汁酸成正比,500 nm 波长比色。

$$胆汁酸 + NAD^+ \xrightarrow{3α-HSD3} 氧代胆酸 + NADH$$
$$NADH + INT \xrightarrow{黄递酶} NAD^+ + 甲䐶(红色)$$

2.酶循环法

胆汁酸在 3α-羟基类固醇脱氢酶作用下生成 3α-酮类固醇,同时将硫代-NAD 变为其还原形式(硫代-NADH);生成的 3α-酮类固醇与 NADH 又在 3α-羟基类固醇脱氢酶作用下,生成胆汁酸和 NAD^+,如此循环从而放大微量胆汁酸的量,在一定的反应时间内,生成的硫代-NADH(405 nm)的量与样品中胆汁酸的量成正比,测定 405 nm 吸光度的改变即可计算胆汁酸的含量。

(三)标本要求与保存

采用血清。标本量 1.0 mL,至少 0.2 mL。分离后标本在室温(25 ℃)保存 1 d,或冷藏(4 ℃)保存3 d,或冷冻(−20 ℃)稳定保存 7 d。可反复冻融 3 次。

(四)参考区间

参考区间为总胆汁酸 0.1~10 μmol/L。

(五)临床意义

1.肝硬化

胆汁酸的测定对肝硬化的诊断有较高价值,且较常规肝功能试验灵敏。因胆酸的合成减少,故胆酸与鹅去氧胆酸之比<1。

2.慢性肝炎

胆汁酸在指示疾病活动上较常规肝功能试验灵敏可靠。当疾病复发时,胆汁酸先于谷草转氨酶升高。亦有人报道在慢性肝炎恢复期时,胆汁酸恢复正常较常规肝功能试验为晚。也有人认为胆汁酸对慢性活动性肝炎和慢性迁延性肝炎的检测比转氨酶更灵敏,在恢复期,胆汁酸含量与常规肝功能试验转为正常的先后不一,故建议血清中胆汁酸的测定要与常规肝功能试验相互结合,综合分析。还有人认为胆酸与鹅去氧胆酸联合分析,能进一步提高诊断的阳性率,且有可能替代常规肝功能试验。

3.急性病毒性肝炎

人们关于血清中胆汁酸测定对此病的临床意义的意见尚不一致。有人认为不如常规肝功能试验灵敏;有人认为灵敏度与转氨酶相同;有人认为其对于评价急性肝炎恢复期优于常规肝功能试验,因观察恢复期患者发现常规肝功能试验已恢复正常时,血清胆汁酸仍属异常,且与组织学观察不一致。

急性肝炎早期,血清中胆汁酸含量增高。胆酸与鹅去氧胆酸之比>1,表示有胆汁淤积。有人认为总胆汁酸>100 mg/L,且以胆酸含量为主,常提示胆汁淤积性黄疸。

4.肝癌

胆汁酸对肝癌的诊断有一定的意义。

5.对肝病预后的判断

国外报道测定胆酸/鹅去氧胆酸比值,对肝病的预后有一定意义。严重肝细胞病变时,胆酸的合成显著降低,两者比值持续<1时,提示预后不良,两者比值>1且逐渐上升,提示预后较好。国内有人报道该比值测定对急性病毒性肝炎的预后无意义。

6.鉴别黄疸

一般认为肝脏对胆红素和胆汁酸有不同的转运系统,提示可根据胆汁酸和胆红素的增高和正常的不同,而对胆汁淤积症和高胆红素血症加以鉴别(表 22-1)。

表 22-1 胆汁淤积症和高胆红素血症的鉴别

疾病名称	胆红素	胆汁酸
胆汁淤积型黄疸	增高	增高
高胆红素血症	增高	正常
胆汁淤积症	正常	增高

(六)影响因素

1.标本

尽量使用新鲜标本。已知血清中的胆汁酸浓度在饭后上升,因此应注意采血时间。不进行负荷时,应严守早晨空腹时采血。血清中的胆汁酸在冰箱保存(4 ℃)时 1 周以内稳定,冷冻保存(−20 ℃)3 个月。

2.干扰因素

当胆红素<0.5 g/L、乳酸<3 000 mmol/L、溶血血红蛋白<5 g/L、维生素 C <1 g/L时,对结果没有影响。

十一、甘氨胆酸

(一)生化及生理

甘氨胆酸(GCA)是胆汁酸的主要成分之一,是胆酸与甘氨酸在肝内合成的结合胆酸复合物。GCA 在肝细胞内合成后,随胆汁分泌,小肠中约 95% 的 GCA 在回肠末端重吸收,经门静脉送至肝脏,肝细胞摄取后再分泌入胆道,贮存于胆囊。在正常情况下肝脏能有效地摄取 GCA,溢入体循环中者不足 1%,因而外周血中 GCA 浓度甚微。肝细胞受损时,摄取甘胆酸(CG)能力下降,致使血中含量增高;胆汁淤滞时,肝脏排泄胆酸发生障碍,而反流入血液循环的 GCA 含量增高,也使血 GCA 含量增高,GCA 是评价肝细胞功能及其肝胆系物质循环功能的敏感指标之一。

(二)检测方法

常用 RIA、HPLC、LC/MS-MS 等方法。HPLC、LC/MS-MS 法可同时检测多个胆汁酸组分,而 RIA 只检测特定组分。

放射免疫测定法:血清中甘氨胆酸与血浆蛋白结合,加入乙醇使蛋白变性分离,样品中甘氨胆酸和标志物(^{125}I 组胺 GCA)竞争与抗体(抗人 GCA 兔 IgG)结合,加入分离剂弃去上清液,沉淀物在自动 γ-免疫计数器上测其放射性,即可从标准曲线查取血清 GCA 值。

(三)标本要求与保存

采用血清或血浆,血清首选,血浆 EDTA 或肝素钠抗凝。标本量 1.0 mL,至少 0.2 mL。分离后标本在室温(25 ℃)保存 1 d,或冷藏(4 ℃)保存 3 d,或冷冻(−20 ℃)稳定保存 14 d。可反复冻融 6 次。

(四)参考区间

健康成人空腹:男性,0.94~3.40 μmol/L;女性,1.14~3.18 μmol/L。

健康成人餐后 2 h:男性,1.89~5.69 μmol/L;女性,2.10~4.68 μmol/L。

(五)临床意义

1.肝细胞的敏感指标

急性肝炎、慢性活动性肝炎、肝硬化以及原发性肝癌患者血清 GCA 均明显升高,其阳性率均在 80% 以上。当弥漫性肝损伤时,血清中 GCA 水平与肝脏病变范围和程度密切相关。急性肝炎、慢性活动性肝炎及重症肝炎患者由于肝细胞广泛变性坏死,血清中 GCA 和 ALT 同时升高,但 GCA 升高更敏感,升高幅度更大。

血清 GCA 的变化与 ALT、GGT 和血清总胆红素呈正相关,但 GCA 的恢复较 ALT 和血清总胆红素为迟,显示在反映残存病变方面 GCA 优于 ALT 和血清总胆红素。

近年来诸多学者认为餐后两小时测定 GCA 较空腹时更敏感。

2.急性肝炎的病情观察及预后判断

急性黄疸型肝炎,黄疸期 ALT 与血清 GCA 阳性率为 100%,恢复期常规肝功能指标多恢复正常,GCA 转阴率低仅为 46.6%,血清中 GCA 可作为急性肝炎病情监测。

3.慢性肝炎的活动程度及鉴别诊断

慢性迁延性肝炎患者,常规肝功能均无明显异常改变,而 GCA 升高,可用为肝炎活动或复发的早期敏感指标。

4.判断肝硬化预后

血清 GCA 升高与肝功能衰竭密切相关,血清 GCA 浓度高则预后差。

5.其他疾病

原发性肝癌,胆石症患者血清 GCA 明显升高。

十二、甘氨鹅脱氧胆酸

(一)生化及生理

鹅脱氧胆酸(CDCG)是在肝细胞内由胆固醇转变而来,其合成过程相当复杂。合成后的鹅脱氧胆酸再与甘氨酸结合生成甘氨鹅脱氧胆酸(GCDCA)。GCDCA 随胆汁进入肠管,在肠管里95% 被重吸收,经门静脉入血回肝,由肝细胞摄取,再分泌入胆汁,贮存于胆囊内,仅少量进入体循环。

（二）测定方法

常用 RIA、HPLC、LC/MS-MS 等方法。

放射免疫测定法：血清中甘氨鹅脱氧胆酸与血浆蛋白结合，用乙醇沉淀蛋白，摄取 GCDCA，再与 ^{125}I 组胺 GCDCA 竞争与抗体结合，根据竞争性抑制基本原理从标准曲线中查出血清中 GCDCA 浓度。

（三）标本要求与保存

见"甘氨胆酸"。

（四）参考区间

男性：1.71～4.75 μmol/L(1.71～4.75 nmol/mL)。

女性：1.35～3.25 μmol/L(1.35～3.25 nmol/mL)。

（五）临床意义

（1）急慢性病毒性肝炎、药物性胆汁淤滞、药物性肝炎、慢性乙醇中毒、肝硬化（门脉性、坏死性、胆汁性、充血性、酒精性、血吸虫性等）、原发性肝癌胆道梗阻等，CDCG 均升高。急性病毒性肝炎早期 CDCG 急剧上升，可能为肝细胞摄入、分泌排泄障碍所致。

（2）血清中 GCA/GCDCA 比值测定有助于判断肝损害程度及肝损害类型。肝损害时，GCA 合成减少 75%，而 GCDCA 变化不大，因此 GCA/GCDCA 比值常<1.0，GCA/GCDCA 比值降低程度与肝损害程度相一致。阻塞性黄疸时 GCA 增高大于 GCDCA，GCA/GCDCA 比值>1.5。故肝胆疾病时，如肝实质性损害为主，GCA/GCDCA 比值常<1.0，胆汁淤滞为主，则 GCA/GCDCA>1.0。

（杨林林）

第三节　肝胆胰疾病相关的酶类检验

体液中酶活性测定对肝胆胰疾病的诊断、鉴别诊断、病情观察、疗效判断和预后评估具有重要意义。

一、分类

根据应用目的不同，可将其分为 5 种不同类型。

(1)反映肝细胞损害为主的酶。

(2)反映胆汁淤滞为主的酶。

(3)反映肝脏纤维组织增生为主的酶。

(4)反映胰腺疾病的酶。

(5)反映肝细胞癌变的酶。

二、酶与肝胆胰疾病的关系

（一）肝细胞损害

丙氨酸氨基转移酶、天冬氨酸氨基转移酶、谷氨酸脱氢酶、谷胱甘肽 S 转移酶、胆碱酯酶。

（二）胆汁淤滞

碱性磷酸酶、谷氨酰基转移酶、5'-核苷酸酶。

（三）肝脏纤维化

单胺氧化酶、脯氨酸羟化酶。

（四）胰腺疾病

淀粉酶、脂肪酶、亮氨酸氨基肽酶。

（五）肝细胞癌变

α-L-岩藻糖苷酶、5'-核苷酸酶、磷酸二酯酶。

（杨林林）

第四节　肝脏纤维化标志物检验

肝脏纤维化标志物很多，主要包括酶、胶原蛋白（主要是Ⅰ型、Ⅲ型和Ⅳ型胶原及其代谢产物）、非胶原蛋白（如层粘连蛋白、纤维粘连蛋白、粗纤维调节素、腱蛋白）、蛋白多糖（如透明质酸）等。酶主要包括单胺氧化酶和脯氨酸羟化酶。

一、Ⅰ型胶原吡啶交联终肽

（一）生化及生理

胶原蛋白是构成胶原纤维的基本单位，胶原纤维是细胞间质的主要成分。胶原纤维在器官结缔组织中分布最广。Ⅰ型胶原蛋白是组成骨基质最主要的成分，占骨基质的90％以上。Ⅰ型胶原羧基端末肽（ICTP）是Ⅰ型胶原的降解产物，在降解过程中，ICTP的羧基与3个羟赖氨酸残基共价交联组成胶原-交叉环吡啶啉，其作为一个完整的片段释入血循环中。Ⅰ型胶原是肝脏中的主要胶原，肝脏发生纤维化时胶原合成增多，其降解产物亦增加，因此能释放比正常肝脏更多的ICTP。

（二）检测方法

酶免疫分析。

（三）标本要求与保存

血清。血清样品室温贮存至少可稳定两天，4 ℃贮存稳定1周；血清样品5 d内反复冻融7次，ICTP含量无明显变化。

（四）参考区间

参考区间为ICTP 2.09～13.73 μg/L。

（五）临床意义

Hayasaka等测定了慢性肝炎肝硬化患者的血清ICTP含量，发现慢性迁延性肝炎、慢性活动性肝炎和肝硬化患者的血清ICTP含量均明显高于对照组，以肝硬化患者的血清ICTP含量最高，其次为慢性活动性肝炎。

血清ICTP水平与肝纤维化程度密切相关。Ricard-Blum等测定了各种肝病患者的血清ICTP水平，并与正常对照组进行了比较，发现除原因不明的慢性活动性肝炎和急性甲型肝炎患者外,所有患者的血清 ICTP 水平高于对照组。其中伴有肝硬化患者进一步进行肝组织学活检,发现血清 ICTP 水平与肝纤维化程度显著相关,但与炎症和坏死程度不相关。

类风湿关节炎和多发性骨髓瘤等与Ⅰ型胶原降解有关。

(六)影响因素

胆红素、血红蛋白、抗坏血酸等对测定无干扰。

二、Ⅲ型前胶原末端肽

(一)生化及生理

在胶原生成的初期,首先生成前胶原(PC)。前胶原分子具有过剩的 N 末端和 C 末端,他们在受到特异性的肽切酶作用后,被切断分离,成为Ⅲ型胶原和Ⅲ型前胶原氨基末端肽(PⅢP),这些游离的分子部分能够进入循环的血液中。通过检测血液中的Ⅲ型前胶原氨基末端肽能够间接地反映机体胶原的生成量,从而可以作为评价肝纤维化的一个指标。Ⅰ型胶原主要是肝硬化中晚期增加,而Ⅲ型胶原在肝硬化早期增加。

(二)检测方法

以人Ⅲ型前胶原(PCⅢ)(HpcⅢ)为抗原,免疫家兔得到高特异性、高效价抗体。用^{125}I 标记 HpcⅢ;采用双抗体加 PEG 非平衡 RIA 法测定人血清中的 PCⅢ含量。

(三)标本要求与保存

血清。血清样品室温贮存至少可稳定两天,4 ℃贮存稳定 1 周;血清样品 5 d 内反复冻融7 次,ICTP 含量无明显变化。

(四)参考区间

参考区间为 41～163 μg/L(41～163 ng/mL)。

(五)临床意义

1.诊断肝硬化

血清 PⅢP 的检测是诊断肝早期纤维化和肝硬化的良好指标。它能准确地反映肝纤维化程度和活动性及肝脏的组织学改变。伴有肝硬化的原发性肝癌,血清 PⅢP 明显增高。

2.鉴别慢性持续性肝炎与慢性活动性肝炎

急性病毒性肝炎时,血清 PⅢP 增高,但在炎症消退后 PⅢP 恢复正常,若 PⅢP 持续升高提示转为慢性活动性肝炎。

3.用药监护及预后判断

血清 PⅢP 检测可用于免疫抑制剂(甲氨蝶呤)治疗慢性活动性肝炎的疗效检测,并可作为慢性肝炎的预后指标。

(六)影响因素

(1)PⅢP 是分子量达 57 万的纤维状大分子,体系反应达平衡的时间较长,实验时应充分满足实验要求的规定时间。不得用提高温度来缩短时间。计数时间不应<30 s(或最大结合率管的计数值不少于 1 000)。

(2)离心分离沉淀以 4 ℃～8 ℃为最佳,25 ℃以上分离时,沉淀可能不够紧密,容易被吸弃而导致实验误差过大。离心后的上清必须用抽吸法吸弃,倒叩法严重影响最终结果的准确性。有条件的实验室可制定自己的正常参考值,以减少实验条件带来的系统误差,并能更确切反映当地人群 PⅢP 实际含量。

三、Ⅳ型胶原

（一）生化及生理

Ⅳ型胶原是一种纤维状糖蛋白，它是由三股螺旋体形成的 α-肽链网状结构。Ⅳ型胶原是构成基膜的重要成分。正常肝内基膜主要存在于血管、淋巴管、胆管周围，肝窦壁处缺乏。在肝病时随炎症发展，纤维组织增生活跃，纤维组织生成过程中有大量胶原沉积，各种胶原均有所增加，但其中最为重要的就是构成基膜的Ⅳ型胶原的增加。

（二）检测方法

放射免疫分析法：以Ⅳ-C 为抗原，免疫新西兰大白兔后得到相应抗体，以^{125}I 标记抗原。采用非平衡双抗体＋PEG 的 RIA 法测定血清Ⅳ型胶原含量。

（三）标本要求与保存

见"Ⅲ型前胶原末端肽"。

（四）参考区间

健康成人 69.07～86.93 μg/L。

（五）临床意义

（1）Ⅳ型胶原是主要用于观察肝硬化的指标，其浓度与肝纤维化程度相关，可由血清Ⅳ型胶原浓度推测肝硬化的程度。

（2）急性肝炎：虽然有大量肝细胞破坏，但因无明显结缔组织增生，故血清Ⅳ型胶原浓度与健康人无显著差异。

（3）慢性肝炎、肝硬化、肝癌：血清Ⅳ型胶原均明显增高，其增高程度依次为原发性肝癌、肝硬化、慢性活动性肝炎、慢性迁延性肝炎、急性病毒性肝炎。

四、Ⅳ型胶原 7S 片段

（一）生化与生理

Ⅳ型胶原是基底膜的重要组成部分，它绝大多数是由两条 α1 肽链与一条 α2 肽链组成，在体内构成网络状结构。血清中可出现 3 种主要的降解片段，即 7S 片段（或称 7S 胶原）、NC1 片段和主螺旋区域，7S 片段位于 N 末端，由 25 个氨基酸残基组成，而 NC1 片段位于 C 末端，由大约 230 个氨基酸残基组成。它们含量的改变均可反映Ⅳ型胶原在体内的代谢情况，是反映肝纤维化的较敏感指标。

Ⅳ型胶原 7S 片段是Ⅳ型胶原 N 末端的四聚体，通过二硫键连结而成。具有抗蛋白酶消化的能力，也具有很强的热稳定性，绝大部分结构在 70 ℃以下时不被破坏。血清中 7S 片段来源于Ⅳ型胶原的降解。当含量增高时，反映组织内新生成或已沉积的Ⅳ型胶原降解增加，同时伴有更多的Ⅳ型胶原合成。因此血清中 7S 片段含量是反映基底膜胶原更新率的情况。肝病患者血清含量增高，反映肝窦毛细血管化和肝胆管的增生。

（二）测定方法

放射免疫测定法。

（三）标本要求与保存

见"Ⅲ型前胶原末端肽"。

（四）参考区间

健康成人 6.8～10.6 μg/L（6.8～10.6 ng/mL）。国内外多采用 RIA 试剂盒，不同的试剂盒，正常成人测定值不同，参考值为≤6 μg/L（6 ng/mL）。

（五）临床意义

（1）肝纤维化血清Ⅳ型胶原 7S 片段增高，其含量与细胞坏死及肝纤维化程度呈正相关。

（2）肝细胞癌、非酒精性脂肪肝、肝功能衰竭，血清Ⅳ型胶原 7S 片段均增高，当含量≥12 μg/L（12 ng/mL）时预后不良。

（3）慢性活动性肝炎、肝硬化患者Ⅳ型胶原 7S 片段显著增高。

（4）尿毒症、糖尿病患者血清Ⅳ型胶原 7S 片段也增高。

（六）影响因素

（1）抗体的质量影响测定结果，不同质量的抗体和不同含量的抗原，其反应温度及时间不同。样品抗原含量高，抗血清亲和力常数大，要选较高温度（15 ℃～37 ℃），保温时间要短。反之反应温度低，作用时间长，才能使抗原抗体反应平衡，形成抗原抗体复合物。

（2）需要合适的沉淀剂，使标记结合态抗原抗体复合物沉淀完全，才能准确测定沉淀物的放射活性。

五、Ⅳ型胶原 NC1 片段

（一）生化与生理

Ⅳ型胶原 NC1 片段又称 C4 片段，位于Ⅳ型胶原的羧基端，NC1 片段是Ⅳ胶原 C 末端的二聚体。Ⅳ型胶原是构成基底膜的主要成分，当Ⅳ型胶原过度沉积时，使肝窦毛细血管化，肝窦组织和肝血流改变，肝营养受损，基底膜降解，因此血中 NC1 片段增加。在肝硬化早期，血中 NC1 片段增加，其含量与肝细胞坏死及发展趋势相关。

（二）测定方法

放射免疫测定法：抗 NC1 血清与未标记的标准抗原（NC1）（待测样品）4 ℃过夜，加入 ^{125}I 标记的抗原（NC1）保温 6～7 h，再加入固相二抗作用 1 h 后，离心弃去上清液，测定沉淀物放射活性，建立标准曲线，并测定样品中浓度值。

（三）标本要求与保存

见"Ⅲ型前胶原末端肽"。

（四）参考区间

正常成人 4～6.6 mg/L（4～6.6 μg/mL）。

（五）临床意义

血清 NC1 主要由基底膜降解产生，而不是胶原合成产生的。NC1 可作为反映胶原降解的指标。

慢性活动性肝炎、肝硬化 NC1 显著增高。慢性非活动性肝硬化，活动性肝硬化显著增高。慢性疾病Ⅳ型胶原改变，与 PⅢP 不同，慢性肝病时 PⅢP 正常，NC1 改变。肝纤维化早期，血中 PⅢP、7S、NC1 均增高，但血中 NC1 与 PⅢP 出现异常的时间不同。当 NC1/PⅢP 比值增大时表示胶原降解占优势，NC1/PⅢP 比值降低，表明肝纤维化占优势，二者均降低时表明肝病稳定；但当 NC1 下降的同时 PⅢP 增高则表示预后不佳。

（六）影响因素

（1）抗原抗体反应要求一定的温度与作用时间，才能保证反应达到平衡，应严格控制反应条件。

（2）不同质量的抗体和不同含量的抗原要求的反应温度及作用时间不同。

（3）分离结合态标记抗原与游离态标记抗原是十分重要的步骤，否则影响测定结果。

（4）血清中胆红素＞342 μmol/L，血红蛋白＞5 g/L，对结果测定有一定影响。

六、纤维连接蛋白

（一）生化及生理

纤维连接蛋白（Fn）是一组高分子糖蛋白，广泛存在于细胞表面、细胞外液及结缔组织有关的基底膜上。Fn 促进细胞粘连，细胞与纤维、基质间的连接，促进巨噬细胞的吞噬功能等广泛生物学活性，并与机体创伤组织愈合、组织炎症、纤维化及硬化过程等密切相关。因此，Fn 的含量变化与临床多种疾病的严重程度和转归密切相关。

（二）检测方法

免疫比浊法：抗原抗体特异性结合后形成免疫复合物，产生浑浊，用比色计测定浊度，其透光率与待测物质（抗原）含量成反比。

（三）标本要求与保存

见"Ⅲ型前胶原末端肽"。

（四）参考区间

健康成人：235.1～355.1 mg/L。

（五）临床意义

1.肝脏疾病诊断

急、慢性肝炎，慢性活动性肝炎和早期肝硬化患者血浆 Fn 明显增高，暴发性肝衰竭和失代偿期肝硬化血清 Fn 则明显降低。前者是由于门脉区或肝小叶间隔增殖性结缔组织的成纤维细胞合成 Fn 过度增加所致；后者则可能与肝细胞合成和分泌功能衰竭，Fn 与纤维蛋白结合其活性降低及纤溶加速引起分解代谢亢进有关。国内研究资料表明，急性肝炎和慢性迁延性肝炎血清 Fn 正常或偏低，与国外报道有差异。肝炎后肝硬化则显著降低，病情越重，血清 Fn 降低越明显，这与国外结论一致。

2.肺部疾病诊断

肺心病患者急性期血清 Fn 明显降低，恶化期极度降低，缓解期逐步恢复。重度呼吸衰竭肺部感染和酸碱失调者血清 Fn 均明显降低。可能与肺心病急性期和恶化期 Fn 消耗增加和合成减少有关。

3.肾脏疾病诊断

肾小球内 Fn 定位研究证实，Fn 在肾小球毛细血管壁沉积提示病变有活动、肾小球内细胞增殖活跃，并促进新月体形成，从而导致肾功能恶化。由于 Fn 消耗增加，故肾脏病患者血浆 Fn 含量明显降低，尿毒症和严重肾功能受损患者血浆 Fn 显著低于慢性肾盂肾炎，也显著低于肾功能尚正常的慢性肾炎。尿毒症患者血浆 Fn 水平与肾功能密切相关，血清 Fn 降低越明显，BUN 和肌酐增高越显著，预后越差。

4.脑血管病诊断

脑血栓患者血浆 Fn 水平降低,动态观察脑血管病患者血浆 Fn 含量有助于监测病情恢复和疗效。

5.血液病诊断

急性白血病患者血清 Fn 含量均显著降低,其降低的程度与疾病的严重程度和感染有关;但与性别、白血病类型无关。

6.腹水鉴别诊断

Scholmerich 等首次报道,恶性腹水 Fn 含量升高,13 例恶性腹水 Fn 含量为 108～239.8 mg/L(108～239.8 μg/mL),34 例非恶性腹水为 54.4～81.4 mg/L(54.4～81.4 μg/mL),以 75 mg/L(75 μg/mL)为鉴别良恶性腹水的临界值,其准确性达 100%。

七、层粘连蛋白

(一)生化及生理

层粘连蛋白(LN)是细胞外基质成分中的一种重要的非胶原性糖蛋白。1979 年,Timpl 等首先从鼠 EHS 肉瘤中发现并命名,在肝脏内主要由内皮细胞、干细胞和贮脂细胞合成,它是基底膜的一种主要成分。它对基膜的组装起关键作用,在细胞表面形成网络结构并将细胞固定在基膜上。大量临床资料研究表明,血清 LN 水平是反映肝纤维化的血清学指标。

(二)检测方法

ELISA 法:以鼠抗 LN 单克隆抗体包被聚苯乙烯微孔板,LN 标准和待测血清夹心,兔抗 LN IgG 为桥接一抗,辣根过氧化物酶交联羊抗兔 IgG 为二抗,放大显色,测得血清含量。

(三)标本要求与保存

见"Ⅲ型前胶原末端肽"。

(四)参考区间

ELISA 法:44.86～175.06 μg/L。

(五)临床意义

1.肝脏疾病诊断

在正常肝脏中,LN 主要存在于胆管、血管及淋巴管的基膜中,肝窦内无 LN 沉积。当肝脏发生慢性损伤和肝纤维化时,肝内 LN 含量增高,并沉积于肝窦,导致血清 LN 含量升高,与伴发肝纤维化呈动态正相关。

2.肿瘤诊断

研究表明,恶性肿瘤患者血清 LN 显著高于正常人及良性炎症患者。

3.肺部疾病诊断

LN 参与肺纤维化形成的全过程,对早晚期病变均可能有促进作用。在肺间质纤维化晚期,基膜附近存在有巨噬细胞和淋巴细胞,LN 可能通过促进该两种细胞释放生长因子,对日益加重的纤维化病变起促进作用。

4.其他疾病诊断

糖尿病患者血、尿 LN 水平均显著高于正常对照,并可作为监测糖尿病微血管病变的参考指标。先兆子痫孕妇血清 LN 水平显著升高,而羊水中 LN 则降低。结果提示其升高可能与肾小球及胎盘螺旋动脉损伤有关。

八、粗纤维调节素

(一)生化与生理

粗纤维调节素(Un)是1990年从新鲜人胎盘组织及新生猴皮肤中提取发现的。它的结构组成与纤维粘连蛋白(Fn)和腱蛋白(Tn)相似,被称为Fn-Tn家族三成员之一。粗纤维调节素分布于全身结缔组织,与致密的粗纤维胶原超分子组成有关。粗纤维调节素属肝内正常细胞外基质成分之一,在肝纤维化形成时局部表达增高。血清Un可有效地反映肝内结缔组织的代谢活动。动态观察能反映纤维组织的降解及结构改建。

(二)检测方法

ELISA法。

(三)标本要求与保存

见"Ⅲ型前胶原末端肽"。

(四)参考区间

健康成人血清:41.5～100.7 μg/L。

(五)临床意义

血清Un检测在反映肝纤维化结缔组织代谢方面有特殊的价值,血清Un升高是来源于胶原的降解,肝硬化患者血清Un含量增高。酒精性肝硬化以及血吸虫病血清Un增高,特别是在血吸虫病发展的各个临床阶段血清Un显著增高,Un主要来自新形成的结缔组织降解。

九、透明质酸

(一)生化及生理

透明质酸(HA)是肝脏细胞外基质中蛋白多糖的一个组成成分。由肝内实质细胞组成,内皮细胞摄取降解少量小分子亦由肾小球滤过,其血清中的含量对判断肝病的严重程度,鉴别有无肝硬化及预测肝病预后均有一定意义。

(二)检测方法

放射免疫测定法HA与足量^{125}I标记的HABP特异性结合,加分离剂后,测定沉淀物放射强度,可计算HA含量。

(三)标本要求与保存

见"Ⅲ型前胶原末端肽"。

(四)参考区间

青年:25.1～70.5 ng/mL(25.1～70.5 μg/L)。

中年:24.3～127.9 ng/mL(24.3～127.9 μg/L)。

老年:33.9～183.1 ng/mL(33.9～183.1 μg/L)。

(五)临床意义

(1)随着急性肝炎向慢性迁延性肝炎、慢性活动肝炎及肝硬化发展,血清HA可逐步升高。其机制可能与肝损害时累及内皮细胞功能,使摄取与分解HA的能力下降有关。

(2)早期肝硬化:血清PⅢP显著增高,HA不一定高,其机制可能在早期肝硬化时常伴有活动性纤维化,但肝损害尚不严重。

（3）晚期肝硬化：多属陈旧性肝纤维化，血清 PⅢP 可能不高，但肝损害严重，血清 HA 可显著增高。

（杨林林）

第五节　肝脏摄取和排泄功能检验

一、靛氰绿试验

（一）生化及生理

肝脏是人体重要的排泄器官之一，许多内源性物质如胆汁酸、胆红素、胆固醇等以及外源性物质如某些药物、毒物、染料等均在肝内进行适当的代谢后，由肝细胞排泄至胆汁。在肝细胞损害时，上述物质的排泄功能减退。据此原理，人工地给予某些外源性色素来测定肝脏排泄功能变化，可作为灵敏的肝功能试验方法之一。

靛氰绿（ICG）又称吲哚花氰绿，是一种合成的三羰花青系红外感光染料，具吸湿性，易溶于水和甲醇。ICG 进入血液后，迅速被肝脏高度摄取，以原药形式随胆汁排泄至肠。ICG 不被肝外组织排泄，无肠肝循环，不参与生物转化。

（二）检测方法

取静脉血 3 mL，置肝素抗凝瓶内，混匀，作为空白对照（ICG-0 min），然后按 ICG 0.5 mg/kg，由该侧肘静脉于 30 s 内注入 ICG，立即记录时间。15 min 后，从另一侧采血 3 mL，作为测定样品（ICG-15min），立即离心，分离血浆。各取血浆 1 mL，分别加到标注"空白""测定"的试管中，并各加生理盐水 2 mL，充分混匀。在分光光度计，以空白管调零点，读取 805 nm 处的吸光度值（A），从校正曲线求其浓度。

（三）参考区间

15 min 血中滞留率 0%～10%。年龄大者，滞留率稍增加，每增加 5 岁，滞留率可增加 0.2%～0.6%。血中消失率（K）为 0.168～0.206/min。肝最大移除率（Rmax）正常值为（3.18±1.62）mg/（kg·min）。

（四）临床意义

1.诊断肝硬化

肝硬化时，滞留率平均为 35.5%。个别失代偿性肝硬化病例可达 50% 以上，此种病例预后极差。某些肝硬化病例可能滞留率正常，但 Rmax 低下，由此可检查出潜在性肝硬化病例。

2.急慢性肝炎的诊断

急性肝炎极期滞留率为 16.0%～60.0%，血中消失率平均为 0.069/min。慢性活动型肝炎时滞留率和消失率的异常率高于慢性非活动型肝炎。

3.先天性 ICG 排泄异常症和 Rotor 综合征的诊断

这两种疾病 ICG 试验均显示异常。滞留率通常在 70%～80%，血中消失率在 0.02/min 左右。但先天性 ICG 排泄异常症时磺溴酞钠（BSP）试验正常，而 Rotor 综合征时 BSP 试验也显示异常。

4.肝癌时 ICG 试验结果取决于是否合并肝硬化

在无肝硬化时,即使癌组织在肝内占据 70%～80%,滞留率仍可维持正常。

(五)影响因素

(1)应按实际体重计算 ICG 负荷量。ICG 注入时间要控制在 30 s 内,采血时间要准确掌握。

(2)ICG 具有感光性,日光直射可使其水溶液发生凝集沉淀,因此操作中应注意尽量避光。

(3)做 ICG 校正曲线时加入适量血清是为了增加 ICG 的稳定性,因 ICG 在蛋白质溶液中的稳定性比在水溶液中好。

二、利多卡因试验

(一)生化及生理

利多卡因为酰胺类局麻药。肝脏对利多卡因摄取率较高,利多卡因经肝脏内细胞色素 P450 酶系作用,氧化脱乙基而代谢成单乙基甘氨二甲苯(MEGX),肾脏清除率低,血清中 MEGX 浓度不受肾功能损害的影响。

(二)检测方法

静脉注射利多卡因 1 mg/kg,血清 MEGX 的浓度迅速升高,15 min 后达到峰值,然后可维持稳态至少 60 min,高效液相色谱法测定血清 MEGX。

(三)参考区间

参考区间为 82～118 μg/L。

(四)临床意义

1.利多卡因试验对肝脏贮备功能的评价

随着肝功能损害的加重,MEGX 浓度不断降低,肝硬化患者中 MEGX 浓度降低的原因可能是:①随着慢性肝病的进展,有功能的肝细胞总数减少,药酶数量及代谢活性减弱,对利多卡因的清除能力受到损害;②肝硬化患者,门体分流引起利多卡因在肝脏摄取率大为降低,清除率主要取决于肝脏的内在清除能力。

2.利多卡因试验在肝移植中的应用

研究显示利多卡因试验一方面可作为选择供肝的依据,另一方面,肝移植术后可用于预测移植肝存活期。

(五)影响因素

(1)如果近期因治疗目的或做 MEGX 试验接受过利多卡因者,试验开始后 15 min 测得的 MEGX 值减去试验开始前的 MEGX 空白值是必要的,因为某些病例在做 MEGX 试验后 3 d,血中仍可查出 MFGX。

(2)注射利多卡因后取血时间通常为 15 min 或 30 min,而以 15 min 这一时间点较为适宜。在此时间点上,MEGX 浓度与组织学活动指数之间呈良好的负相关关系($P<0.04$),而在 30 min 时,未见显著相关。

(3)在本试验所用 1 mg/kg 利多卡因剂量下,不良反应主要为极轻微的头晕、耳鸣或舌麻的感觉,片刻后自行缓解。

(杨林林)

第二十三章 胃肠疾病检验

第一节 概　　述

一、胃的结构与功能

(一)胃的结构

胃是消化道最膨大的部分。上连食管,下连十二指肠。成年人胃的容量约 1 500 mL。胃的形状依据充盈程度、体位、体型、年龄等因素而不同。解剖学上通常将胃分为四部分:贲门、胃底、胃体和幽门部,在胃黏膜还有 3 种主要的腺体即贲门腺、胃腺和幽门腺,此外还有多种内分泌细胞。

(二)胃的生理功能

胃具有运动、分泌、消化、吸收、排泄和杀菌等多种生理功能。胃通过平滑肌有规律地交替、收缩和舒张,将食物与胃液充分混合形成食糜,然后逐步排至十二指肠进一步消化。在胃黏膜的贲门腺和幽门腺能分泌碱性黏液,胃腺的壁细胞、主细胞和黏液细胞分别分泌盐酸、胃蛋白酶原和黏液。胃液即由这 3 种腺体及胃黏膜上皮细胞的分泌液构成,其生理功能见表 23-1。此外,胃黏膜内还有 G 细胞、D 细胞和肥大细胞,它们分别分泌促胃液素、生长抑素和组胺等。

表 23-1　胃液的生成及生理功能

名称	合成细胞	生化成分	生理功能
胃酸	壁细胞	HCl	杀灭胃液中细菌;激活胃蛋白酶原;进入小肠的胃酸可以引起胰泌素的释放,促进胰、胆和小肠的分泌;有助于小肠造成酸性环境,促进对铁和钙的吸收;分泌过多可增加对胃和十二指肠黏膜的侵蚀作用
胃蛋白酶	主细胞	蛋白质	将食物中的蛋白质水解为蛋白、蛋白胨及少量多肽和氨基酸

续表

名称	合成细胞	生化成分	生理功能
碱性黏液	黏膜上皮细胞	HCO_3^-	具有黏稠性，能够覆盖于胃黏膜表面，形成凝胶保护层，保护上皮细胞、腺体细胞、润滑食物以防对胃黏膜的机械损伤；构成胃黏膜表面的黏液——HCO_3^- 屏障，保护胃黏膜免受胃酸的化学侵蚀
内因子	壁细胞	糖蛋白	与维生素 B_{12} 结合形成复合物，保护维生素 B_{12} 在小肠不被破坏；与回肠细胞刷状缘特异受体结合，介导维生素 B_{12} 的结合、摄取过程

胃液分泌的量受摄取食物、神经和体液的调节。刺激胃酸分泌的内源性物质主要有乙酰胆碱、促胃液素和组胺。上述 3 种促分泌物既可以单独作用于壁细胞，又可相互协同。

二、肠的结构和功能

(一)小肠

小肠是食物消化吸收的主要场所，它分十二指肠、空肠和回肠。在小肠内，食糜中的糖（淀粉）、蛋白质、脂肪和核酸等物质受到胰液、胆汁和小肠液的化学消化及小肠运动的机械消化。许多营养物质也都在小肠内被吸收。食物通过小肠后，消化过程基本完成，未被消化和吸收的物质则从小肠进入大肠。食物在小肠内停留的时间随食物的性质不同而异，一般为 3～8 h。

(二)大肠

大肠分盲肠、结肠和直肠三部分，人的大肠内没有重要的消化活动，其主要功能是吸收水分、无机盐及由大肠内细菌合成维生素 B、维生素 K 等物质，为消化后的残渣提供暂时贮存的场所。食物摄取后直至其消化残渣大部分被排出约需 72 h。

三、胃肠道激素

胃肠道激素是胃肠道黏膜的分泌细胞产生的一系列肽类激素。研究发现从胃到大肠的黏膜层中存在着 40 多种内分泌细胞，而且胃肠道内内分泌细胞的总数超过体内其他内分泌腺中内分泌细胞的总数，因此，胃肠道被称为人体内最大、最复杂的内分泌器官。胃肠道激素的作用主要有 4 个方面：一是调节消化腺的分泌和消化道运动，如胃肠道激素中的促胃液素、促胰液素、缩胆囊素对各种消化腺产生作用。二是调节其他激素的释放，主要表现为对胰岛素分泌的调节。当消化食物时，胃肠道所释放的促胃液素、促胰液素、缩胆囊素和抑胃肽能强烈刺激胰岛素的分泌。此外，胰多肽、生长抑素和血管活性肠肽等对胰岛素、胰高血糖素、生长激素和促胃液素等的释放也有调节作用。三是营养作用，有些胃肠激素能刺激消化器官组织的代谢和生长，如促胃液素、胆囊收缩素等。四是对神经系统的调节，有一些胃肠道激素被称为脑肠肽，它们是以既存在于脑组织又存在于胃肠道双重分布为特征的肽，已知的脑肠肽有促胃液素、缩胆囊素、P 物质、生长抑素、神经加压素等 20 余种。

（郭　红）

第二节　胃肠标志物检验

一、促胃液素

(一)生化及生理

促胃液素(GAS)是最早发现的一个胃肠道激素,正常时由胃幽门、十二指肠和空肠黏膜 G 细胞及胰岛的 D 细胞分泌,促进胃酸、胃蛋白分泌和胰岛素、降钙素的释放,使胃窦和幽门括约肌收缩,延缓胃排空,促进胃肠运动和胃肠上皮生长,并对胃肠道黏膜有营养作用。

(二)检测方法

用放射免疫分析法(RIA)、酶联免疫吸附法或化学发光免疫法测定。

(三)标本要求与保存

患者需空腹 12～14 h。用血清标本,取血后分离血清过程中避免任何细胞刺激,使用不含热源和内毒素的试管。收集血液后,1 000×g 离心 10 min 将血清和红细胞迅速小心地分离。尽可能地不要使用溶血或高血脂血。

促胃液素不稳定,在 4 ℃时可在 48 h 内失去 50％活性,在－20 ℃时只能保存几天,更长的保存需要－70 ℃的条件,避免反复冷冻。

(四)参考区间

基础值(早晨空腹 12 h,在精神安定条件下取血)＜8 pmol/L(100 pg/mL),或 1.6～12 pmol/L(20～150 pg/mL);兴奋值(餐后、钙离子或胰泌素负荷后取血)＜16 pmol/L(200 pg/mL);任何时间超过16 pmol/L(200 pg/mL)均为增高。测定值有日内、日间变化,升高时应改日重复测定,老人偏高。

注:1 pmol/L＝12.5 pg/mL,1 pg/mL＝0.08 pmol/L。

(五)临床意义

(1)高胃酸性高促胃液素血症。①促胃液素瘤:血清促胃液素高于 80 pmol/L,最高可达 36 000 pmol/L。大多数分泌 G-17,占 70％～80％;但血循环中主要为 G-34,因为后者半衰期长;②胃窦黏膜过度形成,它使 G 细胞过度增殖,产生较多的促胃液素。③残留旷置胃窦:胃次全切除时,可能有一小部分残留的胃窦组织被包在十二指肠残端内,由于残留的胃窦接触碱性环境,致使 G 细胞增生肥大,血清促胃液素增高。④慢性肾衰竭:肾衰竭患者十二指肠溃疡发病率可达 28％,而一般人群仅为 10％,这与肾衰竭时促胃液素分泌亢进及肾脏降解能力下降有关。肾脏是促胃液素灭活的主要场所,肾功能不全,血清促胃液素可比正常高出 2～3 倍,且与血清肌酐及尿素氮呈正相关。肾功能恢复后,促胃液素水平大多恢复正常,如果不能恢复,常提示有萎缩性胃炎的可能。

(2)低胃酸性或无酸性高促胃液素血症。①见于胃溃疡:一般胃溃疡患者的胃酸正常或偏低,血清促胃液素偏高。②A 型萎缩性胃炎:由于壁细胞抗体的存在使胃壁细胞萎缩,盐酸分泌减少,刺激 G 细胞分泌促胃液素增加。③迷走神经切除术后:手术断绝了迷走神经对胃底和胃体泌酸区的支配作用,使胃酸减少,促胃液素分泌增加。④甲状腺功能亢进:甲状腺激素具有抑制胃酸合成的作用,此类患者胃酸分泌减少,因而直接刺激促胃液素释放,经抗甲状腺药物或普萘洛尔治疗后血清促胃液素显著降低。

(3)低促胃液素血症。①胃食管反流:促胃液素的降低,降低了贲门高压带的张力,致使胃内容物反流。②B型萎缩性胃炎:病变主要在胃窦部,胃窦黏膜萎缩,直接影响G细胞分泌促胃液素功能。

(4)促胃液素反应性增强。①贲门失弛缓症:维持食管下端括约肌压力的80%是由促胃液素的作用所致,因此当促胃液素反应过激时,可造成贲门失弛缓。②十二指肠溃疡:此类患者应用促胃液素刺激可出现较强力的胃酸分泌反应,并呈低阈反应,说明十二指肠溃疡患者的壁细胞对促胃液素的反应性比正常人敏感。

(5)促胃液素反应性减弱见于皮硬化症。

(6)胃癌时,促胃液素的变化与病变部位有关,胃体癌时血清促胃液素明显升高,而胃窦癌时,促胃液素分泌减少。

(六)影响因素

(1)溶血反应会影响实验的结果。

(2)大部分的实验偶尔会与胆囊收缩素发生交叉反应。

(3)药物影响:抗酸剂、抗副交感药物和 H_2 受体拮抗剂应该在采集血样本之前 24 h 停用。苯二氮䓬类受体药物也应该停用至少 7 d。在某些病例中,用 H_2 受体拮抗剂治疗也有可能导致血清促胃液素浓度的轻微升高。高促胃液素血症在用质子泵抑制治疗之后较常见,但血清促胃液素水平升高很少超过正常值的两倍。

(4)食物及其分解物如氨基酸、乙醇等化学性刺激可使促胃液素分泌增加。胃酸增高及交感神经兴奋以及其他消化道激素如胰泌素、抑胃肽等均可抑制促胃液素分泌。采血测定时,要注意到这些因素对结果的影响。

二、胆囊收缩素

(一)生化及生理

胆囊收缩素(CCK)是由十二指肠和空肠的 I 细胞所分泌的多肽激素。肠道中的 CCK 89%存在于黏膜层,肌层很少,胃窦部含量极微,在体内显示其生物活性的主要是 CCK_8 和 CCK_4。可刺激胆囊收缩,使胆囊内基础压力增高,胆囊排空增加,胆总管胆汁流量增加;增强小肠和结肠运动,抑制胃排空,增强幽门括约肌收缩,松弛奥迪括约肌,刺激胰腺外分泌部的生长、胰液分泌和胰岛素及其他胃肠激素的释放;另外还可减少摄食,引起饱胀感,引起焦虑。

(二)检测方法

用放射免疫分析法(RIA)、酶联免疫吸附法或化学发光免疫法测定。

(三)标本要求与保存

血清。采集静脉血 3.0 mL 置于无抗凝剂试管中送检。

(四)参考区间

基础状态下,血浆中 CCK 的浓度 0.5~1 pmol/L,餐后 10~30 min 浓度可升至 3~10 pmol/L,经数小时回落到基础水平。在十二指肠和空肠组织中 CCK 最高浓度可达 50~250 pmol/g。末段回肠和胰腺组织中的含量为 1~5 pmol/g。

(五)临床意义

(1)胆囊收缩素对消化系统分泌功能有直接影响。空腹血浆 CCK 水平高低可间接反映胰腺的外分泌功能,伴轻、中、重度胰腺外分泌功能降低的慢性胰腺炎患者,空腹血 CCK 浓度较正常人显著升高,例如慢性胰腺炎。

(2)CCK 测定还可协助判断某些小肠疾病的病损位置,例如成人乳糜泻,如病变在小肠上部,分泌 CCK 的细胞被破坏,使血中 CCK 含量下降;如病变在小肠远端,这里几乎不存在分泌 CCK 的 I 细胞,所以血中 CCK 含量无变化。

(3)用于无石症胆道疾病的造影检查。

(4)对囊性胆道综合征、胆道阿米巴病及胆囊癌的诊断有一定的价值。

(5)反流性食管炎患者,餐后 CCK 反应受抑制。

三、促胰液素

(一)生化及生理

促胰液素又称胰泌素,由分布在小肠黏膜的 S 细胞分泌,其中十二指肠和上段空肠含量最高,而回肠含量较低,其半衰期 $2\sim3$ min,代谢清除率 $13\sim15$ mL/(min·kg),主要在肾脏排除。促胰液素能刺激胰液及胆汁中 HCO_3^- 分泌,抑制促胃液素释放、胃酸的分泌和胃肠运动、胃排空,收缩幽门括约肌,促进胰外分泌部生长。

(二)检测方法

用放射免疫分析法(RIA)、酶联免疫吸附法或化学发光免疫法测定。

(三)标本要求与保存

血清标本。取血后分离血清时避免任何细胞刺激,使用不含热源和内毒素的试管,不要使用溶血或高血脂血。

取标本后应尽快分离血清并测定,若不能马上检测,可将标本放于 -20 ℃保存,但应避免反复冻融。

(四)参考区间

人空腹血清胰泌素的浓度 $0\sim15.9$ pg/mL($0\sim5.3$ fmol/L)。

(五)临床意义

高胰泌素血症常见于以下几种情况。

1.卓-艾综合征

卓-艾综合征的患者常伴有血浆胰泌素浓度异常增高,空腹血浆胰泌素浓度常>55.05 pmol/L(15 pg/mL),餐后胰泌素一般<183.5 pmol/L(50 pg/mL)。

2.十二指肠球溃疡

伴有胃酸增高的十二指肠溃疡血清胰泌素水平增高。但空腹血浆胰泌素水平较卓-艾综合征低。

3.晚期肾衰竭

肾衰晚期患者胰泌素异常增高,这是由于肾脏对胰泌素的清除率下降所致。

4.胰岛细胞癌

1975 年美国曾报道一例胰岛细胞癌广泛肝转移的患者,其血浆胰泌素浓度$>18\,350$ pmol/L(5 000 pg/mL),临床表现为水样泻、低血钾、脱水,十二指肠内大量液体分泌,每小时达557 mL,

其中碳酸氢盐排量高达54.9 mmol/L,持续胃、十二指肠吸引可缓解水样泻,说明水样泻是由于十二指肠内大量分泌所致。免疫组织化学检测细胞而确诊为胰腺的胰泌素细胞瘤。

(六)影响因素

标本溶血、脂血都会影响检测结果。

四、血管活性肠肽

(一)生化及生理

血管活性肠肽(VIP)主要存在于消化道 D 细胞和中枢及外周神经系统。VIP 使循环系统、肠道和泌尿生殖系统的平滑肌松弛,抑制胃运动;扩张血管、增加血流量、增强胰、肠的水电解质分泌和抑制肠钠吸收的功能;促进胰腺、肠道和丘脑下部的激素释放;刺激脂肪和糖原的分解;抑制胃酸、胰液、胆汁分泌。VIP 因其结构的相似性而属于胰高血糖素分泌多肽家族中的一种神经肽。作为脑肠肽,VIP 还在神经系统中扮演神经递质的作用。

(二)检测方法

采用 RIA 法。

(三)标本要求与保存

10 mL 的空腹静脉血,每毫升中加入 25 U 的肝素和 1 000 kU 的阿托品。随即迅速地将样本在冰中冷却,并在冷冻离心机中离心(样本操作过程中的冷却环节不可中断)。血浆必须立即冰冻并送到干冰中保存。

(四)参考区间

参考区间为 VIP<20 pmol/L。

(五)临床意义

1.VIP 减少

由于 VIP 是肠神经系统中介导平滑肌松弛的重要的神经递质,因此,VIP 的减少与消化道的某些运动障碍性疾病的发生有关。①贲门失弛缓症的发生可能是食管下括约肌内 VIP 神经元或神经纤维的缺失;VIP 分泌下降使食管下括约肌的抑制神经反射受损,导致张力性收缩和 LES 高压。②结肠某些肠段 VIP 神经元或神经纤维缺失或发育不良可能参与先天性巨结肠的发病机制。

2.VIP 增高

(1)VIP 瘤或称 Verner-Morrison 综合征,空腹血浆 VIP 显著增高,达 734～36 700 mol/L(200～10 000 pg/mL),造成小肠的过度分泌和大量分泌性腹泻,在临床上表现为水泻、低血钾、无(低)胃酸、高钙血症、糖耐量异常,故称 WDHA 综合征或胰霍乱综合征。

(2)某些慢性腹泻的患者可伴有血浆 VIP 水平增高,但不伴有 VIP 瘤。

(3)胃溃疡患者 VIP 水平也升高。

(4)胰腺内分泌肿瘤、嗜铬细胞瘤、成神经细胞瘤、类癌综合征、甲状腺髓样癌,可正常或显著增高,呈双相性分布。

(5)可能引起 VIP 增高的其他疾病:短肠综合征、肝脏疾病、慢性肾功能不全、休克、肥大细胞瘤。

(六)影响因素

(1)标本溶血、脂血都会影响检测结果。

（2）除了生长抑素和它的衍生物奥曲肽外，还不清楚其他的治疗性药物是否会干扰血浆 VIP 的测定。

五、垂体腺苷酸环化酶激活肽

（一）生化及生理

垂体腺苷酸环化酶激活肽（PACAP）广泛分布在神经系统和胃肠道组织内，具有 PACAP-38 和 PACAP-27 两种活性形式。它们来源于同一个含 176 个氨基酸残基的前体，其中含有 38 个氨基酸残基的多肽称为 PACAP-38，而将 PACAP-38 的部分 C 端含 27 个氨基酸残基的多肽称为 PACAP-27。PACAP 最基本的作用是激活腺苷酸环化酶，使细胞内、外 cAMP 蓄积增加。PACAP 调节肠道运动和分泌、松弛胃肠平滑肌和括约肌、松弛胆囊、抑制胃酸分泌，促进胆汁、胰液和电解质分泌。PACAP 也是一种脑肠肽，其在神经系统中扮演神经递质的角色而与血管活性肠肽密切相关，在分泌肽类的胃肠神经系统中，两者都在胃肠道活性的调节中起重要作用。

（二）检测方法

采用 RIA 法。

（三）标本要求与保存

10 mL 的空腹静脉血，每毫升中加入 25 U 的肝素和 1 000 kU 的阿托品。随即迅速地将样本在冰中冷却，并在冷冻离心机中离心（样本操作过程中的冷却环节不可中断）。血浆必须立即冰冻并送到干冰中保存。

（四）参考区间

参考区间为 PACAP<10 pmol/L。

（五）临床意义

神经保护和营养作用。在缺血性脑损伤中，它能减少兴奋性氨基酸的释放，清除自由基，抑制炎性细胞趋化及神经元和小脑颗粒细胞的凋亡等。

PACAP 也可在胃肠道肿瘤中发现，并且可以产生一种亢奋效应，与相应的 VIP 受体结合而引起腹泻。

六、抑胃肽

（一）生化及生理

抑胃肽（GIP）由十二指肠、空肠 K 细胞分泌，空肠中浓度最高，在十二指肠及空肠也有一定量的分泌。GIP 是胃肠道主要的神经递质之一，可抑制胃酸、胃蛋白酶和胃液分泌，减弱胃和小肠的运动，抑制胃排空；增强小肠液和电解质的分泌；当营养物质尤其是葡萄糖和脂肪到达小肠时，GIP 分泌增加，快速作用于胰岛 β 细胞刺激胰岛素分泌。

（二）检测方法

采用 RIA 法或 ELISA 法。

（三）标本要求与保存

血清或血浆 1 mL。当天进行检测的标本，储存在 4 ℃备用。不能当天检测，应将标本及时分装后放在－20 ℃或－70 ℃条件下保存。避免反复冻融。

（四）参考区间

15～100 pmol/L。

（五）临床意义

（1）十二指肠溃疡患者空腹 GIP 与正常人无异，而进餐后明显高于正常人。

（2）乳糜泻及热带吸收不良症患者，进食后 GIP 反应很低。提示十二指肠和空肠黏膜广泛受损时，可导致 GIP 释放不足，而结肠疾病甚至部分累及上部小肠的克罗恩病患者，进食后 GIP 反应亦正常。

（六）影响因素

十二指肠溃疡患者空腹 GIP 与正常人无异，而进餐后明显高于正常人，而且上升幅度大，速度快，持续时间长，故 GIP 应在进餐后测定。

七、胰多肽

（一）生化及生理

胰多肽（PP）是 36 个氨基酸组成的直链多肽激素，由胰腺的 PP 细胞分泌。胰多肽与酪酪肽（PYY）、神经肽（NPY）同属于胰多肽家族。NPY、PP 和 PYY 作为调节肽，均是通过其受体发挥作用，而且它们作用的受体相同，称为 Y 受体。PP 细胞受餐后食物中蛋白质的作用，蛋白质是刺激 PP 分泌的最强因素，其次是脂肪、糖类。PP 具有广泛的功能：①抑制胆囊收缩素和胰酶的排放，使胆囊平滑肌松弛，可降低胆囊内的压力，胆总管括约肌紧张加强，抑制胆汁向十二指肠的排放。②各种食物进入小肠对 PP 释放有刺激作用，PP 的生理作用是抑制餐后胰液和胆汁分泌，对胰泌素和胆囊收缩素等外源性促胰腺分泌的作用，PP 均为较强的抑制剂。③PP 对胃肠道有广泛作用，对促胃液素引起的胃酸分泌有抑制作用。④PP 抑制血浆胃动素的分泌，增加食管下端括约肌的压力，抑制胃体部肌电活动。

（二）检测方法

肽特异性的放射免疫法。

（三）标本要求与保存

血浆（每毫升中加入 25 U 肝素）1 mL，在样本采集后须立即冷却，血浆在冷离心中获取后即刻冷冻，冰冻的血浆放入干冰中保存。

（四）参考区间

男性：108～184 ng/L。

女性：106～175 ng/L。

（五）临床意义

（1）PP 的测定在临床上与胃肠道的内分泌肿瘤的诊断密切相关，临床上通常是通过肿瘤所产生的肽类物质来测定的，如促胃液素瘤、胰岛素瘤、胰高血糖素瘤、VIP 瘤等，PP 增高还可见于未控制的消瘦型 1 型糖尿病、类癌综合征、神经性厌食、肾功能不全、肝硬化、急性胰腺炎、十二指肠溃疡、胰腺癌、胃癌等。

（2）PP 降低见于迷走神经切断术后、胰腺全切除、肥胖症、糖尿病性自主神经病变。慢性胰腺炎患者餐后血胰多肽浓度的增加幅度降低，故胰多肽浓度可反映胰外分泌功能。

（六）影响因素

（1）测定前避免使用胰岛素，避免高蛋白、高脂类、高糖类饮食，应禁食至少 10 h 后于清晨空腹采取。

（2）对副交感神经有直接或间接作用的治疗药物如甲氧氯普胺，或有交感神经作用的药物如肾上腺素受体阻断剂,都必须在试验前停用足够的时间。

(3)患有慢性的胰岛素依赖性的糖尿病的患者,并且经胰岛素治疗者,在层析纯化之前或在基因技术产生胰岛素的时代之前,可能会含有直接抗PP的循环抗体,这些抗体就是因为以前使用的胰岛素被PP污染而引起的结果,在这些患者中不可能进行精确的PP测定。

八、酪酪肽

(一)生化及生理

酪酪肽(PYY)是一种胃肠激素,主要由结肠和回肠黏膜的L细胞分泌。它由36个氨基酸残基组成,氨基端为酪氨酸残基,羧基端为酪氨酸酰胺结构。目前已发现PYY具有多种生理功能,如抑制胰腺外分泌、抑制胃酸分泌和胃肠蠕动等。

(二)检测方法

放射免疫法。

(三)标本要求与保存

血浆(每毫升中加入25 U肝素)1 mL,在样本采集后须立即冷却,血浆在冷离心中获取后即刻冷冻,冰冻的血浆放入干冰中保存。

(四)参考区间

参考区间为PYY<100 pmol/L。

(五)临床意义

1.PYY增高

(1)倾倒综合征患者餐后PYY明显升高。

(2)慢传输型功能性便秘患者空腹血浆PYY高于正常人。

(3)腹泻型肠易激综合征。

2.PYY降低

反流性食管炎,空腹PYY水平降低。

九、神经肽Y

(一)生化及生理

神经肽Y(NPY)由36个氨基酸残基组成,由于其羧基端是酪氨酸,故又称为酪神经肽。近年来发现NPY广泛分布于中枢神经系统和外周多种组织器官,在中枢可以抑制呼吸,调节血压,调节下丘脑激素的合成和释放;在外周器官,参与对心血管、胃肠道、呼吸道、泌尿生殖道等组织器官的功能调节。

(二)检测方法

放射免疫方法。

(三)标本要求与保存

血浆(每毫升中加入25 U肝素)1 mL,在样本采集后须立即冷却,血浆在冷离心中获取后即刻冷冻,冰冻的血浆放入干冰中保存。

(四)参考区间

参考区间为NPY<50 pmol/L。

（五）临床意义

NPY 升高见于心血管疾病，如高血压、冠心病等。脑梗死时血浆 NPY 水平也升高。

十、铃蟾素

（一）生化及生理

铃蟾素（BN）是一种含 14 个氨基酸的多肽，由闭合型细胞 P 细胞分泌，P 细胞存在于全部胃肠道，主要是胃和十二指肠，脑组织中也有铃蟾素存在，主要分布于丘脑和下丘脑，故 BN 是一种脑肠肽。铃蟾素可直接作用于胃窦 G 细胞，刺激促胃液素释放，是胃酸分泌的强刺激剂；促进胰岛素、胰高血糖素和胰多肽等的分泌；使胃窦、幽门、小肠和结肠运动增强；可防止黏膜损伤、促进黏膜修复以及抑制肠道细菌移位；可作为自分泌或旁分泌生长因子促进各类细胞特别是肿瘤细胞的增殖。BN 能对人非小细胞肺癌、乳腺癌、前列腺癌等多种人肿瘤细胞系具有很强的促生长功能。

铃蟾素与胃泌肽释放肽、P 物质都是单链多肽，生理功能相似且多种多样，共同组成速激肽家族。

（二）检测方法

放射免疫法、免疫组织化学法。

（三）标本要求与保存

血清标本。用干净试管收集血液，室温凝固两小时或 4 ℃过夜，1 000×g 离心 10 min，收集血清，立即分析或分装后 −20 ℃冷冻保存；细胞培养、组织匀浆、体液：离心去除沉淀，立即分析或分装后 −20 ℃冷冻保存。样品如果不立即分析，应分装后冷冻保存，且避免反复冻融。

（四）参考区间

铃蟾素在每克湿组织中的含量为 200～700 μg。

（五）临床意义

（1）铃蟾素对于胃癌细胞具有促生长的作用，并且在正常胃上皮细胞癌变过程中与化学致癌剂有协同作用，这一作用是铃蟾素通过促进细胞周期素 D 的表达从而调节细胞周期实现的。

（2）高促胃液素血症可导致高胃酸，进而形成十二指肠溃疡，铃蟾素与食物通过不同的机制影响促胃液素的分泌，前者直接刺激促胃液素分泌，后者则要通过许多机制，如神经、肽能、内分泌和旁分泌等。

（3）铃蟾素引起的胃酸分泌在十二指肠患者尤高，可能是由于刺激 G 细胞而产生的促胃液素效应使患者分泌率增加，而并非壁细胞总数增加，当然并不排除壁细胞对内源性促胃液素敏感性增高的可能性。

（4）铃蟾素对胃窦切除者或胃外的促胃液素释放无刺激作用，因此它可用来判断胃窦是否完全切除的"试验剂"。在铃蟾素水平不低的情况下，出现低促胃液素血症，提示胃窦完全切除；反之则可能没有被切除。

（5）铃蟾素是一种胰肠外分泌的强刺激剂，血清免疫活性胰蛋白酶（IRT）是具有器官特异性的胰腺蛋白酶。慢性胰腺炎患者铃蟾素刺激后的血清 IRT 增加很不显著，严重胰腺功能不全者甚至无反应。表明铃蟾素刺激后血清 IRT 测定可作为慢性胰腺炎患者胰腺外分泌功能受损的指标，并可反映胰腺腺泡细胞总的功能贮备。

十一、P物质

(一)生化及生理

P物质(SP)是第一个被发现的脑肠肽,由11个氨基酸组成,耐热、抗酸,可为多种蛋白酶水解而失活,是既存在于消化道又存在于神经系统的一个双重分布的脑肠肽,在不同部位含量不同,邻近胃的部分SP的含量比较低,肠道和肛门SP的含量较高,肠道黏膜肌层的SP含量很高。SP可促进胃肠平滑肌和括约肌收缩、参与内脏痛觉反射、刺激胆囊收缩。结肠神经系统中含有SP能神经纤维,可直接作用于平滑肌,增强结肠的收缩运动;使胰液分泌量增加,刺激唾液分泌,具有催涎作用。

(二)检测方法

ELISA、放射免疫法测定。

(三)标本要求与保存

P物质测定需空腹静脉血3 mL注入含有依地酸二钠和抑肽酶的试管中混匀,离心取血浆。

(四)参考区间

血浆11~15 fmol/L。

(五)临床意义

SP增高见于十二指肠球部溃疡、腹泻型肠易激综合征、肝性脑病、胰性霍乱。

十二、胃动素

(一)生化及生理

胃动素(MTL)由胃、小肠、结肠Mo细胞、肠嗜铬细胞分泌,在空肠黏膜浓度最高,在十二指肠和空肠上段也有相当的含量,此外还存在于神经组织和垂体、下丘脑、大脑皮层和小脑中,故又称MTL为一种脑肽激素。胃动素的生理作用是调节胃肠移行性运动复合波,血浆中胃动素浓度水平的周期性波动是产生运动复合波的根本原因;通过刺激胆碱能神经元,促进胃肠运动、加速胃排空、促胰液分泌。

(二)检测方法

放射免疫法。

(三)标本要求与保存

清晨空腹静脉血2 mL放入含30 μL的10% EDTA二钠和30 μL抑肽酶的塑料试管中充分混匀后4 ℃离心,取血浆。若不能立即检测,需放置于-20 ℃以下冰箱中保存,避免反复冻融。

(四)参考区间

参考区间为MTL 250~405 μg/mL。

(五)临床意义

(1)消化性溃疡时,胃动素比正常人明显升高。由于胃动素有强烈的刺激上消化道运动的作用,因此对临床上主诉有上消化道运动异常的患者,无论有无器质性病变,应进一步研究与胃动素的关系。

(2)慢传输型功能性便秘患者餐后MTL降低。

(3)反流性食管炎患者,空腹血浆胃动素浓度降低。

十三、脑啡肽

(一)生化及生理

内源性阿片肽(EOP)是体内具有阿片样活性的一类物质,分布广泛,通过作用于不同部位的各种类型的阿片受体,发挥复杂多样的生理作用。EOP 主要有 5 类物质,即脑啡肽(ENK)、内啡肽、强啡肽、孤啡肽和内吗啡肽。内啡肽、脑啡肽和强啡肽等阿片肽的大小相差悬殊,从 5 个氨基酸的脑啡肽到 31 个氨基酸的 β-内啡肽,但它们都有关键性的 5 个共同的氨基酸序列,这一序列是阿片肽和阿片受体结合并表现阿片药理活性所必需的,即酪氨酸-甘氨酸-甘氨酸-苯丙氨酸-甲硫氨酸(或亮氨酸)。

阿片肽对胃肠运动的调节作用可能是通过减少乙酰胆碱的释放来抑制胃肠运动。阿片肽的其他作用有参与痛觉信息调制、参与免疫功能的调节,还参与应激反应,并在摄食饮水、肾脏、胃肠道、心血管、呼吸体温等生理活动的调节中发挥重要作用,阿片肽还与学习记忆、精神情绪的调节有关。

脑啡肽有两种形式,即甲硫脑啡肽和亮脑啡肽,后者又被称为亮啡肽(L-ENK),常在临床上测定。脑啡肽与其受体常相伴而存在,在纹状体、下丘脑前区、中脑中央灰质、杏仁核等区含量最高。在外周,借助放射免疫分析和免疫细胞化学方法发现在胃肠道有脑啡肽存在,胃窦和小肠上部 G 细胞分泌脑啡肽。

(二)检测方法

目前主要用放射免疫法检测阿片肽,也可用免疫组织化学法检测组织内的阿片肽。

(三)标本要求与保存

血浆标本、组织标本。

(四)参考区间

参考区间为 L-ENK:143.4～229.6 ng/L。

(五)临床意义

EOP 是机体内重要的调节多肽,在体内有广泛的分布和复杂的功能,并在许多疾病的发生、发展中起重要作用。其不仅对心脏等器官有直接的抑制作用,而且还通过神经-内分泌-免疫网络间接对器官的功能产生影响。幼体窒息时,体内 EOP 含量升高,而给予其阿片受体拮抗剂纳洛酮等,则可有效翻转心血管、呼吸系统的抑制,使幼体窒息得到改善。提示 EOP 是通过阿片受体而起作用,即缺氧导致体内 EOP 合成及分泌增加,通过激活阿片受体,对新生儿的呼吸、心血管等系统产生抑制,从而导致新生儿窒息的发生;窒息使缺氧加重,阿片肽含量也更加上升,形成恶性循环,最后导致新生儿缺血缺氧性脑病甚至新生儿死亡。

十四、β-内啡肽

(一)生化及生理

β-内啡肽来源于前阿片黑皮素,由 31 个氨基酸组成,存在于垂体及脑内。垂体内的 β-内啡肽通过门脉系统进入体循环,并且同促肾上腺素皮质激素的释放一样具有生理节律。脑内的 β-内啡肽主要存在于下丘脑基底内侧的弓状核,传出纤维分布广泛。

(二)检测方法

见"脑啡肽"。

（三）标本要求与保存

血浆标本、组织标本。

（四）参考区间

参考区间为 β-内啡肽 $23.3 \sim 38.3$ ng/L。

（五）临床意义

见"脑啡肽"。

十五、强啡肽

（一）生化及生理

强啡肽是一个十三肽，存在于脑、十二指肠、垂体，具有很强的阿片样活性，其 N 端的 5 个氨基酸序列与脑啡肽相同。其前体是强啡肽原，含 236 个氨基酸残基，是由前强啡肽原经过加工形成的。

（二）检测方法

见"脑啡肽"。

（三）标本要求与保存

血浆标本、组织标本。

（四）参考区间

强啡肽 $A_{1 \sim 13}$：$22.2 \sim 34.8$ ng/L。

（五）临床意义

见"脑啡肽"。

十六、内因子

（一）生化及生理

内因子（IF）是由壁细胞分泌的糖蛋白，分子量大约 6 万。它作为一种载体蛋白与维生素 B_{12} 结合形成复合物，可保护 $VitB_{12}$ 在运转至回肠被吸收过程中不被水解酶破坏，其本身并不被吸收，有促进维生素 B_{12} 吸收的作用，故为造血因子之一。

（二）检测方法

检测方法是 Schiling 试验，即 ^{57}Co 标记维生素 B_{12} 吸收试验。

其原理是正常人食物中维生素 B_{12} 只有同胃分泌的 IF 结合成复合物（IF-B_{12}），才能通过小肠壁被吸收，而维生素 B_{12} 在酸性胃液中几乎全部与内源性 R 蛋白结合（R-B_{12}）。当 R-B_{12} 在小肠被胰蛋白酶分解后，维生素 B_{12} 才能被转到 IF 上，经结合被吸收。本试验是以 ^{57}Co 标记 IF-B_{12}，以 ^{58}Co 标记 R-B_{12}，根据 R-B_{12} 与 IF-B_{12} 的相对吸收率，测定 24 h 尿内两者比值（R-B_{12}/IF-B_{12}）。

方法：服用一定量的 ^{57}Co 标记维生素 B_{12}，1 h 后给予患者肌内注射无标记的维生素 B_{12} 1 mg，然后收集全部 24 h 尿液送检，以测定尿液中的放射活性。

（三）标本要求与保存

尿液：收集 24 h 尿液，加浓盐酸作为防腐剂。

（四）参考区间

尿液中放射活性与口服 ^{57}Co 标记维生素 B_{12} 放射活性的比率 $> 10\%$。

（五）临床意义

（1）当比率＜10％时，尚不能完全表明内因子缺乏，需做进一步试验：口服^{57}Co 标记的维生素 B_{12} 与内因子的结合物，同样肌内注射 1 mg 的无放射性的维生素 B_{12}，收集 24 h 尿液测其放射活性，若其与口服^{57}Co 标记的维生素 B_{12} 放射活性的比率＞10％则内因子缺乏的诊断可以成立；若仍＜10％，表明存在肠道吸收不良等原因。

（2）慢性萎缩性胃炎患者内因子分泌量减少，但只有在广泛性胃萎缩不分泌内因子时才会导致恶性贫血。

（3）血清或胃液内因子含量严重缺乏时，可被认为有内因子抗体存在。

十七、内因子阻滞抗体

（一）生化及生理

内因子是一种糖蛋白，由胃黏膜壁细胞分泌，能促进维生素 B_{12} 的吸收。内因子抗体能阻碍内因子与维生素 B_{12} 的结合，影响维生素 B_{12} 的吸收。

（二）检测方法

放射免疫法。

（三）标本要求与保存

血清标本。标本量 2 mL，至少 0.5 mL。分离后标本在室温（25 ℃）、冷藏（4 ℃），或冷冻（－20 ℃）稳定保存 14 d。可反复冻融 3 次。

（四）参考区间

阴性。

（五）临床意义

阻滞抗体在恶性贫血患者血清中的检出率为 50％以上，可作为恶性贫血的筛选方法之一。

（郭　红）

第二十四章　生殖系统疾病检验

第一节　精液常规与精子特殊检验技术

一、精子密度及活力检验

精子密度是指单位体积精液中精子的数量。精子活力是指精子的运动能力。精子密度和精子活力是精液分析的重要参数。

(一)检验方法学

精子密度和活力的检测方法主要有 Makler 精子计数板法、Macro 精子计数板法和 Microcell 计数池法。当前已逐渐为计算机辅助精液分析(computer assisted semen analysis，CASA)所取代。

1.Makler 及 Macro 精子计数板法

1978 年以色列学者 Makler 发明了专用于精液检测的 Makler 精子计数板，一次加样可以计数精子密度、分析精子的活动力和活动百分率。国内黄宇烽等研制出了 Macro 计数板。

(1)原理:Makler 板由底盘和盖板两部分组成,底盘是一块金属圆板,中央为光学玻璃载物台。载物平台四周有 4 根石英圆柱体支柱,支柱高出平台 10 μm。盖板为四周镶嵌了金属的玻璃。具有很好的平整度。其中央刻有 100 个 0.1 mm×0.1 mm 的小方格,当盖上盖板后,盖板与载物平台之间的间隙正好为 10 μm,恰好能容纳一层精子而又不影响精子在水平方向上的自由运动。10 个小方格所占的体积为 0.1 mm×0.1 mm×0.01 mm×10＝1.0×10^{-3} mm^3＝1.0×10^{-6} mL。Macro 板的基本原理同 Makler 板,由底板和盖板两部分组成,载物平台四周支柱高出平台 10 μm,盖上盖板后两者之间的间隙为 10 μm。

(2)器材和试剂:①Makler 或 Macro 精子计数板。②水浴箱。③显微镜。

(3)操作:①取液化后充分混匀的精液 0.2～0.5 mL 置于 65 ℃水浴灭活 5～10 min。②取一小滴(约 5 μl)滴加在载物平台上,轻轻盖上盖板。③随机计数 10 个小方格内的精子数乘以 10^6/mL,即为精子密度。④当精子密度小于 20×10^6/mL 时,应计数更多的小方格,以避免因精子分布不均造成的误差。

2.计算机辅助精液分析

(1)原理:精子形态图像及精子运动图像被CCD摄像头采集后,输入到监视器和计算机中,计算机根据设定的精子大小和灰度、精子运动的移位及精子运动相关参数,对图像进行动态分析并处理。

(2)器材和试剂:①成像系统包括相差显微镜、恒温装置和专用计数板(Makler板或Macro板);②摄像系统包括高速、高分辨率的摄像机和监视器;③计算机分析处理系统;④打印输出系统。

(3)操作:①开机预热30 min;②将液化的精液注入专用的精子计数板中,置于显微镜操作平台上;③根据软件提示进行分析;④保存并打印结果。

(二)方法学评价

1.方法评述

Makler精子计数板的优点是简便、快速;精液不需要稀释;准确性高,精确度好;一次加样不但可以计数精子密度,还可分析精子的活动力和活动百分率。如果在相差显微镜或暗视野显微镜下配以显微照相,还可以拍摄下精子的运动轨迹,来分析精子的运动速度和运动方式。

Macro计数板的底板为一块75 mm×35 mm的长方形玻璃,与显微镜的载物台相匹配,移动灵活,在镜下可迅速找到目标,而且价格较低,可在普通显微镜下使用,Macro计数板中央的载物平台比Makler板缩小了面积,增加了单位面积上精液所受盖板重力产生的压强,使盖板与支柱紧密接触,减少误差。载物平台四周为3个抛光宝石圆球,使支柱与盖板的接触为点与面的接触,更好地克服了精液的张力,确保载物平台与盖板之间的间隙为10 μm。盖板的盖玻片厚度有1 mm和0.4 mm两种,前者适合于在20×或25×物镜下观察,后者还可以在普通显微镜40×物镜下观察。

计算机辅助精液分析(computer aided semen analysis,CASA)客观、高效、精度高。除可分析精子密度和活动百分率等精子参数指标外,更能客观地定量评价精子运动速度、运动方式和能力,大大克服了传统测定方法所存在的费时、信息量少、准确度差、主观性高等缺陷。

2.干扰因素

取样在禁欲2～7 d之间,时间过长或过短均会影响检测结果;采集容器使用玻璃容器;样本采集要完整;标本最好保温在35 ℃～37 ℃;CASA系统参数的设置;阈值的设定;视屏取像率。

(三)质量保证

标本的采集、运送和保存要严格按要求操作。如果采用CASA分析,仪器应预热1/2 h。

由于计数池深度为0.1 mm,精子可能相互重叠而不处于同一焦平面上,计数时需要不时调整焦距以避免遗漏。

CASA是根据人为设定的大小和灰度来判定的,准确性受精液中细胞成分和非细胞颗粒的影响。计算精子活动率时,精子只有产生了一定的位移,CASA才认为是活动精子,而对原地摆动的精子则判断为不活动精子,测定值低于实际结果。

CASA对精子密度有一定的限制,在$(20\sim50)\times10^6$/mL范围内检测结果较好。精子密度过高时,标本可适当稀释,采用同份标本精浆稀释。精子密度过低时,应多几个视野采样。

(四)参考值

精子密度:$(20\sim120)\times10^6$/mL。精子活力:射精后60 min内,a级精子比例不少于25%或

a＋b级精子比例不少于50％。

(五)临床意义

关于精子密度的报道不尽相同,这可能与人群、地区和采精的季节有关。WHO关于精子密度的参考值是 $20 \times 10^6/mL$ 或更多。一般认为精子密度低于 $20 \times 10^6/mL$ 时会导致生育力低下,甚至不育。

临床上只有前向运动的精子才有可能到达受精的位置。不育男性的精子活动力明显低于正常生育男性。

(焦光忠)

第二节　精子功能检验技术

一、精子穿卵试验检验

WHO推荐的方法是精子穿透去透明带金黄仓鼠卵试验(SPA),以检测精子获能、顶体反应、精子卵膜融合能力以及精子核解聚能力。

(一)检验方法学

目前穿卵试验使用的卵子大都是金黄仓鼠卵。国外已将此法用作检测男性不育的常规技术。以下是精子-仓鼠卵穿透试验的介绍。

1.原理

哺乳动物卵子的透明带表面有特异性受体,能对同种精子进行专一的识别与结合而使受精过程具有种的专一性,在异种动物的精卵细胞受精过程中起着重要的屏障作用,当用实验手段去除透明带后,卵的物种专一性立即消失,表现出对异种精子的接受能力。事实上很多动物的卵细胞在去除透明带后仍具有很强或较强的物种专一性,但金黄仓鼠的去透明带卵细胞允许异种精子包括人精子进入,只要这些精子已经获能并发生了顶体反应。研究表明,精子穿透卵子能力与人精子受精能力密切相关。

2.器材和试剂

(1)BWW(Biggers,Whitten and Whit-tingham)贮备液(表24-1)。

表 24-1　BWW 贮备液配制

成分	用量
NaCl	5.540 g
KCl	0.356 g
$CaCl_2 \cdot 2H_2O$	0.250 g
KH_2PO_4	0.162 g
$MgSO_4 \cdot 7H_2O$	0.294 g
酚红	1.0 mL
蒸馏水	加至 1 000 mL

(2)BWW 培养液(表 24-2)。

表 24-2　BWW 培养液

成分	用量
NaHCO$_3$	2.100 g
乳酸钠(60％浆状体)	0.37 mL
焦丙酮酸钠	0.028 g
葡萄糖	0.100 g
青、链霉素各	10 万 U/100 mL
人血清白蛋白	0.350 g
Hepes	0.477 g
BWW 贮备液	100 mL
将上述成分混合后,加温至 37 ℃,完全溶解后通入 CO$_2$ 气体调整 pH 至 7.4	

(3)高渗 BWW 溶液(获能液):100 mL BWW 培养液加入 0.15 g 人血清白蛋白。

(4)1.0 g/L 透明质酸酶,临用时用 BWW 培养液配制。

(5)1.0 g/L 胰蛋白酶,临用时用 BWW 培养液配制。

3.操作

(1)制备卵细胞:观察 8～12 周龄性成熟仓鼠 1～2 个性周期,以阴道口出现白色分泌物为周期第 1 d。在周期第一天上午给鼠腹腔注射孕马血清促性腺激素(PMSG)25～50 U,56 h 后再注射人促绒毛膜性腺激素(HCG)30～50 U,15～17 h 后,将仓鼠断颈处死。剖腹,从输卵管伞端切断,取出卵巢,浸泡于盛有 BWW 培养液的培养皿中。在解剖显微镜下,从伞部插入针头,刺破卵泡,冲洗卵泡腔。冲洗液中即含有成熟卵细胞。通常 1 次排卵可获 30～50 个卵子。将卵子移入1.0 g/L 透明质酸酶液中洗涤,待大部分卵丘细胞散脱后,再用 BWW 液洗 1 次,移入 1.0 g/L 胰蛋白酶中去除透明带。除去透明带后的卵再用 BWW 液洗 2 次备用。

(2)收集精液:置于无菌消毒容器,30 min 内送检。

(3)离心:将精液倒入锥形离心管内,加 BWW 培养液至 10 mL,500 g 离心 5 min,弃上清,沉淀重复洗涤 3 次。

(4)培养:加精子获能液于 37 ℃ 5％CO$_2$培养箱中,培养 18 h 获能。

(5)离心:获能后精子 500 g 离心 5 min,弃上清,沉淀用高渗 BWW 溶液调整精子密度为$1×10^7$/mL。

(6)孵育:取盛有 2～3 mL 液体石蜡的无菌小培养皿,吸取已获能的精子悬液 0.1 mL 注入液体石蜡下,取 15～20 个去透明带的仓鼠卵注入获能精内。37 ℃ 5％CO$_2$ 培养箱中孵育2～3 h。

(7)显微镜观察:授精后吸出卵子,用 BWW 培养液洗 3 次,除去吸附于卵子表面的精子。将受精卵放在载玻片上,四周涂少许凡士林与羊毛脂的混合物。将盖玻片轻轻盖在受精卵上,在相差显微镜直视观察下,轻压盖玻片,使卵细胞既不破裂,又能清楚地显示卵细胞浆内肿大的精子头部。卵细胞浆内出现肿大的精子头,且相对应的卵细胞膜上附有精子尾,提示卵已被精子穿透。肿大的精子头在镜下呈清亮区。如用 2.5 g/L 乙酰卡红或 10 g/L 乙酰间苯二酚蓝染色,则呈黑色斑块。受精卵也可先用乙醇:冰醋酸(3:1)的溶液固定 2 h,然后用 20～40 g/L Giemsa

(0.15 mol/L,pH 7.4 磷酸盐缓冲液配制)染液染色 8～10 min,显微镜观察结果。

4.结果

SPA 结果可用卵子受精率及受精指数表示。卵子受精率是指卵子被穿透的百分率。

$$卵子受精率=\frac{受精卵子数}{卵子总数}\times100\%$$

受精指数(fertilization index,FI)是指穿透卵子的精子总数与卵子总数之比。由于透明带已去除,1 个卵子可被多个精子穿透。FI 从整体上反映精子的穿透力与顶体反应。

$$FI=\frac{穿入卵子的精子总数}{卵子总数}\times100\%$$

(二)方法学评价

1.方法评述

有报道,生育男性 SPA 正常的概率为 82%,而不育男性 SPA 正常的概率仅为 2%。有学者报道 SPA 穿透率与精子密度,a、b 级活动精子百分率和正常形态精子百分率之间均有显著正相关。也有报道认为 SPA 穿透率与精子密度、精子活率和畸形率不相关。SPA 与性交后试验(PCT)及体外精子-宫颈黏液穿透试验有相关关系。

2.干扰因素

禁欲时间;标本送检时间;精子洗涤方式和离心力;精子获能时间;精子密度;仓鼠卵采集时间及其保存方式;培养液的成分。

(三)质量保证

SPA 的结果受实验条件影响较大,而实验条件各实验室不尽一致,各实验室应尽可能将实验条件控制在最佳状态。SPA 的影响因素主要有以下几个方面。

1.禁欲时间

对生育男性不同禁欲时间的 SPA 结果比较表明,将禁欲时间从 48 h 缩短至 24 h 或 12 h,即使精液常规未见精子总数与活力下降,精子对卵的穿透力也明显降低。因此禁欲时间不能少于1 d,但超过 5 d 也无多大益处。

2.标本送检时间

精液标本放置过久,精子的穿透力显著降低。观察 5 例供者标本放置 1～2 h 后,有 3 例卵子受精率降至正常标准以下,出现假阴性。

3.精子洗涤

洗涤精子时不宜强力离心。有些学者用上游法替代精子洗涤。即于精液表面滴加培养基,温箱内作用 30～60 min,让精子从精液上游至培养液内,吸取培养液内的精子进行 SPA。上游法常规用于人工授精,但用于 SPA 时,能增加精子穿透卵子的能力,出现假阳性,不宜采用。

4.获能时间

报道争议较大。每个精子获能时间不一,一般选用长时间培养,以保证每个精子均充分获能。Johnson 等报道,获能 7 h,33% 的生育男性 SPA 卵子受精率小于 10%,获能 20 h,受精率全部正常。

5.精卵穿透时间

有学者报道,精卵相互作用 3 h,卵子受精率最高,但如果获能时间短,应延长精卵穿透时间至 3～6 h,使未获能精子有机会获能。

6.精子密度

精子密度过高或过低均影响穿透结果。调整时不能只以活动精子数为标准,否则结果偏高。精子密度大多为$(5\times10^4\sim2\times10^7)$/mL,以$1\times10^7$/mL为最佳。

7.卵子采集

采卵雌鼠至少6周龄以上。严格控制孕马血清促性腺激素的使用时间。用酶去除卵丘细胞和透明带时,时间越短越好,特别是胰酶处理过长,可显著降低精子穿透率,因此,操作必须十分娴熟。特别是洗涤卵子时,易将卵子吸进毛细管上端而黏于管内,应特别小心。

8.培养

培养液的组成成分应相对固定。人血清白蛋白与牛血清白蛋白均可使用,但以35.0 g/L人血清白蛋白穿透效果最佳。

9.镜检

加压盖玻片时力度要适宜,既不要压破卵子,又要能清楚地显示胞浆内肿大的精子头。涂于细胞悬液四周的凡士林-羊毛脂混合物必须硬度适当。也可将其涂在盖玻片的4个角上。

10.精卵冷冻保存

仓鼠卵的采集有严格的时间程序,临时收集很不方便,可收集大批卵子冷冻保存,但以透明带完整的卵子为宜。将卵子置于含BSA 30 g/L二甲亚砜、以Hepes缓冲液配制的Tyrode培养液中,以0.3 ℃/min速度逐渐冷却至-80 ℃,然后转入液氮中保存。解冻速度为8 ℃/min,解冻后用5倍量的上述培养液洗涤2次,37 ℃温箱作用1 h,用胰酶去除透明带。此法保存的卵子与新鲜的精子穿透率无显著性差异,卵子的复活率为70%~80%。

冷冻精子解冻后绝大部分精子活力保持不超过5 h,因此不宜用于SPA,但精子可加入TEST-卵黄缓冲液中于2 ℃~5 ℃保持48 h,对卵子的穿透力不但不降低,反而增高。

(四)参考值

正常生育男性SPA时卵子受精率各家报道不一,多数学者将标准定为10%。不低于10%为正常,小于10%为异常。各实验室可根据自身实验条件及人群特征对标准做相应调整。

(五)临床意义

SPA可检测人精子的受精能力、获能及顶体反应,对不育症较精液常规更有价值。临床上SPA主要用于以下几方面。

(1)对不明原因的不育者,检测其精子功能。

(2)在女方进行强有力的治疗,如促性腺激素治疗和输卵管成形术前,确定其丈夫精子的受精能力。

(3)估计不育症患者精液异常的严重程度、观察治疗效果。

(4)体外受精-胚胎移植(IVF-ET)时估计供精者精液标本的质量和受孕率的估计,但Surrey等认为,对于精液分析正常的夫妇,单精子卵胞浆内显微注射(SPA)不能作为ICSI治疗的指征。

(5)检测生殖抗体,如抗精子抗体对生殖的影响。

(6)输精管结扎前,男性受精能力监测。

(7)评价化疗或放疗对男性肿瘤患者生育力的影响。

(8)估计化学药品、环境中的毒物和药物对人精子受精能力的影响。

二、精子-宫颈黏液相互作用

人的宫颈上皮细胞是由不同类型分泌细胞组成的。不同时期以及宫颈的不同部位,上皮细胞分泌颗粒的性质和数量存在差异。来自这些细胞的分泌物汇聚成宫颈黏液。宫颈黏液受卵巢激素(雌激素和孕激素)的调节,宫颈黏液的分泌量呈周期性变化。

(一)检验方法学

目前,精子-宫颈黏液相互作用的方法主要有性交后试验、毛细管穿透试验和玻片试验等。

1.性交后试验

(1)原理:精子欲达到输卵管壶腹部使卵受精,必须穿过充盈有宫颈黏液的宫颈管,宫颈黏液能保护精子免受阴道不利环境的影响和巨噬细胞的吞噬,补充精子所需能量,启动精子获能,同时还为精子提供了一个临时贮存池,并对精子活力与形态学差异进行筛选(滤过效应)。正常情况下,射精后数秒钟精子即穿入宫颈黏液,然后依靠自身运动游向宫腔,同时有一部分精子贮存在宫颈腺上皮的隐窝内,不断游出,增加了卵子受精的概率。精子在宫颈黏液中的运动及其存活受许多因素的影响。黏液中如有抗精子抗体存在,精子的运动能力将受到影响,会出现凝集等现象。由于巨噬细胞的吞噬和补体介导的细胞毒作用,精子被破坏。精子本身如有遗传或代谢障碍,也不能穿透宫颈黏液。

(2)器材和试剂:①注射器;②窥阴器;③显微镜。

(3)操作:①试验前夫妇双方禁欲 2 d,性交时宜抬高臀部并平卧半小时,性交后忌阴道冲洗和用药。②用未涂润滑剂的窥阴器徐徐打开阴道,暴露宫颈黏液与穹隆。③用不带针头的注射器先吸取阴道后穹隆的黏液置于载玻片上。④显微镜下观察有无精子,如无精子,表示性交失败,精子未射入阴道。如有精子,则换注射器抽吸宫颈口黏液。分别涂片后,用高倍镜计数每视野活动精子数,同时注意观察精子有无凝集,有无脓细胞、滴虫、真菌及其他微生物。

2.毛细管穿透试验

由 Kremer 于 1965 年创立,通过在体外观察精子是否穿透毛细管内的宫颈黏液来评价精子的功能。

(1)原理:与 PCT 相同。由于使用供者的宫颈黏液或宫颈黏液替代品,精子在黏液内的穿行距离及黏液内活动精子数,完全取决于精子本身的运动功能。

(2)器材和试剂。

1)宫颈黏液替代品,临床上取正常妇女排卵期的宫颈黏液有一定难度,取材不方便,而且量少,干扰因素多。常用的替代品主要有以下几种:①动情期母牛宫颈黏液(bovine cer-vical mucus,BCM),BCM 在生化组成、黏稠度及流体力学上与人宫颈黏液(hu man cervical mucus,HCM)极为相似,干燥后也可形成羊齿状结晶。人精子在 BCM 内的穿透高度、穿透密度及活力与在 HCM 中无显著差别。BCM 对畸形精子的阻滞力较 HCM 更大。BCM 储存于带塞的试管中,以免脱水,4 ℃可保存 1 周。②含人血清精子营养液,成分见表24-3。用时取 6 mL 精子营养液加 25% 人血清白蛋白 1 mL。③含牛血清白蛋白精子营养液,取 150 mg 牛血清白蛋白溶于 5 mL精子营养液中,混匀后即可使用。④新鲜蛋清。蛋清的物理性状类似于宫颈黏液,用蛋清做穿透试验,经济方便、结果可靠。取新鲜鸡蛋 2 只,分离蛋清,混匀、搅拌后加入 100 U/mL 青霉素。⑤精浆,取 3～5 名生育男性精液,液化后混匀,1 500 g 离心 15 min,取上清液,加入 100 U/mL青霉素。

表 24-3　含人血清精子营养液

成分	含量
NaCI	7.721 g
$MgSO_4 \cdot 7H_2O$	0.247 g
果糖	1.00 g
Na_2HPO_4	3.581 g
KH_2PO_4	0.136 g

加蒸馏水至 1 000 mL,调整 pH 至 7.4 于 4 ℃保存

2)毛细管,建议使用 5 cm 长,3 mm 宽,横断面为 0.3 mm 厚的扁平毛细管。

3)精液池。

(3)操作:①试验对象禁欲 2 d;②穿透前将排卵期的宫颈黏液或其他替代品吸入毛细管内;③毛细管顶端用胶泥封口,下端插入精液池内,池内有精液 0.2 mL,垂直放入 37 ℃湿盒内 1 h;④取出毛细管,镜下观察,测定精子在毛细管中的穿透高度,并记录活动精子数。

(4)结果:WHO 推荐根据穿透高度、穿透密度和活力等指标,采用评分的方法,对结果进行判断。试验时间可经预实验设定,如 10 min,30 min,3 h,24 h 等。

穿透高度:指毛细管中领先精子达到的高度,单位为 mm。

穿透密度:选毛细管中精子数目最多的一段,计数其中的精子数。

活动力:根据毛细管中上 1/3 段前向运动精子的比率分为 0～Ⅲ级。0 级:无前向运动。Ⅰ级:前向运动精子比例少于 25%。Ⅱ级:前向运动精子比例占 25%～50%。Ⅲ级:前向运动精子比例大于 50%。根据以上指标,按表 24-4 对实验结果进行评分,取各项指标的累计分值为判断标准。7～9 分为优;4～6 分为良;1～3 分为差;0 分为阴性。

表 24-4　毛细管精子穿透试验评分标准

评分	0	1	2	3
穿透高度(mm)	0	～20	～50	>51
穿透密度(精子数)	0	1～10	11～15	>50
精子活力(级)	0	Ⅰ	Ⅱ	Ⅲ

(二)方法学评价

1.灵敏度和特异性

毛细管穿透试验操作简便,实验条件容易控制,影响因素少,特别是可以使用供者的宫颈黏液或宫颈黏液替代品,可方便地同时检测一批标本。该试验还可以用来鉴定导致性交后试验(post-coital test,PCT)异常的因素是在男方还是在女方,有很大的临床实用价值。

2.干扰因素

宫颈黏液采集时间;宫颈黏液的性状;禁欲时间;精液标本送检时间;试验温度。

(三)质量保证

宫颈管腺细胞分泌黏液受卵巢激素的影响。排卵前随雌激素分泌的逐渐增多,宫颈黏液量渐增,且日趋稀薄。至排卵期可超过 0.3 mL,呈蛋清样,同时拉丝度大,可达 10 cm。涂片干燥后

可出现 3 级以上分支的羊齿状结晶,此时最利于精子穿透。排卵后,随孕激素的增多,宫颈黏液量渐减、变稠,此时正常精子也不能穿透。因此,PCT 必须在排卵期进行,否则出现假阴性。确定排卵期的临床指标有通常的月经周期、基础体温、宫颈黏液变化、阴道细胞学检查、血清或尿中的激素水平及卵巢的超声排卵监测。对于月经不规则或分泌功能紊乱者,可用人工周期,于月经来潮第 5 d 服用已烯雌酚 1 mg/d,于服药后的 7～14 d 进行 PCT,且需复查。PCT 结果取决于精子与宫颈黏液的相互作用,任何一方的异常均可影响 PCT 结果。由于宫颈黏液的性状受人体内雌激素、孕激素的影响。因此,女性内分泌失调,如无排卵,PCT 常会异常。有时,月经中期的雌激素高峰能诱发排卵,但不能使宫颈管腺上皮分泌黏液,此时虽有排卵,PCT 仍异常。宫颈黏液中的白细胞及细胞碎片也影响精子对黏液的穿透。pH 小于 7 或 pH 大于 8.5 也可导致 PCT 假阴性。宫颈疾病及男女双方性功能障碍,均可影响 PCT 结果。由于影响因素多,因此,PCT 异常必须复查。

穿透试验影响结果的因素主要有精子质量、宫颈黏液的性状及试验时的温度。精液必须新鲜,液化后宜在 1 h 内进行穿透试验。宫颈黏液必须选择排卵期的黏液,吸入毛细管内时,不可存留气泡,以防气泡阻止精子向前运动。

(四)参考值

性交后试验:在标准试验,宫颈口及宫颈管黏液中每高倍视野有 10 个以上Ⅲ级向前直线运动的精子,就视为正常。在延迟试验中,宫颈口黏液中活动精子数有所减少,但宫颈管内黏液中活动精子数不应少于 5 个/HP。

毛细管穿透试验:以含白蛋白的精子营养液为替代品的正常参考值为 $(42.7 \pm 16.2)(x \pm s)$、牛宫颈黏液为替代品的正常参考值为 $(49.1 \pm 12.3)(x \pm s)$。

宫颈黏液性质的评估主要由表 24-5 中的羊齿状结晶程度、成丝性、黏稠度、细胞量和黏液量 5 个指标组成,最高分为 15 分,高于 10 分常表明宫颈黏液较好,有利于精子穿透;低于 10 分则表明不利于精子穿透。黏液 pH 值不包括在总记分之内,但常作为精子-宫颈黏液相互作用的一个重要参数。

表 24-5　WHO宫颈黏液的评分标准

评分	0 分	1 分	2 分	3 分
量(ml)	0	0.1	0.2	≥0.3
黏稠度	浓厚,高度黏液,月经前黏液	中度黏稠	轻度黏稠	水样,黏稠度最小,月经中期(排卵前)黏液
羊齿状结晶	无结晶	非典型性羊齿状结晶形成	具有主干和二级干的羊齿状结晶	具有三级和四级干的羊齿状结晶
成丝性(cm)	<1	1～4	5～8	≥9
细胞数/mm³*	>1 000	501～1 000	1～500	0

注:*细胞量的评估建议以细胞数/mm³ 来表示宫颈黏液中的细胞量,传统上按每高倍镜视野(HPF)中的细胞数对宫颈黏液中的白细胞和其他细胞数进行估算。假如产生 HPF 的显微光学组合是一个 10 倍的广角目镜(孔径为 20 mm)和一个 40 倍物镜,这样光学组合的显微镜视野直径大约为 500 μm(显微镜视野的直径等于目镜孔径的直径除以物镜放大倍数)。用直径 100 μm 的玻璃珠支撑盖玻片,对制备物的厚度进行标准化控制,则其容积为 0.02 mm³。在这种情况下计数为 10 个细胞/HPT 则大约等于 500 个细胞/mm³

细胞量评分等级相对如下：

0 分：大于 20 个细胞/HPT，或大于 1 000 个细胞/mm³。

1 分：11～20 个细胞/HPT，或 501～1 000 个细胞/mm³。

2 分：1～10 个细胞/HPT，或 1～500 个细胞/mm³。

3 分：没有细胞。

另外，pH 值也是一个评价指标。采自宫颈管内的宫颈黏液的 pH 值应在原位或采集后立即使用范围 6.4～8.0 的 pH 试剂进行测定。原位测定时应确定其是否为宫颈管内的宫颈黏液，因为宫颈管外的宫颈黏液的 pH 值常低于宫颈管内的宫颈黏液。同时要注意避免酸性的阴道分泌物的污染。精子对宫颈黏液的 pH 值变化非常敏感，精子在宫颈黏液中活动和存活的最佳 pH 值为 7.0～8.5，这也是月经中期宫颈黏液 pH 的正常范围。酸性黏液影响精子活动，而碱性环境则有利于精子活动，但碱性过强(pH 大于 8.5)时也对精子存活不利。

（五）临床意义

根据从性交至宫颈黏液镜检的时间不同，可将 PCT 分为标准试验、延迟试验和早期试验。标准试验通常在性交后 6～10 h 进行，而延迟及早期试验分别在性交后 18～24 h 及 2～3 h 进行，通常射精后 150 min 宫颈管内精子密度最大。但 PCT 不仅检测宫颈黏液中的活精子数量，反映精子穿透宫颈黏液的能力，而且也可以了解性交后一定时间内精子在女性体内存活和运动情况，反映精子在黏液中的寿命。标准试验异常，应进行早期试验，以检查精子的穿透力。相反，当延迟试验时 PCT 仍正常，则可排除宫颈黏液因素。

性交后 6～10 h 是 PCT 测定的最佳时间，此时如宫颈内有适量的活动精子，就可以排除不育的宫颈黏液因素。对初次试验阴性或不正常者应重复 PCT 试验。

三、精子膜功能检验

精子膜上含有丰富的多聚不饱和脂肪酸及多种蛋白成分，精子膜的功能与精子获能、顶体反应及精卵融合密切相关。正常精浆的渗透压为 354±18 mOsm/kg，它维持精子生存和活动的重要外环境。蒸馏水的渗透压较渗透压为 150 mOsm/kg 的低渗溶液的渗透压更低，是一种极强的低渗液，因此在短时间内就会造成大量液体流入精子尾部而呈现出各种易于观察的尾部肿胀，而且肿胀的程度及数量较其他低渗液增高，但在短时间内不会对精子膜造成损伤。反映精子膜功能的水试验和精子尾部低渗肿胀试验均以细胞膜在低渗液中发生顺应性变化(肿胀)的原理来观察精子尾部的卷曲和肿胀。当精子暴露于低渗环境中时，因精子尾部的膜较精子头部的膜更柔韧疏松，进入的液体更多，外形变化更大，呈现出各种易于观察的肿胀现象，这是精子膜功能正常的标志之一，是精子具有完整的功能活动的特征，而精子膜功能不正常者在低渗条件下表现为不肿胀。

（一）检验方法学

目前，主要有精子尾部低渗肿胀试验和伊红 Y 水试验。

1.精子尾部低渗肿胀试验

（1）原理：精子在低渗溶液中，由于精子膜内外的渗透压差异，水分子从渗透压低的膜外通过精子膜进入精子，从而使精子体积增大而肿胀，这是活精子膜功能正常的标志，死精子以及精子膜功能异常的精子表现为不肿胀。

（2）器材和试剂：①低渗肿胀液：取枸橼酸钠 7.35 g 和果糖 13.51 g，加蒸馏水至 1 000 mL 溶解,于 4 ℃冰箱保存。②伊红 Y 溶液:取 5 g 伊红 Y 溶解于 100 mL 0.01 mol/L pH 7.4 PBS 缓冲液中即可。③水浴箱。④显微镜。

(3)操作:①取液化精液 0.1 mL 加 37 ℃预温的低渗肿胀液 0.85 mL,混匀,置 37 ℃水浴 30min;②加伊红 Y 溶液 0.05 mL,混匀,室温放置 2 min;③显微镜下观察精子细胞,精子尾部形状发生变化的定为精子膨胀,计数 200 条精子中 b~g 型精子的百分率。

(4)结果:人精子尾部低渗肿胀有 b~g 6 种类型。除 a 型未肿胀外,b~g 型均为肿胀型,统计 b~g 型精子的百分率。

2.伊红 Y 水试验

(1)原理:精子尾部低渗肿胀试验是通过检测精子尾部的肿胀率来评价精子膜的完整性,但由于精子头部胞质少,质膜与核膜接触紧密,因而精子头部肿胀率明显低于尾部。伊红 Y 水试验不仅可以检测精子尾部肿胀率来反映精子膜功能的完整性,而且可以通过检测精子头部未着色率来评估精子头部膜结构的完整性。

(2)器材和试剂:①伊红 Y 水溶液(50 g/L):伊红 Y 5 g 加蒸馏水溶解至 100 mL;②显微镜。

(3)操作:①取 10 μl 液化精液和 40 μl 伊红 Y 水溶液,于载玻片上混匀,并覆以盖玻片;②静止 1~2 min 后置于 40×物镜下观察;③计数精子尾部总肿胀率、g 型精子百分率和精子头部未着色率。

(二)方法学评价

1.方法评述

由于精子头部膜与尾部膜对低渗液顺应性的不一致,在低渗肿胀试验中,精子头部并不能准确表现出明显的肿胀现象,也就是说低渗肿胀试验不能反映精子头部膜功能,即尾部膜功能完整的精子并不表示头部功能正常。伊红 Y 水试验除可检测精子尾部肿胀率来反映精子尾部膜功能的完整性外,还可以通过检测精子头部未着色率来评估精子头部膜结构的完整性。

伊红 Y 水试验法操作简单,实验时间短,易于观察,可作为精液分析的一项常规检测。

2.干扰因素

标本送检时间;试验温度;低渗液的种类。

(三)质量保证

试验应在标本采集的当天进行,试验温度要保持恒定。

(四)参考值

精子尾部低渗肿胀试验:34 例正常生育男性精子总肿胀率为(76.28±6.87)(x±s),g 型精子百分率为(28.30±5.14)(x±s)。

伊红 Y 水试验:61 例正常生育男性精子头部未着色率为(71.87±10.45)(x±s),精子尾部肿胀率为(72.67±9.95)(x±s),g 型精子百分率为(34.30±14.56)(x±s)。

(五)临床意义

精子膜不仅是精子新陈代谢的基础,也是精子活动力、引起顶体反应和完成受精过程的基础。精子膜低渗肿胀率与其活率、活力密切相关,精子膜低渗肿胀率越高,其活率、活力越高。生育组与不育组精子低渗肿胀率、精子活率及活力比较均有显著性差异。

四、精子顶体反应及顶体酶检验

人精子顶体位于精子头前端,覆盖在精子核前面,由顶体帽与赤道板组成,是一个膜结合的帽状结构。顶体内含有多种蛋白水解酶和磷酸脂酶。获能的精子穿过卵丘细胞外基质时被激活引发顶体反应,将顶体内的酶释放出来以溶解卵放射冠及透明带。精子在体内只有经过获能、顶体反应,才能穿入卵细胞与其融合,完成受精。因此,检测精子是否发生顶体反应,有助于预测精子的受精能力。

(一)检验方法学

目前,精子顶体反应的检测方法有凝集素免疫荧光染色法和考马斯亮蓝染色法,明胶法用来测定精子顶体酶活性,化学法则用来测定精氨酸酰胺酶活性。

1.凝集素免疫荧光染色检测顶体反应

(1)原理:精子顶体中含有大量糖蛋白,能与植物凝集素-豌豆凝集素(PSA)等特异性结合。钙离子载体 A23187 能诱导精子发生顶体反应。精子发生顶体反应后,顶体丢失。因此可利用能与糖基结合的 PSA 作为探针检测顶体反应。

(2)器材和试剂:①BWW 液,见本节"精子-仓鼠卵穿透试验"部分;②100 mg/L 氢溴酸罗丹明豌豆凝集素(TRI TC-SPA),用 0.1 mol/L pH 7.4 PBS 配制;③1 mmol/L A23187 溶液,用二甲亚砜溶解;④荧光显微镜。

(3)操作:①取 1 mL 液化混匀的精液于无菌洁净的玻璃试管中,上层轻轻加入 5 mL BWW液(含 3.5 g/L 人血清白蛋白),45°倾角 37 ℃上游 30 min。②取上层活力良好的精子 1 000 g 离心 10 min,精子沉淀用 BWW 液调整至 $1 \times 10^6 \sim 10 \times 10^6$/mL。③37 ℃孵育 5 h,使精子获能。而后加入 A23187 使其终浓度为 10 μmol/L,37 ℃再孵育 1 h,诱导精子顶体反应。④1 000 g 离心 10 min,沉淀用适量 PBS 悬浮后涂片,晾干,甲醇中固定 30 s,迅速干燥。⑤TRITC-SPA 染色 30 min,蒸馏水冲洗后浸泡 15 min,晾干。⑥荧光显微镜观察(G 激发滤片/G 双色分光组件,激发光谱 0～545 nm,0～515 阻挡滤片)。

(4)结果:镜下可见 3 种类型的精子:①顶体帽无荧光或仅核有荧光为发生顶体反应的精子;②顶体完整有荧光而核无荧光为顶体完整的活精子;③整个精子有荧光为死精子。计数 100 条精子中第 1 种类型精子的百分率。

2.考马斯亮蓝染色检测顶体反应

(1)原理:精子获能后,经钙离子载体 A23187 诱导发生顶体反应。发生顶体反应后顶体丢失,顶体区不着色,顶体完整而被考马斯亮蓝染上紫蓝色的精子为没有发生顶体反应的精子。

(2)器材和试剂:①BWW 液,见本节"精子-仓鼠卵穿透试验"部分;②0.05%考马斯亮蓝,将50 mg 考马斯亮蓝加入 100 mL 3.5%的高氯酸水溶液,煮沸溶解后过滤,置于棕色瓶中保存;③1 mmol/L A23187 溶液,用二甲亚砜(DMSO)配制;④显微镜。

(3)操作:①精子获能、顶体反应同上;②发生顶体反应的精子悬液 1 000 g 离心 10 min,沉淀用 4%甲醛-PBS 悬浮,固定 10 min;③涂片,自然干燥,考马斯亮蓝染色 30 min,蒸馏水冲洗后晾干;④显微镜观察结果。计数 100 条精子中顶体未着色精子的百分率,即为顶体反应率。

3.精子精氨酸酰胺酶活性测定

(1)原理:精子精氨酸酰胺酶存在于顶体中,其活性可反映顶体酶全部活性。精氨酸酰胺酶以 N-苯甲酰-DL-精胺酸-ρ-硝酰基苯胺(BAPNA)为底物,分解产生有色产物硝酰基苯胺,通过测定硝酰基苯胺的产量可反应精氨酸酰胺酶的活性。

(2)器材和试剂。①Ficoll 溶液(pH 7.4):NaCl 0.7 g,Hepes 0.6 g,Ficoll400(聚蔗糖)11.0 g,加蒸馏水至 100 mL。②Triton 溶液(pH 8.0):NaCl 0.32 g,Hepes 1.31 g,TritonX-100

1.0 mg,加蒸馏水至 100 mL。③终止液:苯甲脒 8.73 g,加蒸馏水至 100 mL。④BAPNA 液:5 mg BAPNA用 0.5 mL 二甲亚砜溶解,临用时配制。⑤反应液:Triton 溶液和 BAPNA 液按 9:1 配制。⑥分光光度比色仪。

(3)操作:①液化精液计数后按 10×10^7/管计数所需精液量,加入 0.5 mL Ficoll 溶液,1 000 g 离心 15 min,弃上清,沉淀精子用 100 μl Ficoll 溶液悬浮;②按表 24-6 操作;③反应结束后,1 000 g 离心 15 min,取上清液;④用反应液调零,400 nm 测定吸光度。

表 24-6 顶体酶活性检测

	测定管	对照管
终止液(μl)	—	100
反应液(ml)	1.0	1.0
24C 孵育 3 h,每隔 1 h 震荡 1 次		
终止液(μl)	100	—

(4)结果:精子顶体酶活性定义:24 ℃每分钟水解 1.0 μmol BAPNA 为 1 单位顶体酶活性。

(二)方法学评价

1.方法评述

考马斯亮蓝染色液的配置方法简单,染色标本可以长期保存,结果可在普通光学显微镜下直接观察。其结果较为稳定,批间差异小,对精子标本的要求不高,可以在普通实验室中进行。但这种方法在辨别获能型精子上有其局限性,表现为"B"型的精子可能包括了已经获能而未发生顶体反应的精子。凝集素免疫荧光染色检测顶体反应则较为特异。

2.干扰因素

禁欲时间;标本采集时间;温度;精子获能时间。

(三)质量保证

考马斯亮蓝是常用的蛋白质染色剂,完整的精子顶体外膜内含有大量糖蛋白,可被染成紫蓝色。顶体反应后,精子顶体膜破裂,糖蛋白被释放出来,顶体区不着色。

精子获能情况会影响检测结果,获能时间要严格掌握。尤其在顶体酶活性检测时,反应温度要保持稳定。

(四)参考值

正常生育男性精子顶体发生率不低于 75%。明胶法测定精子顶体酶活性:正常生育男性阳性率大于 60%,亮环直径大于 120 μm。精子精氨酸酰胺酶活性:正常生育男性活性为$(29.7 \pm 14.3) \times 10^6$ U/10^6 精子。

(五)临床意义

正常的有受精能力的精子顶体反应经历精子头部的质膜、顶体外膜融合和破裂,释放内含物,而顶体反应完成的标志是顶体外膜的完全融合,精子只有具备完整的顶体才能发生顶体反应(AR),从而穿过透明带。活精子的顶体反应百分率与精子的卵透明带穿透率呈强正相关,透明带诱发精子顶体反应率已成为评价精子功能的一个可靠的指标。顶体反应率与精子的活动率、密度、运动级别和正常形态率之间存在明显正相关。

(焦光忠)

第三节 抗精子抗体检验技术

人类精子抗原成分相当复杂,约有 100 多种,按细胞定位可分为核抗原、胞浆抗原、膜固有抗原、包被抗原;按其特异性可分为精子特异性抗原和精子非特异性抗原。1900 年 Meichnikoff 发现精子具有抗原性并能诱导特异性免疫应答的产生,1954 年 Wilson 和 Rumke 首先在男性不育患者血清中发现了抗精子抗体(AsAb)。Naz 等证实,体内存在 AsAb 导致不育者占总体不育者的 10%～30%。

一、检验方法学

目前,AsAb 的检测方法主要有酶联免疫吸附法、荧光抗体法、浅盘微量凝集法、试管玻片凝集法、明胶凝集法、固相酶染色法、免疫洗选法、免疫珠法、混合抗球蛋白法、精子制动试验等。

1.酶联免疫吸附法

(1)原理:正常精子膜抗原包被反应板,加待测标本孵育后再加酶标二抗,使底物显色,用酶标仪判定结果。

(2)器材和试剂。①pH 7.4 0.01 mol/L PBS:NaCl 8.5 g,KH_2PO_4 0.2 g,$Na_2HPO_4 \cdot 12H_2O$ 2.9 g,KCl 0.2 g,加蒸馏水溶解至 1 000 mL。②人精子膜抗原:取 20 份正常生育男性的精液,液化后用 PBS 洗涤 5 次,将沉淀的精子混悬于含 0.5%NTP-40 Tris-HCl 缓冲液中,置 4 ℃1 h,12 000 g 离心 30 min,上清液过 Sephadex-G200 凝胶柱,收集洗脱第一个蛋白峰,浓缩后即为精子膜抗原原液。③标本稀释液:含 5%小牛血清的 PBS-T。④辣根过氧化物酶(HRP)标记的羊抗人 IgG(HRP-羊抗人 IgG)。⑤底物溶液,临用前如表 24-7 配制。⑥终止液:$2MH_2SO_4$。⑦酶标仪。⑧水浴箱。

表 24-7 酶联免疫吸附法检测抗精子抗体底物溶液成分表

成分	含量
邻苯二胺(OPD)	4 mg
0.2 mol/L $Na_2HPO_4 \cdot 12H_2O$	5.14 mL
0.1 mol/L 枸橼酸	4.86 mL
3%H_2O_2	50 μl

(3)操作。①标本处理:血清,待测时血清标本 1:5 稀释;精浆,待精液完全液化后,1 000 g 离心 10 min,取精浆,检测时按 1:1 稀释。如果精液液化不好或黏稠度高时,可用双层滤纸过滤或加入 1 滴糜蛋白酶(生理盐水配制成 2.5 g/L);宫颈黏液,无菌棉拭子沾取宫颈黏液后,加入 0.5 mL生理盐水,尽量将拭子上宫颈黏液撤出,检测时按 1:1 稀释。②按表 24-8 加入待测标本。③42 ℃孵育 40 min,PBS-T 洗涤 4 次。④每孔加入 100 μl 酶结合物,42 ℃孵育 40 min,PBS-T 洗涤 3 次。⑤加入底物溶液 100 μl,避光反应 10 min。⑥加终止液 50 μl。⑦混匀后以空白孔调零,450 nm 测定吸光度,P/N 不低于 2.1 为阳性。

表 24-8　酶联免疫吸附法检测抗精子抗体加样方法

	阴性对照	血清	精液	宫颈黏液
稀释液(μl)	0	100	50	50
标本或对照品(μl)	100	20	50	50

2.免疫珠结合试验

(1)原理:采用包被羊抗人 IgG、IgA、IgM 的亲水性聚丙烯酰胺(免疫珠)来检测精子表面结合抗体和血清、精液和宫颈黏液中的抗精子抗体。

(2)器材和试剂:①羊抗人 IgG、IgA、IgM 包被的免疫珠;②储存缓冲液:可用 Tyrode 溶液或 Dulbecco 磷酸盐缓冲液(PBS),配方如表 24-9;③缓冲液 I:含 0.3% 牛血清白蛋白(BSA),即 0.3 g BSA 加储存缓冲液至 100 mL;④缓冲液 II:含 5% 牛血清白蛋白(BSA),即 5 g BSA 加储存缓冲液至 100 mL;⑤所有溶液用前经 0.22 μm 或 0.45 μm 微孔膜过滤,并预温至 25～35 ℃;⑥正常生育男性精子,要求活率 70% 以上,并检定精子表面无结合的抗精子抗体;⑦水浴箱;⑧显微镜。

表 24-9　抗精子抗体免疫珠结合试验储存缓冲液组分

Dulbecco PBS		Tyrode	
组分	含量(g/L)	组分	含量(g/L)
$CaCl_2$	0.2	$CaCl_2$	0.1
KCl	0.2	KCl	0.2
NaH_2PO_4	0.05	NaH_2PO_4	0.2
$MgCl_2 \cdot 6H_2O$	0.2	$MgCl_2 \cdot 6H_2O$	0.1
NaCl	8.0	NaCl	8.0
$NaHCO_3$	1.0	$Na_2HPO_4 \cdot 7H_2O$	2.16
葡萄糖	1.0		
加蒸馏水至 1 000 mL		加蒸馏水至 1 000 mL	

(3)操作:直接法用于检测精子表面有无结合的抗精子抗体。①加 20 μl 新鲜待测精液于载玻片上,1 式 3 份,分别加 20 μl 最适稀释浓度的羊抗人 IgG、IgA、IgM 包被的免疫珠悬液,充分混匀后加盖玻片。②置湿盒孵育 1 h,显微镜下观察结果,至少计数 200 个活动精子,判断阳性标准为每高倍镜视野下可见免疫珠黏附 2～3 条以上能动的精子。并记录免疫珠与精子结合的部位(头、中段、尾)。③如果有 50% 或更多的活动(前向运动或非前向运动)精子包裹上免疫珠,试验才具有临床意义。如果仅限于尾尖结合,则无临床意义。

间接法用于检测血清、精浆、宫颈黏液中的抗精子抗体:①用缓冲液 I 洗涤正常生育男性精子 2 次,用缓冲液 II 调整精子浓度为 5×10^7 精子/mL;②取 50 μl 待测血清(或精浆、宫颈黏液),加 50 μl 精子悬液,37 ℃水浴 1 h,再用缓冲液 I 洗涤 2 次;③余下操作同直接法。

3.浅盘凝集试验

(1)原理:将微量正常精子与待测标本在浅盘中混合,镜下观察有无凝集。有活动的凝集精子为阳性。

(2)器材和试剂。①pH 7.4 0.01 mol/L PBS：NaCl 8.5 g，KH_2PO_4 0.2 g，$Na_2HPO_4 \cdot 12H_2O$ 2.9 g，KCl 0.2 g，加蒸馏水溶解至 1 000 mL。②液体石蜡。③无水乙醇。④正常生育男性精子，要求活率 70%以上，并检测精子表面无结合的抗精子抗体。⑤倒置显微镜。

(3)操作：①用 PBS 缓冲液洗涤正常生育男性精子 2 次，调整精子浓度为 $5×10^7/mL$；②待测血清用 PBS 缓冲液分别按 1:4、1:8、1:16 和 1:32 进行稀释；③取出浸泡在无水乙醇中的浅盘(6×3 个小室)，擦干后，每个小室用 50 μl 液体石蜡覆盖，再分别取稀释的血清 5 μl 和精子悬液 1 μl 通过石蜡层注入小室，室温 18 ℃～25 ℃放置 3～4 h；④用倒置显微镜观察每个小室的凝集情况。

4.精子制动试验(补体依赖法)

(1)原理：在补体存在的情况下 AsAb 能使活精子制动(灭活补体作对照)。

(2)器材和试剂。①补体：混合 3～5 只豚鼠新鲜血清，分装后 30 ℃保存。②抗精子抗体阳性患者血清或兔抗人精子血清(RAHS)，要求在补体存在下能使 90%以上精子制动的稀释度。③正常人血清 56 ℃灭活 30 min，作为无制动作用的阴性对照。④等渗盐水。⑤正常生育男性精液，要求精子计数大于 $6×10^7/mL$，活率 70%以上，无白细胞。⑥水浴箱。⑦显微镜。

(3)操作：①不育夫妇待测血清经 56 ℃灭活 30 min。②正常人血清和待测血清均先作 1:4 稀释，然后按表 24-10 加样。其中 1 号为检测管，依赖补体制动抗体；2 号为检测管，不依赖补体制动抗体；3 号为等渗盐水对照；4 号为阴性对照；5 号为阳性对照。③37 ℃水浴 1 h 后，显微镜观察结果。④每管取 1 滴混合液于载玻片上，观察 10 个视野，计数 200 条精子中活动精子，算出精子活率。

表 24-10 精子制动抗体检测加样程序

试剂(μl)	管号				
	1	2	3	4	5
补体	50	—	50	50	50
RAHS	—	—	—	—	250
等渗盐水	250	300	500	250	250
正常人稀释血清	—	—	—	250	—
待测稀释血清	250	250	—	—	—
精子悬液	25	25	25	25	25

(4)计算：按下式计算精子制动抗体值(SIV)。

$$SIV = \frac{阴性对照管中精子活率(\%)}{检测管中精子活率(\%)}$$

以 SIV 大于 2.0 为精子制动抗体阳性。

二、方法学评价

方法评述包括以下几种。

(1)酶联免疫吸附法：可批量操作，不需活精子。但影响因素多，不能确定抗体结合部位。抗体夹心竞争 ELISA 法：特异性强，克服了非特异性反应问题。

(2)免疫珠试验：检测精子表面抗体定性、定量、定位、敏感、特异性强。此法被认为是 AsAb

检测的标准方法,但操作复杂,人为因素多。

(3)浅盘凝集试验:微量、敏感、重复性好,可观察凝集部位。但不能对免疫球蛋白分类。

(4)间接荧光抗体试验法:可以准确地定性、定位,应用价值很大。但存在荧光猝灭和需要较昂贵的荧光显微镜的问题。

(5)精子制动试验:所需标本少、重复性好,特异性强。但敏感性差,尤其是对 IgA。

(6)明胶凝集试验:简便、敏感。但标本用量大,不能明确精子凝集部位。

以上方法各有其优缺点,公认的理想的 AsAb 检测方法应该是既能确定免疫球蛋白类型,又可对抗体定量和判断抗体与精子的结合部位,且方法简便、客观性强、受检测者主观因素影响小、特异性强、重复性好等特点。各实验室可根据自己的实际情况选择适用的方法。

三、质量保证

每次检测要做室间和室内质控。阴阳对照可选用混合血清制成。ELISA 法的影响因素较多,要尽量消除诸多不利因素,保证检测结果的准确性,充分发挥其方法学的优点,实验应从以下几方面加强质量控制。

1.分析前质量控制

(1)实验仪器必须定期维护、校准,保证其在最佳状态,从而保证实验室结果的准确可靠。

(2)血液标本采集时避免溶血,标本保存防止细菌污染。混浊或有沉淀的血清样品应先离心,澄清后检测,避免对结果的影响。

(3)样品保存应存放于 20 ℃以下,1 周内进行检测的样品可存放于 2 ℃～8 ℃,反复冻融可造成抗体效价降低。

(4)融解时应上下颠倒充分混匀,混匀宜轻缓,避免产生气泡。

(5)冷的试剂可能影响其动力学,实验前试剂盒由冷藏转入室温要平衡 10～20 min 后使用。

2.分析中质量控制

(1)每次实验都要有内部对照和外部对照质量控制血清和检测标本一起操作,从控制值分析每次实验是否可靠。

(2)加样一定要准确,按规定的量加入孔底,避免加在孔壁上部,不要使吸头碰到酶标板孔上的包被抗原,加样时尽量慢吸快放,并注意不可溅出,避免产生气泡,最好在 20 min 内完成,以减少常温下的酶触反应。每次加样时,一定要更换吸头,做到一样一吸头,以免发生交叉污染,干吸头预先在样本中抽吸 3 次。并注意加样器尖不要接触孔孔,避免擦伤包被物,影响准确性。用滴瓶滴加试剂应先将滴瓶摇匀并挤去第一滴有气泡的试剂后滴加。

(3)抗原抗体反应需要在一定温度下,经过一定的时间才能达到反应的平衡点。ELISA 属固相酶联免疫测定,抗原抗体的结合是在固相表面发生的。温育一般采用能使反应液温度迅速达到平衡的水浴法。水要浸至板条的 1/3 处,不可将板条叠加放置,以保证各板的温度都能迅速平衡。孵育时要加封胶条,避免蒸发。

(4)在 ELISA 操作中,洗板是很关键的步骤,通过清洗可以清除残留在板孔中没能与固相抗原或抗体结合的物质,以及在反应过程中非特异性地吸附于固相载体的干扰物质,以达到分离游离的和结合的酶标记物的目的。使用洗板机洗板时一定要预先把板架平放在洗板机上,同时注意观察洗板机上的每个吸液针是否都一致地插入孔底,将孔内液体全部吸干,严格按要求设置一定的浸泡时间和洗涤的次数。注意各种试剂盒的洗涤液不能混用。

(5)严格按照说明书规定的时间温度恒定反应后终止,并在显色反应终止后立刻比色。在加液和混均过程中不应产生气泡,否则会使测定的 OD 值偏高,易出现假阳性结果。洗涤后反应板应用纸吸干,否则影响结果的准确性。

3.分析后质量控制

(1)实验后洗板机要用蒸馏水冲洗管道,避免洗液结晶造成管道堵塞。

(2)实验用物品要严格按要求处理。

(3)综合分析本次实验结果的准确性,避免假阳性和假阴性。

四、参考值

正常男性精子表面及精浆中均阴性,正常夫妇血清均阴性。WHO 提出男性免疫性不育的诊断标准为:性及射精功能正常,在至少一份精液标本中,混合抗球蛋白反应实验或免疫珠实验不少于 50% 的活动精子表面被覆抗体。

五、临床意义

AsAb 主要有 IgA、IgG 和 IgM 三种类型,可存在男女双方血液或生殖道分泌物中。首先出现的是 IgM,随后转为 IgG,且可长期存在。血清中以 IgG(或 IgM)为主。局部体液(如精浆、宫颈黏液)中以 IgA 为主,且更有临床意义,但精浆、子宫颈黏液 AsAb 阳性率明显低于血清。Harrison 等研究显示存在于精液和宫颈黏液中的 IgA 可明显破坏精子顶体结构。精子死亡率受 IgM 和 IgG 类抗体的影响较为显著,抗体对精子的杀伤作用主要依赖于补体的作用(称为细胞毒作用),被杀伤的精子往往会失去活动能力或能被某些染料着色,故此类抗体又称为精子制动抗体。这类抗体多为 IgG 和 IgM,激活补体的能力较强,而正常男性精浆可以控制补体的活性。

一般认为 AsAb 对生育的影响与其滴度有直接关系,AsAb 滴度升高时,生育能力随之下降,但由于 AsAb 对生育影响的复杂性,对个体而言,只要存在一定数量的未与 AsAb 结合的游离精子,即使 AsAb 滴度很高,精子也可能与卵子结合而致受孕,而针对在生育过程中起重要作用的抗原的特异性 AsAb,在理论上即使滴度很低也可能导致不育,这可能是由于不同类别抗体的作用方式、部位不同,针对的抗原、发挥效应的途径各异,因而对生育的影响能力亦不相同。因此检测血清抗精子抗体不同亚型,对临床的病因诊断和治疗以及预后的判断提供了有价值的指标,对免疫性不孕的诊断和治疗在综合其他因素的基础上应个体化。

(焦光忠)

第四节　精液免疫抑制物质检验技术

人类精液中含有多种抗原,其中大部分具有很强的免疫原性,然而这些物质进入女性生殖道内,通常不会引起细胞或体液的免疫反应。这与精液中的精浆免疫抑制物(SPIM)等有关,除了精浆中,精子表面也存在免疫抑制物质。精液免疫抑制物参与抑制局部和全身的细胞与体液免疫应答,精液免疫抑制物的存在,还能保护受精卵和胚胎免遭母体排异,起到保护正常妊娠的作用,使得正常的生殖生理过程能顺利进行。但精浆免疫抑制物的存在,又可以导致局部免疫防御和监视作用的降低,使易于发生感染和肿瘤。

一、精浆免疫抑制物检验

(一)检验方法学

目前精浆免疫抑制物的测定方法主要有抗体补体法和单向免疫扩散法。

1.抗体补体法

(1)原理:利用精浆免疫抑制物的免疫抑制活性,将待测精浆加至补体中,再加入致敏红细胞作为指示系统,与不加精浆的对照管比较,观察溶血程度的改变来评价精浆免疫抑制物的免疫抑制活性。

(2)器材和试剂。①缓冲等渗盐水浓缩液:NaCl 17.0 g,Na_2HPO_4 1.13 g,KH_2PO_4 0.027 g,加蒸馏水至 100 mL。②100 g/L $MgSO_4$:10 g $MgSO_4$ 加蒸馏水至 100 mL。③兔抗羊红细胞(SRBC):SRBC 用血细胞保养液于 4 ℃冰箱保存,1 周内使用。④补体:取 3～5 只豚鼠混合的新分离血清,分装每管 100 μl,30 ℃保存。使用时以冷缓冲等渗盐水作 1:100 稀释。⑤兔抗羊红细胞抗体(溶血素),用 1:100 稀释豚鼠血清作为补体,测定溶血素最适效价。⑥水浴箱。

(3)操作:①待精液液化,1 000 g 离心 10 min,分离精浆。②配制缓冲等渗盐水应用液:用时取缓冲等渗盐水浓缩液 5 mL,100 g/L $MgSO_4$ 0.1 mL,加蒸馏水至 100 mL。③配制 2%兔抗羊红细胞:用缓冲等渗盐水洗涤 3 次,配制成 2%SRBC 悬液。④致敏 SRBC 制备:2%SRBC 悬液加等量最适浓度溶血素,37 ℃水浴 15 min。⑤设试验组和对照组各 6 个,按表 24-11 加入。⑥37 ℃水浴 15 min 后,每管加致敏 SRBC 0.4 mL,置于 37 ℃水浴 30 min。⑦配制 50%溶血标准管:致敏 SRBC 0.4 mL,加入 0.6 mL 蒸馏水使红细胞完全溶解,再加入 1.0 mL 缓冲等渗盐水。⑧每管 800 r/min 离心 5 min 后,分别与 50%溶血标准管对照,观察引起 50%溶血的补体用量。

表 24-11 抗体补体法检测精浆免疫抑制物活性反应物程序

编号	反应物(μl)				
	试验组			对照组	
	补体	缓冲盐水	精浆	补体	缓冲盐水
1	50	500	50	50	550
2	100	450	50	100	500
3	150	400	50	150	450
4	200	350	50	200	400
5	250	300	50	250	350
6	300	250	50	300	300

(4)计算:按下列公式计算 CH50 单位。

$$CH50(U/mL)=\frac{试验管补体量}{对照管补体量}\times 精浆稀释倍数$$

2.单向免疫扩散法

(1)原理:精浆经 Sephadex G-100 柱层析的组分Ⅰ称为男性抑制物质(MIM)。用精浆中提取的 MIM 免疫家兔,获得抗 MIM 血清。制备含抗血清的琼脂凝胶板,加入待测精浆,精浆中的 MIM 在含抗血清的琼脂板中扩散,与抗 MIM 结合形成白色的免疫复合物沉淀环。沉淀环直径与精浆中的 MIM 含量呈正相关,根据标准曲线来测定精浆中 MIM 含量。

(2)器材和试剂。①MIM:正常生育男性精浆经高速离心后,过 Sephadex G-100 柱,收集洗脱的第一蛋白峰,浓缩后过 Sepharose 4B-兔抗人全血清亲和层析柱,收集流出液并浓缩。②抗 MIM 血清:将纯化 MIM 加福氏佐剂免疫家兔,10～20 d 后重复 1 次,然后每 5～7 d 注射不加佐剂的 MIM。注射 4～5 次后采血,单向免疫扩散效价达 1：60 即可放血,分离血清后过正常人血浆-Sepharose 4B 柱,即可获得纯化的抗人 MIM 血清。③硫柳汞等渗盐水:等渗盐水 99 mL 加 10.0 g/L 硫柳汞 1.0 mL。④20.0 g/L 琼脂:琼脂粉 2.0 g,加硫柳汞等渗盐水至 100 mL,沸水浴溶解,分装成每管 3.9 mL,加橡皮塞后 4 ℃保存。⑤亲和层析柱。⑥琼脂糖。⑦水浴箱。⑧凝胶打孔器。

(3)操作。①制板:将分装的琼脂于沸水浴中融化,每管加入硫柳汞等渗盐水 3.77 mL,于 56 ℃水浴保温,加入 56 ℃预温的抗 MIM 血清 0.13 mL,迅速混匀,浇注于水平台上 6 cm×8 cm 洁净玻片。②凝固后按所需打孔,孔径 3 mm,在孔中加入标准品或待测精浆 5 μl,标准品浓度为 0.3125 g/L,0.625 g/L,1.25 g/L,2.5 g/L,5 g/L,10 g/L,20 g/L。③将凝胶板置湿盒于 37 ℃扩散 20 h,取出后测量沉淀环直径。④先以 MIM 含量和沉淀环直径获得标准曲线,然后根据标准曲线求得精浆中 MIM 含量。

(二)方法学评价

1.方法评述

抗体补体法直接检测精浆免疫抑制物的活性,比较真实地反映了精浆免疫抑制物在体内的作用情况,但其方法比较复杂。单向免疫扩散法操作比较简单,但检测的只是精浆免疫抑制物的含量,难以反映其真实的免疫活性。

2.干扰因素

标本采集和保存时间;试验温度;补体效价。

(三)质量保证

每次实验前要预先检测补体的效价。硫酸镁应在 4 ℃冰箱保存,使用前要观察是否长菌,如果混浊或有絮状沉淀,应重新配制。兔抗羊红细胞洗涤要完全,最后一次洗涤后上清要明亮无溶血。

(四)参考值

抗体补体法:(430±62)U/mL。单向免疫扩散法:(3.0±0.3)g/L。

(五)临床意义

精浆免疫抑制物具有遮蔽和改变精子抗原以及免疫抑制作用,保护精子免遭抗体参与补体介导的溶细胞反应,维持正常生殖生理过程。SPIM 能抑制补体和多种免疫活性细胞的作用,与某些恶性肿瘤、性传播疾病和 AIDS 致病机制有关。在正常生育过程中,精浆免疫抑制物通过对补体的抑制作用,防止女方发生抗受精卵免疫反应,有助于孕卵着床。SPIM 活性低下易造成妻子不孕或流产。

(焦光忠)

第五节　外阴阴道感染性疾病检验技术

外阴阴道感染性疾病为育龄妇女最常见多发的局部感染性疾病。其中以念珠菌阴道炎、滴虫性阴道炎、细菌性阴道病最为常见，此外，尚有支原体、衣原体、淋球菌等感染所致的炎症性疾病。外阴阴道感染除了常见的局部瘙痒、灼痛等临床表现外，阴道分泌物的增多与性状改变为主要特征，在外阴阴道感染性疾病的诊断与治疗中阴道分泌物检查是最便捷的重要检查手段。此外，尚有阴道分泌物测定唾液酸酶法、各类特异病原体的培养、菌种鉴定与耐药性测试、基因诊断等，根据不同的临床需要而用于外阴阴道炎症性疾病的检验诊断。

一、阴道分泌物湿片检验

阴道分泌物的湿片检查在临床上最常用，一次检查即可对阴道清洁度、念珠菌阴道炎、滴虫性阴道炎以及细菌性阴道病等从实验室角度作出初步诊断。

（一）检验方法学

1.原理

阴道分泌物主要由阴道分泌，部分由子宫内膜、输卵管等分泌，其中混杂着阴道寄生菌群。阴道分泌物的涂片湿片镜检，通过阴道分泌物的性状、pH、内容物、菌群改变等，检验诊断外阴阴道感染性疾病。

用显微镜观察阴道分泌物湿片涂片，根据多视野观察到的白细胞（或脓细胞）、上皮细胞、乳酸杆菌、杂菌的多少，将阴道清洁度分成Ⅰ～Ⅳ度，以反映阴道自洁程度；用显微镜观察阴道分泌物、尿道分泌物、清洁尿液的生理盐水涂片，可镜检活动滴虫虫体，以诊断滴虫性阴道炎。直接涂片，以10％KOH溶解角蛋白并清除标本中的脓细胞及其他成分而不破坏菌丝和孢子，显微镜下观察到略带淡绿色折光的假菌丝和成群的卵圆形芽孢，可认为念珠菌感染可能。直接涂片，检出线索细胞，胺试验阳性，pH大于4.6，可提示细菌性阴道病。

2.器材和试剂

普通光学显微镜，10％KOH，载玻片，女性专用涤纶拭子，试管。

3.操作

（1）取材：用女性专用涤纶拭子取材，将阴道分泌物的拭子置于试管内，一般需取2个拭子，1管滴入0.5～1 mL生理盐水。

（2）清洁度检查：阴道分泌物湿片涂片，显微镜观察，多视野观察白细胞（或脓细胞）、上皮细胞、乳酸杆菌、杂菌的多少，评估阴道清洁度。

（3）真菌检查：阴道分泌物直接涂片，滴入1滴10％KOH后，显微镜下观察略带淡绿色折光的假菌丝和成群的卵圆形芽孢。

（4）测定pH：取无生理盐水拭子将阴道分泌物滴于pH试纸，测定pH。

（5）检查滴虫：阴道分泌物生理盐水涂片，镜检活动滴虫虫体。

（6）检查线索细胞：在载玻片上加1滴生理盐水。用阴道拭子取分泌物，与生理盐水混合成悬液。然后加上盖玻片，置于显微镜下（×400）检查是否有线索细胞。此玻片也可用来检查阴道毛滴虫。

（二）方法学评价

1.灵敏度和特异性

阴道分泌物湿片检验方法简便、设备简单、检验成本低,对阳性结果有较好的特异性,但灵敏度低,结果受取材、检验者的经验、观察的视野影响较大,阳性者可初步建立诊断,阴性者不能排除诊断。

湿片法对于细菌性阴道病的诊断相当敏感和特异,但操作者需要具备一定的实践经验。有80％～95％的患者可查到线索细胞。同时有5％的非细菌性阴道病妇女也能查到此细胞。若镜下线索细胞占阴道复层鳞状上皮细胞的比例≥20％,则更具有诊断价值。

2.干扰因素

采样时是否做过阴道冲洗、是否局部用药均影响检验结果。

（三）质量保证

作好检验者的技术培训,保证取材与检验的质量。

（四）参考值

见表24-12。

表 24-12　阴道清洁度分级表

清洁度	上皮细胞	白细胞或脓细胞	阴道乳酸杆菌	杂菌
Ⅰ	3+	0～5/HP	3+	无或少许
Ⅱ	2+	6～15/HP	2+	+
Ⅲ	+	16～30/HP	+	2+
Ⅳ	少许	>30/HP	无或少许	3+

（五）临床意义

生理状态下阴道清洁度为Ⅰ～Ⅱ度,Ⅲ～Ⅳ度表示阴道自净能力下降;镜检发现线索细胞、假菌丝和成群的卵圆形芽孢、滴虫虫体等,提示滴虫性阴道炎,或念珠菌性阴道炎与细菌性阴道病的可能,可进一步检查明确诊断。

二、人精浆免疫抑制因子-DF2检验

人精浆免疫抑制因子-DF2是精浆中的一种免疫抑制因子,相对分子量为52 000,PI 3.8～4.2,对外周血NK细胞活性和外周血淋巴细胞转化试验,均有明显的抑制作用。

（一）检验方法学

对于检验方法学,这里主要介绍ELISA法。

（1）原理:双抗体夹心ELISA法。

（2）器材和试剂。①DF2标准品:用纯化的人精浆DF2配制成浓度为1 g/L、2 g/L、5 g/L、10 g/L、25 g/L、50 g/L、100 g/L、200 g/L。②抗DF2抗体:用DF2免疫家兔得到兔抗人DF2抗血清,再经50％、33％饱和硫酸铵二步盐析,再经EDTA-纤维素柱层析,得兔抗人DF2抗体。③酶标抗DF2抗体:兔抗人DF2抗体用过碘酸钠法标记辣根过氧化酶（HRP）,加甘油,20 ℃保存。使用时1∶1 200稀释。④ELISA反应板:用10 mg/L的兔抗人DF2抗体包被聚氯乙烯反应板4 ℃过夜,洗涤后4 ℃保存。⑤底物溶液、包被液、洗涤液同常规ELISA法。⑥水浴箱。⑦

酶标仪。

（3）操作：①将液化精液 1 000 g 离心 15 min，取精浆备用；②取出 ELISA 反应板，洗涤 3 次，每孔加入标准品或待测精浆 100 μl，37 ℃孵育 90 min，洗涤 3 次；③加 HRP-抗人 DF2 抗体 100 μl，37 ℃孵育 75 min，洗涤液洗涤 4 次；④加底物溶液 100 μl，37 ℃孵育 30 min；⑤2 mol/L H$_2$SO$_4$ 终止反应；⑥490 nm 波长，酶标仪比色；⑦先制作标准曲线，然后依据标准曲线得到样本的 DF2 含量。

（二）方法学评价

该方法灵敏度较高，操作简单，适合各级实验室开展。

（三）质量保证

每次实验均制作标准曲线。其余参见 AsAb 部分。

（四）参考值

正常生育男性精浆中 DF2 含量为 0.2～3.45 g/L，平均为 1.32±0.72 g/L（x±s）。

（五）临床意义

同精浆免疫抑制物检验。

三、精子表面男性抑制物质定位检验

MIM 不仅存在于精浆中，而且还存在于精子表面。对精子表面的 MIM 进行定位分析发现不育与生育男性精子 MIM 分布存在差异。

（一）检验方法学

间接荧光法

（1）原理：精子表面的 MIM 先与抗 MIM 抗体结合，抗 MIM 抗体再与标记有荧光的二抗结合，从而使存在 MIM 的精子表面处显示荧光。

（2）器材和试剂：①兔抗人 MIM 抗血清；②羊抗兔 Ig G 荧光抗体（羊抗兔 IgG-FIFC）；③pH 7.4 0.01 mol/L PBS：NaCl 8.5 g，KH$_2$PO$_4$ 0.2 g，Na$_2$HPO$_4$·12H$_2$O 2.9 g，KCl 0.2 g，加蒸馏水溶解至 100 mL；④水浴箱；⑤荧光显微镜。

（3）操作：①将液化精液 1 000 g 离心 15 min，留取沉淀精子；②用 0.01 mol/L PBS 洗涤 3 次，调整精子浓度为 2×10^6 精子/mL；③取 10～20 μl 精子悬液涂于洁净玻片，干燥；④加兔抗人 MIM 抗血清，37 ℃孵育 30 min，PBS 洗涤 3 次；⑤加羊抗兔 IgG-FIFC，37 ℃孵育 30 min，PBS 洗涤 3 次；⑥荧光显微镜下观察，精子体表着染浓厚的荧光斑点，定位于精子头部、颈部、尾部。

（二）方法学评价

该方法可对免疫抑制物进行定位分析，但需要荧光显微镜。

（三）质量保证

各实验室由于使用的荧光显微镜、检测试剂盒、检测人员的操作和结果判断经验等的差异，导致各实验室间结果差异很大。不同实验室间的荧光显微镜在型号及配置上可能会有激发光或发射光强弱的不同，或同一实验室的荧光显微镜随着使用时间延长、灯泡寿命缩短出现激发光慢慢减弱等差异，操作者可随时根据质控品荧光强度值（控制在 x±2s 标准范围内），调节采图曝光时间，从而能在不同地区、不同医院、不同实验室所检测的结果相一致。

（四）参考值

生育、不育和妻子流产的男性精子表面 MIM 定位分布见表 24-13。精浆中 MIM 含量正常（不低于 360 U/mL）和含量偏低（<360 U/mL）的男性，其精子表面 MIM 分布见表 24-14。

表 24-13　生育、不育和妻子流产的男性精子表面 MIM 定位分布

组别	例数	MIM 定位（%）		
		头	颈	尾
生育组	66	69.7(46/66)	21.2(14/66)	9.1(6/66)
不育组	141	51.8(73/141)*	31.2(44/141)	10.6(15/141)
流产组	132	59.8(79/132)**	29.5(39/132)	7.5(10/132)

与生育组比较，*:($X^2=5.9$,$P<0.05$);**:($X^2=1.8$,$P>0.05$)

表 24-14　精浆中 MIM 含量与精子表面 MIM 分布

MIM 含量（U/mL）	例数	MIM 定位（%）		
		头	颈	尾
≥360	237	59.9(142/237)	28.2(67/237)	8.0(19/237)
<360	102	42.2(43/102)	27.4(28/102)	7.8(8/102)

（五）临床意义

精子头部 MIM 分布减少可能是引起男性不育及妻子流产的原因之一。

四、精浆免疫抑制物抗体检验

SPIM 除起免疫抑制作用外，自身还可以作抗原，刺激机体产生精浆免疫抑制物抗体（SPIM-Ab）。SPIM-Ab 通过抑制 SPIM 活性，使游离 SPIM 和精子表面 SPIM 活性低下，失去对精子的遮蔽和对受精卵的免疫防护作用，干扰正常生育过程。由于 SPIM-Ab 与 SPIM 的抗原抗体反应，激活补体，活化的补体系统可产生促吞噬作用和溶细胞反应，对精子或受精卵产生直接免疫损伤，影响精子质量，减慢精子运动速度，妨碍受孕或使孕卵流失。此外，SPIM-Ab 与 SPIM 在精子表面形成免疫复合物，对精子的凝集、制动产生影响，死精子增加，也是 SPIM-Ab 干扰生育的原因之一。

（一）检验方法学

对于检验方法学，这里主要介绍 ELISA 法。

(1)原理：间接 ELISA 法。

(2)器材和试剂：①SPIM 纯化抗原；②辣根过氧化物酶标记的 SPA；③底物溶液、包被液、洗涤液同常规 ELISA 法；④反应板：用 SPIM 抗原包被；⑤酶标仪；⑥水浴箱。

(3)操作：①取 SPIM 包被反应板，15% 小牛血清封闭；②分别加入待测血清（1:6）、精浆（1:1）或标准参考品 100 μl，37 ℃孵育 90 min，洗涤 3 次；③加 HRP-SPA 100 μl，37 ℃孵育 60 min，洗涤液洗涤 3 次；④加底物溶液 100 μl，37 ℃孵育 30 min；⑤2 mol/L H_2SO_4 终止反应；⑥490 nm 波长，酶标仪比色；⑦先制作标准曲线，然后依据标准曲线得到样本的 DF2 含量。

（二）方法学评价

该方法灵敏度和特异性均较好，还可检测不同类型的免疫球蛋白，缺点是不能对抗体进行定

位分析。

（三）质量保证

每次实验均制作标准曲线。其余参见 AsAb 部分。

（四）参考值

89 例生育男性血清 SPIM-Ab 水平（x±s）：1.7±0.9 U/mL，精浆 SPIM-Ab 水平（x±s）：1.8±1.1 U/mL。89 例生育女性血清 SPIM-Ab 水平（x±s）：1.3±1.0 U/mL。

（五）临床意义

黄邱朝等报道，不育夫妇血清、精浆 SPIM-Ab 水平和检出率均明显高于生育组。精浆 SPIM-Ab 水平增高者的精子密度、精子活率、精子运动速度和 SPIM 活性均明显降低。不育女性宫颈黏液和血清 SPIM-Ab 水平均明显升高。妊娠组、生殖器官炎症组和肿瘤组的宫颈黏液 SPIM-Ab 水平显著低于对照组。宫颈癌、阴道炎、宫颈炎与子宫内膜炎患者宫颈黏液 SPIM-Ab 水平明显降低。另外，系统性红斑狼疮、类风湿性关节炎、混合结缔组织病、重症肌无力和甲状腺疾病患者等自身免疫病血清 SPIM-Ab 水平显著高于对照组。

（焦光忠）

第六节　卵巢功能与生殖内分泌激素检验技术

卵巢的功能是产生卵子、排卵与合成并分泌激素，这两项功能相互作用，互为因果，即在卵泡的发育过程中产生与分泌激素及一些细胞因子，这些激素或因子又通过自分泌或旁分泌的作用影响着卵泡的发育与排卵。虽然通过基础体温测定、阴道脱落细胞检查等方法可以推测卵巢功能，但生殖内分泌激素的测定是了解卵巢功能最好方法，往往通过激素的测定即能推测卵巢卵泡发育与排卵功能。临床常需要检测的生殖内分泌激素有垂体分泌的肽类激素如垂体泌乳素、黄体生成素、卵泡刺激素，卵巢分泌的类固醇激素如雌激素（雌二醇、雌三醇、雌酮）、孕激素（孕酮）、雄激素（睾酮、脱氢睾酮等），以及与性激素的代谢与生物学活性相关的性激素结合球蛋白等。

一、生殖内分泌激素免疫学检验

在免疫学检测技术发展以前，生殖内分泌激素的测定依赖其生物学活性，测定周期长，如 LH、FSH 的测定是观察其对小白鼠子宫的作用，以小白鼠子宫单位表示活性。目前临床上常用的激素测定方法均为标记免疫检测技术，一般是利用激素的抗原性测定激素的含量，而不是检测激素的生物学活性。常用方法有：①放射免疫分析技术。②酶联免疫吸附分析法。③免疫放射分析法。④荧光免疫分析。⑤时间分辨荧光免疫分析。⑥化学发光法。⑦酶放大化学发光法。⑧电化学发光免疫法等。免疫检测技术的发展使得生殖激素的测定迅速普及。

（一）检验方法学

1.原理

标记免疫检测的基本原理是利用免疫反应（抗原-抗体结合）的高度特异性确定被检激素的种类与标记物的易被检测性（高灵敏度）进行检测。标记免疫检测中的免疫反应原理虽相同，但检测模式却不同，可有双位点夹心法、竞争抑制法等。

（1）竞争抑制法：通常以被检测物（如雌二醇）作非标记抗原，与标记抗原（如同位素标记的雌二醇）同时与限量的特异的抗体进行竞争结合反应，通过分离去除未结合的标记抗原，测定与抗体结合的标记物的信号强度，经相应的数学函数关系计算被检测物的浓度。在此检测反应体系中，用于与检测物结合的特异的抗体是限量的，在没有被检测物（非标记抗原）竞争的情况下，一般也只能结合 40%～50% 的标记抗原，当有被检测物加入检测体系与其竞争的时，限量的特异抗体与标记抗原结合的量与加入的被检测物呈反比，根据被检测到的标记抗原的减少程度计算被检测物的含量，即为标记免疫检测中的竞争性抑制法。竞争性标记免疫检测更多用于测定半抗原类物质，如血清雌二醇（E2），孕酮（P），睾酮（T），甲状腺素，前列腺素类化合物，地高辛等。

（2）双位点夹心法：采用固相包被抗体和标记抗体夹心捕获抗原，形成在固相上有标记的免疫复合物的检测方法。固相可以是试管、96 孔板、磁性微粒等，包被有能与被检测物特异结合的抗体，反应体系中的标记抗体也是能与被检测物特异反应的抗体，不过两个抗体应与被检抗原不同的抗原部位结合，从而形成夹心，使标记抗体通过被检物的桥梁作用而连接于固相上。分离（如磁性分离）去除游离未结合的标记抗体，测定固相上标记抗体即可计算出被检测物的浓度。双位点夹心法必须有足量的包被抗体与标记抗体，才能达到足够的检测量程，目前较新的定量标记免疫检测技术通常采用磁性微粒等作固相。双位点夹心法的检测对象至少要有两个抗原决定簇，产生两组不同的抗体。非竞争性的双位点夹心标记免疫检测技术常用于测定蛋白类化合物，如促甲状腺激素、垂体泌乳素、卵泡刺激素、黄体生成素、绒毛膜促性腺激素等，为肽类激素，有较好的免疫原性与反应原性，应用现代免疫学技术能获得特异性很好的针对不同抗原决定簇的单克隆抗体。

此外，标记免疫检测技术的标记物不同也衍生出多种监测方法，如放射免疫分析技术、酶联免疫吸附分析法、免疫放射分析法、时间分辨荧光免疫分析，酶放大化学发光法、电化学发光等。

放射免疫分析技术：以放射性同位素（如 I^{125}）做标记的标记免疫分析法。检测同位素标记的抗原抗体结合量计算被检测物的浓度。

酶放大化学发光法：在以抗原-抗体反应为基础的检测中，采用了微粒子捕获法。微粒子的表面与抗体连接反应面积增加，抗体包被于磁性微粒（图 24-1），极大地增加了包被抗体的量，检测的量程增加。抗原-抗体反应后，可以利用磁性固定微粒，洗脱多余的抗原抗体，检测实现了全自动化。通过酶解发光或荧光底物检测激素等的含量。常用的有以下两种：

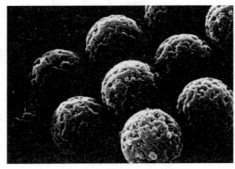

图 24-1 抗体包被于磁性微粒

　　酶免疫荧光:酶反应的底物改为荧光底物(EIFA)。以 4-甲基伞型酮磷酸酯为底物,在碱性磷酸酶作用下脱去磷酸成为发荧光的甲基伞型酮,荧光产生的量与碱性磷酸酶呈正比,继而反应激素的量。

　　酶免疫发光:酶免疫反应的底物为发光底物(EILA)。以磷酸金刚烷为底物,在碱性磷酸酶作用下脱去磷酸成为金刚烷(不稳定,分解时发射光子),发光产生的量与碱性磷酸酶呈正比,继而反应激素的含量。

　　(3)化学发光法:直接用发光物质标记抗原或抗体。生物的发光剂有荧火虫荧光素(酶催化发光);化学的发光剂有苯妥英钠、吖啶脂等在有过氧化氢的弱碱溶液中即可迅速发光。

　　(4)电化学发光:电化学发光利用电极板上的氧化还原反应引起化学发光。该检测系统用钌做标记,为提高检测灵敏度与检测量程,引入了生物素-亲和素系统,因一个亲和素可以结合 4 个生物素(图 24-2),抗体分子经生物素化后,其结合抗原的活性不受影响,却显著增加钌的□量,具有多级放大作用,提高了灵敏度。用磁性微粒包被一抗作结合相,易于与游离□现了检测的全自动。采用氦激光作为激发光源,提高激发光强度和荧□入射、同路接收的光学系统,避免了散射光的干扰。可测量程达□生殖内分泌激素均可在该系统检测(图 24-3)。

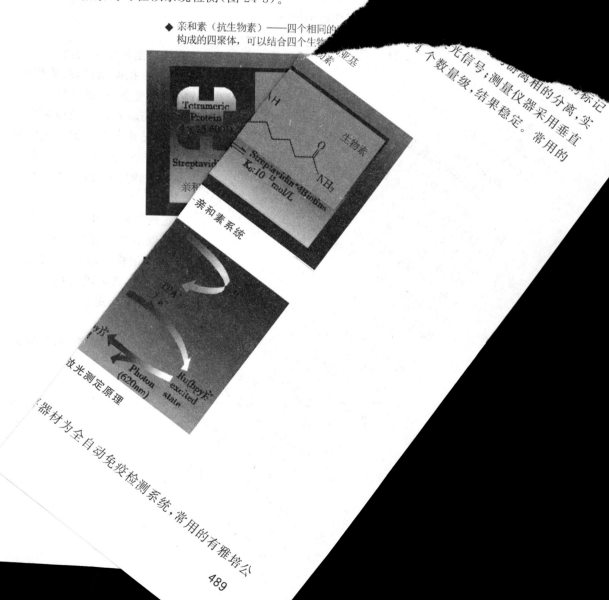

　　◆ 亲和素（抗生物素）——四个相同的□构成的四聚体,可以结合四个生物□

司的 ARCHIT ECT i-2 000SR 免疫系统,罗氏诊断 E170 电化学发光免疫诊断仪,拜尔公司的 Centaur 免疫系统等。在标记免疫检测的反应体系中(试剂盒)包含的试剂:①标准品;②带有标记物的抗原或抗体;③特异抗体;④分离体系。

不同的监测系统由相应的试剂组成试剂盒,如电化学发光雌二醇检测试剂盒包括以下组成(表 24-15)。

表 24-15　电化学发光雌二醇检测试剂盒组成

分离体系	亲和素包被的微粒子,1瓶,6.5 mL;亲和素包被的微粒子,0.72 mg/mL
特异抗体	生物素连接的抗雌二醇抗体,1瓶,8 mL;Mesterolon,130 ng/mL;MES缓冲液,50 mmol/L,pH6.0
带有标记物抗原	雌二醇-肽-钌(Rubpy)$^{2+}$,1瓶,8 mL;钌标记雌二醇衍生物,2.75 ng/mL

(二)方法学评价

免疫分析法

059 年建立的这一技术,在标记免疫检测技术发展史上具有划时代的
灵敏度、特异性高,但作为最早的经典的标记免疫分析技术,其标
免存在 2 个不足:①因同位素的衰变使得试剂的稳定性欠佳;
性污染问题。

了同位素的污染,但酶易受温度影响而改变活性,
果。应用最广的板式(96 孔板)酶标板式酶标:
复性不够理想,精密度受限,精度难以达到纳
太理想,在生殖内分泌激素的定量检测中很
定性增强。化学发光技术使用类均相的包
又应用吖啶脂作标记的化学发光分析,此法
pH 值,即可使标记物发光,故大大提高了

1. 放射免疫分析法
Yalow 和 Berson 在 19
意。放射性分析技术虽然
记物是放射性 I^{125} 等同位素,不可避
②无论在试剂生产与使用中均存在放射

2. 酶联免疫吸附分析法
通常以辣根过氧化物酶作标记,虽然避免
因不用酶又无催化剂,扩大了反应面,加速
孔间均一性欠佳,显色体积小,比色光径不
克以下,量程难以达到 3 个数量级,在定量
被抗体的磁性微粒,扩大了反应面,避免了许多影响
检测速度。

记免疫学测定的基本原理,只是测定速
故测定方法,尽管结果可有所不同,但总
①不管何种标记检测,其检测特异性
的要求更高了;②高灵敏度检测需要
视医学决定水平而定。

随着技术进步、新测定方法不断
度、精度和自动化程度有所不同。在利用标记技
趋势应该是一致的。当标记
取决于抗体的特异性,③对检
预防标本之间交叉污染;③对检测结果进行合理性的分析,故检验报

(三)质量保证
检验科要发出准确的报
告单的信息一定要准确。

清春期前性激素、促性腺激素
降低,而促性腺激素(LH、
老,LH、FSH 值渐下降,到
1. 年龄
患者的年龄是判断性
均处低水平,低于正常生
FSH)在 50~65 岁间持
80 岁左右时只有幼儿
息,如年龄错误,将生
要获取准确的患者年龄信
候会误作正常生理现象。

酶免疫荧光:酶反应的底物改为荧光底物(EIFA)。以 4-甲基伞型酮磷酸酯为底物,在碱性磷酸酶作用下脱去磷酸成为发荧光的甲基伞型酮,荧光产生的量与碱性磷酸酶呈正比,继而反应激素的量。

酶免疫发光:酶免疫反应的底物为发光底物(EILA)。以磷酸金刚烷为底物,在碱性磷酸酶作用下脱去磷酸成为金刚烷(不稳定,分解时发射光子),发光产生的量与碱性磷酸酶呈正比,继而反应激素的含量。

(3)化学发光法:直接用发光物质标记抗原或抗体。生物的发光剂有荧火虫荧光素(酶催化发光);化学的发光剂有苯妥英钠、吖啶脂等在有过氧化氢的弱碱溶液中即可迅速发光。

(4)电化学发光:电化学发光利用电极板上的氧化还原反应引起化学发光。该检测系统用钌做标记,为提高检测灵敏度与检测量程,引入了生物素-亲和素系统,因一个亲和素可以结合 4 个生物素(图 24-2),抗体分子经生物素化后,其结合抗原的活性不受影响,却显著增加钌的标记量,具有多级放大作用,提高了灵敏度。用磁性微粒包被一抗作结合相,易于与游离相的分离,实现了检测的全自动。采用氩激光作为激发光源,提高激发光强度和荧光信号;测量仪器采用垂直入射、同路接收的光学系统,避免了散射光的干扰。可测量程达 4 个数量级,结果稳定。常用的生殖内分泌激素均可在该系统检测(图 24-3)。

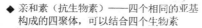

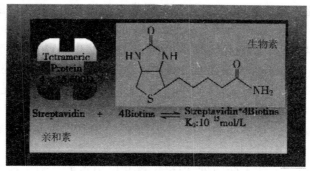

图 24-2 生物素-亲和素系统

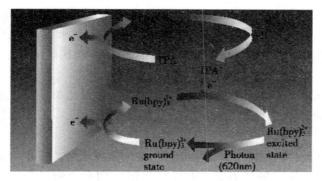

图 24-3 电化学放光测定原理

2.器材和试剂

目前,用于标记免疫技术测定生殖激素的主要器材为全自动免疫检测系统,常用的有雅培公司的 ARCHIT ECT i-2 000SR 免疫系统,罗氏诊断 E170 电化学发光免疫诊断仪,拜尔公司的 Centaur 免疫系统等。在标记免疫检测的反应体系中(试剂盒)包含的试剂:①标准品;②带有标记物的抗原或抗体;③特异抗体;④分离体系。

不同的监测系统由相应的试剂组成试剂盒,如电化学发光雌二醇检测试剂盒包括以下组成(表 24-15)。

表 24-15　电化学发光雌二醇检测试剂盒组成

分离体系	亲和素包被的微粒子,1 瓶,6.5 mL;亲和素包被的微粒子,0.72 mg/mL
特异抗体	生物素连接的抗雌二醇抗体,1 瓶,8 mL;Mesterolon,130 ng/mL;MES 缓冲液,50 mmol/L,pH6.0
带有标记物抗原	雌二醇-肽-钌(Rubpy)$^{2+}$,1 瓶,8 mL;钌标记雌二醇衍生物,2.75 ng/mL

(二)方法学评价

1.放射免疫分析法

Yalow 和 Berson 在 1959 年建立的这一技术,在标记免疫检测技术发展史上具有划时代的意义。放射免疫分析技术虽然灵敏度、特异性高,但作为最早的经典的标记免疫分析技术,其标记物是放射性 I^{125} 等同位素,不可避免存在 2 个不足:①因同位素的衰变使得试剂的稳定性欠佳;②无论在试剂生产与使用中均存在放射性污染问题。

2.酶联免疫吸附分析法

通常以辣根过氧化物酶作标记,虽然避免了同位素的污染,但酶易受温度影响而改变活性,且作为标记物酶的分子太大,有时会影响检测结果。应用最广的板式(96 孔板)酶标板式酶标:孔间均一性欠佳,显色体积太小,比色光径不足,重复性不够理想,精密度受限,精度难以达到纳克以下,量程难以达到 3 个数量级,在定量分析中不太理想,在生殖内分泌激素的定量检测中很少应用。酶放大化学发光法以碱性磷酸酶作标记,稳定性增强。化学发光技术使用类均相的包被抗体的磁性微粒,扩大了反应面,加速了免疫反应,又应用吖啶脂作标记的化学发光分析,此法因不用酶又无催化剂,避免了许多影响因素,只要改变 pH 值,即可使标记物发光,故大大提高了检测速度。

随着技术进步、新测定方法不断问世,但仍未离开标记免疫学测定的基本原理,只是测定速度、精度和自动化程度有所不同。故同 1 份标本用不同的测定方法,尽管结果可有所不同,但总趋势应该是一致的。在利用标记免疫检测时必须注意的是:①不管何种标记检测,其检测特异性取决于抗体的特异性,当标记技术的灵敏度提高时,对抗体的要求更高了;②高灵敏度检测需要预防标本之间交叉污染;③对检测灵敏度与特异性的需要,应视医学决定水平而定。

(三)质量保证

检验科要发出准确的报告必须结合临床信息,对测定出的结果进行合理性的分析,故检验报告单的信息一定要准确。

1.年龄

患者的年龄是判断性激素、促性腺激素是否正常的重要依据。青春期前性激素、促性腺激素均处低水平,低于正常生育年龄的男女。女性更年期后性激素明显降低,而促性腺激素(LH、FSH)在 50~65 岁间持续高于 40 IU/L,而 65 岁以后随着垂体的衰老,LH、FSH 值渐下降,到 80 岁左右时只有幼儿的 FSH、LH 水平了。故在作激素测定时一定要获取准确的患者年龄信息,如年龄错误,将生育年龄误作绝经年龄,出现高促性腺激素结果的时候会误作正常生理现象。

2.周期

月经周期是判断女性性腺轴激素是否正常时需考虑的问题。观察卵巢储备功能要在月经的第 3 d 采血;如要考察是否排卵,应在月经中期测定 LH 峰值;观察黄体功能应在经前 1 周左右采血;对月经不规则又想通过激素测定了解是否有排卵者,可间隔 2 周采血 2 次测定孕酮等,采血时间必须考虑月经周期中激素的周期性变化。在申请女性性激素、促性腺激素测定的检验单上必须有末次月经时间,以备分析结果时参考。

3.联合判定结果

下丘脑-垂体-性腺的功能相互调节,相互影响,相互制约,需要几个激素同时测定,联合分析才能得到正确的结果。如雌激素水平持续低于 100 pmol/L,究竟是卵巢本身功能障碍还是垂体或下丘脑的问题,只有与 LH、FSH 同时测定才能判定。E2 水平持续低于 100 pmol/L,FSH、LH 水平持续高于 100 IU/L,则表明卵巢本身出了问题。而 E2、LH 均为低水平则为垂体以上部分功能障碍,进一步的诊断需作垂体兴奋试验。如用一般生理调节不能出现解释结果时,需重复测定或进行其他检查。如当垂体激素与性腺激素均为高水平时,就要考虑是否有使用外源性激素,或者存在肿瘤等情况。

4.结果判断时需考虑的其他因素

处于正在使用激素类药物或进食含激素食物时,将影响测定结果;高脂餐后采血,血脂太高影响脂溶性激素在血液中的分布,在血液的脂质层中激素高,血清中激素减少,同时脂类干扰测定中的免疫(抗原-抗体)反应,造成结果偏低。

(四)参考值

1.卵泡刺激素

青春期前<5 U/L;生育年龄 5~40 U/L。绝经后>40 U/L。

2.黄体生成素

青春期前<5 U/L;生育年龄 5~200 U/L(排卵期~200 U/L)。绝经后>40 U/L。

3.雌二醇

青春期前<73 pmol/L;生育年龄 100~2 000 pmol/L,呈周期性变化。绝经后持续<150 pmol/L。

4.黄体酮

卵泡期<2.0 nmol/L,黄体期 10~89 nmol/L。

5.垂体泌乳素

青春期前:<5 μg/L(5 ng/mL);生育年龄:5~30 μg/L(5~30 ng/mL)。

6.睾酮

育龄女性 0.4~3.0 nmol/L。

(五)临床意义

1.卵巢储备功能测定

于月经第 3 d 采血,测定 LH、FSH,若 FSH/LH<1 提示卵巢储备功能良好;当 FSH/LH>1 时提示卵巢储备功能低下。

2.育龄妇女 LH 和 FSH

LH 和 FSH 持续高于参考值的上限,提示原发性性腺功能低下,卵巢功能衰退。真性性早熟,更年期综合征,垂体促性腺激素瘤等。

3.育龄妇女 E2

育龄妇女 E2 持续低于参考值的下限,且 LH、FSH 持续高于参考值的上限,提示卵巢功能衰退,见于卵巢功能早衰、绝经期。

4.育龄妇女 FSH 和 LH 降低

继发性性腺功能低下。

5.孕酮水平

反映是否有排卵、有黄体功能状态,孕酮持续低水平,无周期性变化,提示无排卵,孕酮水平低,提示黄体功能不全。

6.睾酮水平

增高提示有男性化表现可能,见于多囊卵巢综合征,卵巢功能性肿瘤等。

7.垂体泌乳素

增高见于垂体泌乳素瘤,闭经溢乳综合征,甲状腺功能减退等。引起卵巢功能障碍,如黄体功能不全,排卵障碍等。

二、阴道脱落细胞检验

(一)检验方法学

1.原理

阴道细胞受雌孕激素影响,在月经周期中呈周期性变化,通过阴道脱落细胞的检查可以了解卵巢分泌雌孕激素的情况,以判断卵巢功能。

2.仪器与试剂

普通光学显微镜;巴氏染色液。

3.操作

已婚妇女一般在阴道侧壁上 1/3 处轻轻刮取细胞,薄而均匀地涂于玻片上,置 95% 乙醇中固定,经巴氏染色后在显微镜下观察细胞。

(二)方法学评价

方法简单,成本低,但受检验者的技术、经验影响较大。

(三)参考值

阴道细胞学卵巢功能检查最常用的是成熟指数(MI)计算阴道上皮 3 层细胞百分比。按底层/中层/表层顺序写出,如底层 10、中层 60、表层 30,MI 即写成 10/60/30。有雌激素作用的细胞涂片,基本上无底层细胞;轻度影响者表层细胞<20%;高度影响者表层细胞>60%。卵巢功能低落的则出现底层细胞:轻度低落者底层细胞<20%;中度低落者底层细胞占 20%～40%;高度低落者底层细胞>40%。

(四)临床意义

阴道脱落细胞检查可用于了解卵巢分泌雌激素水平的高低,绝经后妇女卵巢功能高度低落底层细胞>40%。

(焦光忠)

第七节　早孕检验技术

早孕的检验诊断是基于对人绒毛膜促性腺激素(hCG)的检测。hCG 是一种能刺激黄体激素分泌的糖蛋白激素,生理状态下,hCG 是由妊娠滋养细胞产生,对维持妊娠黄体,进而维持早期妊娠,具有关键性的作用。作为生物标志物,hCG 是迄今为止最好的妊娠诊断标志物。

一、血 hCG 定量检验

hCG 包含 α 和 β 两条肽链,共由 237 个氨基酸组成,α 和 β 肽链之间由二硫键键合。β 肽链上这部分特殊结构是 hCG 检测中确认 hCG 的关键抗体结合靶部位。即检测技术能否达到应有的特异性,取决于所采用的抗体是否专一针对 β 链 C-端抗原决定簇。因不易取得高度特异性的抗体,早期 hCG 检测技术与黄体生成素(LH),甚至与促卵泡生成素(FSH)和促甲状腺激素(TSH)有不同程度的交叉反应。

(一)检验方法学

1.原理

目前血 hCG 的定量检测是采用标记免疫学方法检测其免疫活性。检测体系中通常有两个特异的抗 hCG 抗体,一个抗体包被于固相载体(如磁性微粒等),另一抗体用酶、稀土元素等标记物标记。两个抗体应与被检抗原不同的抗原部位结合,当反应体系中的被检标本中有 hCG 时,包被于固相载体的抗体能与 hCG 特异结合,标记抗体也是能与 hCG 产生特异结合反应,包被于固相载体的抗体和标记抗体就能夹心捕获抗原(hCG),使标记抗体通过 hCG 的桥梁作用而连接于固相上。分离(如磁性分离)去除游离未结合的标记抗体,测定固相上标记抗体即可计算出被检测物的浓度。双位点夹心法必须有足量的包被抗体与标记抗体,才能达到足够的检测量程,目前,较新的定量标记免疫检测技术通常采用磁性微粒等作固相。

2.器材和试剂

根据标记物的不同此类检测方法有化学发光、电化学发光等,器材和试剂及其操作可参阅有关章节。

(二)方法学评价

1.灵敏度和特异性

放射免疫分析技术的 hCG 检测灵敏度为 3.1 ng/mL,电化学发光、酶放大化学发光等的检测灵敏度<1 IU/mL,早孕诊断的临床灵敏度、特异性几近 100%。

2.干扰因素

(1)治疗用 hCG 制剂:注射应用 hCG 针可使血清 hCG 增高。

(2)检测器材试剂:采用不同检测器材和试剂,结果可不尽相同。至今,测定 hCG 的商用药盒已有几十种,而目前对 hCG 抗原特性了解尚不够充分,对免疫测定利用的单克隆抗体识别的抗原决定簇的分子位点不清,各实验室使用的检测抗体所针对的抗原位点常有不同,不同商用药盒对测定的分子和测定的方法不同,以及使用的国际标准分子异源性,致使不同检测之间的结果可比性仍存在问题,可引起一些临床问题。

(3)人异源性抗体:目前,用标记免疫技术检测 hCG 至少使用 2 种动物抗体,包被于试管等固相载体上的为第一抗体,与 hCG 分子的一部位结合捕获 hCG,第二种抗体为携带标记物的液相鼠、羊、兔或山羊多克隆抗体,与已捕获的 hCG 上的另一部位结合,当血清中存在 hCG,即可以 hCG 分子为桥梁,形成三明治样结构。导致 hCG 假阳性的可能原因是人接触鼠、兔、山羊和绵羊血清能导致相应的人异源性抗体产生。这些抗体与现代夹心免疫测定中使用的鼠、兔、山羊和绵羊抗 hCG 球蛋白结合和交叉连接,导致假阳性结果,这是所有用标记免疫检测技术检测人血清物质都会存在的问题。异源性抗体是大分子,不能经尿排出。

目前,文献报道判断异源性抗体所致 hCG 假阳性方法包括以下几种。①尿液 hCG 试验:若血清 hCG>50 mU/L,而尿液阴性,则判断为假阳性。②血清稀释试验:若血清稀释试验无线性关系,则为异源性抗体干扰。③使用异源性抗体阻止剂:在 hCG 试验进行前,使用阻止剂预处理待测定的血清,若结果为阴性,判断为异源性抗体导致假阳性结果。④复核:不同实验室、不同检验方法重复测定。

(三)质量保证

自然分离血清,分离胶分离之血清,肝素、枸橼酸钠抗凝血浆可做检测标本,离心分离标本置 2 ℃～8 ℃可稳定 3 d,20 ℃可保存 12 个月,但只能冻融 1 次。不能使用热灭活或加入叠氮化合物作稳定剂的标本。

(四)参考值

非孕期育龄女性<5.2 IU/L

(五)临床意义

1.早孕诊断

人类卵子受精后至 9 天左右,发育中的胎盘便开始分泌人绒毛膜促性腺激素进入血液,血液 hCG 检查比超声波检查更早提供确诊怀孕的信息。

2.先兆流产预后

hCG 的测定对孕 14 周前先兆流产的预后估价有很大的临床应用价值。动态测定 hCG,其浓度继续增高,提示妊娠继续的可能性大;相反,如 hCG 浓度持续下降,则妊娠中止的可能性极高。

3.急腹症辅助诊断

急诊检测患者血清 hCG 在参考范围内,可排除由异位妊娠引起的妇科急腹症的诊断。

4.不完全流产辅助诊断

一般自然或人工流产后,血 hCG 每天递减 50%。如 hCG 降低不明显或继续增高,应高度怀疑仍有活性胚胎组织存在。

二、尿 hCG 检验

hCG 可随尿液排出,尿液是检测 hCG 最易获取的标本。但因尿标本易受尿液浓缩和稀释因素影响,尿 hCG 的系列定量检测并不能作为可靠动态定量指标,有时甚至误导临床。而尿 hCG 定性检测已被广泛应用于临床。

(一)检验方法学

1.原理

氯化金分子在还原剂作用下聚合形成金颗粒,颗粒与颗粒之间因静电作用而相互排斥,使其保持一个比较稳定的胶体状态,故称作胶体金。利用胶体金颗粒的高电子密度及其表面能结合生物大分子(如抗体、SPA、植物血凝素和刀豆蛋白 A 等)以及具有一定颜色等特性,可用做检测抗原等的标记。

单克隆抗体免疫胶体金法测定尿 hCG 时,将羊抗鼠 IgG 抗体与羊抗人 hCG 多抗分别固定在特制的纤维素试带条上,呈上下两条线并行排列。羊抗鼠 IgG 线在试带条上方为质控线,羊抗人 hCG 多抗线在试带条下方,即接触标本一端为检测线。试带条中含均匀分布的胶体金标记的鼠抗人 β-hCG 单克隆抗体(IgG)。检测时,将试带条下端浸入尿中一定时间后取出,因虹吸作用,尿中 hCG 先与胶体金标记的 β-hCG 单克隆抗体结合,待行至膜上预先已固定的 hCG 抗体线(检测线处)时,形成金标鼠抗人 β-hCG 单抗-尿 hCG 抗原-羊抗人 hCG 多抗的双抗夹心式复合物,在检测线处显紫红色条带即为阳性;而胶体金标记的鼠 IgG(作为抗原)随尿上行至羊抗鼠 IgG 质控线处,与羊抗鼠 IgG 抗体形成抗原抗体复合物,在质控线处呈现紫红色带即阴性对照带。

2.仪器与试剂

尿 HCG 检测商品试剂盒。

3.操作

(1)插入试带:将试带箭头端向下插入尿标本中,液面不得超过指示线,3 min 后取出平放。

(2)观察判断结果:5 min 内用肉眼观察结果。结果判断:阳性,在检测线处和质控处都出现紫红色线(共 2 条);阴性,只在质控线处出现 1 条紫红色线。

(二)方法学评价

胶体金纸片法用于尿液 hCG 检测,简便快速;因灵敏度较低,且受尿浓缩稀释影响,可产生假阴性。故欲确定早孕诊断,以及病理妊娠、宫外孕及胎盘滋养层疾病的诊断、鉴别、治疗及追踪观察等,均建议定量检查血清 hCG。

(三)质量保证

1.标本

随机尿测定对结果影响较大,晨尿结果相对稳定。

2.保存

低温下保存试带条,恢复室温后方可开袋使用,慎防试带条受潮影响结果。

3.试带

质控线处与检测线处均不显紫红色表示试带失效。不同试剂盒检测方法有所差异,应以所用试剂盒的操作要求为准。

(四)参考值

非孕期尿 hCG 阴性;怀孕后尿 hCG 阳性。

(五)临床意义

辅助诊断早孕及与妊娠相关疾病。

（焦光忠）

参 考 文 献

[1] 朱光泽.实用检验新技术[M].北京:中国纺织出版社,2021.

[2] 陈行辉.药物检验基础[M].广东:世界图书出版广东有限公司,2021.

[3] 孙爱针.现代内科护理与检验[M].汕头:汕头大学出版社,2021.

[4] 明德松.医学检验经济学概论[M].西安:陕西科学技术出版社,2021.

[5] 贾天军,李永军,徐霞.临床免疫学检验技术[M].武汉:华中科学技术大学出版社,2021.

[6] 高海燕,刘亚波,吕成芳,等.血液病临床检验诊断[M].北京:中国医药科学技术出版
    社,2021.

[7] 黄华.新编实用临床检验指南[M].汕头:汕头大学出版社,2021.

[8] 胡志坚,余蓉,龚道元.医学检验仪器学实验指导[M].武汉:华中科学技术大学出版社,2021.

[9] 付玉荣,张玉妥.临床微生物学检验技术实验指导[M].武汉:华中科技大学出版社,2021.

[10] 高洪元.免疫学检验理论与临床研究[M].西安:陕西科学技术出版社,2021.

[11] 赵宇楠,金京,吴志钧.医疗设备管理与检验技术研究[M].汕头:汕头大学出版社,2021.

[12] 董艳.实用临床检验学[M].西安:陕西科学技术出版社,2021.

[13] 吕京.医学检验我知道[M].北京:科学出版社,2021.

[14] 姚远程,杜勤.金相检验与分析[M].北京:机械工业出版社,2021.

[15] 迟延芳,董广云,贺姗姗,等.精编医学检验学[M].哈尔滨:黑龙江科学技术出版社,2021.

[16] 王前,王建中,王传新,等.临床检验医学[M].北京:人民卫生出版社,2021.

[17] 明德松.医学检验经济学概论[M].西安:陕西科学技术出版社,2021.08.

[18] 贾天军,李永军,徐霞.临床免疫学检验技术[M].武汉:华中科学技术大学出版社,2021.

[19] 黄华.新编实用临床检验指南[M].汕头:汕头大学出版社,2021.

[20] 翁文浩.实用医学检验技术与质量管理[M].北京:科学技术文献出版社,2021.

[21] 刘艮英.临床血液标本采集规范与管理实践[M].成都:四川大学出版社,2021.

[22] 钟楠楠,窦迪.免疫学检验[M].西安:西北大学出版社,2021.

[23] 辛叶.新编医学检验技术[M].沈阳:沈阳出版社,2021.

[24] 张家忠,殷彦.血液学检验[M].西安:西北大学出版社,2021.

[25] 秦存梅,曹广平,殷学光.新编临床医学检验与中医诊疗[M].汕头:汕头大学出版社,2021.

[26] 孔庆玲.临床微生物检验分析[M].北京:科学技术文献出版社,2021.

［27］刘晶,陈维霞,李磊.现代检验技术与临床［M］.辽宁:辽宁科学技术出版社有限责任公司,2021.

［28］唐恒锋.实用检验医学与疾病诊断［M］.开封:河南大学出版社,2021.11.

［29］孙艳霞,韩东,曲柳静,等.现代医学检验技术进展［M］.青岛:中国海洋大学出版社,2021.

［30］陈家良,李自薇.尿液检验与生化检验在糖尿病诊断中的效果分析［J］.糖尿病新世界,2021,24(1):71-73.

［31］孟令竹,尚帅.探讨血糖检验中快速血糖仪与常规生化仪检验的价值［J］.当代医学,2021,27(4):134-135.

［32］张静.腹泻患者粪便常规临床检验结果研究［J］.中国社区医师,2021,37(14):120-121.

［33］李亦君,刘娜,雷婷,等.前列腺癌鉴别诊断的相关检验指标分析［J］.标记免疫分析与临床,2021,28(10):1750-1753.

［34］程庆秋,彭琪,梁健行,等.东莞地区 28986 例儿童微量元素检测结果分析［J］.中国实验诊断学,2021,25(8):1182-1186.

［35］王月妹,徐海娟,李磊.糖类抗原 724 癌胚抗原及糖类抗原 242 肿瘤标志联合检验用于胃癌临床诊断的价值［J］.中国药物与临床,2021,21(24):4063-4065.

［36］张树霞.糖化血红蛋白检验应用在糖尿病诊治中的准确性及意义［J］.糖尿病新世界,2021,24(9):26-29.

［37］万永贵.分析尿液干化学法联合尿沉渣镜检法在白细胞检验中的应用［J］.智慧健康,2021,7(20):16-18.

［38］田硕.血液检验红细胞参数在贫血中的鉴别诊断价值［J］.中国实用医药,2021,16(5):205-207.

［39］李伟.血脂检验在冠心病合并糖尿病患者中的应用效果及准确率观察［J］.中国农村卫生,2021,13(3):49-50.

［40］蔡存会.溶血现象对临床生化检验项目的影响及对策分析［J］.航空航天医学杂志,2021,32(11):1307-1309.